航天科技图书出版基金资助出版

航天飞行医学原理与实践（上）

Principles of Clinical Medicine for Space Flight

［美］迈克尔·R. 巴勒特（Michael R. Barratt）
［美］萨姆·L. 普尔（Sam L. Pool）
编著
冯金升　廖　苹　崔　彦　等　译

中国宇航出版社
·北京·

Translation from the English language edition:
Principles of Clinical Medicine for Space Flight
edited by Michael R. Barratt and Sam L. Pool

著作权合同登记号：图字：01－2019－1272 号

图书在版编目(CIP)数据

航天飞行医学原理与实践 / (美) 迈克尔・R.巴勒特，(美) 萨姆・L.普尔编著；冯金升等译. -- 北京：中国宇航出版社，2019.10

书名原文：Principles of Clinical Medicine for Space Flight

ISBN 978-7-5159-1716-0

Ⅰ.①航… Ⅱ.①迈… ②萨… ③冯… Ⅲ.①航空航天医学 Ⅳ.①R85

中国版本图书馆 CIP 数据核字(2019)第 236963 号

责任编辑 彭晨光　　**封面设计** 宇星文化

出版发行	中国宇航出版社	**版　次**	2019 年 10 月第 1 版
社　址	北京市阜成路 8 号　**邮　编** 100830		2019 年 10 月第 1 次印刷
	(010)60286808　(010)68768548	**规　格**	787×1092
网　址	www.caphbook.com	**开　本**	1/16
经　销	新华书店	**印　张**	58.75
发行部	(010)60286888　(010)68371900	**字　数**	1430 千字
	(010)60286887　(010)60286804(传真)	**书　号**	ISBN 978-7-5159-1716-0
零售店	读者服务部　(010)68371105	**定　价**	268.00 元
承　印	天津画中画印刷有限公司		

本书如有印装质量问题，可与发行部联系调换

《航天飞行医学原理与实践》
翻译人员名单

主　译　冯金升　廖　芊　崔　彦

副主译　徐　冲　杨鹤鸣　李成林

译　者　（按姓氏笔画排序）

冯金升　刘军莲　米　涛　安春燕　许　东
许　欣　孙宏伟　李成林　杨兴胜　杨鹤鸣
陈汉雷　周金莲　胡　美　段育忠　秦东利
徐　冲　郭立国　郭志锋　崔　彦　董满库
廖　芊　薛春美　刘尚昕　肇　海　杨艳艳

译者序

20世纪90年代初，我国启动了载人航天工程，确立了三步走的发展战略。20多年来，我国成功发射了11艘神舟号飞船、1个目标飞行器、1个空间实验室和1艘天舟号货运飞船，先后将11名航天员14人次送入太空，全面突破并掌握了天地往返、空间出舱和交会对接等基本技术，验证了货物运输、推进剂在轨补加、航天员中期驻留等关键技术。2019年7月19日，天宫二号空间实验室受控离轨再入大气层，这标志着载人航天工程前两步完美收官，我国正式迈入空间站时代。在2022年前后，中国将建成具有中国特色和时代特征的空间站，开展一系列空间探索活动。要实现这一宏伟目标，无论是在工程研制方面，还是在技术应用方面，都面临着新的挑战和考验，而载人航天飞行医学保障（载人航天实施医学）是诸多考验之一。载人航天实施医学综合应用预防医学、临床医学、心理学、航天环境医学和失重生理学的基础知识和技术，在航天飞行任务实践中为航天员的安全和健康保驾护航，充分突显"实施"的重要性和操作性。我国载人航天活动起步较晚，虽然已经圆满完成了6次载人航天飞行，但飞行时间不长，载人航天实施医学的经验不足，目前国内关于长期载人航天实施医学的专著尚缺。为满足广大科技工作者的需求，我们组织相关专业的科技人员翻译了该著作。

载人航天实施医学是研究载人航天飞行任务中各种因素对航天员的影响、研发各种技术或措施应对载人航天飞行中的各种医学问题以保障航天员健康的一门应用性医学学科。载人航天实施医学始于20世纪50年代末，经过美国阿波罗号飞船成功登月和天空实验室的试验性飞行，以及苏联联盟号飞船的系列飞行和礼炮号空间站的验证性飞行，得以逐步发展。20世纪70年代末，美、苏两国对载人航天实施医学的经验和成果进行初步总结，提炼出基础知识和技术，产生了一些航天医学标准和操作程序，形成了载人航天飞行医学制度和规范，初步形成了航天实施医学体系。20世纪八九十年代，苏联实施了和平号空间站飞行，美国参与了一些联合飞行任务，随后美、苏两国牵头开展了国际空间站的研制，并在20世纪末建成了航天员可以驻留的国际空间站，这期间载人航天实施医学得到了进一步的充实和完善。

过去40年，人类多次进入太空，进行了一系列探索和尝试，获得了无比珍贵的载人航天实施医学知识，试验或验证了相关的医学保障技术。更为重要的是，认识到了航天环境对人体的不利影响，如辐射暴露损伤、心血管机能紊乱、骨质丢失、肌肉萎缩等，并针对这些医学问题研制了相应的预防或应对措施，将航天飞行对人体的不利影响降到最小，并在航天员飞行返回地面后促进其身体快速恢复，以保障乘员的安全和健康。该著作将载人航天飞行中的医学保障经验和成果进行系统总结，书中大量的经验和成果来源于美国天空实验室飞行任务航天飞机飞行任务、苏联礼炮号和和平号空间站的长期飞行任务，以及国际空间站前期几次飞行任务。读者可以从中获取与航天飞行相关的医学原理知识，认识和理解航天环境及其对航天员的影响；全面了解和认识长期航天飞行中面临的医学问题及应对措施，以及飞行乘员医学选拔/鉴定标准、相关的特殊医学技术等。

本书内容既非单纯的载人航天实施医学理论知识，也不是描述性综述。本书内容翔实、图文并茂、通俗易懂、实践性强，可为从事载人航天飞行任务的航天员、科研人员、医护人员、设计师和工程师提供参考，同时，也可为深空、深海、深地等科考人员提供借鉴。

由于时间仓促、水平有限，书中难免会出现翻译不妥或错误之处，敬请各位读者不吝赐教和指正。

我们代表所有翻译人员向迈克尔·R. 巴勒特和萨姆·L. 普尔两位博士表示敬意和感谢，同时也衷心感谢中国宇航出版社和广大同仁的支持、帮助和理解！

冯金升　廖革　崔彦

己亥·夏末

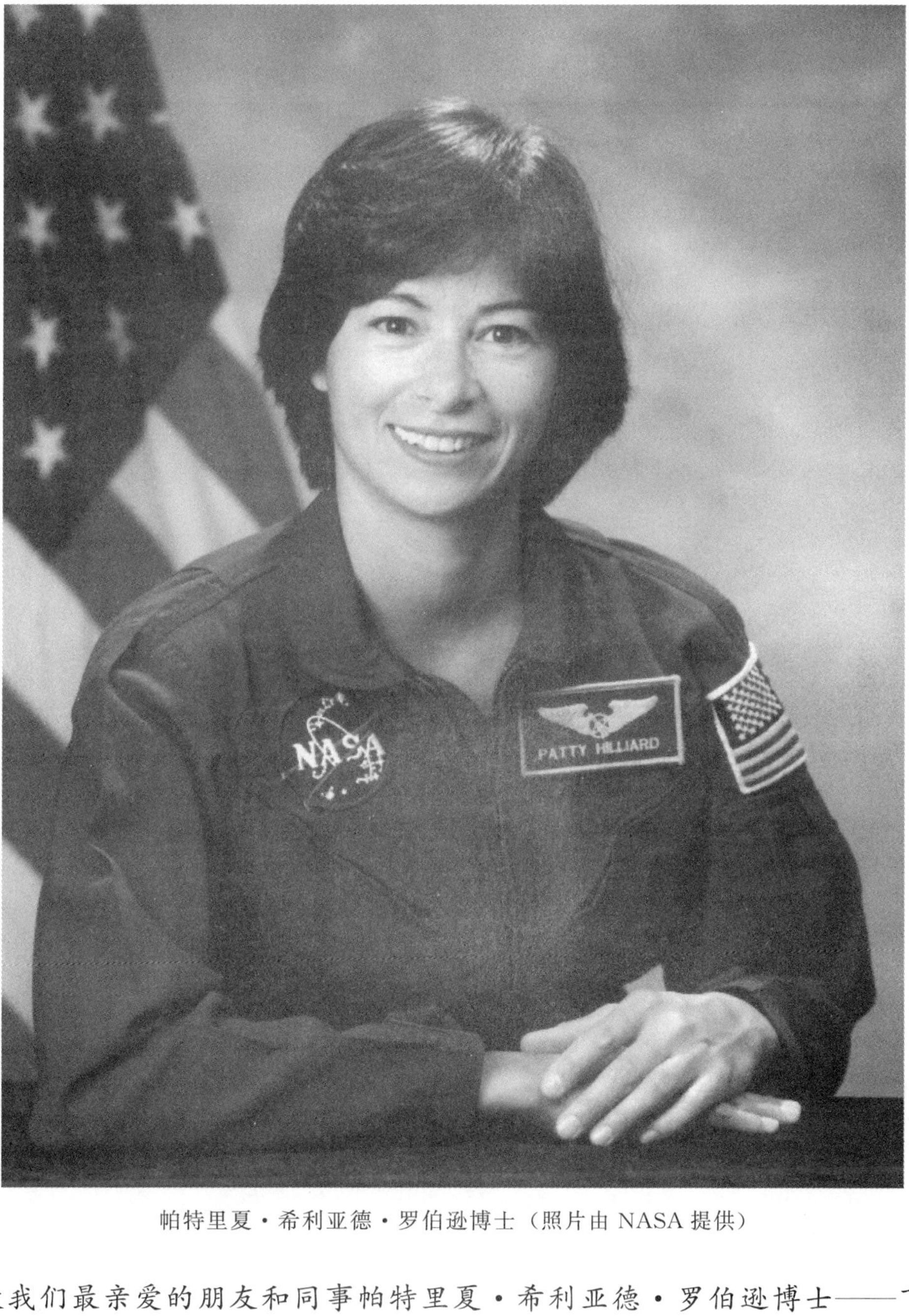

帕特里夏·希利亚德·罗伯逊博士（照片由 NASA 提供）

致我们最亲爱的朋友和同事帕特里夏·希利亚德·罗伯逊博士——飞行员兼飞行教员、医生兼航天医生、探险家兼航天员。航空航天界和所有认识她的朋友都深深缅怀她。

序

航天环境对人体机能和普通医疗设备运行都会产生奇特的影响。航天医学论述的是关于“非普通环境中的正常人”的医学，是在航空医学的基础上发展起来的。

1884 年，在我父亲出生时，航空医学还不存在。当他在第一次世界大战期间服役于军队时，航空医学已经产生，但其医学标准还不完备。1918 年，美国作战部发布的《空军医疗手册》论及了公众对飞行员体检的印象——“一种精致的折磨”。其中有一个关于扎针测试的故事，该测试为：在候选人食指和拇指之间放一根针，蒙住双眼，然后在其耳后开枪，以测试在无视觉情况下，候选人是否把针扎进了手指。这项测试那时听起来似乎有点道理。

航空医学在第二次世界大战期间得到迅速发展，于 20 世纪 50 年代喷气机时代形成雏形。1957 年，第一颗人造地球卫星发射升空，这标志着人类进入了太空时代，然而，在航天医学方面却没有做好准备。1959 年至 1961 年间，《航空医学杂志》刊登了大量关于“零重力”对人体影响的预测论文，这些预测绝大部分都很可怕。例如，人们担心在失重条件下胃肠系统是否能正常工作；人体所需营养物质可能不得不通过静脉注射来给予；遥远和偏僻的太空可能会引起“孤寂感”——一种孤独精神病。我最喜欢的一个预测就是太空旅行者将无法小便，这在一项试验中得到“证实”：一名医疗技术实习人员固定在喷气式战斗机教员的后座上，戴着头盔和面罩，并装备了测试器具，飞到 35 000 ft 的高空，然后进行零重力抛物线飞行。在飞行中的高峰处，飞行员喊道：“排尿!”但这位可怜的医疗技术人员没有排出一滴尿。人们郑重建议航天员使用导尿管。

关于失重生理学，人类了解得非常少。天空实验室是一个试验性空间站，3 名乘员在其内驻留 1、2、3 个月，学习如何在太空中生活并照顾好自己。为每个乘组配备职业医生的建议遭到否决，但会携带一个医疗小包，每个乘组中有 2 名乘员接受过医学技能培训，受训乘员大多是试飞员，他们学习如何缝合伤口、如何拔牙、如何给同伴做体检并报告检查结果。幸运的是，航天飞行实践进展缓慢，我们从来没有遇到需要处理的严重医学问题。

美国航天飞机任务以及后来 NASA－Mir 联合飞行任务和国际空间站任务为本书作者

提供了数百人次的太空旅行经验。战胜了空间运动病，飞行任务结束时乘员的眩晕和体液丢失问题已经得到控制，这使人类对自己的能力更加自信。但真正长期失重仍然是一项前沿课题，探索火星任务对人类而言仍是一个巨大的挑战。

航天医学另一个特点是其固有的跨学科特性，认识到这一点至关重要。处于失重状态的人驻留于特殊空间——由工程师研制的飞行器中，它是一个具有人造大气环境的闭环系统，有自身的运行规律，这就把医生带入了工程师的世界，反之亦然。在飞往火星的途中，我们必须互相帮助，解决以下因素引发的医学问题：微重力环境、周围环境以及飞行器环境。我们将不得不循环利用呼出的空气和消耗的水。工程设备如医学仪器和其他设备如果没有固定都会飘浮在空中，这也是个挑战。

本书对以下问题做了详细阐述：行星际空间特点及其对人体生理（心理）的影响、目前实施的处理方法和对抗措施、待研究的未解之谜。如果你是研究人员，想了解航天医学或寻求参考资料；如果你是航天工程师，想了解你的设计对用户的影响；如果你是充满好奇心的学生，被航天医学或生物学所吸引，或者对航天飞行的冒险经历充满了无限幻想，这本书可以满足你的需求，让你的想象力把你带到火星。

宇宙探索仍然有价值，这种价值不依赖于我们在商用和军事应用方面的争论。渴望知晓和看到未知是人类的天性。未来不存在，我们得帮忙写它的故事。

约瑟夫·P. 科尔文　博士
休斯敦　得克萨斯州

前　言

没有不能居住的陆地，没有不能航行的海洋。

——罗伯特·索恩，1527 年

1768 年，詹姆斯·库克船长准备驾驶他的惠特比运煤船奋进号，和他的船员进行一次长途海上航行。在那时商贸航海过程中，船员死亡率普遍达到或超过 50%。由于食物中缺乏抗坏血酸（维生素 C）而导致的坏血病，是他们最大的“敌人”，因此，库克在随船医生威廉·蒙克豪斯的帮助下，为船员们制定了一套预防性治疗方案，包括需要补充含抗坏血酸的物质——食物补充剂，例如洋葱、泡菜、水果，以及偶尔在途中海岛上发现的天然植物，这使得没有一个船员死于坏血病。此后，库克和其他无数船员免遭坏血病的诅咒，许多人的生命得以挽救。一种新的期望出现了：船员们可以安全地在海上停留很长一段时间，以完成他们的航行。

今天我们站在 200 多年前库克停留过的位置。在过去 40 年里，人类已经在太空飞行中进行了许多大胆尝试，而我们现在考虑的则是更具挑战的太空探索和科学任务。到目前为止，与航空航天飞行相关的死亡率和发病率都比较低，即便如此，也不能忽视。通过先前的航天飞行任务，我们获得了关于人类如何在太空环境中生活的宝贵知识和经验，特别是失重方面的知识和经验。太空环境对人体的不利影响已经确定，包括辐射暴露损伤、骨丢失、肌肉萎缩、心血管功能失调等。在低地球轨道飞行和前期探月任务中，这些影响是能承受的。然而，未来的探索任务涉及更远距离、更长时间，因此需要应对这些不利影响，以保证人类在空间探索任务中能生存并且正常工作。当务之急是拓展人类探索空间，同时保证乘员的安全和健康。

正如奋进号随船医生蒙克豪斯的所作所为，我们也有医疗和安全标准，必须遵循。航天员执行飞行任务时，这些医学标准将伴随着他们。除了这些标准，我们还需要更全面地了解太空环境如何影响人体。在这一独特而充满挑战的环境中，标准医学实践的应用将航天医学定义为一个独立的学科。1968 年，在人类开始航天飞行几年之后，道格拉斯·巴斯比博士撰写了《航天临床医学》，这是一部具有高度前瞻性并且见解深刻的著作，具有很高的参考价值。从此，研究人员通过科学研究获得了丰硕的成果，包括失重生理学效应以及航天飞行中发生的可能影响乘员健康的医学和环境事件。从多个方面看，本书是巴斯比博士经典之作的续作。《航天飞行医学原理与实践》由航天医学从业人员撰写，可为相关领域的研究人员或其他需要了解这方面知识的人提供参考。本书既不是对医学基础理论的概述，也不是对航天飞行生理学的综述，本书侧重介绍人类在航天飞行中出现的、需要应对的医学问题，以及航天飞行如何导致不利影响。本书旨在为航天飞行乘员提供最佳的医疗保障。

本书大量借鉴了美国天空实验室飞行任务、航天飞机飞行任务、苏联的礼炮号和和平号空间站任务，以及国际空间站上最近几次飞行任务的经验。本书的作者都直接参与了航天飞行任务的支持工作和人类生命科学研究项目，他们具有丰富的实践经验，这体现在本书所提供的翔实资料中。读者可以从中获取与航天飞行相关的物理和原理方面的背景信息，从而能更充分地认识和理解航天环境及其对航天员的影响。本书全面回顾了航天飞行中人体各方面的反应、最有可能遇到的医学问题，以及相应的诊断、处置和预防措施。本书重点介绍了长期航天飞行中面临的几个问题，例如辐射危害、骨质和肌肉丢失、心血管和神经系统失调、营养代谢紊乱以及心理反应等。在基础理论和实际应用方面，讨论了飞行乘员医学选拔和入选标准。此外，还探讨了最前沿的技术问题，尤其是与太空中能提供医疗保健服务的相关技术，例如医疗系统选择与应用、远程医疗、医学成像、手术护理以及医学转运等。本书还对未来飞行任务（包括重返月球和行星际飞行任务）的医学支持和实践原则提出了合理设想。

航天医学从业人员可以参考本书，为执行航天飞行任务的乘员提供更加科学的医学支持。本书作为知识库，可使许多从事空间生命科学或环境科学研究的团体和学术机构受益匪浅。参与空间探索项目和任务规划的决策者也能从本书中找到有用信息。此外，在类似于航天飞行环境，如潜艇、极地考察站以及其他极端偏僻环境中提供医学支持的科技人员或医生，也能在本书中有所收获，正如我们常常从这类环境中获得有益的经验。最后，那些对载人航天实施医学感兴趣的人，我们提供了最新医学专业的综合参考资料，没有比这更吸引人了。

本书的规模和内容证明了本书的出版需要强大的技术和后勤支持。感谢技术编辑沙伦·赫克特和鲁安尼·杰雷韦克以及图表绘制奇才锡德·琼斯和特里·约翰逊，他们花了大量时间把医学术语翻译成通俗易懂的英语和图表；感谢空间生命科学图书管理员雅尼纳·博尔顿和金·索帮助查询航天医学文献；感谢布鲁克·希思曼和埃伦·普利杰安把各章节串联起来。特别感谢空间生命科学技术文献领域的专家克里斯·沃根为本书所做的贡献；特别感谢梅里·波斯特的耐心指导。

当然，这里还要把最深切的感谢送给我们的家人，尤其是我们各自的爱人米歇尔·巴勒特和简妮·普尔，多年来，他们见证了我们对航天飞行任务的热爱与痴迷，我们在有生之年都无法报答他们的奉献与支持。

最后，衷心感谢40多年来不同国籍、不同职业的所有太空旅行者，你们为医学试验提供了检测数据、监测信息以及采集的样本。载人航天正是因为你们的耐心、坚强意志和无私奉献，才有了今天的蓬勃发展。

迈克尔·R. 巴勒特 博士

萨姆·L. 普尔 博士

目　录

第1部分　航天医学的独特属性

第 2 部分　航天飞行医学实践

第 1 部分　航天医学的独特属性

第 1 章　载人航天飞行中物理及生物环境因素

迈克尔·R. 巴勒特（Michael R. Barratt）

地球上的生物已经适应了各种环境，包括我们熟悉的地表和海洋的浅层，以及更深层的地下环境和深海的无光带等，在这些地方的厌氧生物仍然能够在极限的温度、压力或者通常所谓的毒性环境中茁壮生长。稳定重力环境和能对生物提供保护与支持的大气层是人类赖以生存的重要因素。实际上人类只是在该环境里的一个很窄的包络层（envelope）中生存、发展。如果没有保护装置和措施，人类会被限制在距离海平面约5 000 m 的空间中，这是人类长期适应地面环境的大概范围，简单地说，人类的机能和生存能力在接近海平面的地面环境中表现出最佳水平。

然而，人类现在已经能深入海平面以下超过 10 km 的位置，也能进入近地空间，登陆月球表面，进行探索活动。随着科学技术的不断发展、政府组织的积极参与，大规模的合作项目成为可能，这些项目将使得人类走出狭窄的生物圈，到更远的外层空间旅行和居住。人类已经适应了地面的大多数环境，并不断拓展之前的生存空间。这种拓展是一个动态的过程，并且由于越来越多的国家参与其中，技术的进步和资金投入的增加使得这一过程有可能持续加速发展。人类在这种超越生理极限的环境中不断进行探索活动，认识和理解人类对这些新环境的反应以及研发有效的防护措施至关重要。自 20 世纪以来，航空医学、潜水医学逐步发展并日渐成熟，在提高人类在新环境下的生存能力和适应性方面发挥了关键作用。这些学科在支撑飞行员或潜水员的物理系统和生理学知识、医学实践之间成功地建立了必要的“桥梁”。为了达到同样的目的，保持与空间探索的同步发展，航天医学逐渐成为一门独立的学科。

航空医学、潜水医学以及航天医学都涉及环境压力的变化、人体在姿态及空间位置上操作能力的改变、可控的呼吸源以及关键的支持机制和保护设备。航天医学涉及许多医学和物理学基本问题，例如缺氧、减压病、温度控制、中等程度的加速度以及对特殊空间环境的适应性等。在人类第一次进行航天飞行之前，通过几十年的航空和高空热气球飞行试验和研究，我们对这些问题已经有了深入的了解。航天医学专家需要理解和掌握航空医学及生理学的基本知识，关于这些基本知识及大气科学的知识本章不再重述，有兴趣的读者可以查阅相关文献。

本书着重阐述地球外层空间特殊的环境因素以及相关的临床医学问题。这些环境包括加速力、自适应过程以及与失重和部分重力场、辐射、其他行星体的偏移和密闭环境中与生命保障系统相关的生物学问题。本章阐述了航天飞行的物理因素，以及人体面临的基本状况，这些因素影响到太空探索者的生理反应和适应性。

1.1 航天飞行的常规物理参数

1.1.1 离开地球

根据相对于地球表面的特定边界和限定来确定太空的单一定义，这难以把握，也有点武断；这个定义随着特殊的评估参数不断变化。例如，维持人体体液处于液体状态（生理限制）的压力极限高度大约为 19 km，然而飞机或航天器表面和大气之间能产生支撑有效空气动力学控制的作用力极限高度是完全不同的（大约 80 km 处）。确定大多数生物物理参数极限的共同因素是正常大气成分和压力消减的阈值，对于力学参数，确定极限的因素是大气密度减小至失去气动升力和阻力的阈值。

50 年前，许贝特斯·斯特鲁德发表了一篇关于地球和太空之间界面的见解深刻的经典论文[1]，其中描述了三个主要的大气功能，有助于理解上述极限参数：1）提供动物呼吸的空气和形成气候的功能；2）阻挡或屏蔽宇宙各种物质对地球侵袭（电离辐射、紫外线、陨石）的功能；3）对飞行器提供力学支撑的功能。每个功能可进一步细化并用特定的限值和范围表示。表 1－1 列出了在穿过大气层的过程中上升到不同高度时的几种限值和人体耐受的生理限值。对于进入低地球轨道的航天员，在所有这些限值区域经过的时间相对较短，大约为几分钟。当然在航天飞行时，飞行乘组被封闭在相对安全和可控的密闭环境内；然而在上升或下降过程中的任何高度都可能发生灾难性事故，认识这些物理参数的限值非常重要，同时这些限值有助于确定防护和应急救援系统的能力。

表 1－1 从地球表面到太空的过程中物理和生理限值

高度	事件或限值
1 525～2 440 m	空中运载工具的舱压；P_AO_2＝81～69 mmHg
3 048 m	美国空军要求飞行员呼吸补充氧气。如果呼吸空气，P_AO_2＝60 mmHg
4 570 m	人类适应的上限；呼吸空气，P_AO_2＝45 mmHg，如果不在密封舱，需要补充氧气
10 400 m	在非密封舱内呼吸 100％ O_2 的实际极限。高于这个高度，为维持正常的含氧量需要正压呼吸。周围压力＝187 mmHg；P_AO_2（100％ O_2）＝100 mmHg
15 240 m	呼吸交换极限。周围压力＝87 mmHg，周围压力等于肺泡的水蒸气压力（47 mmHg）和 CO_2 压力（40 mmHg）总和。呼吸交换不可能，需要压力服或者压力舱
16 km	赤道上大气天气过程和现象的实际极限（这一高度比极地位置低）
19 200 m	“阿姆斯特朗线”；周围压力＝47 mmHg，周围压力与体温下水蒸气的压力相等。超过这个高度，体液蒸发
25～30 km	冲击密封舱的实际极限。超过这一高度，需要完全密闭的密封舱
40 km	大气减弱了对高能辐射粒子的防护
45 km	很少的保护性臭氧
80 km	“冯·卡门线”，有效的空气动力学表面的阈值，在此高度飞行可获得航天员飞行章
100 km	少量的大气光散射，“黑色太空”

续表

高度	事件或限值
120 km	返回时航天器的大气再入界面；可察觉的加速力和控制面阻力开始出现；听觉障碍区；其大气密度不能有效地传声
140 km	流星安全带极限；空气密度不能有效阻止微流星体的入侵
150 km	气体热力学边界；最小的气动阻力或者结构加热
200 km	基本上没有空气动力学支持；可维持的轨道高度
700 km	大气边界；大气分子之间的碰撞无法检测。粒子密度逐渐减小，高度超过几千千米后，粒子密度只有(1～10)/cc，主要成分是原子氢

注：P_AO_2＝肺泡氧压力。

在飞行器从发射到进入可维持轨道的过程中，运载工具产生的推进力必须超过重力。在迄今为止的航天飞行中，这种推进力依靠火箭燃烧化学物质提供，燃料和氧化剂在高温和高压下通过快速燃烧产生作用力。该系统在工作时存在的危险显而易见，运载工具内的管道里流动着高度易爆的混合物。发动机性能由两个基本参数——推力和比冲描述[2]。推力是指火箭内推进剂燃烧时排出气体施加在火箭上的作用力，计算公式为

$$F=\dot{m}V_e \tag{1-1}$$

式中　F——推力（N 或 m/kg/s²）；

$\dot{m}$——推进剂的流量（kg/s）；

V_e——推进剂的喷出速度（m/s）。

推力随着燃烧室内温度以及燃烧室压力与喷管出口压力之比的上升而增大，推力通常用牛顿（N）或磅（lbs）表示，在海平面，携带阿波罗号飞船的土星五号运载火箭的 5 台 F1 煤油和液氧一级发动机每台能够提供 6.7 百万牛顿的推力。以液氢和液氧为推进剂的 3 台航天飞机主发动机每台能产生 1.67 百万牛顿（相当于 375 000 lbs）的推力。

比冲（I_{sp}）是描述发动机性能的另一个参数，是推力 F 和推进剂流速的比率，公式为

$$I_{sp}=\frac{F}{\dot{m}g} \tag{1-2}$$

将式（1-1）代入，得

$$I_{sp}=V_e/g \tag{1-3}$$

式中　I_{sp}——比冲（s）；

F——推力（N）；

$\dot{m}$——推进剂的流量（kg/s）；

V_e——推进剂的喷出速度（m/s）；

g——地球表面的重力加速度，9.81 m/s²。

因此，I_{sp} 是一个关于喷气速度的度量。I_{sp} 与燃烧室温度除以燃烧产物平均分子量的平方根成正比，为推进剂内能与推力转换效率提供了一个度量。为了增大比冲，可以采用低分子量推进剂（比如氢气）或提高推进剂的燃烧温度。比冲也可以定义为发动机以1 N 的推力燃烧 1 kg 推进剂所需要的时间（s）。作为一个参考点，航天飞机主发动机是目前最有

效的化学发动机之一，其真空比冲为 452.5 s，而固体助推器的真空比冲为 267.3 s[3]。

目前在影响太空探索的因素中，最为重要的因素就是发动机性能的限制。这些限制影响了能够送入轨道的载荷总量，以及推离低地球轨道一段距离的有效载荷质量和速度。对于一个给定的航天器，判断其总体性能的指标取决于其速度变化（Δv）能力，也就是这种变化能满足达到一定轨道高度的需要。发射入轨时，此时需要的 Δv 为预定轨道上地球旋转的速度分量与最终的轨道速度之差。当航天器穿越大气层进入轨道时，航天器受阻力和地球引力的影响会损失速度，后续轨道高度的调整、轨道平面的调整，以及克服潜在的逃逸地球轨道的影响，也会损失速度。为了将目标送入轨道，需要给予既定有效载荷足够的速度增量，这很大程度上取决于发动机的效率和推进剂的总量。为了了解有效载荷、航天器结构与推进剂之间的关系，对标准地球-轨道航天器的质量比进行检验非常有意义。推进剂、运载工具及有效载荷的质量占比分别为 0.85、0.14 和 0.01[4]。携带阿波罗号飞船的土星五号运载火箭的总发射质量是 2 621 000 kg，其中运送到低地球轨道的载荷质量为 129 250 kg（约 4.9%），4 5350 kg（约 1.7%）的载荷以逃逸速度离开地球进入月球轨道[5]，完成登月任务（包括乘员降落到月球表面和随后的登月舱脱落）后，最后搭载乘员的返回舱总质量只有5 670 kg，大约为最初总发射质量的 0.2%。

在发射入轨的初始阶段，地球自转速度分量能够提供一个明显的助推力，沿着自转速度矢量方向或向东发射入轨可以最大限度地获得这种助推力（如图 1-1 所示）。事实上，从赤道向东发射可以提供 1 600 km/h 的“免费”Δv，接近到达低地球轨道所需 Δv 的 6%，这提高了运载系统性能，可以搭载更重的有效载荷。因此，从高纬度位置发射，或者对于任意给定位置以高于纬度的方位角发射，会降低运载系统性能，进而降低运载能

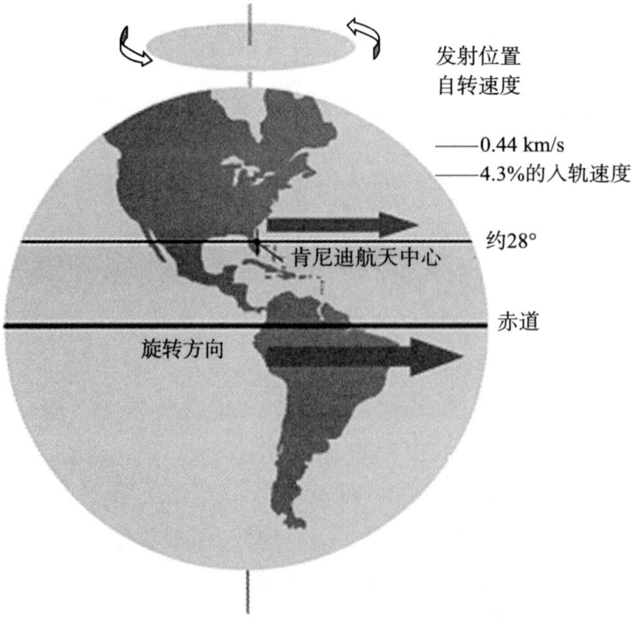

图 1-1　向东发射时，地球自转可产生助推速度

力。目前，所有的载人发射都是向东或者呈加速发射。美国航天飞机从位于北纬 28°的肯尼迪航天中心向东发射，在飞越大西洋期间达到了最优性能。在这种情况下，航天飞机轨道倾角为 28°，该处轨道倾角定义为地球赤道平面与航天飞机轨道平面之间的夹角（如图 1-2 所示）。对于既定的发射位置，直线向东发射获得的轨道倾角与发射位置的纬度相等。如果没有地球自转这种优势，飞行器也可以发射进入更大倾角的轨道，只是会失去一些地球自转带来的速度优势。目前，在航天飞机任务中轨道倾角的范围为 28.35°～62°，62°在 STS-36（国防部的航天飞机任务）中达到。

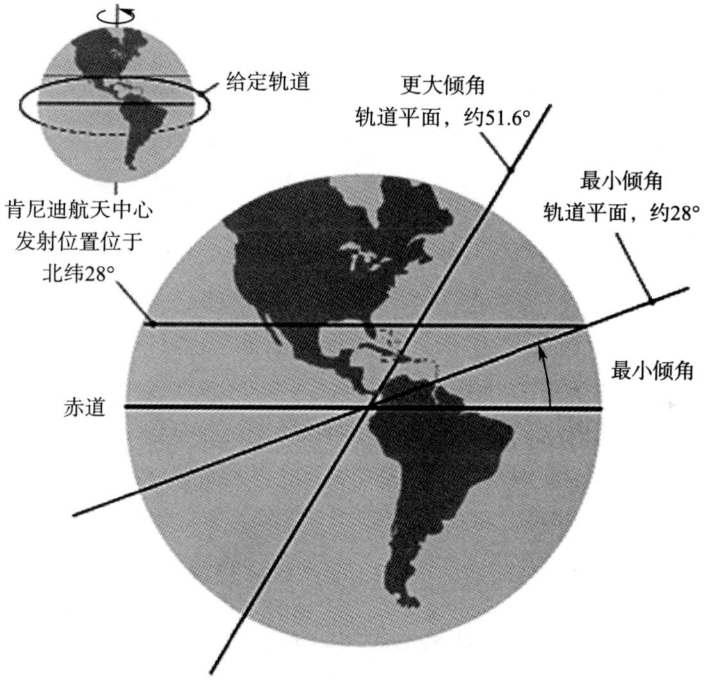

图 1-2　轨道倾角，定义为轨道平面和地球赤道平面之间的夹角。对于任何发射位置，最小倾角与发射位置的纬度相等。更大倾角的轨道在物理上也可以实现，但是从地球自转中获得的优势就会减小

给定轨道的倾角不能低于发射位置的纬度，否则需要付出性能上的代价。在这种情况下，地面发射点位置无法到达轨道平台，不存在实际的发射窗口。从位于佛罗里达州的 NASA 肯尼迪航天中心发射获得的轨道倾角为 28°或以上，而从拜科努尔发射基地发射获得的轨道倾角为 46°或以上。地理限制不允许从拜科努尔发射基地直接向东发射（为了避免落在中国境内），这进一步限制了有效倾角。这种情况会带来一个问题，即对于涉及多个发射场的大型项目，其目标轨道会受到处于最高纬度的发射场限制。由于这个原因，俄罗斯的发射范围和跟踪能力将国际空间站的轨道倾角限定为 51.6°，这同时也能满足处于低纬度的美国和欧洲空间局的需求（如库鲁发射场，位于北纬 6°法属圭亚那）。最灵活、可获得最大范围轨道倾角的发射地点位于赤道附近。另外，对于既定轨道高度，虽然更大倾角的轨道从地球自转中获得的发射优势较小，但是其轨道能够覆盖更多的地球表面，这种情况影响到对地球观测和地面通信设施的使用。

航天器的给定轨道在惯性空间是固定的而不是相对的，即使参考的中心点为地球的中心。换句话说，轨道航天器的运动不依赖于地球表面。描述轨道运动时需要一个独立于地球表面之外的参考系；因此，通常采用惯性坐标系来描述目标轨道的基本参数。惯性坐标系基于地心模型，该模型将地球引力中心置于三轴系统的原点（如图 1－3 所示）。地球的赤道平面包含两个相互垂直的轴，即 X 轴和 Y 轴。Z 轴为自转轴，X 轴指向 2000 年定义的春分点。Y 轴与 X 轴构成一个右手坐标系。这就是 J2000 惯性坐标系，它取代了 M50 坐标系，后者的 X 轴指向 1950 年定义的春分点。

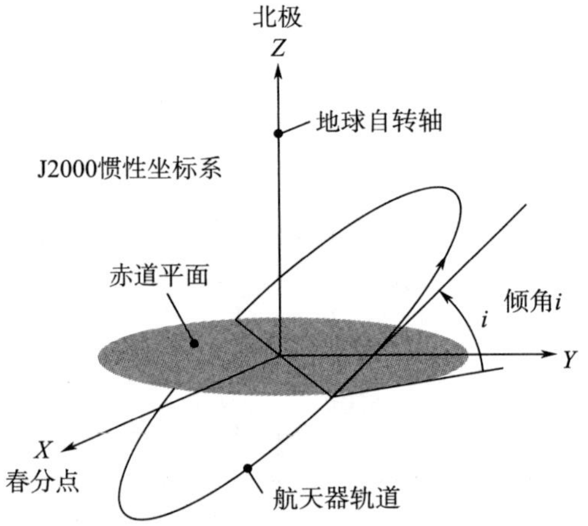

图 1－3　J2000 惯性坐标系。以地球中心为原点，Z 轴指向北极，X 轴位于赤道平面，指向春分点，Y 轴位于赤道平面，与 X 轴构成一个右手坐标系，航天器轨道倾角是其轨道平面和地球赤道平面之间的夹角

最有效地进入给定轨道的方法是从地面固定的发射场将目标直接送入给定轨道。在执行交会对接任务时，航天器的发射时间应与目标航天器的运动同步，由此产生了发射窗口，即航天器从发射位置进入目标轨道的时间范围。因此，发射时间取决于发射场的经纬度、给定轨道平面及其倾角。发射时机选择可能同时有轨道上行（向北）和下行（向南）时刻。更大倾角的轨道意味着地球自转产生的发射场速度矢量和发射方位之间相交角度更大，发射窗口也就更短。直接从位于北纬 28°的肯尼迪航天中心发射的航天飞机如果不执行交会对接任务，其发射窗口不受轨道力学限制，可能会持续几个小时。相反，从该发射场向更大倾角的目标轨道发射时，如国际空间站，受到目前运载工具性能的限制，发射窗口其实只有 5～10 min。如果错过了最佳的发射时间，通过侧向进入给定轨道的余度几乎不存在。在这期间，地面团队需要在发射前对恶劣天气或硬件异常立即做出评估和实时响应，从而对达到更大倾角交会的目标的发射成功产生更深远的影响。

其他决定发射窗口的因素，包括太阳光照角度的限制、重要活动期间地面上的飞行路径、行星间的几何位置（行星际飞行），以及乘组人员的因素（例如在发射时穿上航天服、准备救援装备的时间以及乘组的任务周期等）。如果不执行交会对接任务，则光照时间、乘员的身体状态和任务周期是决定发射窗口的主要因素。

对于给定轨道，由于地球自转不影响惯性轨道平面，因此发射窗口每天都在变化。可以看到，穿过地球赤道的轨道节点（对于一个给定时间）相对前一天向西移动。这一现象称为节点回归，主要是由地球赤道隆起引起的扁圆特性所致。后续几天，发射位置随着地球自转将比前一天提前通过轨道平面。例如，对于从肯尼迪航天中心向轨道倾角为 51.6° 的国际空间站发射航天器时，如果因为天气或物理方面的因素错过了发射时机，可以在第二天提前约 20 min 发射。这个时间会累积成几天的延期，如果乘员已经适应了确定的飞行任务时间表，则可能需要调整乘员的睡眠时间。

1.1.2　地球轨道

进入轨道之后，空气动力学对航天器及乘员的影响变得微不足道，牛顿力学基本定律的影响则越来越大。当内向的地球引力完全被航天器外向的离心力平衡时，物体（或人体）处于失重（或自由落体）状态；在足够的速度条件下，航天器飞行路径与地球表面相切。对于圆形轨道，飞行路径的高度是恒定的，对于椭圆形轨道，其高度取决于轨迹的相对位置。为了维持轨道高度，轨道必须保持足够的高度以避免大气的阻力作用，并且保持足够的前向（切线）速度，以使航天器绕地球转动而不落到地球表面，此时航天器处于自由落体状态（即失重状态）。低地球轨道（LEO）航天器的标准轨道速度是 8 km/s。典型的航天飞机飞行高度为 320 km（200 mi），飞行速度为 28 160 km/h。

即使在这样的高度，几个月后大气的阻力作用也会使轨道高度降低。太阳磁活动表现为动态的短期爆发和长周期循环，这将促使大气层热量有效扩散，产生的阻力会对轨道航天器造成影响。因此一个大型轨道平台需要定期补给推进剂。例如，苏联/俄罗斯的和平号空间站在其最终的配置状态，总重约为 90 吨，体积庞大，每年需要补给几百千克推进剂，一次典型的助推作业可以将其从较低的轨道（350 km）抬升到最高轨道（440 km），后者受到对接航天器性能的限制。通过调整太阳能电池阵的方向或改变整个结构的姿态，可以减小航天器速度矢量方向的横截面积，以减小阻力，并长期保持轨道高度。

物体的轨道形状由于受到地球引力的影响，通常呈椭圆形，它存在两个主要的界标：椭圆轨道上最接近地球中心的近地点；离地球中心最远的远地点。完整的航天器轨道特征由六个主要因素即轨道参数确定。轨道参数也被称为经典开普勒参数，这些参数基于以地球中心为原点的惯性三轴参考系。

图 1－4 描述了在轨物体的基本参数，Z 轴是穿过地球南北极的自转轴，X 轴和 Y 轴处于赤道平面，$+X$ 轴指向春分点，$+Y$ 轴依据右手定则偏转 90°。对于一个二体系统来说，要完整地描述轨道，需要以下参数[6]：

1）a ：半长轴，描述椭圆形轨道的大小［如图 1－4（a）所示］。

2）e ：偏心率，描述椭圆形轨道的形状［如图 1－4（a）所示］。

3）i ：倾角，角动量矢量和 Z 轴的单位矢量之间的夹角［如图 1－4（b）所示］。

4）Ω ：升交点赤经，从春分点到升交点的夹角。升交点是指卫星由南到北经过赤道平面的位置。赤经通过 Z 轴的右旋来测量［如图 1－4（b）所示］。

5）ω：近地点幅角，航天器从升交点（沿着飞行轨道）到偏心矢量之间的夹角。偏心矢量是地心指向近地点的矢量，大小与轨道的偏心率相等［如图 1－4（b）所示］。

6）ν：真近点角，从偏心矢量到卫星位置矢量的夹角，按卫星运动方向测量，这是一个时间分量，也就是通过近地点之后所用的时间。

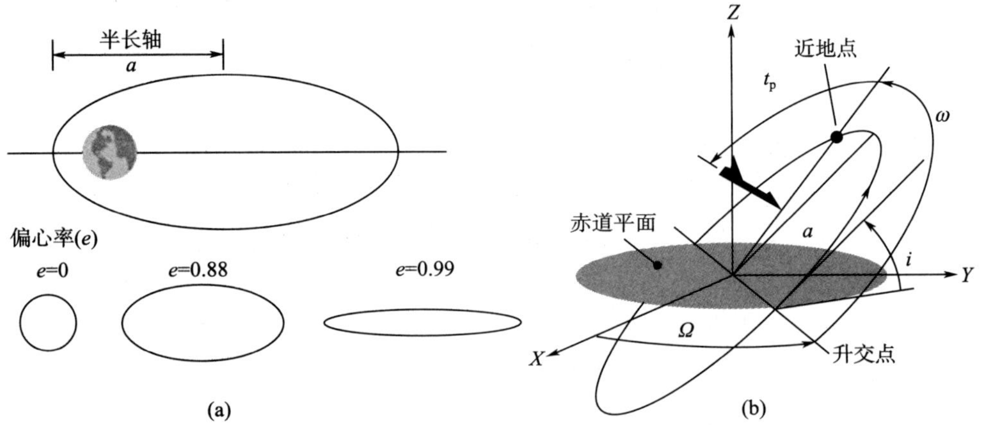

图 1－4　描述航天器轨道的六个参数。即所谓的经典开普勒参数，定义轨道的大小、形状、方位以及在轨航天器的位置

上述经典参数不可能完全描述航天器精确的轨道，这是因为太空中存在各种扰动因素，比如第三物体的影响（如月球引力的影响）、太阳辐射、大气阻力以及非球形地球的影响。虽然这些扰动因素的影响比 LEO 中航天器的基本参数扰动要小，但是在执行任务时必须予以考虑。本书不描述有关经典参数和其他因素的详细内容；然而，对于理解载人航天飞行任务而言，航天医学专家了解这些基本参数具有一定的用处。

载人飞船如联盟号飞船在发射升空过程中通常持续飞行 7～9 min，它很快穿越大气层和具有空气动力学效应的区域，进入低地球轨道。航天器在地面上的投影（地面轨迹）可以设想为与地球球面形状相平行，因此在任务控制中心的墨卡托投影图上，投影出熟悉的正弦波轨迹（如图 1－5 所示）。随着不依赖于惯性轨道平面的地球向东旋转，每 90 min 可以看见一条向西进动 22.5°的地面跟踪轨迹。

航天器可以进入多种不同高度的轨道，包括那些逆行（与地球自转的方向相反）发射时进入的轨道以及静止轨道，后者为相对于一个固定的地面位置而保持恒定的轨道。然而，基于太空环境的危害性，人类的存在会带来相关的限制。对于载人航天飞行任务，在实际应用中低地球轨道过低时容易受到大气阻力的物理限制，而过高时范艾伦辐射带的地磁辐射增强，导致人体生理限制。这些限制性因素使长期航天飞行的标准低地球轨道高度范围为 200～500 km，低于 200 km 时，大气阻力导致航天器轨道高度迅速下降，高于 500 km 时，按照此轨道倾角，人体遭受的日辐射剂量超过 5×10^{-4} Sv（50 mrem）。轨道参数和辐射暴露之间的关系在第 23 章中详细介绍。

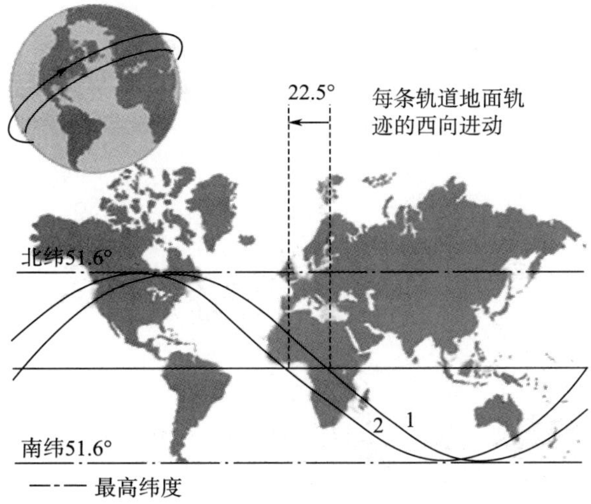

图 1－5　低地球轨道航天器的地面轨迹（国际空间站的轨道倾角是 51.6°）

1.1.3　轨道碎片

早期航海过程中不得不面临未知的暗礁和时而出现的漂浮垃圾，低地球轨道上的航天器面临类似的碰撞。运行在低地球轨道上的航天器会靠近同样轨道上的其他物体，主要是人造物体。假设这些物体以标准轨道速度运行，且不限制轨道路径，那么碰撞速度相当可怕；两个物体之间的平均相对速度是 10 km/s，100 g 的碎片能产生 1 kg TNT 当量的动能[7]。

低地球轨道上的物体大部分是人造物体，包括运行中的航天器、失效的卫星、助推器，以及来自各种分离装置的碎片产物。超过 95％的被跟踪物体是无用的。利用率较高的轨道往往混杂着最多的碎片。相比而言，由彗星和小行星碎片构成的自然碎片通量明显小于人造碎片通量。自然碎片通量主要限于尺寸小于 1 mm 且速度为 16 km/s 的颗粒。这些颗粒连续不断如雨点一般飘向地球，因速度慢而被俘获在低地球轨道上的颗粒非常少。每年大概有 4 万吨这样的颗粒落到地球上，按照大小来统计，尺寸大约为 200 μm 的颗粒最多。在一个非常大的时间尺度上，这种颗粒的质量与大得多的物体（1 cm 到 10 km 内）的贡献相当[8]。

美国空间监视网负责跟踪轨道目标，尺寸大于 10 cm 的目标能够被地球上的雷达跟踪。目前跟踪到的目标大约有 8 000 个[9]。图 1－6 表明，大多数航天器运行的低地球轨道上被跟踪目标的数量逐年增多，呈现出与航天飞行活动几乎呈线性或平行的关系。通过计算这些跟踪数据，往往能够对物体的靠近或即将发生的碰撞做出反应，进行机动规避，这在航天飞机、和平号空间站和国际空间站等任务中已经采用。然而大多数物体（无论是数量方面还是总质量方面）是雷达难以跟踪到的小目标。对于尺寸小于1 cm 的物体的高速撞击力，尚可合理地采用屏蔽措施；对于较大物体，屏蔽层会变得过于沉重并在性能和结构上付出巨大的代价。因此载人飞行空间平台面临的最大危险尺寸为 1～10 cm 的碎片，它们足以对航天器造成巨大破坏，但是又不容易被发现，因此难以避免。轨道碎片与载人平台以及出舱活动（EVA）系统的撞击危险系数在后面的第 12 章中进行讨论。目前国际上通过限制使用爆炸螺栓和主动离轨耗尽的助推级，来进一步减少轨道碎片。

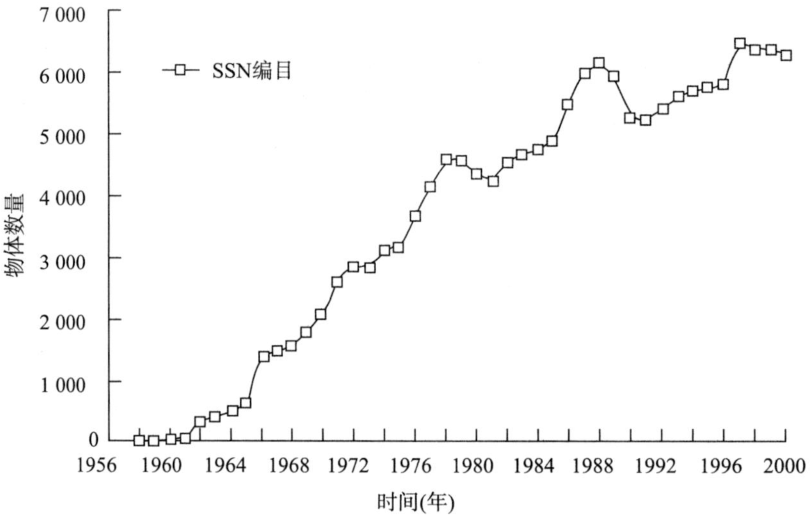

图 1-6 尺寸大于 10 cm 的 LEO 碎片（美国空间监视网编目）

1.1.4 脱离地球轨道

脱离地球需要逃逸速度，这取决于轨道半径，计算公式为

$$V_{esc}=\sqrt{2\mu/r} \tag{1-4}$$

式中 V_{esc} ——逃逸速度（km/s）；

μ ——地球引力常数（等于地球质量乘以 G ，该常数为 398 600.5 km^3/s^2）；

r ——距离地球中心的距离（轨道半径）。

由式（1-4）可以看出距离地球中心越远，所需的速度增量越小。在地球表面，地球中心到赤道的距离为 6 378 km，脱离引力需要 11.2 km/s 的理论速度，另外需要弥补穿越大气层的速度损失。例如，对于轨道半径为 6 764 km、高度为 386 km 的国际空间站，逃逸速度是 10.8 km/s，而对于在低地球轨道上以大约 7.8 km/s 的速度飞行的航天器，只需施加很小的加速度就可以实现逃逸。

对于近地空间以远的飞行任务，最大的影响因素就是绝对的距离，以及与其相关的飞行时间和后续的辐射暴露。低地球轨道之外的近地目的地，如月球和拉格朗日点（地球-太阳或者地球-月亮之间的引力平衡点），利用当前的化学火箭还相对容易到达，尽管有效载荷仍然受限。然而，利用传统的化学火箭，航天器要完成近地空间以远的旅程比较困难。而大多数火星探索任务的周期为 450～1 000 天[10-12]，任务剖面已达到化学火箭能力的极限，这些任务可能需要一些引力辅助机动，例如一次行星穿越（金星或地球）。在失重条件下行星际的穿越飞行将花费整个任务的大部分时间。

除了受限于运载工具之外，这种任务设想也超出了目前人类航天飞行的经验。迄今最长的航天飞行时间为 438 天，1994 年 1 月至 1995 年 3 月，由俄罗斯的航天员医生瓦列里·波利亚科夫在和平号空间站上完成。虽然这次任务非常成功，但想要利用目前的推进技术来执行非常远的飞行任务，飞行时间则必须显著地延长。在飞行途中提供某种程度的人工重力——尽管这充满了医学、性能和工程上的挑战——也许能缓解长期暴露于微重力环境下的不良影响（这在本章后面的微重力与部分重力中会有介绍）。然而，考虑到远距离太空探索任务，包括飞向火星以及其他更远的潜在目标（如较大的小行星），人类要真正探索太阳系需要优先研发先进的推进技术和动力系统。对于行星际飞行任务，人体可能暴露于严峻的辐射环境中长达好几个月，应使用飞行更快的技术加以避免。虽然行星际飞行时间越短越好，但是应确定支持这种需求的特定作用因素。其中最突出的因素是人体能承受的绝对辐射剂量，这一剂量还要符合人体每年和职业生涯的暴露辐射限制。在微重力环境下维持人体骨骼、肌肉质量以及心血管的功能状态尤为关键，这取决于对抗措施的应用，目前为止尚没有完全有效的对抗措施。与长期飞行后返回地球的航天员不一样，在 0.38 G 的火星表面上着陆的航天员将只能凭借地面专家的远程指导和船载的医学资源，独自实施飞行后的治疗和恢复方案。作者和其他人在观察了几个长期飞行后刚返回乘员的状态后注意到，虽然在飞行经历和对抗措施的应用上相似，但在飞行后状态和操作能力上存在相当程度的个体差异。对于计划在星球表面执行远距离探索首航任务的乘组，选择以前执行过长期航天飞行、飞行后各方面机能良好并能再适应地球引力的航天员非常明智，这些乘员的心理耐受力和任务执行能力有目共睹。如果将早先的长期航天飞行经验作为一项要求，那么有一个问题会立即凸显出来。例如在 LEO 上空间站的飞行，如果加上 14～36 个月的行星际飞行，很可能导致辐射剂量超过规定的职业生涯辐射剂量限制。

也有一些值得注意的例外，和平号空间站及国际空间站的标准 LEO 任务周期大约是 120～180 天，这是一个合理的周期，人体工作绩效尚佳，且不会遭受不可接受的环境辐射和骨盐丢失。执行更长飞行任务的唯一理由也许是拓展长期飞行的范围，以获取人体的反应特征和研发更有效的对抗措施。一个明确的近期目标就是实现在这个经验范围内的转运时间（transit time）。这样在实施远距离探索任务时，可以确保辐射剂量不超标，把执行过长期航天飞行任务且飞行中和飞行后机能良好的航天员送上征程，应用科学合理的微重力对抗措施。如果长期暴露于微重力不可避免，提供部分人工重力可能是一种有效的对抗措施。然而，提供一个恒定的旋转重力场，除了人体耐受力挑战外，还面临着机械和工程问题。从生命科学的角度出发，保证任务成功最有效的解决方案是尽量缩短转运时间。因此，关键的航天医学研究项目将聚焦在一个常见的时间范围中优化人的操作能力，以及在飞行过程中如何实施真正的临床自救方案。

为了更有效地利用推进剂并且缩短到火星等目的地的转运时间，目前正在研究许多新的推进技术。图 1－7 比较了几种推进概念的相对性能特点。虽然详细阐述推进剂超出了本书的范围，但显而易见的是，为了使载人探索太阳系成为可能，常规的化学火箭技术处于低端水平。根据不同的探索任务规划，参考文献［2，13］对新型推进技术作了技术比较。其中一些先进技术，如热核火箭发动机，相对成熟且性能优于化学推进系统，即使乘员需要屏蔽人工电离辐射。其他新技术如磁等离子动力发动机，需要开展许多前期研究工作，但是在行星际飞行时，具有巨大的优势。假定往返火星的飞行是化学火箭技术的极限，那么使用新的技术推动这些先进的推进概念向前发展是很自然的，然后才能应用新技术到达更遥远的目标，提高在火星表面维持生存的可行性和实用性。

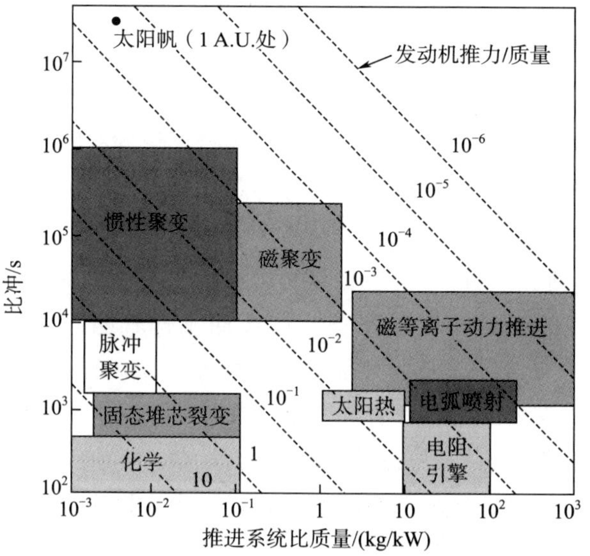

图 1-7 几种推进概念的相对性能。虽然化学火箭对于近地太空探索性能良好，但是深空探索任务必须使用先进技术才具有现实性

其中有一个概念，可变比冲磁等离子体火箭（VASIMR），由一台可节流的等离子体发动机组成。在功率不变的情况下，推力 F 和比冲 I_{sp} 之间的相对平衡可变，这样可以实现推进剂的最佳利用。较大的 F 用于轨道推进和减速飞行，而较小的 F 和较大的 I_{sp} 用于高效的行星际飞行[14]。火星任务需要进行多次发射，以执行飞船的组装和无人货运任务，转运时间短于化学火箭的转运时间。一个有代表性的试点方案是，采用 12 MW 的核-电 VASIMR 将 61 吨的有效载荷送到火星[15]。低温氢推进剂可以放置在乘员舱周围，提供了抵御高能银河宇宙射线的最佳屏障。随着近期火星探索的发展，该技术代表了未来发展路线图上一重要的发展步骤，可能是几十年的发展尺度。结合先进的动力系统比如核聚变(如果能实现的话)，则其性能会得到巨大的提升。如果能达到10～100 GW 的功率，则可以获得大约 0.3～0.5 G 的直线加速度（具有潜在的保护性）。这种技术能充分满足人类探索和开发太阳系的需求。

航天器上的电力生产对先进的技术也有类似的需求，环境控制和生命保障、电子设备、通信、实验与研究设施等系统均需要充足的电能。在低地球轨道上容易获得太阳能，太阳电池阵能有效地为卫星和载人空间站供应电能。在国际空间站组装完成后，太阳能帆板能为整个系统和实验室运行提供 75 kW 的电能。然而这些太阳能帆板显然不能在标准运行中提供储备电源，并且会因表面积巨大而易遭到轨道碎片的撞击。在向太阳系更远的深空进行探索时，用于发电的太阳能流量密度会逐渐减小。燃料电池——例如航天飞机所使用的——在短期飞行任务中运行得非常好，并且液氢和液氧反应后可以产生额外的饮用水和卫生用水。航天飞机平均需要 14 kW 的能量，因此实际上产生的水有些过剩，不得不定期向外排掉。然而，燃料电池的使用寿命相对较短，一次典型的航天飞机飞行任务需要消耗 1 590 kg 的液氢和液氧，以供应其所需要的电能。

为了安心和频繁地实施近地空间以远的探索任务，确保飞船自主飞行和任务成功，提高乘员的安全性和舒适性，需要高产且可靠的电力系统。一艘携带 4～6 名乘员的行星际飞船可能需要 20～60 kW 的电能，一个适宜的行星表面居住舱也需要同样多的电能。这些能源需求必须在至少几个月的飞行任务期间得到满足，而且必须得到绝对保障。因此，需要开发比太阳能和燃料电池更先进的供能技术。潜艇提供了一个可参照的样板：从化石燃料发动机到核动力蒸汽轮机，所提供的电能超过常规推进作业所需的电能。用于生命保障、海水淡化（生产饮用水和卫生用水）、海水电解生产氧气以及其他各种支持系统的能源已经变得相对充裕了。

在执行航天飞行任务时，保障充裕的电能（有足够的余量），对乘员安全和任务成功至关重要。为长期航天飞行任务提供所需电能，核裂变反应堆——如果它能安全地发射和管理——是目前具有吸引力且易于实现的一种方案。这种方案可以将目前资源和电能均受限的状况改变为仅资源受限，从而可以得到更好的资源管理，如利用先进但耗电量大的再生生命保障系统。利用核裂变反应堆作为先进推进系统的动力源，不但可以附带产生电能，而且极大地增加了相关任务安全和成功的余地。显然，这种方案存在与核系统相关的许多安全和工程问题，除了存在乘员可能更多地暴露于电离辐射的问题外，核系统可能需要大型的散热器来散热，并且在低地球轨道飞行时，面临遭到碎片和微流星体撞击的风险。然而，在可预见的将来不会有其他的等效电源出现（除非突破核聚变技术），因此应将核裂变反应堆安全用于航天飞行推进以及行星表面驻留进行积极的探索。在近地空间以远进行可承受的载人探索是否可以不使用核动力，现在还是一个问题。

1.1.5　加速度作用力

1.1.5.1　加速度基础

随着大功率运载工具的发展，尤其是航空飞行器和航天飞行器，乘员长时间受到显著而又持续的加速力作用的情况开始出现。如前所述，挣脱地球引力的束缚意味着一个 8 km/s 的 Δv 并爬升到大气层外，并到达一条可保持的低地球轨道。飞船必须加速到这一新速度的时间决定了作用于乘员的加速力。理论上，这个加速度可以减小，以使影响降到最小。然而，实际上这一时间跨度受限于运载工具的性能，缓慢上升至最终速度并到达可保持的轨道，需要更多的时间对抗重力，从而消耗更多的推进剂，然而过于快速地上升则会产生很大的空气动力和结构载荷。航天器上升时加速度不是线性的，而因推进系统分级和结构限制呈现出波峰和波谷。在飞行任务的末段，离轨发动机点燃后，飞船再入大气层，以反向加速度减小其初始速度，气动阻力成为主要作用力。从月球返回时，阿波罗号飞船的速度比从低地球轨道返回的飞船快，因此再入时受到了更大的加速度载荷。

对于更加遥远的探索任务，地球上的发射和着陆载荷可能令航天员承受最大的加速度作用力，以往的经验表明，航天员可以耐受这些作用力。总之，生理学上显著的加速度载荷是在行星体重力场之间转移的基本结果。航空医学文献对加速度作用力及其对航天员影响进行了广泛的论述，而本节主要专注于太空飞行环境中加速力的成因，突出了飞行员和航天员之间的差异。

回顾牛顿的3个基本运动定律非常有益，其对阐述加速度是有用的，也是相关的。

1）除非有外力作用，静止状态（或运动状态）的物体将维持静止状态（或运动状态）。

2）$F=ma$，其中 F 为牛顿力（$kg \cdot m/s^2$），m 为质量（kg），a 为加速度（m/s^2）。

3）每个作用力都存在相等的反作用力。

地球引力在海平面产生的恒定加速度为 9.81 m/s^2，用 g 表示，将这个值作为参考，符号 G 用来表示部分和几倍的 g，这样 G 就是一个无量纲量，不能将其与万有引力常数"G"混淆，后面将予以讨论。

1.1.5.2　太空飞行中的加速度作用力

在许多的航空航天飞行中，基本加速度的分量可以混合。然而，与航天器发射和再入时载荷相关的加速度基本上是线性的，航天器相对加速度矢量或多或少地保持一种稳定的状态，这使得乘员和有效载荷可以被置于最佳位置以抵抗这些作用力。美国的航天飞机除外，在它再入大气层着陆时，可以有效地变为一架带有标准垂直座位的飞机。

对于与持续加速度载荷相关的任何活动，乘员相对于 G 载荷矢量的位置（伴随绝对的 G 载荷作用），可能对乘员活动及操作能力产生深远的影响。对于航空飞行，高性能飞机的飞行员保持垂直坐立，这样才能在主要的水平参考面实现最优控制。然而，在急转弯过程中，这种位置会令飞行员承受的 G 加速度载荷作用在生理机能最脆弱的轴线上（头足向或 $+Gz$）。在持续的 $+Gz$ 加速度作用下，影响机能的主要限制因素是心血管系统，作用在心脏和大脑之间垂直血管（blood column）上的流体静压，使人尤其易受脑灌注的伤害。在人类太空飞行的早期，上升和下降的过程控制高度自动化，需要的人工输入并不怎么依赖于我们熟悉的（飞行员需要并保持的）水平视野参考界面。因此在人类飞行的第一个20年，航天员不需要保持垂直方向，由此使其避免生理上脆弱的姿势，允许发射和着陆时采取对于 G 矢量最有利的 $+Gx$（胸背向）体位。而且，随着采用弹道导弹式再入的载人飞船越来越少，今天更多的是搭载多人、运载能力更强并且能横向机动的飞船，发射和着陆载荷都已经减轻了。

基本的加速度有线加速度、径向加速度、角加速度及科里奥利加速度等类型，这些加速度可以单独产生或者联合产生，每个加速度作为一个矢量成分，共同组成了总和加速度。加速度的特征参数包括矢量方向（轴）、初始速度、大小、作用于承受者的时间等。加速度也可以采用作用力（直线、力矩）来描述，这取决于物体的质量。应用三大运动定律，也容易理解物体质量对加速度存在的惯性阻力。这些产生于直线和角速度变化的惯性阻力，实际上导致了人体的生理反应。除此之外，鉴于太空飞行存在基本加速度，这些加速度产生的作用力也必须考虑进来。在随后讨论人工旋转重力时，尤其要考虑科里奥利加速度。

①线加速度

对于线加速度而言，其运动方向是固定的，只有速度发生变化。线加速度的公式为

$$a = \Delta v / t \tag{1-5}$$

式中　a ——线加速度（m/s^2）；

Δv ——速度变化（m/s）；

t ——时间（s）。

人体承受的线加速度作用力与感受到的加速度作用两者方向相反，用牛顿第二定律来描述

$$F = ma \tag{1-6}$$

式中　F ——作用于物体的力［N（kg · m/s^2）］；

m ——物体的质量（kg）；

a ——加速度（m/s^2）。

地球引力使我们生存在地球表面，其引力取决于自身质量和 9.81 m/s^2 的线加速度，用 g 表示。时至今日，在发射和着陆过程中，航天器都会承受多个 g 的线加速度（假设航天器能长时间保持 9.8 m/s^2 的加速度，“向下”作用于身体的力会感觉成自然的单位重力）。

众所周知，多倍 G 作用力对人体的影响很大程度上取决于方向，因此，需要一个坐标系来描述方向。一般的人体坐标系见表 1 - 2，其中给出了太空飞行的线加速度构成及其产生的惯性阻力。

表 1 - 2　描述太空飞行作用于人体的线加速度和惯性阻力的标准三轴坐标系

轴/方向	加速度	惯性阻力	主要的太空飞行环境（大多包括混合的加速度矢量分量）
$+Gz$	头向	头盆向(头向脚)	航天飞机再入(1.2 G 持续) 航天飞机着陆转弯(1.2～1.98 G) 阿波罗号飞船登月舱
$-Gz$	脚向	脚向头	
$+Gx$	前向	胸向背	发射(3～8 G ,所有的飞行器) 再入(从航天飞机的 1.2 G 到水星号飞船的 8 G) 发射中止(17～20 G) 大气捕获机动(未来的行星际转移飞行) 开伞(阿波罗号、联盟号等) 着陆冲击(瞬时,4～20 G)
$-Gx$	背向	背向胸	航天飞机跑道减速(刹车、减速伞)
$+Gy$	右向	右向左	水平速度分量(风)导致的座舱冲击(着陆、溅落)
$-Gy$	左向	左向右	同上

注:航天飞机的轨道机动适用于所有的轴,其特点就是可以获得非常小的 G 力。

在所有载人航天器从发射到离开地球的期间，乘员均处于这样一种体位：上升过程中大部分 G 载荷作用于人体的 $+Gx$ 轴方向（胸向背）。正常上升过程中各种载人航天器有代表性的 G 值分布如图 1－8 所示，图 1－9 显示的是同样的飞行器再入地球时的 G 值。作用于人体的载荷矢量由座位相对于飞行器及加速矢量的布置和方向来决定。这种布置与飞船的结构、重心以及飞行特征有关。

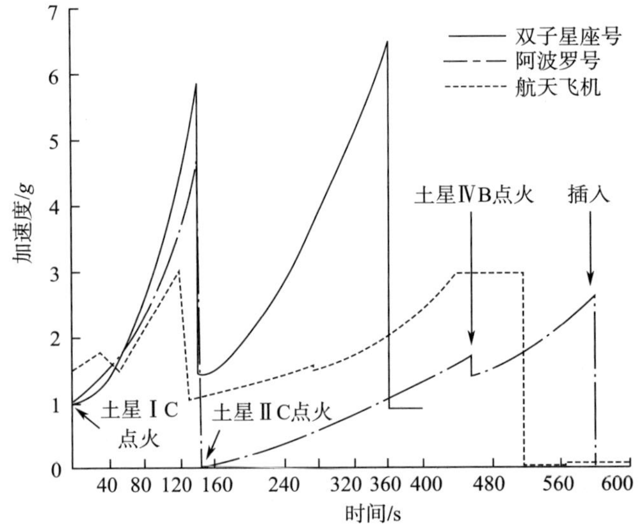

图 1－8　双子星座号、阿波罗号和航天飞机（航天运输系统）发射时的合成 G 载荷和有代表性的加速度剖面图（大部分载荷作用于乘员的 $+Gx$ 向）

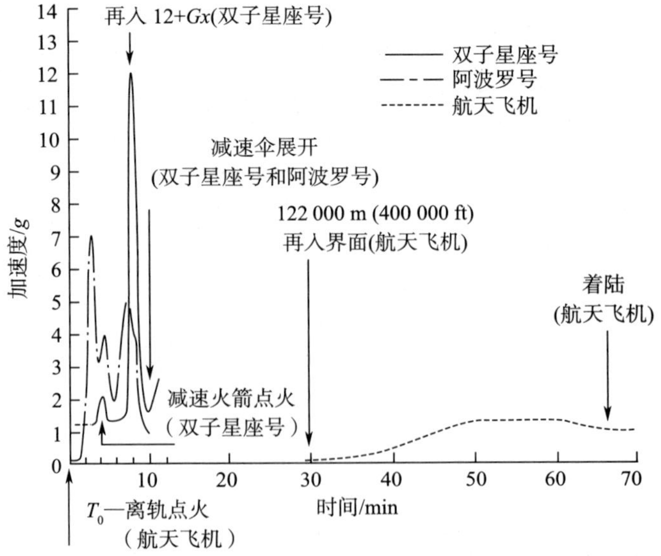

图 1－9　双子星座号、阿波罗号和航天飞机（航天运输系统）再入大气层时的合成 G 载荷和有代表性的加速度剖面图。双子星座号和阿波罗号乘员舱大部分载荷作用于乘员 $+Gx$ 向，航天飞机乘员以垂直坐姿着陆，可使生理功能失调的乘员暴露于小得多的载荷下，只是在 $+Gz$ 向的时间长很多

在美国航天飞机返回时，乘员采用垂直坐姿，在从适应失重状态到相对生理功能失调状态的过渡过程中，这是最脆弱的姿势。乘员在着陆期间保持标准的飞机座位布置，对于航天器中的乘员，再入矢量保持在 $+Gz$ 方向。这样航天飞机的着陆冲击力是相当温和与渐进的，在进入大气层的 17 min 过程中，保持大约 1.2 G 的加速度，最后转向进场的最大加速度为 $2.0+Gz$ ，一般情况下为 $(1.4\sim1.5)+Gz$ 。

在上升和再入过程中，事故会导致大得多的载荷，主要在 $+Gx$ 轴向。目前苏联/俄罗斯的联盟号飞船、前期美国的阿波罗号和水星号飞船均配置了逃逸塔系统，在发射台上遇到紧急情况或发射初期发生爆炸时，这一系统能尽快将航天员带离危险区域。这种设计会在 $+Gx$ 方向产生高达 10～20 G 的加速度载荷。这种系统曾经在联盟 T 10A 号的发射过程中应用过一次，当时发射台着火了。在那次事件中，逃逸火箭携带载有航天员蒂托夫和斯特列卡洛夫的座舱脱离火场，他们短暂地经受了 $17+Gx$ 的载荷到达降落伞展开的安全高度后，在距离发射台 4 km 处软着陆[16,17]。发射中止的情况也是有可能发生的，航天员拉扎列夫和马卡罗夫在联盟 18A 号飞船飞往礼炮 4 号空间站的任务中经历过，运载火箭上升过程中第三级分离失败，航天员在降落伞展开和飞船着陆之前要经历大约 21 min 的高载荷亚轨道飞行，最大载荷据说达到了 $(20\sim21)+Gx$ 。虽然在山坡着陆时受了一些小损伤，但是未见高 G 载荷带来持续影响的报道，对于这一轴向上的 G 载荷承受能力，这是一个值得注意的实证[18,19]。

在这两个极端的事例中，航天员尚未因经历失重环境而处于生理机能失调状态。执行低地球轨道任务后，过长的离轨发动机工作时间会导致更迅速的弹道式再入，航天员将遭受高于正常情况的瞬时 G 载荷。一般这种载荷可能不会高于发射中止情况中的载荷，但是对于已经出现生理失调的个体来讲，可能会产生更为显著的生理反应。

②径向加速度

径向加速度指加速度方向发生变化，而速度不改变。特别地，对于在一条圆形轨迹中运行的物体，径向加速度定义为指向圆心的向心加速度。径向加速度计算公式为

$$a=v^2/r \tag{1-7}$$

式中　a ——径向加速度（m/s^2）；

v ——速度（m/s）；

r ——圆的半径（m）。

径向加速度形成的力由一种施加于人体的假设作用力来平衡，此力与角加速度方向相反（朝外），这个离心力公式为

$$F_c=mv^2/r \tag{1-8}$$

式中　F_c ——离心力（N）；

v ——速度（m/s）；

m ——物体质量（kg）；

r ——半径（m）。

从人体暴露的离心环境来讲，有代表性的、可以体验多倍 G 径向加速度的设备主要有

人体评估离心机（固定在旋转中心的刚性力臂承载着乘员）和高性能飞机（发动机推力施加在恒定方向而气动升力使路径成圆形）。有人驾驶的飞机会遭受 1～12 G 加速度载荷，施加于飞行员 $+Gz$ 方向的离心力对静力血管将造成显而易见的不利影响。对于大气层外的航天器，产生这种径向运动和作用力几乎不可能，这是因为要获得维持稳定方向变化的推力，需要耗费巨量的推进剂。然而，航天飞机有所不同，它在着陆过程中会有效地变成一架飞机。航天飞机会沿着一个预设的航向转弯，以进场着陆，这样会对垂直坐着的人体施加（1.0～1.8）$+Gz$ 负荷。虽然与高性能飞机相比，这个作用力要小，但是返回时航天员存在心血管失调和血浆容量相对亏损的情况，出现的生理反应与地球上飞行员遭受几个 Gs 的加速度一样。

航天员太空飞行中涉及的径向加速度问题主要与人工重力的供应相关，下一节将会对此进行讨论。

③角加速度

角加速度指围绕物体轴线旋转时旋转速度的变化，正如转椅或飞机滚转时经历的情况一样。角向运动可以用旋转的角度、转数或弧度表示，这里的 1 弧度等于 360°除以 2π，大约为 57.3°。角速度和角加速度公式分别为

$$\omega = (\theta_2 - \theta_1)/t \text{ 或者 } \mathrm{d}\theta/\mathrm{d}t \tag{1-9}$$

$$\alpha = (\omega_2 - \omega_1)/t \text{ 或者 } \mathrm{d}\omega/\mathrm{d}t \tag{1-10}$$

式中　ω ——角速度（rad/s）；

θ ——角运动（rad）；

α ——角加速度（rad/s^2）；

t ——时间（s）。

一般情况下，角加速度由扭矩产生，扭矩由距离旋转中心某一距离（力臂）的作用力产生

$$M = J\alpha \tag{1-11}$$

式中　M ——作用于旋转体的扭矩（N·m）；

J ——转动惯量（kg·m^2/rad，这里旋转半径的单位为 m）；

α ——角加速度（rad/s^2）。

在太空飞行中，进行轨道式机动的航天器中的乘员或者自旋稳定的弹道再入飞行器（例如早期的太空舱），均会受到角加速度的作用。这些轨道机动涉及旋转轴的偏移，因此会产生径向和角加速度分量（虽然角加速度会相当小）。事故则可以导致很不利的角加速度分量，双子星座八号任务时发生过这种情况，一台旋转推力器被置于“开启”的位置。另外，无论在航天器的外面还是里面，乘员自己也能诱发角加速度的产生，在航天飞行的前几天可以达到产生运动病的水平。与线加速度和径向加速度（产生的合力机械地影响人体器官和血液）不同，角向运动本身对神经前庭系统就是一种刺激，其阈值远小于产生力学器官效应的阈值。角加速度通过对重力感受器和视觉系统的作用来影响机体的运动知觉和控制（这将在第 17 章中讨论）。

1.1.6　加速度作用力与航天飞行乘员机能失调

我们了解人体对 $+Gx$ 方向持续加速的反应已经有几十年了。然而，这些反应在离心机上通过健康的受试者测定和验证，因而在发射时适用于正常状态的个体。卧床试验[20,21]和实际航天飞行[22]导致的运动功能减退及其伴随的生理机能失调会加重人体对持续性加速度的不利反应。对于航天器的运行，主要关注航天员在再入阶段手动输入控制飞船的能力，以及着陆后航天员立即执行体力活动的能力，脆弱的 Gz 轴上遭受的 G 载荷完全由人体的位置姿态决定。因而，航天飞行环境比航空环境需要更多的保护性限制。目前美国国家航空航天局（NASA）将长期太空飞行后着陆时 $+Gz$ 向持续的线加速度限制在 0.5，这一限制条件也适用于其他可能遭受的线加速度载荷，包括发动机点火和行星际飞行后的空气动力制动。

无动力和有人驾驶的航天飞机从太空返回时，对生理功能失调的飞行乘组提出了独特的操作能力要求。如果需要，应采用保护性措施比如液体载荷、抗荷服、主动冷却、抗 G 机动等（这部分内容在第 16 章有进一步的介绍）。这些措施对于最多 18 天的航天飞机任务来讲是有效的。然而，对于 30 天或时间更长（基于最好的可用信息和风险阈值，目前的系统所能进行的长期飞行）的飞行任务，会引发其他的考虑，包括乘员轮流值班和特定任务硬件。例如执行长期飞行任务（例如和平号空间站或者国际空间站任务）后返回的乘员，他们位于航天飞机中甲板的斜躺座椅上，双脚向前，背部倚靠椅盆，以满足前面提到的 $+Gz$ 向限定阈值（这样在入轨和着陆过程中，乘员不需要操作航天飞机）。

1.1.7　着陆负荷

与冲击相关的着陆负荷主要来自瞬时加速度，持续时间为 500 ms 或更短。在与常规飞机一样在跑道上着陆的航天飞机出现之前，美国的载人飞船在穿过大气层期间会利用降落伞减速并在水上溅落。着陆负荷是变化的，部分取决于风和波浪，冲击力可能会产生水平和不同角度的分量。阿波罗号座舱着陆时典型的垂直速度是 9 m/s（30 ft/s），最终的降落伞下降速度是 5 节（2.6 m/s），可能产生 17 G 的冲击力，在前几毫秒内航天器在 $+Gz$ 轴向的作用力达到顶峰。这种峰值作用力也会施加于航天员身体的 $+Gz$ 轴，从阿波罗号登月和天空实验室任务返回的乘员情况来看，这种作用力可以耐受（经历水上着陆冲击后会有晕船的可能性）。苏联/俄罗斯的航天器采用的是陆基着陆系统，包括降落伞、制动发动机，以及带有独立压缩杆的前倾赋形坐垫。典型的联盟号飞船着陆剖面显示，在返回舱垂直轴向对乘员产生的冲击载荷大约是 4 G，约为 400 ms 方波脉冲，风速可能产生一个额外的水平分量。假如软着陆发动机失灵，在降落伞-压缩杆的联合作用下，可以获得一个大于 20 G 的瞬时冲击载荷，这种情况已经发生过两次，尚无意外伤害。如果座椅和装备可靠，这些冲击力肯定会在长期飞行后返回乘员的耐受范围内。在阿波罗 12 号着陆过程中，一台照相机从底座上脱落，撞到了航天员的头部，出现了一个小伤口[23]。

1.1.8 微重力和部分重力

1.1.8.1 微重力

与轨道操作相关的最普遍的物理因素，同样也是与载人航天飞行最相关的因素为可感觉重力的消失，即所谓的失重。使用牛顿万有引力定律描述重力

$$F = GM_1 m_2 / r^2 \quad (1-12)$$

式中 F ——力的大小；

G ——万有引力常数，适用于所有物体和行星表面；

M_1，m_2——两个物体的质量，对于低地球轨道飞行，M_1 是地球，m_2 代表的是在轨飞行器；

r ——两个引力中心之间的有效半径。

在提及 LEO 时经常使用术语“零重力”，尽管从物理角度来看，这有点用词不当，正如上述方程式所示，接近零的引力不存在。地球赤道半径为 6 378 km（3 963 mi），在赤道上方 370 km（230 mi）轨道上的航天器仍然有（6 378)^2/（6 748)^2 的相对引力，或者是相当于地面引力的 90%。一个物体受到的实际引力影响持续存在，除非该物体从占支配地位的质量附近远离至二者之间的引力可以忽略不计的距离，或者达到引力和惯性力的平衡，则该物体处于自由落体状态。这是在轨飞行器的主要条件。失重状态会影响物理活动的各个方面，从液体推进剂的转移到依赖气液分离（浮力）的许多标准过程，比如供应无气泡的静脉输入液、处理体液及实验室液体试剂等。残余的或不平衡的引力都会对机械和流体系统产生影响。对于大多数科学研究而言，微重力被定义为 10^{-6} G 。然而，当重力小于某一阈值，这可能是百分之几 G（此时流体位移和表面压力将难以察觉），太空中航天员实际上处于失重状态。

尽管人类在 1 G 的环境中茁壮成长，也就是说，人体的生理机能保持在 1 G 的设定值，这个陆地设定值实际上隐含着一个动力学条件。人类拥有适应机制，以应对相对于 G 矢量的人体位置变化。例如，平躺（从站立到平躺）改变了心脏与大脑之间存在流体静力学特点的血管有效 G 负荷，即将有效 G 负荷从一个单位重力改变至接近零。从心血管（或肌肉骨骼系统）的调节角度来讲，失重导致了更为恒定的负荷状态，这非常类似于卧位状态。进入失重环境并不意味着人体会处于完全异质的生理状态，当然，航天员能耐受长期的失重飞行。

只有在太空中才能充分研究人体对微重力的反应。抛物线飞行可以使人体处于短暂的自由落体状态，时间大约为 20～25 s，在评估硬件和人类因素，以及研究人体在失重状态下的快速反应等方面，抛物线飞行是一种很有用的工具。然而，当飞机从俯冲状态向上提升时，“零重力”状态与 G 负荷增加状态会交替转换。G 负荷将在 0 G 和 1.8 G 之间的范围内变化，这不会引起人体产生同样的适应，其对人体前庭神经系统产生的刺激有些不同于长期的失重环境（详见第 10 章）。水浸试验可以模拟失重状态，尤其是出舱活动，从而可以评估某些任务并开展训练活动。中性浮力可以提供身体移动和物体操作的模拟训练，因

此端对端任务能以合理的精度（与实际在轨飞行任务相比较）制订时间表。然而，快速的肢体活动受限于中性浮力中的流体阻力，该阻力与流体速度的平方成正比[24]。此外，窦腔堵塞持续存在，这表明重力一直在对身体起作用，因此在水浸式套装中长时间“倒挂”是不太舒服的。

人体对微重力的反应将在第 2 章详细介绍，其中，比较容易获得的感知是新奇（例如从一个地方飞到另一个地方）和烦恼（物品经常飘走）。除了人类因素和人机工程学问题，微重力对一些与生命科学和医学相关的基本物理作用力和过程的影响，如浮力、沉降力、流体静压力以及对流，将在下文详述。

1.1.8.2　浮力

浮力是分离物质（尤其是液体和气体）的作用力，在重力作用下利用物质的密度不同可实现物质的分离。

在失重状态下浮力不存在，因此液体和气体更容易混合均匀。在影像诊断方面，由于缺少重力导致标准的气液界面消失，处理体内积液较为困难。例如，胸腹 X 线片上看不到熟悉的胃内气泡。

1.1.8.3　沉降力

沉降力是由重力线加速度而产生的向下作用力，可使气液物理分离，它是一种与浮力和摩擦力方向相反的作用力，表达式为

$$F_s = mg - F_b - F_f \tag{1-13}$$

式中　F_s ——沉降力；

m ——溶质的质量；

g ——重力的线加速度；

F_b ——浮力；

F_f ——摩擦力。

沉降力在失重状态下也不存在，同样存在相应的问题，即液体与溶质或悬浮颗粒之间不容易混合均匀。例如，用显微镜分析沉淀尿样之前，必须要离心，进行物理分离并搅拌均匀后才能读数；而在失重状态下，无法实现该操作。此外，如果不施加离心力，污染物不易分离，必须要过滤，而不是从漂浮物中洗脱。空气中肉眼可见的颗粒物质不会在航天器舱中沉淀下来，有可能会被乘员不经意地吸入或吞入体内。

1.1.8.4　流体静压力

流体静压力指液体对自身依附的特定表面 A 施加的作用力 F，用公式表示为

$$P_h = F/A \tag{1-14}$$

P_h 与 g 成线性关系，液体在一定表面上产生的总压力等于流体静压力与大气压力之和。在失重状态下，流体静压力减小至大气压力或其他应力水平，如离心力或抽吸力等。血液的流体静压力在生理上，不随位置变化而改变。在地面上，血压大多由内在心血管机能控制，如泵抽吸和血管收缩与舒张，而在失重状态下，血压的增大只能通过施加离心力来实现。

1.1.8.5 对流

对流是液体和气体的动态流动过程，有利于物体之间的热交换，并促进物质之间的混合。对流可以基于密度的变化，因此可以由浮力驱动，它也可能是由强制或诱导流动引起的。对浮力驱动的对流可以地面上蜡烛燃烧为例，气体流动带入氧气以补充局部消耗的氧气，同时带走燃烧产物。如果没有对流，燃烧时只能消耗附近的氧气，如果不从外围输送氧气，火焰将自行熄灭。在微重力下，因不存在浮力驱动的对流，为了清除人体代谢产生的二氧化碳并降低体温，必须采用强制对流，这一点非常重要。对流热传递基本公式为

$$C = h_c(t_1 - t_2) \tag{1-15}$$

式中 C ——热传递速度（W/m^2）；

t_1，t_2——身体和流体介质的温度；

h_c ——对流系数，包含流体的运动。

微重力下其他作用力和过程没有变化，热量的传递可以通过传导、辐射和蒸发实现，而气体和液体仍以扩散方式混合。地球上，扩散对气液混合的影响小于浮力、对流以及沉降力的影响，但是在“零重力”状态下，其对于混合的作用尤为突出。在低地球轨道的加压舱内并且没有人工物理搅动的情况下，污染气体分散到舱内的其余部位只依赖于扩散，但扩散速度与人体生理生成的二氧化碳速度相比较为缓慢，这就造成密闭舱内航天员周围的二氧化碳局部浓度增大，会产生明显的二氧化碳中毒症状。与此相似，在同样的环境下呼吸补充氧气的乘员，呼出的富氧气体可能会产生局部可燃性风险。在微重力下诱导空气流动是人类居住的基本要求。

人体是一个高度活跃和动态变化的有机体，在整个生命过程中不断进行着混合和传输的生理活动。血液及其他液体的循环、跨膜的主动输运与扩散、神经传导以及趋化机制，基本上在失重状态下保持了功能的完整性。微重力对人体的影响主要体现在宏观表现上，比如血液流体静压的消失、胸腔内体液转移，以及耳蜗和其他重力感受器的重力刺激消失，激发了相应的二次效应，比如心血管调节机制迟钝、体液量变化诱发内分泌变化、神经前庭功能的紊乱等。尚未发现失重状态下人体功能的特殊反应，但是，认识上述生物力学及其对生理的影响，对更好地理解“零重力”状态下人体生理学十分必要。对微重力下人体生理学的基本了解，为解决和应对各种医学问题提供了切实可行的方法，这些医学问题包括体液转移、热交换、气体扩散、生物力学等。

1.1.9 部分重力

部分重力场，相对于地球的正常重力而言，必须根据几个实际阈值进行分级考虑。从人的角度来看，在飞船里站在远端可以察觉的阈值，就是乘员可以观察到物体（包括他自身）倚靠在与加速度矢量相反的表面上，这可能有百分之几个 G 。其他潜在的相关阈值包括有效的气液分离、足以维持人体主动行走的支撑力，以及足以影响骨骼和肌肉质量的被动载荷。

载人航天飞行主要在两个方面对部分重力（G）感兴趣：行星表面和人工重力，后者是为了缓解长期失重的影响而采用的对抗措施。目前与我们最相关的行星表面重力场是月球（1/6 G）和火星（约 1/3 G），在飞往小行星（或者其他行星的卫星）的短期飞行中可能会遇到更小的重力场。尽管生物力学和动能学[25]发生了变化，但人类在月球表面的工作还是取得了成功，虽然人们在月球表面上停留的时间不够长，不足以观察到可见的生物学参数变化，尤其是骨丢失和肌肉萎缩。事实证明在月球表面探索是可行的，那么从人类的角度出发，火星探索应该不成问题，主要问题可能是长期失重导致的医学问题。在这种航天飞行过程中，与时间相关的问题包括神经前庭失调、立位耐力降低，以及骨丢失和肌肉萎缩等。

几十年来，人们一直在考虑将提供人工重力作为一种对抗措施，以减小失重对人体的影响。希波夫发表了一篇非常精彩的相关综述[26]。人工重力可以由能产生连续离心力的旋转飞行器或不旋转飞行器内部的旋转结构提供。它可应用于一个稳定的飞行平台，如轨道空间站或者行星际飞船。离心力方便地描述了旋转人工重力，用角速度 ω 表示

$$Fc = m\omega^2 r \tag{1-16}$$

显然，改变旋转速度和半径会影响实际连续体的两个末端。在结构末端，提供与地球上相等的人工重力时，为了维持相对小的旋转速度，需要非常大的组件和质量，远大于已有的飞行器。例如，一个旋转半径为 900 m 的结构以大约 0.1 rad/s（每分钟一圈）的角速度旋转时，才能提供和地球上一样的引力[27]。人们论述了各种方案，从非常大的结构到由系链连接并围绕中心轴旋转的独特密封舱。其中的问题包括结构质量的限制、系链性能及可靠性、由于自旋/反自旋循环的次数限制导致行星际飞船的中止能力、需要 EVA 维修的事件，以及对天文学观测的干扰等。为了获得预定的引力，增大短半径结构的旋转速度，比较可行。然而，这与人体的生物力学极限有关，后者又与人类能忍受旋转存在关联。

对于飞行器内的居住者而言，旋转运动的一个重要影响是科里奥利加速度效应，它由一个旋转参照系中的线性运动产生。科里奥利加速度 A_c 和作用力 F_c 用下面公式表示

$$A_c = 2(v \times \omega) \tag{1-17}$$

$$F_c = 2m(v \times \omega) \tag{1-18}$$

其中，v 代表运动物体的线性速度（m/s），ω 代表旋转系统的角速度（rad/s），m 代表的是物体的质量（kg）。科里奥利力影响任何目标或人体的运动，能使人的运动感觉、运动控制以及物体操作更加复杂。人类具有半规管形和耳石形的灵敏多轴加速度感受器，这些感受器感受着 1 G 重力场中人体运动和方位的变化。在转动设备中，头部运动会改变相对于这些感受器的位置方向，产生令人厌烦的瞬间输入信息，提示整个机体在旋转运动，这就是在两个平面上对角运动的耦合反应。大家已知科里奥利反应令人厌恶，对人体是一种潜在的刺激性反应。当在垂直于旋转轴的平面上运动时，人体产生的反应和症状最重，包括前庭神经紊乱、眩晕、呕吐、恶心以及不能定位。

早在20世纪60年代，美国[28-30]和苏联[31,32]的初步研究证明：在旋转房间内，人体能持续耐受产生的角加速度，这种耐受受到前庭神经紊乱和运动紊乱的限制，旋转速度小于产生显著部分重力水平的旋转速度。普遍认为旋转速度限制在4～5 rpm能避免神经前庭和运动功能丧失。事实证明，逐渐增大旋转速度可以将这些持续速度[33]的耐受性提高到10 rpm[34]。随着旋转作用力的逐步增大，直径为几十米的结构能提供有用的保护性 G 值，乘员可能适应这样的旋转速度。例如，半径为10 m（33 ft）、旋转速度为10 rpm的旋转结构，其边缘能产生1.1 G 的重力，而半径为15 m（49 ft）、旋转速度为7 rpm的旋转结构，其边缘能产生0.82 G 的重力。

除了潜在的耦合反应和前庭神经紊乱外，旋转结构意味着从中心到边缘形成了一个重力梯度。这种梯度感在短半径处最明显，其中受试者的身高就是一个重要因素。考虑一个直径为7.2 m（23 ft）的旋转乘员舱，旋转半径为3.6 m（11.8 ft），一个1.8 m（71 in）的乘员身高相当于旋转半径的一半。按照乘员站立高度50%的变化梯度，头部承受作用力可能是足部承受作用力的一半。当乘员在站立与坐位或者水平姿势之间进行转换和弯腰运动时，这一引力变化梯度使运动控制和物体搬运受到显著的挑战。为了产生低于旋转航天器或离心机建议的15%重力梯度，要求其旋转半径长于12.2 m（40 ft）[35]。另外，当在旋转方向移动时，总的附加速度效应有助于增大质量，而反方向则减小质量。这些异常现象以及物体搬运和运动控制的挑战表明，全部适应这种速度变化可能很困难。然而，地面研究显示，随着交叉耦合效应的耐受力提高，人类在头和手臂控制方面能够逐渐适应较大的旋转速度[36]。

持续旋转居住舱的另一种选择是提供短期高于1 G 的人工重力。关于由人调整速度（human - rated）离心机，即其中包含将心血管对抗措施与这种负荷结合起来的人力，人们已提出了各种方案[37-39]。作用时间和多个重力 G 的组合会确定一条重力获得剂量曲线[40]，专门针对骨骼和肌肉质量的维持。

对于未来可能实施的行星际飞行，提供相当于部分地球重力的最佳方法为施加一个线性重力场。这意味着需要保证恒定的线加速度，这可能由非常先进的推进系统提供。要达到火星以远的感兴趣理想目标（如小行星）并实际维持运行就需要这种先进推进系统。在被动暴露于加速度载荷时，线性 G 提供垂直参照，仅在一些中途点才会被打破，此时飞船发动机动力降低，开始减速燃烧。讽刺的是，突然暴露于微重力中，在任务中期可能存在患上运动病的风险，即使症状出现时间短暂。假设有一天可以建造大型的固定平台，在出发地和目的地可以自旋，因其足够大而避免了讨厌的科里奥利效应，而在长期转移飞行阶段，则由推进系统提供线加速度引力场（最佳解决方案）。

对于旋转和线性 G，必须确定维持正常骨骼和肌肉功能需要多少单位的引力。1 G 可能被认为是黄金标准，但是较小的部分重力更符合可达到的结构、未来的推进系统和能量消耗。对大鼠进行离心旋转运动，进行飞行中人工重力研究，尤加诺夫等人发现0.15 G 引力可以维持生物电活动，与横向 G 力同步稳定增加到0.28 G。在引力保持在0.28 G 和0.31 G 之间时，观察到大鼠生物电活动与地面对照组的一样；当引力为0.7 G 时，大鼠生物电活动未见增加[41]。对于维持后肢悬吊大鼠骨骼的健康，进行了最小部分重力的研究，舒尔特海斯及其同事发现 0.25 G 可以与 0.75 G 一样发挥维持骨骼形态正常的作用[42]。从人体因素的角度来看，在抛物线飞行中，观察了重力 G 值的逐步递增水平，结果显示：行走运动、搬运物体以及诸如拧紧螺丝的机械任务，超过 0.2 G 后增加重力 G 值的作用非常小[43]。虽然还有许多研究有待开展，但是持续施加 0.3 G 作用力，则可以维持正常的生物电活动，结合合适的物理对抗措施和大量的抗阻运动，可以很好保持人体骨骼肌肉接近地面的正常水平。希望未来重点研究项目将以国际空间站上搭载的实验设备来实施。

1.2　辐射源

直到不久之前人们才发现放射性在宇宙中普遍存在，它是限制人类探索地球以外空间的重要因素。1895 年，康拉德·威廉·伦琴发现通过电激发低压气体可以产生看不见的、具有穿透性的射线（X 射线）。一年后，即 1896 年，安东尼·亨利·贝克雷尔在进行铀盐试验时发现放射性活动存在，并首次对放射性活动进行了描述。他发现这些盐在没有光的情况下，可以使底片变黑，后来他确定这是由铀元素释放的高能粒子所致。在随后的几年中，发现了许多其他放射性物质，并确定放射特性。由于灵敏探测器的研制，在没有已知的放射源时，人们发现存在一个放射性背景通量，最终归结于地下自然存在的物质。然而，在 1911 年和 1913 年，赫斯在气球试验中发现，当用气球搭载探测器到 9 000 m 的高空时，其检测到放射性背景通量高于地面值 10 倍，意味着这些放射性物质来源于地球外空间[44]。1925 年，用气球搭载探测器到 15 000 m 的高空时，观察数据进一步证实前期的结果，为此，米利根将这种背景通量活动称为宇宙辐射。

辐射可以广义定义为波的发射或传播现象，这种波通过空间或介质传送能量，包括电磁能量（X 射线、伽马射线、可见光、无线电波等）、带电粒子（质子、电子、α 粒子等）以及不带电粒子（中子）。放射性活动指某特定物质释放一定类型射线的现象，通常源于不稳定原子核的衰变。这些粒子和波携广泛的能量谱，可以与自身穿越的介质发生反应。如果这种相互作用涉及原子或分子碰撞，释放能量，释放电子，形成新的带电离子，这种现象称之为电离辐射。辐射可能造成直接损伤，即高能粒子的能量传递给细胞分子；也可能通过碰撞诱导继发粒子，造成间接损伤。这些继发粒子可以继续与生物材料发生作用。高能电子穿越致密介质如金属材质，与之相互作用，在减缓和传播动能的过程中，诱导 X 射线的产生，这种现象称为韧致辐射，对考虑屏蔽防护具有重要意义。而非电离辐射如紫外线光和射频能量，可能引起组织损伤，包括灼伤、局部热效应。

在早期进行的试验中，观察了辐射对健康的不利影响，包括局部影响，如眼睛出现炎症、皮肤烧伤以及皮肤坏死等。随着时间的推移，可以产生更为凶险的不利影响，如血液和淋巴系统恶性肿瘤、固态肿瘤等。在地面上，这些影响大部分与诊断和治疗过程中过量应用 X 射线有关。尽管放射性和大多数形式的电磁辐射活动属于能量传送活动，但是前期人类的感官无法感觉到，因此不能避免。随之继发性损害效应包括物理、化学以及最终的生物学变化等。因此，量效关系的识别比较缓慢，特别是产生具有长潜伏期的恶性肿瘤时。1928年，国际辐射防护委员会确立了相应的标准，国际社会共同认可了监测单位，这样更加系统地认识和理解了二者之间的关系，研究了一些监测辐射、缓解辐射导致健康问题的方法[45]。

众所周知，太空充满辐射，更确切地说，由于地球存在保护性大气层和磁场屏蔽，地球是一个辐射避风港，一个躲避宇宙运动过程所致不良反应的避难所。宇宙运动过程包括恒星的形成、生存、灭亡，太阳系的积聚，以及恒星和行星的磁力等。对人类航天飞行构成影响的辐射源主要有三个：银河宇宙射线、太阳粒子及电磁辐射、地磁带中的带电粒子。此外，众所周知，二次粒子（如中子）是通过一次粒子与航天器组件相互作用产生的。未来的人工辐射源（电源、核武器引爆等）也要考虑。辐射源特性及其生物学效应，以及降低辐射风险的策略，在第23章中详细阐述。本小节主要讨论与人类航天飞行有关的主要电离辐射源的物理分布。

1.2.1 银河宇宙辐射

在星际空间存在高能量粒子的辐射离子流称为银河宇宙辐射（GCR），最有可能产生于超新星爆炸，在超新星爆炸中，大量来自氢（H）和氦（He）的原子核，以及被抛射到恒星碎片中少量较重的原子核。在超新星爆炸早期，存在动能传播，这些带电粒子可能被星际磁场加速到接近光速（3×10^8 m/s）。虽然超新星爆炸是小概率事件，GCR的分布似乎因不存在直线路径的银河磁场而呈各向同性分布。据估计，在我们生存的银河系中，平均每50年发生一次超新星爆炸，产生可观测的GCR通量[46]。

银河宇宙辐射（GCR）源主要由质子和氢原子核（约90%），以及α粒子或原子核（约9%）组成，其余为以离子状态存在的较重离子。地面辐射源可能每秒钟每平方厘米会产生数百万个粒子，而来自银河宇宙辐射（GCR）源的通量比较小，每秒每平方厘米只有几个粒子。然而，该类粒子含有很高的能量。通常这些测量单位为电子伏特（eV），即一个方便的粒子物理学测量单位。一个电子伏特定义为在1 m距离、1 V电压差的两个电子加速板之间加速一个电子需要的能量。$1\ \text{eV} = 1.602\,1\times10^{-19}$ J。而镭释放能量按几兆电子伏特计算（MeV），银河宇宙辐射粒子通常必须以千兆范围测量（GeV，其中，$G=10^9$）。GCR源中最丰富质子的能量约为2 GeV，其余为高能量粒子呈指数递减后的粒子，可以达到10^{11} GeV（10^{20} eV）。为完全理解这种能量剂量，在高能量谱末端，一个具有1.5×10^{20} eV即25 J的宇宙射线粒子，足以将地面上1 kg的物体举至2.5 m的高度[47]。

地球大气层厚度相当于1 000 g/cm^2，可以有效阻挡银河宇宙辐射，同时强大的地磁场发挥作用，二者可以将GCR粒子有效地衰减到相对低剂量水平。此外，局部太阳系统效应还能调节GCR。太阳风与星际磁场线可以扭曲小于1 GeV带电GCR粒子的路径[46]，致使其丧失大量的能量，部分偏离耗散。这种调节随着双相22年太阳周期的变化而变化，因此在太阳极大期时，GCR相当于太阳极小期的一半通量[48]。超过10 GeV的粒子对太阳风和磁场最不敏感，因而不被其阻挡。

1.2.2　太阳辐射和太阳宇宙粒子

半径为6.95×10^5 km的太阳是携带巨大能量的发电机。太阳由核心的氢和氦及其重核供给燃料，其辐射能量的功率为3.86×10^{26} W，覆盖几乎所有的可见光光谱。除了电磁辐射外，还为我们居住的行星提供了光和热，持续不断地向外发射中性等离子体，也就是所谓的太阳风。电能上平衡自由电子的主要粒子有质子、α粒子和重离子；由于太阳的自转，维持磁场线螺旋向外移动。这些粒子携带太阳磁场进入太阳系，因此呈各向异性分布。日冕的不规则活动会改变等离子体运动的速度和密度。在地球附近测量的粒子速度达300～700 km/s，密度为1～20/cm^3[49]。太阳风粒子能量低，通常约为1 000 eV（1 keV）。

与相对温和的太阳风形成对比的是太阳宇宙射线粒子（太阳宇宙射线），类似于太阳风，但其能量更高。这些粒子来自太阳耀斑，它与太阳表面的大型磁干扰活动有关，携带的能量通常在MeV范围，并可能高达20 GeV。太阳耀斑爆发的电磁频谱辐射范围从伽马射线和X射线，到紫外线和长波无线电波。随着电磁发射和原子粒子加速运动，太阳耀斑爆发引起的冲击波以1 500 km/s的速度以太阳风形式传播。其大约一半的能量用于产生电磁辐射，剩下的用于产生冲击波，实际的太阳宇宙射线（SCR）大约只有1%。在地球附近检测到的大部分粒子是质子，小部分粒子由氦原子核组成。在日冕活动中，一场大规模太阳耀斑爆发的高电子通量通过在太阳外大气层（日冕）中激发射频脉冲并损失能量而得到遏止。

在太阳耀斑发生20～30 min后，太阳宇宙射线（SCR）粒子到达地球附近，具有最大SCR通量的周期持续几个小时。低能量粒子流和太阳风扰动在6～24 h内到达地球，在太阳耀斑爆发几天后，可以检测到高能量粒子衰减后的粒子以及低能量粒子。大多数SCR能被地球磁场有效阻挡，对处在典型倾角的低地球轨道的乘员不会构成威胁。与人类航天飞行有关的主要辐射危害在于地磁以外的活动，如行星间的运输、拉格朗日点停留或月球表面的活动，那里的辐射通量可以增加1 000倍到100万倍。最低防护的乘员，例如进行EVA操作的航天员，如果在一个主要的太阳耀斑期间在舱外停留几个小时，可以遭到致命的电离辐射剂量。

太阳耀斑的发生与22年双相太阳周期活动相关，即爆发时处于或靠近太阳活动最频繁和最剧烈时期。太阳耀斑发生概率的增大促使人们考虑人类长期太空飞行活动遇到的问题。然而，虽然对于太阳耀斑活动的增强能及早发现，以便警告乘员躲在抗辐射结构内，但是太阳耀斑活动的增强还不能可靠预测。由于太阳风的排放，SCR是各向异性地释放进入太阳系中，部分原因是它们在太阳表面的区域性。产生高能粒子的大多数太阳耀斑似乎来自太阳的西半球[44]，加上太阳在其赤道上以（在较高纬度速度较慢）25天的速度自转，在地球上并非所有的太阳耀斑都能看见。对于不在地球附近的飞行器，例如飞往火星途中的飞船，在地球上观察到的主要太阳耀斑可能不构成问题，甚至该飞船探测不到；反之亦然。在行星间飞行的飞行器，应具有能在高粒子通量之前探测前哨电磁和粒子辐射的手段，并提示、指导乘组进行适当的应对。与海洋气象浮标类似，具有探测电磁辐射和粒子的太阳轨道飞行器也能将辐射数据信息传送到载人飞行器和地面。

1.2.3　地磁带辐射

几个世纪以来，众所周知，航海家已经知晓地球存在磁力和地球磁场，并不断进行探索。最近的理论认为地球存在具有一个偶极磁场，磁场场线在北极出现，从南极进入。这个偶极磁轴线偏移旋转轴约 12°。大多数的磁场起源于地球中心，在此处液态铁外核围绕固态铁核心流动，对流驱动核心内部热源物质流动到外壳冷却区域。导电流体围绕已存在的内核磁场运动，内核磁场最有可能由内部核心残存物质形成，这样能产生电流，进而激发产生了比原磁场强得多的磁场，这被称之为地磁发电机模型[50]。虽然关于地球磁场的内在特性有待进一步认识和理解，然而太空时代的第一个里程碑的科学发现就涉及这些磁场线的地外影响。

1958 年，美国成功发射了第一颗人造地球卫星——探险者 1 号，搭载了一个盖革计数器以开展相关试验，为了研究地球大气层之上的 GCR 剂量，詹姆斯·艾尔弗雷德·范艾伦设计了该实验仪器。意想不到的是，这颗卫星与后来的“探险者”号和“开拓者”空间探测器的发现一样，即外部磁场线携带稠密高能带电粒子。可以确定存在两个强俘获辐射带，其通量超过背景 GCR 许多数量级[51]。目前对这些带以发现者的名字命名，称之为范艾伦辐射带。范艾伦辐射带集中在地磁赤道中心的 2 个同心圈上（如图 1－10 所示）。图上已经标出两个不同密度强带之间存在间隙，虽然这个间隙不是完全没有粒子。内带大约从赤道平面 1 000 km 高度开始，向上延伸到 5 000 km；外带从赤道平面的 15 000 km 到 25 000 km。

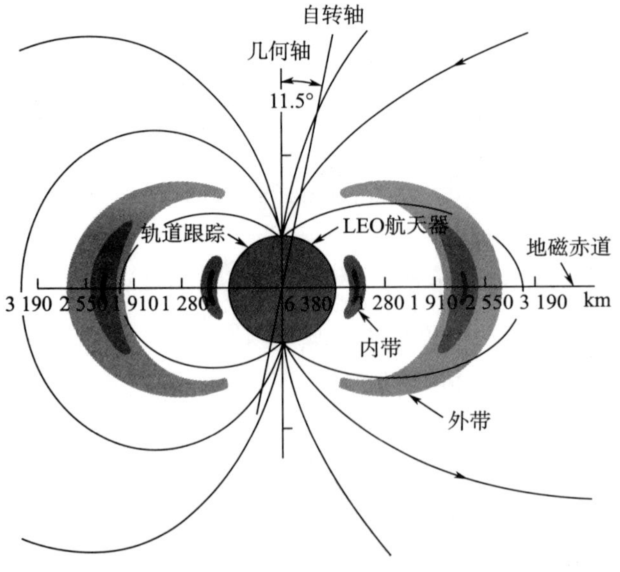

图 1－10　范艾伦辐射带，显示了地磁束缚带电粒子带外侧和内侧相对分布和形状，较暗的阴影区域表示颗粒密度较大的区域，近地轨道典型的载人飞船轨迹远低于内带

范艾伦辐射带上带电粒子基本上是太阳风和太阳宇宙射线捕获的粒子。内带质子最有可能由 GCR 与大气成分相互作用而产生，诱发形成短寿命的中子。其中一些中子衰变为质子和电子，并受到地球磁场的束缚。最终，它们与大气成分相互作用而被清除；清除和更新的相对速度决定了观察到的离子积聚密度。外带粒子源自太阳风与磁场半球相互作用，其中的一小部分泄漏到了场线中而没有被偏转。外带更容易受到太阳风和 SCR 流动的影响，所以密度变化很大。所有束缚的粒子沿地磁场线运动，围绕这些磁力线呈纺锤运动，在北极和南极之间以 0.1～3 s 的周期回来振荡。

内带的辐射粒子通常携带高能量包括 50 MeV 的质子和 30 MeV 的电子。粒子流量高达 2×10^5/（cm^2 · s），高于 GCR 流量 10^4 倍。如果在高流量区域停留时间过长，这些高能量和大量的粒子将对驻留航天器及其系统造成严重的辐射威胁。低地球轨道中的大多数载人平台如处于约 375 km 高度的国际空间站，在内带底层之下运行良好。然而，随着高度的提升，观察到流量增大，且边界不分明。此外，降到较低海拔，地磁和旋转轴的偏移导致内带的基本形状出现缺陷，内带会降低到一个较低高度。这一缺陷称为南大西洋异常区（SAA），在这个区域，相对较低的高度上的辐射通量与一个相对较高的高度上的辐射通量相当。SAA 的形状和边界随高度的变化而变化。在 225 km 高度的航天器在穿越南大西洋异常区（SAA）时，会体验到 100 倍的辐射通量，而在 440 km 高度会遭受 1 000 倍辐射通量[52]。在低地球轨道上航天器穿越南大西洋异常区（SAA）时，乘组会遭受最大剂量辐射。

虽然地球磁场含有大量带电粒子，但其在屏蔽来自太阳风、SCR、低能量 GCR 粒子中发挥着重要作用。屏蔽作用取决于相对于南北偶极的位置与磁场形状，如图 1 - 10 所示，随着轨道高度增加，其对 GCR 和 SCR 防护作用逐步降低，极地轨道航天器受到的辐射通量与暴露于自由空间的辐射通量一样。

1.3　行星表面因素

迄今为止，载人航天活动大部分处于失重的低地球轨道，小部分任务是探索月球表面，例如美国的阿波罗任务。然而，这类载人航天活动是一个期待已久的未来努力的方向；如果没有这类活动，我们只能受限于微重力研究和对地观测研究。在行星表面，我们没有了失重、姿态控制和轨道热循环这样的问题，而是获得了一个稳定的基础，可以支持更为熟悉运动、构建基地以及研制有用的原材料。从远离地球和驶离新表面必须面对额外“重力梯度”的角度讲，这是一种与地球最大程度隔离的环境。由于这种环境远离地球且人类面临与大行星相关的不利辐射环境，因此，短期内人类可能只能考虑登上月球和火星。表 1 - 3[46,53]对比了地球、月球及火星的物理特点。

表 1-3　地球、月球及火星的物理特点对比

	地球	月球	火星
与太阳距离，单边长轴/$\times 10^6$ km	149.6	149.6	228
赤道半径/km	6 378	1 738	3 394
表面引力（相对于地球正常引力）	1.0	0.16	0.39
逃逸速度/（km/s）	11.18	2.38	5.03
大气压力，表面	760 mmHg	基本上为 0	4.8 mmHg 整体均数
大气组成，主要成分	78% N_2 21% O_2	—	95.3% CO_2 2.7% N_2
自转周期（恒星的）	23.93 h	27.3 d	24.62 h
自转周期（太阳的）	24.00 h	29.53 d	24.65 d
恒星周期/d	365.26	—	686.98

注：恒星涉及的时间指的是相对于恒星的。

探索月球虽然简单，却非常成功，这意味着可以进行更广泛的和长期的空间探索活动。然而，月球表面活动会涉及一些特殊的医学问题，其中一部分是针对在月球上短期活动提出的。在考虑这些医学问题时，有两个主要因素：部分重力和表面尘土，将在后文进行讨论。辐射源前面章节已描述，第 23 章将阐述行星表面辐射和防护的内容。

1.3.1　部分重力

即使是部分重力也可以为人类居住提供极大的便利。运动时有着熟悉的垂直参照系，而且更容易令地面工具和过程适应这种环境。在这种环境下，液体和气体容易分离，且保持自身状态。一些与长期失重相关的基本生理问题，如骨丢失、肌肉萎缩等，因给予了一定的重力刺激，可能在一定程度上得到缓解。因为给予部分重力作用，勘探和开发资源活动本身可能会增强与骨骼及肌肉负荷相关的力量。这些活动包括穿着厚重舱外服、携带沉重的载荷以及使用操作工具等。此外，虽然部分重力场不应被视为良性环境，但由于重力垂直线的存在以及阻力载荷增加的便宜性，身体对抗措施被简化了。然而，部分重力的存在，在某种程度上恢复了微重力下基本不存在的损伤。

在地面遇到事故时如机动车辆事故和跌倒等，大多数创伤与作用力有关。月球上曾使用过地面车辆，未来的月球和火星探索肯定需要车辆。在月球表面 EVA 中，跌倒并不少见，虽然与受伤无关[54]。由于身体面临不熟悉的作用力，穿越更具挑战性的地形，很容易导致更为严重的跌倒。如执行月球任务开展核心钻探作业[23]、运送载荷和获取样品可以引起肌肉拉伤。构建驻留基地时可能遭到穿透性的创伤，从而破坏舱外服的环境并加剧伤害。这些因素促使医学能力的提升，包括骨骼损伤、穿透性创伤以及减压疾病的干预处置方法，这些是低地球轨道以远探索任务面临的问题。

1.3.2　表面尘土

月球和火星的表面主要覆盖松散的岩石材料，称之为风化层（这一术语也适用于地表

岩石和土壤，但用于外星更常见一些）。众所周知，第一手观察样品来源于月球风化层；它主要由陨石撞击后产生的碎片组成，通常直径小于 1 cm。月球风化层形成从发生大撞击活动区域开始，这些区域沉积了来自大块基岩的粗糙原材料。经过漫长的地质时代，小块岩石和土壤遭到侵蚀，粗糙原材料碎裂，形成微小尘土结构；又经过漫长演化阶段，原来的粗糙原材料逐渐消失。月球表面阴暗部（月海）有 4～5 m 厚风化层，月球表面高地有 10～15 m 厚风化层。在一个成熟的风化区域，亚厘米成分被称为月壤。对月壤进行分析后显示：其颗粒大小平均为 60～80 μm[55]。

在阿波罗任务中，月尘早就成为一件麻烦事，因为其物理特性极其难于控制与清理。在月球表面由于没有大气及微重力环境，月尘很容易因在其表面行走、机械操作或发动机羽流而腾起。月尘具有很低的导电性，因而电荷容易积聚，在其表面产生静电。这些月尘很顽固，易造成磨损，并且容易存在于松散的编织物内。

虽然大体上月尘属于化学惰性物质，但是也会使部分乘员产生刺激性呼吸道症状。在月表进行出舱活动后，月尘附着在舱外服和设备上，随之而带入舱内。航天员科学家哈里森·施密特报告：首次出舱后返回登月舱后出现刺激性呼吸道症状，这与携带的月尘有关[56]。一些乘员使用祛痰物清除上呼吸道的尘粒。在执行阿波罗 12 号任务时，艾伦·比恩报告："在月球起飞后……大量月尘在舱内自由飘浮。如果没有头盔，这些月尘会使人呼吸困难，座舱内空气中的月尘足以影响我们的视觉。[57]"座舱内空气中的月尘容易沉积于呼吸道，当从呼吸道清除时，虽然人体反应较为温和，但是属于急性反应。

在执行阿波罗任务返回后，乘员呼吸没有出现长期影响。然而，问题在于随着时间的延长，暴露于月尘后出现慢性肺源性疾病，这与占位性肺部疾病相似。由于人体暴露于粉尘、二氧化硅颗粒、煤粉尘以及石棉（纤维硅酸盐）粉尘等，这些粉尘导致人体肺脏出现后续慢性反应，产生肺间质性尘肺等肺部疾病。人体多年中度接触矽尘粉（SiO_2），小颗粒沉积于肺泡并进入肺泡，随后被肺泡巨噬细胞吸收，形成典型硅肺病；随后激活肺泡巨噬细胞释放氧化剂、细胞因子以及其他介质，损伤周围组织和刺激纤维化。在通常情况下，沉积颗粒直径为 5 μm 或更小，直径为 1 μm 的颗粒最易沉积[58]；颗粒直径大于 10 μm 能有效地被上、下呼吸道过滤阻挡。带静电颗粒沉积效应明显增强[59]。

有几个因素令月尘不太可能导致尘肺。硅酸盐矿物包括重复结晶结构非纤维化四氧化硅，含量丰富，占月球岩石的 90%。相比而言，具有二氧化硅特点的硅氧矿物，与地面矽肺发生密切相关，在月球上相当罕见[60]。此外，自然存在于月尘中的颗粒物质，大部分直径较大，足以阻碍其沉积。在阿波罗任务带回的样本中，按质量计算超过 80% 的尘埃颗粒直径大于 20 μm，大多数较小颗粒直径仍然大于 10 μm[55]。当然，在不久的将来，与地面尘肺相关的暴露时间还不能预测。

在登月任务中，月尘导致的主要健康危险为可能干扰环境及生命保障系统、压力密封问题、异物进入眼睛的机会增大，以及由于重力减小和直接接触这种粗糙材料导致局部皮肤刺激反应。然而，地面上职业性肺疾病大都无法预料，对月球或火星长期"居民"进行单纯肺监测可能是明智之举。定期肺活量和胸部 X 线或等效的成像检查可以在现场进行。

无论如何，采用方法尽量控制驻留环境中尘埃物质，将其降低到最低水平，这对维护乘员健康以及减小其对人体敏感系统的不良影响十分必要。

与月球风化层形成不同，火星风化层由物理风化和化学活动共同作用形成[61]。尽管只进行了远程研究，但由于火星表面低气压和存在的强大引力场，其灰尘比月尘较容易控制。众所周知，火星上环境特别危险，能使灰尘颗粒变成风。火星上的风速具有季节性特点，在夏季最低，为 2～7 m/s，在秋冬季最高，为 5～10 m/s。尽管大气稀薄，有效动态压力会周期性诱发巨大的甚至全球性沙尘暴。在出现这样的风暴时，风速可高达 30 m/s。沙尘暴可能使人从事的火星表面活动停止数周到数月，并对人体敏感系统构成威胁。然而，观察显示：在 20 世纪 70 年代后期，太阳能驱动的海盗号着陆器能在其表面发挥正常功能达数年之久，表明这个问题不是难以克服。

1.4　结论

本章主要概述了太空探索时航天医学从业人员所需的基本环境信息，以便认识和理解航天员所处的适应性和操作性环境。理解太空环境对人体生理和航天医学的影响，促使医生能够提供最佳的医学支持，为探讨与航天飞行相关的生理和心理反应奠定了基础，并能准确应对发生的医学事件。掌握这方面知识有助于航天医生胜任太空计划管理机构的顾问，在太空探索任务中人类必须适应驻留环境，并充分利用环境的优势。

参考文献

[1] Strughold H, Harber H, Buettner K, et al. Where does space begin? Functional concepts at the boundaries between atmosphere and space. J Aviat Med 1951; 22: 342 - 349.

[2] Humble RW, Henry GN, Larsen WJ. Introduction to space propulsion. In: Humble RW, Henry GN, Larsen WJ (eds.), Space Propulsion Analysis and Design. Reston, VA: American Institute of Aeronautics and Astronautics; 1995.

[3] Isakowitz SJ, Hopkins JP, Hopkins JB. International Reference Guide to Space Launch Systems. 3rd edn. Reston, VA: American Institute of Aeronautics and Astronautics; 1999.

[4] Loftus JP, Teixeira C. Launch systems. In: Larson WJ, Wertz JR (eds.), Space Mission Analysis and Design. 2nd edn. El Segundo, CA: Microcosm, Inc. and Kluwer Academic Publishers; 1992; Chapter 18.

[5] Enzell LN. NASA Historical Data Book, Volumes Ⅱ and Ⅲ. Washington, DC: Scientific and Technical Information Division, National Aeronautics and Space Administration; 1988.

[6] Boden DG. Introduction to astrodynamics. In: Larson WJ, Wertz JR (eds.), Space Mission Analysis and Design. 2nd edn. El Segundo, CA: Microcosm, Inc. and Kluwer Academic Publishers; 1992; 129 - 156.

[7] McKnight DS. Orbital debris——a man - made hazard. In: Larson WJ, Wertz JR (eds.), Space Mission Analysis and Design. 2nd edn. El Segundo, CA: Microcosm, Inc. and Kluwer Academic Publishers; 1992.

[8] Love SG, Brownlee DE. A direct measurement of the terrestrial mass accretion rate of cosmic dust. Science 1993; 262: 550 - 553.

[9] Spencer DB. Orbital debris and space operations. Aerospace America February 1997; 38 - 42.

[10] Single - Stage Mars Mission. Proceedings of the NASA/USRA Advanced Design Program 7th Summer Conference; University of Minnesota; 1993: 219 - 226. N93 - 29742.

[11] Davis JR. Medical issues for a mission to Mars. Texas Med 1998; 94: 47 - 55.

[12] Balance JD, Dabbs JR, Dudley HJ, et al. Scientific Experiments for a Manned Mars Mission. Huntsville, AL: George C. Marshall Space Flight Center; March 1971. NASA TM X - 2127.

[13] Rauwolf G, Pelaccio D, Patel S, et al. Mission Performance of Emerging In - Space Propulsion Concepts for 1 - Year Crewed Mars Missions. Proceedings of the 37th Joint Conference of the American Institute of Aeronautics and Astronauatics/American Society of Mechanical Engineers/ Society of Automotive Engineers/ American Society of Electrical Engineers on Propulsion; July 8 - 11, 2001; Salt Lake City, Utah.

[14] Chang Diaz FR, Squire JP, Ilin AV, et al. The Development of the VASIMR Engine. Presented at the International Conference on Electromagnetics in Advanced Applications; September 13 - 17, 1999; Torino, Italy.

[15] Chang Diaz FR. The VASIMR engine: Concept development, recent accomplishments, and future plans. Fusion Science and Technology 2003; 43: 3 - 9.

[16] Clark P. The Soviet Manned Space Programme. New York, NY: Orion; 1988.

[17] Newkirk D. Almanac of Soviet Manned Space Flight. Houston, TX: Gulf Publishing Company; 1990: 249 - 251.

[18] Newkirk D. Almanac of Soviet Manned Space Flight. Houston, TX: Gulf Publishing Company; 1990: 136 - 137.

[19] Nicogossian AE, Pool SL, Uri JJ. Historical perspectives. In: Nicogossian AE, Leach - Huntoon C, Pool SL (eds.), Space Physiology and Medicine. 3rd edn. Philadelphia, PA: Lea & Febiger; 1994: 3 - 49.

[20] Kotovskaya AR. Human tolerance to acceleration after exposure to weightlessness. In: Proceedings of the Life Sciences and Space Research XIV. Berlin: Akademie - Verlag GmbH, 1976: 129 - 135.

[21] White WJ, Nyberg JW, Finney LM. Influence of Periodic Centrifugation on Cardiovascular Functions of Man During Bed Rest. Santa Monica, CA: Douglas Aircraft Co., 1966; Douglas Report DAC - 59286.

[22] Kotovskaya AR, Vil' - Vill' yams IF. +Gx tolerance in the final stage of space flights of various durations. Acta Astronautica 1991; 23: 157 - 161.

[23] Hawkins WR, Ziegleschmid JF. Clinical aspects of crew health. In: Johnson RS, Dietlein, LF, Berry, CA (eds.), Biomedical Results of Apollo. Washington, DC: U. S. Government Printing Office; 1975: 43 - 81. NASA SP - 368.

[24] Barnby M, Griffin T, Lewis R. Neutral Buoyancy Methodology for Studying Satellite Servicing EVA Crewmember Interfaces. Presented at the 33rd Annual Meeting of the Human Factors Society; October 16 - 20, 1989; Denver, CO.

[25] Newman D, Barratt M. Life support and performance issues for extravehicular activity. In: Churchill SE (ed.), Fundamentals of Space Life Sciences. Malabar, FL: Krieger Publishing Co.; 1997: 337 - 264.

[26] Shipov AA. Artificial gravity. In: Leach Huntoon CS, Antipov VV, Grigoriev AI (eds.), Humans in Space Flight. Vol. 3, Book 1. Reston, VA: American Institute of Aeronautics and Astronautics; 1996: 349 - 363. Nicogossian AE, Mohler SR, Gazenko OG, Grigoriev AI (series eds.), Space Biology and Medicine.

[27] Kotovskaya AR, Galle RR, Shipov AA. Biomedical research on the problem of artificial gravity. Kosm Biol Aviakosm Med 1977; 11: 12 - 19.

[28] Graybiel A, Kennedy R, Kneblock E, et al. The effects of exposure to a rotating environment (10 rpm) on four aviators for period of 12 days. Aerosp Med 1965; 36: 733 - 754.

[29] Guedry FE, Kennedy RS, Harris CS, Graybiel A. Human performance during two weeks in a room rotating at three rpm. 1962 BuMed Project MR 005. 13 - 6001 Subtask 1, report No. 74 and NASA Order R - 47. Pensacola, FL: U. S. Naval School of Aviation Medicine.

[30] Kennedy RS, Graybiel A. Symptomatology during prolonged exposure in a constantly rotating environment at a velocity of one revolution per minute. Aerospace Med 1962; 33: 817 - 825.

[31] Galle RR, Yemelyanov MD, Kitayev - Smyk LA, et al. Characteristics of adaptation to prolonged rotation. Kosm Biol Aviokosm Med 1974; 8: 53 - 60.

[32] Kotovskaya AR, Galle RR, Shipov AA. Soviet research on artificial gravity. Kosm Biol Aviokosm Med 1981; 15: 72 - 79.

[33] Reason JT, Graybiel A. Progressive adaptation to Coriolis accelerations associated with 1 - rpm increments in the velocity of the slow rotation room. Aerospace Med 1970; 41: 43 - 79.

[34] Graybiel A, Knepton J. Direction - specific adaptation effects acquired in a slow rotation room. Aerospace Med 1972; 43: 1179 - 1189.

[35] Roth EM. Compendium of Human Responses to the Aerospace Environment. Vol. II Washington, DC: National Aeronautics and Space Administration; 1969. NASA - CR - 1205.

[36] Lackner JR, DiZio P. Artificial gravity as a countermeasure in long - duration space flight. J Neurosci Res 2000; 62: 169 - 176.

[37] Antonutto G, Capelli C, di Prampero PE. Pedalling in space as a countermeasure to microgravity deconditioning. Microgravity Q 1991; 1: 93 - 101.

[38] Burton RR, Meeker BS. Physiologic validation of a short - arm centrifuge for space application. Aviat Space Environ Med 1992; 63: 476 - 481.

[39] Cardus D, McTaggart WG, Campbell S. Progress in the development of an artificial gravity sleeper. Physiologist 1991; 35 (Suppl 1): S224 - S225.

[40] Barratt MR. Human - powered human - use centrifuges (letter to editor) . Aviat Space Environ Med 1989; 60: 85.

[41] Yuganov EM, Isakov PK, Kasyan II, et al. Vestibular analysis and artificial weight in animals. In: Parin VV, Kasyan II (eds.), Biomedical Studies in Weightlessness. Moscow: Meditsina; 1968: 289 - 297.

[42] Schultheis LW, Fallon M, Kiebzak G, Kaplan F, Benoit R. Physiological parameters of artificial gravity. In: Faughnan B, Maryniak G (eds.), Proceedings of the Ninth Princeton/AIAA/SSI Conference, "Space Manufacturing: 7 Space Resources to Improve Life on Earth," May 10 - 13, 1989. Washington, DC: American Institute of Aeronautics and Astronautics; 1989: 312 - 321.

[43] Faget MA, Olling EH. Orbital space stations with artificial gravity. In: (eds.), Third Symposium on the Role of the Vestibular Organs in Space Exploration. Washington, DC: 1968: 7 - 15. NASA SP - 152.

[44] Pomerantz MA, Duggal SP. The sun and cosmic rays. Rev Geophys Space Phys 1974; 12: 343 - 361.

[45] Dvorak V. Ionizing radiation. In: Last JM, Wallace RB (eds.), Public Health and Preventive Medicine. Norwalk, CT: Appleton and Lange; 1992: 503 - 522.

[46] Zeilik M, Smith E. The evolution of our galaxy. In: Introductory Astronomy and Astrophysics. 2nd edn. Philadelphia, PA: Saunders College Publishing; 1987: 372.

[47] Draganic IG, Adloff JP. Radiation and Radioactivity on Earth and Beyond. Boca Raton, FL: CRC Press Inc.; 1993: 144.

[48] Vaniman D, Reedy R, Heiken G, et al. The lunar environment. In: Heiken GH, Vaniman DT, French BM (eds.), The Lunar Sourcebook: A User's Guide to the Moon. New York, NY: Cambridge University Press; 1991: 27 - 60.

[49] Feldman WC, Ashbridge JR, Bame SJ, Gosling JT. Plasma and Magnetic Fields from the Sun. In: White OR (ed.), The Solar Output and its Variation. Boulder, CO: Colorado Assoc. Univ.; 1977: pp. 351 - 382.

[50] Bott MHP. The Earth's magnetic field. In: The Interior of the Earth. 2nd edn. London, UK: Edward Arnold: Elsevier Science Publishing Co; 1982: 256 - 263.

[51] Van Allen JA. Remarks on observations of high intensity radiation by satellites 1958 Alpha and 1958 Gamma. In: IGY Satellite Report No. 13. Washington, DC: National Academy of Sciences; 1961: 1 - 22.

[52] Moore FD. Radiation burdens for humans on prolonged exomagnetospheric voyages. FASEB J 1992; 6: 2338 - 2343.

[53] Lodders K, Fegley B. The Planetary Scientist's Companion. New York, NY: Oxford University Press; 1998: 176, 185.

[54] Hockey TA. The Book of the Moon. New York, NY: Prentice - Hall, Inc.; 1986: 138 - 172.

[55] McKay DS. The lunar regolith. In: Heiken GH, Vaniman DT, French BM (eds.), The Lunar Sourcebook: A User's Guide to the Moon. New York, NY: Cambridge University Press; 1991: 285 - 356.

[56] Apollo 17 Technical Crew Debriefing. Houston, TX: NASA Manned Spacecraft Center; 1971. MSC - 07631.

[57] Bean AL, Conrad CC, Gordon RF. Crew observations. In: Apollo 12 Preliminary Science Report. Washington, DC: NASA; 1970: 29 - 38. NASA SP - 235.

[58] Levy SA. An overview of occupational pulmonary disorders. In: Zenz C (ed.), Occupational Medicine. 2nd edn. St. Louis, MO: Mosby - Year Book, Inc; 1988.

[59] Melandri C, Prodi V, Tarroni G. et al. On the deposition of unipolarly charged particles in the human respiratory tract. In: Walton WH (ed.), Inhalcd Particles IV. New York, NY: Pergamon Press; 1977: 193 - 201.

[60] Papike J, Taylow L, Simon S. Lunar minerals. In: Heiken GH, Vaniman DT, French BM (eds.), The Lunar Sourcebook. Cambridge, UK: Cambridge University Press; 1991: 121 - 181.

[61] Mendell W, Plesica J, Tribble A. Surface environments. In: Larson WJ, Pranke LK (eds.), Human Spaceflight: Mission Analysis and Design. Reston, VA: American Institute of Aeronautics and Astronautics; 1999: 77 - 101.

第 2 章　人体对航天飞行的反应

埃伦 · S. 巴克（Ellen S. Baker）
迈克尔 · R. 巴勒特（Michael R. Barratt）
玛丽 · L. 韦尔（Mary L. Wear）

在过去 45 年的载人航天飞行中，我们获取了知识，积累了经验，逐步树立了人类在太空生活的信心——人体可以适应太空环境、耐受长期失重，可连续在太空生活超过 1 年（最长达 438 天）。太空飞行中对人体生理影响最主要的因素是失重环境，其他因素和事件也会产生重要影响，而这些影响极可能是不利的，需要我们去考虑如何对抗、克服和保护。正确理解这些因素及其影响对于调整人类行为有着重要作用。

本章主要介绍人体在太空飞行中生理的、临床的反应和感受。当然，并不是详尽地加以综述介绍，而是概述人体在航天飞行中发生的与临床相关且连续、可预测的生理变化。这些变化包括航天飞行相关临床病症的主要症状表现、对健康和行为的影响、相关的实验室评估和测试结果。后续章节中会详述生理改变，感兴趣的读者也可以参考《生理学手册》[1]和《航天生理学》[2]。

作为导论，本章首先简要介绍人类航天飞行史，以此作为了解航天医学的背景知识。

2.1　航天医学发展简史

20 世纪 60 年代，美国和苏联都计划进行首次太空飞行。人们基于既有的航空医学和环境医学知识，并通过早期的试验结果做出分析推断：人类太空飞行的风险可以接受，人类可以很好地适应太空环境。

人类探索太空伊始，相关的医学与生理学研究随之开展，涉及飞行前、飞行中、飞行后，尤其是飞行中的生物医学监测，为后续安全有效开展载人航天飞行任务奠定了基础。这些后续任务验证了载人航天飞行的主要技术和实践，比如出舱活动（EVA）、交会对接、飞船返回开伞等。早期的乘组报告和经验有助于开展快速的医学研究和在轨医学救治。随着载人航天飞行经验的积累，某些飞行任务进行了生理反应的评估和医学数据的收集，尤其是针对几个影响较大的生理系统。目前，在轨飞行生物医学不断发展，有些任务直接围绕与重要的生理系统相关的生命科学问题深入开展。

虽然对人类进入太空后会出现的反应已经有所了解，但是最初很难知晓人类能否耐受这些反应，甚至能否生存。进入轨道或者返回地球时的加速度、太空飞行时的微重力环境都会对航天员的生存产生显著影响，更不必说在此条件下开展有效的研究工作。关于人类第一次对航天发射的看法，查尔斯·贝瑞的总结十分精彩：

关心未来太空生活的人们很快形成两个阵营。一个阵营，相对谨慎且保守的医学科学团体，认为人类很难在苛刻的太空条件下适应和生存。另一个阵营的想法则很乐观和积极，尤其是有着航空医学背景的医学专家……医学专家们把这些有分歧的意见、想法折中起来，找到一条积极地、毫无畏惧地去探索未来太空的中间安全道路，积极的乐观主义使我们不会由于考虑到太空探索可能威胁人的安全或健康而变得缓步不前。[3]

我们现在已经积累了数十年的载人航天飞行经验和数据。图 2-1 描述了包括苏联/俄罗斯、美国和中国载人航天飞行活动，根据持续飞行天数划分了几大类。除了绕地飞行我们还期望着更深入的空间探索，这无疑给乘员的健康和安全带来了进一步挑战。比如载人航天飞行任务天数的增加、距离增大，辐射、星体灰尘等环境暴露问题，以及月球、火星表面活动对健康的挑战等。在后续日子里，航天医生和远程医学支持团队显得尤为重要。

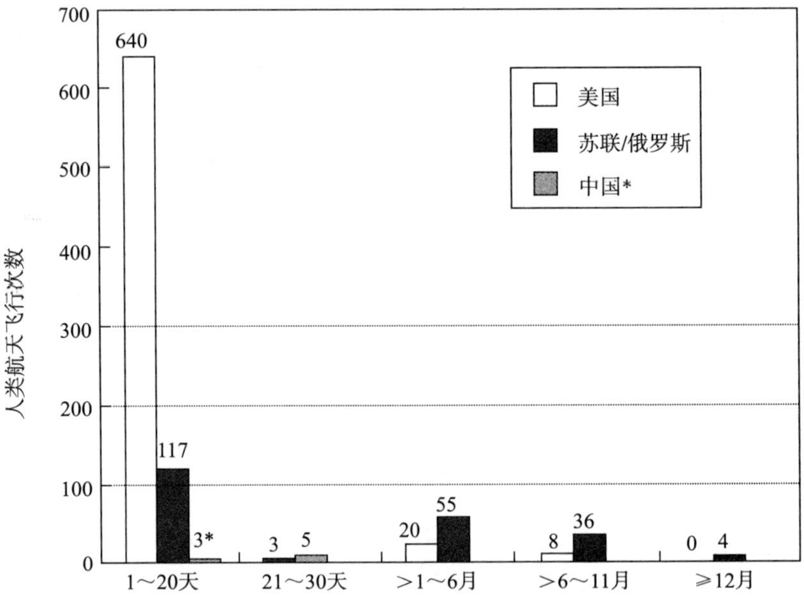

图 2-1　人类航天飞行经历汇总（截至 2005 年 12 月），显示了载人轨道飞行次数和飞行持续周期，亚轨道飞行并未列入。1～20 天包括了独立的飞船发射和短期的空间站轨道驻留，后面的时间划分包括长期在轨空间站驻留

2.1.1　航天飞行简述

1961 年 4 月 12 日，苏联航天员尤里·加加林成为第一个进入太空的人，开启了地面研究航天飞行中人体和动物试验的先河。随着人类足迹的拓展，在其他环境中（比如极地科考站、潜艇、海上船只）类似的数据信息，包括隔绝环境、乘员组成、医学监测水平、生理需求等逐渐增加。在实际航天飞行中，美国和苏联的第一批“航天员（Space farers）”是动物。在美国空军“Man-High”计划、海军“Strato-Lab”计划和其他的热气球研究中，密封舱内大气环境提供了一个接近航天飞行环境的认知和体验。1957 年，

少校大卫·西蒙斯的飞行高度达到了 31 100 m（102 000 ft），持续时间超过 32 h，实际舱内停留时间达到了 44 h[4]。相比之下，第一次太空飞行持续了数分钟到 1 h。生命支持和医学监测系统、科学观测、逃逸系统等随着历次热气球飞行的验证得以修正完善，同时也进行了心理学和行为学的观察研究。正是基于上述研究成果，以及通过高速喷气式飞机和火箭动力飞行项目获得的人类对加速度承受力的认知，开启了 20 世纪 60 年代，即人类雄心勃勃征服太空的最初 10 年。

在航天飞行中，很早就发现了许多与临床相关的明显生理改变。1966 年，美国双子星座计划（Gemini Program）即将结束之际，航天乘组飞行已超过 2 000 工时，发现在航天飞行中伴随着红细胞数量下降、身体钙质丢失、飞行后运动耐力下降以及立位耐力下降等现象。在美国阿波罗计划之后，以人体对微重力的反应为核心进行了大量的生物医学观察（见表 2－1）。在苏联航天飞行任务中也得出了相似的结论。基于以上成果，两国的航天计划进一步研究了这些现象的特征和产生机理，从而研究出合理的对抗预防措施，使得人类在执行航天飞行任务中更加安全和健康。之后，人类进行了更多的航天飞行计划，包括空间实验室和满足长期驻留的空间站任务。

表 2－1　美国阿波罗计划生物医学观察汇总[5]

观察结果
前庭功能失调
航天食品充足；食品消耗未达预期标准
飞行后脱水和体重减轻
飞行后立位耐力下降
心律失常[a]
红细胞数量减少、血浆容量减小
飞行中，氮、血钙和其他电解质达到负平衡
飞行中肾上腺激素分泌增强
飞行中未出现多尿[b]

注：[a] 连续二联律发生在阿波罗 15 号绕月飞行和月面出舱活动期间；
[b] 这是因为胸部体液转移，是预料之中的。

美国第一个长期航天飞行经验来自天空实验室任务，共进行了 3 次（1973—1974 年），每次均为 3 名男性；3 次航天飞行分别持续了将近 28 天、59 天和 84 天。天空实验室任务着眼于航天飞行中人体生理效应的研究，以及天文学、地质学和其他设备的试验与评估。航天食品饮食措施包括长期食品存储和保证食用口味，生理对抗措施包括有氧耐力锻炼、医学和卫生学支持手段，也被验证和使用。在这些飞行任务中，生物医学上的发现对航天医学发展有着很大贡献；更重要的成果是研制有效驾驶载人空间实验室的程序和积累长期航天飞行经验。苏联早期的礼炮号（空间站）类似于美国的天空实验室。20 世纪 70 年代中期，美苏两国均得出人类能在微重力环境下生活和工作长达 3 个月，当然不排除在更好对抗预防措施下后续航天飞行任务会持续更长时间[6,7]。苏联随后开展的航天活动是继续发展空间站，实现更长期的太空飞行驻留；随后几年，美国进行了航天飞机计划。

美国航天飞机计划极大促进了短期航天飞行（最长时间达 17 天）中人类生命科学的深入研究。航天飞机具备搭载复杂实验设施的能力，可搭载有效载荷、取样设备和分析设备；电力充沛；可搭载多名乘员（包括经过训练的科学家）；可实现与高带宽卫星的通信。人类生命科学以及对地观测、天文学、材料学、物理学、基础生物学的进展也受益于航天飞机计划。其中，最为受益的就是伴随着大量航天飞行实践发展起来的航天基础医学与临床医学。在执行航天飞行任务中，这些航天医学知识有效地支持了在轨医学操作和病症诊治，从而确保维护乘组健康和工作的有效开展。

截至 20 世纪 80 年代早期，苏联单次飞行任务持续时间已经超过 6 个月，更长期的飞行计划随之开展。礼炮号等一系列空间站任务成功开展之后，苏联/俄罗斯实施了和平号空间站计划，1986—2000 年实施了连续的飞行任务。和平号空间站搭载乘员进行了长期绕地飞行，通过联盟号飞船和航天飞机，进行了物资交换、补给和乘员运输。苏联/俄罗斯医学专家们熟悉维持长达 6 个月或者更长时间的航天飞行乘组的支持手段与方法，建立了比较系统的包括生理和心理的预防对抗措施。另外，和平号空间站还为美国提供了空间驻留服务，因为美国从天空实验室计划之后有 20 年的空白期。7 批美国飞行乘组通过航天飞机运送到和平号空间站完成了长期在轨飞行任务。

国际空间站（ISS）从 2000 年开始组装，一直到本书定稿时仍然未停止建设。ISS 代表着航天飞行和地面研究的最新科学技术研究成果。成熟的、经过验证的对抗失重效应的防护措施和其他产品将进一步得到验证和改进。这些研制的产品无疑将会促进空间在轨飞行航天医学实践的飞速发展。

2.2 飞行前和发射因素

飞行乘组进入地球轨道，无论是短期飞行还是在空间站长期驻留，都要经过几年的系统训练。飞行前的训练十分严格，通常在发射前几个月到几周内会强化训练。多次健康检测和体格检查确保飞行乘组处于健康状态，但是高强度的训练、转运，以及将睡眠节律调整到在轨飞行作息，使得飞行乘组在发射前的最后几天很容易感到疲劳。心理压力持续存在，伴随着即将和家人朋友的分离，会进一步增大心理压力。将这些重要因素考虑进来，并在飞行前制定合理的计划和进度表十分必要。在调整睡眠节律时，严格执行进度表，必须进行科学合理的、系统有效的转换。在飞行前，限制与外界接触、防止传染性疾病也是航天医生的任务之一。

从人类航天飞行之初到不远的将来，进入太空的方式均是借助运载火箭推力到达近地轨道，将近地轨道作为目的地或者进一步太空飞行的中转站。航天飞机或者联盟号飞船穿过大气层仅需要 8 分多钟，这既考虑到了大气层的阻力因素和运载火箭硬件限制，也照顾到了乘组——更快的话，飞行乘组和设备将会面临更大的加速度冲击；而再慢一些的话，意味着穿越大气层占用更长的时间，导致更多的摩擦热，需要更多的推进剂。发射和着陆是航天飞行中最重要的两个阶段，直接决定着飞船运行和飞行乘组人员安全；历史也证实航天飞行伤亡主要发生在这两个阶段，如美国的挑战者号、哥伦比亚号航天飞机和俄罗斯的联盟 1 号、联盟 T－11 号。因此，相当大比重的训练和基础装备建设都围绕这两个阶段开展。

通常，当航天飞机或者联盟号飞船等待发射时，舱内航天员几乎处于水平体位。选择髋及膝关节 90°弯曲的仰卧位，目的在于使发射加速度处于胸背向，因为在该方向人体对加速度的耐受力较强。在发射前 1.5～2.5 h，航天员穿好舱内压力服，被束缚带固定于座椅上，处于半卧、腿部抬高的体位。发射时航天飞机和联盟号飞船的超重负荷不相同，航天飞机加速度最大值为 3 G，而联盟号飞船达到 3.7 G（详见第 1 章）。从发射到入轨一直存在着振动力，并和发射力耦合在一起，包括航天员接触部位的振动、操纵杆及视野内仪表的振动，干扰视觉，影响上臂和头部运动，背景噪声也会对通信造成干扰。飞船硬件设计、显示器、通信系统、乘员限制和乘员活动方面的因素是上升飞行时的主要影响因素。发射时对飞行乘组的生理信号和舱内环境进行持续监测，随时准备应急撤退，必要时采用全手动操作。

在上升过程中，入轨发动机关机后，飞船和乘员快速转入轨道飞行阶段。在轨道飞行阶段，乘员的主要职责包括监视飞行参数，轨控发动机点火，以调整飞船入轨；升级飞船上的计算机，确保上升过程中发动机和其他系统安全。在此期间，航天员解开束缚带，脱去航天服，开始卸载不需要的装备，准备进入轨道后需要的装备。飞船在急速上升阶段，对乘员活动相当严格，尤其是他们必须及时调整以适应进入失重环境后产生的急性反应。

2.3　失重

失重常常被误认为是对人体生理系统的挑战，实际上更准确的描述是人体对正常重力矢量生理适应性的缺失。在地面上，人体每天承受地球 1 G 重力（9.8 m/s^2，地球表面的重力加速度值）。通常，对于在地面生活的人来讲，“稳态的” 1 G 重力环境并不意味着始终承受 1 G 重力，而是包含着人体器官系统对重力矢量（包括卧位、坐位、立位和其他活动）的动态和频繁的再定位。其中，人体器官系统包括心血管系统、呼吸系统、神经前庭系统以及肌肉骨骼系统，表现出对重力效应特别的或者部分的敏感，它们的结构、功能和调节均受到重力效应的影响。简单地说，与平时及着陆后相比，航天飞行中重力效应大部分消失，身体处于“中立”状态。任何容易受到体液重新分布和载荷影响的组织、受体和器官系统，在微重力下其功能/形态都会受到影响。

我们对失重下的生理状况和人体太空飞行时理解不够的方面将在本书下文中用加粗文字指出，这些内容值得我们深入思考。

失重对人体的绝对影响目前尚不清楚　我们所知道的人体在太空中的变化仅限于针对执行任务时飞行器内环境中的研究。我们并不知道失重对人体的绝对影响程度，因为失重因素和其他复杂因素混合在一起，包括执行任务相关的生理机能、在轨运动对抗措施、心理、环境参数、医学调查、医学治疗和干预，以及其他和航天飞行密切相关的因素，开展单纯微重力下人体对比试验，容易受到质疑。

微重力对人体的直接效应目前尚不清楚 相对于地面正常行走的状态，进入太空后同时面临定位定向挑战、加速度、温度负荷、心理应激等问题，这些问题都发生在第一次接触失重环境的一个时间区间内。如果存在快速从正常 1 G 重力姿态过渡到恒定微重力状态的手段，可以观察到在多重因素作用下早期适应失重环境的生理变化，否则，这些变化将被各种作用力和活动掩盖。

人体各个系统对于失重环境的适应速度不尽相同 人体的多种组织、器官系统对微重力的反应和调整速度不一样，主要取于 1 G 环境下对负荷的反应速度，比如人体对血浆容积减小的敏感度大于对血细胞数量减少的敏感度；需要激素调节（比如，主要体液调节通路）或细胞更新（比如，皮肤脱屑）的过程将表现出自身独特的变化特征。长期航天飞行过程中神经系统的适应，部分取决于人体的体验、行为因素和依照任务乘组制定的一系列行为、营养、生理对抗和睡眠计划。一般来说，乘组一旦进入微重力环境便开始了功能适应，但是一些适应阶段需要几天或者几周，这是因为他们的生理系统需要单独或者联合其他系统适应微重力环境。简单地讲，这一过程被认为是特殊系统或行为参数的调整，但是从整体健康或者行为的立场来看，它代表了一个连续统一体。针对一些系统，比如体液调节系统，这一适应的结果已被证实；而对另外一些系统，比如肌肉骨骼系统的骨质流失，最终影响尚未知晓。

适应后的再适应 在航天飞行中必然涉及人体生理反应的两个阶段：在轨飞行时的适应，尤其是对失重环境的适应；以及飞行后返回地球的再适应。这两个阶段遵循预测的时间曲线，都影响着人体的行为和临床表现。这一过程包含着整体（整体健康和功能）和系统层面。因为某些在轨飞行的变化只能在飞行前后评估，分析这些结果的时候一定要考虑多个系统回到地面后的再适应。一些飞行活动包含了介于中间状态的适应过程，比如乘员暴露于部分重力环境如火星、月球，然后再经历失重状态，最后回到地球。

标准的研究和分析方法尚不明确 由于受到发射质量、体积、动力，采样和样本存储，其他活动的干扰，微重力下相关的液体处理和其他试验技术条件等诸多因素的限制，相比地面研究，在同样的试验对照条件（相同的控制力度和科学严谨程度）下可能不会准确采集到在轨飞行数据。身兼数职的在轨飞行航天员充当了专门的研究人员和技术支持专家，除了执行航天飞行相关的任务外，既是被试对象又是试验操作者。生命科学专家常常需要处理低于理想状态的在轨生理和医学信息，或者飞行着陆后的观测数据。

研究样本太小 截至 2005 年年底，已经有 971 人次载人航天飞行经历（定义为绕地轨道飞行），有 435 人成功进入太空。专门的医学研究参数测试（标准化模式）在其中的部分乘组中进行，同一乘组个体间和不同乘组间差异均比较大。

适应包含了可塑性 持续的微重力环境提供了一个重力被“中和”的生理过程。心肌数量、压力感受器敏感性、肺通气量分布变化显著，正如预先设想的那样，显示了成熟器官系统可塑性的提升。

综上，在微重力环境下，人体重要功能未被削弱，获得了适应能力，极大程度地保留了新环境下所必需的工作能力。正如贯穿全书的主线，人体重力的适应方向不是对微重力的优化，而是在 1 G 重力环境地面需要而在太空中不再需要的生理机能和功能控制的变化。在航天飞行中机体功能的损害，很多发生在重新回到地面稳态重力环境之后。也有短暂的例外，发生在发射后某一时段。

2.3.1　短期反应

考虑到从火箭发射到进入地球轨道所需要的条件，可以想象人体从地面环境向太空失重环境转换的困难。在发射前几个小时，飞行乘组需穿上保护性舱内压力服，尽管不舒服或存在一定程度的闷热。乘坐航天飞机或者联盟号飞船的乘员在发射前被安全束缚装置固定，处于仰卧位，髋部和膝关节屈曲，部分体液不可避免地从外周低点（下肢）向中心循环系统转移。在上升段入轨之后，飞船发动机关机后，向失重转换。由于发射时超重，这种转换感觉在最初的几分钟内会比较明显。乘员开始感觉到离开发射座椅有种“飘浮”的感觉，而束缚带使得乘员保持在原位。一旦没有了限制装置，乘员便可以自由地“飘浮”。

失重诱发的生理效应似乎很快出现。有两个最主要的短期飞行效应，每一个均有多重影响，一个是流体静压梯度消失造成的体液头向分布，另一个是神经血管障碍造成的神经前庭紊乱，尤其表现出空间运动病。这些反应出现迅速且很明显，下面从系统的角度一一讨论分析。

2.3.1.1　体液转移

人体一旦进入失重环境，胸部体液开始头向转移，这种体液转移构成了很多失重效应的生理基础。“头胀”的感觉经常有报道，这一症状出现在进入失重环境的数分钟到数小时后，有时也伴有鼻塞。据一些航天员描述，有些像在地面倒立的感觉。在数分钟内，人体面部充血、浮肿，红斑可能变得明显。人体下半身血容量减少，上半身表面的血管出现充盈。主观上，乘员开始感觉不舒服、面部肿胀，尤其在眼睛周围、上颌窦、额窦部位。这种难受的感觉通常要持续几个小时到几天，直到人体对这种新的体液转移适应，并且建立一个新的调定点（平衡点）。有趣的是，天空实验室乘员报道做自行车运动会减轻这些症状，据推测可能是让体液重新回到人体的下半身低点[8]。本章很多人体测量和体液调节的重要发现均基于对体液转移理论的认识。

2.3.1.2　空间运动病

从进入失重环境到飞行第 3～4 天，大约有 2/3 的航天飞机乘员出现不同程度的空间运动病症状[9]。在美国载人航天飞行中，空间运动病最先发生在阿波罗 9 号任务期间。在阿波罗任务中，空间运动病的发生率为 35%，在天空实验室任务中为 60%。在苏联载人航天飞行中，据报道，在和平号空间站和联盟号飞船上，空间运动病的发生率为 40%～50%[10]。空间运动病症状和严重程度呈多样性，增加了对动作的敏感度，表现出头痛、食欲减退、胃部不适、恶心、呕吐等。空间运动病最早发生在进入轨道后 15 min，最迟发生在轨飞行第 3 天。症状一般持续 2～3 天，也有小部分人会持续 7～10 天。在美国载人航天飞行中，选择肌肉注射非那根（Promethazine），非那根对 90%以上的运动病病例均有效；通常在第一天睡觉前使用，并且副作用很少[11]。比较特殊的是，和在地面使用后相比，很少有报道在太空使用后有镇静副作用。

体力活动和头部运动均会加重空间运动病的错觉感和症状，而限制活动（静止）会减轻这些症状。飞行前乘组航天员会接受相关教育，减小运动幅度会减小运动病发生率。在飞行前几个小时，很多航天员在失重状态下自觉地维持“垂直”的感觉，这具有保护性作用。故意限制住双脚、“弯腰”拾起物体远远胜过自由飘浮甚至翻着筋斗去抓取物体，这在早期绝对是一个明智的选择。对于整个飞行任务规划来讲，出舱活动一般不在发射后的最初 72 h 内实施，以确保神经前庭功能的适应和避开空间运动病的高发时段。

2.3.2 人体测量学的变化

人体基本组织结构是长期在地面生活进化的结果。然而，人体尺寸和外形呈动态变化，容易受外力影响。虽然个体之间存在着差异性，但是这些影响可以预知，诸如定制个体化的服装和航天服以及与航天器之间的接口，例如乘员限制束缚系统、睡眠和医学限制系统、返回舱的乘员座椅等。继发性姿势和肌肉骨骼改变导致内部器官的运动变化或者再分布，或者受体液转移和飘浮的影响，所有这些均会影响生理试验和医学观察。无论是内部还是外部的发现均会受到更长期的与空间飞行相关的生理活动、代谢、能量的影响。针对航天医学实践和硬件设计，对这些过程和发现的理解十分重要。

体重是一项基础的临床测量参数，可以快速反映体内液体平衡情况，从长远角度来讲，代表一种新陈代谢水平。不论是短期飞行还是长期飞行后，体重减小都十分明显。白克埃等人观察了 14 名航天员，在经历 10～14 天航天飞机飞行后体重平均减小1.1 kg[12]。通过对飞行前、飞行后测量数据比较得出，这种变化受到着陆过程中体液转移和丢失的影响，当然，这个并不能准确指导在轨活动，诸如营养支持和生理对抗措施等。在美国、苏联/俄罗斯航天飞行项目中，在轨体重测量作为一项重要的医监指标。在失重状态下进行体重测量已经进行了数年，固定身体后通过线性弹簧拉力系统进行体重测量。人坐在放置于两根弹簧之间的座椅上，由于弹簧的弹性系数固定，因此当座椅被松开时，弹簧的振动过程可以反映出体重的变化。在目前运行的国际空间站上，长期飞行任务中每两周进行一次体重测量。

在长期飞行中，体重一般减小 4%～5%，主要是由于饮食和能量的负平衡所致[13,14]（参见第 27 章）。6 个月航天飞行结束后，和飞行前相比，体重一般会减小几千克，当然也存在着不同个体间的差异。在苏联礼炮 6 号任务持续飞行 96～185 天中，进行了一系列飞行试验，科泽连科等人报道，乘员体重减小最高达 5.4 kg，也有乘员体重增大，最多增大 4.7 kg[15]。史密斯研究小组通过对国际空间站128～195 天飞行任务的 11 名航天员进行调查，发现体重平均减小 5%[16]。虽然在轨飞行数据属于局部零星的调查记录，并且显示出很大的个体差异，但是仍可揭示大多数体重减小发生在在轨飞行最初的 4～8 周，之后这种趋势变缓或者处于平台期（稳定阶段）。

采用标准的周径测量方法确定肢体容积，更易获得组织质量，能反映躯体体液转移和肌肉强壮或萎缩，尤其是在进入航天飞行的前 48 h，伴随体液的胸向转移，小腿质量并未减小，小腿周径迅速减小。白克埃等人报道：在经过 14 天的航天飞行后，下肢容积平均减小 748 mL[12]。在长期航天飞行任务中，经过轨道初期这种急性下降之后，伴随着肌肉萎缩，下肢容积缓慢减小，达到一个平台期，这取决于应用对抗措施的效果和个体其他因素。在和平号空间站任务中，对飞行时间长达 1 年的 2 名航天员进行检测，结果显示：与飞行前基础值相比，小腿周径减小大约 20%，而上肢或前臂的周径没有发生变化[17]。图 2-2 显示天空实验室任务 3 名航天员飞行 84 天后的左肢容积的丢失情况。

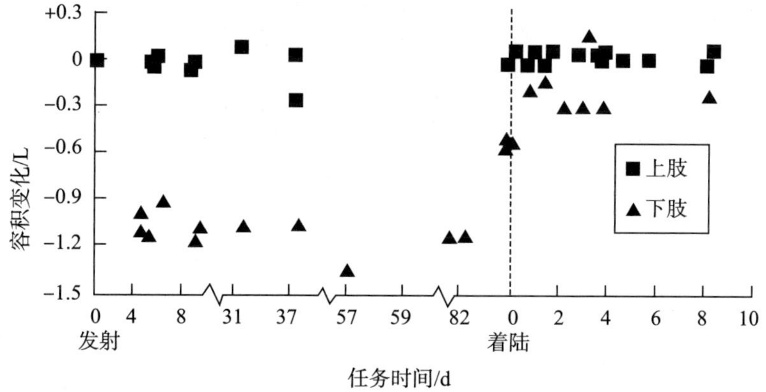

图 2-2　天空实验室任务 3 名航天员左肢容积的丢失情况[18]

胸腹部测量数据的变化显示有轴向卸载，这也许是高度定制的服装和约束拟合的最大威胁。观察飞行中航天员的结果显示失重环境下人体坐高明显增加，主要是由于椎间盘间隙变高和失重下人体脊柱生理弯曲的消失所致[18]。这种增加情况发生在失重飞行的最初 2 周，和飞行前相比增加 3%左右[19]。伴随着腹围相应的下降，可见在头端方向腹腔脏器漂浮，触手可感知腹部肌肉张力，而胸围减小幅度较小。与之相应地，由于矢状位腹腔内部脏器漂浮和腹部肌肉的推挤，腹围减小被观察到，而胸围减小幅度较小。图2-3 显示在天空实验室 84 天飞行中对 2 名航天员躯干测量的结果。

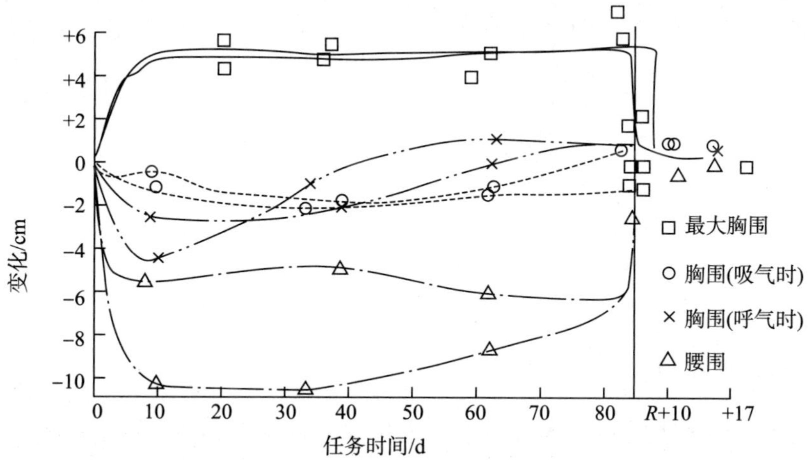

图 2-3　在天空实验室 84 天飞行中对 2 名航天员躯干测量的结果[18]

在在轨飞行乘员系统的设计中应考虑身体姿势的变化。在失重条件下，假设身体处于一种中性的姿态（中立体位）（如图 2 - 4 所示）：四肢屈曲，腰胸段脊柱伸直，由于生理弯曲导致颈部弯曲。航天员睡觉和工作时，由于限制固定系统，这一体位会有所调整。在 STS - 40 航天飞机任务中，对乘员医疗束缚系统进行了测试，和地面感到舒服的仰卧位[20]相比，失重环境下乘员对这一姿态感到极为不舒服。

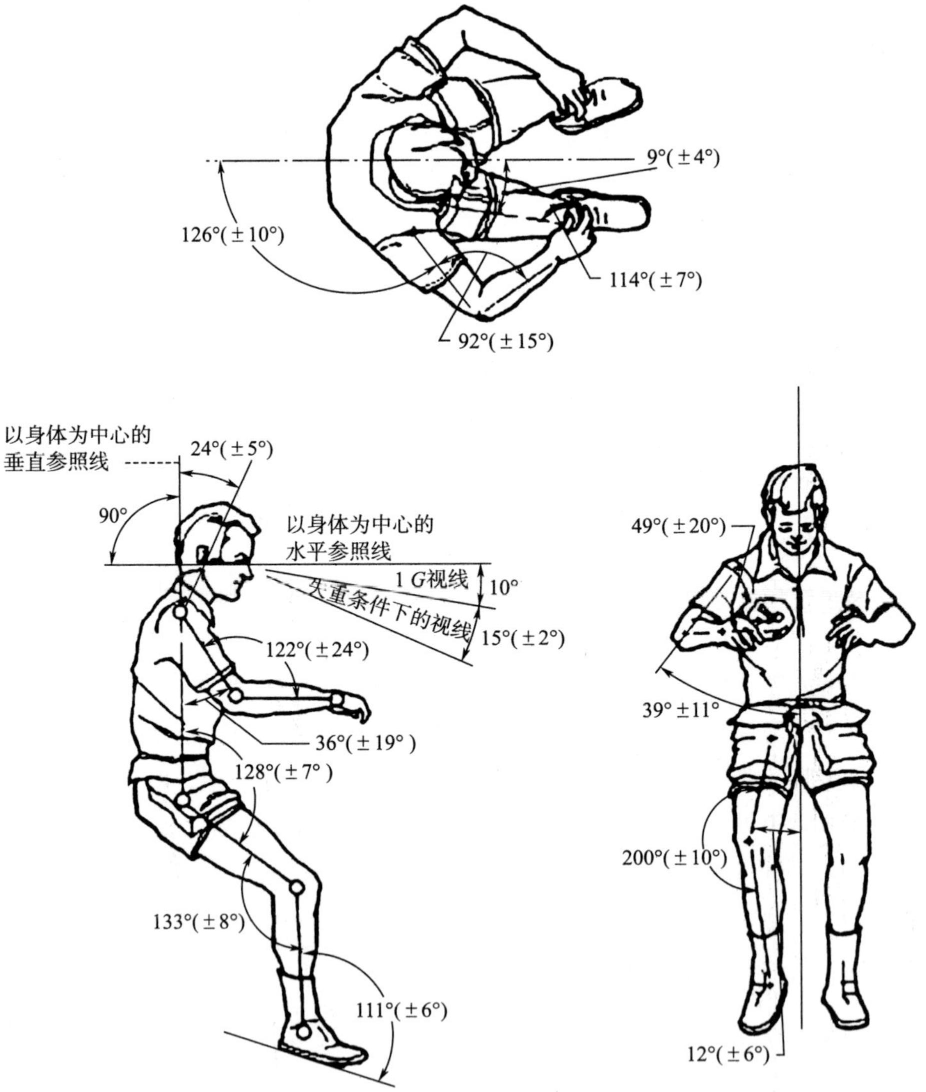

图 2 - 4　失重条件下假设身体处于一种中性的姿态。角度采用平均值表示，± 号右侧值为标准差。数据来源于对天空实验室 3 名乘员的测量结果[19]

2.3.3　体格检查的发现

体格检查是一种无需采用侵入式检查、电生理检查或者影像学检查手段来获得身体重要信息的方法。正如地面体格检查一样，在航天飞行中体格检查对于在轨健康监测和协助疾病诊断起到重要作用。回顾整个航天医学发展历程，乘员在轨发生疾病和损伤时，通过最初的体格检查，利用在轨有限的医疗资源，可以快速决定采取哪一种诊疗措施。大部分地面采用的基本生理检查手段和设备均在空间飞行时有所采用。然而，我们已经知道失重状态下身体多个系统均会发生显著的适应性变化，使得正常状态下人体生理基线发生改变，即不能机械性地照搬地面生理数据。这在健康医学监督和解释异常生理改变中必须给予考虑。

哈里斯等人开发出一套失重状态下系统体格检查的方法[21]。这套技术在地面和抛物线飞行中得以修正改进，并且通过一名乘组航天医生实际应用到一次 8 天的航天飞机飞行任务中。乘员在飞行前、飞行后按照既定的标准进行体格检查。而这项研究可能并没有涵盖更长时间的飞行。但是，哈里斯的研究成果包括从在轨航天员医生系统地收集整理航天飞行的正常生理数据开始（到目前为止），主要的发现详见下文。参考标准的生理检查程序，并且参考其他来源的信息加以补充完善。其中，泌尿生殖系统和肛肠系统这两个系统未查。

眼睛：一部分乘员出现轻度的结膜红斑，其他未见显著改变。常规眼底镜检查没有发现视神经乳头水肿[21]。在最初的 16 min，眼压增大了 92%，然而飞行 44 min 后，眼压仅增大 20%～25%[22]，随着飞行时间延长，眼压趋于正常。

耳：从飞行前评估来看，没有显著变化[21]。

鼻：主要表现为鼻黏膜红斑和水肿显著增加[21]。

咽喉：轻微的黏膜充血[21]。

颈部：整个颈部的颈静脉出现明显充盈扩张[18,21]。通过超声横断面检查，显示颈静脉显著充盈（横截面积增加）[23]。

皮肤：整个上半身和面部急性充血/浮肿，尤以眼睑水肿最甚。一些个体表现出眼部结膜和黏膜充血水肿[21]。长期飞行几周后，双脚硬结角化消失，正常承重的下肢皮肤表面出现明显的特征。

胸部：通过标准的人体测量显示出“桶”状外观[18,21]。横膈上升 1～2 个肋间隙，一些乘员随之出现肺基底呼吸音（Basal Lung Sounds）的增强。

心脏：未见显著心跳强度和节律的变化。在 7 名被检个体中有 4 名出现了胸骨下最强心搏点的移位，其他 3 名未见显著变化[21]。

腹部：全腹外观扁平[18,21]。7 名被检个体中有 5 名出现肠鸣音减小，随着飞行时间延长逐渐增强，但一直未恢复到正常水平。肝脏和脾脏下缘通过触诊可检测[21]。

肌肉骨骼系统：所有被检者均处于中立体位。下肢大肌肉群肌肉尺寸显著变小且外形变细[21]。

神经系统：7 名被检个体中有 5 名个体出现膝反射亢进。

接下来，我们将分别描述在失重状态下人体生理反应和发现的临床变化。

2.3.4　心血管系统和容积的调节

人体的心血管系统，可以简单地描述为一个沿着人体纵轴分布闭合的血液循环系统，人体大致在中央位置有动力泵。该系统是诸多系统中最容易受到流体静压梯度影响的系统之一。为了维持身体中肢体末端组织的有效血流灌注和获得人体在各种状态下氧消耗的有效支持，由神经、肾脏、内分泌等多个相互关联的系统，构成一套复杂系统去再适应流体静压引起的动态改变和其他生理功能的调整扰动。容量敏感的牵张感受器（即压力感受器）大量存在于主动脉和颈动脉，通常有助于调节身体中央循环系统对重力应激的快速反应。随着血压增大，从压力感受器传入的冲动增多，通过中枢整合作用使副交感神经介导的血管舒张、心输出量减小，从而维持动脉血压基本稳定。相反，如果压力感受器传入的冲动减少，则会引起相反的调控效应，在血压急性减小时维持血压稳定。这个“减压反射”（Baroreceptor Reflex）保证了机体在体位变化时维持血压正常，尤其在身体从平卧位向坐位、直立位变化时有效维持血压[24]。

在失重环境中，还有很多可能影响心输出量（比如锻炼、冷应激、体液丢失、缺氧）的非重力性因素保持不变。然而，流体静压梯度消失后，连同一起消失的还有在重力负荷下的各个矢量方向维持心输出量的周期性刺激。静脉压受重力影响十分明显，遍布全身并且直接影响右心房压力。由于流体静压梯度的消失，人体心血管系统和体液调节系统发生显著变化，和陆地活动相比，其导致运动功能显著减退。在失重环境下主要的心血管变化见表 2－2。

表 2－2 失重环境下主要的心血管变化

变量	短期飞行（最长 17 天）生理反应	长期飞行生理反应
心率	在相应的 24 h 动态研究中，略有下降，$n=12$[25]。在飞行中坐姿和飞行前坐姿相比，没有改变（$n=3$[26]；$n=4$[27]），或与仰卧位相比，轻度下降（$n=6$）	和飞行前相比不变，测量来自 FW 8、16 和 24，$n=4$[29]；在 1、3、5 个月不变，$n=6$[23]；↑10～12 bpm，$n=2$，↓到“温和的心动过缓”$n=1$，来自 8 个月的飞行定期测量[30]
心率变异性	在相应的 24 h 动态研究中降低，$n=12$[25]	
收缩压	在相应的 24 h 动态研究中不变，$n=12$[25]	清醒状态时不变，和飞行前相比在睡眠状态下稍↑，数据来自 FW 8、16 和 24，$n=4$[29]；在 1、3 和 5 个月不变，$n=6$[23]
舒张压	在相应的 24 h 动态研究中降低，$n=12$[25]；和飞行前仰卧位相比↓，$n=6$[28]	和飞行前比稍↓，测量来自 FW 8、16 和 24，$n=4$[29]；在 1、3 和 5 个月不变，$n=6$[23]
平均动脉压	和飞行前坐姿相比不变，FD1 和 FD 7/8，$n=4$[27]；和飞行前仰卧位相比↓，$n=6$[28]	在 1、3 和 5 个月不变，$n=6$[23]
中心静脉压	和飞行前坐姿相比↓8.4～2.5 cmH_2O，FD1，$n=3$[26]；和飞行前仰卧位相比，不变或略有下降，$n=1$[31]	
全身血管阻力	和飞行前坐姿相比，飞行早期未变化，$n=3$[36]；↓24% FD1，↓14% FD8，$n=4$[27]	
血浆容量	在最初 24 h 内↓17%；然后通过 FD 5 稳定在↓10%～15%，$n=6$[32]	在 28 天飞行中↓8.4%，$n=3$，$R+0$；在 59 天飞行中↓13.1%，$n=3$，$R+0$；在 84 天飞行中↓15.9%，$n=3$，$R+0$[33]

续表

变量	短期飞行（最长 17 天）生理反应	长期飞行生理反应
红细胞质量	在 1 周内↓10%，$n=6$[34]	在 28、59 和 84 天飞行中，↓11.1%，$n=9$，$R+0$[33]
超声心动图发现		
左心室舒张末期容积	和飞行前仰卧位相比↑4.60～4.97 cm，$n=3$[26]	在 1、3、5 个月↓8%～24%，$n=6$[23]
左心室收缩末期容积	没有改变，$n=3$[26]	↓可达 19%，$n=2$，以↑可达 20%，$n=1$，结果来自 8 个月飞行的定期测量[30]
每搏输出量	与飞行前站立位相比↑46%，$n=4$[35]；↑56～77 mL，$n=3$[26]；与飞行前站立位相比↑55%，与仰卧位相比↑9%，$n=6$[28]；在飞行早期↑40%（$n=2$），随后回降到飞行前水平[36]	在 1、3 和 5 个月↓10～16%，$n=6$[23]；↓12～15%，$n=2$，以及↑可达 20%，$n=1$，结果来自 8 个月飞行的定期测量[30]
左心室质量	与飞行前相比↓12%，$n=4$，10 天飞行结束后测量[37] 与飞行前相比↓8%，$n=3$，84 天飞行结束后测量[38]	
心输出量	与着陆前仰卧位相比↑，FD1，$n=3$[26] 与着陆前坐姿相比↑，29% FD1 和 22% FD 7/8，$n=4$[27]；与飞行前站立位相比↑26%，与仰卧位相比不变，$n=6$[28]；与飞行前站立位相比↑18%，$n=4$[35]	在 1、3 和 5 个月↓17%～20%，$n=6$[23]

注：FD—飞行天数；FW—周；↑—增大；↓—减小；n—个体数。

[a] 空间飞行测量数据作为心血管动力学影响研究的一部分。血压袖带每天佩戴 10 h，但主要在袖带佩戴之前进行测量。

基于早期飞行后立位耐力的下降，在航天飞行中对心血管变化进行了大量的观察，尝试阐释一旦飞行返回后对不适应环境的适应过程。航天员心血管系统的部分主要观察数据见表 2－2。除非标示，这些数据来源于在轨测量；较少受到体液反向转移和着陆动态影响的变量，如心脏质量、红细胞质量等，排除在外；数据的主要时间节段来源于人工记录，与飞行经历相关；航天飞机任务包括复杂的科学载荷试验，获得了非常珍贵的结果，但是时间受到限定（飞行时间 17 天），在空间站长期飞行任务中，提供了较好的实验平台，可以观察长期飞行中人体反应的特点及规律，总体来讲，几项重要的观察表明：心血管系统会发生预期反应，但是人体能适应长期失重飞行。

在航天飞行进入轨道的早期阶段，体液向中心转移，导致心脏充盈度和每搏输出量的增大，心输出量增大，进而导致心脏发生变化；而中心静脉压保持不变，提示外周血管阻力降低。与地面仰卧位不同，失重状态下体液的转移并不会导致中心静脉压上升[26]；这可能与胸腔直径增大有关，与上述人体测量学变化相一致。抛物线飞行试验已经证实：一旦进入失重飞行状态，胸腔形态立即发生变化[39]，同时伴随中心静脉压下降[40]。较低的胸腔压力会导致较低的中心静脉压，并且会增大心输出量，但也将增大肺的容积。正如在下一节关于肺部发现描述的那样，会发现截然不同的结果，这种看似矛盾的问题终究还是得到彻底解决，并在第 16 章详细讨论[41]。

血浆容量丢失也很早就开始研究了，一个主要的机制是体液从血管中转移进入组织细胞内，显然是因为毛细血管通透性提高[32]，继而引起血细胞相对浓集，再加上其他因素从而导致了促红细胞生成素生成受到抑制[34]。几天以后，随着血浆容量的逐渐稳定，伴随着红细胞质量、数量减小，到达航天飞行中相对合适的调定点时，与正常红细胞压积相比，其压积显著减小。红细胞数量减小似乎涉及过程中选择性去除年轻的红细胞（Neocytolysis），从而更迅速地适应微重力状态[42]。这一状态代表了失重时血液系统的基本调定点（血浆容量减小 10%～15%，红细胞数量减小 10%）。

在飞行初期，由于体液转移和血浆容量减小，并未观察到多尿，这可能是因为液体摄入量减小、口渴程度减轻以及空间运动病，还可能是因为细胞内体液的转移。随着时间的推移，进一步的变化包括心室腔容积的减小以反映新的血浆容量状态。新的中央循环稳态似乎最接近模拟陆地生活坐姿的相关状态[26,43]。最终静态心输出量、左室心肌数量及腔室容积均减小，反映出体力活动、饮食和体液容积之间达到了新的平衡。心肺功能将在后面独立的章节中讨论，但是在 3[38]～8 个月的失重飞行后，通过心脏超声发现左心室心肌收缩功能仍然得以很好地维持[30]。

压力感受器通常有助于调节身体中央循环对重力应激的快速反应，在零重力环境下相对很少受到刺激，继而可以预期其功能也相应下调。虽然大动脉和心肺系统的压力感受器很难进行直接检测，但是颈动脉压力感受器可从通过合身的血压袖带选择性和暂时变形进行间接检测。在这些情况下，无论是在航天飞机短期太空飞行期间[44]还是之后[45,46]，正常心率和血压对颈动脉压力反射活动的响应消失了。在短期[46,47]和长期（9 个月）飞行[48]中，通过咽鼓管充气检查（Valsalva maneuvers）和呼吸频率 R－R 区间频谱功率观察得到，其响应的改变，进一步提示副交感神经对血压和压力感受器反射控制的减弱。通过在轨下体负压测试（LBNP）模拟地面站立时血液向下肢的重新分配，提示交感神经的调控功能得以维持。心率、血压和周围血管阻力增大，伴随心搏量减小，表明在轨飞行时由于体液不足，导致出现正常[49]或者适度的立位交感神经反应[50]。

目前尚无证据表明，失重状态下心血管正常的适应性改变存在临床威胁或者功能限制而影响乘员在轨飞行时执行任务。应特别注意，在太空飞行中，心律失常的发生，例如在阿波罗任务中，涉及心室二联律和明显的心动过缓，在 EVA 中和 EVA 后，出现阵发性室上性心动过速[52,53]，以及在一份 24 h 动态心电图研究中[54]发现一连串的室性心动过速。然而，在航天飞行期间，还存在其他可能导致心律失常的因素，包括高负荷的工作量、疲劳、心理压力、体液转移和电解质的变化。在航天员选拔中试图筛选出那些有潜在冠状动脉疾病的航天员，但目前冠心病患病率相对较高，且尚无 100%精确的筛查手段，因此不能完全排除可能有冠状动脉疾病的航天员进行太空飞行。一些航天员常常在航天飞行后 2 年内出现临床表现的冠状动脉疾病，早期的心律失常证据可能反映了这些潜在的疾病。对航天飞机任务更进一步的系统调查证据显示，无论是在正常活动时[25]还是 EVA 期间[55]，航天飞行中心律失常的发病率并没有增大。

除了上述因素，加速力和振动力也会诱发心律失常。在航天飞行各阶段，心脏监测制度始于人类第一次太空飞行；在美国三大航天计划中，在发射和着陆时航天员要佩戴心电监测设备，而在俄罗斯航天计划中一直是这样做。航天飞行的经验以及数百人的航空医学研究已经表明，各种心律失常的发生通常与承受加速度（与损伤无关，也不能反映潜在的异常）[56]有关。这些研究中健康无器质性疾病的个体可以最大暴露于 $+Gz$ 达 9 G，试验表明男女之间无显著差异[57]。这些结果，加上人类早期航天活动中缺乏负面的临床事件报告，直接导致美国在航天飞机飞行计划早期取消了发射时段和着陆时段的心血管监测。在 EVA 期间，心率及其节律的监测仍然在进行，EVA 会带来人体生理极限的挑战和很大工作负荷，以及在轨飞行时一些具有心律失常风险的活动［比如下体负压（LBNP）和最大运动量测试］。在这些活动中，基于以前的心血管监测经验要求采取实时管理决策，比如出舱时要求休息、终止下体负压。

2.3.5　呼吸系统

和心血管系统一样，呼吸系统在航天飞行生理适应的过程中也受到影响，但是其功能并未削弱，未见失重时呼吸困难以及其他呼吸系统严重不适的报道。但是，呼吸系统是一个开放的系统，其独一无二的特征是与其环境有着潜在的相互作用，尤其在人工大气的密闭小舱内，没有自然界的自然清除力，如过滤掉很多颗粒和比较重的溶胶。次要的影响是，对于灰尘和污染物的刺激症状，可能与其他适应性的效应叠加。区别体液头向分布和经常报道的灰尘引起的鼻塞很难；飞行早期的头痛，例如二氧化碳等引起的头痛，与空间运动病的症状很难区分开。

在失重环境下吸入外来微粒的风险比在地球上要高，这种吸入物引起的轻微咳嗽反应并不罕见。随着活动中可能导致无意中释放微粒的风险进一步升高，诸如大规模转运/移动织物袋，每分通气量很大，如在运动时。通过仔细选择材料、食品以及使用处理液体和微粒的规范化流程，在组装期间、装配期间、处理地面模块期间和有效载荷加载期间，尽力减小微粒释放的风险。在国际空间站，强制空气循环和使用高效颗粒吸收过滤器有效减小了舱内气体颗粒含量。高风险的活动，诸如清理泄漏和一些材料传输，要求乘组人员佩戴防护面具。气溶胶可能从液体管道中泄漏出来，就像和平号空间站上乙二醇冷却剂泄漏时发生的事件，而微粒和气体污染物可能从诸如航天飞机（STS-40）及和平号空间站上发生的热解事件中释放出来（在第 21 章进一步讨论）。

众所周知，肺脏容易变形，对重力负荷很敏感，在失重状态下，预计将发生变化。引力和其他加速力是重要的功能影响因素，取决于其中不同密度的物质之间（即充气的肺组织和血）的相互作用，直立姿势形成一个流体压梯度，比起肺腑基底区域，在顶端部位灌注较少，有助于产生肺泡无效死腔，形成一个不匹配的通气灌注区域。仰卧姿势降低了这种不匹配度，限制了肺前后层面的垂直梯度。在高 $+Gz$ 环境中，呼吸系统动态和静态顺应性（肺部和胸部）降低。膈肌向下移位（尾侧），从而增大功能残气量和潮气量；反射增大了腹壁张力和腹部的压力，妨碍膈肌充分运动并减小肺活量[58]。然而，在离心机旋转室瞬时高G值暴露和持续中等G值暴露时，功能储备使乘员能够保持足够的肺气体交换过程。在失重状态下，已知胸部形状的变化和腹腔脏器的向上移动代表了这一过程的相反情况，也影响着胸壁力学。在短期飞行（如航天飞机）以及长期飞行（如和平号空间站）中，腹部运动产生的潮气量都表现出显著增大[59]。

一小部分的航天飞机任务致力于生命科学研究，从这些短期飞行乘组人员得到了精确测量的肺功能结果，见表2-3。这些测量结果的变化反映了早期的适应过程，如体液头向转移、心血管动力学、腹部和胸部的形状变化，以及血液灌注分布达到一个新的平衡。飞行乘组的工作能力和运动能力并未受到显著影响。在微重力下，无论是氧摄取还是二氧化碳排出都无明显变化[60]。在微重力下对缺氧的通气反应减弱，5名乘员在16天飞行任务中出现此症状，在返回地面后迅速恢复；然而，和飞行前相比，对高碳酸血症的通气反应未见显著变化[61]。

表2-3 航天飞行中肺功能变化

变量	短期飞行（最长17天）生理反应
呼吸频率	与飞行前站立位相比↑9%，$n=8$，2次航天飞行时间分别为9天和14天
潮气量	与飞行前站立位相比↓15%，$n=8$，2次航天飞行时间分别为9天和14天
肺活量	和飞行前站立位相比最初24 h↓5%，之后72 h恢复正常，$n=7$，9天飞行时间[62]
用力肺活量	与飞行前站立位相比，FD2↓3%~5%，然后FD4恢复正常，FD9稍↑，$n=4$[63]
呼气峰流速	与飞行前站立位相比，FD2↓12.5%，FD4↓11.6%和FD5↓5%，FD9恢复到正常，$n=4$[63]
功能残气量	与飞行前站立位相比↓15%，但是高于飞行前仰卧位，$n=7$[62] 与飞行前相比，飞行中稍↓，$n=2$，在之后的飞行中恢复正常，$n=4$[36]
残留量	与飞行前站立位相比↓约18%，$n=4$[62]
肺泡通气量	不变，$n=8$、9天和14天的2次航天飞行
肺组织容积量	约24 h，$n=2$，没有变化；在FD9和FD10，$n=4$，与飞行前控制相比减小25%（$p<0.001$）。（伴随着每搏输出量的减小，与飞行前相比，它不再存在显著的不同）
肺弥散能力（DLco）	和飞行前站立位相比，最初24 h肺弥散能力和膜成分（DM）均增大28%，到FD9不变，$n=4$；入轨约24 h，肺弥散能力增大13%，$n=2$，FD9/10，保持在13%，$n=4$（不同的方法）

注：FD—飞行天数。

潮气量减小，呼吸频率能部分补偿性地增大，这些已观察到；这种在生理功能和肺泡死腔的减少可以完全补偿，由于在失重环境下肺灌注能更均匀地分布，肺泡通气仍然正常[60]。相对于飞行前的站立位和仰卧位，减小的残留量大概反映了在地面上类似的减少梯度[61]。肺活量[62]和用力肺活量[63]在进入失重环境的最初24 h均出现轻微下降，一般3～4天内恢复正常。这种早期的肺活量减小反映了最初的胸腔内血容量增大，之后随着血浆容量的下降得以恢复[34,64]。尽管早期关注胸腔体液重新分布会导致肺水肿，但在轨飞行时肺部扩散能力增加[35,36]，大概是因为更均匀的毛细管填充和随后支持扩散有效表面积的增加[35]。虽然研究表明，重力诱导肺基底梯度在微重力下基本消失，心源性呼吸困难表现在氧气消耗不足和二氧化碳存留过多，这表明一些非引力区域通气灌注的不均匀性。这在普里斯克的一篇优秀综述[64]中已做进一步讨论。

在长期飞行任务中，肺功能变化参数等研究数据极为有限，虽然在短期飞行中许多急性变化已经受到关注，并且在数月的飞行中，运动和出舱活动并未表现出肺功能显著受限。在 6 个月的任务期间，对 2 名乘员测量肺活量和呼气储备量，在飞行第 9 天和第 175 天的值反映飞行前仰卧水平值。在返回地球后第 1 天，肺活量减小了 30%，大概是因为呼气储备量减小和吸气能力降低。国际空间站上未来的研究工作将有助于进一步了解长期太空飞行对人体的影响，比如对肺功能的影响。

2.3.6 肌肉骨骼系统

肌肉骨骼系统为人体提供运动、移动肢体的动能，并进行力量输出。肌肉和骨骼是人体至关重要的组织结构，其在结构和功能上不断地应对负荷，提高质量和强度，以应对载荷的增大，反之减少以应对载荷的减少。因此，肌肉骨骼系统直接由外部负载影响形状，它必须做出反应和对抗。骨骼系统为肌肉提供刚性附着点，也适用于肌肉在这些点直接加载负荷到骨上，进一步影响骨骼结构。人体能步调一致地工作，是因为肌肉提供力量，骨骼供应受力系统的框架和施力杠杆，在实际中，这两个系统不能分开考虑。

（1）骨骼（Bone）

骨骼完整性和钙稳态是长期太空飞行中我们所关心的问题。众所周知，身体处于固定不动状态时，如脊髓损伤[67,68]或长期卧床[69,70]，容易出现骨密度（BMD）下降。据报道：专业潜水员出现一定程度的 BMD 降低，很可能与水浸泡[71]下的负荷下降有关。从首次长期太空飞行[72]以来，失重导致骨质丢失已得到证实，并且伴随着骨密度下降，钙和磷丢失以及对钙的吸收减少。在过去 20 年里，随着骨代谢指标先进的评估技术和方法的发展，使我们得以更好地认识上述变化过程，但是其详细机理还有待进一步探讨。

在太空飞行中，骨质丢失主要发生在承重骨，包括下肢、骨盆、腰椎。空间飞行或卧床试验通常需要几个星期，才能使 BMD 下降，通过影像学方法来检测。对天空实验室乘组人员，在 28 天的飞行中光子骨密度仪没有检测到跟骨骨质丢失，但在 59 天的飞行中，则丢失 7%，以及 84 天的飞行中丢失 11.2%[69]，但在桡骨、尺骨、远端骨则无丢失。在和平号空间站数月的飞行任务中，通过核磁共振成像和双能 X 射线骨密度检测仪[73]评估骨质丢失的程度，发现乘组人员的 BMD 平均每月降低 0.3%，其中 97% 的丢失来自骨盆和下肢骨骼。勒布朗和他的同事使用双能 X 射线骨密度仪对 18 名长期太空飞行的航天员的 BMD 下降率和分布做了详细研究（见表 2－4）。在对 14 名国际空间站乘组人员的研究中，BMD 下降情况是：脊柱以每月 0.9% 的速率降低，髋关节以每月 1.4%～1.5% 的速率下降，跟骨以每月 0.4% 的速率下降[75]。依据国际空间站乘组人员某些部位的 BMD 下降情况（如图 2－5 所示）确定了将这些部位作为相应的预防对抗目标[76]。

表 2-4　空间飞行 4～14.4 个月后骨密度的改变

解剖部位	受试者数量	每月变化百分比	标准差
脊柱	18	−1.06*	0.63
颈部	18	−1.15*	0.84
转子	18	−1.56*	0.99
总体	17	−0.35*	0.25
骨盆	17	−1.35*	0.54
上臂	17	−0.04	0.88
下肢	16	−0.34*	0.33

注：* $p<0.01$。

来源于 A·勒布朗（A LeBlanc，等），获得使用许可。

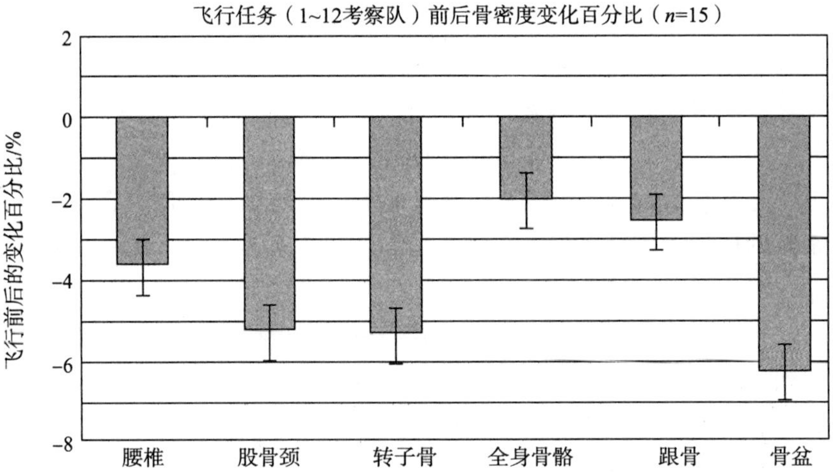

图 2-5　国际空间站（1～12 考察队）15 名航天员飞行前、返回后几个部位骨密度的平均变化百分比（±标准误差）[76]

骨骼系统是身体矿物质的储存池，在飞行初期，钙质便在骨骼中丢失。通过对天空实验室乘组人员进行综合代谢监测研究，发现其处于负钙平衡，尿钙和粪钙排泄增加，且肠道吸收钙减少[72]。肠道吸收钙减少和尿钙排泄增加在随后的长期飞行任务[77]中得到确认。骨骼系统骨代谢的一个生化标记物是尿羟脯氨酸，在天空实验室乘员中发现其水平升高[72]，以及最近引入其他吸收标志物，如 N-端肽和脱氧吡啶诺林（Deoxypyrodinoline），发现其水平在飞行中一直升高[78-80]。在失重状态下，骨形成的标记物，如骨特异性碱性磷酸酶和骨钙素则表现为下降[79]或不变[80]。在太空飞行引起的骨密度降低（BMD）中，骨钙吸收增加而肠钙吸收减少，似乎起着主要作用。已有报道：甲状旁腺激素水平在长期飞行期间[79]和长期飞行后即刻均升高[81]，在短期飞行期间[82]和长期飞行之后[80]均无变化，亦有报道称在短期飞行后[83]其水平升高。活性维生素 D 水平［1,25-羟胆钙化醇（25-dihdroxycholecalciferol）］在长期飞行后下降，着陆时无变化[80]，而在短期飞行后水平反而升高[82]。在太空飞行中，航天器内环境中紫外线的缺乏可能导致体内维生素 D 产生与储存（25 -羟胆钙化醇）减少[80,84]。国际空间站飞行期间及时补充维生素 D 正是基于这一考虑因素。

失重状态下 BMD 下降不可避免，可能最终会导致临床相关骨质疏松和骨折风险增大。骨质流失也会增大患肾结石的风险，因为失重状态下会出现高钙尿症（下文将进一步讨论）。在结构上，长期飞行中 BMD 下降似乎未达到临床标准阈值；在飞行后出现骨折的发生率没有增大，至少在目前的飞行时间统计内未出现。飞行中的物理对抗措施可能对 BMD 下降起到保护作用；这些对抗措施不断发展，希望出现新的防护设备提供新的抗阻力锻炼方法，这些新手段和新方法将很快在国际空间站上使用，这有助于进一步减少骨质丢失。如此先进的抗阻力锻炼运动装置可提供轴向加载到几百磅的抗阻运动，如深蹲、蹲举等。

（2）骨骼肌

骨骼肌萎缩和力量下降是已知太空飞行的后果。与骨骼一样，骨骼肌呈动态变化，依赖于承载力和代谢调节因子的相对平衡。肌肉变化比骨骼变化更迅速，因为骨骼涉及矿物盐更长期的沉积。实际上，这个过程受到营养、抗阻力锻炼措施以及个体遗传倾向的影响。肌肉萎缩与负氮平衡相关联，这一特点早在阿波罗计划就已经发现，在后来天空实验室阶段表现得更为普遍。在上述飞行任务中还记录了尿氮和磷的显著丢失，同时还观察到肌肉组织的减少[72]。在飞行第一周骨骼肌丢失加剧，极有可能和飞行最初几天的食欲下降有关。在飞行后的调查报告中，相对于飞行前的力量测量，尤其是下肢部位肌肉力量下降明显。伸肌力量下降程度达到近 20%，屈肌从 10%到 17%不等，上述结果来源于天空实验室首次双人飞行任务之后[85]。在第一次天空实验室任务中，在当时身体抗阻锻炼设备只有自行车功量计，接下来的两次任务添加了额外的运动锻炼方式；包括轻度负荷抗阻力锻炼和在运动平板设备上面的跑步。随着食物种类增多，也提供额外的食物。和第一次任务的经历相比，后来任务中肌肉丢失明显减少，但仍存在[85]。

虽然增加了全面的营养和代谢研究，但是在天空实验室中肌肉丢失的研究数据仍受到样本量小（总共只有 9 名乘组人员）的影响，以及在任务中营养状态和飞行中抗阻力锻炼的影响。后续随着航天飞机飞行任务和俄罗斯和平号空间站的乘员增加，进一步验证了天空实验室的观察结果，可以更好地表明失重对骨骼肌的影响。

对骨骼肌结构的基本了解有助于解释空间飞行时肌肉形态。肌肉力量和耐力随骨骼肌所需的功能而不同，整个身体不同部位需求也不同。因此，形态和代谢方面的数据差异可用来区分这些不同的功能。从广义上来说，骨骼肌可以通过纤维类型来区分，并由此带来结构和功能上的差异。肌肉纤维直径、收缩速度以及不同类型的代谢能力是决定纤维类型的因素。人体骨骼肌主要由三种不同基本类型的肌肉纤维组成，其比例取决于该肌肉的作用及遗传影响。

Ⅰ型纤维，即慢收缩速度肌肉纤维（慢肌纤维），主要利用氧化代谢来提供能量，抵抗疲劳能力强。Ⅰ型纤维的直径较小，含有大量的肌红蛋白以使氧利用率和交换率增高，并拥有丰富的毛细血管和线粒体。这类型的纤维分布在姿势肌中，如下肢（比目鱼肌)、背部、颈部，这些肌肉在 1 *G* 状态下保持活跃以维持姿势。Ⅱ型纤维，即高收缩速度肌肉纤维（快肌纤维），进一步分为Ⅱa 和Ⅱb 型。Ⅱa 型纤维利用氧化代谢和糖酵解代谢提供能源，所以它们也含有肌红蛋白，并且含有丰富的毛细血管和线粒体。Ⅱa 型纤维中等程度耐疲劳，短时间内可以募集肌纤维产生高强度的力量。Ⅱb 型纤维的直径比较大，主要是利用无氧代谢提供能源，如糖原和磷酸肌酸；它们含有低水平的肌红蛋白以及相对较少的毛细血管和线粒体。Ⅱb 型纤维支持高功率、短时间的爆发力，如举重、短跑和跳跃，但是这些肌肉很容易疲劳。Ⅱb 型纤维更大比例的分布位于肩、手臂以及腓肠肌等。

通过影像学测量肌肉体积和截面积以提供一种客观评估与空间飞行有关的骨骼肌变化方法。通过张力和力量评估，可以更加显著地观察到这些变化；偶尔进行肌肉组织学活检的研究，用以全面评估失重对骨骼肌的影响。正如预期，在失重状态下处于卸载状态的姿势肌往往受影响最严重。从最初的体液丢失，到后来的小腿肌肉萎缩，航天员出现“鸟腿”综合征。在失重状态下，这些变化比预想的发展更加快速。

在为期 8 天的航天飞机飞行后，4 名乘员的姿势肌体积，在着陆后 24 h 通过磁共振成像评估，与飞行前对比，变化主要表现为：小腿后侧（比目鱼肌、腓肠肌）下降 6.3%，小腿前侧下降 3.9%，股后肌群下降 8.3%，股四头肌下降 6%，背部肌下降 10.3%[86]。4 名乘员在经过 17 天的飞行后显示，在所有肌肉测量数据中，这类肌肉群肌肉体积减小了 3%～10%[73]。在另一项采用磁共振成像检测的研究中，3 名航天员飞行 9、15 或 16 天，评估膝关节伸肌、屈肌肌肉以及跖屈肌肌肉体积，进行飞行前后对比，所有数据显示肌肉体积减小，膝关节伸肌体积减小 5.5%～15.4%、膝关节屈肌减小 5.6%～14.1%、跖屈肌减小 8.8%～15.9%[87]。经过 5 天和 11 天的太空飞行，8 名航天员股外侧肌活检显示：与飞行前相比，Ⅰ型纤维减小 6%～8%。在为期 5 天的飞行后，Ⅰ型纤维横截面积减小 11%，Ⅱ型纤维横截面积减少 24%。虽然整体肌肉毛细血管横截面积之比保持不变，但每根肌纤维的毛细血管数目减少了 4%。不同的纤维类型在能量底物利用上也不同，飞行后Ⅱ型肌纤维的三磷酸腺苷（ATP）活性增大，Ⅰ型纤维则没有[88]。在长期太空飞行中，物理对抗措施作用更加明显，表现出平台效应，但也显示出类似的体积下降，在和平号空间站飞行 6 个月后，航天员小腿体积下降 6%～20%[89]。

自天空实验室以来，上肢肌肉力量和质量下降很少有报道，针对上臂肌群的对抗策略目前尚不可用或正在研究中。在第二次和第三次天空实验室飞行乘组中，使用了一个专用的抗阻力训练装置，在第三次天空实验室飞行乘组中除了上臂伸肌外，其余肌肉力量下降不明显，并且这些结果主要来自一个航天员数据[85]。从此，在长期飞行中采用更明确保护上肢肌肉的对抗措施。

自天空实验室以来，肌肉力量下降的研究有助于进一步理解在太空飞行中骨骼肌的特点。经过 16 天航天飞机飞行后，17 名乘员肌肉力量数据详见表 2 - 5，按向心（负荷下肌肉缩短）和离心（负荷下肌肉伸长）加以区分[90]。另外，与上肢肌肉相比，更多的肌肉力量下降发生在下肢肌肉。兰贝思等人发现持续飞行 90～180 天后，14 名乘员在最大随意等长收缩期间，足底屈肌力矩平均下降 17%[91]。在国际空间站上 4～6 个月的飞行后，对 15 名个体的股四头肌和股后侧肌评估结果如图 2-6 所示[76]。通过测力平台测量和评估，下肢最大力量在 21 天的飞行之后减小 54%[92]，在 169～180 天的飞行之后减小 50%[93]。一些学者提出在微重力条件下，大约在飞行 110 天后，达到一个新的稳定状态，在这之后，下肢肌肉力量理论上不会再进一步减小[94]。

表 2-5　16 天的航天飞机飞行任务结束后 17 名航天员骨骼肌力量变化平均百分比（着陆当天与飞行前相比）

肌肉群	测试模式	
	向心	离心
背部	−23（±4）*	−14（±4）*
腹部	−10（±2）*	−8（±2）*
股四头股	−12（±3）*	−7（±3）
股后侧肌	−6（±3）*	−1（±0）
胫骨前肌	−8（±4）*	−1（±2）
小腿腓肠肌/比目鱼肌	1（±3）	2（±4）
三角肌	1（±5）	−2（±2）
胸肌/背阔肌	0（±5）	−6（±2）*
肱二头肌	6（±6）	1（±2）
肱三头肌	0（±2）	8（±6）

注：* $p<0.05$。
数据来源于格尼森等[90]。

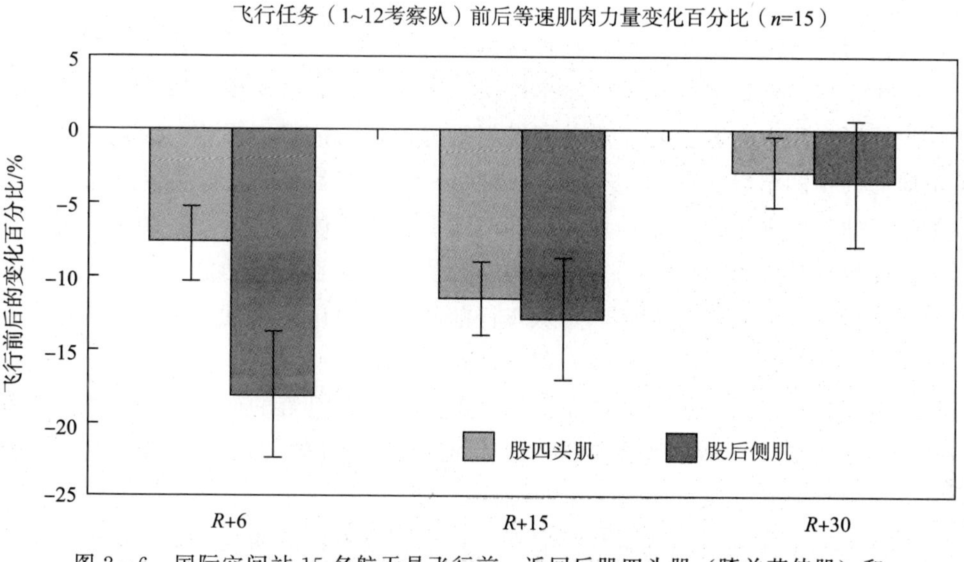

图 2-6　国际空间站 15 名航天员飞行前、返回后股四头肌（膝关节伸肌）和股后侧肌（膝关节屈肌）等速肌肉力量变化平均百分比（±标准误差）

尽管肌肉萎缩可能造成肌肉力量和质量的下降，但是，无论是短期飞行[95]还是长期飞行[91,96]，肌肉收缩速度一直都保持着增大。这种现象部分地补偿了肌肉质量下降，使得肌肉力量得以保持。在一份整体回顾太空飞行的肌肉行为研究报告中，菲茨和他的同事指出，虽然负荷（加载力）是决定肌肉体积大小的主要因素，但造成肌肉蛋白丢失和肌肉萎缩的主要机制似乎是合成减少而并不是分解增加[94]。这个观察结果强调了太空飞行时提供足够营养支持的重要性，以及增加身体抗阻力锻炼的必要性。

2.3.7　飞行中的体能

在回顾身体各系统对体能的影响后发现，在轨飞行期间应将相应的这些影响考虑进来。阿波罗任务医学测试显示：与飞行前相比，飞行后对于一个给定的运动负荷，人体耗氧量显著减小，对于一个给定的耗氧水平，人体心率明显升高[97]。在所有的 27 名阿波罗任务乘员中，20 名乘员在返回当天表现出运动耐力下降，在 24～36 h 内均在很大程度上得到缓解[8]。这些结果与其他早期的观察结果，促使在天空实验室任务中，对人类在长期飞行任务中的体能表现开展进一步的深入研究。

人体在适应失重状态时产生各种变化，均可能导致体能降低，如血容量下降、肌肉运动功能减退（伴随着合成骨骼肌减少）、营养障碍等。评估影响人体体能方面的这些因素和其他医学变量，最终优化达到两个目标：一是支持任务目标的成功完成，二是确保任务期间和任务后乘员身体健康。太空飞行中主要的体能挑战有出舱活动、发射及着陆的体力需求。在体能评估和对抗措施中有很多方法是针对这些活动而设计的。如果所维持的体能对完成在轨飞行任务和成功返回足够（身体健康），那么一定程度的体能下降可以接受。

运动能力心血管评价结果部分反映评估的方法，该方法是否考虑了失重的特殊性和人为因素，使其与飞行前的结果进行比较很有意义。自行车功量计受失重影响很小，与飞行前相比，对于给定运动水平相关的代谢率维持不变[8]。而对需要姿势肌维持稳定状态的活动可能受失重影响很大，比如直立运动和模拟重力拉举的抗阻力锻炼。无论是在轨飞行结果，还是地面的预测结果，似乎都表明失重状态下跑台运动的机械效率降低[98]。因此，心血管健康评估通常采用自行车功量计运动模式。在这些评估中，测量的变量通常包括心率和血压。耗氧量是一个有价值的综合变量，其值反映了心血管功能，通过测量来评估运动能力。耗氧量可以从心率、血压以及从飞行前的数据中计算评估，也可以通过直接测量气体代谢评估，通常作为研究内容的一部分。

在轨运动超声心动图数据也有助于我们了解飞行中心血管的健康程度。虽然在轨个人锻炼期间并未禁止最高负荷水平下的运动，但必须进行在轨飞行最高负荷水平的安全测试。所有的评估均由在轨人员和地面人员监控。

天空实验室乘员在自行车功量计锻炼期间并未表现出体能明显下降，反而 9 名乘员中的 6 名乘员表现出了轻微上升。对于一个给定的工作量（确定为发射前最大耗氧量的 75%），6 名乘员的耗氧量略有下降，心率普遍略有升高[8]。在 17 天的航天飞机飞行中，对 4 名乘员测定耗氧量值，锻炼负荷为 85% 最大耗氧量，飞行到第 13 天平均下降

11.3%[99]。国际空间站 15 名乘员在长期飞行期间耗氧量的变化如图 2－7 所示[76]。

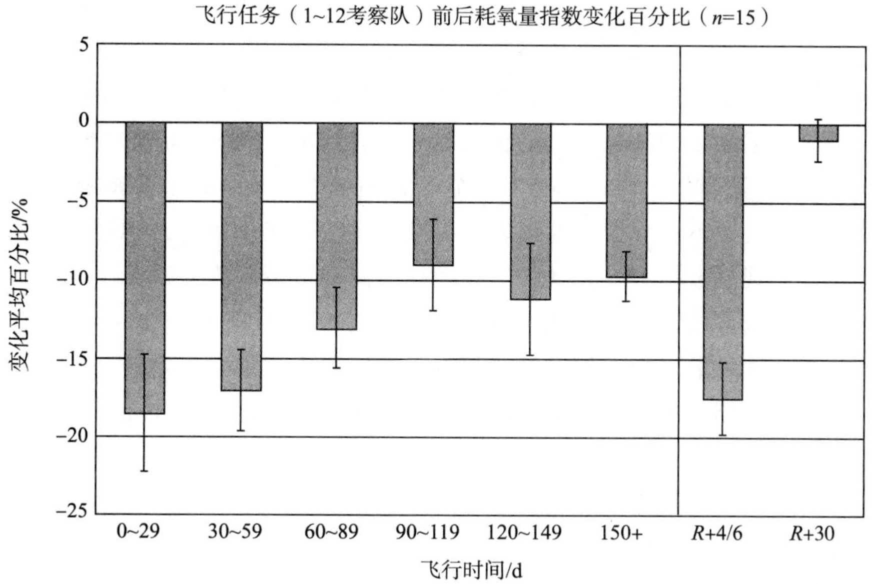

图 2－7　15 名航天员从国际空间站探索任务（1～12 考察队）返回后，与飞行前相比耗氧量变化平均百分比（±标准误差）[76]

乘组医生/航天员阿特科夫和他的同事们评估了 8 个月太空飞行中两名航天员在自行车功量计锻炼中的超声心动图数据。在飞行期间，静息时左心室舒张末期容积和每搏输出量均小于飞行前水平，静息心率平均增快了 10～12 次/分，心输出量基本保持不变。在运动过程中，在 175 W 阶段，和飞行前相比，两名航天员每搏输出量分别下降了 30%和 25%，对应的心率升高了 16%和 11%。对于相同负荷水平的锻炼来讲，飞行中的心输出量下降了 13%～15%，这一变化有心率的贡献。心肌收缩力没有受到损害，提示心输出量下降主要是由于循环血容量减小，导致每搏输出量和左心室舒张末期容积下降[30]。这些结果得到和平号空间站[100]和其他短期飞行研究的证实。夏伊科夫等人观察到两次航天飞机任务中 6 名航天员在一定的负荷水平下心输出量和每搏输出量均有较小的增大[28]。

由于失重的原因，出舱活动主要依靠上半身的力量。然而，在飞行前的地面水下中性浮力模拟训练中，航天员并非真正无限制，体能要求很高。在模拟 EVA 训练以及实际 EVA 中，常见上肢酸痛和疲劳。因为上半身性能对 EVA 的成功至关重要，保持手臂和肩部力量的物理抗阻力训练十分重要，随着监控防护锻炼有效性的手段不断丰富，长期飞行过程中这些对抗措施应精心设计、开展。

总之，在轨期间航天员体能可能略微下降，但应保持高水平的有氧能力和上肢力量。在轨运动中，心输出量的增大主要是由于心率升高，而非每搏输出量增大。通常对于给定负荷的心输出量很难达到飞行前水平。血容量减小而非心肌受损是显著影响心血管动力学的因素，在绝对血容量不足的情况下，在返回地面和转运过程中，这些效应会加剧。

2.3.8 神经学研究结果

在地球上人体视觉、前庭和躯体感觉系统将重力作为一个定位参考依据。在缺乏重力的情况下，采用新的定位策略，最可能涉及视觉调整、耳石以及可能的躯体感觉信号[101]。在飞行过程中一些感觉运动发生改变，包括定向反应变慢[102]、手动跟踪性能退化[103]、姿势反应衰减[104]，以及偶尔出现运动错觉和视觉幻觉[105]。与心血管系统和呼吸系统一样，神经系统发生的变化并不伴有器质性损害。与其他系统的变化相比，神经系统的变化不太可能表现在标准的观察数据中，并且临床神经功能测试也不可用于国际空间站。需要建立有针对性的复杂调查方法，用以量化飞行中神经系统的功能变化。唯一例外的是空间运动病，超出了临床范畴，最可能的原因是对失重过程的再适应和重新定位。除此以外，在飞行过程中，量化临床相关的神经系统功能变化导致功能性后果不成问题。其主要表现在再入和着陆过程中。第 17 章将详细讨论神经系统的研究结果。

针对身体运动控制，航天器环境不是特别具有挑战性。航天器舱内空间相对受限，装载和配置系统依靠人为定义的垂直上下界面。航天员偶尔报告暂时迷失方向，尤其是当移动到不同的模块区域时，但总的来说这些现象随着时间的推移而减少，并不影响操作。若需要把注意力转向飞船或出舱活动，如机器人操作、交会对接活动等，可能会改变方向感，并可能引起更严峻的运动控制挑战。在这些活动中，操作的输入信息很大程度上依赖于相机镜头拍摄到的场景和详细的数据解释，以确定在空间飞行中被操纵对象的位置。这些场景可能会有动态的虚拟视图，构成真实的位置数据输入到航天员。这样的输入增加了直接的视觉信息，诸如灯光和方向提示。

在正常的太空飞行活动中，适应机制似乎为飞行乘员提供支持。航天员已经能够在太空飞行中执行一些复杂的任务，这些任务通常需要精细运动控制，适当地集成神经和躯体感觉系统功能。除了上面提到的外部操作，典型的在轨任务包括设备操作、复杂的设备修复、动物试验、布线和焊接等。

除了感觉运动的影响，神经系统对心血管控制和血压的调节作用可能是另一个重要的考虑因素。在轨研究表明，体力负荷的刺激会增强儿茶酚胺的效应，如锻炼[106]、下体负压（LBNP）[50]，提示交感神经系统功能增强。在轨进行瓦尔萨尔瓦（Valsalva）试验时迷走神经压力感受器反射减弱[48,107]，心率变异性减少[48]，迷走神经活动似乎减弱。

2.3.9 肾脏和内分泌系统

肾脏功能和身体激素调节系统在应对外部体力负荷刺激时反应复杂且相互影响，对于外部影响高度敏感，往往需要专业、严格控制的检测技术，从诸多因素的影响中分离出单一因素的影响。此外，与太空飞行有关的因素，除失重外，还包括身体和心理应激、密闭、热应激和饮食改变，这些也可能影响内分泌功能。因此，在太空飞行中，影响内分泌系统的观测数据不完整，研究结果有时存在矛盾和不确定性。本章仅就似乎一致的研究或特别相关的研究进行讨论。众所周知，在失重下体液调节和血浆量调节涉及肾脏和内分泌系统。此外，急性适应期的很多调节变化遵照临床生理规律，这里简要介绍失重下可能出现的新临床规律。

在失重情况下，肾脏和内分泌系统控制调节体液的机制尚未完全阐释清楚。几十年前，高尔和亨利阐明了不同反应过程导致胸腔容积增大的机制，人体会感觉到容量超负荷引起水盐利尿，这一过程部分由肺牵张感受器介导[108]。事实上，作为模拟失重的一种方式，人体浸入水中，由于体液中心性转移引起水利尿[109,110]。可以预见，在失重状态下的流体静压会出现与水浸类似的效应，伴随着心脏扩张、压力感受器刺激以及抗利尿激素（ADH）水平降低，肾素/血管紧张素/醛固酮活化，致使总血容量降到较低水平。

虽然失重状态下体液容量减小，但也有其他研究结果与经典的高尔-亨利反应相矛盾。在阿波罗任务[5]和天空实验室任务[111]期间，未出现排尿多和液体摄入量减小，却采取了更为复杂的有效载荷支持，进一步阐明体液调节的相关规律。伴随胸内压明显降低，观察发现在太空飞行第一个 24 h 中，航天员体液胸向转移，心腔扩张，快速容积收缩，尿量减小，液体摄入量降低，正如对心血管反应的讨论一样，这在美国和俄罗斯航天飞行中均有所描述[15]。

利奇等人[112]进行的天空实验室生命科学（SLS－1 和 SLS－2）飞行试验可以说是迄今为止短期飞行期间对体液调节最充分的在轨研究。总的来说，缺少利尿和液体摄入不足，而血液渗透压无变化。早期肾小球滤过率增大，并持续上升至少一周。肌酐清除率在飞行第 1 天（FD1）略有下降，但在飞行第 2 天（FD2）便回到正常水平，并一直保持正常。在第一个 48 h 内的容积收缩调整是最显著的特点，细胞外液减少，细胞内液增加，但身体总体水量保持不变。在飞行第 1 天，ADH 水平划升高了 4 倍，在飞行第 2 天回到了飞行前水平。ADH 水平升高与口渴感下降似乎自相矛盾；然而，ADH 水平升高被认为是由于头胸部体液增加刺激[113]和空间运动病引起的科里奥利效应[114]刺激所致。血浆肾素活性、醛固酮水平在飞行第 1 天明显下降，然后逐渐上升到正常水平。心房钠尿肽在容量超负荷时心房牵张受体扩张引起增加，往往在飞行过程中呈下降趋势。

SLS－1 和 SLS－2 研究证实，航天飞行中体液容积确实减小，但是其主要原因不是通过水钠的利尿作用。有趣的是，与飞行前受试者仰卧位数据相比，在航天飞行中，随着钠盐的摄入，总体液量和钠排泄有明显的衰减；血浆去甲肾上腺素、肾素水平近似飞行前坐位水平，而醛固酮水平介于飞行前仰卧位和坐位水平之间[115]。这些发现促使格泽[116]、诺斯克[115]和其他研究者[117]提出了一个假设，即存在先前未知的血管外大容量存钠能力，与已知体液平衡机制不耦合。其他研究体液调节的内容将在第 27 章介绍。

在 SLS 研究中，另一项观察内容是探讨出汗减少和非显性体液丢失[112]。该研究指出天空实验室乘员出汗和体液丢失与飞行前相比减少了 11%，这是由于重力和对流作用的缺乏，导致运动时汗水积累，进一步对出汗起到抑制作用[118]。在长期飞行返回后的第 5 天，在同等运动水平下观察到数据与飞行前[119]相比，核心温度升高和出汗减少，提示多种机制可能会影响体温调节。

与太空飞行有关的几个因素相互作用后，会增大患肾结石的风险。在失重状态下，钙和磷酸盐从骨骼开始迅速地转移出来，分析航天飞机飞行前后收集的尿液样本表明，形成结石成分的相对过饱和度显著增大，包括草酸钙、磷酸钙、尿酸，尿液呈低 pH 值和低枸橼酸[120]。在长期航天飞行数据中，在轨尿液收集数据证明了类似的发现，出现高钙尿症，以及尿中形成结石的盐浓度增大[121]。返回地球之后，相对低血容量使返回过程成为一个人体特别脆弱的时期[122]。在轨发生肾结石事件发生在礼炮号飞行任务中[123]，以及几例短期飞行返回后尿液异常情况。该问题将在第 13 章详细讨论。

斯坦和他的同事在 STS－1 和 SLS－2 任务中进行了在轨尿激素水平研究[124]。结果为去甲肾上腺素水平下降，但整个飞行期间肾上腺素水平维持在正常水平。进一步分析儿茶酚胺的研究显示，去甲肾上腺素水平有性别差异，3 名女性航天员显示基本上没有变化，而 4 名男性航天员呈现显著下降[125]。相对飞行前的水平，飞行中游离 3，5，3′-三碘甲腺原氨酸、前列腺素 E2 和其代谢产物前列腺素（EM）呈现降低，这可能与肌肉萎缩有关。皮质醇水平在飞行第 1 天显著升高，飞行中水平一直高于飞行前水平。在其他研究中，皮质醇水平已证明保持不变[126]或升高，这可能与应激有关[127]。

航天飞机上饮用水进行了碘离子消毒，在飞行过程中由于碘的药物剂量对甲状腺功能产生抑制作用。麦克莫尼加等人记录了航天飞机乘员飞行后促甲状腺激素（TSH）瞬间升高的现象，提示甲状腺功能受到抑制，决定安装专门设备在使用饮用水前除去碘离子[128]。这种水中碘并未导致临床甲状腺疾病的发病率上升。

由于受到飞行次数限制，长期飞行的在轨数据较少，天空实验室观察尿激素水平表明：醛固酮、皮质醇和总 17-酮类固醇含量增大，而肾上腺素、去甲肾上腺素和 ADH 水平往往较飞行前降低。血浆皮质醇水平也升高，但不是很显著。乘组医生/航天员波利亚科夫 438 天的飞行数据表明：血浆肾素活性和醛固酮、抗利尿激素均保持在正常临床范围内，但心房钠尿肽水平和飞行前相比处于较低水平[129]。在 5 个月和 9 个月的飞行中，无论是肾上腺素还是去甲肾上腺素均显著上升，但在任务的早期和晚期均处于正常范围内。促肾上腺皮质激素和皮质醇水平没有表现出一致的变化[129]。

已经注意到一些其他激素在航天飞行中的反应。甲状旁腺激素是一种与钙稳态和骨代谢相关的激素，这在前面肌肉骨骼系统部分讨论过。在久坐不动的情况下容易发生胰岛素抵抗，这已在太空飞行中观察到[130,131]。考虑到太空飞行也是一种生理应激刺激，斯特罗洛和他的同事们研究了 4 名航天员，发现其垂体促性腺激素和促黄体激素介导的睾丸雄激素水平下降。在飞行过程中唾液、尿和血浆中睾酮减少，同时评估问卷发现性冲动减少。然而，促黄体生成激素水平却上升[132]。虽然唾液中的睾丸激素水平在返回第一天恢复，其原因仍有待澄清。

2.3.10 消化系统

重力在消化系统中起到重要的作用，人体处于仰卧位状态时，总要试图坐起来吃东西，提示直立体位有助于吞咽和食道运输。虽然胃肠道（GI）是一条曲折且复杂的管道，但主要梯度还是受到直立体位的影响。阿伦推测，在微重力下消化的物质“失去推进方向”，在胃肠道内呈“飘浮”状态，但这种影响可通过膈肌运动得到部分补偿[133]。在飞行前期，通过胃电图[134]和肠鸣音记录[135]发现肠的蠕动能力减弱。这种肠道蠕动能力减弱似乎与空间运动病有关，随后几天便得到缓解。一份乳果糖氢呼气试验的胃肠道功能研究报告显示，肠道运输时间有延长的趋势，但这些结论只有两个人的样本量，被认为结论不确定[136]。俄罗斯的研究已经证明：在长期航天飞行过程中出现胃酸增多症，在飞行 3 个月左右出现胃酸增加[137]。此外，肝和胰腺轻度肿大的超声数据（显然是由于水肿）、胃排空和胃肠蠕动减缓、轻度胰腺功能不足均是消化道适应长期航天飞行的结果[131]。

尽管如此，在失重状态下消化系统似乎并没有出现临床医学问题。航天员报告出现食管反流、腹胀或其他胃肠道不适等症状似乎并不比地面上更多发，可能出现的例外情况是便秘。一般来说，长期太空飞行中失重状态下由于能量摄入减少导致体重下降。然而，有必要进一步研究，以更好地确定失重对胃肠功能的影响，并探讨营养利用和药物的生物利用度。

2.3.11　飞行中的临床实验室检查结果

自首次太空飞行以来，飞行前和飞行后的实验室检查一直是医疗评估的重要组成部分。飞行后的结果几乎可以确定航天飞行是重力相关多系统的再适应过程，从而反映了失重和 1 G 重力的综合作用。在短期飞行中，偶尔会收集血液和尿液样本做研究；通常，在轨样品需冷冻储存或保留以能够在地面实验室分析。在长期飞行过程中，在航天器上的分析能力有限，可开展有限的必要血液检查用于定期健康评估或用于诊断和监测。获得的结果也可以用于研究，但其主要价值是确定航天飞行中的临床正常参考值范围，以及可能需要修复或进一步研究的临床异常值，以发现潜在的异常问题。

俄罗斯的医疗支持计划已经使用了一个在轨分析仪，在长期飞行中定期测量血液样本中的酶。飞行前获取每个个体的基础值作为飞行中衡量的基线。在分析了 17 名和平号空间站航天员的样本后，发现空腹血清谷草转氨酶、谷氨酸丙酮酸转氨酶、总淀粉酶活性、血糖、总胆固醇增加；肌酐激酶活性、血红蛋白、高密度脂蛋白、胆固醇、高密度/低密度脂蛋白比值降低。尽管这些变化很明显，但其值依然保持在正常临床医学范围内[138]。美国航天计划已经使用了一个较小的临床分析仪，在国际空间站长期飞行任务的周期性健康评估中，评估电解质水平[139]。目前的研究尚无结论，但显示大多数的值仍然在正常临床医学范围内。采用化学试纸定期开展尿液分析检测。得到的结果要高一些（1.030～1.025），反映了一种水化减少的状态。没有发现蛋白尿，这与长期飞行结果一致，即与飞行前相比，尿蛋白排泄率下降[140]。

2.4　返回和着陆

航天器返回和着陆的程序依据飞行类型有很大差别。自由飞行的航天器如阿波罗号座舱和航天飞机，通过简单配置的控制软件和系统完成着陆。联盟号飞船以及航天飞机，可以从一个轨道站如和平号空间站或国际空间站分离后返回。如果任务包括乘组人员的在轨轮换，意味着离开的乘员和即将到来的乘员之间存在任务交接，这通常要花费几天，工作强度比较大，时间安排也比较紧张。乘员搭乘航天飞机期间也可能涉及货物转移、出舱活动和操控机器人活动。交会对接操作期间工作强度高，乘员返回后往往有一定程度的疲劳。与空间站分离后，航天飞机通常还要在轨道绕行一两天，而联盟号飞船则可在与空间站分离后几小时便着陆。与发射时着装一样，航天员在返回着陆前身着舱内压力服，防止在下降过程中出现失压。

从低地球轨道返回的时间相当短暂。一个小推力制动发动机点火以降低轨道，进一步降低飞船高度后，不到 1 h 即可着陆。如同发射到预定轨道一样，乘组人员必须再次通过速度屏障，以保持他们的轨道，相对于地球表面从 7.8 km/s 减速至 0。加速度负载再次出现，但对于着陆来讲，这些负载的主要来源是大气中的阻力，而不是发动机提供的动力，加速度负荷的方向取决于乘组和飞船返回时速度的方向。在发射和着陆时，身体所受到的负荷远远超出了在轨时和地面正常生活时的负荷。航天员从遭受高 G 值负荷回到 1 G 环境，在这一过程中承受了巨大的生理应激、影响绩效表现与再适应过程。在返回着陆时，存在重力的影响和相对去适应（健康恶化）的过程。

与发射过程一样，着陆是一个动态且危险的飞行阶段，需要航天员和地面人员对关键环节控制输入，以及对事件进行监测。此外，对于一个长期飞行返回的航天员来讲，正式的高精确度训练可能已经过去了 6 个月以上。联盟号飞船的航天员在轨复习性训练时采用笔记本电脑的模拟程序和检验程序完成。航天飞机的航天员在短期飞行中必须承担飞行引航和监视的职责。针对飞行乘组中不同的航天员，返回和着陆过程中每人的职责有所不同，体现在发射和返回过程中的发动机运行、制导导航和航天器重要系统的监测工作，以及如果需要应对突发事件实施人工控制。这种监测需要高度的警觉和集中精力，以及密切与地面支援团队和其他航天员沟通。输入控制和仪表监视偶尔可能需要头部动作，而这可能诱发空间运动病。

在第 1 章中已经指出，每一个航天器对于乘员个体均有特征性返回体位（应对 G 负荷）。航天飞机的特征性体位独一无二，其上的航天员采取了直立坐位，从而导致返回和着陆期间身体受到 $+Gz$ 负荷。长期飞行（定义为 30 天）返回的航天员采取舱内仰卧座椅系统来规避这些载荷，从而使得身体受到 $+Gx$ 方向 1.2 G 大小的载荷。联盟号飞船上的所有航天员均采取仰卧体位，美国的飞船亦然。这两种飞船均考虑到了采取措施保护航天员心血管系统，以防止受到过高 G 值负载作用。航天员在返回前采取了口服补液盐、穿抗荷服等措施。口服补液盐可以增加血管容积负荷，在航天服下面穿抗立位不耐受的服装。航天飞机的抗荷服具有压力控制和液体冷却装置；联盟号飞船则采用气冷模式且具有高度弹性的抗荷服（主要用于抗 G 值保护）。

在再入和着陆过程中，心血管反应首先表现出来。在着陆和返回时，心率升高是立位应激的敏感性指标。对乘联盟号飞船返回的航天员进行了实时心电图、心脏收缩和呼吸频率监测。通过对 16 名从联盟号飞船返回的航天员进行短期（8～21 天，4 例）和长期（186～380 天，12 例）飞行对比研究，科托夫斯卡和他的同事们发现，与短期飞行的航天员相比，长期飞行的航天员在再入监测中更多出现明显的窦性心动过速、多发的心律失常、呼吸困难、说话困难、后背点状出血等[141]。

针对短期飞行的航天员，常见的心律失常主要有单个期前收缩，长期飞行的航天员包括多种期前收缩，甚至二联律等。但是，并不伴随有意识变化或者视觉障碍，提示这是人体自身的心血管调节和抗荷对策。比较 3 名从和平号空间站飞行 4 个月仰卧位返回的航天员和从航天飞机短期飞行直立体位返回的航天员发现，前者较后者心率低 25 次/分，而站立测试时两者心率不存在差异，心率上升处于相同范围内[142]。这一观察再次支持从失重状态仰卧位返回的有效性。

尽管女性航天员数量很小，观察表明：从联盟号飞船返回的女性航天员如果不穿抗荷服在生理上应激比男性航天员更大；使用抗荷服则消除了性别差异[143]。

一旦进入重力负荷环境，人体神经系统紊乱也将出现，耳石再次承受重力刺激，具有独立的头部运动感知能力；作为视觉感知的过渡，从一个三维坐标系过渡到垂直坐标系；本体感受器和其他位置传感器直接或间接感知体重和运动的影响。与心脏活动的监测相比，直接监测前庭功能比较复杂，因此在着陆过程中不开展。已经有由于头部速度矢量变化出现前庭紊乱的个例报道。航天员报告在返回时出现位置错觉和轻微眩晕，这些现象在失重环境下出现更为频繁[141]。要求航天员最大限度地减少头部运动，在真正的太空环境中，“相信他们的仪器”。航天飞机成为一个高度复杂的飞机系统，飞行乘组人员通过精确制导的手动着陆结束长达 17 天的航天飞行。在返回时可能出现前庭功能紊乱，可通过训练、集中工作精力、飞行指导等方法在很大程度上予以纠正和补偿，尽管持续的分析和警觉在这个时段是必要的。

飞船着陆有着高度的计划性且按照预计落点着陆，着陆场回收人员协助航天员出舱确保其安全。然而，飞船也可能在计划点之外区域着陆。此外，应急返回，无论是航天器发生了不适合人继续驻留的事件（例如火灾、失压），还是主航天器出现大的系统故障，均可以导致在计划外时间着陆。这可能迫使航天员必须在着陆后具有一定程度的自给自足能力。

2.5　着陆后

在联盟号飞船成功着陆或航天飞机成功返航后，航天飞行动态阶段已经过去，大部分与太空飞行有关的心理压力得以缓解。飞船着陆后航天员的工作包括：关闭不需要的设备和确保可能危害回收人员的发动机和冷却系统处于安全状态。对于正常着陆，航天员出舱前不需要站立和进行大负荷操作；对于联盟号飞船和航天飞机，乘员会在几分钟内得到恢复专家和医学专家的帮助。长期航天飞行返回着陆几分钟后，航天员描述出现“身体沉重感”，特别在解开束缚机构的第一次肢体运动时。尽管有主动冷却系统，但是由于航天员穿着舱内压力服和返回舱内环境闷热，着陆后航天员出现常见的热应激。在该段时间内进行被动的重力重新适应。

从失重环境到再入地球重力环境的适应包括许多过程。回到重力环境后，直立体位下体液静压梯度重新产生，反馈调节机制再度觉醒。一些系统对承载力最为敏感，如心血管、体液、肌肉、骨骼，都适应了失重环境，返回后均要重新适应。正如预期，这种再适应对身体产生了明显的影响，因为功能与需求成比例，航天员积极地进入失重状态，现在回到重力状态显然产生负面影响。此外，神经系统适应失重后现在必须重启重力下身体和眼球的运动调节。虽然再适应即刻启动，各系统恢复到飞行前功能水平的速率不同。

从太空飞行立即返回的相关临床不适主要表现为立位耐力不良和神经功能障碍。这些反应可能单独出现，也可能组合出现，返回适应综合征可能导致呕吐，可进一步降低血容量。这些因素影响着人体返回后的行为能力，下面将进行详细讨论。在本书的其他章节（心血管、神经和肌肉骨骼）将会系统阐述。

2.5.1　立位耐力不良

在功能上，立位耐力不良可以被定义为在直立状态下无法维持足够的脑部血流灌注而出现晕厥或晕厥前状态。航天员心血管和血容量适应了失重飞行环境，着陆时便会形成急性血容量不足和绝对的“贫血”状态，并出现压力感受器的敏感性下降、心脏质量降低、下肢肌肉质量减小、静脉瓣膜功能降低，使航天员更容易出现直立不耐受。着陆后心血管研究数据与这些现象一致，包括长期[38]和短期[2,144]的飞行任务结束着陆后出现心搏量减小、心率增大。康韦尔蒂诺[145]和其他研究人员认为，立位耐力不良是与太空飞行有关的最重要心血管风险，并且将其确定为主要的研究重点，既要确定其原因又要采取合适的对抗策略。

着陆后，心血管功能研究经常采用站立测试；然而，这些研究结果需要进一步解释。这些测试的设计主要是了解生理反应机制，而不是评估功能，通常会在受试者晕厥前或自愿停止。立位耐力不良通过站立测试确定，但不等同于着陆后的功能评价。几百例的短期飞行实践表明，飞行后晕厥罕见。保持静止不动的直立姿势，不允许下肢运动或静脉瓣膜循环开启，使得心脏前负荷增加。在飞行前拥有正常血容量的个体有时不能通过站立测试，甚至在短期飞行后 1 h 或 2 h，一些航天员已经可以站立和走动，但并不能完成站立测试。巴基等人注意到报告中未能通过站立测试的比例为 10%～64%，具体取决于立位耐力不良的定义和个体倾斜角度、直立持续时间[12]等变量。因此，站立测试应该是一种客观的临床上评价立位耐力不良的有用工具，可用来指导对抗措施，但它不应该用来确定返回后的功能。

针对站立测试项目，对于谁完成和谁没有完成的具体特征允许进行有控制且详细的比较。所有返回的航天员均出现低血容量状态，那些能够完成站立测试的试验者与其他试验者最大的区别就是有相对更大的外周血管阻力[12,146]。以前的研究结果表明，太空飞行[45,46]压力感受器反射减弱，这可能是乘员不能完成测试的主要原因。和完成者相比，不能完成者体内释放的去甲肾上腺素水平较低[146]。最近的研究表明，在太空飞行之后，大多数压力感受器反射仍然具有功能[12,146,147]。观察结果显示 16 天的航天飞机飞行[148]后，完成了站立测试的 6 人保持交感神经张力，酪胺诱导的去甲肾上腺素释放在飞行后没有受损[146]，显示压力感受性反射的传出通路保持完好，那些能完成站立测试的试验者具有出色的交感神经反应。未完成测试的试验者抗利尿激素和肾上腺素明显增加，梅克和他的同事们认为，压力感受性反射的传入通路也保持完好，但航天飞行导致完整的神经反射通路存在障碍[146]。虽然收缩血管反应的确切机制仍有待阐明，血容量减小和血管收缩受损似乎是飞行后立位耐力不良的主要因素。性别差异也存在，在站立测试中，男性航天员比女性航天员更好地完成试验[149]。

飞行后血压维持机制需要后续进一步研究。然而，航天员刚刚从失重状态返回，首先遇到的临床问题是低血容量。航天员在着陆后的几个小时内通常会口渴，需要大量补充水分。着陆当天，尿量和尿钠排出下降，抗利尿激素呈 3 倍增加[112]。保持收缩以防止不必要的外周血管扩张至关重要。在返回和着陆过程中使用液体冷却服，可显著降低航天飞机返回后航天员的直立位心率，其独立于抗荷服使用[150]。建议落地后尽早脱去舱内压力服以避免进一步的热应激。长时间保持在仰卧位的航天员只需要在最初几个小时维持立位。好好洗个澡是返回航天员最想做的事情，水温应保持温而不热，避免血管过度扩张。

短时间飞行后的功能恢复快速，在几个小时后便可观察到心率反应得到了改善。乘坐航天飞机返回的航天员着陆后换上地面普通服装即可得到恢复，经历短期飞行的航天员通常执行“舱内巡视”，即在着陆后最初的 90 min 左右待在飞行器舱内。绝大多数航天员做到这一点都无难度。

随着血浆容量的补充，血液学异常表现为红细胞比容和血红蛋白浓度降低。这将引起促红细胞生成素的释放。已经发现：无论是短期[34]还是长期[151]的飞行任务，航天员返回后促红细胞生成素都增加，这反过来又刺激红细胞生成，逐步完成红细胞补充，使红细胞数量回到起飞前基线。着陆时，网织红细胞数量降低，随后在几天到 1 周内逐渐增加[33]。返回后大约 3 个月，血液系统的恢复基本完成，实际上在进入失重环境 1～2 个月[152]后，可能在飞行过程中就已开始了一些恢复。84 天的天空实验室飞行结束后，航天员左心室舒张末期容积减小，返回 30 天后便完全恢复[38]。短期飞行后，身体体液调节在 1 周内恢复到正常范围内[112]。经过 430 天的飞行后，调控下体负压（LBNP）应激的激素反应在返回后 3 个月恢复正常[153]。

2.5.2　神经前庭症状

水星和双子星座任务期间或之后基本上没有显著的主观神经前庭不适症状，可能因为航天器容积受到严格限制，制约了适应失重的能力，飞行后客观异常最少[154]。而阿波罗飞船的体积较大，航天员在轨活动的自由度增大，认为这是空间运动病发生明显症状的主要因素，且飞行后也出现了有关症状。过去对从月球返回的几个航天员的研究数据十分有限，但是着陆后 3 天，航天员闭目站立测试表现出轻微的姿势不稳，提示通过视觉依赖方式的调整可减轻对神经前庭系统和本体感觉控制的依赖[154]。

天空实验室飞行时间更长、飞行器空间更大，需要进一步适应失重环境驻留。返回时，和阿波罗任务乘组一样，天空实验室的航天员在海上着陆，通过直升机转移到船上进行恢复。对所有返回的航天员进行观察发现，还存在运动和其他典型动作的变化。研究人员指出，在返回出舱后所有航天员都能立即行走，尽管是一种慌张步态和不稳定姿势，对此着陆场回收人员非常熟悉。航天员自己也报告：步行需要有意识的努力，会有转向困难并伴有向外倾斜的趋势，但能快速改善，返回后第 2 天很少有明显共济失调或姿势不稳定现象。客观测试结果表明：保持直立站姿和行走姿势的能力下降，尤其在闭目时更显著，说明神经前庭调节依赖于视觉通路。也有航天员报告称头部快速运动会引起眩晕；这些均在着陆后 3～4 天后彻底消失，只有一名航天员在 84 天的飞行返回后眩晕感觉持续了 11 天[155]。

在美国航天飞机任务中，除了正式的神经适应机制研究外，还开展了很多飞行试验，更加有利于研究暴露于失重环境后航天员的损伤程度。在前面提到飞行后“舱内巡视”期间，在这 20～30 min 活动时间里，航天医生可以很容易地观察到航天员运动和姿态控制快速改善。尤其需要重视转弯和步态，在着陆几小时内应注意观察航天员正常步态的细微差异。

航天医生进行了多次航天飞机任务中和着陆后航天员医学检查的报告分析。这两种报告分析是评估临床功能和积累着陆经验的工具。医学询问和体检在着陆后几个小时内进行，3 天后再次进行，包括医学询问有哪些症状，不获取症状的持续时间，也不进行正式的测试，因为这两者都容易出现主观性和潜在的报告偏见。然而，向执行任务者详细了解情况可捕获广泛的信息，并可帮助指导后续的恢复活动。巴卡尔及其同事们系统回顾并研究了航天飞机飞行任务 18 年来有关神经症状的医疗报告。针对具体问题的回答有 128～389 个不等的反应答复。症状可以分为无、轻度、中度或严重，分类依据任务飞行记录和航天医生的医学报告。超过一半的受访者表示均有这 3 类问题——动作笨拙（69%）、难走直线（66%）和持续感觉后效应（60%）。这些症状大多轻微。约 30%的受访者出现某种程度的步行或站立眩晕，绝大多数十分轻微。虽然没有明确的定论，这些症状的缓解大多需要 1 天时间（返回后第一天），个别症状的不适感觉可能会持续一周。在飞行后，恶心的发生率为 15%，呕吐为 8%，大大低于发射入轨后相应症状的发生率[156]。在这种情况下，再适应相关症状有时会持续几天，但通常会在 24 h 内显著缓解。

在航天飞机短期飞行后，23 名航天员的姿态评估报告显示姿态不稳定，并证实了航天员依赖视觉和躯体感觉系统保持方向，这些症状在着陆后 4～8 天内消失[157]。另一项研究调查显示，与短期飞行的飞行前相比，飞行后着陆当天人体头部旋转速度显著下降[158]。

持续 6 个月以上航天飞行的航天员也出现类似的症状，基本上需要更长时间来缓解。从和平号空间站飞行 1 年返回的 2 名航天员出现了 2 周以上的“共济失调”，伴随着运动和注视控制异常[17]。在和平号空间站或国际空间站飞行 4～6 个月的航天员通常在着陆后当天便可以走动，但他们通常都很慎重，避免突然转弯和突然停止或启动。

2.5.3 其他飞行后的情况

从失重状态下返回后，需要多长时间完成所有器官系统的恢复，目前尚无一致的标准。这是因为对于执行短期飞行任务的航天员，着陆返回以后，大多可以承担大部分的工作职责，而没有特定的限制。血容量、骨骼、肌肉得到恢复，调节机制得到恢复，而在飞行后这些系统不能直接监控。航天员返回后主要依据自身感觉，自主实施活动，并逐渐恢复到飞行前的活动水平，医学人员的进一步评估一般安排在返回后第 3 天。对于长期飞行的航天员，必须有一个更严格和规范的康复计划，并结合肌肉力量和骨密度的评估。肌肉力量在几周内得以恢复，虽然经过严格的强化训练恢复到发射前水平，但这可能并不能反映平时长期水平。骨密度的恢复按照一定的规律（骨密度标准曲线）进行，一般超过暴露失重环境时间的 2～3 倍，完全恢复可能需要 1～3 年[159,160]。

健康功能评估包括各种力量和耐力测试。对完成长期飞行任务后的美国航天员提供全面的功能评估，有关结果如图 2－8 所示。这些评估在返回后第 5 天进行，避免飞行后即刻评估出现过度损伤，但这些数据还是应该能反映任务结束时的肌肉骨骼能力。在返回后第 5 天还存在一些功能降低，但实质性的功能恢复和测量数据一般在返回后 30 天内恢复或超过飞行前基线水平。国际空间站乘组人员的数据将有助于更好地表征再适应过程，指导着陆后的恢复要求和康复措施，并对行星探索等任务提供了参考借鉴。

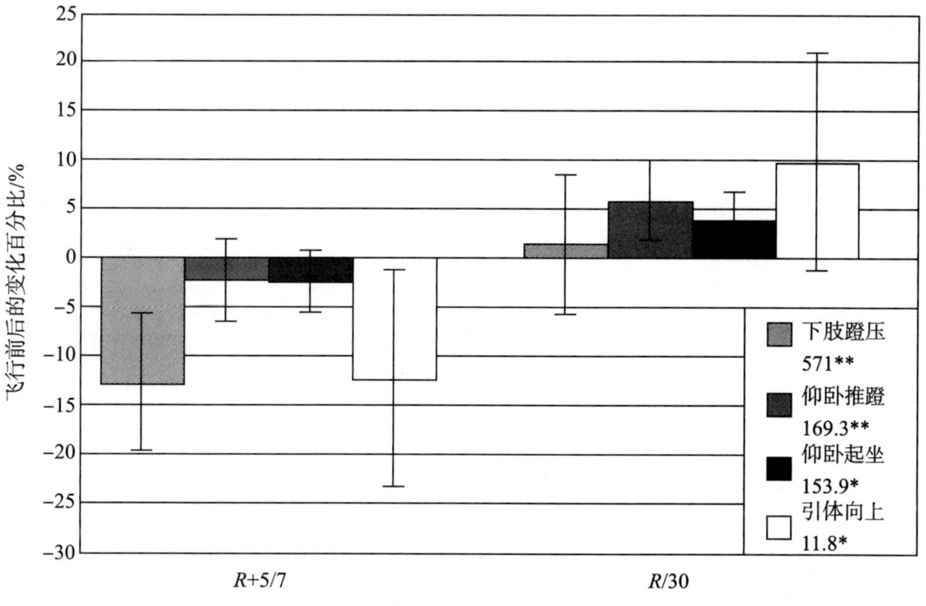

图 2－8 国际空间站航天员 130～197 天太空飞行的部分功能变化。数据显示为 15 名航天员的平均值（±标准差）。* 代表飞行前平均值，为重复次数；** 代表飞行前平均值，为单一最大用力值

2.5.4 临床实验室检查的价值

临床实验室检查和监测作为研究整个飞行对人体健康影响不可分割的部分，从航天飞

机任务便开始了广泛全面的实施。医务人员采用实验室检查结果评估对健康的影响，并指导进一步开展有关检查，还能帮助确定整个飞行任务对人体健康的影响。这项工作的结果有助于建立短时间飞行的临床规范。在飞行前和飞行后检查航天飞机任务的乘员，巴勒特和他的同事们发现在发射前 3 天和着陆后几小时内实验室检查数据的差异[161]。对超过 50 个连续航天飞机任务的收集数据进行分析，考虑到首次执行任务和多次执行任务航天员的不同情况，部分结果显示在表 2-6 中，可以看出不同数据模块的趋势和差异。

整体来讲，这些数据反映了人体在微重力下生理反应，返回和着陆过程中形成的一种轻度生理应激反应，在着陆即刻表现为血容量相对不足。在着陆这一段时间内，航天员经历了体液转移和容量状态变化，但这些并不构成病理状态。飞行前和着陆当天的变化量均在正常范围内。尽管有统计学意义，但这些变化似乎并没有生理或临床意义，因为并没有一个平均值下降到临床正常值范围之外。

表 2-6　航天飞机任务的航天员血生化、血液学和内分泌指标与飞行前的差异

	n	变化平均值	标准差	p 值
血生化指标				
葡萄糖（mg/dl）	93	8.65	18.77	0.000 1
尿酸（mg/dl）	89	−0.91	0.86	0.000 1
肌酐（mg/dl）	93	−0.03	0.15	0.043 4
碱性磷酸酶（U/L）	89	−1.48	6.87	0.044 8
乳酸脱氢酶（U/L）	89	−7.19	21.44	0.002 1
淀粉酶（U/L）	89	−8.93	17.68	0.000 1
钠（mmol/L）	93	−0.85	2.69	0.003
钾（mmol/L）	93	−0.27	0.44	0.000 1
磷（mg/dl）	89	−0.43	0.76	0.000 1
镁（mg/dl）	89	−0.15	0.18	0.000 1
二氧化碳（mmol/L）	88	−1.26	3.44	0.000 9
胆固醇（mg/dl）	88	−5.64	20.33	0.010 9
甘油三酯（mg/dl）	89	−9.79	30.67	0.003 4
高密度脂蛋白（HDL）（mg/dl）	84	−6.86	8.78	0.000 1
极低密度脂蛋白（VLDL）（mg/dl）	84	−1.88	6.55	0.010 1
载脂蛋白 A1（mg/dl）	62	−16.27	25.25	0.000 1
血常规指标				
红细胞（1 000/mm^3）	89	0.08	0.32	0.016 6
网织红细胞（%）	80	−0.16	0.38	0.000 3
血细胞比容	89	0.27	3.16	0.415 5[a]
血红蛋白（g/dl）	89	0.6	0.84	0.000 1
平均红细胞体积（FL）	89	−1.04	3.23	0.003
红细胞平均血红蛋白含量（pg）	89	0.69	1.6	0.000 1

续表

	n	变化平均值	标准差	p 值
红细胞平均血红蛋白浓度（g/dl）	89	0.93	2.03	0.000 1
血小板（1 000/mm^3）	88	14.52	37.8	0.000 5
白细胞（1 000/mm^3）	89	1.31	1.66	0.000 1
中性粒细胞（%）	89	17.81	11	0.000 1
淋巴细胞（%）	89	−16.23	9.08	0.000 1
单核细胞（%）	90	−0.46	3.3	0.193[a]
嗜酸粒细胞（%）	88	−1.41	2.22	0.000 1
嗜碱粒细胞（%）	87	0.07	0.33	0.573[a]
杆状核细胞（%）	87	0.38	1.44	0.016 1
内分泌指标				
三碘甲状腺氨酸（ng/dl）	78	−17.2	28	−0.000 1
甲状腺素吸收率（结合比值）	61	0.03	0.1	0.004
甲状腺素（g/dl）	78	0.45	0.8	0.000 1
血管紧张素（ng/ml/h）	76	3.07	5	0.000 1
皮质醇（g/dl）	78	−3.19	7.8	0.000 5

注：飞行前样本采集于航天员空腹状态；
p 值源于配对 t 检验；
[a]为无统计学差异，显示为 p 值。

2.5.5　飞行后的临床医学管理

与飞行前相比，失重状态和返回着陆过程涉及多个系统的生理变化和某些生理功能的损伤或障碍。然而，这些损伤/障碍均为轻度，且能迅速恢复正常。航天飞机短期飞行（最长为 17 天）着陆后当天，均要安排航天医生对乘员进行专门医学检查，并进行有限的研究和调查活动，然后几乎无一例外都安排他们开展家庭护理恢复。而且，成立一个专门的医疗小组以便实施进一步的医学观察、咨询、跟踪和飞行后恢复。身体检查和实验室检查在着陆后 3 天重复一次，之后航天员回到他们的正常工作和生活中，可以驾驶、户外锻炼，甚至驾驶高性能飞机。

经过长期飞行之后，根据程序开展各种医学处置。着陆当天经过初步的医疗评估，要对航天员进行密切观察和设备辅助恢复。在美国，如果没有证据显示立位耐力不良或神经损伤并发症，航天员着陆后当天被运送回家进行飞行后恢复。在联盟号飞船着陆后，航天员从哈萨克斯坦着陆点被运送回莫斯科附近的加加林航天员训练中心，长期在此开展后恢复。在美国和俄罗斯的航天飞行任务中，生理功能的恢复是所有飞行后恢复工作的核心。在返回后开展飞行后恢复的 3 个主要措施是休息、暴露于正常重力载荷、回到熟悉环境。

活动和负载量应缓慢并逐渐加强。一个多学科团队组成飞行后恢复团队，包括临床专家、运动专家、心理专家以及其他学科专家，指导全过程。家庭对于航天飞行后心理恢复有着重要作用，影响着后恢复的进展，而医疗人员主要是能随时提供临床事件的决策响应。通常，长期飞行返回 30 天后，航天员便可以恢复正常活动。

2.6 月球表面

到目前为止，人类造访月球仍仅有 6 次阿波罗登月任务。在阿波罗任务中，总共有 29 名航天员执行飞行任务，其中有 12 名航天员登陆月球，在月球表面上共停留 4 人·周的时间。在月球表面，可以进行类似的地面活动，主要原因是月球存在月球引力，约为地球重力的 1/6。在飞行任务早期存在心血管失调和运动能力下降，而在第一次月面着陆之后表现出神经系统紊乱。因此，需要关注这些和其他鲜为人知的可能会影响登月和月面活动的情况。航天员开展出舱活动所获取的出舱活动经验和知识仍然处于探月任务的初期阶段。然而，随着阿波罗 11 号的载人登月成功，在这些领域中备受关注的问题得到了一定程度的解决。

2.6.1 心血管问题

发射后，阿波罗任务的航天员通常有 3～4 天时间在近地轨道上处于失重状态，在登陆月球之前，必须进入月球轨道。在登月舱下降过程中，产生 $+Gz$ 加速度，在这期间指令长从飞行仪表和外部视觉输入整合综合信息，作为驾驶控制输入信息。经过一段时间的 1/6 地球重力暴露后，从月面起飞又经历了将近 $1+Gz$ 的重力过渡。没有航天员报告说出现头晕或视力障碍，提示在这些阶段没有出现立位耐力不良。进行月面行走的航天员相比其他一直处于失重状态的航天员，无论是立位耐力测试还是下体负压测试，飞行后心血管的反应不同。然而，这两个群体在休息和应激状态时的心率没有显著差异[162]。观察显示：心胸比值（影像学指标，反映心脏的大小和位置），与登月组的相比，未执行月面行走的航天员显著下降[162]。这是否与实际工作对心脏的影响、变重力对心脏的影响或其他因素的影响相关，仍然未知，有待进一步研究。

阿波罗 15 号的一名航天员在月面活动期间心脏出现了一段二联律，可能与极度疲劳有关。在继续活动之前，要结合自身实际安排休息。为此，后续航天飞行任务配置了抗心律失常药物；另外，低钾血症亦会导致心律失常，钾补充剂也应提供。有航天员在飞行时未被检出冠脉疾病，在航天飞行结束后 18 个月出现了心肌梗死[51]。

2.6.2 神经前庭问题

经历了失重以及月球绕飞，登月航天员还要经历一系列飞船轨道和姿态的调整变化（登月飞船接近月球并着陆，改变飞行坐标以适应地形特征[3]）。在月球飞行阶段，没有航天员报告称出现前庭错觉或定向障碍。在月球表面活动时，航天员采用新的节能“奔跑”（跑跳）步态，这更适合于低重力的步态。在阿波罗登月飞行任务中，时间和飞船空间容积严重受限，妨碍标准的前庭功能检查，虽然通过视频影像可有限评估姿势稳定性和有目的的运动。在 12 次月面行走任务中，未见错觉、定向障碍等事件报道。月球重力对耳石器官来讲，似乎提供了一个垂直方向引导姿势控制的足够刺激[154]。

2.6.3　月球重力的其他影响

阿波罗任务月面活动对人体产生不适效应，这些效应受月面重力的影响不大，更多是受工作负荷和体力消耗增加的影响。在许多任务中会出现热应激、过度损伤和疲劳，这些任务包括设备的移动、样品采集、表面钻探等活动[51]。应减小低重力的间接影响，如月尘刺激，因为与地球相比沉降较慢。因此，登月活动对人体的影响，更多的是由所需的活动所致，而不是像一个建筑工地那么烦琐。

阿波罗任务航天员没有在月球表面长期驻留，以至于没有足够的时间显示肌肉骨骼系统的变化，因为肌肉萎缩和骨质丢失应有充足的时间才能体现出来。人体对月球重力的适应不同于失重环境，在失重状态下航天员绝大部分时间处在无负荷状态下工作。在月球表面活动的航天员将承担繁重的工作和操作任务，还要穿上厚重的登月服和佩戴生命保障系统，同时操纵月球上的材料和设备。在月球重力影响、月球表面活动及合理的对抗措施之间如何达到最佳平衡尚需进一步深入研究和探讨。

2.7　结论

过去 40 年的实践经验已经充分证明，人类在轨道航天器内可以耐受长期太空飞行。追溯历史，太空飞行中死亡的直接原因是在飞行动态过程中发生事故。绝大部分的飞行时间都驻留在地球轨道上，但不论是在地球轨道还是在月球表面，人类已经证明了具有可以维持健康和有效工作的能力。

绕地球轨道飞行对人体生理功能和健康的主要影响因素是失重，人体在适应失重环境过程中会发生一系列可预见的改变。这些变化可引起一些急性反应，如神经前庭反应导致空间运动病、体液头向分布造成面部充血等不适症状。通常，这些症状不会限制航天员的活动，并且在几天内均会缓解。重要但无临床症状的早期变化包括：血浆容量下降和红细胞质量随之下降，心脏和呼吸动力学的变化，以及人体测量学指标的改变。食物摄入量减少和体重下降很常见。骨骼肌形态发生变化，几天后承重肌的质量和力量下降。有氧运动能力有一定水平的下降，但不影响飞行能力。虽然从一进入失重环境便开始发生骨质脱钙，但短期飞行一般不明显。在数周到数月飞行后，丢失的骨量积累到可检测阈值，这时候的检测结果提示需要加强相应的失重防护对策。

在返回地球后，重新适应重力环境表现为这些过程的逆向变化。飞行后出现立位耐力不良或神经前庭等不同程度的临床功能障碍常见。这些失调/障碍在短期飞行后便可迅速缓解，但长期飞行后需要更多的恢复时间。骨骼系统需要的恢复期最长，可能为失重飞行时间的 2～3 倍。必须认真指导飞行后恢复活动，确保航天员安全、健康恢复到飞行前状态水平。

经历多次飞行实践，航天医学和生理学的知识日渐完善，通过严格选拔筛选专业的飞行乘组人员以及越来越多的科学家和太空飞行者参与进来。随着新兴太空旅游业的发展，拥有良好健康条件的个人可以报名参与太空飞行。航天医学知识直接应用到更广泛的人群中应慎重；然而，迄今为止，针对普通人群，太空飞行未发现有特定的禁忌。在这些新的领域，应进一步扩大临床航天医学的研究和医疗信息普及。

进一步延长失重状态下的驻留时间和进行进一步的月球探索，以及在没有更详细的研究结果支持下继续实施是否足够安全，目前仍有争议。当人类已经冒险进入新的陌生环境，如海底和高海拔地区，基于现有经验采取了类似活动支持，并在适当时候有针对性地开展了初步研究。随着工程技术与医学发展里程碑的建立，人们采用合理的安全保证，阐明这些环境中人体反应的特点，并进一步优化了人类健康和功能。在开始阶段，仅有少数探险家参与，后来有越来越多的人加入，在这些新环境中人类的活动次数增加和生产力提高。

载人航天飞行也不例外，从少数几个到更多人参与载人航天飞行，都得到了很好的实施。目前，我们正处在一个中间阶段，与失重相关的不良事件风险可以接受，但对失重“适应不良”又不可忽视。从安全的角度来看，目前的航天飞行知识并没有限制我们持续开展这些任务，在失重环境下驻留可长达一年。但是，观察和研究失重下生理变化将会极大减小人类在该环境中居住的整体风险。这方面的努力将有助于指导制定有效的失重应对策略，以减轻环境对健康的危害，并提供更多的科学学术基础，以便在失重环境中能够实践现代医学。

参考文献

[1] Fregly MJ, Blatteis CM (eds.), Handbook of Physiology: Section 4: Environment Physiology. III: The Gravitational Environment. New York, NY: Oxford University Press; 1996.

[2] Buckey JC. Space Physiology. New York, NY: Oxford University Press; 2006.

[3] Berry C. Perspectives on Apollo. In: Johnston RS, LawrenceF, Dietlein MD, Charles A, Berry MD (eds.), Bioemedical results of Apollo. Washington, DC: Scientific and Technical Information Office, NASA; 1975: 581-582.

[4] Hanrahan JS. History of Research in Space Biology and Biodynamics at the U. S. Air Force Missile Development Center, Holloman Air Force Base, New Mexico 1946 - 1958. In: Project Man High. Holloman Air Force Base, New Mexico: Historical Division, Office of Information Services, Air Force Missile Development Center, Air Research and Development Command; 1958: 18-27.

[5] Dietlein LF. Summary and Conclusions. In: Johnston RS, Lawrence F, Dietlein MD, Charles A, Berry MD (eds.), Bioemedical results of Apollo. Washington, DC: Scientific and Technical Information Office, NASA; 1975: 579.

[6] Gurovskii NN, Eryonin AV, Gazenko OG, Egorov AD, Brianov II, Ganin AM. Medical investigations during flights of the spacecraft Soyuz - 12, Soyuz - 13, Soyuz - 14 and the orbital station Salyut - 3. In: International Astronautical Congress, 25th. Amsterdam, Netherlands: International Astronautical Federation; 1974.

[7] Dietlein L. Skylab: A beginning. In: Johnston RS, Dietlein LF (eds.), Bioemedical results from Skylab. Washington, DC: Scientific and Technical Information Office, NASA, SP - 377; 1977: 408-418.

[8] Michel EL, Rummel JA, Sawin CF, Buderer MC, Lem JD. Results of Skylab Medical Experiment M171—metabolic activity. In: Johnston R, Dietlein L (eds.), Biomedical Results of Skylab. Washington, DC: Scientific and Technical Information Office, NASA; 1977: 372-387.

[9] Davis JR, Vanderploeg JM, Santy PA, Jennings RT, Stewart DF. Space motion sickness during 24 flights of the space shuttle. Aviat Space Environ Med 1988; 59 (12): 1185-1189.

[10] Matsnev EI, Yakovleva IY, Tarasov IK, et al. Space motion sickness: Phenomenology, countermeasures, and mechanisms. Aviat Space Environ Med 1983; 54 (4): 312-7.

[11] Jennings RT. Managing space motion sickness. J Vestib Res 1998; 8 (1): 67-70.

[12] Buckey J, Lane L, Levine B, et al. Orthostatic intolerance after spaceflight. J App Physiol 1996; 81 (1): 7-18.

[13] Schneider V, Oganov V, LeBlanc A, et al. Bone and body mass changes during space flight. Acta Astronaut 1995; 36 (8-12): 463-466.

[14] Heer M, De Santo NG, Cirillo M, Drummer C. Body mass changes, energy, and protein metabolism in space. Am J Kidney Dis 2001; 38 (3): 691-695.

[15] Kozerenko OP, Grigoriev AI, Egerov AD. Results of investigations of weightlessness effects during prolonged manned space flight onboard Salyut 6. The Physiologist 1981; 24 (6 Suppl): S49 - S54.
[16] Smith SM, Zwart SR, Block G, Rice BL, Davis - Street JE. The nutritional status of astronauts is altered after long - term space flight aboard the International Space Station. J Nutr 2005; 135: 437 - 443.
[17] Grigoriev AI, Bugrov SA, Bogomolov VV, et al. Medical results of the Mir year - long mission. Physiologist 1991; 34 (1 Suppl): S44 - S48.
[18] Thornton WE, Hoffler GW, Rummel JA. Anthropometric changes and fluid shifts. In: Johnston R, Dietlein L (eds.), Biomedical Results of Skylab. Washington, DC: Scientific and Technical Information Office, NASA; 1977: 330 - 338.
[19] NASA. Antrhopometry and biomechanics. In: Man - System Integration Standards, NASA - STD - 3000: National Aeronautics and Space Administration; 1989: 3. 56 - 57.
[20] Billica RD, Barratt MR. Inflight Evaluation of apparatus and techniques for performance of medical and surgical procedures in microgravity. STS - 40/SLS - 1, SMIDEX medical restraint system. In: Spacelab Like Sciences 1 Final Report. Houston, TX: NASA JSC - 26786; 1991: 5. 67 - 5. 82.
[21] Harris BA, Jr, Billica RD, Bishop SL, et al. Physical examination during space flight. Mayo Clin Proc 1997; 72 (4): 301 - 308.
[22] Draeger J, Schwartz R, Groenhoff S, Stern C. Self - tonometry under microgravity conditions. Aviat Space Environ Med 1995; 66 (6): 568 - 570.
[23] Herault S, Fomina G, Alferova I, Kotovskaya A, Poliakov V, Arbeille P. Cardiac, arterial and venous adaptation to weightlessness during 6 - month MIR spaceflights with and without thigh cuffs (bracelets). Eur J Appl Physiol 2000; 81 (5): 384 - 390.
[24] Guyton AC, Hall JE. Nervous regulation of the circulation, and rapid control of arterial pressure. In: Textbook of Medical Physiology. 10th edn. Philadelphia, PA: W. B. Saunders; 2000: 184 - 194.
[25] Fritsch - Yelle J, Charles J, Jones M, Wood M. Microgravity decreases heart rate and arterial pressure in humans. J Appl Physiol 1996; 80 (3): 910 - 914.
[26] Buckey JC, Gaffney FA, Lane LD, et al. Central venous pressure in space. J Appl Physiol 1996; 81: 19 - 25.
[27] Norsk P, Damgaard M, Petersen L, et al. Vasorelaxation in space. Hypertension 2006; 47 (1): 69 - 73.
[28] Shykoff BE, Farhi LE, Olszowka AJ, et al. Cardiovascular response to submaximal exercise in sustained microgravity. J Appl Physiol 1996; 81: 26 - 32.
[29] Shiraishi M, Kamo T, Kamegai M, et al. Periodic structures and diurnal variation in blood pressure and heart rate in relation to microgravity on space station MIR. Biomed Pharmacother 2004; 58 (1 Suppl): S31 - S34.
[30] Atkov O, Bednenko VS, Fomina GA. Ultrasound techniques in space medicine. Aviat Space Environ Med 1987; Suppl 58: A69 - A73.
[31] Foldager N, Andersen TA, Jessen FB, et al. Central venous pressure in humans during microgravity. J Appl Physiol 1996; 81 (1): 408 - 412.
[32] Leach CS, Alfrey CP, Suki WN, et al. Regulation of body fluid compartments during short - term

spaceflight. J Appl Physiol 1996; 81 (1): 105 - 116.

[33] Johnson PC, Driscoll TB, LeBlanc AD. Blood volume changes. In: Johnson R, Dietlein, LF (eds.), Biomedical Results of Skylab. Washington, DC: Scientific and Technical Information Office, NASA; 1977: 235 - 241.

[34] Alfrey CP, Udden MM, Leach - Huntoon C, Driscoll T, Pickett MH. Control of red blood cell mass in spaceflight. J Appl Physiol 1996; 81 (1): 98 - 104.

[35] Prisk G, Guy H, Elliott A, Deutschman RR, West J. Pulmonary diffusing capacity, capillary blood volume, and cardiac output during sustained microgravity. J Appl Physiol 1993; 75 (1): 15 - 26.

[36] Verbanck S, Larsson H, Linnarsson D, Prisk GK, West JB, Paiva M. Pulmonary tissue volume, cardiac output, and diffusing capacity in sustained microgravity. J Appl Physiol 1997; 83: 810 - 6.

[37] Perhonen MA, Franco F, Lane LD, et al. Cardiac atrophy after bed rest and spaceflight. J Appl Physiol 2002; 92 (5): 2222 - 2223.

[38] Henry WL, Epstein SE, Griffith JM, Goldstein RE, Redwood DR. Effect of prolonged space flight on cardiac functions and dimensions. In: Johnston R, Dietlein L (eds.), Biomedical Results from Skylab. Washington, DC: Scientific and Technical Information Office, NASA; 1977: 366 - 371.

[39] Estenne M, Gorini M, Van Muylem A, Ninane V, Paiva M. Rib cage shape and motion in microgravity. J Appl Physiol 1992; 73 (3): 946 - 954.

[40] Videback R, Norsk P. Atrial distension in humans during microgravity induced by parabolic flights. J Appl Physiol 1997; 83: 1862 - 1866.

[41] Buckey JC. Central Venous Pressure. In: Prisk GK, Paiva M, West JB (eds.), Gravity and the Lung: Lessons from Microgravity. New York, NY.: Marcel Dekker Inc.; 2001: 225 - 54.

[42] Rice L, Alfrey CP. Modulation of red cell mass by neocytolysis in space and on Earth. Pflugers Arch 2000; 441 (2 - 3 Suppl): R91 - R94.

[43] Watenpaugh DE, Hargens AR. The cardiovascular system in microgravity. In: Fregly MJ, Blatteis CM (eds.), Handbook of Physiology: Environmental Physiology. New York, NY: Oxford University Press; 1996: 631 - 674.

[44] Fritsch J, Eckberg D. Effects of weightlessness on human baroreflex function. (Abstract). Aviat Space Environ Med 1992; 63: 439.

[45] Fritsch JM, Charles JB, Bennett BS, Jones MM, Eckberg DL. Short - duration spaceflight impairs human carotid baroreceptor - cardiac reflex responses. J Appl Physiol 1992; 73 (2): 664 - 671.

[46] Fritsch - Yelle JM, Charles JB, Jones MM, Beightol LA, Eckberg DL. Spaceflight alters autonomic regulation of arterial pressure in humans. J Appl Physiol 1994; 77 (4): 1776 - 1783.

[47] Ertl AC, Diedrich A, Biaggioni I. Baroreflex dysfunction induced by microgravity: Potential relevance to postflight orthostatic intolerance. Clin Auton Res 2000; 10 (5): 269 - 277.

[48] Cooke WH, Ames JEI, Crossman AA, et al. Nine months in space: Effects on human autonomic cardiovascular regulation. J Appl Physiol 2000; 89 (3): 1039 - 1045.

[49] Baisch F, Beck L, Blomqvist G, et al. Cardiovascular response to lower body negative pressure stimulation before, during, and after space flight. Eur J Clin Invest 2000; 30 (12): 1055 - 1065.

[50] Ertl A, Diedrich A, Biaggioni I, et al. Human muscle sympathetic nerve activity and plasma noradrenaline kinetics in space. J Physiol 2002; 538 (Pt 1): 321 - 329.

[51] Hawkins WR，Zieglschmid JF. Clinical aspects of crew health. In：Johnston RS，Lawrence F. Dietlein MD，Charles A. Berry MD（eds.），Biomedical Results of Apollo. Washington，DC：Scientific and Technical Information Office，NASA；1975：71 - 73.

[52] Newkirk D. Almanac of Soviet Manned Space Flight. Houston，TX：Gulf Publishing Co.；1990：328 - 329.

[53] Gazenko OG，Grigoriev AI，Burgov SA，Yegerov VV，Bogomolov VV，Tarasov IBKIK. Review of the major results of medical research during the flight of the second prime crew of the Mir Space Station. Kosmich Biol Aviakosmich Med 1990；23：3 - 11.

[54] Fritsch - Yelle J，Leuenberger U，D' Aunno D，et al. An episode of ventricular tachycardia during long - duration spaceflight. Am J Cardiol 1998；81（11）：1391 - 1392.

[55] Rossum AC，Wood ML，Bishop SL，Deblock H，Charles JB. Evaluation of cardiac rhythm disturbances during extravehicular activity. Am J Cardiol 1997；79（8）：1153 - 1155.

[56] Burton RR，Whinnery JE. Biodynamics：Sustained Acceleration. In：DeHart RL，Davis JR（eds.），Fundamentals of Aerospace Medicine. 3rd edn. Philadelphia，PA：Lippincott Williams and Wilkins；2002：122 - 153.

[57] Whinnery AM，Whinnery JE. The electrocardiographic response of females to centrifuge ＋Gz stress. Aviat Space Environ Med 1990；61（11）：1046 - 1051.

[58] Glaister D. The effects of gravity and acceleration on the lung. Slough，UK：Technivison Services；1970；AGARDograph 133.

[59] Wantier M，Estenne M，Verbanck S，Prisk GK，Paiva M. Chest wall mechanics in sustained microgravity. J Appl Physiol 1998；84（6）：2060 - 2065.

[60] Prisk GK，Elliott AR，Guy HJ，Kosonen JM，West JB. Pulmonary gas exchange and its determinants during sustained microgravity on Spacelabs SLS - 1 and SLS - 2. J Appl Physiol 1995；79（4）：1290 - 1298.

[61] Prisk GK，Elliott AR，West JB. Sustained microgravity reduces the human ventilatory response to hypoxia but not hypercapnea. J Appl Physiol 2000；88：1421 - 1430.

[62] Elliot AR，Prisk GK，Guy HJB，West JB. Lung volumes during sustained microgravity on Spacelab SLS - 1. J Appl Physiol 1994；77：2005 - 2014.

[63] Elliot AR，Prisk GK，Guy HJB，Kosonen JM，West JB. Forced expiration and maximum expiratory flow - volume curves during sustained microgravity on SLS - 1. J Appl Physiol 1996；81：33 - 43.

[64] Prisk GK. Microgravity and the Lung. J Appl Physiol 2000；89：385 - 396.

[65] Verbandt Y，Wantier M，Prisk GK，Paiva M. Ventilation - perfusion matching in long - term microgravity. J Appl Physiol 2000；89（6）：2407 - 2412.

[66] Venturoli D，Semino P，Negrini D，Miserocchi G. Respiratory mechanics after 180 days space mission（EUROMIR' 95）. Acta Astronaut 1998；42（1 - 8）：185 - 204.

[67] Biering - Sorensen F，Bohr HH，Schaadt OP. Longitudinal study of bone mineral content in the lumbar spine，the forearm and the lower extremities after spinal cord injury. Eur J Clin Invest 1990；20（3）：330 - 335.

[68] Wilmet E，Ismail AA，Heilporn A，Welraeds D，Bergmann P. Longitudinal study of the bone

mineral content and of soft tissue composition after spinal cord section. Paraplegia 1995; 33 (11): 674 - 677.

[69] Smith MC, Rambaut PC, Vogel JM, Whittle MW. Bone mineral measurement experiment M078. In: Johnston R, Dietlein L (eds.), Biomedical Results from Skylab. Washington, DC: Scientific and Technical Information Office, NASA; 1977: 183 - 190.

[70] Leblanc AD, Schneider VS, Evans HJ, Engelbretson DA, Krebs JM. Bone mineral loss and recovery after 17 weeks of bed rest. J Bone Miner Res 1990; 5 (8): 843 - 850.

[71] Pereira - Silva JA, Costa - Dias F, Fonseca JE, Canhao H, Resende C, Viana - Queiroz M. Low bone mineral density in professional scuba divers. Clin Rheumatol 2004; 23 (1): 19 - 20.

[72] Whedon GD, Lutwak L, Rambaut PC, et al. Mineral and nitrogen metabolic studies, experiment M071. In: Johnston R, Dietlein L (eds.), Biomedical Results from Skylab. Washington, DC: Scientific and Technical Information Office, NASA; 1977: pp. 164 - 174.

[73] LeBlanc A, Lin C, Shackelford L, et al. Muscle volume, MRI relaxation times (T2), and body composition after spaceflight. J Appl Physiol 2000; 89 (6): 2158 - 2164.

[74] LeBlanc A, Schneider V, Shackelford L, et al. Bone mineral and lean tissue loss after long duration space flight. J Musculoskel Neuron Interact 2000; 1 (2): 157 - 160.

[75] Lang T, LeBlanc A, Evans H, Lu Y, Genant H, Yu A. Cortical and trabecular bone mineral loss from the spine and hip in long duration spaceflight. J Bone Miner Res 2004; 19 (6): 1006 - 1012.

[76] Sams C, Fogarty J, Julian - Gray T, Haralson C, et al. Biomedical results of ISS expeditions 1 - 12. NASA Johnson Space Center. Presented at the 3rd Bi - annual Countermeasure Summit, Houston, TX. March 5 - 9, 2007.

[77] Smith SM, Wastney ME, Morukov BV, et al. Calcium metabolism before, during, and after a 3 month spaceflight: Kinetic and biochemical changes. Am J Physiol Heart Circ Physiol Regulatory Integrative Comp Physiol 1999; 277: R1 - R10.

[78] Smith SM, Nillen JL, Leblanc A, et al. Collagen cross - links excretion during space flight and bed rest. J Clin Endocrinol Metab 1998; 83: 3584 - 3591.

[79] Caillot - Augusseau A, Lafage - Proust MH, Soler C, Pernod J, Dubois F, Alexandre C. Bone formation and resorption biological markers in cosmonauts during and after a 180 - day space flight (Euromir 95). Clin Chem 1998; 44 (3): 578 - 585.

[80] Smith SM, Wastney ME, O' Brien KO, et al. Bone markers, calcium metabolism, and calcium kinetics during extendedduration space flight on the Mir space station. J Bone Miner Res 2005; 20 (2): 208 - 218.

[81] Grigoryev AI, Dorokhova BR, Semenov VY, et al. Fluid - electrolyte metabolism and renal function in cosmonauts following 185 - day spaceflight [Article in Russian]. Kosmicheskaya Biol I Aviakosmicheskaya Meditsina 1985; 19 (3): 21 - 27.

[82] Morey - Holton ER, Schnoes HK, DeLuca HF, et al. Vitamin D metabolites and bioactive parathyroid hormone levels during spacelab 2. Aviat Space Environmental Medicine 1988; 59: 1038 - 1041.

[83] Tipton CM, Greenlead JE, Jackson CG. Neuroendocrine and immune system responses with spaceflights. Med Sci Sports Exerc 1996; 28: 988 - 998.

[84] Heer M. Nutritional interventions related to bone turnover in European space missions and simulation models. Nutrition 2002；18（10）：853－856.

[85] Thornton W，Hoffler G，Rummel J. Muscular deconditioning and its prevention in space flight. In：Johnston R，Dietlein L（eds.），Biomedical Results of Skylab. Washington，DC：Scientific and Technical Information Office，NASA；1977：191－197.

[86] LeBlanc A，Rowe R，Schneider V，Evans H，Hedrick T. Regional muscle loss after short duration spaceflight. Aviat Space Environ Med 1995；66（12）：1151－1154.

[87] Akima H，Kawakami Y，Kubo K，et al. Effect of short－duration spaceflight on thigh and leg muscle volume. Med Sci Sports Exerc 2000；32（10）：1743－1747.

[88] Edgerton VR，Zhou MY，Ohira Y，et al. Human fiber size and enzymatic properties after 5 and 11 days of spaceflight. J Appl Physiol 1995；78（5）：1733－1739.

[89] Zange J，Muller K，Schuber M，et al. Changes in calf muscle performance，energy metabolism，and muscle volume caused by long－term stay on space station MIR. Int J Sports Med 1997；4（18 Suppl）：S308－S309.

[90] Greenisen MC，Hayes JC，Siconolfi SE，Moore AD Jr. Functional performance evaluation. In：Sawin CF，Taylor GR，Smith WL（eds.），Extended Duration Orbiter Medical Project. Houston，TX：National Aeronautics and Space Administration/SP－1999－534；1999：3.1－24.

[91] Lambertz D，Pérot C，Kaspranski R，Goubel F. Effects of longterm spaceflight on mechanical properties of muscles in humans J Appl Physiol 2001；90：179－188.

[92] Antonutto G，Bodem F，Zamparo P，di Prampero PE. Maximal power and EMG of lower limbs after 21 days spaceflight in one astronaut. J Gravit Physiol 1998；5（1）：P63－P66.

[93] Antonutto G，Capelli C，Girardis M，Zamparo P，di Prampero PE. Effects of microgravity on maximal power of lower limbs during very short efforts in humans. J Appl Physiol 1999；86（1）：85－92.

[94] Fitts RH，Riley DR，Widrick JJ. Physiology of a microgravity environment invited review：Microgravity and skeletal muscle. J Appl Physiol 2000；89（2）：823－839.

[95] Widrick JJ，Knuth ST，Norenberg KM，et al. Effect of a 17 day spaceflight on contractile properties of human soleus muscle fibres. J Physiol 1999；516（Pt 3）：915－930.

[96] Goubel F. Changes in mechanical properties of human muscle as a result of spaceflight. Int J Sports Med 1997；4（18 Suppl）：S285－S287.

[97] Rummel JA，Sawin CF，Michel EL. Exercise response. In：Johnston RS，Dietlein LF，Berry CA（eds.），Biomedical Results of Apollo. Washington，DC：Scientific and Technical Information Office，NASA；1975：265－75.

[98] Convertino VA. Physiological adaptations to weightlessness：Effects on exercise and work performance. Exercise and sport sciences reviews 1990；18：119－166.

[99] Trappe T，Trappe S，Lee G，Widrick J，Fitts R，Costill D. Cardiorespiratory responses to physical work during and following 17 days of bed rest and spaceflight. J Appl Physiol 2006；100（3）：951－957.

[100] Grigoriev AI，Bugrov SA，Bogomolov VV，et al. Main medical results of extended flights on space station Mir in 1986－1990. Acta Astronaut 1993；29（8）：581－585.

[101] Clement G, Wood SJ, Reschke MF, Berthoz A, Igarashi M. Yaw and pitch visual - vestibular interaction in weightlessness. J Vestib Res 1999; 9 (3): 207 - 220.

[102] Bock O, Fowler B, Comfort D. Humansensorimotor coordination during spaceflight: An analysis of pointing and tracking responses during the "Neurolab" Space Shuttle mission. Aviat Space Environ Med 2001; 72 (10): 877 - 883.

[103] Manzey D, Lorenz TB, Heuers H, Sangals J. Impairments of manual tracking performance during spaceflight: More converging evidence from a 20 - day space mission. Ergonomics 2000; 43 (5): 589 - 609.

[104] Roll R, Gilhodes JC, Roll JP, Popov K, Charade O, Gurfinkel V. Proprioceptive information processing in weightlessness. Exp Brain Res 1998; 122 (4): 393 - 402.

[105] eschke MF, Bloomberg JJ, Harm DL, Paloski WH, Layne C, McDonald V. Posture, locomotion, spatial orientation, and motion sickness as a function of space flight. Brain Res Brain Res Rev 1998; 28 (1 - 2): 102 - 117.

[106] Macho L, Koska J, Ksinantova L, et al. Effects of real and simulated microgravity on response of sympathoadrenal system to various stress stimuli. Ann N Y Acad Sci 2004; 1018: 550 - 561.

[107] Cox JF, Tahvanainen KU, Kuusela TA, et al. Influence of microgravity on astronauts' sympathetic and vagal responses to Valsalva's manoeuvre. J Physiol 2002; 538 (Pt 1): 309 - 320.

[108] Gauer OH, Henry JP. Circulatory basis of fluid volume control. Physiol rev 1963; 43: 423 - 481.

[109] Beckman EL, Coburn KR, Chambers RM, Deforest RE, Augerson WS, Benson VG. Physiologic changes observed in human subjects during zero G simulation by immersion in water up to neck level. Aeromedica acta 1961; 32: 1031 - 1041.

[110] Graveline DE, Jackson MM. Diuresis associated with prolonged water immersion. J Appl Physiol 1962; 17: 519 - 524.

[111] Leach CS, Rambaut PC. Biochemical responses of the Skylab crewmen: An overview. In: Johnston RS, Dietlein LF (eds.), Biomedical Results from Skylab SP - 377. Washington, DC: Scientific and Technical Information Office, NASA; 1977: 204 - 216.

[112] Leach CS, Alfrey CP, Suki WN, et al. Regulation of body fluid compartments during short - term spaceflight. J Appl Physiol 1996; 81 (1): 105 - 116.

[113] Schrier RW, Berl T, Anderson RJ. Osmotic and nonosmotic control of vasopressin release. Am J Physiol 1979; 236 (4): F321 - F332.

[114] Eversmann T, Gottsmann M, Uhlich E, Ulbrecht G, von Werder K, Scriba PC. Increased secretion of growth hormone, prolactin, antidiuretic hormone, and cortisol induced by the stress of motion sickness. Aviat Space Environ Med 1978; 49 (1 Pt 1): 53 - 57.

[115] Norsk P, Drummer C, Rocker L, et al. Renal and endocrine responses in humans to isotonic saline infusion during microgravity. J Appl Physiol 1995; 78 (6): 2253 - 2259.

[116] Gerzer R, Heer M. Regulation of body fluid and salt homeostasis—From observations in space to new concepts on Earth. Curr pharm biotechnol 2005; 6 (4): 299 - 304.

[117] Drummer C, Norsk P, Heer M. Water and sodium balance in space. Am J Kidney Dis 2001; 38 (3): 684 - 690.

[118] Leach CS, Leonard JI, Rambaut PC, Johnson PC. Evaporative water loss in man in a gravity - free

nvironment. J Appl Physiol 1978; 45 (3): 430 - 436.

[119] Fortney SM, Mikhaylov V, Lee SM, Kobzev Y, Gonzalez RR, Greenleaf JE. Body temperature and thermoregulation during submaximal exercise after 115 - day spaceflight. Aviat Space Environ Med 1998; 69 (2): 137 - 141.

[120] Whitson PA, Pietrzyk RA, Pak CY. Renal stone risk assessment during Space Shuttle flights. The Journal of urology 1997; 158 (6): 2305 - 2310.

[121] Whitson PA, Pietrzyk RA, Morukov BV, Sams CF. The risk of renal stone formation during and after long duration space flight. Nephron 2001; 89 (3): 264 - 270.

[122] Whitson PA, Pietrzyk RA, Sams CF. Urine volume and its effects on renal stone risk in astronauts. Aviat Space Environ Med 2001; 72 (4): 368 - 372.

[123] Lebedev V. November: Tolia's illness. In: Puckett D, Harrison CW (eds.), Diary of a Cosmonaut: 211 Days in Space. College Station, TX: Phytoresource Research, Inc. Information Service (Originally published in 1983 as Dnevnik kosmonavta by Nauka i Zhizn, Moscow); 1988: 333 - 335.

[124] Stein TP, Schluter MD, Moldawer LL. Endocrine relationships during human spaceflight. Am J Physiol 1999; 276 (1 Pt 1): E155 - E162.

[125] Stein TP, Wade CE. The catecholamine response to spaceflight: Role of diet and gender. Am J Physiol Endocrinol Metab 2001; 281 (3): E500 - E506.

[126] Strollo F, Norsk P, Roecker L, et al. Indirect evidence of CNS adrenergic pathways activation during spaceflight. Aviat Space Environ Med 1998; 69 (8): 777 - 780.

[127] Stein TP, Leskiw MJ, Schluter MD. Effect of spaceflight on human protein metabolism. Am J Physiol 1993; 264 (5 Pt 1): E824 - E828.

[128] McMonigal KA, Braverman LE, Dunn JT, et al. Thyroid function changes related to use of iodinated water in the U. S. Space Program. Aviat Space Environ Med 2000; 71 (11): 1120 - 1125.

[129] Hinghofer - Szalkay HG, Noskov VB, Rossler A, Grigoriev AI, Kvetnansky R, Polyakov VV. Endocrine status and LBNPinduced hormone changes during a 438 - day spaceflight: A case study. Aviat Space Environ Med 1999; 70 (1): 1 - 5.

[130] Stein TP, Schulter MD, Boden G. Development of insulin resistance by astronauts during spaceflight. Aviat Space Environ Med 1994; 65 (12): 1091 - 1096.

[131] Smirnov KV, Ugolev AM. Digestion and absorption. In: Leach - Huntoon CS, Antipov VV, Grigoriev AI (eds.), Humans in Spaceflight, Book I. 2nd edn. Reston, VA; Moscow: American Institute of Aeronautics and Astronautics; 1996: 211 - 230.

[132] Strollo F, Riondino G, Harris B, et al. The effect of microgravity on testicular androgen secretion. Aviat Space Environ Med 1998; 69 (2): 133 - 136.

[133] Arun CP. The importance of being asymmetric: The physiology of digesta propulsion on Earth and in space. Ann N Y Acad Sci 2004; 1027: 74 - 84.

[134] Harm DL, Sandoz GR, Stern RM. Changes in gastricmyoelectric activity during space flight. Dig Dis Sci 2002; 47 (8): 1737 - 1745.

[135] Thornton WE, Linder BJ, Moore TP, Pool SL. Gastrointestinal motility in space motion sickness. Aviat Space Environ Med 1987; 58 (9 Pt 2): A16 - A21.

[136] Lane HW, Whitson PA, Putcha L, et al. Regulatory physiology: Gastrointestinal function during extended duration space flight. In: Sawin CF, Taylor GR, Smith WL (eds.), Extended Duration Orbiter Medical Project Final Report. Houston, TX: National Aeronautics and Space Administration, SP - 1999 - 534; 1999: 2. 4 - 2. 6.

[137] Tigranyan RA. Metabolic aspects of problems in stress in space flight. Problemy Kosmicheskoi Biologii 1985; 52: 1 - 222.

[138] Markin A, Strogonova L, Balashov O, Polyakov V, Tigner T. The dynamics of blood biochemical parameters in cosmonauts during long - term space flights. Acta Astronaut 1998; 42 (1 - 8): 247 - 253.

[139] Smith SM, Davis - Street JE, Fontenot TB, Lane HW. Assessment of a portable clinical blood analyzer during space flight. Clin Chem 1997; 43 (6 Pt 1): 1056 - 1065.

[140] Cirillo M, De Santo NG, Heer M, et al. Low urinary albumin excretion in astronauts during space missions. Nephron Physiol 2003; 93 (4): 102 - 105.

[141] Kotovskaia AR, Vil' - Vil' iams I, Gavrilova LN, Elizarov S, Uliatovskii NV. Tolerance of +Gx by MIR 22 - 27 main crew in space flights. Aviakosm Ekolog Med 2001; 35 (2): 45050.

[142] Jennings RT, Sawin CF, Barratt MR. Space operations. In: DeHart RL, Davis JR (eds.), Fundamentals of Aeropsace Medicine. Philadelphia, PA: Lippincott Williams and WIlkins; 2002: 596 - 628.

[143] Koloteva MI, Kotovskaia AR, Vil' - Vil' iams IF, Luk' ianiuk V, Gavrilova LN. G - tolerance of female cosmonauts during descent in space flights of 8 up to 169 days in duration Article in Russian. Aviakosm Ekolog Med 2001; 36 (6): 24 - 30.

[144] Whitson PA, Charles JB, Williams WJ, Cintron NM. Changes in sympathoadrenal response to standing in humans after spaceflight. J Appl Physiol 1995; 79 (2): 428 - 433.

[145] Convertino VA. Consequences of cardiovascular adaptation to spaceflight: Implications for the use of pharmacological countermeasures. Gravit Space Biol Bull 2005; 18 (2): 59 - 69.

[146] Meck JV, Waters WW, Ziegler MG, et al. Mechanisms of postspaceflight orthostatic hypotension: Low alpha1 - adrenergic receptor responses before flight and central autonomic dysregulation postflight. Am J Physiol Heart Circ Physiol 2004; 286 (4): H1486 - H1495.

[147] Gharib C, Custaud MA. Orthostatic tolerance after spaceflight or simulated weightlessness by head - down bed - rest. Bull Acad Natl Med Article in French 2002; 186 (4): 733 - 746; discussion 47 - 9.

[148] Levine BD, Pawelczyk JA, Ertl AC, et al. Human muscle sympathetic neural and haemodynamic responses to tilt following spaceflight. J Physiol 2002; 1 (538): 331 - 340.

[149] Waters WW, Ziegler MG, Meck JV. Post - spaceflight orthostatic hypotension occurs mostly in women and is predicted by low vascular resistance. J Appl Physiol 2002; 92: 586 - 594.

[150] Perez SA, Charles JB, Fortner GW, Hurst VT, Meck JV. Cardiovascular effects of anti - G suit and cooling garment during space shuttle re - entry and landing. Aviat Space Environ Med 2003; 74 (7): 753 - 757.

[151] Gunga HC, Kirsch K, Baartz F, et al. Erythropoietin under real and simulated microgravity conditions in humans. J Appl Physiol 1996; 81 (2): 761 - 773.

[152] Kimzey SL. Hematology and Immunology Studies. In: Johnston RS, Dietlein LF (eds.),

Biomedical Results from Skylab. Washington, DC: Scientific and Technical Information Office, NASA; 1977: 249 - 282.

[153] Grigor' ev AI, Noskov VB, Poliakov VV, et al. Dynamic changes in the reactivity of the hormonal system regulation with the impact by LBNP sessions in long - term space mission. Article in Russian. Aviakosm Ekolog Med 1998; 32 (3): 18 - 23.

[154] Homick JL, E. F. Miller I. Apollo flight crew vestibular assessment. In: Johnston RS, Dietlein LF, Berry CA (eds.), Biomedical Results of Apollo. Washington, DC: Scientific and Technical Information Office, NASA; 1975: 322 - 340.

[155] Homick JL, Reschke MF. The effects of prolonged exposure to weightlessness on postural equilibrium. In: Johnston RS, Dietlein LF (eds.), Biomedical Results from Skylab. Washington, DC: Scientific and Technical Information Office, NASA; 1977: 104 - 112.

[156] Bacal K, Billica R, Bishop S. Neurovestibular symptoms following space flight. J Vestib Res 2003; 13 (2 - 3): 93 - 102.

[157] Black FO, Paloski WH, Doxey - Gasway DD, Reschke MF. Vestibular plasticity following orbital spaceflight: Recovery from postflight postural instability. Acta Otolaryngol Suppl 1995; 520 (Pt. 2): 450 - 454.

[158] Hlavacka F, Kornilova LN. Velocity of head movements and sensory - motor adaptation during and after short spaceflight. J Gravit Physiol 2004; 11 (2): 13 - 16.

[159] Oganov VS. Changes in bone mineral density and human body composition in spaceflight. In: The Skeletal System, Weightlessness, and Osteoporosis. Moscow: Slovo; 2003: 56 - 75.

[160] Shackelford LC, LeBlanc A, Feivcson A, Oganov V. Bone loss in space: Shuttle/MIR experience and bed rest countermeasure program. In: First Biennial Space Biomedical Investigators' Workshop. Houston, TX: NASA Johnson Space Center; 1999.

[161] Barratt M, Houser S, Wear ML. Operational monitoring ofpreand post - flight blood parameters for first time shuttle flyers. In: 67th Annual Scientific Meeting, Aerospace Medical Association; 1997; 1997.

[162] Hoffler GW, Johnson RL. Apollo flight crew cardiovascular evaluation. In: Johnston RS, Dietlein LF, Berry CA (eds.), Biomedical Results of Apollo. Washington, DC: Scientific and Technical Information Office, NASA; 1975: 226 - 264.

第 3 章　医学评价与标准

加利·格雷（Gary Gray）
史密斯·L. 约翰斯顿（Smith L. Johnston）

3.1　基本原理

通过医学检查选拔出执行航天飞行任务的航天员，确保其以健康体魄执行各种任务操作活动，以保证航天飞行任务的成功实施。依据航天飞行任务的需求制定医学选拔标准，按照此标准实施医学选拔；医学选拔标准经过多年的连续应用，有助于建立一个信息数据库，以此数据库为基础，对低于标准的情况进行客观分析评价。这些标准随着时间的推移不断予以修订，对新发现信息进行收集与补充，最终目的在于提供科学合理、以事实为依据的精炼（细化）标准，其既反映了任务的需求，也反映了航天飞行的医学风险。通过不断修订，当前被排除在执行航天飞行任务外的人群，未来可能会参与到航天探索活动中来。

3.2　目标

3.2.1　选拔健康的航天员

依据完善的医学选拔标准选拔出来的航天员，其身体素质相当优秀，并且在其整个航天员职业生涯中都保持健康状态。这些航天员满足选拔的医学要求，适合执行各种航天任务。医学检查应达到以下三个目的：确认具有明显疾病症状的个体；筛查出无明显疾病表现的无症状个体；明确在航天员职业生涯中身体可能出现异常的高风险个体。在涉及第三个目的时，医学选拔标准的制定与应用显得尤为困难。在评价未来发生疾病的可能性时，主要以风险因素（典型的风险因素包括生物化学因素、遗传性因素或生活方式因素）为依据，这些风险因素针对全体人群，但用于评价某一个体的风险因素，结果可能不准确。将人群发生疾病的概率数据用于评价个体发生疾病的可能性，缺少准确性；因此，在不同国家和组织，因所依据的疾病分布与风险因素的不同，会导致医学选拔结果的差异。

3.2.2　选拔后的健康维持

基于预防医学原则对选拔后航天员给予医学检查，其目的在于维持健康，及早发现疾病，以及确认参加当前训练与飞行任务的医学适宜性。医学检查的设计既要考虑到受检个体（维持健康），又要顾及飞行任务（明确可能危及飞行任务的疾病）。希克曼指出，在航空航天医学中一般会遇到三种类型的人员：1）有明显的疾病；2）有无症状疾病的病史；3）无疾病症状，但有异常的检查结果[1]。

第一类人员，在临床医学中经常遇到，他们是具有明显疾病表现的患者。后两类人员在航空航天医学中会更常见。

第二类人员，即有患病记录但无疾病症状者，航空航天医学的鉴定结论会基于两方面考虑：一是疾病的自然病史，二是病理反应过程是否经常复发，或不适于空间飞行环境。相对较少的航天员群体数量意味着医学鉴定需要基于几十年来的流行病学数据。航天医学中与太空环境有关的医学鉴定结论，经常参考与之类似的军事航空飞行员的鉴定。一般来说，从事航天飞行具有无症状疾病个体，其鉴定结果比较保守或者谨慎。

第三类人员，患者无疾病症状但检测结果不正常，通常情况下，对此类人员需进行进一步的检查。在医学检查过程中，发现异常结果的可能性与检查的项目数直接相关。Ⅰ型错误或 α 错误是指零假设为真而被拒绝的错误，并且，n 为独立统计学检验的次数。这种错误发生可能性为至少在一次检验中出现，在统计学显著性水平（$p \leqslant 0.05$）时，Ⅰ型错误的可能性为 $1.0-(0.95)^n$。如果进行了 10 次检测，Ⅰ型错误的可能性可达 $[1.0-(0.95)^{10}]=0.40$。如果进行了 20 次检测，出现假阳性测试结果的可能性为 $[1.0-(0.95)^{20}]=0.65$。而且，航天员群体经过严格选拔，总体上属于患病率较低的人群。既然采用了具有较高敏感性与特异性的临床检测指标均可能出现假阳性的结果，那么，换言之，医学检查过程中预测疾病阳性结果的价值就有所下降。因此，我们必须理解针对航天员这一特殊人群的医学常规检查特点，并了解可能存在的假阳性。

3.2.3　日常注意事项

对航天员健康予以确认是周期性医学检查及后续医学评价的重要目标之一。不允许存在潜在性的、危及飞行安全的健康问题，如发作性疾病等。对于可能出现其他医学问题倾向，需要基于风险评估以及实证模型进行分析。美国国家航空航天局（NASA）的选拔与健康评价标准与一系列空间飞行任务需求相关，例如，视力标准应基于飞行操作任务的实际视觉要求，这些飞行操作任务包括飞行控制、出舱活动、远程控制操作以及紧急情况下的撤离等。这些数据可通过模拟飞行环境获得，或通过真实操作环境获得。在大多数情况下，基于医学人员得出的在太空中实际操作最佳评估结果，航天医学委员会制定医学标准。每一项标准均应落实于纸面，并经过严格的审查程序，使这些标准与实际客观要求相符。

对于执行太空飞行任务的航天员而言，选拔与预测评价标准体现了每个航天员在飞行操作中所发挥的作用。在航天飞机任务中，航天驾驶员的标准不同于载荷专家的标准，例如视力标准。过去，对于载荷专家的限制性标准较少（非职业航天员相对于职业航天员，更适合管理航天飞机上的有效载荷）。

随着飞行时间的不断延长，为了最终能执行星际探索任务，医学标准必须进一步体现不断增长的飞行风险。随着任务时间的延长，医学事件发生的统计学风险也相应增大；这一不断增长的风险必须体现在医学标准及检查程序中。例如，有肾绞痛病史的航天员，虽然丧失了参加长期航天飞行任务的机会，但是还有参加短期航天飞机任务的资格。因为飞行前给予超声检查，排除明显的肾结石后，短期飞行中出现肾结石的可能性非常低。

3.2.4　建立标准化的数据

制定医学标准时，需要一个十分重要的条件——数据，数据的获取与汇总需遵循一定的标准，并且始终如一、系统性、标准化地执行着这些标准。从 1959 年的水星任务选拔航天员开始，NASA 在生命科学领域取得的成就证明了医学选拔标准的重要性。当时，Lovelace 基地的医学检查数据存入了 IBM 彩色打孔卡[2]。在后续航天飞机任务中，这一理念在一系列标准化的医学检查工作中得以发展（也称之为基础数据收集），这项工作的目的是建立一个空间环境中规范的流行病学数据库。

在国际空间站时代，这一工作仍然继续实施，称之为医学评估性测试。医学评估性测试是医学检查中的一个重要方面，其有助于回答航天员职业生涯的关键医学问题，即某一个体（航天员）的某项异常发现是否反映了该个体内的病理性（异常）反应，抑或是该个体对异常环境的生理性（正常）反应？对该个体进行连续不断的、纵向的标准化医学检测，获取评估性测试数据，这对回答上述有关空间环境中的医学问题发挥着重要作用。在建立最新的人体医学标准过程中，医学评估性测试提供了重要的航天医学信息，这对当前以及未来的航天员乘组，甚至太空游客，均十分重要。（比较医学评估性测试数据后有一系列发现，例如，微重力环境有利于肾结石形成；医学检查程序因此进行了修正，更关注航天员乘组中谁在航天飞行中出现肾结石的风险更高。）

在某些方面，医学评估性测试与生命科学试验存在交叉重叠。但是，医学评估性测试提供了纵向的健康状态数据，有助于发现个体状态的异常，并且有助于判断新加入航天员队伍的个体是否正常。医学评估性测试确实不关注空间环境中的基础生理过程研究（生命科学），而是为了追求更好，更关注这一环境条件下（航天实施医学）机体正常反应与异常反应的区分。

3.3　医学选拔中入选与落选的概念

选拔与鉴定标准的主旨在于明确并排除那些不符合标准（例如，视力、听力不符合要求）的人员。一个巨大的挑战是鉴别这些人员生理与心理属性的能力，而这些属性有利于航天员在太空环境中生存。在心理评估方面应用这些属性条件，以明确在所有候选者中谁“入选”，也就是说，其不仅技能优秀，而且在严酷的长期航天飞行中能够维持其自身的稳定，在需要时能够表现出领导才能，并能团结集体[3]。“入选”的概念中还包括生理学属性。在航天活动的初期，苏联的选拔体系纳入了“功能负荷测试”，例如，在低压舱内对个体缺氧耐受能力进行评价，在人体离心机上对超重耐力进行评价，以及在高温舱内或睡眠剥夺条件下的表现等。这些测试结果包含在航天员医学选拔的总结报告中，但很少单独用于淘汰候选者。

尽管医学标准一般是基于“淘汰”原则，但是随着检查项目的发展，个体之间存在巨大的差异，未来这一原则将面临挑战。例如，当前正在进行的多种族人类基因组项目，在下一个 10 年中，该项目将有助于辨别带有致病基因（淘汰）的个体。同时，该项目还有助于我们辨别具有某些基因特性的个体，这些特性有利于解决探索太空飞行任务中的医学问题，包括辐射损伤、骨矿物质丢失等。

3.4　医学标准的演变

在早期的载人航天活动中，苏联航天员与美国航天员的选拔标准并不明确。因为大部分空间环境的危险因素尚不明了，所以无论是美国的还是苏联的医学检查程序，均较为保守，必须涵盖所有能够检查的项目。最初水星任务的航天员选拔包括 4 个阶段[2]：最初的病史回顾；在新墨西哥州阿尔伯克基市的 Lovelace 基地进行了全面的医学检查与评价；在美国俄亥俄州代顿市范登堡空军基地进行特殊环境因素反应性评价，如加速度、缺氧等；进行心理与精神卫生评价。当时已认识到包含此类信息数据库的重要性，并在初始阶段开始收集数据，建立数据库。

水星号任务早期的医学检查项目需耗时一周才能完成，100 名空军飞行员参加了初选，31 名“非常杰出者”通过了初选，并进入到了医学选拔阶段，检查项目详见表 3－1（31 名受检者身体上的异常情况见表 3－2）。从这 31 名受检者中最终选出 7 名航天员。其中，1 名受检者的视力低于 20/25，5 名受检者的听力损失超过 15 dB，1 名受检者有声带结节（已去除），还有 1 名受检者的腰骶部脊椎存在异常。在没有具体标准要求的条件下，由工程技术专家与医学专家组成的选拔工作组确认选出 7 名航天员执行水星号任务。

表 3－1　在 Lovelace 基地选拔水星任务候选航天员的医学检查项目

检查类别	详细内容
病史详询	家庭成员对危险飞行活动的态度； 航空飞行经历
体格检查	直肠乙状结肠镜检查； 眼科检查，包括暗适应检查、眼底视网膜照相； 耳鼻喉科，包括冷热液体（气体）刺激性检查； 听力检查，包括语音辨别力检查； 心脏内科检查，包括心电图（ECG）、心电向量图、心冲击图、倾斜床检查，以及针对房间隔缺损（ASD）、卵圆孔缺损（PFO）的特殊检查（瓦尔萨瓦动作条件下检测动脉血氧饱和度）； 神经科检查，包括神经传导检查、脑电图（EEG）、肌电图（EMG）
放射科检查	深吸气及呼气条件下胸部 X 线检查（正侧位）、心脏透视、钡餐检查、腰骶椎检查、牙齿检查、鼻窦检查
实验室检查	血液分析，空腹血糖检查、胆固醇检查、血型检查、血细胞分类、血清学检查、电解质、尿素清除率、儿茶酚胺、蛋白结合碘、蛋白电泳、血容量、碳氧化物、机体总水量（氚水）、肝功能测试、尿液分析、24 h 尿液酮体及酮类固醇、咽拭子培养、大便检测与培养、精子总量计数、机体放射性免疫检查、血清钾计数、肺功能检查、最大摄氧量、身体密度

表 3-2　31 名水星任务候选航天员临床检查异常情况汇总

身体系统检查科目	异常发现	例数
眼科	视力<20/25； 会聚不足； 外隐斜眼； 暗视力不足	5 2 2 2
耳鼻喉科	鼻窦炎及鼻窦囊肿； 听力损失>15 dB； 过敏性鼻炎； 慢性咽炎； 颈部淋巴结炎； 鼻中隔偏曲，伴随通气受限； 灌耳检查反应过度； 咽鼓管开口狭小； 声带结节； β-溶血性链球菌携带者	7 19 6 1 1 8 1 2 1 3
心血管科	高血压病； 倾斜床检查时血管舒缩功能不稳定； 颈动脉窦敏感性增高	1 2 1
胃肠科	盲肠后阑尾； 盲肠倒转； 腹股沟环（股管）外口扩张； (肠）憩室病； 肛裂、肛门瘙痒症； 痔疮； 大便检查异常	1 1 3 2 1 5 2
泌尿生殖科	尿道外口异常； 精索静脉曲张； 睾丸炎（非活动性）； 睾丸萎缩症； 前列腺炎； 糖尿	2 2 3 2 1 1
整形外科（骨与脊柱）	脊椎异常； 腰骶部脊椎异常； 股后肌群紧张症； 骨软骨病	3 5 1 1
神经科	非典型脑电图	1
皮肤科	痤疮； 表皮真菌病； 脂溢性皮炎	1 1 2

1977 年，参照美国空军、海军、国防部以及联邦航空管理局的医学标准，NASA 制定了针对航天员的医学标准，该标准包含了医学评价的一系列规定。这些标准仍在不断更新；1991 年对这些标准进行了修订，加入了空间站任务以及与之类似的长期飞行任务对人体潜在影响的内容。国际空间站医疗保障由多个国家医学实施工作组参与，其选拔标准应包含所有国际空间站参与国家的标准，需要进一步修订空间站未来的全部基本医学

标准。

尽管最终目的是详细定义所有参与国际空间站任务航天员的基本医学标准，但这项工作面临着诸多挑战，这是因为医学选拔筛查过程中不同国家之间存在文化、种族、信仰的差异。表 3－3 与表 3－4 列举了俄罗斯与美国在心血管系统标准方面的细微差异。这些差异反映了一系列医学标准的演进过程，同时也反映了在执行一项飞行任务时，不同国家的医学选拔部门，在使用同等方法进行疾病医学检查及补充检查时，由于文化及种族差异，在标准执行过程中存在的灵活性（可增加额外的检查）。例如，俄罗斯与日本的医学检查项目中均包括上消化道内窥镜检查，所以这两个国家的胃糜烂与胃溃疡（俄罗斯）以及胃癌（日本）的检出率明显高于美国。在此类医学检查的方法与特定要求（标准）中，超出基本医学标准规定的部分，经涉及的全部医学检查部门审定、同意，并在文档中予以单独列出。每个国家医学检查部门列出的此类条文，围绕基本医学标准这一核心不变，基本医学标准适用于所有航天员。

表 3－3　美国航天员及俄罗斯航天员心血管系统淘汰标准

序号	美　国	俄罗斯
1	临床上显著的心肌肥厚/心室扩张	原发性心肌病
2	射血分数＜50％	心腔内血液动力学异常
3	血压升高（140/90）	高血压病（各种类型、各个阶段）
4	反复出现直立性低血压症	对体位改变的低耐受力
5	心包炎病史个别评定	心包炎
6	心肌炎病史个别评定	心肌炎
7	心内膜炎病史个别评定	未列出
8	临床表现明显的冠状动脉疾病，如心肌梗死、心绞痛等	动脉粥样硬化症，各类心血管系统疾病，心律失常，各种类型的心脏衰竭
9	心脏或血管先天性异常或病史； 房室间隔缺损或导管未闭病史，经手术成功修复后 1 年，个别评定	未列出
10	持续性心动过速，仰卧位状态下心率高于 100 bpm； 静息状态下心律失常的临床证据或传导缺陷； 心电图或动态心电图异常	各类伴有心律失常的心血管疾病
11	未能通过 NASA 的各项功能负荷测试［极量运动、测力、热负荷、下体负压（LBNP）以及立位/头低位耐力测试］	身体负荷测试耐受力降低
12	外周血管疾病	不含动脉内膜炎的外周血管疾病
13	各类心脏肿瘤 心脏肿瘤，除非良性肿瘤且成功切除，无后遗心脏疾患，6 个月后再进行个别评定	恶性肿瘤 · 良性肿瘤引起器官功能障碍； · 多发的良性小赘生物（组织学证实为脂肪性的），未引起器官功能障碍，不影响机体运动，或不妨碍穿着特殊装具，可认定为合格； · 单发的良性肿瘤必须手术切除，并再次进行检查

续表

序号	美　国	俄罗斯
14	各类心脏瓣膜疾病，包括二尖瓣脱垂	心脏瓣膜的器质性疾病——二尖瓣或三尖瓣脱垂，伴有明显心脏血液返流
15	反复发生的血栓性静脉炎病史或血栓性静脉炎，伴有血栓形成，有证据表明血液循环受阻或深静脉功能丧失	周围血管疾病以及外伤引起的周围血管疾病
16	轻度以上的静脉曲张，或伴有水肿，皮肤溃疡，或留有先前皮肤溃疡的疤痕	周围血管疾病以及外伤引起的周围血管疾病

表 3-4　美国航天员与俄罗斯航天员心血管系统检查程序（制度）

检查项目	各国的检查制度	
	美　国	俄罗斯
胸部 X 线	S	S，A
心电图	S，A	S，A，MS
超声心动图	S	S，A，MS
24 h 动态心电图	S	S，A，MS
运动平板测试	S，A	S，A，MS
立位/头低位耐力检查	MS	S，A，MS
下体负压检查	MS	S，A，MS
自行车功量计与压力负荷测试		S，A，MS
热负荷检查		S，A，MS
神经内分泌/动态心电图检查		S，A，MS
毛细血管检查		S，A，MS
声/力心功能图		S，A，MS

注：S—选拔时医学检查；A—年度医学检查；MS——任务前医学检查。

医学要求（标准）受制于定期的审定程序，在此程序约束下，医学标准在下列基本条件下需要予以修正：在当前标准审定分析过程中获得新的流行病学数据时，在实施医学评估性测试获得了标准化人群数据时，在获取了航天飞行风险评估的信息后，对飞行任务参加者操作要求改变时，在乘组飞行中医学保障能力改变时。医学科技的新进展同样体现在医学标准的修订中，例如成熟的射频消融术，可以使原先因预激综合征而丧失飞行资格的候选者重获飞行资格。

3.5　医学选拔的程序与医学鉴定的周期

下面内容描述了国际空间站乘组航天员的选拔与年度鉴定工作程序。

NASA 最终选出 7 名航天员执行首次水星号任务，而 1992 年加拿大航天局从 5 000 多名男女候选者[4]中，最终选出 4 名正式航天员，将两者的医学选拔工作（结果）进行对比，比较有意义。经过最初的智力与资格审查（即简历筛选）后，有 337 名候选者参加了分 3 个阶段进行的医学选拔工作。应用 NASA 专项任务的医学选拔标准，第一阶段进行了详细的医学问卷调查；在 337 名被调查者中有 145 名（43%）未通过（见表 3－5）；然后对通过问卷调查者实施了附加医学检查，筛选出 51 名候选者进入第二阶段的初步医学检查。第二阶段工作在加拿大的一个空军基地医院进行，由航天医生实施初步医学检查，结果是在这 51 名候选者中淘汰了 10 名（20%）。最后一个阶段，即第三阶段，进行了持续一周的精神病学检查与其他医学检查，其他医学检查采用医院门诊体检方式进行。第三阶段的其他医学检查涉及 NASA 各个层面的医学检查，有 20 名候选者参加，其中有 4 名（20%）候选者被淘汰。

表 3－5　337 名加拿大候选航天员医学落选（淘汰）原因

落选原因	落选者数量（占候选者人数的百分比）
第一阶段　医学问卷调查（n＝337）	
视力	105（31%）
偏头痛病史	12（3.6%）
甲状腺疾病	5（1.5%）
耳/听力异常	4（1.2%）
肺脏病变/哮喘	3（0.8%）
混合（各 1 例）：包括何杰金氏病、多发性硬化症、克隆氏病、癫痫症、肥胖症、眩晕症，其他	16（4.7%）
合计	145（43%）
第二阶段 初步医学检查（评价）（n＝51）	
未矫正（裸眼）视力＜20/100	3（5.8%）
心脏病	3（5.8%）
哮喘	2（3.9%）
神经性病变	1（1.9%）
肥胖症	1（1.9%）
合计	10（20%）
第三阶段 医院检查（n＝20）	
慢性鼻窦炎（CT 扫描结果）	2（10%）
眼科（视网膜疾病）	1（5%）
脑电图异常	1（5%）
合计	4（20%）

这次医学选拔的结果与水星号任务的结果是如此相似，接下来几十年中实施的较大规模医学选拔是 NASA 的航天员选拔[5]（见表 3－6）。从 1977 年至 1991 年，有 836 名申请者报名参加 NASA 的航天员选拔，按照 NASA 的医学选拔标准，有 190 名候选者（23%）由于医学原因未取得航天员资格，这其中最常见的原因是视力不符合标准要求（78 人，或 9.4%）。表 3－7 列出了近些年来最常见的航天员候选者医学淘汰原因。

表 3－6　NASA 航天员选拔以及年度医学检查项目

项目	选拔阶段	年度检查
病史询问	是	是
体格检查	全套	全套
耳鼻喉科		
· 专家体检	是	如果需要
· 听力检查	是	是
· 阻抗（鼓室压曲线图）	如果需要	
·（鼻）窦腔影像	如果需要	
眼科	全套检查，包括： · 视力 · 色觉 · 立体视觉（深径觉） · 隐斜视 · 眼内压 · 视野检查 · 眼底镜检查 · 眼底（视网膜）照相检查 · 角膜地形图	全套检查，包括： · 视力 · 色觉 · 立体视觉（深径觉） · 隐斜视 · 眼内压 · 视野检查 · 眼底镜检查
牙科	临床检查以及影像学检查，包括最近 2 年内单颗和全口牙 X 线图像	临床检查，如临床需要，可结合咬翼片（口腔科用的一种 X 线胶片）X 线检查
心肺科（呼吸-循环）		
· 肺功能检查	是	是
· 静态心电图	是	是
· 24 h 动态心电图	是	
· 超声心动图	是	
影像学科		
· 功能负荷测试	是	周期性[a]
· 胸部 X 线检查	是	如果需要
· 乳腺 X 线检查	女性	40～50 岁女性每两年一次，50 岁以上每年一次
· 骨密度检查	否	第一年进行一次，以后每三年一次
· 腹部超声检查	是	
· 全口牙 X 线图像	最近 2 年内	如果需要
· 盆腔超声检查	女性	
胃肠科		
· 直肠乙状结肠镜检查	是	周期性[b]
· 大便检查		

续表

项目	选拔阶段	年度检查
培养	是	如果需要
潜血	是	是
虫卵及寄生虫	如果需要	如果需要
实验室检查		
· 血液分析，包括血液学、临床生化、免疫学、内分泌学	是	是
· 尿液分析	是	是
· 结核菌素试验（PPD）	是	是
· 性传播疾病检查	是	是
肌肉骨骼系统检查		
· 联合关节运动	是	
· 人体测量学	是	
· 肌肉质量	是	
· 选择性肌力测试	是	
辐射暴露评价	是	每年

注：[a] 在30、35、40岁各进行一次，随后在41～50岁每半年进行一次，51岁以上每年进行一次，或者根据需要进行；

[b] 从40岁开始检查，在50岁前每5年进行一次，50岁之后每3年进行一次。

表3－7 美国航天员选拔中最常见的淘汰原因

人体系统	异常发现
眼	远视力、立体视觉（深径觉）、色觉、内斜视、屈光不正、散光、角膜变形
心血管	心律失常（室上性或室性心动过速）、高血压、左束支传导阻滞、肺动脉狭窄
耳鼻喉	鼻窦炎、过敏性鼻炎、听力损失
泌尿生殖	肾结石、肾脏畸形
内分泌	甲状腺异常
心　理	人格异常、药物滥用、身体状态负佳
其　他	结核菌素实验呈阳性、肝脏酶学指标长期异常、慢性头痛、肠激惹综合征、糖耐量异常等

空军飞行员的医学选拔结果也与此相似，以色列空军的最终淘汰率为21％[6]，澳大利亚皇家空军的淘汰率为14％～18％[7]（普通及军事飞行学院候选者）。有趣的是，以色列空军在对入选飞行员进行一年飞行训练后研究发现，在这一年期间因医学原因导致的淘汰率达7.4％，而且这些医学原因在选拔期间未发现。为此，专家认为在最初的医学选拔中存在17％的阳性结果未被发现。医学检查的很多项目内容依赖于精准的病史信息。由于候选者认识到有些信息会使其丧失入选资格，因此，候选者陈述的病史信息有时并不完全可靠。通过以色列空军飞行员选拔经验可得出，获取候选者陈述病史准确性的办法为从共同参与某一任务同伴处获取该候选者的病史资料[6]。

3.6 专项任务的医学选拔

航天医学评价中的医学选拔及年度医学检查与航空医学相类似，此外，航天医学还需增加以航天任务为导向的进一步医学检查，以及针对具体飞行任务的医学检查，这些任务包括短期（持续数天）、中期（持续数周）、长期（持续数月至数年）航天飞行任务，这也是航天医学的显著特点。长期航天飞行任务（持续时间超过 30 天）的医学评估性测试，包括 L－180（表示发射前 180 天）、L－30 或 L－45、L－7 或 L－10、L－2，R＋0［表示着陆（或返回）当天］、R＋2、R＋3、R＋5－7、R＋10、R＋15、R＋20 及 R＋30 天。在长期飞行任务期内，计划每隔 30 天实施医学检查与评估，在出舱活动前后及返回前，同样要进行医学检查与评估。实施这些医学检查与评估的理由有两方面：一方面是明确每一名乘员都适合完成本项航天任务；另一方面是收集正常的医学数据资料，并与出现的异常数据进行对比。应用人体飞行前的数据以及正常人群数据，指导飞行后恢复期的康复活动，并将返回后的健康状况与飞行前进行比较，并明确返回后的航天员是否还能胜任航天员的职责。

3.7 选拔与保留标准：弃权程序

制定医学选拔标准的目的在于以此为依据，选拔出具备完成航天任务所需心理/生理属性的候选者，并且判别候选者不存在威胁航天任务的潜在医学问题。对于已经参加过训练的航天员，训练经历以及执行任务的经验是医学判定该航天员能否继续胜任乘组航天员职责的重要依据。尽管医学标准是基于可能影响航天任务与飞行安全的因素而制定的，是选拔与维持健康状态时应关注的重要内容，但体现目标任务或个体健康状况的选拔标准与健康维持标准可能存在区别。这一区别既考虑了乘组航天员的训练资历，又考虑了乘组航天员的任务操作表现，例如，选拔时的听力标准比训练期听力维持标准更加严格。这种标准在应对由于年龄增长以及噪声环境暴露导致听阈下降时应不同；同时，这一下降是在任务需求可接受的范围内，针对年龄较大、经验丰富的航天员，常常下调此类标准。

训练有素但不符合医学标准的航天员，仍可继续履行一段时间的航天员职责，这一时期称为弃权期（观察期）。在此期间，需要一直关注航天员的健康状况。关注的内容包括该名航天员完成训练任务的能力、潜在威胁航天任务安全的风险、对任务目标可能的风险，以及继续履行航天员职责会加重病情的风险。一个由航天医生组成的小组，将重点关注并定期评价这些风险因素，评价依据是与该名航天员健康状况变化相关的医学数据、航天员的工作经历以及任务目标。如果风险评价乐观，经过一个弃权期（观察期）后，航天员可部分或全部恢复其工作职责，但仍需对其医学问题进行后续监测与跟踪。发生过以下医学问题的航天员均顺利通过了弃权期（观察期），如：听力损失未超出标准、诊断明确的心律失常（如自限性的室上性心动过速），以及未转移的睾丸癌经手术切除后无后遗症。

弃权期（观察期）已谨慎且成功地应用于美国航天任务的整个过程。军用与民用航空的管理部门也采用了同样的程序。

3.8　航天员医学选拔中的人群（人口学）偏差

对航天员进行大强度（密集）医学检查的结果，以及随之开展的周期性健康评价数据，是在流行病学与普通人口有较大区别的特定人群基础上产生的。对类似群体，如民航飞行员[8,9]以及空军飞行员[10]的研究表明：飞行员人群心血管系统及呼吸系统疾病的发生率较普通人群低得多，而肿瘤（民航飞行员的结肠癌、脑部肿瘤、恶性黑色素瘤、何杰金氏病，以及空军飞行员的睾丸癌、膀胱癌）的发病率略高于同年龄、同性别的美国公民。飞行员因各类意外事故导致死亡率较高，但是因肿瘤导致死亡率升高的现象应予以关注。民航飞行员与航天员类似，会长时间暴露于大量的宇宙射线及强电磁场环境中，这与地面生活的普通人群存在较大区别，因此，长时间辐射环境暴露与长期维持航天员健康状况之间的关系是相关研究的重点。

经过严格筛选选拔出的航天员群体与普通人群之间存在差异，因此应用普通人群大量研究的发病率来推测航天员的发病率，这种方法不可行，得到的结果也不正确。对马萨诸塞州弗雷明汉市的普通人群进行纵向前瞻性研究，研究人员在经典风险因素的基础上确定了该市人群心血管事件的风险因素，包括年龄、总胆固醇及高密度胆固醇、血压及协变因素（吸烟、糖尿病、左室肥厚）等[11]。因为航天员群体的健康状态以及流行病学风险因素与马萨诸塞州弗雷明汉市的人群[12]往往有差别，因而将弗雷明汉市人群的研究结果外推至航天员群体，这应该不恰当。

一个更为复杂、值得商榷的有关标准医学检查程序的问题是疾病发病率较低，例如经过严格筛选选拔出的航天员群体中心血管疾病发病率较低，应用预测性检查方法（例如运动负荷测试），其价值极低（贝叶斯定理）。较低的疾病发病率导致许多医学临床检查呈假阳性的出现率接近真阳性的出现率，例如运动负荷测试中假阳性的出现率在70%～80%之间。这种运动负荷测试，既应用于最初的医学选拔，也应用于周期性的医学检查；在应用标准的运动负荷测试时，必须详细了解其可能存在的问题，即出现假阳性（异常）的问题，这样，检测出最可能的特征性结论才最有价值。

NASA组织的航天员健康纵向研究项目积极关注了这些以及其他涉及航天员健康的重要问题。该项长期研究项目启动于1994年，拟对当前及未来航天员进行跟踪观察，其目的在于观察航天员特定人群的职业活动风险因素暴露对急性、慢性疾病的发病率与死亡率的影响，并且与位于休斯敦约翰逊航天中心的普通工作人员进行对照。这一前瞻性、长期流行病学研究非常需要短期、中期至长期低地球轨道航天飞行环境因素对健康影响的数据。这一研究还需要提供当前与航天员群体相关（类似）的流行病学数据，从而获取疾病预测性数据。一个值得欣慰的阴性发现为关于肿瘤发病率的问题，即根据当前的数据分析判断航天飞行活动对肿瘤发病率的影响时，尽管似乎航天员群体的肿瘤发病率略高一些，但是与普通工作人员群体相比，并无统计学差异。

3.9　未来太空探索的医学标准

由于医学事件或者紧急医学问题致使航天员从近地轨道返回地球，会严重影响飞行任务，代价高昂。此类事件存在发生的可能性，事实上，在俄罗斯的空间站上至少已经发生了 3 次。在这 3 次返回中，一次是因为慢性前列腺炎伴随脓毒症；另一次是因为潜在的严重心律失常，而这在飞行前并未发现[13]。在考虑医学返回事件的原因时，最常见慢性或逐步发展的病理现象，在某些时候甚至会影响到飞行计划。然而，如果医学返回的要求十分急迫，立即启动航天飞机的应急预案，可保证在数小时内紧急返回地面。国际空间站上的应急预案可为乘组航天员提供紧急撤离的可能性，具备在 24 h 内使用联盟号飞船或其他航天器返回地面的条件（见第 7 章）。基于存在紧急医学返回的潜在可能，太空探索任务将提供在轨紧急返回地面这一医学支持手段。

在执行探索火星的远征任务时，因为紧急医学事件而需要返回地球是不现实的。远征飞船与地球间的通信将随着其与地球距离的增加而明显延迟，例如，火星与地球之间最长的单次往返通信将延迟 44 min。即使飞越火星直接返回地球的任务也需要 9 个月，而且大多数探索火星项目设定的任务期限均为 18～36 个月。对以往的太空飞行数据进行分析后，得出的结论为在航天飞行中发生严重医学事件时需要从近地轨道紧急返回地面的风险发生率近似为 0.06 次/人年。由此数据可推算出，发生 1 次医学紧急事件，对于一个 6 人乘组来说需要 2.8 年（见第 7 章）。

针对深空探测的医学选拔与医学保障已经进入了一个新阶段。对于早期的远征探索任务，其在轨医学设备与航天飞机任务的医学设备相比，所涉及的范围将更广泛，功能将进一步集成。同时，医学保障设备的质量与体积受到严格的约束。对偶发事件，例如外伤或烧伤必须予以优先考虑，同时更应强调飞行前对疾病的预防工作，这主要指强化飞行前的医学检查以及疾病的治疗。

在航天飞行史上，第一次前往火星的航天员乘组可能是接受医学检查强度最大的乘组。在过去的几十年，医学技术的进步甚至超过空间技术的进步。现代医学技术将使我们不仅能够辨别具有潜在疾病的个体（程序筛选），而且能够确定长期耐受严酷空间飞行环境的个体（属性筛选）。在未来十年内，人类基因组项目（图谱）即将完成，其可以提供确定致病基因标记物的工具，以便辨别可能出现某些疾病的人员。无创医学影像技术，可以使我们详细了解器官的结构，包括血管的解剖学特点，而且可以十分方便地辨别解剖结构异常的个体，例如中心动静脉畸形等病变。随着放射生物科技的发展，可以辨别出细胞结构对辐射损伤具有先天耐受性的个体。

包括基因检测在内的这类针对性医学评价，将整合纳入未来的医学检查标准中，在实施医学选拔的过程中会出现明显的伦理困境问题。例如，当在一次探索任务前的医学检查过程中，在一名经过训练的航天员体内确定了一个以前并未发现的严重疾病基因标志物后，不仅可能对其航天员职业生涯产生严重的后果，而且可能影响到其他生活层面，如保险等。在开展这些检查之前，将面临与之相关的问题，这些问题必须由制定与修订航天飞行医学标准的航天医学专家和医学伦理学专家共同仔细研讨。医学伦理学所关注的内容应当包括：对于执行飞行任务是“最佳的”，而对于个人而言，所承担的风险与收益同样是最恰当的。

医学选拔面临的最大挑战是开发选拔工具的能力，利用这些工具可以明确乘组航天员是否具有优秀的心理素质，同时能降低个体失能或个体间出现冲突的风险，此类风险将导致飞行安全或工作效率受损。尽管从类似隔离环境中（例如极地探险、核潜艇等）得到了许多人类行为学的知识，但是仍有大量与长期空间探索选拔相关的知识需要学习，航天飞行心理方面的问题将在第 19 章讨论。

参考文献

[1] Hickman JR. The clinical basis foraeromedical decision making. AGARD Conference Proceedings 553, 1-12; 1994; Neuilly-Sur-Seine, France.

[2] Lovelace WR, Schwichtenberg AH, Luft UC, Secrest RR. Selection and maintenance program for astronauts for the National Aeronautics and Space Administration. Aerospace Med 1962; 33: 667-684.

[3] Santy PA, Jones DR. An overview of international issues in astronaut psychologic selection. Aviat Space Environ Med 1994; 65: 900-903.

[4] Gray GW. Selection of astronauts/medical issues: The 1992 Canadian astronaut selection. Can Aeronaut Space J 1996; 42: 139-142.

[5] Pool SL, Nicogossian AE, Moseley EC, Uri JJ, Pepper LJ. Medical evaluations for astronaut selection and longitudinal studies. In: Nicogossian AE, Huntoon CL, Pool SL (eds.), Space Physiology and Medicine. 3rd edn. Philadelphia, PA: Lea & Febiger; 1993: 375-393.

[6] Froom P, Cyjon A, Lotem M, Ribak J, Gross M. Aircrew selection: A prospective study. Aviat Space Environ Med 1988; 59: 165-167.

[7] DeHart RL, Stephenson EE, Kramer EF. Aircrew medical standards and their application in the Royal Australian Air Force. Aviat Space Environ Med 1976; 47: 70-76.

[8] Band PR, Spinelli JJ, Ng VTY, Moody J, Gallagher RP. Mortality and cancer incidence in a cohort of commercial airline pilots. Aviat Space Environ Med 1990; 61: 299-302.

[9] Irvine D, Davies DM. The mortality of British Airways pilots, 1966-1989: A proportional mortality study. Aviat Space Environ Med 1992; 63: 276-279.

[10] Grayson JK, Lyons TJ. Cancer incidence in the United States Air Force Aircrew, 1975-1989. Aviat Space Environ Med 1996; 67: 101-104.

[11] Anderson KM, Wilson PWF, Odell PM, Kannel WB. An updated coronary risk profile. Circulation 1991; 83: 356-362.

[12] Berry MA, Squires WG, Jackson AS. Fitness variables and the lipid profiles in United States astronauts. Aviat Space Environ Med 1980; 51: 1222-1226.

[13] Newkirk D. Almanac of Soviet Manned Space Flight. Houston, TX: Gulf Publishing Company; 1990.

第 4 章 航天飞行医疗系统

特伦斯·A. 塔德奥（Terrance A. Taddeo）
谢里尔·W. 阿姆斯特朗（Cheryl W. Armstrong）

在执行航天飞行任务的整个过程中，需要为航天飞行乘员提供充分合理的医疗保健，这要求在轨提供合适的医疗诊断工具和治疗手段。航天任务策划者面临的挑战是确定配置何种程度的医疗保健水平，并对器材进行包装以满足航天飞行许多独特的约束条件。航天飞行乘组需要接受足够的培训，在遇到乘组中其他航天员生病或受伤时，能够做出正确的诊断，并给予合适的保健或治疗。

正如第 7 章所述，确定合适的在轨医疗保健水平需要依据航天飞行中存在的医学风险；由于航天飞行的次数和执行航天飞行任务的人次有限，研究航天飞行中的医学风险存在一定的难度。一种可行的方法是通过类似人群进行研究，如军机飞行员、潜艇人员、南极越冬研究人员等。对这些人员进行筛查，选出与航天员身体条件类似的样本人群，可以对其在执行任务中发生疾病的可能性和风险做出估计。对美国和俄罗斯航天飞行中航天员报告的病症进行回顾总结，也有应用价值，尽管这些数据在航天飞行的开始阶段不能被航天任务的医疗计划者所使用。在设计在轨医疗保健系统时，应考虑航天飞行的持续时间和高风险活动（例如出舱活动等）的次数。航天飞行任务策划者还必须考虑到独特的航天环境因素，这些因素包括辐射、微重力、有毒物质、微生物及再生水的纯化等。最后，航天飞行中人体的生理反应也必须考虑在内，这些生理反应包括适应综合征、心血管功能失调、骨质丢失等。只有考虑到所有因素后，才能为航天员提供最佳的医疗保健和配置相应的设施。

4.1 航天飞行医疗保健实施者

在实施载人航天飞行的过程中，为航天员提供实时医疗保健的人员有两类：在轨医疗主管（CMO）和地面医学支持团队。尽管通信资源能保障地面航天医生指导在轨医疗主管进行医疗技术操作，但是在轨医疗主管的训练水平与实施在轨医疗干预的成功率密切相关，因此在筛选在轨医疗设施时，必须考虑在轨医疗主管的技能水平。

配置的在轨医疗设施应该与在轨医疗主管（CMO）的医疗技能水平和培训程度相适应。选择在轨医疗主管没有接受过培训的医疗设施毫无意义。尽管每次任务的乘组医生非常重视强化任务的医疗安全意识[1]，但是要做到这一点，对于航天医生而言几乎不可能。航天飞行任务规定在 5～7 人飞行乘组中，必须配备 2 名在轨医疗主管，其要么是医生，要么接受了必需的医学基本知识及在轨急救技能的全程培训。遵照这样的规定，国际空间站上 3～6 名航天员乘组需指定 2 名在轨医疗主管，由地面航天医生和其他医务人员对其进行培训。

为了应对航天飞行任务特定的医学风险，并考虑到航天员医学背景知识的限制，需要为不同的航天器设计相应的医疗处置包。对在轨医疗主管进行一系列有组织的课堂讲授和实际操作训练，使其具备基本的胜任能力。在长期航天飞行中，应进行在轨医学急救知识和技能的复习训练。

4.2　医疗设施的配置

预期的在轨医疗能力应与航天器舱内有限的资源相平衡，电源、饮用水及其他消耗品数量有限，不能一直满足常规的医疗需求，而最珍贵的稀缺资源为航天员的时间。在航天员的时间计划表中，航天员在轨需要进行许多活动，包括飞行器的运行、维护任务，有效载荷的运行以及其他重要活动，这些活动占据其大量的时间，造成医疗实践活动的时间受限。为了确保医疗活动如期完成，医疗程序必须简化且直观实用，同时参与的飞行乘员人数必须最少。如果一种医学评估程序不适合运行，或者需要耗费大量的时间才能完成，那么结果是无法实施。此外，生病或受伤的航天员将大大降低飞行器上活动的劳动力。

为在轨航天员提供地面水平的医疗保健资源时，必须仔细策划，深谋远虑。在航天器内，物体的质量、体积及功耗极其重要，配置的医疗设施必须最小化占用这些资源。对于在一定温、湿度下，保持稳定、保质期长、好维护的医疗设施应优先考虑。配置简单且直观实用的医疗仪器有助于提高使用效率，特别是对于很少使用医疗仪器的非医护人员尤为关键，这对于心肺复苏仪器非常重要。

微重力环境给许多医学设计和配置带来了挑战，比如，在微重力下实施气液分离操作时，需要离心力或气液分离系统来代替重力。在微重力下进行医疗操作活动时，如牙齿钻孔、处理标本或者进行外科手术操作等活动会产生颗粒或液体，污染航天器，这些活动必须在特定的密闭空间中实施。最后，限制或固定操作者、被保健对象以及医疗设施是微重力下医疗操作活动的基本要求。

在微重力下，大多数检查技术维持不变，大多数标准的诊断和治疗技术也不必调整。听诊器、耳镜、静脉穿刺包及其他熟悉的医疗设施在航天飞行中已经成功应用多年，在微重力环境中航天员已经习惯移动和管理这些设施，只是在其他因素如周围噪声、光线不足存在时才予以移动调整。

下面讨论医疗仪器的选择、医学能力的设置以及部分特殊的医学设施。在进行在轨新型医疗系统设计时，必须咨询有飞行经验的航天员，请其予以指导。因为他们具有地面工程师不具备的见解。新一代的医疗设施必须能够反映航天医学实施多年收获的来之不易的经验和教训。

4.2.1　医疗束缚系统

多年航天飞行经验显示，在微重力下可以不对人体施加专门的束缚，也能实施或完成部分普通的医学实践活动，包括体格检查、静脉注射（Ⅳ）及其他医学活动等。然而，如果不使用合适的束缚系统将在轨医疗主管、生病或受伤乘员及医学支持设施置于相互靠近的位置，则更为复杂的医学操作就不能正常施行。当在轨出现紧急情况需要给予急救处置时，最佳方法是使用专用的医疗束缚台，或者能快速展开，或者处于打开状态随时可用。该束缚系统的初样已经在地面进行了抛物线飞行[2]和航天飞行特定环境[3]的试验验证。理想的在轨束缚系统必须既能使人体（患者和在轨医疗主管）在微重力下保持中立体位，又能支持实施基本的医学实践活动，如简单的伤口缝合、复杂的医学操作活动等。同时，该系统能预留医学设备和医学垃圾处理的接口，医学垃圾包括吸附体液的衬垫、废弃的无菌包等。

目前，在轨持续部署专用的医疗束缚系统不可能实现，这是由于航天器舱内空间的限制。也可以利用其他可用的支撑表面作为束缚系统，这些表面包括舱壁、舱的甲板等，并且已经实现了在轨应用。另外，依附于专用结构能快速展开支撑面的小型复合束缚系统是一种可行的替代方法。在发生紧急威胁生命的事件时，部署束缚系统的时间至关重要，这直接影响到乘员患者的生存。上述原因促使目前国际空间站研制新型乘员医疗束缚系统，该系统能快速部署一个刚性的支撑平台，能限制航天员和在轨医疗主管，使其靠近在轨医疗保障系统。由于该束缚系统能与空间站飞行器和人体绝缘，满足在轨除颤的需求。

4.2.2 自动化通气装置

科学家已经研发了在轨高级人体气道处置技术，并且在轨医疗主管已接受培训。人体气管插管设备已经在天空实验室、航天飞机、和平号空间站、国际空间站任务中配置。在这些任务中，部分型号的人工呼吸机已经送入太空实际使用，目前小型自动化通气装置已经列入国际空间站的配置清单。

由于在航天飞行中电源的供给受到限制，选择自动化通气的最好办法为采用压缩空气驱动的呼吸机；在地面上，该型呼吸机尤其适用于短期的急救处置。对于一个不能自主呼吸的患病乘员而言，压缩空气驱动的呼吸机可能是一个救命装置，可以取代一位其他乘员，否则只能要求该乘员使用携带氧气装置对患者进行人工呼吸。如上所述，一旦在轨发生医学危急事件，没有充足的辅助设备可用。在地面伤病员转运和急救中，压缩空气驱动的呼吸机通常由100%纯氧驱动。而这在密闭航天环境中会立即产生一个问题：病人呼吸机的排气中氧气占90%，其余10%为二氧化碳和水蒸气；这在密闭的舱内，会导致氧气浓度迅速上升，超过舱内的可燃极限。在这种紧急情况下，需要短时间内向舱内释放稀释的气体（如氮气），以维持舱内空气浓度保持在安全范围内。然而，这种方法的代价很大，因为为了维持舱内气压，不得不向太空释放舱内气体。

目前，有两种方法能够减小这种消耗品损失。第一种方法是安装一个排（抽）气泵，将呼吸机呼出的气体抽入一个容器，随后再回收利用。第二种方法是利用含双气源系统（氧气/氮气）的气体混合器，为满足临床救治需要，在轨医疗主管可以使用单一浓度的氧气救治乘员。一旦需要长时间通气治疗，这种方法可以降低肺脏氧中毒的风险，人体通常在吸入 100%纯氧 18 h 发生氧中毒。然而，在救治患者时，需要给予高浓度的氧气，联合这两种方法可能是最佳的选择。

将来在提供紧急救治的通气时，应采用密闭系统将气体的耗散量减到最小。同时，采用先进技术如分子筛，从舱内空气中摄取氧气，然后将其余气体排回到舱内，这样对舱内空气成分的影响减到最小。

4.2.3　静脉输液治疗

在微重力下给予小剂量的静脉输液治疗不成问题；然而，在给予患者水化治疗时，大剂量静脉输液不可能如地面那样容易实施，这是因为在地面可以采用重力驱动的自流装置或者使用动力泵将空气与液体予以分离。在微重力下，最简单的静脉输液方式为使用软包装的液体袋，并在液体袋周围设置能施加气压的装置，如血液加压袖带等。调节气体压力和静脉滴注管道的直径可以控制液体的输入流速。在包装输入液体（药液）时，必须将其内的空气控制到最低程度，并且在准备输液系统时，应小心谨慎地防止空气进入输液系统管道内的液体中。使用在轨过滤装置或一种“防气泡”的方法有助于将液体中的气体予以分离。在进行持续性输注或对药物剂量予以控制时，需要更为精确地控制输入液体的速度，可以使用自动控制的输液泵。电能驱动的自动输液泵已经在航天飞行中进行了验证[1,4]，且对一种小型商用输液泵给予了改进，并列入了国际空间站的配置清单中。

尽管按照航天飞行要求至少需要保持少量的预包装输液袋（静脉输注液体），但是携带大量的预包装输液袋会明显超过发射质量的最大限制，并且大多数静脉输注液体只有 1 年的保质期。在航天飞行中，一种更为高效且节约资源的方法是从饮用水中直接提取无菌的注射液体，执行行星际探索任务时应具备这种能力。在航天飞行中，使用离子交换柱、预配电解质及药物等分的方法生产注射用的无菌液体，这种技术已经得到了广泛的试验验证[5,6]。

4.2.4　心脏除颤

现代高级生命支持技术要求具备心脏监测及除颤功能，应选择一款成熟的监测/除颤仪进行改制以满足航天飞行要求，使其具备心脏监测功能，并能在选定的能量水平范围内对心脏予以同步除颤，且具有外部心脏起搏器功能。在微重力下需要考虑多种应用情况，一个显著的例子为对乘员患者胸部施加除颤治疗时，这需要向胸部施加 11 kg 的作用力以保证电源与胸部电接触。由于在微重力下重力的缺失，必须使用带自主粘附功能的除颤仪电极板（这在地面较为常用）。在实际操作中，必须使用绝缘和电磁屏蔽技术，防止乘员患者因遭受电磁脉冲刺激而休克，同时保护在轨电子设备，以免其受到电磁脉冲的干扰。

作为一种急救设备，心脏监测/除颤仪必须时刻保持备用状态，定期对电池进行充电以维持电容器电能，能释放除颤电流，该监测/除颤仪必须能迅速且方便启用。因为航天员的大多数体位及绝缘要求必须以在轨束缚系统为基础，在需要进行心脏除颤时，在轨束缚系统的部署速度是一个受限要素。在轨医疗主管必须接受安全高效使用除颤仪的培训。因为需要在轨实施心脏除颤的情况尽管较为罕见，但也很有可能出现，在实施地面会诊之前，必须现场给予处置。

4.2.5 心肺复苏

在地面上，心肺复苏通常采用常规的胸外心脏按压方法实施，该方法依靠施救者上半身的重量对患者胸壁施加压力。然而，在微重力下人体处于失重状态，施救者上半身的重量消失，在短时间内只能依靠被束缚的施救者肌肉做功产生足够的压力实现。这种方法在抛物线飞行[7]和航天飞行[8]中进行了试验验证。但是，在依靠施救者肌肉做功提供足够的压力情况下，施救者肌肉会很快出现疲劳，尤其在航天飞行中乘员的肌肉骨骼系统容易失调。如果施救者利用双足抵靠在对应的表面上，而不是像地面那样限制在患者身旁一侧，这样施救者更容易有效施加压力。该体位不需要对施救者予以固定，施救者可以运用整个身体的伸肌驱动身体向航天员胸部和头部靠近，便于实施呼吸道和静脉输液处置程序。

作为一种替代方法，可以使用一种能够产生作用力的力学装置，如一种气动压力锤或者简易杠杆装置，这种装置已经在 STS - 40 航天飞机任务（1991 年 6 月 5 日—14 日）中得到了试验验证[8]，该装置整合到先进的束缚系统中使用更好。

4.3 在轨医疗清单

正如在轨医学硬件一样，为乘员编写的医疗程序必须尽可能简洁直观。飞行前对乘员进行的硬件操作训练必须使用与航天飞行相同的程序。此外，由于硬件培训可能在使用前几个月甚至一年进行，所以编写的医学操作程序文件必须简明扼要，采用图表、照片、简易提示卡、项目合理分组、有效标识等多样形式，有助于提高乘员的使用效率和效果。这些程序的设计原理对于多国航天员参加的国际空间站任务尤为重要，为了在一起共同开展工作，乘员之间阅读和编写技术文件时，使用非母语交流。需要注意的是，国际空间站医疗清单是一本双语指南，采用两种主要的文字形式（英文和俄文）对页印刷。

4.4 航天器和空间站的医疗系统

4.4.1 水星及双子星座任务

航天器的医疗系统从刚开始时只有几种药物和监测设备，持续不断发展，至今已具备高级生命支持能力。在 6 次载人飞行的水星号任务中（1961 年 5 月 5 日—1963 年 5 月 15 日），携带的医疗包内药物包括抗运动病药物、兴奋剂、治疗休克的血管收缩剂（如图 4 - 1、图4 - 2 所示）。地面医生远程监测航天员的心电图、血压、呼吸频率、皮肤电阻抗及直肠温度等生命体征参数[9]。

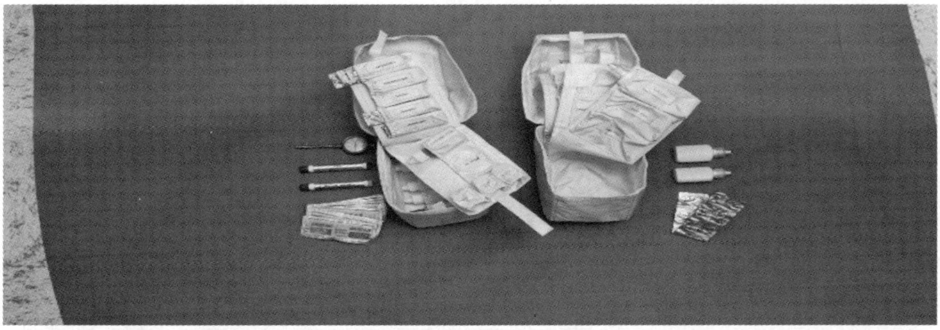

图 4-1　水星号任务医疗包的药物有抗生素、解充血药、兴奋剂、电极片以及治疗恶心和腹泻的药物（图片由 NASA 提供）

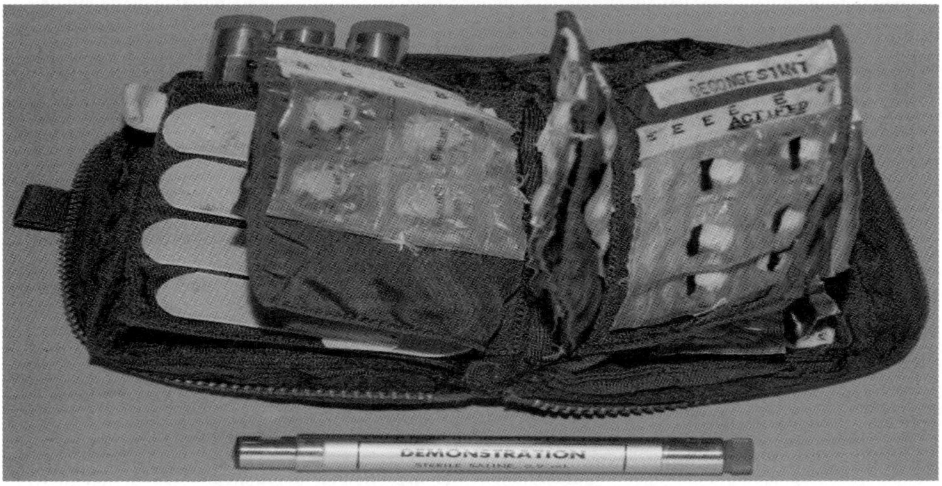

图 4-2　水星号任务医疗包的药物有生理盐水、绷带、兴奋剂以及解充血药（图片由 NASA 提供）

在 10 次载人双子星座任务中（1965 年 3 月 23 日—1966 年 11 月 15 日），携带的药物种类稍微增加。双子星座Ⅶ任务（1965 年 12 月 4 日—18 日）医疗包体现了这种变化（见表 4-1、如图 4-3 所示）。除了医疗包的变化外，药物也分装在几个不同的救治小包内，双子星座Ⅵ-A 任务（1965 年 12 月 15 日—16 日）救治小包内配置的药物包括兴奋剂、抗运动病药物（口服及注射药物）、镇痛药物（口服及注射药物）、抗生素和阿司匹林等[11]。

表 4-1　双子星座Ⅶ任务医疗包内容物[10]

药品	适应症	剂型	数量
硫酸苯丙胺	兴奋剂	5 mg/片	8
阿司匹林-非那西丁-咖啡因	疼痛	片剂	16
盐酸塞克利嗪	运动病	50 mg/片	8
盐酸地芬诺酯	腹泻	2.5 mg/片	16
盐酸哌替啶	疼痛	100 mg/片	4

续表

药品	适应症	剂型	数量
甲基纤维素溶液	眼部润滑剂	15 mL/瓶	1
非口服（注射用）赛克力嗪	运动病	45 mg（0.9 mL/针）	2
非口服（注射用）盐酸哌替啶	疼痛	90 mg（0.9 mL/针）	2
盐酸伪麻黄碱	解充血药	60 mg/片	16
盐酸四环素	抗生素	250 mg/包衣片	16
盐酸曲普利啶	解充血药	2.5 mg/片	16

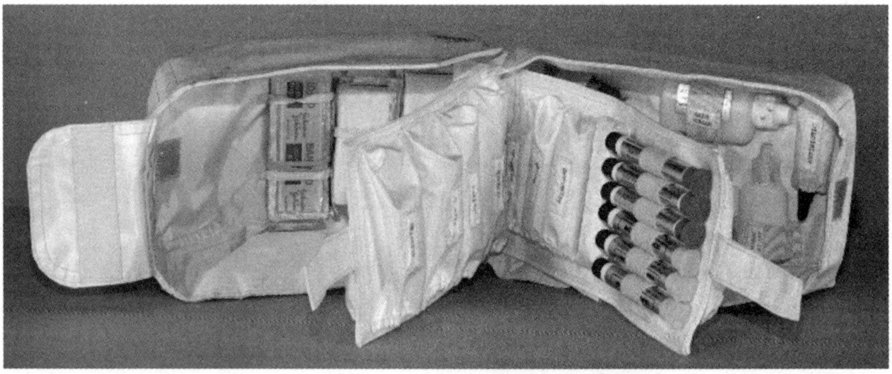

图 4-3　双子星座任务医疗包中有润肤霜、消炎软膏、鼻腔喷雾剂、创可贴以及兴奋剂（图片由 NASA 提供）

4.4.2　阿波罗任务

在阿波罗任务中（1968 年 10 月 11 日—1972 年 12 月 19 日），包括 2 次地球轨道飞行、2 次月球轨道飞行、1 次绕月飞行（阿波罗 13 号任务，1970 年 4 月 11 日—17 日）、6 次登月飞行。不同任务的指令舱和登月舱提供了不同的医疗包（如图 4-4～图 4-6 所示），这些医疗包包括药物包和绷带包；并为阿波罗 16 号（1972 年 4 月 16 日—27 日）和阿波罗 17 号（1972 年 12 月 7 日—19 日）指令舱中提供了辅助治疗包。阿波罗任务指令舱内医疗包内容物见表 4-2，登月舱内医疗包内容物见表 4-3。

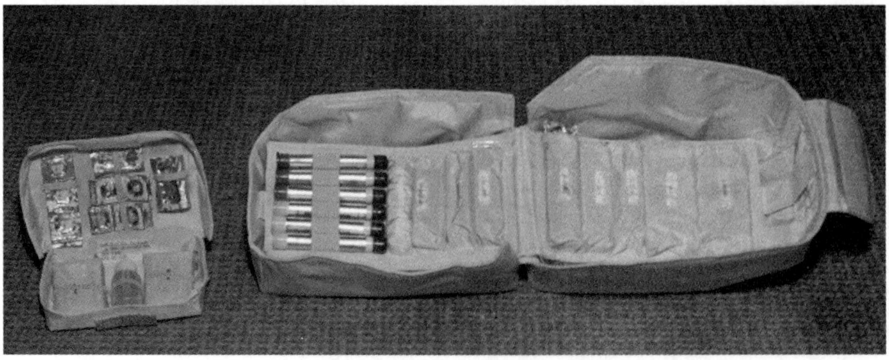

图 4-4　阿波罗任务指令舱内的医疗包（图片由 NASA 提供）

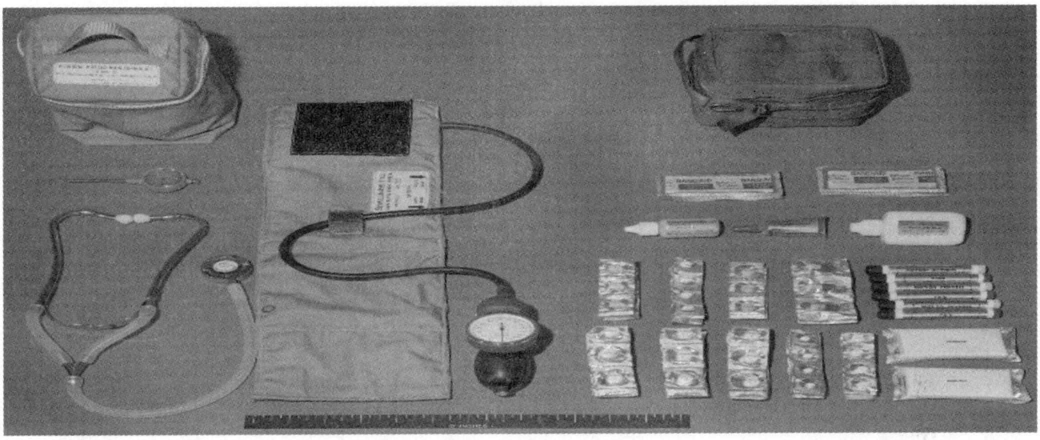

图 4-5　阿波罗任务临床生理监测设备以及紧急医疗包（图片由 NASA 提供）

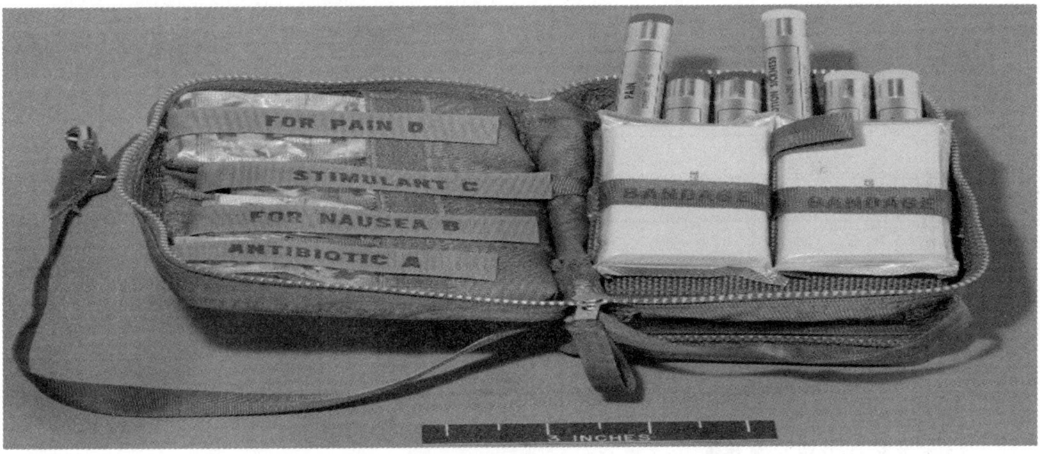

图 4-6　阿波罗任务紧急医疗包（图片由 NASA 提供）

表 4-2　阿波罗任务指令舱内医疗包内容物[12]

药品	适应症	剂型	数量[a]
曲普利啶/伪麻黄碱	解充血药	片剂	60
羟甲唑啉	解充血药	滴鼻剂	3
氨苄西林	抗生素	片剂	60
阿司匹林	镇痛药	片剂	72
阿托品[b]	心律不齐	可注射溶液	12
杆菌肽	抗生素	眼膏	1
苯那君（苯海拉明）[c]	抗组胺药	片剂	8
达尔丰（丙氧酚）	镇痛药	片剂	18
度冷丁（哌替啶）[b]	镇痛药	可注射溶液	6
右旋苯丙胺（右旋安非他命）	兴奋剂	片剂	12

续表

药品	适应症	剂型	数量[a]
利多卡因[b]	心律不齐	可注射溶液	12
止泻宁（地芬诺酯）	腹泻	片剂	24
赛克力嗪（苯甲嗪）	抗组胺药	可注射溶液	3
赛克力嗪（苯甲嗪）[d]	抗组胺药	片剂	24
甲基纤维素	缓泻药	胶囊	2
复合维生素		片剂	20
胃能达（西甲硅油）	抗（胃、肠）气胀药	片剂	40
润鼻剂			1
新孢霉素（多粘医素 B）	抗生素	软膏	1 或 2
盐酸丙对卡因（丙美卡因）	局部麻醉药	滴眼剂	1
普鲁卡因胺[b]	心律不齐	片剂	80
东莨菪碱-右旋苯丙胺	运动病	片剂	12
速可眠（司可巴比妥）	睡眠辅助	片剂（100 mg）	21
速可眠（司可巴比妥）[c]	睡眠辅助	片剂（50 mg）	12
皮肤乳膏			1
四环素	抗生素	片剂	变化的
盐酸四氢唑啉[e]		滴眼剂	1
泰诺林（醋氨酚）[c]	镇痛药	片剂	14
创可贴			12
压缩绷带			2

注：[a]并非所有药品都按飞行任务注明的数量携带；

[b]只有阿波罗 16 号和 17 号携带；

[c]只有阿波罗 8 号携带；

[d]只在前 4 次任务中携带；

[e]只有阿波罗 17 号携带。

表 4-3 阿波罗任务登月舱内医疗包内容物[12]

药品	适应症	剂型	数量[a]
曲普利啶/伪麻黄碱	解充血药	片剂	8
羟甲唑啉	解充血药	滴鼻剂	1
阿司匹林	镇痛药	片剂	12
阿托品	心律不齐	可注射溶液	4
达尔丰（丙氧酚）	镇痛药	片剂	4
度冷丁（哌替啶）	镇痛药	可注射溶液	2
右旋苯丙胺（右旋安非他命）	兴奋剂	片剂	4
利多卡因	心律不齐	可注射溶液	8
止泻宁（地芬诺酯）	腹泻	片剂	12

续表

药品	适应症	剂型	数量[a]
甲基纤维素		滴眼剂	1
新孢霉素（多粘菌素 B）	抗生素	软膏	1
普鲁卡因胺	心律不齐	片剂	12
速可眠（司可巴比妥）	睡眠辅助	片剂	6
创可贴			6
压缩绷带			2
尿液收集与转运装置			6

注：[a]并非所有药品都按飞行任务注明的数量携带。

4.4.3 天空实验室任务

三个乘组分别执行了持续 28 天（1973 年 5 月 25 日—6 月 22 日）、59 天（1973 年 7 月 28 日—9 月 25 日）、84 天（1973 年 11 月 16 日—1974 年 2 月 8 日）的天空实验室任务，这对医疗保障小组提出了新的挑战。在轨医疗系统已升级，增加了处方类药物，提升了医疗保障能力，包括伤口处理、口腔保健、小手术、尿路插管以及微生物评估等。执行天空实验室任务的航天员在发射前接受了 80 h 的急救培训，天空实验室任务医疗包内容物见表 4-4。

表 4-4 天空实验室任务医疗包内容物[13]

设备	工具包	使用要求
累加器	微生物	无限制
胶带（Dermicel）	绷带	无限制
胶带（Micropore）	绷带	无限制
空气采样器	绷带	不适用
气道/咽治疗仪	治疗	无限制
无水银血压计	诊断	无限制
棉花棍/牙科器械	绷带	无限制
棉花棍/硝酸银（12）	绷带	无限制
抗生素润滑剂	导管插入术	无限制
创口贴（100）	绷带	无限制
屏障/无菌区（2）	小手术	要求医生使用/批准
电池（8 AAA），（8 AA），（8 C）	诊断	无限制
聚烯吡酮碘（4）	小手术	无限制
尿胆素检查剂	血液学/尿分析	无限制
双目放大镜	诊断	无限制
采血针（75）	血液学/尿分析	无限制
藻酸钙试纸（50）	血液学/尿分析	无限制

续表

设备	工具包	使用要求
开瓶器	不适用	不适用
套管	治疗	要求医生使用/批准
毛细吸管（50）	血液/尿分析	无限制
导尿管	导管插入术	要求医生使用/批准
血浆凝固酶	指令舱补给	无限制
CO_2 累加器	微生物学	无限制
CO_2 生成器（24）	微生物学	无限制
收集袋（3）	导管插入术	无限制
注射剂容器	治疗	要求医生使用/批准
杜冷丁注射器（5）	治疗	无限制
Demicel 外科包扎带	血液/尿分析	无限制
数字手按号码计数器	血液/尿分析	无限制
消毒剂垫（60）	不适用	无限制
一次性塑料袋（20）	微生物	无限制
敷药包扎罩（昂纳）	绷带	无限制
敷药（腹部）（6）	绷带	无限制
药物模块（12）	药物补给模块	无限制
弹性带（3）	绷带	无限制
升降机	牙科	无限制
气管导管	治疗	要求医生使用/批准
眼罩/棉布（8）	绷带	无限制
眼罩/塑料（2）	绷带	无限制
文档	牙科	无限制
过滤带（10）	微生物	无限制
荧光带（12）	绷带	无限制
镊子，6 英寸（3）	微生物	无限制
镊子（下颌骨前部）	牙科	无限制
镊子（下颌骨后部）	牙科	无限制
镊子（上颌骨前部）	牙科	无限制
镊子（上颌骨后部）	牙科	无限制
镊子（微型）	小手术	要求医生使用/批准
镊子（裂片）	绷带	无限制
镊子（组织）	小手术	要求医生使用/批准
纱布（牙科）	牙科	无限制
纱布（滚轴）（6）	绷带	无限制

续表

设备	工具包	使用要求
纱布（方形）		无限制
•4 英寸×4 英寸（24）	绷带	
•2 英寸×2 英寸（12）	绷带	
•2 英寸×2 英寸（20）	小手术	
纱布（方形，聚维酮碘）	绷带	无限制
	小手术	要求医生使用/批准
纱布（凡士林）（6）	绷带	无限制
玻璃标记笔（2）	微生物	无限制
手套/检查（2 副）	血液学/尿分析	无限制
手套/外科（2 副）	导管插入术	无限制
葡萄糖（2）	治疗	要求医生使用/批准
散热片	指令舱补给	无限制
血液检测装置	血液学/尿分析	无限制
血红蛋白仪	血液学/尿分析	无限制
溶血棉花棒（50）	血液学/尿分析	无限制
止血钳	导管插入术	无限制
止血钳（弯）	小手术	要求医生使用/批准
止血钳（直）	小手术	要求医生使用/批准
止血钳（科赫尔）	小手术	要求医生使用/批准
止血钳	治疗	无限制
过氧化氢	指令舱补给	无限制
镜油瓶（3）	显微镜	无限制
培养箱	不适用	不适用
注射容器	治疗	无限制
采血针（75）	血液学/尿分析	无限制
喉镜	治疗	要求医生使用/批准
透镜（100×）	药物供应模块	无限制
拭镜纸	显微镜	无限制
电灯泡（14）	诊断	无限制
环托（2）	显微镜	无限制
光源（头戴）	诊断	无限制
显微镜	显微镜	无限制
显微镜载物台	药物供应模块	无限制
镜/光	牙科	无限制
鼓膜切开手术刀	诊断	要求医生使用/批准
鼻胃导管	导管插入术	无限制

续表

设备	工具包	使用要求
持针器	小手术	要求医生使用/批准
皮下注射针 • 16 号注射器（2） • 18 号注射器（2） • 20 号注射器，4 英寸（1） • 20 号注射器（2） • 25 号注射器（4） • 27 号注射器，13/16（3）	 治疗 治疗 指令舱医疗包 治疗 治疗 牙科	 无限制 无限制 要求医生使用/批准 无限制 无限制 无限制
神经检查器械	诊断	要求医生使用/批准
喷嘴	导管插入术	要求医生使用/批准
检眼镜	诊断	无限制
耳镜	诊断	无限制
耳镜窥器（33）	诊断	无限制
氧化酶试纸（25）	指令舱补给	无限制
有盖培养皿，大号（20）	指令舱补给	无限制
有盖培养皿，小号（20）	指令舱补给	无限制
压力混合装置	不适用	要求医生使用/批准
探针	小手术	要求医生使用/批准
补给容器（2）	指令舱补给	无限制
拉钩（皮肤/肌肉）(ALMS)	小手术	要求医生使用/批准
计数器（刮匙）	牙科	无限制
外科手术刀，#10（2）	小手术	要求医生使用/批准
外科手术刀，#11（2）	小手术	要求医生使用/批准
剪刀	绷带	无限制
剪刀（尖锐/锋利）	小手术	要求医生使用/批准
镇静修复物质（8）	牙科	无限制
敏感度盘 • 氨苄西林（50） • 头孢菌素（50） • 红霉素（50） • 磺胺异噁唑（乙酰磺胺异恶唑）（50） • 青霉素 G（50） • 四环素（50）	指令舱补给	无限制
敏感度盘分配器（3）	微生物	无限制
硝酸银卷棉子（12）	绷带	无限制
载玻片（75 片）	显微镜	无限制
组织切片染色机	不适用	无限制

续表

设备	工具包	使用要求
划拨片（2）	药物供给模块	无限制
组织切片染色机消耗品	不适用	无限制
比重屈光计	血液学/尿分析	无限制
窥镜（一次性）	诊断	无限制
血压计	诊断	无限制
夹板装置（4）	不适用	无限制
消毒水（2）	指令舱补给	无限制
无菌创可贴（20）	绷带	无限制
听诊器	诊断	无限制
斯图尔特转移培养基（58）	指令舱补给	无限制
条纹环	微生物	无限制
缝合材料/铬肠线；000 手指刺针（2 针）	小手术	要求医生使用/批准
缝合材料，真皮＃5－0 手指刺针（2）	小手术	要求医生使用/批准
缝合材料，丝线，－00	小手术	要求医生使用/批准
拭子，棉（24）	绷带	无限制
拭子，干（20）	治疗	无限制
拭子，干，乘员鼻喉取样（18）	微生物	无限制
拭子，干，乘员疾病（12）	微生物	无限制
拭子，干，培养转运（48）	微生物	无限制
拭子，湿，抗生素敏感（检测）（48）	微生物	无限制
拭子，湿，乘员身体采样（18）	微生物	无限制
拭子，湿，环境表面采样（90）	微生物	无限制
注射器/牙科	牙科	无限制
注射器/肾上腺素	治疗	无限制
注射器/塑料，2.5 cc（2）	治疗	无限制
注射器/塑料，50 cc 带针（2）	治疗	无限制
注射器/1 cc 注射针管夹持器	治疗	无限制
注射器/塑料带针，50 cc（3）	治疗	要求医生使用/批准
注射器/2 cc 注射针管夹持器	治疗	无限制
注射器/5 cc	治疗	无限制
注射器/带针，1 cc（6）	微生物	无限制
注射器	导管插入术	无限制
排列 A 盘（50）	指令舱补给	无限制
排列 P 盘（50）	指令舱补给	无限制
温度计，口腔（2）	诊断	无限制

续表

设备	工具包	使用要求
三通阀门	指令舱医疗辅助包	要求医生使用/批准
组织钳	小手术	要求医生使用/批准
压舌板	诊断	无限制
止血带	血液学/尿分析	无限制
毛巾	导管插入术	无限制
气管造口术器械	治疗	无限制
(昂纳) 敷料	绷带	无限制
尿管	导管插入术	要求医生使用/批准
尿样袋 (6)	微生物	无限制
阀门/三通	指令舱医疗辅助包	要求医生使用/批准
凡士林纱布 (6)	绷带	无限制
尼龙搭扣/背面有黏性 (6)	血液学/尿分析	无限制
管形瓶 (58)	指令舱补给	无限制
水/消毒 (2)	指令舱补给	无限制
工作台	小手术	无限制
苯甲烃铵 (苯扎氯铵) 擦试巾 (81)	血液学/尿分析，导管插入术	无限制

4.4.4 航天飞机任务

航天飞机内配备了航天飞机在轨医疗系统 (SOMS)，该系统能为 5～7 名航天员维持长达 20 天的医疗保健需求，在 100 多次航天飞机任务中 SOMS 持续不断地进行必要的调整及升级，使其既满足任务的需要，又保持与医疗技术及药物同步发展。通过变更评审，允许针对每一次任务进行一定程度的定制。目前，SOMS 由以下几个小包组成：急救包 (EMK)、医疗及绷带包 (MBK)、医疗辅助包 (MAK)、气道 (呼吸道) 管理辅助包 (AMAK)、污物清洁包 (CCK)、生物检测系统、电极附件包、患者及施救者束缚用品以及人工呼吸器等 (如图 4-7 所示)。

上述清单中只有急救包、医疗及绷带包执行了首次航天飞机任务 (1981 年 4 月 12 日—14 日)；急救包由注射药物、牙科药物、静脉输液装置和其余诊断及治疗仪器组成。医疗及绷带包包括口服药物、外用药物及绷带，以处置大多数在轨医学问题。口服药物采用有收缩膜的塑料瓶包装，顶端标识便于分发者在微重力下管理。飞行航天员采用日志形式记录在轨医疗行为，并保存在医疗及绷带包中。根据一位经验丰富的航天飞机在轨医疗主管的建议，还开发了抗运动病的小包 (空间运动病包)，该小包放置于医疗及绷带包中便于拿取的位置；当航天员在进入飞行的早期，空间运动病高发，施以救治时应启用该小包，其中必要时使用盐酸异丙嗪进行肌肉注射。

1982 年，为航天飞机的 SOMS 配备了生物检测系统、电极附件包。在遇到紧急医学

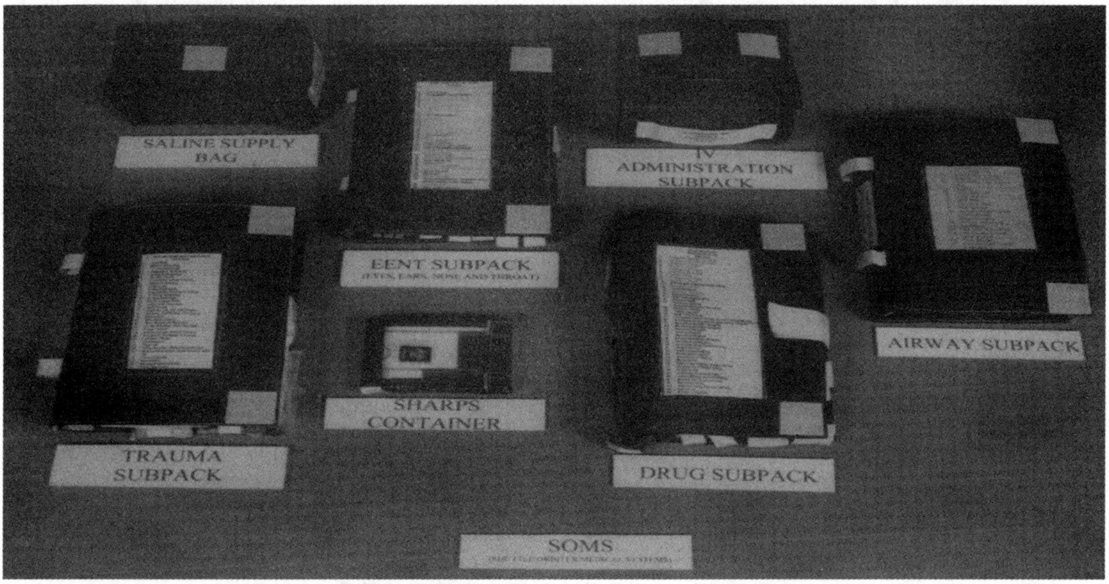

图 4 - 7　航天飞机在轨医疗系统。继 2000 年重新设计后，系统包括生理盐水供应包、五官科包、静脉输液装置管理包、创伤治疗包、器械包、药品包以及气道管理包（图片由 NASA 提供）

事件时，启动这部分医疗器材，能将航天员的心电图远程传输到地面任务控制中心。

1986 年 1 月 28 日，挑战者号航天飞机（STS - 51 - L）发生事故后，重新评估了 SOMS。在重新恢复航天飞机任务（1988 年 9 月 29 日—10 月 3 日）时，增加了医疗辅助包（MAK）、污物清洁包（CCK）、患者及施救者束缚用品以及人工呼吸器。其中，配备了静脉输注液体及尿路导管的医疗辅助包，用来放置特殊医疗任务需要的物品。污物清洁包提供防护性器材，包括手套、护目镜、面罩、污物袋及危险物识别标签，用于在遇到危险物溅出或其他污染事件时保护乘组。束缚用品和人工呼吸器增强了乘组在航天飞机内实施心肺复苏的能力。

1990 年，经急救医学专家对 SOMS 进行复核后，增加了气道管理辅助包（AMAK）。该小包可以安装在单个位置，便于实施气道管理，提升了高级气道管理的能力。

1992 年，重新设计了污物清洁包，研制了超期轨道飞行医疗包（MEDOP）。污物清洁包的重新设计减小了该工具包的整体尺寸，增加了眼睛冲洗装置以清除眼睛内污染物。这种紧急眼睛冲洗装置在设计上与航天飞机厨房（用于供给水源）和污染物回收系统（用于废水处理）通过接口连接。航天飞机紧急眼睛冲洗装置包括一副护目镜，以及与舱内厨房和污染物回收系统的接口。针对超期飞行任务（即航天飞机任务超过 12 天），特别研制了超期轨道飞行医疗包；其添加用品放置在急救包或医疗及绷带包等小包内，如特殊应用[15]的皮肤缝合器、能快速检测 A 组 β 型溶血型链球菌咽炎的器材等。

1998 年研制了静脉辅助用品包，其中配置了静脉补给用品，从使用快捷性来看，该包类似于气道管理辅助包。尽管静脉辅助用品包不属于航天飞机任务标配的部分，但是按照航天医生的要求，已经在 4 次航天飞机任务中予以了配备。

由于特殊有效载荷及医学试验导致的危害，已经在2次航天飞机任务中配备了除颤仪，并且对这种商用仪器进行了改进，以满足航天飞行的特殊环境要求。此外，还研制了心脏药物包和乘员医疗束缚系统。心脏药物包主要包含了在启用除颤仪情况下实施高级心脏生命支持时需要的药物。乘员医疗束缚系统固定在舱内甲板上，以固定患病航天员，这样施救者可为乘员患者提供合适的医疗救助。同时要求乘员医疗束缚系统与舱壁绝缘（即患者处于电源隔离），保证在使用除颤仪时，产生的外来电流不会对航天飞机系统构成危害。

航天飞机SOMS清单目录见表4-5，不包括超期轨道飞行医疗包内清单。在召集特殊环境的药物学和药理学专家进行研讨后，重新设计了航天飞机内标配的SOMS，此次设计在2000年完成，改善了系统的布局和用户界面友好性，预示了国际空间站医疗包的雏形结构，主要采用专用小包设计，每一小包给予特定功用，或者满足分类保健需要。这些小包包括气道管理包、静脉输液管理包、生理盐水补给包、创伤包、五官科包（眼睛、耳、鼻、咽喉）及药物包。不建议对污物清洁包进行调整，超期轨道飞行医疗包继续用于超过12天的航天飞行任务。新的SOMS于2001年年初首次执行了STS-98飞行任务。

表4-5 航天飞机在轨医疗系统清单目录

名称	规格	数量[a]
吸收试纸		72
布织绷带	3英寸宽	2
适形绷带	3英寸×3英寸	3
羟甲唑啉（鼻腔喷雾剂）	3 mL/瓶	6
空气温度检测仪	90～120 F	2
	58～88 F	2
导气管	口腔	1
盐酸丙美卡因滴眼液[b]	15 mL/瓶	1
酒精擦		36
安必恩（唑吡坦）	10 mg	75片
移动下肢外用袋	600 mL/袋	1
阿米卡星[b]	250 mg/cc，2 cc/单位	1
阿莫西林[b]	500 mg	24胶囊
氢化可的松栓		6
阿司匹林	325 mg阿司匹林w/抗酸剂	25片
阿托品[b]	1 mg/cc，2 cc/单位	2
复方新诺明（甲氧苄啶/磺胺甲恶唑）[b]		28片
袋子		
• 耐化学腐蚀	16英寸高×12英寸宽，双面胶带封口	8
• 拆卸手套	12英寸×11.5英寸，胶带封口	2
• 红色生物擦	12英寸×11.5英寸，胶带封口	2
• 密封塑料袋	12英寸×12英寸，胶带封口	9

续表

名称	规格	数量[a]
创可贴	1 英寸×3 英寸； Sheer spot	15 16
苯海拉明[b]，注射	50 mg/cc，1 cc/单位	2
苯海拉明，口服	25 mg	20 胶囊
生物危害识别标签		20
唇膏（碧唇公司）		1
血压袖带	配有无液气压计	1
蝶式输液装置		2
Foley 导尿管	16 Fr，30 cc 气囊，硅橡胶	2
生化测试片 10		13 贴
环丙沙星滴眼液[b]	0.3%，2.5 mL/瓶	3
环丙沙星[b]	500 mg	22 片
氯雷他定	10 mg	20 片
棉球		10
棉签		6
咳嗽含片	5mg 右美沙芬	15
赛克罗奇（环喷托酯）[b]	1%，15 mL/瓶	1
杜冷丁[b]	50 mg/cc，1 cc/单位	4
牙科包 • 刀/锉 • 镜子 • 针 • 橙木棒 • 注射器 • 临时填充物 • 牙痛包 丁香酚麻醉剂 镊子 棉花球 • 布比卡因针剂	 长：27 G，1.25 英寸 短：27 G，0.75 英寸 0.5%w/肾上腺素 1∶200 000	 1 1 6 6 2 1 1 1 6 牙科卡普耳
右旋苯丙胺（右旋安非他命）[b]	5 mg	30 片
乙酰唑胺[b]	250 mg	30 胶囊
无菌布包		1
双醋苯啶（比沙可啶）	5 mg	30 片
	栓剂，10 mg	6
头孢羟氨苄[b]	500 mg	20 胶囊
弹性绷带	4 英寸宽	1 卷

续表

名称	规格	数量[a]
电极附件包		1
潮气末端二氧化碳探测器		1
倍硫磷（长效）（苯丙醇胺/愈创甘油醚）	75 mg 盐酸去甲麻黄碱，400 mg 愈创甘油醚	40 片
肾上腺素[b]	1∶1 000，1 cc/单位	5
眼垫		6
手指夹板		1
甲硝唑（灭滴灵）[b]	250 mg	28 片
荧光带		8
镊子	钝圆	1
福克斯盾眼睛防护罩	金属眼罩	1
纱布垫	4 英寸×4 英寸	27
庆大霉素眼用软膏[b]	3.5 g/管	1
手套	防化学腐蚀	7 副
手套	未经消毒，外科	9 副
手套	消毒，外科	2 副
护目镜	眼睛防护	7
卤吡醇（氟哌啶醇）[b]	5 mg/cc，1 cc/单位	2
危险物识别标签	贴纸（6 各水平）	30
止血钳	小	1
	弯	1
易蒙停胶囊（盐酸洛哌丁胺）	2 mg	32 胶囊
异博定（维拉帕米）[b]	2.5 mg/cc，2 cc/单位	2
静脉注射（输液）管理装置		2
注射器	18 G	2
	20 G	2
康宁乐（氟羟化泼尼松）膏	15 g/管	1
外科（Kerlix）敷料	4.5 英寸宽	1 卷
外科（Kling）敷料	3 英寸宽纱布敷料	5 卷
喉镜	用中性刀片处理	1
杠杆销套管		2
利多卡因/心脏急救	2.0 mg/cc，5 cc/单位	2
利多卡因/心脏注射		2
克霉唑乳膏	15 g/管	1
润滑剂（水溶性）	3 g	7
放大镜	4 倍	1

续表

名称	规格	数量[a]
面罩（外科）		7
医学数据日志	乘组规模＋通用数据	不定
鼻后腔填塞物	10 cm	3
硫酸吗啡[b]	10 mg/cc，1cc/单位	3
美林（布洛芬）	400 mg	30 片
克霉唑[b]	100 mg 栓剂	7
胃能达双倍强度		24 片
纳洛酮[b]	0.4mg/cc，1cc/单位	2
缝合针	22 G，1.5 英寸	2
	18 G，1.5 英寸	2
新孢霉素加利多卡因膏剂	0.5 盎司/管，40 mg 利多卡因	1
硝酸甘油贴[b]	15 mg	1
硝酸甘油片[b]	0.4 mg（1/150）	25
安舒妥	透明薄膜	6
可操作生物操作系统	心电图机	
• 电极附件包		1
• 可操作的生物操作系统带		1
• 信号预处理仪		1
• 安全带		2
• 舱内活动电缆		2
• 生物医学电缆		
检眼镜头		1
检眼镜备用灯泡		1
耳镜		1
耳镜备用灯泡		1
耳镜窥器		1
炔诺孕酮-炔雌醇片剂[b]		21 片
病患/救援人员束缚装置		2 套
橡胶管（止血带）		2
碱式水杨酸铋片		24 片
pH 试纸		10 条
西甲硅油		20 软胶囊
非那根（异丙嗪）	50 mg/cc，1 cc/单位	11
	口服，25 mg	30 片
	栓剂，25 mg	14
多丝霉素（多粘菌素/杆菌肽）	1 盎司/管	1
聚维酮碘拭子		20

续表

名称	规格	数量[a]
舒喘宁（沙丁胺醇）吸入器[b]	17 g/容器	2
非那吡啶	200 mg	20 片
辐射剂量计		
复新眼液（人工泪液，滴眼剂）	0.3 cc	12
替马西泮（羟基安定）	15 mg	40 胶囊
人工呼吸器		
金刚乙胺	100 mg	42 片
盥洗组合件（旋扣锁紧冲洗装置）		1
卷尺，塑料测量工具		
盐水	100 mL	3
	250 mL	1
	500 mL	2
	0.9% NaCl	
盐片	1 g NaCl	128 片
外科手术刀	＃10	2
	＃11	1
剪刀，弯形	w/in 外科器材包	1 把
航天飞机眼睛冲洗装置	冲洗护目镜	1
磺胺嘧啶银乳膏	20 g/管	1
硝酸银棒		5
皮肤温度监测仪	84～106 °F	15
空间运动病包 • 酒精擦（10） • 创可贴（10） • 非那根注射针（10）[b] • 注射器（10）		1
夹板	手指	1
无菌皮肤粘合带		3
听诊器		1
吸引器	含注射器	1
速达菲（伪麻黄碱）	30 mg	100 片
外科器材包 • 镊子，小头 • 持针器 • 小型止血钳 • 镊子，细尖 • 剪刀，弯形		1 每个

续表

名称	规格	数量[a]
缝合用品	4－0 Dexon，带缝合针	1
	5－0 Ethilon，带缝合针	1
	4－0 Ethilon，带缝合针	2
	3－0 Ethilon，带缝合针	2
	2－0 Vicryl，带 CT－1 缝合针	1
注射器	10 cc	3
	3 cc	6
胶带	1 英寸宽	2 卷
	0.5 英寸宽	2 卷
包扎棉垫	3 英寸×4 英寸不粘绷带	5
一次性温度计	96～104 °F	18
压舌板		5
气管导管	带通管心针	1
气管切开抢救器械包 • 酒精擦 • 解剖剪 • 弯止血钳 • 气管拉钩 • 丝带 • 气管切开插管 • 持气管切开插管器 • 外科手术刀		1
透明敷料		5
注射器		2
泰诺林（醋氨酚）	325 mg	60
泰诺林＃3（醋氨酚与可待因合剂）[b]	300 mg 醋氨酚配 30 mg 可待因	20 片
尿液检测包 • 生化测试片 10 • 比色图表 • 注射用地西泮（安定）[b] • 口服地西泮（安定）[b] • 阿糖腺苷（VIRA－R）眼用软膏[b]	 5 mg/cc，2 cc/单位 5 mg 3%，3.5 g/管	1 13 贴 2 30 片 1
滴耳液 利多卡因合剂 利多卡因注射液[b]	10 mL/瓶 2% w/肾上腺素，1∶100 000，2 cc/单位 2%不含肾上腺素，2 cc/单位	1 1 1
Y 型导管连接器		2
希舒美（阿奇霉素）[b]	250 mg	18 片

注：[a]并非所有药品都按飞行任务注明的数量携带；

[b]上述物品只有经外科医生批准或医疗检查表直接标明的项目方可使用。

4.4.5 苏联/俄罗斯和平号空间站飞行任务

苏联/俄罗斯和平号空间站（1986—2001 年）的医疗系统是在多年长期航天飞行经验的基础上建立起来的，医疗用品主要针对 2 或 3 名航天员，保障其顺利执行航天飞行任务，并持续不断进行调整以保障后续长期空间站载人飞行任务的顺利开展。医疗用品分别配置在几个以不同医学问题为导向的小包中，这种设计既方便于航天员拿取，又节约了再补给时间，其需要添加的医疗用品可以通过下一次发射的联盟号飞船或进步号货物飞船送达。和平号空间站任务医疗包主要包括药物、包扎用品、夹板等（见表 4-6）。

表 4-6 和平号空间站任务医疗包内容物

在轨药物/辅助材料	
胶布绷带	芳香氨醑（吸入剂）
阿司匹林	硫酸阿托品
绷带	安乃近（颠茄、苯佐卡因）
咖啡因	氯霉素
氯马斯汀（吡咯醇胺）	敷药包
呋塞米（速尿灵）	磺甲比林（安乃近）
戊酸薄荷酯	甲基尿嘧啶软膏
硝西泮（硝基定安）	硝酸甘油
竹桃霉素/四环素	眼科刮勺
罂粟碱	奋乃静
β-苯基 γ-氨基丁酸	门冬氨酸钾镁片（潘南金）
二甲哌替啶	剪刀
番泻苷	磺胺地索辛（迈力保）
四环素软膏	普诺地嗪（呱乙恶唑）
维拉帕米（异搏定）	
夹板包	
夹板（12）	绷带（4）
止血带	
心血管药品包	
芳香氨醑（吸入剂）	硫酸阿托品注射液
戊酸薄荷酯	盐酸莫雷西嗪（乙吗噻嗪）
硝酸甘油	硝酸甘油（Trinitrolong）
罂粟碱	门冬氨酸钾镁（潘南金）
普萘洛尔	二甲哌替啶
胃肠和泌尿包	
硫酸阿托品 1%注射液	安乃近配解痉药（Baralgin）
活性炭	硝呋齐特（硝呋酚酰肼）

续表

硝羟喹啉	番泻苷
碳酸钠	氨苯蝶啶
二甲哌替啶	复方新诺明（甲氧苄啶/磺胺甲恶唑）
维生素 K	
精神调节药	
谷氨酸	硝西泮（硝基安定）
β-苯基-γ-氨基丁酸	芬纳西泮
吡硫醇（脑复新）	双苯斯酮胺
甲氧异喹亚胺	缬草提取物
维生素/矿物质药剂	
洁净药品包	
亮绿酊	酒精
碘酊	
烧伤和外伤药品	
亮绿酊	醋酸氟轻松（皮质类固醇）软膏
酒精	碘酊
林可霉素软膏	氟米松软膏
喷雾剂（氯霉素、硼酸、苯佐卡因、沙棘油）	眼科刮勺
磺胺醋酰溶液	
包扎包	
绷带（5 cm×7 cm）	绷带/粘合剂
绷带/粘合剂（消毒）	绷带/弹性
敷药包	沙布（14 cm×16 cm）
沙布（45 cm×29 cm）	剪刀
塞子/棉球	蜡纸
药品包＃1	
阿司匹林	氯马斯汀（吡咯醇胺）
双氯芬酸（扶他林）片	安乃近
红霉素	保泰松（氨基比林）
磺胺地索辛（迈力保）	四环素/竹桃霉素（大环内酯类）
普诺地嗪（哌乙恶唑）	
药品包＃2	
抗坏血酸	气雾剂
辣椒硬膏	栓剂（水杨酰胺、咖啡因、氨基比林、非那西丁）
酒精	喷嘴
磺胺醋酰溶液	赛洛唑啉

续表

药品包#3	
抗坏血酸	氨苄西林/苯唑西林
溴己新祛痰药	多西环素（盐酸强力霉素）
制霉菌素	金刚乙胺
药品包#4	
酒精	脒腙醌氨硫脲
氟喹诺酮	纱布垫
速复滴剂（新霉素B、短杆菌肽、地塞米松）	注射器
注射器针头	塞子/棉球
预防医学药品包#1	
门冬氨酸钾镁片（潘南金）	乳清酸钾
肌苷	
预防医学药品包#2	
乳酸菌、嗜酸菌制剂/大肠杆菌（双歧杆菌）	左旋咪唑
预防医学药品包#3	
吡拉西坦	
膏药包	
绷带	肽酶/氯霉素
诺香草胺/烟波克昔	素高捷疗眼膏
软膏刀（塑料）	曲伐沙星凝胶
"阿司匹林"包	
阿司匹林	阿司匹林分散片
阿司匹林/咖啡因	剪刀
急救包#1	
硫酸阿托品注射液	酒精
纱布垫	林可霉素软膏
剪刀	盐酸二甲哌替啶
急救包#2	
肾上腺素0.1%针剂	安瓿锯
硫酸阿托品	安乃近配解痉药
盐酸地巴唑	咖啡因
地塞米松	地西泮0.5%（安定）
羟戊丁氨酯2%	
操作附件小包	酒精
芬太尼0.005%（芬太尼透皮贴剂）	呋塞米（速尿灵）
纱布垫	利多卡因2%

续表

利多卡因 10%	磺甲比林（安乃近）
注射针	尼可刹米
剪刀	切开包
普鲁卡因	注射器
带针头的注射器	氯吡拉敏（氯苄吡二胺）
维生素 K	废品袋
耳鼻和眼科包	
适配器	硫酸阿托品
听觉试验装置	带线探声管
耳镜（大号）	亮绿酊
导管	安瓿锯
酒精	脒腙醌氨硫脲
镊子/除刺刀	镊子（鼻咽提取）
镊子（眼科）	纱布垫
硫酸庆大霉素	照明器/防毒面具，备用灯泡
喉镜	光导管（鼻腔）
氟米松软膏	磺甲比林（安乃近）
眼科提取仪器	眼科环
眼科刮勺	钝圆剪刀
裂隙灯（喷嘴）	磺胺醋酰溶液
磺胺地索辛（迈力保）	塞子/棉球
四环素眼膏	栓剂（前鼻填塞）
栓剂（后鼻填塞）	栓剂（耳）
维生素 K	赛洛唑啉
口腔科（牙科）包	
阿司匹林	粘固粉调拌刀
切割器	牙钻
牙质粘贴剂	牙钻（手持）
酒精	挖匙（双头）
拔出器（33）	拔出器（51A）
烧瓶（消毒）	镊子（弯曲）牙科
牙科熔断器	纱布垫
吲哚美辛（消炎痛）	磺甲比林，咖啡因，安乃近
喷嘴（转角）	充填器
牙髓抽取器	苯噻胺
氨基比林	刮刀（双头）

续表

抛光工具（双头）	窥器（牙科）
外科手术刀（牙科）	塞子/棉球
塞子（小球）	牙探针（转角）
氯吡拉敏（氯苄吡二胺）	

注：数据来源于俄罗斯的生物医学问题研究所。

在和平号空间站上可用的其他医学诊断或监测仪器包括人工手动及自动血压监测仪、12-导心电图、脑血流图机以及对血液和尿液进行实验室分析的仪器等。

通过俄、美联合实施的美国国家航空航天局-和平号空间站（NASA - Mir Space Station）计划（1995年3月14日—1998年6月12日），和平号空间站接纳了7名美国航天员入驻，接受了9次美国航天飞机的访问（1995年6月27日—1998年6月12日）。为了提升俄罗斯的在轨医疗保健能力，同时对和平号空间站现存的医疗保健水平小幅度提升以维持高级生命支持能力，增加了医学补给包（MSMK）。该包从航天飞机在轨医疗系统和和平号空间站医疗包发展出来，并允许存在最小化的冗余。医学补给包由美国和俄罗斯的航天医学专家联合研制，其包含了重新配置的急救包、医疗及绷带包及在轨长期飞行医疗包。气道处理器材包含在在轨长期飞行医疗包中，为此对俄罗斯和美国航天员进行了相应的生命支持和气道处理的培训。

在NASA-1（1995年3月14日—7月7日）/Mir-18任务后，和平号空间站再补给包添加到医疗补给包中，和平号空间站再补给包内有脉冲式血氧测量仪（简称脉冲血氧仪）、便携式临床血液分析仪、额外的静脉输液液体。在NASA-5（1997年5月15日—10月6日）、NASA-6（1997年9月25日—1998年1月31日）、NASA-7（1998年1月22日—6月12日）飞行任务中，为和平号空间站添加了除颤仪、心脏药物包及乘员医疗束缚系统。和平号空间站任务医疗补给包内容物见表4-7。

表4-7 和平号空间站任务医疗补给包内容物[15]

名称	规格	数量[a]
布织绷带	3英寸宽	2
可调绷带	3英寸×3英寸（非粘连的敷料）	6
羟甲唑啉（鼻腔喷雾剂）	3 mL/瓶	6
空气温度检测仪	32～49 ℃（90～120 ℉）	2
	13～31 ℃（58～88 ℉）	2
气管导管	经口腔	1
酒精擦	酒精	114
奥西那林（异丙喘宁）[b]	20 mg	30片
安必恩（唑吡坦）	10 mg	75片
移动气袋（储氧袋）		1
移动面罩		1

续表

名称	规格	数量[a]
移动氧气导管		1
移动下肢外用袋	600 mL/袋	1
阿米卡星[b]	250 mg/cc，2 cc/单位	2
阿莫西林[b]	500mg	24 胶囊或 60 片
氢化可的松栓		6
阿司匹林	5 粒	50 片
阿托品[b]	1 mg/cc，2 cc/单位	3
鼻浸湿盐液	8 mL/瓶	3
复方新诺明[b]（甲氧苄啶/磺胺甲恶唑）		56 片
莫匹罗星膏药	2%，30 g/管	1
袋子 • 密封塑料袋 • 防生物危害袋	 12 英寸×12 英寸 6 英寸×6 英寸	 2 10
创可贴	1 英寸×3 英寸	51
棒式显示卡		3
电池	AA	2
	碱性 9 V	4
	DC 10 V（除颤仪）	3
苯那君（苯海拉明）[b]，注射	50 mg/cc，1 cc/单位	5
苯那君（苯海拉明）[b]，口服	25 mg	50 胶囊
安息香药签		11
唇膏		1
血液分析 • 酒精擦 • 创可贴 • 电池 • 防生物危害袋 • 静脉穿刺小包 静脉加压带	 酒精 1 英寸×3 英寸 碱性，9 V 6 英寸×6 英寸 	 20 26 4 10 1 3
静脉导管 • 暗盒 EC6+ EC8+ • 纱布垫 • 手套 • 采血针 • 便携式临床血液分析仪 • 便携式临床血液分析仪校准液 水平 1 水平 2 • 注射器	 2 英寸×2 英寸 非无菌 手指 蓝色 红色 1 mL	26 27 9 15 10 26 1 3 3 2

续表

名称	规格	数量[a]
血压袖带		1
蝶型注射针	19 G	2
	21 G	4
心脏药物包		1
• 酒精擦	酒精	4
• 阿托品[b]	1 mg/cc，2 cc/单位	1
• 蝶型注射针	21 G	1
• 皮肤胶带	0.5 英寸宽	1 卷
• 肾上腺素[b]	1∶10 000，10 cc/单位	5
• 肝素	100 单位/cc，1 cc/单位	1
• 注射器	2mL	1
异搏定[b]（维拉帕米）（带活塞）	2.5 mg/mL，2 cc/单位	1
利多卡因注射器[b]（心脏用，带活塞）	20 mg/mL，5 cc/单位	2
医用导管		1
• 静脉导管	14 G	2
	18 G	5
	20 G	8
• Foley 导尿管（用于膀胱）	16 Fr，带 5 mL 气囊	2
• 生化测试片 10 - SG	装入尿液检测包	13 贴
环丙沙星滴眼液[b]	0.3%，2.5 mL/瓶	3
	0.3%，5 mL/瓶	1
环丙沙星[b]（口服）	500 mg	48 片
棉球	5 个/小包	15
棉签	2 个/小包	12
咳嗽含片		39 片
赛克罗奇（环喷托酯）[b]	1%，15 mL/瓶	1
氟安定	15 mg	30 胶囊
过氧化氢滴耳液[b]	15 mL/瓶	1
除颤用品包		
• 电池	DC，10 V	3
• 心电图电极	用于心脏监测	4 组
• 多功能电极		3 组
强的松[b]	10 mg	100 片
杜冷丁[b]	50 mg/cc，1 cc/单位	5
口腔用品		
• 牙科锉刀		1
• 镜子		1
• 探针	长，27 G	6
	短，27 G	6
• 医用木条		2

续表

名称	规格	数量[a]
• 注射器		1
• 临时填充物		1
• 牙痛小包		1 小包
丁香酚麻醉剂		
镊子		
棉球		
• 布比卡因针剂	0.5% w/肾上腺素	
• 牙线	一次性使用小包	1
• 氢氧化钙制剂	13 g/管	1
• 氢氧化钙催化剂	11 g/管	1
皮肤胶带	1 英寸宽	1 卷
	0.5 英寸宽	4 卷
地塞米松（右旋安非他命）[b]	5 mg	30 片
乙酰唑胺片	500 mg	15 胶囊
苯妥英钠针剂[b]	50 mg/cc，2 cc/单位	10
苯妥英钠（口服）	100 mg	35 胶囊
治疗布巾（无菌）	40 cm × 40 cm	2
双醋苯啶（比沙可啶）口服片	5 mg	30 片
双醋苯啶（比沙可啶）栓剂	10 mg	6
头孢羟氨苄	500 mg	20 胶囊
耳勺	用于移除耳内异物	1
弹性胶带	4 英寸宽	1 卷
苯丙醇胺/愈创甘油醚	75 mg 盐酸去甲麻黄碱，400 mg 愈创甘油醚	80 片
肾上腺素针	1∶1 000，1 cc/单位	8
	1∶10 000，10 cc/单位	5
红霉素片	250 mg	48 片
眼垫		6
甲硝唑（灭滴灵）[b]	250 mg	28 片
荧光带		8
医用镊（钳）子		
• 小镊（钳）子	外科器材包	1
• 钝圆镊（钳）子		2
福克斯眼睛防护罩	金属眼罩	1
纱布垫	4 英寸×4 英寸	27
	2 英寸×2 英寸	15
手套	无菌（外科使用）	4 副
	非无菌	16 副
卤吡醇（氟哌啶醇）[b]	5 mg/cc，1 cc/单位	2
止血钳		

续表

名称	规格	数量[a]
• 小号型 • 弯曲型	外科器材小包	1 1
肝素[b]	100 单位/cc，1 cc/单位	11
地塞米松针剂（带活塞）	10 mg/cc，1 cc/单位	2
盐酸洛哌丁胺胶囊	2 mg	64 胶囊
注射器	2 mL	4
	1 mL	2
盥洗组合件（旋扣锁紧冲洗装置）		1
维拉帕米（异博定）针剂（带活塞）[b]	2.5 mg/cc，2 cc/单位	3
静脉输液装置		3
外科（Kling）敷料	3 英寸宽	4 卷
喉镜	带手柄	1
呋塞米（速尿灵）[b]	10 mg/cc，2 cc/单位	5
克霉唑乳膏	15 g/管	2
润滑剂（水溶性）	3 g	9
玛吉尔医用镊		1
放大镜	放大 4 倍	1
医学数据日志		
鼻后腔填塞物	10 cm	3
氧化镁乳片		60 片
硫酸吗啡[b]	10 mg/cc，1 cc/单位	6
美林（布洛芬）	400 mg	100 片
胃达能（双动力）		24 片
纳洛酮	0.4 mg/cc，1 cc/单位	2
注射针	22 G，1.5 英寸	4
	18 G，1.5 英寸	4
	16 G，1.5 英寸	2
持针器	外科器材包	1
新孢霉素加利多卡因膏剂	0.5 盎司/管含 40 mg 利多卡因	1
硝酸甘油贴[b]	15 mg/24 h	1
硝酸甘油片[b]	0.4 mg (1/150)	25 片
单向阀门及链接管		1
检眼镜头		1
耳镜		1
耳镜窥器	一次性	10
橡胶管（止血带）		2

续表

名称	规格	数量[a]
碱式水杨酸铋片		48 片
西甲硅油	125 mg	20 胶囊
非那根（异丙嗪）注射针剂	50 mg/cc，1 cc/单位	4
非那根（异丙嗪）口服片	25 mg	30 片
非那根（异丙嗪）栓剂	25 mg	14
多丝霉素（多粘菌素/杆菌肽）	1 盎司/管	2
聚维酮碘拭子		35
醋酸泼尼松滴眼液[b]	1%，5 mL/瓶	2
奥美拉唑片[b]	20mg	60 片
盐酸丙美卡因滴眼液[b]	5%，15 mL/瓶	1
舒喘宁（沙丁胺醇）吸入器	17 g/容器	1
脉冲血氧仪监测包 • 黏附性手指传感器 • 血氧仪操作卡 • 血氧仪数据卡 • 可重复使用手指传感器 • 脉冲血氧仪		1 包 2 1 1 1 1
非那吡啶	200 mg	35 片
复新眼液（人工泪液，滴眼剂）	0.3 mL/支	20
替马西泮（羟基安定）	15 mg	40 胶囊
盐水	100 mL	1
	250 mL	2
	500 mL	3
盐片	1 g	20 片
外科手术刀	＃10	3
	＃11	2
弯剪	外科器材包	
特非那定片	60 mg	56 片
磺胺嘧啶银乳膏	20 g/管	2
硝酸银棒		5
皮肤温度监测仪	29～41 ℃（84～106 ℉）	15
肌安宁（异丙基甲乙双脲）[b]	350 mg	25 片
无菌皮肤粘合带		4
听诊器		1

续表

名称	规格	数量[a]
吸附用品 • 吸附筒 • 吸附收集袋 • 70－cc 注射器 • 吸附针	7 英寸×6 英寸	 1 2 1 2
速达菲（伪麻黄碱）	30 mg	180 片
外科器材包 • 医用镊子（小号） • 持针器 • 小型止血钳 • 医用钳子 • 弯剪		1 包
缝合用品	4－0 Dexon，带缝合针	1
	5－0 Dexon，带缝合针	1
	4－0 Ethilon，带缝合针	2
	3－0 Ethilon，带缝合针	2
	2－0 Vicryl，带 CT－1 缝合针	1
注射器	10 cc	3
	3 cc	1
	70 cc	1
人工泪液滴眼液	30 mL/瓶	1
透明敷料	10 cm × 12 cm	5
	6 cm × 7 cm	5
包扎棉垫	3 英寸×4 英寸	8
温度计（一次性，口腔）	35.5～40.4 ℃（96～104 °F）	18
妥布霉素滴眼液[b]	0.3%，5 mL/瓶	1
压舌板	无菌	10
酮咯酸氨丁三醇针剂[b]	30 mg/cc，2 cc/单元	2
气管导管	7.5 mm，带通管心针	1
	8.0 mm，带通管心针	1
气管切开插管	5.5 mm，能弯曲	1
医用钳子	外科器材包	1
泰诺林（醋氨酚）	325 mg	90 片
泰诺林（醋氨酚与可待因合剂）[b]	对乙酰基氨酚（300 mg）＋可待因（30 mg）	40 片
尿液检测包 • 生化测试片 • 比色图表		1 包 13 贴 1
注射用地西泮（安定）	5 mg/cc，2 cc/单位	2

续表

名称	规格	数量[a]
口服用地西泮（安定）	5 mg	30 片
万古霉素胶囊[b]	250mg	28 胶囊
阿糖腺苷眼用软膏[b]	3%，3.5 g/管	1
双氯芬酸（扶他林）片	50 mg	60 片
滴耳液	10 mL/瓶	1
利多卡因合剂（含肾上腺素）[b]	2%，（含肾上腺素），1∶100 000，2 cc/单位	2
利多卡因注射液[b]	2%，2 cc/单位	2
利多卡因注射液[b]（心脏用，带活塞）	20 mg/cc，5 cc/单位	6
希舒美（阿奇霉素）[b]	250 mg	18 片
阿昔洛韦软膏[b]	15 g/管	1

注：[a]并非所有药品都按飞行任务注明的数量携带；
[b]该物品只有经外科医生批准或医疗检查表直接标明的项目方可使用。

4.4.6　国际空间站飞行任务

美国国家航空航天局和俄罗斯航空航天局分别为国际空间站提供了一套医疗设备，美国国家航空航天局提供了乘员健康保障系统（CHeCS）。除了向国际空间站提供传统的医疗包之外，乘员健康保障系统还包含运动器材、健康监测仪及环境监测仪。该系统分为三个亚系统：对抗措施亚系统（CMS）、环境健康维护亚系统（EHS）和健康维持亚系统（HMS）。

乘员健康保障系统的对抗措施亚系统由运动锻炼设备和监测仪器组成；其中，运动锻炼设备包括一个运动跑台、一个抗阻运动仪及一辆功率自行车，监测仪器包括一台便携式计算机、一台心率监测仪及一套血压/心电监测仪。除了日常锻炼外，航天员定期使用对抗措施亚系统进行身体体能的评价以监测其体能状态水平，以确定其身体失调/紊乱的程度，必要时调整其日常运动处方。

乘员健康保障系统的环境健康维护亚系统的硬件设备可以监测国际空间站舱内的水、表面微生物及空气等的参数，这些均是保障航天员健康的必要环境要素。环境健康维护亚系统包含对水质量、微生物、辐射、毒物及噪声的监测设备。

水质量监测设备包括有机碳分析仪、水取样及存档工具包，可以对国际空间站饮用水进行在轨和后续分析。

微生物监测设备包含水微生物监测包、表面取样包、空气微生物取样包。该包能对饮用水的整个菌落进行飞行分析，计算表面和空气中的细菌和真菌数量。

辐射监测设备由组织等效正比计数器、舱内粒子光谱仪、舱外粒子光谱仪、高效率放射性检测仪、辐射面积监测仪和乘员被动辐射监测仪组成。这些仪器对乘员进行主动、被动辐射监测。

毒物监测设备由甲醛监测仪、取样容器、固定吸附空气取样器、二氧化碳监测仪、燃烧后特异复合物分析仪和挥发性有机物分析仪组成。同时，也提供飞行和留样采样能力。

噪声监测设备包括一台噪声监测仪、一台声音水平监测仪和一个噪声防护包，并为国际空间站乘员提供噪声过滤和非噪声过滤的惯用耳塞，或者能消除噪声的头戴。必要时，监测国际空间站舱内的噪声水平。

乘员健康保障系统的健康维持亚系统设计为保障人体日常最低水平的医学需求，与地面急救站类似，在遇到紧急情况时，能为一个 3 人乘组提供 180 天的基础及高级生命支持。健康维持亚系统由 6 部分组成：第 1 部分为移动医疗包，满足航天员日常和周期性医学检查的需求；第 2 部分为污物处理包，在乘员遭到毒物溅出或污染物溢出时提供防护；其余 4 部分包括高级生命支持包、乘员医疗束缚系统、除颤仪及呼吸支持包（如图 4 - 8 所示），以维持乘员的高级生命支持和转运。移动医疗包和高级生命支持包内容物见表 4 - 8。

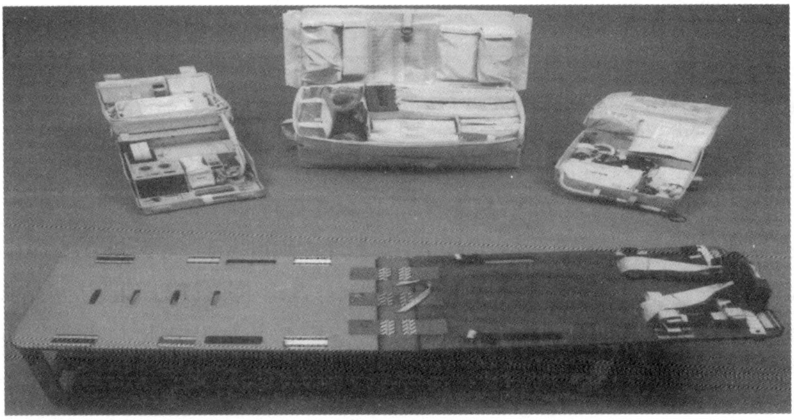

图 4 - 8　国际空间站健康维持亚系统。主要包括（左起）除颤仪、高级生命支持包、呼吸支持包，以及乘员医学束缚系统

表 4 - 8　移动医疗包和高级生命支持包内容物[16]

名称	规格	数量
16 - G 医用导管	16 g× 1.25 英寸	2
18 - G 医用导管	18 g× 1.25 英寸	2
20 - G 医用导管	20 g× 1.25 英寸	2
3 cc 注射器	带 22 g 注射针	2
10 cc 注射器		1
20 cc 注射器		1
布织绷带	3 英寸	2
适应性敷料	3 英寸 × 3 英寸	6
腺苷[b]	2 mL@3 mg/mL	3
羟甲唑啉鼻腔喷雾剂	3 mL/瓶	20
空气温度检测仪（OMNI）	90～120 °F	2
	58～88 °F	2

续表

名称	规格	数量
酒精纱布垫		106
安必恩（唑吡坦）[b]	10 mg	50 片
移动气袋（储氧袋）		1
阿米卡星针剂[b]	2 mL@250 mg/mL	4
阿莫西林[b]	500 mg	84 片
氢化可的松栓	25 mg 栓剂	6
咬合纸		1 pkg
阿司匹林片	325 mg	150 片
阿托品[b]	2 mL@1 mg/mL	2
自动血压监测袖带	Lumiscope 模型＃1085 - M	1
生理盐水喷雾剂	8 mL/瓶	10
复方新诺明（磺胺甲基异恶唑）[b]	双倍强度	56 片
莫匹罗星膏药	30 g/管	1
绷带剪刀		2
创可贴	3 英寸×1 英寸	100
创可贴	贴片	26
苯那君（苯海拉明）	25 mg	50 胶囊
安息香药签		20
唇膏	0.14 盎司/管	1
血压袖带	无液血压计	2
溴苄胺[b]	10 mL@50 mg/mL	2
蝶型针	21 g	2
	23 g	2
静脉气囊		3
静脉加压带	带有保护鞘	32
刀/锉		1
医用导管	14 G，2 英寸	2
适用于比重（SG）及比色图表的生化测试片 10	试纸	3 pkg
胸腔引流活瓣	海姆利克氏操作法	1
环丙沙星滴眼液[b]	0.3%，2.5 mL	3
盐酸环丙沙星[b]	500 mg	48 片
氯雷他定	10 mg	28 片
甲哌氯丙嗪[b]	25 mg 栓剂	14
棉球		40
棉签		13 包

续表

名称	规格	数量
咳嗽含片（右美沙芬）	0.5 mg	54
赛克罗奇（环喷托酯）滴眼液[b]	2%，15 mL/瓶	1
葡萄糖溶液	500 mL	1
滴耳液	15 mL/瓶	1
强的松（肾上腺皮质激素）[b]	10 mg	100 片
牙挺器	型号 301	1
	型号 34	1
牙线	一次性使用	1
拔牙钳	型号 17	1
	型号 151A	1
	型号 10S	1
牙镜		1
牙科注射器	Technitouch 注射器	1
地塞米松[b]	1 mL @ 10 mg/mL	2
	2 mL @ 0.4 mg/mL	2
右旋苯丙胺（右旋安非他命）[b]	5 mg	10 片
乙酰唑胺[b]	250 mg	50 片
安定	2 mL 和 5 mg/mL	3
氟康唑	150 mg	3
苯妥英钠胶囊	100 mg	35 片
苯海拉明[b]	1 mL@ 50 mg/mL	3
多巴胺[b]	400 mg/500 cc 葡萄糖溶液	1
双醋苯啶（比沙可啶）栓剂	10 mg 栓剂	6
双醋苯啶（比沙可啶）口服片	5 mg	30 片
头孢羟氨苄[b]	500 mg	40 胶囊
氢氧化钙制剂	13 g	1
氢氧化钙催化剂	11 g	1
耳刮匙		2
弹性绷带	2.5 码	1
电子模拟器	用于临床血液分析	1
苯丙醇胺/愈创甘油醚	400 mg	80 片
肾上腺素[b]	1 mL @ 1：1000	3
肾上腺素（用于心脏治疗）[b]	10 mL@ 0.1 mg/mL	5
气管导管	7.0 mm 带有通管心针	1
	8.0 mm 带有通管心针	1

续表

名称	规格	数量
探针	型号 23/11	1
眼垫		6
防护眼镜	福克斯盾金属防护罩	1
手指夹板		1
指套	一次性使用，无菌	30
甲硝唑（灭滴灵）[b]	250 mg	28 片
荧光带	FUL－GLO 荧光素钠试纸	8
Foley 导尿管	16 Fr，带有 30 mL 气囊	2
呋塞米（速尿）[b]	2 mL@10 mg/mL	10
纱布垫	4 英寸×4 英寸	57
卤吡醇（氟哌啶醇）[b]注射针	2 mL@5 mg/mL	2
氟哌啶醇（口服）	5 mg	400 片
止血钳	5.5 英寸大小，弯曲，Kelly	1
盐酸洛派丁胺胶囊	2 mg	64 胶囊
心得安[b]	20 mg	24 片
插管气囊	能探测到食道	1
碘垫	1%	10
静脉输液装置（带动力）	IMED™	2
静脉输液装置（不带动力）		2
静脉输液流速计	0～250 mL/h	1
静脉输入器	1～1 000 mL/h	1
静脉输液包 • 静脉输液装置（不带动力） • Y 型导管 • 杠杆锁套管 • 18 G 导管 • 提示卡		1 包
静脉输液压力瓶	1L	1
曲安奈德霜	0.1%，15 g/管	2
曲安奈德凝胶	0.1%，5 g/管	1
外科（Kerlix）敷料	4.5 英寸	2
外科（Kling）敷料	3 英寸	7
喉镜窥视片	3 号	1
喉镜柄	儿科	1
下肢收紧袋	600 mL	1
杠杆锁套管	连环	5
利多卡因针剂[b]	5 mL@20 mg/mL	3

续表

名称	规格	数量
长针	27 g，1.25 英寸	6
克霉唑乳膏	15 g/管	2
润滑剂	无菌，外科用润滑剂	4
玛吉尔医用镊	用于成人	1
放大镜	5 倍放大	1
哌替啶[b]	1 mL@50 mg/mL	6
	2 mL@50 mg/mL	4
氧化镁乳片		80 片
吗啡[b]	1 mL@10 mg/mL	6
	2 mL@10 mg/mL	3
美林（布洛芬）	400 mg	70 片
口腔/喉镜	反光喉镜，型号为 3 号	2
胃能达	双动力	100 片
纳洛酮[b]	2 mL@0.4 mg/mL	2
鼻腔导气管	7 mm	1
鼻胃导管	14 Fr	1
针头	18 G，1.5 英寸	2
新孢霉素加利多卡因膏剂	含利多卡因，0.5 盎司/管	1
硝酸甘油贴[b]	15 mg/24 h (0.6 mg/h)	3
硝酸甘油片[b]	0.4 mg	25 片
非无菌手套	乳胶材料，大号	8 副
去甲氨基比林[b]	50 mg	400 胶囊
检眼镜头		1
检眼镜备用灯泡		1
口腔导气管	90 mm	1
耳镜		1
耳镜备用灯泡		1
耳镜反射镜	塑料	20
炔诺孕酮-块雌醇片剂		42 片
便携式临床血液分析仪 • 范围控制卡 • 溶液控制包 　溶剂控制工具 　湿巾 　创可贴 　注射器 　纱布垫		 1 1 包

续表

名称	规格	数量
流量计	Spir－O－Flow 口袋监控器	1
电诊笔	＃100－0186	2
水杨酸铋片		48 片
西甲硅油	125 mg	80 凝胶胶囊
非那根（异丙嗪）[b]	25 mg	30 片
	1 mL@50 mg/mL	6
苯妥英钠胶囊[b]	2 mL@50 mg/mL	10
多丝霉素（多粘菌素/杆菌肽）	1 盎司/管，软膏	2
滴眼液	10 mL/瓶	1
后鼻填充包	10 cm，膨胀海绵	3
便携式临床血液分析仪	i－STAT™	1
聚维酮碘拭子	一次性使用	32
醋酸泼尼松滴眼液[b]	1％，1 mL/瓶	1
奥美拉唑胶囊	20 mg	30 胶囊
盐酸丙美卡因滴眼液[b]	0.5％，15 mL/瓶	1
舒喘宁（沙丁胺醇）吸入器	17 g 容器	2
盐酸氟西汀[b]	20 mg	400 胶囊
脉冲血氧测量仪	Oxisensor Ⅱ，D－25	2
手指脉搏血氧测量仪	Nellcor	1
非那吡啶	200 mg	20 片
叩诊锤		1
抗疲劳滴眼液（人工泪液）[b]	一次性用	20
替马西泮（羟基安定）[b]	15 mg	80 胶囊
急救面罩	用于呼吸机	1
氟马西尼[b]	2 mL@0.1 mg/mL	4
生理盐水	0.9％ NaCl	
	100 mL/包	1
	500 mL/包	2
	1 L/包	3
夹板	36 英寸×4.5 英寸，按说明使用	1
外科手术刀	＃10	3
	＃11	2
器械盒	聚碳酸酯箱	1
短针头	27 g，0.75 英寸	6
磺胺嘧啶银乳膏	1％，20 g/管	2

续表

名称	规格	数量
硝酸银棒	5 根/包	2 pkg
皮肤清洗布	6.0 英寸×2.5 英寸	1
皮肤缝合器	精确 15 头	2
皮肤温度监测仪	显示范围 84～106 °F	15
海绵	5.0 英寸×9 英寸（止血敷料）	4
氯化钠	1 g	128 片
肌安宁（异丙基甲乙双脲）[b]	350 mg	25 片
无菌治疗巾	40 cm× 40 cm	4
无菌手套	8 号	5 副
无菌创口贴	0.25 英寸×4 英寸	6 pkg
	0.5 英寸×4 英寸	2 pkg
听诊器		2
听诊器耳塞	备用耳塞	2
吸刮匙勺		1
吸引器		1
吸引收集袋		2
带导管的吸引器	聚乙烯管	1
吸引器的注射管	70 cc	1
速达菲（伪麻黄碱）[b]	30 mg	180 片
外科器材包 • 医用镊子（2） • 止血钳（2） • 持针器（1） • 虹膜剪（1）		1 包
外科器材包 • 医用镊子（2） • 止血钳（2） • 持针器（1）		1 包
缝合针 • 4－0 Dexon • 5－0 Ethilon • 4－0 Ethilon • 3－0 Ethilon • 2－0 Vicryl		 1 1 4 2 1
注射器	10 cc，带锁扣	2
胶带	0.5 英寸/卷	1
	1 英寸/卷	5
人工泪液	30 mL/瓶	1

续表

名称	规格	数量
透气胶膜敷料	缝合敷料	16
包扎棉垫	3 英寸×4 英寸	13
口腔温度计	显示范围 35.5～40.4 ℃，一次性温度计	36
临时充填物	管	1
妥布霉素滴眼液	0.3%，5 mL/瓶	1
压舌板	木质，无菌	20
眼压计外套	乳胶	18
眼压计	型号为＃23 号	1
牙痛包 • 丁香酚 • 棉球 • 医用钳子		1 包
琥珀酸美托洛尔[b]	50 mg	20
酮咯酸氨丁三醇针剂[b]	2 mL@30 mg/mL	2
止血带	橡胶管	1
气管切开插管	5.5 mm，能弯曲	1
注射器	塑料	3
泰诺林（醋氨酚）	325 mg	300 片
直型导尿管	16 Fr	2
绒毛膜促性腺素尿检测仪		2
氯化钾[b]	10 meq	45
口服地西泮（安定）[b]	5 mg	30 片
万古霉素[b]	250 mg	28 片
凡士林纱布	3 英寸×18 英寸，无菌	2
抗菌眼膏[b]	3.5 g/管	1
异搏定[b]	2 mL@2.5 mg/mL	3
维柯丁[b]	5 mg	36 片
阿糖腺苷眼用软膏[b]	3%，3.5 g/管	1
视敏卡		1
双氯芬酸（扶他林）片	50 mg	60 片
滴耳液	10 mL/瓶	1
利多卡因凝胶[b]	5 mL@20 mg/mL（2%）	1
利多卡因合剂[b]（含肾上腺素）	2%，1∶100 000，1.8 mL	10
Y 型导管	连环系统能延展	2
密封塑料袋	8 英寸×8 英寸 12 英寸×12 英寸	7 8

续表

名称	规格	数量
希舒美（阿奇霉素）[b]	250 mg	20 片
阿昔洛韦软膏[b]	5%，15 g/管	1

注：[a]并非所有药品都按飞行任务注明的数量携带；

[b]该物品只有经外科医生批准或医疗检查表直接标明的项目方可使用。

俄罗斯航空航天局为国际空间站提供了一套医学保障系统，这套系统与和平号空间站的医学保障系统类似，由几个以不同问题导向的医疗保健包、医学监测仪器及对抗措施组件构成。整个系统主要分为 6 个亚系统：急救器材、医学监测观察仪器、对抗微重力的设备、个体辐射监测、站内清洁及空气监测仪器、卫生维持仪器。急救器材亚系统的详细清单见表 4－9。

表 4－9　急救器材亚系统的详细清单

名称	规格	数量
消炎药包－1		
• 阿司匹林		
• 大环内酯类（四环素/竹桃霉素、十八霉素）	125 000 单位	120 片
• 安乃近	0.5 g	56 片
• 吡咯醇胺（氯苄吡二胺、氯马斯汀、氯吡拉敏）		30 片
• 扶他林（双氯芬酸）/吲哚美辛/苯乙烯		TBD
• 红霉素	0.1 g	68 片
• 普诺地嗪（呱乙恶唑）	0.01 g	48 片
• 磺胺地索辛（迈力保）	0.5 g	56 片
消炎药包－2		1
• 石膏绑带		3 包
• 肛门栓剂		15 单位
• 酒精		6 试管
• 乙酰磺胺钠溶液	20%	2 滴管
• 盐酸赛洛唑啉制剂	0.05%	2 单位
消炎药包－3		
• 氨苄西林/苯唑西林	0.25 g	81 胶囊
• 多西环素（盐酸强力霉素）	0.05 g	18 胶囊
• 制霉菌素	500 000 单位	36 片
• 抗坏血酸	0.5 g	～48 片
• 金刚乙胺	0.05 g	33 片
• 溴己胺	0.008 g 或 0.004 g	33 片
消炎药包－4		
• 酰胺硝丙醚（5－硝基－2－丙氧基－N－乙酰苯胺）		80 片
• 速复滴剂（新霉素 B、短杆菌肽、地塞米松）		2 瓶
• 酒精		2 试管

续表

名称	规格	数量
· 一次性注射针		2 单位
· 一次性注射针管		2 单位
· 擦拭巾	14 cm×16 cm	2 单位
· 棉球		3 包
· 氧氟沙星	200 mg	27 片
· 双硫脲脒腙	0.1 g	63 片
消毒清洗包		
· 碘溶液	5%，0.8 mL	14 试管
· 亮绿溶液	1%	14 试管
· 酒精		28 试管
阿司匹林药包		
· 阿司匹林片		45
· 阿司匹林溶液		24
· 阿司匹林（心脏用药）	100 mg，300 mg	90
· 剪刀		1 把
烧伤及清创包		
· 喷雾剂（氯霉素、硼酸、苯佐卡因、沙棘油）		3 支
· 氟米松软膏	15 g	1 管
· 甲基尿嘧啶软膏	10%（10 g）	1 管
· 软膏		1 管
· 亮绿溶液	1%	3 试管
· 碘溶液	5%（0.8 mL）	14 试管
· 酒精		3 试管
· 软膏刀（将药膏涂入眼睛）		1 单元
· 林可霉素/红霉素药膏	15 g	1 管
· 乙酰磺胺钠溶液	20%	2 滴管
· 硫酸庆大霉素溶液		2
心血管救治包		
· 戊酸薄荷酯	0.06 g	18 片
· 镇静剂	0.1 g	80 片
· 罂粟碱		34 片
· 去甲肾上腺素	0.04 g	48 片
· 维拉帕米（异搏定）	40 mg	66 片
· 阿替洛尔		40
· 硝酸甘油	0.001～0.002 g	10 贴
· 氢氧化铵溶液	10%	3 试管
· 艾他西嗪片	0.05 g	48 片
· 阿托品	0.1%（1 mL）	6 支注射液
· 依那普利	0.01/0.02 g	～20

续表

名称	规格	数量
敷药包		
• 绷带	5 英寸×7 英寸	2 单位
• 绷带	5 英寸×5 英寸	2 单位
• 橡皮膏		1 单位
• 擦拭巾	14 英寸×16 英寸	6 单位
• 擦拭巾	45 英寸×29 英寸	2 单位
• 盥洗包		3 单位
• 消炎粘贴膏药		20 单位
• 布织绷带（＃1 和＃2）		3 单位
• 棉球		2 包
• 剪刀		1 把
• 记录纸		1 张
急救包		
• 利多卡因针剂	2%（2 mL）	5 支
• 肾上腺素针剂	0.1%（1 mL）	2 支
• 羟戊丁氨酯	2%（2 mL）	6 支
• 地西泮（安定）针剂	0.5%（2 mL）	4 支
• 普鲁卡因针剂	10%（2 mL）	2 支
• 尼可刹米针剂	2 mL	2 支
• 速尿针剂		6 支
• 利多卡因针剂	10%（2mL）	4 支
• 咖啡因针剂		2 支
• 安乃近配解痉药	5 mL	6 支
• 地巴唑	1%（2 mL）	3 支
• 安乃近	50%（2 mL）	3 支
• 维生素 K	1%（1 mL）	4 支
• 罂粟碱	0.2%（1 mL）	3 支
• 氯吡拉敏（氯苄吡二胺）	2%（1 mL）	3 支
• 地塞米松/强的松		5 支
• 酒精		30 试管
• 纱布垫	x	30 单位
• 阿托品	0.1%（1 mL）	8 支注射液
• 剪刀		1 把
• 处置袋		2 个
• 注射器（带针头）	2 mL	42 支
	5 mL	6 支
• 注射针		90 个
• 废物包		48 个
• 开安培锉刀		48 把
• 二分隔包		15 个

续表

名称	规格	数量
胃肠及泌尿系救治包		
• 苏打	0.5 g	24 片
• 番泻苷		48 片
• 活性炭	0.25 g	32 片
• 复方新诺明	480	70 片
• 易蒙停胶囊（盐酸洛哌丁胺）		27 胶囊
• 安乃近配解痉药（Baralgin）		56 片
• 硝羟喹啉	0.05 g	48 片
• 氨苯蝶啶		33 片
• 维生素 K	0.015 g	16 片
• 阿托品	0.1%（1 mL）	6 支注射液
膏药包		
• 素高捷疗眼膏	20 g	2 管
• 曲克芦丁凝胶	2%（40 g）	2 管
• 退热膏（含香草壬酰胺和烟酸丁氧基乙酯）	15 g	2 管
• 塑胶贴		2 单位
• 绷带		2 单位
• 肝素药膏		1 管
• 阿昔洛韦眼膏		1 管
• 阿昔洛韦霜		1 管
• 霜/软膏		1
在轨药包		
• 吡咯醇胺（硝基安定）	0.01 g 或 0.005 g	9 片
• 氯吡拉敏（氯苄吡二氨）		9 片
• β-苯基-γ-氨基丁酸	0.25 g	16 片
• 普诺地嗪（哌乙恶唑）	0.01 g	24 片
• 门冬酸钾镁		16 片
• 番泻苷		24 片
• 戊酸薄荷酯	0.06 g	9 片
• 安乃近	0.5 g	14 片
• 阿司匹林	0.5 g	14 片
• 磺胺地索辛（迈力保）	0.5 g	14 片
• 氯霉素	0.25 g	8 片
• 大环内酯类（十八霉素）	125 000 单位	16 片
• 咖啡因	0.2 g	17 片
• 维拉帕米（异搏定）	40 mg	16 片
• 硝酸甘油	0.000 5 g	25 片
• 安乃近		16 片
• 氢氧化铵	10%	1 试管

续表

名称	规格	数量
• 罂栗碱		10 片
• 四环素软膏	3 g	1 管
• 甲基尿嘧啶软膏	3 g	1 管
• 消炎粘贴膏药	3.8 × 3.8	20 单位
• 绷带	1.5 × 6	5 单位
• 医用敷料		1 包
• 剪刀		1 把
• 用于涂抹眼药膏的抹刀		1 单位
• 阿托品	0.1% (1 g)	4 支注射液
• 呋塞米（速尿）		6 片
• 吸入器		1 单位
预防性治疗包-1		
• 肌苷	0.2 g	216 片
• 门冬酸钾镁		112 片
• 乳清酸钾	0.5g	112 片
预防性治疗包-2		
• β胡萝卜素		TBD
• 左旋咪唑	150 mg	24 片
• 维存牌钙片		TBD
• 健肝素		TBD
预防性治疗包-3		
• 吡拉西坦	0.4 g	180 胶囊
预防性治疗包-4		
• 维生素		
精神疾患类治疗包		
• 芬钠西泮	0.001 g	66 片
• β-苯基-γ-氨基丁酸（Fenibut）	0.25 g	80 片
		33
• 硝西泮（硝基安定）		68 片
• 脑复新（吡硫醇）	0.1 g	48 片
• 美达西泮		48
• 谷氨基酸	0.25 g	40 片
• 甲氧异喹亚胺	50 mg	68 片
• 胡泮酸	0.25 g	16 片
• 阿普唑仑		40
夹板包		
• 夹板	5 cm × 10 cm	12 单位
• 绷带		4 单位
• 止血带		1 单位

续表

名称	规格	数量
急救包（便携式救治包）		
• 安乃近（片剂）	第 1 项	10
• 四环素（含片）	第 2 项	16
• 磺胺地素辛（片剂）	第 3 项	10
• 双苯斯酮胺（片剂）	第 4 项	55
• 芬钠西泮（片剂）	第 5 项	6
• 甲苄咔啉（含片）	第 6 项	10
• 哈拉宗（净水用，片剂）	第 7 项	40
• 高锰酸钾（粉）	第 8 项	1 包
• 二甲哌替啶	第 9 项	6 单位
• 四环素软膏	第 10 项	1 包
• 唇膏	第 11 项	1 包
• 驱蚊胺乳膏	第 12 项	3 包
• 薄纱布绷带	第 13.1 项	3 包
• 医用敷料	第 13.2 项	2 包
• 消炎粘贴膏药	第 13.3 项	3 包
• 剃须刀片		3 包
• 安全别针		3 单位

4.5　乘员生物医学训练

作为早期载人航天飞行的准备手段之一，在军事航空医学基础上衍生出了乘员生物医学训练，主要针对高速及高空飞行时遇到的生理问题。乘员生物医学训练包括将乘员暴露于极端环境如丛林或沙漠环境（训练其生存能力），以及使用特殊设施进行训练，如离心机、低压舱、基于运动的模拟器[9]等。

随着乘组人数、飞行时间及在轨医疗能力的增强，乘员生物医学训练开始更多地关注医疗相关的技能训练。对于 3 次天空实验室任务，通过训练乘员，配备了 2 名在轨医疗主管。首席及后备在轨医疗主管在军方和地方医疗机构进行了 80 h 的医疗训练，训练范围从基本体格检查、采血技术到在当地急救部门监督下的医疗保健[17]。

所有航天飞机乘员都进行了 8～11 h 医学操作指导，作为特定任务训练的一部分，培训内容包括航天生理学、CO_2 暴露训练、减压病评估与治疗、心肺复苏与急救等。任务指令长从乘组成员中选择 2 人担当在轨医疗主管（如本章的前文所述，这些乘组成员没有医学背景）。对在轨医疗主管予以额外 7～10 h 的诊断与治疗培训，培训时必须亲自动手，在逼真的人体模型上进行医学操作实践，如注射、气道管理、伤口处理等。此外，静脉处置技术也需要进行培训，通常采用虚拟现实模拟训练，并在试验志愿者身体上进行实际操作体验。飞行前的总体训练重点是程序，如何使用医学清单、如何进行令人信服的医学观察，以便充分利用地面的医学会诊或咨询。

已经在2次航天飞机任务（STS－90和STS－95）中携带了除颤仪，对在轨医疗主管进行了高级生命支持技术的培训。在这2次任务中，在轨医疗主管均为乘组医生出身的航天员，所以额外培训内容最少。

依据在轨医疗主管的培训流程进行医疗补给包应用训练，此外还包括脉冲式血氧测量仪和便携式临床血液分析仪的使用培训。培训时间从标准的航天飞机持续时间增加到能使用操作程序的时间。和平号空间站上3名航天员均接受了21 h的医疗补给包应用训练。在和平号空间站添加了除颤仪及相关配件后，培训时间增加了15 h，这包括高级心脏支持方案的训练。

美国国家航空航天局为执行国际空间站任务的航天员进行了培训，培训内容包括所有乘员健康保障系统中仪器及相关医学活动的培训。对2或3名航天员进行环境健康维护亚系统及对抗措施亚系统的仪器操作和程序的培训，具体培训内容取决于任务的特点。在天空实验室和航天飞机任务中也是如此，2名乘组航天员培训后担当在轨医疗主管；这些航天员还进行了健康维持亚系统及相关程序的训练。在实施健康维持亚系统培训之前，在轨医疗主管需要进行医学专业的特定培训，包括20 h的课程讲授以及50 h在急诊室、手术室、救护车及动物实验室的临床技能训练。正如航天飞机任务的医学训练一样，在轨医疗主管也要参加虚拟现实的静脉注射模拟训练，并在试验志愿者身体上进行实际操作体验。

除了在飞行前进行培训外，国际空间站上的航天员需要进行在轨医学操作复习训练；对所有乘员健康保障系统的内容提供了基于计算机的培训，要求在轨医疗主管每月进行1 h的健康维持亚系统训练。在国际空间站上进行环境健康维护亚系统及对抗措施亚系统的复习训练时，尽管属于选择项目，并且不安排特定时间开展，但可用基于计算机的方式实施。基于计算机的多媒体训练方式允许航天员按照自身节奏复习自己认为必要的内容。应至少定期对健康维持亚系统进行意外事件的训练，该训练是航天员参加几个意外事件培训项目之一，要求乘组航天员隔周参加一次。其他训练还包括对火灾/烟雾、有毒物质溅出（泄漏）的快速反应以及应对快速减压等。乘组航天员并不知道是哪一种训练项目，只知道是计划中的训练，特殊的医学紧急事件可能改变健康维持亚系统每次拟定的培训时间。最终，在轨医疗主管进行每月医学操作绩效评价，内容包括简单的体检及实验室分析，确保其基本检查和样本收集技能保持一定的熟练程度。

俄罗斯卫星城——加加林航天员培训中心对航天员进行医学项目训练，训练内容涉及俄罗斯所有的在轨生命保障系统以及相关的医学活动，培训项目包括人体医学反应、对抗措施系统及其绩效、体格评估、部分环境监测等。在飞行前收集基础数据，以确定航天员在训练和飞行中的体能状态，有助于达到与执行航天任务相适应的功能储备和心理状态水平。

4.6 未来医学保障系统

新一代乘员健康保障系统已经开始研发，对于载人航天医学保障而言，有时应用尖端医学技术存在一定的难度，这是因为存在航天飞行的认证要求和计划实施的延迟，以及医疗仪器面临可靠性和监督管理等挑战性问题[18]。然而，对任务需求和在轨医疗保障系统绩效进行持续不断的评估，将促进在轨医疗保障系统稳固升级和提升。

新一代乘员健康保障系统将拓展在轨诊断和治疗能力，为 6～7 人的乘组提供更多的运动对抗措施，并强化舱内环境监测和分析。目前，正在研发的硬件见表 4-10。

表 4-10　在未来乘员健康保障系统中需要考虑的硬件

总有机碳分析仪（升级）	选择性离子集合系统（用于水分析）
长期抗阻运动装置	隔离震动运动跑台（升级）
强化呼吸支持系统	医用生物危害物处理系统
便携式气体分析仪	静脉输液系统
数字肺活量计	手持测力计/合力测力计
急救生理监测系统	微生物诊断工具
强化空气微生物采样器	保温箱
中子监测器	超声波诊断装置

航天发达国家正在审查低地球轨道以远的载人航天任务需求，包括维持人体心理和体能方面。这些任务将突破载人航天飞行技术和人类当前探索太空的经验。当航天员执行远离地球、在月球或者火星表面着陆的任务时，未来航天医疗系统必须允许训练有素的在轨医疗主管为乘员进行自主的医疗保健服务。为了执行这些宏伟而艰巨的航天任务，将面临许多新的挑战，包括急性辐射暴露、尘埃相关健康问题、长期失重、造成损伤的重力负荷以及与行星表面相关的其他事件。

参考文献

[1] Polyakov VV. The physician - cosmonaut tasks in stabilizing the crew members' health and increasing an effectiveness of their preparation for returning to Earth. Acta Astronautica 1991; 23: 149 - 151.

[2] Houtchens BA. Minor Surgery and Anesthesia Capabilities for Space Station Health Maintenance Facility (HMF). Unpublished document prepared under NASA - JSC Contract T - 1419M; 1987.

[3] Billica RD, Barratt MR. Inflight evaluation of apparatus and techniques for performance of medical and surgical procedures in microgravity: STS - 40/SLS - 1, SMIDEX Medical Restraint System. In: Spacelab Life Sciences - 1 Final Report. Houston, TX: NASA - Johnson Space Center; 1994: 5 - 67 - 5 - 82. JSC - 26786.

[4] Lloyd C, Creager GJ. SMIDEX IV pump experiment. In: Spacelab Life Sciences - 1 Final Report, Vol. 1. Houston, TX: NASA - Johnson Space Center; 1994: 5 - 83 - 5 - 88. JSC - 26786.

[5] Creager GJ. Formulation, preparation, and delivery of parenteral fluids for the Space Station Freedom Health Maintenance Facility. Paper presented at the 20th Intersociety Conference on Environmental Systems; July 9 - 12, 1990; Williamsburg, VA. SAE Technical Paper Series No. 901325.

[6] McKinley BA. Sterile water for injection system for on - site production of IV fluids at Space Station Freedom HMF. Paper presented at the 20th Intersociety Conference on Environmental Systems; July 9 - 12, 1990; Williamsburg, VA. SAE Technical Paper Series No. 901324.

[7] Barratt M, Billica R. Delivery of cardiopulmonary resuscitation in the microgravity environment. Presented at the 63rd Annual Scientific Meeting of the Aerospace Medical Association; May 10 - 14, 1992; Miami Beach, FL.

[8] Billica RD, Pool SL, Nicogossian AE. Crew health - care programs. In: Nicogossian AE, Huntoon CL, Pool SL (eds.), Space Physiology and Medicine. 3rd edn. Philadelphia, PA: Lea & Febiger; 1994: 402 - 423.

[9] Billica RD, Jennings RT. Biomedical training of U. S. space crews. In: Nicogossian AE, Huntoon CL, Pool SL (eds.), Space Physiology and Medicine. 3rd edn. Philadelphia, PA: Lea & Febiger; 1994: 394 - 400.

[10] Berry CA. Medical care of space crews (medicalcare, equipment, and prophylaxis). In: Talbot JM, Genin AM (eds.), Space Medicine and Biotechnology. Vol. 3. Washington, DC: NASA Scientific and Technical Information Office; 1975: 345 - 371. NASA SP - 374. Calvin M, Gazenko OG (series eds.), Foundations of Space Biology and Medicine.

[11] Godwin R. Gemini 6—The NASA Mission Reports. Ontario, Canada: Apogee Books; 2000: 24.

[12] Hawkins WR, Ziegleschmid JF. Clinical aspects of crew health. In: Johnson RS, Dietlein LF, Berry CA (eds.), Biomedical Results of Apollo. Washington, DC: U. S. Government Printing

Office；1975：43－81. NASA SP－368.

[13] EVA & Experiments Branch，Crew Procedures Division. Inflight Medical Support System Checklist，All Skylab Missions，Final. Rev A. Houston，TX：NASA－Johnson Space Center；1973.

[14] Dempsey CA，Barratt MR. Evolution of in－flight medical care from Space Shuttle to International Space Station. Paper presented at the 26th International Conference on Environmental Systems；July 8－11，1996；Monterey，CA. SAE Technical Paper Series No. 961345.

[15] Medical Operations，Space and Life SciencesDirectorate. NASA 6 Mir Supplemental Medical Kit Checklist. Houston，TX：NASA－Johnson Space Center；1997.

[16] Biomedical Hardware Development and EngineeringOffice. Drug Subpack，Advanced Life Support Pack Installation Drawing. Rev A. Drawing No SKD42101650. Houston，TX：NASA － Johnson Space Center；2000.

[17] Shimamoto，S. Skylab Medical Training，Meeting Summary. Houston，TX：KRUG Life Sciences；1991.

[18] Butler，D. NAS9－97005Annual Medical Technology Report. Houston，TX：Wyle Laboratories；2000.

第 5 章　在轨常见病症的处置

托马斯·H. 马什本（Thomas H. Marshburn）

在经过 40 多年的载人航天飞行后，美国和苏联获得了大量的经验，明确了在航天飞行中最常见的医学问题。过去发生于航天飞行中的医学事件处理经验有助于研制在轨诊断和治疗仪器，同时也有利于为飞行乘员提供紧急救治。从这个意义上说，紧急救治指在载人航天飞行中，治疗飞行中发生的常见医学问题，同时对较为严重的疾病和损伤进行评估，采取积极的稳定维持措施，因为这些疾病和损伤可能影响飞行任务，或者导致飞行乘员发生严重的并发症。

在航天飞行中，既要保持航天员的身体健康，又要完成任务目标，高昂的太空探索开支要求每一位航天飞行乘员保持最高的工作绩效。因此，本章主要讨论在航天飞行中对飞行任务产生严重影响的常见医学问题。比如，在长期航天飞行中一位乘员发生了踝关节扭伤，会导致其不能用力进行跑台运动，而这种运动能维持肌肉体积、促进下肢本体感觉及维持有氧运动能力；一旦其飞行返回地面重力状态后会导致其行为能力进一步降低（例如，在火星表面着陆，或者在地面着陆后从航天飞机上迅速撤离时）。同样，由于航天员出现接触性皮炎或者一些手部的轻微损伤，没有采取积极的治疗，则可能取消出舱活动（即太空行走）。

载人航天飞行经验提示我们，在航天飞行中可能会出现严重的病症。在轨医疗主管（CMO）在评估遭受严重疾病或损伤的乘员时，面临几方面的挑战：一方面防止过早中止任务，另一方面又要防止推迟返回后患病乘员发生并发症，因此在轨医疗主管不仅必须作出正确的诊断，而且也必须在极端环境下利用有限的资源实施救治，而该环境对人体的影响却知之甚少。

本章总结了在航天飞行中诊治患急性病症乘员获得的经验，并为将来航天飞行任务中治疗航天员可能出现的病症提出建议。

5.1　在轨医疗资源

在受到有效载荷质量、体积及乘员训练时间的限制情况下，地面航天医生对执行任务的每一乘员进行了医疗保健技术训练和合适的仪器操作训练。航天医生通过给予乘员医疗小包、医疗提示卡，予以基于计算机的训练，以及向地面支持团队成员咨询等方式，向执行飞行任务的每一乘员传授医学经验和知识。

尽管要求乘员在个人文件中记录用药的类型、剂量及频次，但是所有乘员可以在不向在轨医疗主管或地面支持团队报告的情况下，使用非处方药物。在每次执行航天飞机任务的乘员中，指定 2 人担当在轨医疗主管（CMO），尽管在轨医疗主管大多不是医生，但是其接受了人体解剖知识和医学操作技术训练，在不向地面航天医生报告或咨询的情况下，可以对乘员的轻度损伤和疾病作出评估，并予以治疗。但在轨医疗主管毕竟不是专业医生，只有在地面航天医生的指导下或满足在轨医疗处置手册所述的情况时，才可以使用处方药物。在在轨医疗处置手册中，列出了医疗包中所有控制性药物类别及其副作用。

在轨配置的医疗资源中，在轨医疗主管能利用两种途径获得支持：在轨医疗处置手册和私密医学会话（PMC）。地面航天医生编写和更新在轨医疗处置手册，该手册具有以下几个特点，即包含最少的医学术语，仅限于在轨医疗包中可用的有限硬件及药物而制定的操作程序，以及医疗包中处方药物的可能副作用。因为在航天飞行中航天员工作绩效的下降可能危及任务实施，在对乘员给予药物治疗时，药物的副作用是主要关注的问题。

在航天飞行期间，在轨医疗主管通过每日私密医学会话与地面航天医生交流意见，每日的私密医学会话是航天飞机整体任务中的一部分。在每日私密医学会话过程中，任务控制中心在航天飞机乘员与航天医生之间建立了双向的私密通信链路。私密医学会话能提高乘员的医学处置能力，并允许航天医生向地面支持团队传达任何因在轨医学问题导致的任务或时间计划变化需要。在航天飞机飞行任务中，私密医学会话每日按计划实施，这样乘员不再需要使用开放的天-地通信链路与地面航天医生进行私密会话，进而有助于保持医学会话的私密性，同时也能积极主动地传递航天医生的医学建议。通常，私密医学会话持续 5～15 min。

在国际空间站长期飞行任务乘员入轨的前几天，为航天员对新环境的快速适应期，每日实施私密医学会话；在这几天之后的长期飞行任务（或者任何其他的长期飞行任务）中，每周进行一次私密医学会话，或者在航天医生或航天员需要时启动。

在每次私密医学会话结束后，航天医生必须向地面控制中心支持团队提供该飞行乘员健康状态的报告。尽管航天医生和在轨医疗主管对生病乘员做出了诊断，并给予了治疗，但是任务指挥官最好能评估治疗计划对整个任务的影响。在对私密医学会话做出结论之前，在轨医疗主管、任务指挥官与航天医生对向地面控制中心支持团队提交的私密医学会话报告内容应达成一致。如果在轨医学问题没有导致时间计划或任务的改变，那么航天医生不再讨论或报告该乘员的个例医学问题。在这种情况下，私密医学会话报告结果表达为“对任务无影响”。为了维持航天医生与每一乘员多年建立起来的信任，同时防止过多的媒体关注对任务的影响，航天飞行中的私密医学会话非常重要。

如果在轨医疗主管和任务指挥官确定对生病乘员的诊断和治疗将影响到任务实施，在某些情况下必须考虑飞行控制中心支持团队的意见，需要改变乘员的作息时间表或者任务计划以及调整消耗性资源（如氧气）的使用计划时，航天医生的报告应包括这些必要的信息。尽力维持医生-生病乘员之间的关系，同时也应维护飞行任务的最大利益。在这种情况下，公众对生病乘员的诊断、预后以及可能对任务影响的评论，反而无关紧要。

在航天飞行中，这种计划性私密医学会话是航天员医疗保健最重要的内容之一。通过乘员与地面医学支持团队的沟通交流，在轨医疗主管大大地拓展了医学知识和经验，同时保证了绝对的私密性。航天医生能与地面支持团队在已经建立的通信规则下共同工作，对生病或受伤乘员的治疗提供支持（必要时）。为了较好地应对将来的医学应急事件，美国国家航空航天局约翰逊航天中心（NASA-JSC）的医学实施团队人员研发了一种“非实名数据库”（其中的医学事件不针对任何特定的个体）。

5.2 在航天飞行中需要处置的普通疾病

5.2.1 空间运动病（SMS）

在美国和俄罗斯航天员中，空间运动病很常见。尽管空间运动病与地面运动病有一些相似之处，但其只是在微重力下人体复杂症状的空间适应综合征的一部分。空间适应综合征较为严重的表现之一为空间运动病，在其发作时乘员出现恶心、呕吐，尤其在进入微重力环境的前几天很常见。在首次飞行的航天员中，据估计空间运动病影响到67%的乘员[1]。在本书第10章将详细讨论空间适应综合征的病因、预防以及恢复。在本章，只讨论乘员在轨可用的治疗选择。

美国和俄罗斯航天员表现出症状程度的不同。在航天飞机任务中，戴维斯及其同事应用症状程度计分评估航天员在第一个24 h出现的症状[1]。在航天员出现的所有症状中，仅仅有47%表现为轻度，即呕吐不超过1次，在36～48 h内完全恢复；35%表现为中度，即表现为时轻时重的不适，呕吐不超过3次，且在72 h内恢复；19%表现为重度，即表现出持续不适，呕吐达到3次或以上，症状持续72 h以上[1]。

空间运动病与地面运动病症状之间存在差异。比如，患有空间运动病的乘员与地面运动病患者相比，面色苍白不明显，出汗较少，相反表现出面色潮红、头痛。二者均伴有恶心、呕吐、全身不适。然而，空间运动病乘员的呕吐有时突然发作（几小时发作一次），并且常常不伴有恶心的前兆，头部运动和嗅觉刺激时会加重（如来自污物处理系统的气味刺激）[2]。遗憾的是，除了先前的航天飞行经验外，还没有发现由体征或模拟运动来预测特定乘员的空间运动病发作可能或症状的严重程度。总之，随着飞行次数增加，乘员的症状会得到改善。

尽管尚未完全理解空间运动病的病因，但是给予异丙嗪治疗保障了美国航天飞行任务的成功。医生兼航天员詹姆斯·巴吉安（James Bagian）在航天飞行中应用异丙嗪治疗空间运动病，并且首次给予了肌肉注射[3]。此后，据报道大约60%的航天员接受了肌肉注射异丙嗪治疗，大大改善了飞行中空间运动病的症状[4]。在早期的航天飞机任务中，乘员有时服用东莨菪碱和右旋安非他命预防空间运动病的发作[5]。这种策略在减轻空间运动病的症状方面不是很成功，因此不再使用。在预防运动病方面，在地面试验中研究了止吐剂格雷西隆的效果，但是结果显示其并不比安慰剂有效[6]。

在飞行前的训练中，航天医生教导在轨医疗主管如何进行臀部注射（见本章后面的“操作程序”一节）。尽管在航天飞行中人体注射的耐受性良好，但是有时注射部位的疼痛促使航天员采用其他治疗方法。在进入轨道后前几小时高强度负荷的操作要求，以及有限的飞行机会的制约，妨碍了对每一种干预方法进行对照试验以评估其有效性。但是，已经开展了下列观察试验。

乘员在发射平台上口服异丙嗪 25 mg、右旋安非他命 2.5～5 mg，以预防空间运动病，取得了不同程度的成功（指令长和驾驶员禁止服用）。然而在航天飞行中，口服同剂量的药物并不奏效，也许由于在微重力环境下常见人体胃肠道功能降低，导致对药物的吸收减少[7]。部分航天员喜欢自行选择用药，如直肠途径给药，一旦其进入轨道后在工作负荷允许的情况下，自行向直肠纳入 25 mg 的栓剂。然而，总体而言，这种给药方式不如肌肉注射有效，肌肉注射仍是最常用的治疗方法。作为预防性给药或者在出现症状之后，乘员可以选择接受在轨医疗主管实施的肌肉注射方法；约 30％的异丙嗪注射液在睡眠之前立即实施肌肉注射[4]。

因为异丙嗪镇静副作用可能导致个体工作绩效的下降，航天医生应在飞行前对每一航天员给予口服剂量的试服，确定其出现镇静副作用的剂量水平。目前尚无飞行中航天员出现过嗜睡症的报道，同时在前期航天飞行中航天员服用异丙嗪后，没有证据证实其工作绩效的下降[8]。戴维斯及其同事推测：在航天员进入在轨飞行的新鲜环境后出现兴奋状态，产生的 α-肾上腺素（兴奋水平高于镇静效果）发挥了作用[9]。客观监测航天员在轨工作期间的警觉和行为绩效，有助于确定在飞行任务关键阶段服用的止吐剂用量。

在航天飞行中，出舱活动属于任务的关键阶段性活动。在出舱活动中，为了防止航天员身着舱外航天服发生呕吐，需要服用止吐剂，应在航天员止吐剂的镇静副作用与优良工作绩效之间权衡。基于这个缘由，在航天飞机任务中，不得在入轨后的 72 h 内安排航天员出舱活动；在执行出舱活动之前，要求航天医生与出舱活动乘员进行一次私密医学会话，以确认空间运动病的程度以及应对方法，同时考虑其他可能出现的任何医学问题。在飞行前进行的试验中，检测航天员对异丙嗪镇静副作用的反应有助于这个决策过程。

尽管出舱活动中呕吐较为少见，但是在出舱活动之前，还是给予航天员服用止吐剂。首次服用是在阿波罗任务期间[10]。在航天飞机任务中，航天员出现持续性轻度空间运动病症状时，同样在出舱活动之前给予小剂量异丙嗪和右旋安非他命口服治疗。

尽管发生的概率较小，但是严重或长时间的空间运动病会导致乘员脱水，所以应在轨实现静脉补充生理盐水，并给予药物治疗。在本章的“操作程序”一节中，将简要讨论静脉穿刺和补液技术。

5.2.2　创伤

5.2.2.1　表浅创伤

美国国家航空航天局约翰逊航天中心（NASA－JSC）完成的航天员健康纵向研究结果显示：在航天飞机或和平号空间站任务中（美国-俄罗斯联合飞行）解决了空间运动病症状之后，航天员出现皮肤表浅创伤，这是动用医疗小包资源解决的最常见在轨病症之一。在轨飞行期间，航天员不可避免地发生表皮擦伤和微小划伤，因为在空间站任务中航天员需进行建造、维修及转运操作，且工作时需要与易划伤性物品（如尼龙搭扣）接触，这是其日常工作的一部分。在航天员进入新的微重力环境时，在学会移动和稳定自身过程中，常见微小擦伤和挫伤。航天员手指经常遭受这类微小损伤，因为航天员在航天飞行中比在地面更为频繁地用手来稳定躯体和推动自身移动。

当航天员身着舱外航天服时，也常发生擦伤，尤其在易受到擦伤的部位和手指。在阿波罗任务中，太空行走的航天员报告称戴着舱外航天服手套工作时手指出现了钝挫伤。在月球行走的 12 名航天员中有 5 名至少出现一次手指甲床下出血[10]。在进行出舱活动时，手指操作的灵巧性和触觉感应要求手指与舱外航天服手套密切接触，尤其在飞行前的训练中。伴随接触压力过大以及重复性微小损伤，常常导致指甲分离，致使甲床出现损伤。这种损伤容易与灰指甲相混淆，后者在戴着舱外航天服手套长时间工作时也容易发生，在手指上涂上“安息香”，并贴上防水胶带，可成功预防灰指甲的发生。

（1）肌肉拉伤和过度使用综合征

在航天飞行中，航天员背痛是最常见的肌肉综合征，也是航天员最常见的身体不适表现之一。背痛似乎由于脊椎韧带拉长所致，这是因为在航天飞行的微重力下，人体中轴骨上的负荷消失，人体脊柱延长 1%～2%[11]。疼痛与痉挛部位限于腰椎旁肌肉，疼痛剧烈时可致航天员不能睡眠。在进入轨道几日后，疼痛常常消退。在大多数情况下，航天员发现通过变换体位可以缓解不适，如将膝关节向胸部靠近。在航天员睡眠时，可以使用束缚带或联盟号飞船座椅将航天员维持在半胎儿状体位时，也能缓解疼痛。当这些方法都不能奏效时，也可以使用医疗包中的非甾体类抗炎药来治疗。

在航天飞行任务训练期间和飞行中，常常会发生肌肉拉伤，其中最常见的部位包括肩袖、前臂外上髁和腰部等。在美国航天飞行中，在轨首批记录的一次医学事件为肩关节拉伤，发生在阿波罗任务出舱活动中，航天员在月球表面进行钻探操作时[10]。对于航天任务中压缩操作的时间，乘员只能连续操作数小时，而没有休息的机会。如果因工作的需要，要求肢体置于中性位置之外，则可能会出现肌肉疼痛和韧带拉伤。这最常见于出舱活动中，此时为了将手指保持在舱外航天服手套之中，要求肩关节处于外展及前旋体位。戴着手套工作，也需要类似的体位，长时间操作同样会导致过度使用综合征。在航天飞行前，监测航天员长时间的训练之后，或者在训练之前，体能教员指导进行牵拉和拉伸运动时，航天医生通过密切观察乘员的反应，能预测这个问题的发生与否。必要时，予以相应的处理，消除乘员的疼痛，进一步降低在轨损伤的风险。

在微重力下，维持坐姿工作或戴着手套长时间操作时，航天员出现的另一种常见损伤为腰部及前腹部肌肉拉伤。当航天员只能使用趾/脚环进行自我固定时，这种拉伤尤其常见。在微重力下正确稳定人体，需要人体上有三点与坚固的表面接触；在这种情况下，意味着乘员在不舒适的体位下工作许多小时。比如，为了释放戴着手套操作的手，航天员可能利用趾环的应力，将前额挤向坚硬的手套表面。应用 T 型“座椅”能使乘员以接近于微重力-中性体位状态保持稳定的姿势，这样有助于防止背部和腹部肌肉发生疼痛。因为避免损伤比起治疗损伤来更为有效，需要航天医生充当建议者，鼓励航天员在发射时使用设计正确的限定装置。

在航天飞行中，极少见到航天员背部疼痛伴随着下肢撕裂感的刺痛或局部感觉异常，对感觉神经根进行轻度的牵拉可能出现这些症状。尽管这些症状属于暂时的，部分航天员在飞行之后仍然持续存在局部麻痹，但是飞行后诊断性影像检查及神经性测试没有显示出原因或任何异常征象。目前，在轨医疗主管的临床评估是唯一可用的动态诊断方法，在轨只能予以对症处理，包括给予非甾体类抗炎药、使用苯二氮卓类药物直接放松肌肉、应用牵拉技术等，这些方法足以控制这些症状。

（2）撕裂伤

尽管在航天飞行中，航天员遭受的撕裂伤不会很深，不需要进行手术缝合，但是微小撕裂伤和钝挫伤常常可见，这样在在轨医疗包中需要配置合适的缝合器材。

对于微小损伤，应使用不同规格的绷带。绷带是在轨医疗包中最常用的器材之一，据报道，按在轨处置清单配置的耗材和尼龙搭扣是处置微小损伤最常用的医用器材，最近研发的航天飞机和国际空间站医疗包中也包含了组织黏合剂（见第 4 章）。目前，在微重力状态下使用这些地面应用的组织黏合剂没有发现困难（理查德 · 利纳汉的个人交流谈话提及，1998）。尽管在微重力下液性组织黏合剂似乎不容易向周围扩散，但是目前乘员仍然戴着手套给药或者使用眼罩保护眼睛。

航天飞机和国际空间站上的医疗包含有可吸收或不可吸收的合成缝合材料，包括用于处理深度撕裂伤的小型无菌手术包。在轨医疗主管可以使用这些组织黏合剂或小型皮肤缝合 U 型钉（staple），组织粘合剂用于短于 5 cm 伤口非黏膜表面的撕裂伤，以及用于下肢和躯干选择性撕裂伤[12]——除了手、足及关节外，因为大多数研究对比了组织黏合剂与缝合术的应用之后，排除了在手、足和关节联结部位出现撕裂伤时使用组织黏合剂[13]。在轨医疗包也包含了皮肤缝合 U 型钉，其能迅速缝合头部、躯干及下肢的伤口，却不能在手足部位应用。在轨使用皮肤缝合术的禁忌症与地面一样：伤口超过12 h、已经感染的伤口以及边缘或皮瓣失活的伤口等。由于在航天飞行中，乘员的伤口可能遭受污染（这在本节的后面讨论），使用皮肤缝合 U 型钉的主要优点在于迅速密封伤口，这样可以降低发生感染并发症的概率。在地面使用缝合 U 型钉，当遵循这些指征时，似乎不会增大表面感染并发症的概率，尽管拆除缝合 U 型钉时可能出现疼痛以及伴随一定的炎性反应[14-16]。

航天飞机上医疗包中的小型无菌手术包已经进行了抛物线飞行试验[17,18]。目前，在微重力下进行伤口缝合的最大挑战是对硬件的限制。已经对磁垫的应用进行了测试[18]，但是其已经被简化的无菌小袋所取代，相对而言这些小袋更为小巧、轻便，更能充分地约束缝合工具。缝合线的弹性记忆效应有助于维持线圈，进而在手术区域的临近部位保持整个缝合线的长度。然而，缝合线也可能在手术区域上面漂浮，所以还是存在感染的可能性。航天员在航天飞行中进行了动物手术试验，只剪切了达到最短使用长度的缝合线（理查德 · 利纳汉的个人交流谈话提及，1998）。在抛物线飞行中对伤口使用缝合术进行试验，唯一值得关注的问题是在拆除缝合线后，如何保持对松散组织的控制[17]。

在抛物线飞行和航天飞行中进行手术和伤口修补的动物试验，获取了大量的资料，证实了止血的可行性。在微重力下，静脉和毛细血管出血比在地面更容易控制，因为在缺乏重力的情况下，人体表面张力能对抗人体内在的惯性作用力，因此血液容易淤积，在伤口周围形成一个圆丘。在微重力下，动脉出血很难控制。在某些时候，对冲洗溶液的控制更为困难，因为冲洗速率较低，必须防止液体溅逸；但是，在手术区域放置结构松散且具有吸附功能的纱布更容易控制和处理冲洗时的液体溅逸[18-21]。

在微重力下，预防伤口的感染也面临挑战。美国航天员和航天医生观察到表浅撕裂伤的感染率达到 50%[22]。尽管轻微感染在给予特定的杀菌药膏后容易痊愈，但是轻微感染容易引起疑问：是否太空中的感染率略微高于地面？是微重力对人体免疫系统或飞行器内空气的直接影响，还是二者均有影响，导致太空中感染率的上升，目前尚不清楚（在第 15 章中讨论航天飞行中免疫系统的功能）。比如，相对于地面的 1 g 环境，微重力下航天飞机空气中含有较多的自由漂浮颗粒物，而在地面较重的颗粒物常常沉积于地面。航天飞机舱内空气中的颗粒物浓度（直径大于 100 μm）高于地面室内控制的 11 倍[23]，舱内微生物也与这些较重颗粒有关[20]。

航天飞机与和平号空间站任务研究显示：随着飞行任务时间的延长，以及随着舱内温度和湿度的升高，飞行器内微生物含量也相应增大。和平号空间站舱内空气中细菌的浓度与航天飞机舱内细菌的浓度相近[24]（120～325 CFU/m^3，CFU 为菌落形成单位），在其冷却系统出现故障后舱内温度上升[25]时，舱内细菌计数上升到 1 000 CFU/m^3。相比之下，常规手术室的颗粒计数为 133～158 CFU/m^3[26]，因此，舱内空气污染伤口的风险较高。国际空间站可能经历类似的温度波动，但是在国际空间站上的空气净化系统中安装了高效率的颗粒过滤装置，可以降低颗粒物及微生物的积聚。计划在行星际探索任务的飞行器上和驻留舱内安装高效率的颗粒过滤装置。

另一项可能的感染源为舱内的冷凝物，其能在空间站舱内积聚，这取决于单元舱足量的层流以及从空气中去除多余水汽的功能性水升华系统。对靠近污物处理系统的舱内表面粘附冷凝物进行分析，结果显示其微生物污染程度与地面水池里的水类似。从收集的冷凝物中提取的菌群中，检测出变形细菌、纤毛原生动物及螺旋菌。在临近污物处理系统部位作业时易发生撕裂伤（可能发生于维护污物处理系统时）或者在空间站上远离污物处理系统遭受损伤，撕裂伤部位含有冷凝物时，应考虑为“污染”的伤口。

在预防伤口感染方面，给予足够的冲洗干预措施，这与地面上一样重要[27]。目前，在轨予以无菌冲洗处理十分受限，在轨用于冲洗干预的方法也很特别：在轨只能使用生理盐水进行无菌冲洗处理，但是也可以使用空间站厨房中的饮用水。地面试验研究已经证实：用自来水冲洗处理伤口与无菌冲洗处理方法[28]一样，会出现同样或更低的感染概率。到目前为止，检测航天飞机厨房饮用水中的最高微生物计数为 1 600 CFU/100 mL（飞行后检测），通常这些计数要低得多。在航天飞机上非碘化或碘化不足的水中能生长的微生物为单一微生物——伯克霍尔德氏菌，它是一种绿脓杆菌，对于免疫功能正常的人，其属于非致病菌。航天飞行中这种微生物在伤口感染中是否发挥了作用，尚无文献报道。尽管在和平号空间站[25]上经过巴氏灭菌法处理后，革兰氏阳性菌如金黄色葡萄球菌仍然可以存活，但是空间站上的饮用水经过巴氏灭菌法处理后微生物生长率非常低。航天飞机上饮用的碘化水含自由碘浓度为 3～4 ppm，该水中微生物计数低于 1 CFU/100 mL，而且在组织损伤处含自由碘低于 1%[29]。

在需要高压冲洗伤口时，可以使用在轨医疗包中的注射器和导管。在冲洗伤口过程中产生的血性液体不仅带来了医学危害的问题，还带来了回收处理问题。因为乘员均经过了严格的选拔，排除了其感染免疫缺陷病毒和甲、乙、丙型肝炎病毒，因此在靠近伤口的部位放置具有吸附性的松散纱布，通常足以吸纳逸出的血性液体[19]。

由于颗粒物质会在开放伤口中停留，可能对航天飞行中的乘员构成了生物性危害。尽管在轨受到安全的限制不能使用玻璃或木制器材，但是正如和平号空间站上的要求[30]一样，在修补冷凝管及金属组件时，如果乘员遭受了撕裂伤，可能导致金属性材质在伤口内存留。颗粒物质引起眼睛刺激的风险更高，或者不是伤口刺激而是角膜划伤。在国际空间站上可以使用诊断性超声检查（见第 9 章）；一个 7.5 MHz 的超声探头探查体内塑料和木制异物的敏感性为 95%～98%，特异性为 89%～98%[31]。目前在飞行任务前，对乘员进行了预防破伤风的处理，保证其顺利执行此次飞行任务。

在航天飞行的在轨医疗包中，也配备了利多卡因和布比卡因，在进行伤口修复时予以局部麻醉。在轨实际应用经验显示：太空中使用局部麻醉的原则与地面一样。当需要感觉系统能在几小时内恢复正常时，可以使用利多卡因进行局部麻醉，而需要长时间的麻醉时(4～8 h)，适合使用布比卡因。

当需要修复的伤口超出了在轨医疗主管的能力以及在轨医疗包的配置水平时，则可以应用荒野医学的处置原理。目前，航天飞机以及国际空间站并不具备修复复杂创伤的能力，如手指肌腱、眼睑、泪囊的撕裂伤等。在轨的医疗硬件不如地面齐全可用，在航天飞机任务以及国际空间站任务期间，乘员进行了高强度的训练，没有足够时间将在轨医疗主管培训为具有地面医疗专家的水平。因此，目前在低地球轨道上延迟处理是唯一的选择，这种选择适合于部分伤病。比如，哈特及其同事认为屈指肌腱损伤能延迟 10 天后再予以处理，其结果与地面立即治疗[32]的一样，毫无差异。在轨可以给予冲洗、抗生素（如果适合）、皮肤缝合以及固定等处理。在将来的任务中，随着任务乘员人数的增加，考虑到可能发生严重病症，在执行航天飞行任务的航天员中，需要增加一名医生参与其中。

在航天飞行中尚不清楚伤口的愈合速率。航天员及航天医生的记录资料显示：表浅的撕裂伤或者放血治疗的伤口愈合时间长于地面，尽管目前这类项目正在研究中，但是尚无在轨伤口修补后的图片文档或者其他客观检测方法能证明该类过程。手术修补伤口后的动物经过短期航天飞行后，显示其炎性反应增加、血管新生下降、胶原纤维的排列异常、伤口边缘的强度下降。这些结果预示着伤口裂开的风险增大[33-35]。然而，在手术后 1～2 天，没有观察到伤口感染或裂开速率的变化。在该领域需要进行更多的研究，因为在轨伤口愈合将影响到伤口的处理原则，如拆除缝合线或 U 型钉的时间，反过来将影响到任务的实施。

5.2.2.2　肌肉骨骼创伤

(1) 下肢

在航天飞行中，也存在发生严重创伤的可能性。在微重力下，大多数地面创伤遭到的作用力（跌落、机动车辆事故等）基本消失，但是在出舱活动或者航天飞机与国际空间站对接操作中，航天员控制和操作大型目标体会产生巨大力矩，致使航天员受到损伤，特别是在国际空间站有较大空间的舱段内部。而且，用于装配器械和固定航天员的弹性束缚带出现异常时，会释放巨大的动能。用于抗阻运动的弹力绳或者跑台固定件突然断裂也可能导致航天员受到严重损伤。

在航天飞行的高强度活动中，如出现在轨紧急事件或者航天飞机与国际空间站对接过程中，航天员在舱段之间转运速度增大时，其受伤的风险也增大。在美国航天任务中，航天飞机能向国际空间站转送相对较大的有效载荷，要求在短时间内迅速转运这些有效载荷（补给和试验仪器等）时，增大了软组织损伤和骨折的风险。

迄今为止，在美国航天飞机任务中曾发生轻度韧带拉伤，通常出现在手、膝和踝关节，治疗上没有特殊要求，仅仅予以非甾体类镇痛药物进行对症处理而已。尽管在微重力下，航天员处于非承重状态，但是面临遭受更为严重的韧带损伤风险。航天员在微重力环境中，为了使其肌肉萎缩和骨质丢失最小化，需要每日在跑台或其他设备上进行运动锻炼。

为了获取最大的运动效应，在轨航天员调整跑台组件产生力负荷达到其体重的70%～80%，这些力量作用于臀部和肩部。在跑台运动中，这些负荷增大了踝关节受伤的风险。此外，出舱太空行走的航天员由于足部受到限制，重复进出舱内外会导致踝关节和膝关节韧带组织出现疼痛反应。在运动时，足进行内外旋转，对踝、膝关节施加压缩或分离作用力。在美国有膝关节疾患的航天员中这个问题可能加重，因为膝关节疾患是美国航天员最常见的骨科疾患[36]。在这些航天操作中，航天员之前的半月板或者前交叉韧带损伤会复发。可以想象出，在航天飞行中也会出现踝关节拉伤或者膝关节内外侧副韧带拉伤，或者症状加剧。

飞行前受伤可能会使航天员在任务期间受伤的风险也更高。由美国国家航空航天局约翰逊航天中心（NASA - JSC）主导完成的一项航天员健康纵向研究中，一项调查显示：航天员在飞行前后1年遭受的肌肉骨骼损伤是其他任何时候的3倍。在飞行任务之前，航天员容易发生脚踝、膝关节损伤，这是由于在这期间高强度的训练所致。因此，前期遭受损伤后恢复的航天员执行飞行任务时，其脚踝、膝关节韧带较为薄弱。

在地面上，最常见的踝关节伤为不经意间足内翻时扭伤外侧韧带[37]。同样的损伤可能发生在航天飞行中，但由于不存在1 g 状态下的人体重力，没有强烈的内翻作用力，则损伤不是那么严重。在微重力状态下，踝关节扭伤的表现明显不同，韧带损伤导致的局部肿胀减轻，这是由于微重力下体液头向转移导致重新分布，进而减小了下肢的流体静压。在地面上可以通过将受伤的下肢抬高，达到与体液转移同样的效果[38]。检查人员观察到肿胀比1 g 状态下轻，进而可能低估韧带损伤的严重程度。尽管不能期望在轨医疗主管进行熟练的体格检查，但是其能评估肿胀和损伤程度，且进行挤压测试排除下胫腓联合损伤。触诊踝关节有助于确认哪一条韧带受到损伤。尽管是有经验的专家，前抽屉试验和距骨倾斜试验的诊断精确性仍然有限[39-41]。这些研究预示着：在发生损伤后立即予以轻微的应力试验，能提供有用的诊断信息；关节松弛但没有疼痛预示着 3 度撕裂伤，疼痛伴有轻微或没有松弛时预示着 1 度或 2 度撕裂伤[42]。与地面诊治一样，检查人员也应排除第 5 跖骨/腓骨骨折。

在轨踝关节拉伤（扭伤）的治疗选择是有限的，这不足为奇。冷敷通常实现不了，这是由于在轨冰箱/冰柜容积的限制。如果可用，应及早应用[43]。正如前文所述，地面经典处置原则——抬高受伤下肢以限制肿胀的发展，这在微重力下毫无意义。受伤乘员将能继续执行大多数任务，并应该保持“不承重状态”。使用在轨医疗包中的胶带或弹性带加压包扎受伤的踝关节，这对任何程度的踝关节扭伤均有效[44]。

在航天员遭受踝关节扭伤之后，必须保持适当的跑台运动。这是由于渐进性恢复运动能促进其康复，减轻损伤后对功能的限制[43]。在日常生活中，通过低强度的跑台运动，以及使用功率自行车、弹力绳、方向舵踏板（在航天飞机上）以提高踝对抗翻转的力量，强化踝关节跖曲肌和背伸肌，这样才能达到促进恢复的目的。航天员已经发现：在空间站舱内，航天员可以用手倚靠对面舱壁施加对抗力而模拟行走运动。在这种情况下，他们能控制作用于踝关节的作用力。

为了完成飞行任务后续的时间规划，估计愈合的时间非常重要，因此必须准确判定损伤的程度。比如，踝关节损伤后功能的完全恢复取决于损伤的分级，预计 1 级损伤的完全恢复时间为 7 天，而 2 级或 3 级损伤的完全恢复时间可能长达几周[44]。可疑远端胫腓骨韧带损伤及骨折[45,46]制动（固定）的治疗类型选择，如一个简单的压缩敷料还是夹板，以及治疗时间都取决于精确的诊断。在确认没有骨折或 3 级损伤之后，可以开始予以渐进性恢复运动。在轨没有 X 线成像，不能排除下肢骨折的可能性。在轨医疗主管和航天医生根据临床检诊和超声检查结果，运用已经建立的诊断程序，做出判断或诊断。在这种情况下，可以应用渥太华踝关节创伤判断原则：在受到创伤后航天员出现踝关节疼痛，在跑台上行走或者触诊踝内外侧面时出现疼痛，或者航天员年龄超过 55 岁，应高度怀疑骨折可能。然而，在一些研究[47,48]中，渥太华踝关节创伤判断原则对诊断踝关节骨折的敏感性被证明只有 94％～98.5％。

正如前面所述，在国际空间站可以使用超声检查，目前其是航天飞行中唯一可用的成像仪器。幸运的是，最近超声检查已经用于诊断隐匿性踝、足骨折[49]，在确定损伤后形成骨痂硬结时，其敏感性超过了 X 线[50]。

由于受到空间容积的限制，在航天飞机的医疗包中没有配备固定夹板（除了手指固定的小夹板外），航天员在飞行中可以戴上气箍式踝关节夹板以稳定飞行前的损伤。在发射和返回再入阶段，一种踝关节夹板转入航天员靴子中，一旦乘员舱减压，靴子内气囊口打开，降低内在的压力。美国和苏联的在轨医疗包中备有各种大小规格的固定夹板，也可以使用在轨器材现场制作固定夹板。

尽管在微重力下人体不受 1 g 重力的影响，几乎无骨折的可能，但是对膝关节的评估与地面一样。对于膝关节损伤，已经研发出几种类似于渥太华踝关节创伤判断原则的判定方法。对这些判定方法进行回顾分析，结果显示：与渥太华膝关节创伤判断原则相比，匹兹堡膝关节创伤判断原则[51]的特异性强，而敏感性也不差。匹兹堡膝关节创伤判断原则为：一位年龄超过 55 岁的个体，遭受钝性创伤后，如果腓骨头和髌骨没有疼痛，则非常不可能发生骨折；如果一个人在受伤后膝关节能屈曲到 90°，并能立即承重或者行走 4 个来回，也不考虑膝关节骨折的可能。然而，如果航天员之前有手术史或之前发生过骨折，则不能应用匹兹堡膝关节创伤判断原则。

在航天员病史和体格检查中，有助于在轨医疗主管确定前交叉韧带损伤的征象为：是否航天员听到或感觉到发出一个"嘭嘭"声，是否膝关节肿胀，是否不能运动。模仿行走时若出现疼痛，预示着半月板撕裂。一旦在轨生病航天员和医疗主管能获得足够的约束，则可以实施拉赫曼试验或抽屉试验。尽管在轨可以予以压迫性包扎和膝关节制动，但目前在国际空间站或航天飞机上没有配置医疗组件用于膝关节腔抽吸。

与 1 g 重力相比，微重力对下肢和中轴骨施加较低的应力，在航天器内的大多数任务中，下肢韧带的损伤能"自愈"。但是，受伤的航天员返回到地面重力状态时会存在困难。为了保障航天员以最大能力安全返回地面，必须在轨合理处理这些损伤。

也许最重要的是，在发射之前航天医生应保证执行任务的航天员维持足量的运动训练(包括有氧和无氧运动)，使在轨受伤的风险最小化。航天医生应保证航天员维持在轨运动锻炼制度，且其他任务活动不能妨碍这种运动制度的实施。

（2）手部受伤

因为在微重力下，人体使用手保持身体稳定以及推动身体移动，所以在航天飞行中手受伤的机会远多于地面。在轨容易进行地面标准的夹板固定，但是，确定是否存在骨折是一个难题。在扫描肌腱损伤[52]情况时，医学超声检查能发挥部分作用，但是不能使用超声检查诊断舟骨骨折[53]。医学超声检查是否能诊断指骨、掌骨或者其他腕骨骨折，目前尚不清楚。

在长期航天飞行中，感染性腱鞘炎也是一个值得关注的问题，这是因为治疗延迟后会导致并发症，进而对操作产生严重的影响。金黄色葡萄球菌和化脓性链球菌导致了大多数手部伤口感染，这种感染不会由哺乳动物咬伤所致。尽管在轨配置了广谱注射抗生素阿米卡星和亚胺硫霉素，但是一个完整的治疗还应包括给予口服抗生素，因为在轨注射用药有限制。

5.2.3　烧伤

至今在轨已经发生过 8 次火灾事故，在美国航天飞机任务中发生了 4 次，在苏联/俄罗斯礼炮号及和平号空间站上发生了 4 次[30,54]。其中，最为特别的一次发生于 1997 年 2 月 NASA－4 航天飞机与和平号空间站的补给过程中。在和平号空间站上使用锂高氯酸盐电池筒给站上电解质氧气再生系统供电。其中的一个锂高氯酸盐电池筒着火，在几秒内产生 1 m 高的火焰，释放大量烟雾，妨碍了视觉。在这次事件中，一名乘员的前臂遭受了二度烧伤。

显而易见，在轨医疗包必须配置必要的器材及药物，用于烧伤的治疗。航天飞机和国际空间站的医疗包配置磺胺嘧啶银、无菌纱布、注射性阿片镇痛药以及晶体溶液。在航天飞行中，质量约束限制了对严重烧伤的补液量。在国际空间站上计划配备的晶体溶液最大量约为 12 L，能维持一名 70 kg 体重的航天员在烧伤面积超过 40%时坚持24 h（按照帕克兰处方：4 mL/kg×体重×烧伤面积的百分数），该时间是将受伤乘员从低地球轨道转运回到地面最佳医疗机构进行处置的最少时间。鉴于航天飞行环境空气中包含有高浓度的颗粒物质，在轨医疗主管必须关注烧伤导致的继发感染。在轨医疗主管使用国际空间站和航天飞机上医疗包中的器材，进行消毒处理、清创处理，并局部给予抗生素。

由于紫外线通过没有过滤防护的舷窗，航天员受到辐射暴露，进而出现一度烧伤。不经过大气层或舷窗层过滤的太阳光含有高强度的紫外线（180～400 nm），在几秒内可使皮肤烧伤。国际空间站的舷窗包含有三层硅化玻璃，其中有一层能卸下，在进行高清晰度摄像时可移除。当这层硅化玻璃卸下时，舷窗能通过高频谱的光线[55]。此时，在没有过滤保护的情况下，太阳光通过舷窗进入，皮肤暴露照射不到 1 min 即可导致一度烧伤。航天飞行中一度烧伤的处理方法与地面上的一样，因此，在轨医疗包必须配有相应的口服镇痛药和局部使用抗生素。

5.2.4　头痛

在航天飞机任务中，缓解头痛是航天员服用镇痛药物最常见的原因之一[4]。美国国家航空航天局约翰逊航天中心（NASA-JSC）进行了一项航天员健康的纵向研究，即在 89 次航天飞机任务中，回顾了 508 名航天员累计执行达 4 443 天飞行任务，结果显示：439 名男性航天员中有 304 名（69%）出现头痛，69 名女性航天员中有 38 名（55%）出现头痛。在航天员患有空间运动病的情况下，头痛更加难受，这似乎与进入轨道后随即出现的体液头向转移有关。然而，在航天飞行的后期也可能发生头痛，甚至在飞行几个月后仍然可能发生[56]。本节回顾了发生于航天飞行的独特环境中以及发生于严格选拔乘员中最常见头痛的原因，并推荐了航天员、在轨医疗主管及航天医生均能选择的治疗方法。

在航天飞行前几日发生的头痛大多数与空间适应综合征有关，常常伴有恶心症状。头痛是自限性病症，随着航天员适应了微重力环境，常常与其他空间适应综合征症状一同得到缓解，通常在 72 h 内消失。

在飞往遥远地点的任何远征探索任务中，航天员在飞行任务的早期都可能出现咖啡因脱瘾症状。尽管在轨航天乘员能饮用含咖啡因的饮料，但是忙碌的工作安排常常使其无暇顾及。在轨飞行时航天员口味变化，可能不能维持平常的咖啡因摄入量。因此，对于容易诱发咖啡因脱瘾症状的航天员，应提供含有咖啡因的口服药物，这些药物包含替代的可乐或咖啡成分，其中 250 g 中大约含有药物 35 mg 和咖啡因 85 mg。

当微重力下航天员的头痛发生在入轨后 72 h 之外时，航天医生和在轨医疗主管应改变思路，考虑舱内空气污染的可能性。比如，已知空气中 CO_2 超标是导致头痛的原因之一，在海平面水平，舱内 CO_2 浓度达到 2%或者以上时会导致头痛[57]；因此，在和平号空间站和航天飞机上，在轨航天员的部分头痛可能由 CO_2 超标所致。航天飞机上 CO_2 浓度为 0.26%（平均）。在和平号空间站上至少发生过 2 次航天员出现头痛的情况，当时舱内 CO_2 清除系统不能工作[30]。

当乘员在狭小、通风不好的空间工作时（如在仪表盘后面或者在紧凑的有效载荷内），容易发生头痛。在诸如此类的这些条件下，档案记录的空气样本数据并未揭示空气污染致病因素，也许是因为没有采集到特定部位或头痛发作时的空气样本。最近使用便携式 CO_2 探测器没有显示出在这些区域 CO_2 水平升高。舱内“小口袋”中 CO_2 积聚，而检测显示正常读数，所以将 CO_2 作为诱发头痛的原因，尚未得到证实。

航天员在头痛发作之前可能感到明显不同的气味。在头痛发作之前航天员嗅觉到“胶水”或“浆糊”气味，预示着醋酸盐或者二甲苯可能是致病因素。然而，档案记录的空气样本数据并未显示出空气中包含这些成分。

尽管尚不能明确航天飞行中诱发头痛的特殊环境因素，但是将大多数头痛乘员置于新鲜空气中不到 1 h，则头痛缓解。航天员在没有活动性空气循环系统的空间舱内工作时出现头痛，当其返回到包含有活性碳和氢氧化锂污物处理系统的节点舱时头痛缓解（这些段舱能清除 CO_2 和空气中大多数低分子质量的有机成分）。不论航天员头痛的原因如何，通常在改善舱内气流、在工作地点放置便携式风扇或者置于新鲜空气后，头痛能缓解。在轨医疗主管和航天医生能与地面控制中心支持团队共同工作，制定在通风欠佳区域的工作目标，避免乘员在单个区域长时间工作。

在航天飞行中发生过一次事件，即出现微小杂质过滤器过热后释放 CO，导致乘员出现头痛（见第 21 章）。在空间站舱内出现烟雾报警，伴随可见烟雾或明火，或者能嗅到烟味，且航天员发生头痛，航天医生推测到发生头痛的航天员受到 CO 污染。国际空间站的在轨灭火制度规定，在这种情况下航天员应佩戴氧气面罩，撤退到没有受到污染的舱段内。尽管在轨不能实时检测血液中碳氧血红蛋白水平，但是在航天飞机和国际空间站上配置了 100%的纯氧，用于治疗疑似 CO 中毒的乘员。

除了上述原因可能导致头痛外，航天医生和在轨医疗主管也必须考虑内源性头痛。在选拔航天员时，必须进行严格的医学筛查，具有偏头痛或丛集性头痛或者心血管疾病病史的个体都不合格。目前，对初选者没有进行中枢神经系统的计算机断层扫描或核磁共振检查，所以不能发现亚临床症状的神经系统异常征象。然而，在长期航天飞行后立即予以检查。在轨医疗主管和航天医生必须考虑内源性的头痛包括：紧张性头痛、丛集性头痛、三叉神经痛及颞动脉炎导致的头痛。紧张性头痛是最常见的头痛类型，在地面头痛患者中占 78%[58]。在航天员进入轨道后的前几日，飞行任务中的高负荷促使乘员发生头痛，可以诊断是紧张性头痛。丛集性头痛和三叉神经痛的初次发作年龄在 40～50 岁之间，稍微高于美国航天员的平均年龄。同样，颞动脉炎头痛的初次发作年龄超过 50 岁。

乘员发生无明显原因的头痛，且持续不缓解，对其进行的检查应包括：重要的生命体征和体格检查。当头痛的频次和严重程度增加时，从其症状和体征判断应高度怀疑存在严重颅内异常；同时，若头痛伴随精神状态变化、发热、存在器质性神经病变，以及患者年龄大于 55 岁[59]时，也应考虑存在这种可能。

对患有头痛的航天员进行体格检查时，应检查其耳和鼻窦，排除中耳炎和鼻窦炎的可能（见本节后面的“上呼吸道疾患”一节）。在国际空间站上可以进行不同的眼压测量，应考虑存在青光眼的可能，尤其当生病乘员的视力变化[59]时更应关注。进行眼底镜检，应探查发生炎性出血、视神经乳头水肿、玻璃体下出血和视网膜出血的可能，在太空行走的航天员中可以诊断为蛛网膜下腔出血。在轨进行神经检查时发现病理征象（见第 17 章），应高度关注存在严重颅内病变的可能。

尽管在轨可用的诊断和治疗方法相对较少，如果必须采取措施控制疼痛时，可以给予非成瘾性镇痛药物，如对醋氨酚、布洛芬、阿司匹林，此外可以吸入纯化空气和 100%氧气。在调整任务计划时间方面，航天医生必须与地面支持团队中的其他成员一起工作，以避免航天员在空气污染或代谢物积聚的环境中长时间工作而生病。当航天员出现头痛不适症状时，尽管其症状自然消退了，但是航天医生也应提醒其采集发生头痛时所处空间的空气样本。虽然该操作对处理现场航天员的头痛没有直接帮助，但是可以识别污染物，且对于将来执行任务的航天员来讲，这样可以确定头痛是否由空气污染所致，并给予应对措施。

5.2.5　睡眠紊乱

在航天飞行中，航天员发生慢性疲劳的风险较高。航天员需要完成多项任务目标以及在睡眠之前的一段时间内需要维护航天器，这样减少了飞行中的睡眠时间。此外，由于轨道状态是计划乘组任务时间的主要因素，执行任务的航天员为了适应发射、交会对接及着陆时间的安排，通常睡眠时间会随着这些任务时间而转换。教练和航天员通常在发射之前几周进行强化训练，尽管在通过舱内光线的明暗调节、佩戴黑色护目镜、给予镇静催眠药和褪黑素，以调整睡眠和休息循环周期方面提供了指导，但是其睡眠时间仍然不足。为了国际空间站的交会对接任务，24 h 的发射周期需要航天员的睡眠时间比计划安排提前 20 min（即每延迟 24 h，航天员必须提前 20 min 睡眠）。在轨时间计划的制定者对航天员的睡眠时间进行调节，必须遵守总睡眠时间的限制。然而，乘员睡眠轮班、工作负荷以及期望高工作绩效的结合，导致了长期的睡眠不足。

因此，在执行任务的航天员用药中，促进睡眠的药物使用最多[4]。非苯二氮类催眠药物起效快、半衰期短，如唑吡坦，可以增大使用频次，有助于及时入睡。部分航天员喜欢使用褪黑素，既可以单独使用，也可以联合唑吡坦使用。苯二氮类药物如羟基安定使用较少，在发射任务之前确定这些药物的使用指南，在本书的第 20 章进行了更为详细的讨论。

地面控制中心的航天医生在乘员睡眠前、后时间，通过限制干扰因素，预防乘员发生疲劳。航天医生也监测和维护航天员的运动时间，这在长期航天飞行中尤为重要。在飞行后的任务报告中，长期飞行后的航天员匿名报告：每日的运动是促进睡眠最重要的因素之一，能减少睡眠中觉醒时间。

5.2.6 皮肤疾患

在航天飞行中，皮肤疾患也是另一个常见的医学问题[4]。正如前面所述，在航天飞行中，当航天员的皮肤发生划伤和擦伤时，飞行器内空气中的颗粒物质可以增大航天员表浅皮肤感染的风险。在航天飞机的短期任务中，相对干燥的空气只会导致轻微的皮肤干裂。在长期任务中，航天员发生较为严重的皮肤疾患，包括毛囊炎、接触性皮炎、真菌感染等。尽管导致这些皮肤疾患的原因尚未明确，但是致病因素包括空间站舱内空气湿度较高、航天员暴露在相对复杂的化合物中。空间站上的维护操作促使航天员与某些物质密切接触，如乙二醇（在和平号空间站上作为冷凝剂）、镉和镍（在冷凝管道中作为抗腐蚀性材料）以及尿素（局限于污物处理系统附近组件上）等。在紧急操作任务中以及进行飞行维护时，航天员可以通过穿戴防化学物质的手套和防护服，避免与这些物质接触，进而保护皮肤。

在轨皮肤疾患的治疗包括：避免接触致病源，给予局部激素、抗真菌药物或抗生素软膏，可以单独使用，也可以联合使用。因为航天员出现皮肤疾患时，可以通过视频下传图像，以供航天医生和咨询专家帮助诊断。在航天飞行中，航天员在轨发生过蜂窝组织炎，按照地面制定的标准方案予以口服抗生素治疗，获得了成功。予以渐进性治疗时，必须对航天员绩效的影响最小化。尤其在出舱活动期间，当航天员出现烦扰的皮肤疾患问题时，则不能进行有效的出舱活动。

5.2.7 眼睛疾患

眼睛疾患在地面门诊中较为常见，在航天飞行中也是航天员面临的最为严重的疾患之一。微重力环境增大了眼睛受伤的风险，此外在地面沉积于物体表面的颗粒物，在微重力下却是自由漂浮的外来物，容易污染航天员的眼睛。用来限制硬件和限定运动中乘员的弹性带断裂，可能导致航天员眼睛的巩膜和角膜损伤或擦伤。航天员眼睛视力可能会遭到潜在的损伤，这需要予以局部抗生素、镇痛药物治疗，并在治疗几天后再次评估。

在航天员最有可能受到外来物侵袭的任务阶段，航天医生应予以关注。乘员可能出现这类损伤的最危险任务阶段为进入空间站、在站上进行转运操作，以及进入新的舱段如货运飞船时。尽管打开和进入新的舱段似乎不具有危险，但是当转运操作开始时，容易释放出金属碎屑、松散碎片和灰尘[56]。为此，建议航天员在进行这些操作时佩戴护目镜。

在诊断眼睛疾患时，在轨可以使用的诊断器材有放大镜、丙美卡因眼药水、带钴蓝色滤光器的眼科显微镜、棉签拭子、pH 试纸、荧光带等。因为在轨没有裂隙灯可用，对前房的损伤很难探查到。然而，对在轨医疗主管进行培训，使其可以进行眼睑外翻检查，使用眼科显微镜进行检查。

如果怀疑眼睛内有异物，有效移除异物的方法是在眼内滴一滴饮用水。在微重力下，液体容易在眼睛表面形成圆丘，该圆丘通过表面张力黏附外来物，同时航天员通过眨眼清洗眼睛能够移除异物，然后可以使用毛巾吸附逸出的液体。另一种方法是应用饮水袋压力产生低速率的水流，直接冲洗眼睛，同时使用毛巾吸附逸出的液体。为了应对可能发生的这种情况，航天飞机和国际空间站的乘员需要在各个舱段放置一袋饮用水，因为在这些舱段内进行活动时，航天员眼睛遭到外来物侵袭的风险很高。

航天飞机和国际空间站医疗包也含有眼睛紧急清洗系统，用于冲洗眼睛内的异物，同时治疗眼睛的化学性损伤（烧伤）。眼睛紧急清洗系统由护目镜等组成，使用时注入饮用水，以 1 L/min 的流速产生涡流冲洗眼睛[60]。对航天飞机和国际空间站上的在轨医疗主管进行培训，使其能使用浸湿的棉签拭子或 20 号针具清除眼睛内的异物。在航天飞机和国际空间站上不能使用眼睛刷清除坚硬的外来侵入物或锈菌环。必要时使用眼睛防护罩，包括金属护目镜。然而，在使用时只考虑舒适，在轨医疗主管必须限制在轨防护罩的使用，因为防护罩似乎不能提高愈合速率，还可能增加了继发性感染[61]。在航天飞机和国际空间站的医疗包中配置了睫状肌麻痹剂，用于眼睛治疗的局部抗生素，如庆大霉素、红霉素、环丙沙星等。因为在轨医疗主管通常会再次检查受伤的眼睛，所以在航天飞行中随访和早期发现并发症或无效的治疗是没有问题的。

由于在微重力下组织黏合剂的使用增加，眼睛误入黏合剂是一种潜在的危险。如果一个乘员的眼睛受到污染，在轨医疗包中含有足量的眼用软膏，可以用于受到污染眼睛的治疗。治疗后 1～4 日，随着黏合剂的消除，眼睑应自然打开[62]。

在国际空间站和航天飞机上的医疗包中也备有眼用抗生素；在航天飞行器舱内空气中含碳颗粒的浓度较高，频繁而长时间使用隐形眼镜，以及异物侵袭眼睛的风险增大，这些均增大了患细菌性角膜炎和结膜炎的风险。在微重力下体液头向转移引起结膜血管的扩张，不能与结膜炎相混淆。对于航天员单侧出现“红眼”，应对其进行仔细认真的检查以排除外来物侵袭后的污染。同时，鉴于在美国航天员群体中增加了软性隐形眼镜的使用，这样在飞行前训练时，航天员在睡眠前应小心取出隐形眼镜。

在国际空间站和航天飞机上的医疗包中也备有环丙沙星软膏和滴眼液，用于治疗隐形眼镜引起的假单胞菌角膜炎。在发生紧急情况时，空间站的部分舱段不再适合驻留，如 1997 年进步号飞船与和平号空间站碰撞后，空间站的乘员必须与其眼睛清洗系统和储存系统分离。因此，国际空间站上佩戴眼镜的乘员任何时候应携带备份的眼镜。

尽管在微重力下，使用眼药水不存在困难，但是在每次使用后，大量的眼药水被浪费了。在微重力下将眼药水进行数次单次滴定较为困难，这是由于在微重力下眼药水瓶内不存在重力诱导气液分离现象，则每次使用后不能持续给予一致的眼药水用量。为此，在出现严重感染（角膜溃疡）后，使用眼用药膏；此时必须谨慎使用有限供给的抗生素，以保证实施完整的抗感染过程顺利进行。

在航天飞行期间，对“红眼病”的治疗，应及时准确给予眼部抗生素治疗。比如，一般而言，结膜炎是自限性疾患，64%的患者能在 2～5 日内愈合或显著改善，但是局部抗生素的应用能提高临床症状的消退速度[63]。

紫外线能导致角膜炎，在航天飞行中也发生过此现象[56]。正如前面所述，没有经过过滤的太阳光能在几秒内导致眼睛损伤。当航天员在没有遮挡紫外线的任一舷窗进行对地观察时，要求其一致佩戴紫外线防护装备。在发生紫外线导致的角膜炎时，在轨医疗包中配有足够的治疗器材。使用丙美卡因麻醉后进行检查，接着给予短效的睫状肌麻痹剂、抗生素眼膏和滴眼液。为了保持舒适感，可以予以眼睛防护罩遮盖，在控制疼痛时，可以给予口服氢可酮和对乙酰氨基酚。在发生紫外线性角膜炎后，通常疼痛和视敏度的下降能在24 h 内缓解。

5.2.8 胃肠疾患

至今，航天员上消化道的疾患没有对飞行任务产生严重影响，但是据执行飞行任务的航天员报告，在航天飞行中常常出现胃炎和返流性食管炎。一般而言，这些疾患是自限性的，通常给予在轨医疗包中非处方药物（二甲基硅油和抑制胃酸药）治疗后可缓解。

产生这些疾患的原因尚不清楚，因为未对航天飞行中人体食道的运动或者食道下端括约肌张力的变化进行研究。在早期阿波罗任务[10]和部分航天飞机任务中水分配器功能异常会导致空气进入饮用水中，产生了轻微的胃炎症状，使用二甲基硅油容易治疗。在航天飞行中，据报道，在大量食用肉制品或大量饮水后出现胃食道返流症状（在再入大气层之前，需要防止航天员因血管内血液不足发生返回后立位耐力不良）。

航天员一旦进入微重力环境后，便秘也是一个常见的问题，对任务操作可能产生较大的影响，这可能是由于航天员大肠蠕动缓慢所致，这在航天员医生所做的体检[64,65]中以及在对胃肠道运动[66]的试验研究中得以证实。航天员医生检查时发现肠鸣音降低，食物通过结肠的转运时间延长，这些表现可能会因为空间运动病导致的脱水而加重，也可能因为对体液再分布的自我稳态激素反应而加重。在执行联盟号飞船与和平号空间站对接转运的任务中，为了降低肠道的蠕动，在发射之前需要对苏联/俄罗斯航天员进行肠道清洁。部分美国航天员也进行了该操作，而其他航天员在发射之前 2～3 天予以流质饮食。因此，在美国航天计划中，不要求在发射前进行肠道清洁。

在轨对航天员便秘进行干预，配备了口服的直肠功能促进剂及亚麻籽片。乘员需要适量饮水，在入轨后的前期需要渐进性治疗空间运动病，可以口服补液。必要时，使用在轨的器具予以灌肠干预。尽管航天员在入轨后长达 1 周可以不排便，但是通常航天员的便秘情况在入轨后几日会消失。

尽管在进入轨道后的第 1 周，几名航天员出现了恶心、呕吐、腹泻等症状，但是发生胃肠炎的可能性较低。腹泻和发热不是空间运动病的表现，二者可以将空间运动病与病毒性胃肠功能紊乱区分开来。从理论上讲，在航天飞行任务之前，对航天员进行隔离，可以减小在飞行中病毒性胃肠炎的发生率，但是可以想象到会出现违反要求的情况。在微重力下给予航天员胃肠外流质饮食支持时，需要对航天员水化状态的临床特殊性进行评估，实施时也存在困难，这将在后面的“程序”小节进行讨论。

在航天飞行中，航天员出现腹部疼痛，尤其是右下腹疼痛，这是在轨最难诊断的医学问题之一。地面不容易诊断的腹痛在微重力下会以许多不同的方式表现出来。在微重力下尚未对腹内脏器的运动进行详细描述，所以腹内肠系膜、胃、阑尾的具体位置尚不清楚。

在抛物线飞行中，使用腹腔镜对猪的腹脏器进行观察后，发现在微重力开始时，腹内脏器上的肠系膜向膈肌回缩[67]。在苏联的和平号空间站任务中使用超声检测了人体腹部脏器，观察到在持续 4 个月的长期航天飞行[68]中航天员膈膜升高，肝脏、脾及肾脏的体积增大，这些现象被认为是重力消失后人体解剖结构位置的正常变化。这些结果预示着存在一个问题，微重力下阑尾和腹膜位置变化可能会影响到阑尾炎的典型临床表现。

鉴于在轨医学影像仪器的缺乏，对发生腹部疼痛的航天员进行体格检查，获得的信息对于下一步的诊断至关重要。对于已经进行了医学筛查的航天员，在轨能够鉴别诊断的疾病少于地面所见疾病。在导致腹痛的原因中，血管异常和肠系膜缺血非常不可能。实际上，在选拔航天员时进行了腹部和盆腔的超声检查，同时会在长期航天飞行任务之前 30 天再次进行超声检查，在飞行前可以探查到腹内脏器的异常。在航天飞行中，输尿管绞痛与阑尾炎很难区分开来，在苏联的礼炮号任务中在轨航天员和地面飞行控制人员遇到过这个问题[56]。

尽管在航天飞行中由于受到太空辐射的影响，航天员在轨怀孕属于禁忌，但是在国际空间站的医疗包中配有尿液妊娠测试试纸，可以进行现场检测以排除异位妊娠。在这种情况下，尚不清楚在微重力下盆腔疼痛有关的表现或风险与地面盆腔疼痛有关的表现或风险之间的任何差异。然而，至今尚未报道过在航天飞行中女性航天员出现过腹部疼痛或肩痛症状，该症状预示着在微重力下子宫内膜异位植入，增大了发生子宫内膜异位症的风险[19]。

在国际空间站上，最有可能使用超声检查对腹部疼痛航天员进行检查评估。超声检查在鉴别输尿管绞痛与阑尾炎方面有着特殊的用途。尽管在对阑尾炎进行超声评估时，随着超声技术的进步，超声诊断评估的精确性逐渐提高，但是超声检查高度依赖于操作者的技能[69]。因为在轨超声检查人员在检查经验、培训或者保持技能等方面的限制，需要将获取的超声图像下传，咨询地面专家。然而，在地面控制中心，需要航天医生向其他控制台争取下行链路的带宽，以保证实时连续下传超声图像。同样，在国际空间站的某些方位，天线、桁架、舱段及太阳能电池阵阻挡了与地面控制站的联络，进而阻碍了与地面控制中心的通信。在国际空间站任务中，由于受到通信卫星或地面控制站能力的限制，导致通信丢失 50％～70％的时间。对于深空探索任务，通信信号往返花费较长时间导致不能进行实时咨询。因此，最大化发挥在轨医疗主管的能力至关重要，基于这一点，美国国家航空航天局（NASA）和国际航天医学界正在研发在轨训练和舱内监测项目。

在航天飞机或国际空间站上，不具备开展外科手术的能力。因此当在轨航天员发生腹部脓肿时，在其从低地球轨道的航天飞行器内返回到地面之前，给予注射抗生素治疗是唯一的选择。尽管在医学处理成年人阑尾炎时，尚未建立优化的抗生素用药制度，但是总体上使用注射抗生素杀灭需氧和厌氧两种微生物，相对较为成功。在治疗阑尾炎时，给予口服灭滴灵治疗也显示出一定的效果[70]。在航天飞行的医疗包内配有亚胺硫霉素和灭滴灵，应用这些药物在病患航天员返回地面之前稳定其病情。在轨能完成胃肠减压干预，这对减少胃肠蠕动是必须的[71]。

对于急性非胆汁性腹部疼痛的乘员，应考虑给予硫酸吗啡镇痛治疗，因为这种治疗既能有效缓解疼痛，也不影响在轨医疗主管正确评估患者的病情[72]。在使用任何镇痛药物时，应与地面航天医生和其他咨询专家保持密切联系。

5.2.9 上呼吸道疾患

在早期航天任务中，航天员暴露于微重力下时发生鼻咽阻塞（充血）也是常见的医学问题。由于体液头向转移导致面部肿胀，鼻塞也是常见的并发症。尽管鼻塞对乘员的危害最小，但是其能分散航天员执行任务的注意力，同时通过口腔呼吸，增加了不易察觉的体液丢失。针对这种情况，最常用方法为在鼻腔内给予羟甲唑啉，接着予以抗过敏药及苯海拉明治疗。从航天医生的观察和航天员评论中，越来越注意到：对航天器内的空气进行充分的过滤也能减轻鼻腔的阻塞。有事实证据支持这个论点，即在中间舱和飞行舱之间的舱内空气过滤器意外阻塞后，航天飞机中的部分航天员立即出现鼻塞。在阻塞消除后，其症状迅速缓解。

在航天飞行中人体体液头向转移促发鼻窦炎，尽管在航天飞行中不是主要的疾患，但是会导致鼻窦黏膜/血管充血。这对鉴别细菌性鼻窦炎与非细菌性鼻窦阻塞非常重要。尽管有证据支持使用抗生素治疗细菌性鼻窦炎 7～14 天[73]，但是对于治疗疑似的鼻窦炎而言，过度使用抗生素会使在轨供给较为紧张，同样会使乘员遭受到耐药细菌的感染。在一篇回顾性分析中提到，与地面鼻窦抽吸的诊断黄金标准[75]相比，在确认给予抗生素治疗的鼻窦炎[74]时，在鼻窦区域临床检查中出现触痛、个体体温升高及脓性鼻漏，这些表现对其诊断的敏感性为 58%，特异性为 88%。在国际空间站上，在轨医疗主管也可以使用医学超声进行检查。在一篇综述中总结了 5 个研究项目——评价医学超声对上颌鼻窦炎的诊断效果，结果显示其敏感性为 83%，特异性为 88%[74]。尽管鼻窦黏膜的厚度在超声图像上不容易看出，但是部分或全部充满分泌物的鼻窦能传递超声波。尽管在地面进行 X 线检查时发现特异性“分泌物层”，而在微重力下却没有发现；目前尚不清楚微重力对超声诊断精确性的影响。

在地面常见的上呼吸道疾患，同样在航天飞行中也容易出现。在美国和苏联的航天飞行任务中，通常在飞行前 7 天进行隔离检疫，防止飞行乘员发生细菌或病毒感染。然而，航天医生和在轨医疗主管在鉴别诊断咽炎时仍必须考虑上呼吸道炎症。因为在飞行前检疫存在中断的可能，在飞行前几日对患有咽炎的航天员的治疗与地面一样。在航天员检疫期间或航天飞行中，曾有航天员处于带菌感染状态。已经证实在航天飞行中航天员之间发生过金黄色葡萄球菌的交叉感染[76]。在航天飞行中由于高负荷应激、睡眠不足或者低估了航天飞行对人体的影响，继发航天员免疫的变化，进而激活了这些病原微生物，发生临床疾病。

临床上依据细菌性咽炎的前兆做出诊断，几乎不可能。正如前面所述，航天飞行中航天员发生头痛和流鼻涕具有多种原因，并不一定预示着发生上呼吸道感染。而咽痛、颈部淋巴结肿大、发热提示发生细菌性咽炎的可能[77]。在国际空间站的医疗包中提供的器材，能进行链球菌感染的快速免疫测定，有助于诊断细菌性咽炎。一般而言，当临床征象明显，出现了上述的症状，快速免疫检测显示为阳性时，则予以推荐的治疗。然而，在给予这类治疗时，在轨医疗主管认为存在如下可能：对没有患病的乘员实施了不必要的治疗，以及浪费了在轨口服抗生素的供给[78]。在轨保健的特点要求进行密切而频繁的多次评估，所以对于快速检测呈阴性或者临床表现不明确者予以跟踪观察，没有必要予以过度积极的早期治疗[75]。

在航天飞机和国际空间站上的医疗包中，配置了几类经典的口服抗生素，包括青霉素、β-内酰胺酶青霉素、大环内酯类、头孢菌素等。使用这些抗生素可以减少化脓性并发症的发生，也许还能缩短症状发作的时间[77]。

在执行航天飞行任务的过程中，飞行器舱内的空气压力定期调节变化。在航天飞行中怀疑乘员发生中耳炎时，必须予以口服抗生素和解充血药物治疗。而且，微重力可能改变分泌性中耳炎的临床表现，渗出物不会在鼓膜后面呈“分层状”。此外，在轨中耳炎的临床诊断及治疗与地面处置一样，没有什么不同。

航天飞机舱内空气干燥，随着体液头向转移，乘员可能发生鼻出血。在鼻出血开始时，由于缺少重力导致血液不能自动流出鼻孔，致使更多的血液停留在鼻咽部。在航天飞机和国际空间站的医疗包中配置有脱脂棉、局部解充血药、麻醉药、硝酸银棒，以及用于前鼻腔出血的鼻腔填塞物。使用弗利式导管治疗后鼻腔出血；在实际操作时，导管通过鼻咽部插入咽喉后部，扩张其球囊，接着回退后填塞咽喉后部[79]。

5.2.10　肺部疾患

在航天飞行中值得关注的肺部医学问题，包括空气污染物暴露及吸入异物。肼、氨及乙二醇发出的气味，以及高温分解后的产物会对人体产生刺激或损伤，如轻微的上呼吸道激惹、破坏肺脏毛细血管/肺小泡的完整性等，导致产生成人呼吸窘迫综合征。

尽管按照诊断标准[80]，航天飞行中肺部感染的发生率并不比地面高，但是如果由于肺部损伤导致人体的免疫系统遭受到破坏，则个体处于感染的风险中。吸入有毒气体或吸入外来物质是两种最有可能遇到的损伤情况。因为在近期的航天飞行中，无论是 X 射线还是支气管镜的成像能力都不会配置到航天器上，必须依靠在轨医疗主管进行精确的评估判断。航天器舱内的噪声致使听诊、传统的胸部体检较为困难。而且，听诊不能准确证实肺炎的存在与否。近期进行了一项评估研究，即观察听诊诊断肺炎的准确性及可靠性，并与经典的胸部 X 射线检查对比，结果显示：单一听诊的诊断敏感性低于 70%，特异性低于 75%[81]。因此，当在轨乘员出现咳嗽、发热时，必须高度怀疑肺炎的可能。

在航天飞行中，航天员总是处于吸入外来物的风险之中，尤其在瞬间增加通气量的活动中（如运动等）。航天员突然出现咳嗽，且听诊时出现局部单调喘息音，预示着吸入了异物。在轨医疗主管在进行体格检查时必须能判断肺脏所有的节段，因为以重力依赖的经典节段在微重力下的发病风险不会增大。应对生病航天员进行密切观察，关注在其上肺节段发生肺脏不张或肺炎的可能。

飞行器内有毒气体的污染也可能导致严重肺脏损伤。在 1975 年 7 月首次发生了这一问题，即在阿波罗号-联盟号试验计划的末期发生了这种情况。当阿波罗号指令舱再入大气层时，3 名航天员暴露于含有 250 ppm 四氧化二氮的空气中 4～5 min，这是一种飞行器推进系统中常用的氧化剂。航天员开始的症状为眼睛烧灼感、流泪、皮肤烧灼感、瘙痒、胸闷、胸骨后烧灼感，深吸气后出现干咳。飞船在海中溅落返回后，立即对航天员予以检查，初步检查显示肺脏清晰无异常征象，但是一天后 X 线检查提示存在肺水肿[82]。后来这些航天员完全恢复，没有后遗症。

四氧化二氮是一种气体物质，一旦与黏膜中的水分接触立即分解成硝酸和其他成分。在足量的情况下，其能对上呼吸道产生强烈的刺激，不太严重时只出现咳嗽和流涕症状。其实，在四氧化二氮污染的环境中长时间暴露后，在 3 个特定阶段出现损伤征象，上述表现为第一阶段的征象。在 3～30 h 内，受到四氧化二氮污染者会出现肺水肿和成人呼吸窘迫综合征。50％的幸存者发生闭塞性细支气管炎，对于血氧不足的个体必须给予插管和呼吸末端正压通气治疗。给予激素治疗，目前存在争议，人体暴露于四氧化二氮后，予以激素治疗，并没有显示出明显的效果[83]。

肼在航天飞机和国际空间站上作为一种推进剂，人体受到污染后，上呼吸道、皮肤及眼睛会产生强烈的激惹反应。大量接触后，下肺支气管与细支气管受到类似的损伤[83]。

氨在航天飞机和国际空间站上作为一种冷却剂，也会导致肺部损伤。氨污染航天器大气需要突破几道屏障，或者通过 EVA 期间的受污染航天服进入舱内。氨对上呼吸道产生明显的刺激，但是航天员能耐受不太严重的污染。在一定浓度的氨气中暴露几秒，会导致人体眼睛结膜和咽出现炎性反应，咳嗽时咽部和胸骨后疼痛，呼吸困难，但是 X 线检查时无异常发现。在气管支气管化学烧伤 1～2 天后，会出现血氧不足。个体肺部出现啰音和喘息音预示着发生成人呼吸窘迫综合征，血氧不足继续加重，持续几周或者更长时间才能缓解。然而，应尽快将受到污染的乘员从污染环境中撤离，能减轻继发性肺脏损伤。在 1 周内症状改善，完全恢复需要 1～2 月。另一方面，部分个体在暴露于氨气环境后 2～6 月出现反应性气道疾病[84]，导致中度阻塞性肺部功能障碍。

阻止乘员继续受到损伤的第一步为保护乘员，回收处置污染物。乘员立即佩戴氧气面罩，保护眼睛、鼻子及口腔黏膜，同时穿戴上手套和防化服以保护皮肤。任何被污染的衣服应在湿性垃圾处理系统中处理，其可以通过过滤器输送空气，然后将空气排到舱外。如果在出舱活动中，反应控制系统的喷嘴意外泄漏或者着火对舱外航天服造成冲击破坏，会出现与出舱活动有关的污染。当乘员返回到舱内，舱内空气就受到污染。在出舱活动之后其他航天员立即出现刺激性症状，如咳嗽、鼻炎，应高度怀疑其遭受到了这种污染。在出舱活动的乘员返回气闸舱，将舱外航天服暴露在阳光下，可以消除污染源，阳光会“晒掉”或升华航天服中的污染物[85]。

使用航天飞机和国际空间站上的束缚系统固定乘员后，并予以初步治疗。在受到污染源污染的航天员脱离污染源环境后，立即进行评估，给予 β -肾上腺素气溶胶治疗反应性气道症状。抛物线飞行试验研究显示：沙丁胺醇气雾剂在微重力环境与地面环境中操作类似，每次可以喷洒 90 μg[86]。重复进行体格检查，并进行无创血氧定量监测，至少持续 24 h。在航天飞行中对正常航天员进行一氧化碳弥散水平的研究，结果也显示：人体下半身体液向胸部转移不会产生亚临床肺水肿，所以人体对微重力的正常生理反应不会导致任何低氧血症[87]。一旦航天员出现低氧血症，应考虑返回地面（低地球轨道的飞行任务），并供给 100%的氧气。在国际空间站上予以插管和机械通气以增加通气水平。

如果航天器内着火，航天员暴露于有毒的热解产物中，也应遵循同样的处置原则。航天飞机和国际空间站的飞行制度规定，一旦发现火情，航天员必须佩戴氧气面罩。在航天飞机和国际空间站上配有便携式化学性和红外线传感器，能实时监测航天器内部空气中的一氧化碳、氯化氢及氰化氢水平。

在航天员暴露于燃烧产物之后，为了防止出现肺水肿和低氧血症，必须 24 h 监测航天员出现的症状。这在 1997 年和平号空间站着火事件后得以体现，当时在轨医疗主管建立了一个气道工作站，持续评估其他乘员健康状况超过 24 h。这次事件促使重新设计航天飞机上的医疗包，以便更容易获取气道设备，并能进行较好的固定。

针对飞往月球或探索火星的航天员，航天器舱内受到尘土的污染，可能导致乘员出现咳嗽、呼吸道激惹症状。一名月球行走航天员在着陆后转述说，月球尘土导致了“呼吸困难”，尽管在飞行中和飞行后检查中没有发现任何医学问题。同样，部分月球表面行走后的航天员报告月尘导致鼻咽部出现激惹症状[88]。

5.2.11 过敏反应

在航天飞行任务中，航天员发生严重的过敏反应可能是灾难性的。所有航天员在飞行任务前对航天飞机和国际空间站医疗包中的普通药物进行了试用，以确定任何意想不到的过敏反应或副作用。在航天飞行中，这些药物出现过敏反应即为不合格，但是允许对医疗包中的药物清单进行合适的调整。其他能激发过敏反应的抗原为在生命科学试验中应用的示踪剂和标记物，尽管在飞行前航天员对这些标记物进行了认真的评估。

在微重力下尚不清楚血管扩张诱导张力（血压）下降的临床表现，但据推测在没有重力梯度的情况下，这种表现可能存在不同，会加重立位时血管张力不足。

在航天飞机和国际空间站上，其医疗包中抗过敏的药物包括皮下注射的肾上腺素、注射和口服的激素（类固醇）、β-受体激动剂气溶胶以及静脉补充的液体。在轨治疗面临的挑战为：在微重力下需要迅速做出治疗应对。因此，医疗包中配有自主肾上腺素注射针剂，注射器内含有 1∶1 000 肾上腺素、苯海拉明，激素及 β-受体激动剂气溶胶也打包在一起，放在方便拿取的位置，使用时限定在诺梅克斯织物托盘上。

5.2.12 牙齿疾患

牙齿疾患是潜艇和水面舰船撤离的最常见原因之一[89]，尽管对即将执行飞行任务的航天员进行牙齿保健至关重要，但在航天飞行中仍会出现牙齿外伤或感染。比如，在苏联的航天飞行任务中，发射时火箭振动和加速度的作用力曾令航天员的牙冠移位。在密闭环境中工作时，航天员使用牙齿作为便利的持物工具，如口含手电筒等，可能导致牙齿损伤。在地面培训在轨医疗主管，需要使其掌握固定断裂牙齿并进行暂时牙冠置换的技术，航天飞机的医疗包中配有足够器材来实施这些操作。为了用于牙齿损伤或者牙齿感染后经其他治疗无效后的处置，苏联空间站和国际空间站上医疗包中配有拔牙工具。在美国和苏联的航天器内也配有口服和注射用抗生素以治疗根尖脓肿。在轨较低的光线水平、医疗主管牙科训练的限制、有限的器材供给以及需要固定工具对于评估和治疗在轨航天员牙齿疾患，仍然是最大的挑战（详见第 26 章）。

5.2.13　泌尿道疾患

在航天飞行中，航天员出现的泌尿道疾患包括输尿管结石、尿道感染、尿不尽、尿潴留等。在航天飞行中至少已经发生了 2 次前列腺感染[10,30]，确切的资料显示一次导致乘员从低地球轨道返回地面。在航天飞行中如何应对泌尿道疾患问题将在第 13 章详细介绍，这里只讨论一般性原则。

从理论上讲，航天员在入轨后的前几小时以及返回地面后，易于形成输尿管结石。尽管在美国航天飞行中没有发生过输尿管绞痛，但是该病症差点导致苏联礼炮号任务的航天员从低地球轨道脱轨返回[30]。除了对疼痛的处理外，在轨面临的主要挑战仍然是诊断问题，因为在轨不能进行静脉肾盂造影术或者 X 线检查评估，总体上在轨发生的输尿管绞痛与地面没有多大的差异。应用地面标准的尿试纸检验可以帮助诊断，但是尿隐血试验（每一高倍镜下超过 5 个红细胞）对于确诊该病症只有 67%的准确性[90]。在国际空间站上可以使用超声检查，观察到输尿管积水或者肾盂积水情况。

在国际空间站医疗包中配有不经肠的非甾体消炎药，在航天飞机和国际空间站上医疗包中都配有注射性阿片镇痛药，以备肾（输尿管）绞痛的控制或处理。唯一担心的是镇痛药物供给有限。应用在轨医疗包中的注射性镇痛药不能超过 24 h。在轨医学处置的重点在于补充足量的液体，或者针对完全输尿管阻塞，应给予超声检查，观察发热乘员肾盂积水情况。应用超声检查可观察到直径超过 8 mm 的结石，不能自行排出体外，需要手术取出[91]。

在航天飞机和国际空间站上医疗包内配有的口服和注射抗生素能治疗普通的常见微生物感染。在航天飞行中，大肠杆菌是导致尿道感染的最常见细菌（这与地面一样），但是这还需要进一步证实，因为在轨不能进行尿液培养。配置的抗生素必须针对假单胞菌群，因为这是在阿波罗任务中导致一例尿脓毒症的致病微生物[10]。在轨尿液分析有助于诊断尿道感染，但是目前在国际空间站或航天飞机上医疗包中没有配置相应的仪器检测血液中的粒性白细胞。

在航天飞行中，已经发生过几例尿潴留的情况，在轨予以携带尿袋的导尿管导尿，这在航天飞行中已经实施过。在微重力下进行导尿术时，既要固定操作组件，同时又要保持无菌环境，这是最大的挑战。在微重力下航天员戴着尿袋并不影响舱内操作，尽管会增大尿液返流进入膀胱的可能性，这可能导致航天员发生尿道感染[17]。在航天飞行中可能增大航天员尿不尽的发生概率（在第 13 章中详细讨论其原因）。针对航天员空间运动病的治疗，航天医生必须关注异丙嗪用量，因为其抗胆碱活性可能增加航天员发生尿潴留的倾向。

5.2.14　心脏疾患

随着航天飞行时间的延长，操作在轨有效载荷的复杂性及高风险活动次数（如出舱活动等）增加，需要提升在轨乘员心脏生命支持能力。在 20 世纪 90 年代的地面医疗机构中，已经在传统医院和急救中心之外的医疗机构中使用更小、更自主、用户界面友好的除颤仪。在部分航天飞机和所有国际空间站的飞行任务中，已经将除颤仪列于配置清单中。在轨医学急救能力接近于地面救护车的急救水平。

在轨应用的首款除颤仪配置在和平号空间站上（1997 年 5 月 15～10 月 6 日，美国-苏联联合阶段Ⅰ计划的第五次 NASA -和平号任务）。此后，航天飞机的医学载荷中配置了除颤仪和用于特定任务的心脏病药物，如果特定任务及其操作载荷活动需要时，则可以启用。

尽管航天员群体在飞行前已经进行了广泛的筛查，排除了心血管疾病，但是在航天飞行中已经发生过心律不齐和心肌缺血的前兆。在阿波罗任务中，一名航天员出现了 14 s 的二联律，同时感觉到极度疲劳。同一航天员在返回地面 2 年后发生了心肌梗死[10]。在苏联航天飞行早期，由于一例阵发性室上性心动过速，苏联医学专家中止了此次飞行任务[31]。至少在另一次医学事件中，一名航天员出现心脏缺血的前驱症状时，给予了心脏病药物干预。而且，长期航天飞行容易导致航天员发生心律不齐。对出舱活动[92]中的心电跟踪数据进行回顾，结合航天飞机任务[93]中在轨动态心电图（Holter）监测结果分析，并没有显示出在短期航天飞行中航天员容易发生心律不齐，但是有限的数据资料得出的结论不适合于长期航天飞行[94]。此外，在航天飞行中触电仍然是导致心律失常的潜在因素。在轨电源系统（航天飞机上为 28 V 直流电，国际空间站上为 120 V 直流电）可能对航天员造成电击伤。最后，在进行出舱活动准备期间，实施减压程序时，增大了航天员发生减压病（DCS）的风险，这时需要启动高级心脏生命保障系统（ACLS）。

目前，尚不清楚微重力对心脏缺血症状和临床表现的影响。航天员可能不愿意将胸痛、出汗或呼吸困难的早期表现归属心脏病，这是由于在飞行任务前对航天员进行了广泛严格的医学筛查，同时也由于不愿意因为这些表现导致对任务产生不必要的影响。因为正常状态下在轨航天员清醒时脉搏和舒张血压比地面[38]低 10%，因此心脏缺血症状不是十分明显，除非在轨乘员进行某些剧烈的活动，大大增加心肌的负荷（如在跑台上运动或者进行出舱活动）。

对在轨航天员进行缺血性心脏病的评估，主要依靠在轨医疗主管的初步临床印象以及航天医生和地面专家给予的咨询建议。在航天飞行中，所有航天员都表现出不同程度的颈静脉扩张，这是由于血管内血液的头向转移所致。在航天飞行中，航天员缺血性心脏病的症状——出汗、恶心、气短，与地面表现一样，但是在飞行中体征不一定一样。在轨进行听诊比较困难，因为在轨飞行环境中航天员周围的噪声水平较高，所以在轨很难能听出轻微的心脏杂音。尽管推测在轨航天员水肿是由于体液再分布所致，主要在面部和上肢表现出来，但是当航天员出现严重的心肌损伤，进而导致射血分数下降时，其下肢的水肿也不是非常显著。尽管在国际空间站上可以使用医学超声检查，但是对心室壁异常运动或者瓣膜损伤的确诊能力，取决于疾病的严重程度、在轨医疗主管的操作技能，以及地面咨询专家评估超声图像时的可用实时通信带宽。

在美国航天任务中，在国际空间站上在轨使用5导心电图仪监测心脏节律，在航天飞机任务中使用3导心电图仪监测心脏节律。已知在轨静息下心率减慢和舒张压降低与航天飞行有关，但在微重力下心电图是否能显示心脏缺血性疾病，尚不清楚。

遵循地面的治疗标准予以在轨治疗：通过鼻导管或者非循环呼吸式面罩给氧，需要时静脉补充生理盐水，备有阿司匹林、舌下硝酸甘油、硫酸吗啡、β-受体阻滞剂，根据病情应用这些药物。国际空间站的医疗包中配有足量的肾上腺素和利多卡因，高级生命保障系统可以实施二次非脉冲式的心室除颤以消除室性心动过速[95,96]。在国际空间站的医疗包中还没有配备垂体后叶加压素和胺碘酮，这受限于包装和储存条件。

然而，心脏生命保障系统的部分内容仅仅针对航天飞行环境而设置。在遇到心搏停止的紧急情况时，应立即转运昏迷航天员到放置高级心脏生命保障系统的合适部位，这里应有足够空间固定急救器材，能接通100%氧气，供给维持生命的必要药物。幸运的是，在微重力下转运昏迷航天员比在地面更加容易，所以恢复心脏节律的时间相对于地面较短。

在抛物线飞行中进行了多次模拟试验，已经证实，在轨医疗主管在转运昏迷个体[97-99]时，容易进行人工呼吸等急救操作。在这些模拟试验中，评估了心脏不同按压技术的效果。一般来说，施救者位于人体模特侧面使用腰带限定，或者将其足置于对面，并将手放置在标准的位置，进行人体模特按压测试，结果显示施救者能传送足够的压力。在倒置体位时，通过膝、肘关节的伸展施加推压力。这种方法已经进行了在轨模拟试验（如图5-1所示）。这两种方法似乎均能成功，因为两者能同时施加足够的按压力和保持体位固定。当施救者位于患者一侧或骑跨在其上，使用一只手进行心脏复苏急救操作（另一只手用于限定自身），这样太累了，而且在患者与施救者之间存在过多的移动[17]。

在航天飞机任务和抛物线飞行中，已经对机械作用力和气动按压装置进行了评估。鉴于使用时需要部署时间以及在按压效率方面没有明显的提高，在航天器中没有考虑使用这些装置。

总之，在整个复苏过程中，对施救者和乘员患者进行固定至关重要。工程限制目前不允许进行自由漂浮的心脏复律[17]，以避免导线或者站上其他漂浮组件不经意地接地，以及避免关键的航天器控制设备暴露于破坏性电脉冲之中。除颤仪单元在充电、除颤以及同步调整中进行了测试，符合电磁场的限定值。在国际空间站上的乘员医疗束缚系统可以实现患者与舱体的电源隔离；该束缚系统也可以作为稳定平台，施救者可以将患者、自身以及应用组件固定在其上面。对在轨医疗主管进行一致的程序化心脏复苏急救操作培训，这是防范施救者意外导致接地的最好方法之一。

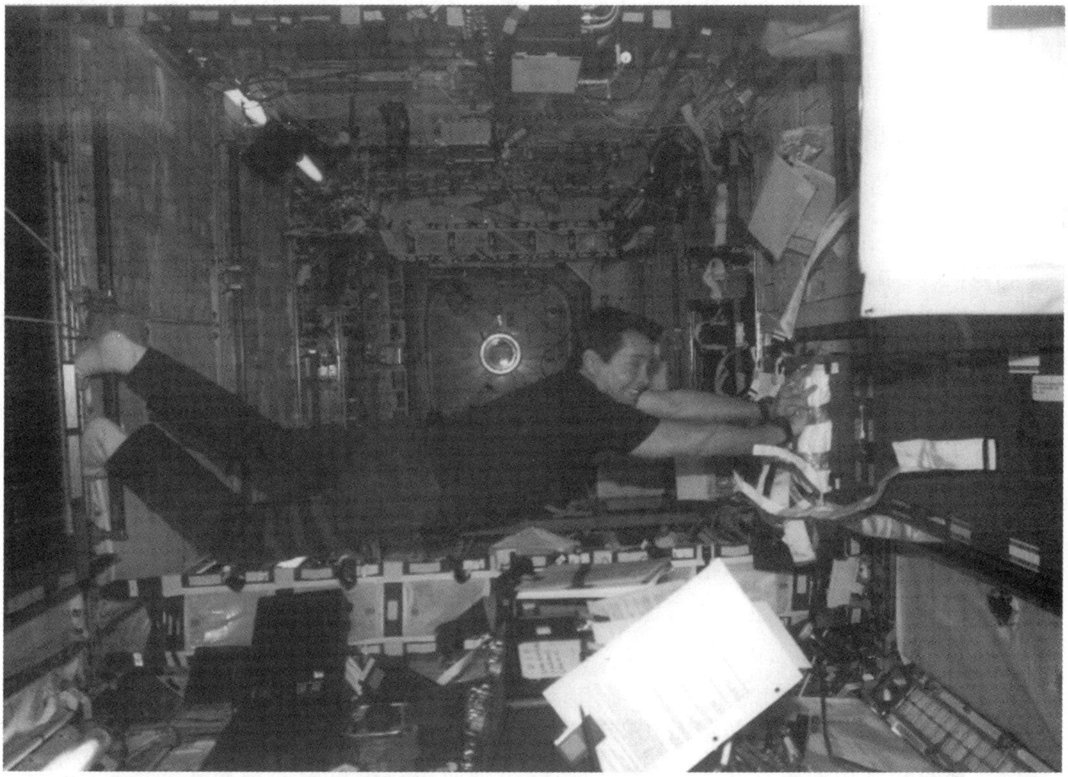

图 5-1　航天员丹·布尔施（Dan Bursch）在国际空间站美国实验舱利用乘员医疗束缚系统展示进行心肺复苏的心脏按压手法（照片由 NASA 提供）

在微重力下进行急救时，急救器材固定是实施心脏复苏的一项重要挑战。在微重力下急救操作活动中，急救组件和器材总是放错了位置。输血袋、医用包裹以及备用的器材在地面急救时通常可以放置到地板上，然而在微重力下将会漂浮起来。培训在轨医疗主管，使其能识别仪器位置，并且，限定带、垃圾袋及针具盒均整合到医疗保健箱、地板布局、束缚系统的设计中，才能限定关键硬件和收集垃圾。

在航天飞行中，对于一个呼吸窘迫的患者，微重力下要达到气道通畅，可以试用多种特殊的方法。为了进行恰当的喉镜检查，必须限定患者，这种约束由在轨医疗束缚系统提供。为了在微重力下实施喉镜检查，施救者必须使用其双膝关节夹住束缚系统头端，甚至夹住患者的头部或肩部，这样才能建立牢固的稳定状态，获得良好的平稳视觉。在微重力下也可以使在轨医疗主管漂浮在患者上面，更容易实施手指盲插。研究人员已经对从患者不同体位插管进行了评估，其中包括患者头靠近隔离壁或者另一结构。尽管有可能，但是该技术需要更多时间，因为限定施救者较为困难。然而，在航天飞行中，经过最少培训时间的个体使用直接喉镜插管时，预期的成功率较低，因此，促使应用喉罩气道插管作为通畅患者气道的主要方法[100]。在将生病航天员通过航天飞机、联盟号飞船或者未来的专用返回飞行器[17]转运到地面之前，应保持气道通畅。

在模拟微重力下收集唾液的方法与地面不同，这是由于表面张力致使分泌物黏附于口咽部表面。已经研制了单手操作的人工吸附装置，并进行了抛物线飞行试验，目前配置在国际空间站的医疗包中[101]。

在航天飞行中，除了两次明显的例外，保证与地面一样正确放置气管导管。舱内环境光线较暗使得准确读出潮气量末 CO_2 比色较为困难，而舱内较高的噪声水平影响听诊。正是这些原因，在国际空间站的医疗包中配置了食管检测灯。

在实施高级生命保障系统操作时，通过气道内给药或静脉给药。在阿波罗-联盟号任务[102]中以及由韦斯特（West）及其同事完成[87]的微重力下人体肺功能研究显示：在微重力下实施气道内给药不存在明显的障碍。在微重力下雾化液滴不能沉积下来，减少了有效药液的吸附[103]。目前，尚不清楚这种差异对气道内给药的影响。

美国心脏学会的指南推荐：在地面抬高患者的上肢，促进输入静脉内的药液流向心血管循环系统。显而易见，这在微重力下没有帮助，静脉给药必须通过补液液体提供动力来实现。

5.3 在轨医疗操作程序

5.3.1 肌肉注射

在航天飞行中，异丙嗪是最常用的肌肉注射药物。其实，在美国航天飞机任务中，肌肉注射是在轨最常用的医疗技术[4]。在轨医疗主管使用医疗包中的预充式注射针剂，其在地面发射之前灌充了药液，一般不需要剔除药液中的气泡。尽管在轨肌肉注射与地面的肌肉注射没有不同，但是在轨医疗主管必须保证牢固限定自身和需要注射的航天员。为防止出现不经意的运动，最常用方法是在舱内角落固定二者。在轨肌肉注射大多选择在臀肌的上部区域实施，防止有时上肢肌肉注射出现肌肉疼痛，进而限制了上肢的活动。

5.3.2 静脉穿刺接入输液管

在航天飞行中进行生物医学研究时，在轨医疗主管和任务专家将静脉输液管接入肘关节静脉，其成功率与地面一样。在微重力下完成静脉穿刺接入输液管时，面临的最大困难为：对组件和生病航天员的固定。快速而常用的固定方法为应用银色宽胶带固定，黏性一侧朝外，靠近工作站。将静脉输液管、输液袋开关、酒精棉球、碘拭子和废物袋粘贴到胶带上，布置在合理的位置，方便够取。在轨可以使用几种狭小的容器，包括泡沫塞子、带铰链盖的金属盒，两者均能在轨成功使用。

一旦在轨医疗主管和生病航天员固定到位，在微重力下进行静脉穿刺、接入静脉输液管也容易操作。在缺少重力的情况下，注射时液体流入或流速没有明显的不同，主要依靠表面张力控制液体流动。在天空实验室生命科学-1任务（STS-40）中，微重力下使用包含吸水膜的空气过滤器，能持续消除管内液体中的气泡。然而，该空气过滤器会变干，需要给予持续压力以保持过滤器充满。通过挤压静脉输液袋或者将其置于血压袖带之下维持压力在 50～75 mmHg[104]之间，才能施加压力促进液体流入。

5.3.3　药液配置

在航天飞行中，药液配置面临一些困难。比如，一袋或一瓶正常盐水中的气泡不能向“顶端”漂浮。如果在混合搅拌溶液时，形成带泡沫的药液，导致在精确抽吸到预期药液量（定量）时存在困难。在使用手指推动注射器针柄时，不能将气泡推压到针尖部位。因此，目前在飞行前，在地面所有注射药液和输液袋均排出了其内的气泡后保存备用。在轨注射药也可以以粉末形式保存，因为它们的存储体积更小，并且通常保质期较长。因此，必须明白在微重力下这些药物如何配置。航天医生和乘组航天员在抛物线飞行和航天飞行中应用几种技术形成了单一的气液界面。这些技术包括旋转静脉输液袋或注射器，驱动液体离开中心，向有出口的部位挤压（如针尖）。在轨混合静脉输入药液与地面人工滴定并不同。已经研制了几种在轨药液混合设备，但是按照其质量和体积计算，性价比不是很好[105]。

5.3.4　其他在轨操作程序

在抛物线飞行中，已经对环甲膜切开术、眼压测量术、胸廓造口术、腹腔镜检查、诊断性腹膜灌洗术、胸腹超声扫描及导尿术进行了动物模型的试验验证。在对每一种技术或方法验证时，总的通用程序为固定硬件、患者及操作者。研究人员在进行这些程序验证后，得出结论：在微重力下达到熟练自我固定和灵活移动时，进行部分调整后仍能实施这些技术或方法。在微重力状态下遇到的其他外科问题将在第 6 章详细讨论。

5.3.5　转运

从低地球轨道航天器转运生病航天员到地面医疗机构救治，需要不同的特殊技术，这取决于使用的救援飞行器（即联盟号飞船、航天飞机、美国的乘员返回飞行器）以及在轨发生的医学问题。在本章前面叙述的抛物线飞行和航天飞机飞行研究中，揭示了所有紧急撤离轨道时的一系列基本程序，尤其是至少需要 24 h，即从宣布将生病或受伤的航天员从轨道撤离开始，到将其安全转运到地面医疗机构进行救治所需要的时间。在航天飞行中，与地面急救中心同样重要的处置原则：在转运之前，需要对患者进行稳定处理。在准备返回时，必须保证生病或受伤的航天员建立了静脉通道，给予心电监护，开放气道，接通呼吸机[17]。在轨医疗主管实施的监测在再入地球时受到限制，目前只能监测血氧饱和度，以及由除颤仪提供的监测，同时还可以使用自动血压监测仪。生病或受伤的航天员不能身着航天服进行转运，这是因为航天员的身体明显受到限制。在航天飞机上将生病或受伤的航天员置于半卧位转运到地面医疗机构继续救治，这是可能的，也能实现。同时，生病或受伤的航天员也可以通过仰卧位转运，在这种状态下通过屈曲髋、膝关节而收紧下肢，保证小腿在中甲板前部的储物柜中处于休息状态[98]。通过乘员返回飞行器或联盟号飞船转运生病或受伤的航天员还面临其他挑战，涉及转运的这些问题将在第 7 章讨论。

5.4 小结

在本章所阐述的研究内容中，主要进一步总结了在轨飞行中的医学问题及有关医学处置程序，有助于在微重力环境中应用新技术，以及更好地理解航天飞行中人体的生理状态。为了及时成功治疗生病或受伤的航天员，有两个问题至关重要，必须积极主动地应对。首先，为在轨医疗主管和航天医生提供优化的医学训练制度及环境，保证其在应对与航天飞行有关的医学问题时具有专门知识或技能；其次，研制用于转运重病航天员的技术或方法，并且针对特殊航天飞行环境，应用预先确定的程序，研制一批体积和适用范围受限的备用药品。这些问题的解决将会提升低地球轨道乘员的医学保障能力，这对太空远征探索任务中的医疗保健实践是至关重要的。

参考文献

[1] Davis JR, Vanderploeg JM, Santy PA, et al. Space motion sickness during 24 flights of the space shuttle. Aviat Space Environ Med 1988; 59: 1185 - 1189.

[2] Reschke MF, Harm DL, Parker DE, et al. Neurophysiologic aspects: Space motion sickness. In: Nicogossian AE, Huntoon CL, Pool SL (eds.), Space Physiology and Medicine. 3rd edn. Philadelphia, PA: Lea & Febiger; 1994: 228 - 260.

[3] Bagain JP. First intramuscular administration in the US Space Program. J Clin Pharmacol 1991; 31: 920.

[4] Putcha L, Berens KL, Marshburn TH, et al. Pharmaceutical use by U. S. astronauts on space shuttle missions. Aviat Space Environ Med 1999; 70: 705 - 708.

[5] Davis JR, Jennings RT, Beck BG. Comparison of treatment strategies for space motion sickness. Microgravity Q 1992; 2: 173 - 177.

[6] Locke JP. Motion Sickness and the Prophylactic Treatment Effects of Granisatron, Promethazine, and Placebo. Masters thesis, University of Texas Medical Branch; 2000.

[7] Cintron NM, Putcha L, Parise CM, et al. Absorption and bioavailability of orally administered acetaminophen during spaceflight abstract] . Aviat Space Environ Med 1990; 61: 450.

[8] Bagian JP, Ward DF. A retrospective study of promethazine and its failure to produce the expected incidence of sedation during space flight. J Clin Pharmacol 1994; 34: 649 - 651.

[9] Davis JR, Jennings RT, Beck BG, et al. Treatment efficacy of intramuscular promethazine for space motion sickness. Aviat Space Environ Med 1993; 64: 320 - 323.

[10] Hawkins WR, Zieglschmid JF. Clinical aspects of crew health. In: Johnston RS, Dietlein LF, Berry CA (eds.), Biomedical Results of Apollo. Washington DC: U. S. Government Printing Office; 1975: 43 - 81. NASA SP - 368.

[11] Thornton WE, Moore TP. Anthropometric studies: Height - girth changes. In: Space Shuttle Medical Detailed Supplemental Objectives (DSOs) . Houston, TX: NASA - Johnson Space Center; 1986: 253 - 254.

[12] Simon HK, McLario DJ, Bruns TB, et al. Long - term appearance of lacerations repaired using a tissue adhesive. Pediatrics 1997; 99: 193 - 195.

[13] Quinn J, Wells G, Sutcliffe T, et al. A randomized trial comparing octylcyanoacrylate tissue adhesive and sutures in the management of lacerations. JAMA 1997; 277: 1527 - 1530.

[14] Kanegaye JT, Vance CW, Chan L, et al. Comparison of skin stapling devices and standard sutures for pediatric scalp lacerations: A randomized study of cost and time benefits. J Pediatr 1997; 130: 808 - 813.

[15] Stockley I, Elson RA. Skin closure using staples and nylon sutures: A comparison of results. Ann R Coll Surg Engl 1987; 69: 76 - 78.

[16] Edlich RF, Becker DG, Thacker JG, et al. Scientific basis for selecting staple and tape skin closures. Clin Plast Surg 1990; 17: 571 - 578.

[17] Billica R, Gosbee J, Krupa DT. Evaluation of cardiopulmonary resuscitation techniques in microgravity. In: Medical Evaluations on the KC - 135, 1990. Unpublished Flight Report Summary. Houston, TX: NASA - Johnson Space Center; 1990: 163 - 183.

[18] Markham SM, Rock JA. Microgravity testing a surgical isolation containment system for space station use. Aviat Space Environ Med 1991; 62: 691 - 693.

[19] Jennings RT, Baker E. Gynecological and reproductive issues for women in space: A review. Obst Gynecol Surv 2000; 55: 109 - 116.

[20] Campbell MR, Billica RD. A review of microgravity surgical investigations. Aviat Space Environ Med 1992; 63: 524 - 528.

[21] Campbell MR, Billica RD, Johnston SL. Surgical bleeding in microgravity. Surg Gynecol Obstet 1993; 177: 121 - 125.

[22] McCuaig K. Surgical problems in space: An overview. J Clin Pharmacol 1994; 34: 513 - 517.

[23] Liu BYH. Airborne particulate measurement in the SpaceShuttle. In: Spacelab Life Sciences - 1 Final Report, Volume 1. Houston, TX: NASA - Johnson Space Center; 1994. JSC - 26786.

[24] James JT. Environmental health monitoring results for STS - 40/Space Life Sciences 1 (SLS - 1). In: Spacelab Life Sciences - 1 Final Report, Volume 1. Houston, TX: NASA - Johnson Space Center; 1994. JSC - 26786.

[25] Pierson DL, Viktorov AN. Microbiological investigations of the Mir space station and flight crew. In: Shuttle - Mir Science Program Phase 1A Research Postflight Science Report. Unpublished NASA document. Houston, TX: NASA - Johnson Space Center; 1998.

[26] Lidwell OM, Lowbury EJ, Whyte W, et al. Bacteria isolated from deep joint sepsis after operation for total hip or knee replacement and the sources of the infections with Staphylococcus aureus. J Hosp Infect 1983; 4: 19 - 29.

[27] Edlich RF, Rodeheaver GT, Morgan RF, et al. Principles of emergency wound management. Ann Emerg Med 1988; 17: 1284 - 1302.

[28] Angeras MH, Brandberg A. Comparison between sterile saline and tap water for the cleansing of acute traumatic soft tissue wounds. Eur J Surg 1992; 158: 347.

[29] Simon B. Principles of wound management. In: Rosen P, Barkin R (eds.), Emergency Medicine: Concepts and Clinical Practice. 4th edn. St. Louis, MO. : Mosby; 1998: 382 - 396.

[30] Newkirk D. Second - generation space stations. In: Almanac of Soviet Manned Space Flight. Houston, TX: Gulf Publishing Company; 1990.

[31] Schlager D. Ultrasound detection of foreign bodies and procedure guidance. Emerg Med Clin North Am 1997; 15: 895 - 912.

[32] Hart RG, Kutz JE. Flexor tendon injuries of the hand. Emerg Med Clin North Am 1993; 11: 621 - 636.

[33] Kirkpatrick AW, Campbell MR, Novinkov OL, et al. Blunt trauma and operative care in microgravity: A review of microgravity physiology and surgical investigations with implications for critical care and operative treatment in space. J Am Coll Surg 1997; 184: 441 - 453.

[34] Sears JK, Argenvi ZE. Cutaneous wound healing in space. Cutis 1991; 48: 307 - 308.

[35] Stauber WT, Fritz VK, Burkovskaya TE, et al. Effect of spaceflight on the extracellular matrix of skeletal muscle after a crush injury. J Appl Physiol 1992; 73: 74S - 81S.

[36] Jennings RT, Bagian JP. Musculoskeletal injury review in the US space program. Aviat Space Environ Med 1996; 67: 762 - 766.

[37] Wedmore IS, Charette J. Emergency department evaluation and treatment of ankle and foot injuries. Emergency Med Clin N Am 2000; 18: 85 - 113, vi.

[38] Charles JB, Bungo MW, Fortner GW. Cardiopulmonary function. In: Nicogossian AE, et al. (eds.), Space Physiology and Medicine. 3rd edn. Philadelphia, PA: Lea & Febiger; 1994: 286 - 304.

[39] Funder V, Jorgenson JP, Andersen A, et al. Ruptures of the lateral ligaments of the ankle. Clinical diagnosis. Acta Orthop Scand 1982; 53: 997 - 1000.

[40] Van den Hoogenband CR, vanMoppes FI, Stapert JW, et al. Clinical diagnosis, arthrography, stress examination and surgical findings after inversion trauma of the ankle. Arch Orthop Trauma Surg 1984; 103: 115 - 119.

[41] Johannsen A. Radiological diagnosis of lateral ligament lesion of the ankle. A comparison between talar tilt and anterior drawer sign. Acta Orthop Scand 1978; 49: 295 - 301.

[42] Bukata WR. Contemporary treatment of ankle sprains, part I. Emerg Med& Acute Care Essays Dec 1999; 23 (12).

[43] Bukata WR. Contemporary treatment of ankle sprains, part II. Emerg Med Acute Care Essays Jan 2000; 24 (1).

[44] Glick JM, Gordon RB, Nishimoto D. The prevention and treatment of ankle injuries. Am J Sports Med 1976; 5: 136 - 141.

[45] Harris CR. Ankle injuries. In: Ruiz E, Cicero JJ (eds.), Emergency Management of Skeletal Injuries. St. Louis, MO: CV Mosby; 1995: 517 - 540.

[46] Hopkinson WJ, St Pierre P, Ryan JB, et al. Syndesmosis sprains of the ankle. Foot Ankle 1990; 10: 326 - 330.

[47] Perry S, Raby N, Grant PT. Prospective survey to verify the Ottawa Ankle Rules. J Accid Emerg Med 1999; 16: 258 - 260.

[48] Anis AH, Stiell IG, Stewart DG, et al. Cost - effectiveness of the Ottawa Ankle Rules. Ann Emerg Med 1995; 26: 422 - 428.

[49] Wang CL, Shieh JY, Wang TG, et al. Sonographic detection of occult fractures in the foot and ankle. J Clin Ultrasound 1999; 27: 421 - 425.

[50] Craig JG, Jacobson JA, Moed BR. Ultrasound of fracture and bone healing. Radiol Clin North Am 1999; 37: 737 - 751.

[51] Seaberg DC, Yealy DM, Lukens T, et al. Multicenter comparison of 2 clinical decision rules for the use of radiography in acute, high - risk knee injuries. Ann Emerg Med 1998; 32: 8 - 13.

[52] Klauser A, Frauscher F, Bodner G, et al. Value of high resolution ultrasound in the evaluation of finger injuries in extreme sport climbers. Ultraschall Med 2000; 21: 73 - 78.

[53] Dias JJ, Hui ACW, Lamont AC. Real time ultrasonography in the assessment of movement at the

site of a scaphoid fracture nonunion. J Hand Surg 1994; 19B: 498 - 504.

[54] James JT, Coleman ME. Airborne toxic hazards. In: Nicogossian AE, Pool SL, Huntoon CL (eds.), Space Physiology and Medicine. 4th edn. Philadelphia, PA: Lippincott Williams & Wilkins; in press, 2003.

[55] Scott KP, Warren DW. Assessment of the transmittance of ultraviolet and infrared light through Russian and international space station windows. Unpublished report by Space Technology Applications, The Aerospace Corporation, through contract NAS9 - 19502; 1997.

[56] Lebedev V. Diary of a Cosmonaut: 211 Days in Space. Moscow: Nauka I Zhizn; 1983. [English translation c1988 by the G. L. O. S. S. Co.; New York, NY: Bantam Books; September 1990.]

[57] Wong KL. Carbon dioxide. In: National Research Council Committee on Toxicology (eds.), Spacecraft Maximum Allowable Concentrations for Selected Airborne Contaminants, Volume 2. Washington, DC: National Academy Press; 1996: 105 - 187.

[58] Rasmussen BK, Jensen R, Schroll M, et al. Epidemiology of headache in a general population - a prevalence study. J Clin Epidemiol 1991; 44: 1147 - 1157.

[59] Silberstein SD. Evaluation and emergency treatment of headache. Headache 1992; 32: 396 - 407.

[60] Schultz JR, Fuhrmann K. DTO: 635. Eyewash evaluation. In: Results of Life Sciences DSOs Conducted Aboard the Shuttle 1991 - 1993. Unpublished NASA document. Houston, TX: NASA - Johnson Space Center; 1994: 121 - 122.

[61] Bertolini J, Pelucio M. The red eye. Emerg Med Clin North Am 1995; 13: 561 - 579.

[62] Rubin S, Hallagen L. Lids, lacrimals, and lashes. Emergency treatment of the eye. Emerg Med Clin North Am 1995; 133: 561 - 579.

[63] Sheikh A, Hurwitz B, Cave J. Antibiotics for acute bacterialconjunctivitis. Cochrane Database Syst Rev 2000; (2): CD001211. Review.

[64] Harris BAJr, Billica RD, Bishop SL, et al. Physical examination during space flight. Mayo Clin Proc 1997; 72: 301 - 308.

[65] Thornton WE, Moore TP. Neurological studies: Bowelsounds. In: Space Shuttle Medical Detailed Supplemental Objectives (DSOs). Unpublished NASA document. Houston, TX: NASA - Johnson Space Center; 1986: 235 - 238.

[66] Putcha L, Cintron NM. Pharmacokinetic consequences of spaceflight. Ann NY Acad Sci 1991; 618: 615 - 618.

[67] Campbell MR, Billica RD, Johnston SL. Animal surgery in microgravity. Aviat Space Environ Med 1993; 64: 58 - 62.

[68] Gazenko OG, Gazenko OG, Grigoriev AI, et al. Review of the major results of medical research during the flight of the second prime crew of the Mir space station. Kosm Biol Aviakosm Med 1990; 23: 3 - 11.

[69] Rao PM, Boland GW. Imaging of acute right lower abdominal quadrant pain. Clin Radiol 1998; 53: 639 - 649.

[70] Banani SA, Talei A. Can oral metronidazole substitute parenteral drug therapy in acute appendicitis? A new policy in the management of simple or complicated appendicitis with localized peritonitis: A randomized controlled clinical trial. Am Surg 1999; 65: 411 - 416.

[71] Trott AT, Lucas RH. Acute abdominal pain. In: Rosen P, Barkin R (eds.), Emergency Medicine: Concepts and Clinical Practice. 4th edn. St. Louis, MO.: Mosby; 1998: 1888 - 1903.

[72] Brewster GS, Herbert ME, Hoffman JR. Medicalmyth: Analgesia should not be given to patients with an acute abdomen because it obscures the diagnosis. West J Med 2000; 172: 209 - 210.

[73] Williams JWJr, Aguilar C, Makela M, et al. Antibiotics for acute maxillary sinusitis. (Cochrane Review). Cochrane Database Syst Rev 2000; (2): CD000243. Review.

[74] de Bock GH, Houwing - Duistermaat JJ, Springer MP, et al. Sensitivity and specificity of diagnostic tests in acute maxillary sinusitis determined by maximum likelihood in the absence of an external standard. J Clin Epidemiol 1994; 47: 1343 - 1352.

[75] Stewart MH, Siff JE, Cydulka RK. Evaluation of the patient with sore throat, earache, and sinusitis: An evidence - based approach. Emerg Med Clin North Am 1999; 17: 153 - 187.

[76] Pierson DL, Chidambaram M, Heath JD, et al. Epidemiology of Staphylococcus aureus during space flight. FEMS Immunol Med Microbiol 1996; 16: 273 - 281.

[77] Del Mar CB, Glasziou PP, Spinks AB. Antibiotics for sore throat. Cochrane Database Syst Rev 2000; (4): CD000023.

[78] Melio FR, Holmes DK. Upper respiratory tract infections. In: Rosen P, Barkin R (eds.), Emergency Medicine: Concept and Clinical Practice. 4th edn. St. Louis, MO: Mosby; 1998: 1529 - 1553.

[79] Pfaff JA, Moore GP. Ear, nose, and throat emergencies. In: Rosen P, Barkin R (eds.), Emergency Medicine: Concepts and Clinical Practice. 4th edn. St. Louis, MO.: Mosby; 1998: 2720 - 2729.

[80] Baisden DL, Effenhauser RK, Wear ML. Inflight medical events in the shuttle program [abstract]. Aviat Space Environ Med 2000; 71: 3.

[81] Wipf JE, Lipsky BA, Hirschmann JV, et al. Diagnosing pneumonia by physical examination: Relevant or relic? Arch Intern Med 1999; 159: 1082 - 1087.

[82] Nicogossian AE, LaPinta CK, Burchard EC, et al. Crew health. In: Nicogossian AE (ed.), The Apollo - Soyuz Test Project: Medical Report. Washington, DC: NASA Headquarters; 1977. NASA SP - 411.

[83] Eyer P. Gases. In: Marquaardt H, Schafer SG, McClellan RO, Welsch F (eds.), Toxicology. New York, NY: Academic Press; 1999: 805 - 832.

[84] Wong KL. Ammonia. In: National Research Council Committee on Toxicology (eds.), Spacecraft Maximum Allowable Concentrations for Selected Airborne Contaminants, Volume 1. Washington, DC: National Academy Press; 1994: 39 - 59.

[85] Fotedar LK, Brown PF. Environmental contamination along EVA translation paths. Unpublished independent assessment report from Lockheed - Martin Co. Houston, TX: NASA - Johnson Space Center; 1997. JSC - LM97 - 152.

[86] Lloyd CW, Fox JL, Martin WJ, et al. Aerosolized Medications during Parabolic Flight—Phase 2: Metered Dose Sample Acquisition. Houston, TX: NASA - Johnson Space Center; 1991: 231 - 240. NASA TM 104755.

[87] West JB, Elliott AR, Guy HJ, et al. Pulmonary function in space. JAMA 1997; 277: 1957 - 1961.

[88] Harris JR. Dust Control and Protection for Planetary Exploration. Prepared under Lockheed Engineering and Sciences Co. Contract NAS 9 - 17900. Houston, TX: NASA - Johnson Space Center; 1992. JSC - 25975.

[89] Nice DS. A Survey of US Navy Medical Communications and Evacuations at Sea. San Diego, CA: Naval Health Research Center; 1984. AD - A145 937.

[90] Bove P. Reexamining the value of hematuria testing in patients with acute flank pain. J Urol 1999; 162: 685.

[91] Harwood - Nuss AL, Etheredge W, McKenna I. Urologic emergencies. In: Rosen P, Barkin R (eds.), Emergency Medicine: Concepts and Clinical Practice. 4th edn. St. Louis, MO.: Mosby; 1998: 2227 - 2261.

[92] Rossum AC, Wood ML, Bishop SL, et al. Evaluation of cardiac rhythm disturbances during extravehicular activity. Am J Cardiol 1997; 79: 1153 - 1155.

[93] Fritsch - Yelle JM, Charles JB, Crockett MJ, et al. Microgravity decreases heart rate and arterial pressure in humans. J Appl Physiol 1996; 80: 910 - 914.

[94] Fritsch - Yelle JM, Leuenberger UA, D' Aunno DS, et al. An episode of ventricular tachycardia during long - duration spaceflight. Am J Cardiol 1998; 81: 1391 - 1392.

[95] Guidelines 2000 for cardiopulmonary resuscitation and emergency cardiovascular care. Part 6: Advanced cardiac life support. Section 5: Pharmacology I: Agents for arrhythmias. The American Heart Association in collaboration with the International Liaison Committee on Resuscitation. Circulation 2000; 102 (suppl I): I - 112 - I - 128.

[96] Guidelines 2000 for Cardiopulmonary Resuscitation and Emergency Cardiovascular Care. Part 6: Advanced Cardiac Life Support. Section 6: Pharmacology II: Agents to Optimize Cardiac Output and Blood Pressure. The American Heart Association in collaboration with the International Liaison Committee on Resuscitation. Circulation 2000; 102 (suppl I): I - 129 - I - 135.

[97] Marshburn TH, Goode J. ISS medical checklist procedure validation and training. In: Skinner NC (ed.), KC - 135 and Other Microgravity Simulations: Summary Report. Houston, TX: NASA - Johnson Space Center, Medical Sciences Division. 1999; 17 - 20. CR 208922.

[98] Johnston, S. Advanced life support stabilization and transport to Space Shuttle. In: Medical Evaluations on the KC - 135: Fiscal Year 1992 Flight Report Summary. Unpublished NASA report. Houston, TX: NASA - Johnson Space Center; 1994.

[99] Smith M, Barratt M, Lloyd C. Advanced Cardiac Life Support utilizing man - tended capability hardware onboard Space Station Freedom. Unpublished NASA technical report. Houston, TX: NASA - Johnson Space Center; May 1992.

[100] Beck G. On Orbit Airway Management, Evidence - Based Review. Houston, TX: NASA - Johnson Space Center, Bioastronautics Initiative Office, Space Medicine Configuration Control Board; April 2002. CR# SM - FI - 063.

[101] Barratt, M. Verification of function of the Laboratories de Mecanique Applique ventilator and Ohmeda 5410 respiratory monitor in microgravity and hypergravity. In: Medical Evaluations on the KC - 135: Fiscal Year 1992 Flight Report Summary. Unpublished NASA report. Houston, TX: NASA - Johnson Space Center; 1994.

[102] Nicogossian AE, Sawin CF, Bartelloni PJ. Results of pulmonary function tests. In: Nicogossian AE (ed.), The Apollo - Soyuz Test Project: Medical Report. Washington, DC: NASA Headquarters; 1977. NASA SP - 411.

[103] Prisk GK. Pulmonary deposition of aerosols in microgravity. In: KC - 135 and Other Microgravity Simulations. Summary Report. Houston, TX: NASA - Johnson Space Center; 1997. JSC 27850.

[104] Lloyd CW. SMIDEX IV pump experiment. In: Spacelab Life Sciences - 1 Final Report, Volume 1. Houston, TX: NASA - Johnson Space Center; 1994. JSC - 26786.

[105] Schaffner G, Johnston SL, Marshburn TH. Powdered drug reconstitution in weightlessness [abstract] . Aviat Space Environ Med 2000; 71: 3.

第 6 章　在轨外科手术能力

马克·R. 坎贝尔（Mark R. Campbell）
罗格·D. 比利卡（Roger D. Billica）

在航天飞行期间，虽然到目前为止没有人类开展过太空手术的报道，但是存在需要外科手术干预的医学问题。从飞行时间来看，在长期飞行任务之前，如美国天空实验室、苏联/俄罗斯礼炮号空间站及和平号空间站，出现需要外科手术处置在轨医学问题的可能性比较小，因此在微重力下实施外科手术时，对临床经验和专业技术的需求非常有限。在苏联礼炮 7 号任务期间，一位航天员出现腹痛，怀疑可能是阑尾炎；苏联航天计划官员面临着可能的医学撤离时，强烈感受到缺少现场外科手术专家所带来的困境。虽然那次事件被证明可能由输尿管结石而非阑尾炎所致，随后该航天员痊愈，而没有提前返回地球，但是这件事情强调了航天飞行对于外科手术的迫切需求。

随着近期国际空间站及随后各种探索任务的实施，以及乘组人数及飞行时间的进一步增加，在轨飞行发生需要给予外科手术干预的医学事件可能性增大。而且在国际空间站组装建设阶段，随着航天员出舱活动的增加，包括操作大质量的硬件设备，出现外伤（包括贯通性外伤、撕裂伤、挤压伤、热射病及电烧伤）的可能性将增加。实施在轨运动对抗措施也可能导致轻微或者严重的股肉骨骼损伤，此时需要外科手术干预。在地面上常见的外科疾病如阑尾炎、胆囊炎，在轨随时可能发生，且发生前毫无征兆。长期失重导致的人体生理改变和去负荷效应，将以预知和未知的方式影响外科疾病的治疗。最后，在长期航天飞行微重力环境下，必须考虑到存在目前可能仍然未认识清楚的外科手术问题。

目前，正在研究模拟远程医疗保健系统（例如设备、器械和人员），以确定发生外科疾病的风险和发生率。这些研究人员认为在未来航天飞行任务中，需要进行较大规模外科手术的疾病或外伤非常少[1,2]。然而，正如作者所述，当这些疾病或外伤真正发生的时候，后果将是灾难性的，可能导致任务异常中止或部分乘员提前返回地面。在发生需要较大规模外科手术的医学事件时，至少在很大程度上影响到整个任务，而且需要耗费大量的在轨医疗资源进行有效治疗。尽管需要小手术的疾病或外伤可能更为常见，但它们也会在微重力环境下构成挑战。

6.1　在轨飞行期间外科手术面临的挑战

在微重力环境下，即使进行较小外科手术也将面临较多的挑战（见表 6－1）。必须明确考虑一些挑战性问题，包括麻醉、维持无菌环境及技术、提供恰当的照明及视野暴露、止血、部署器械以及限定手术者和乘员患者等。目前，仅对最可能发生的医学问题配备了外科手术和麻醉设备，因为受到飞行器质量和体积约束，大大限制了在轨所需的医疗器材及设备，并不能涵盖所有情况。航天飞行医疗保健系统的外科手术能力也受到在轨医疗主管外科手术能力和训练程度的限制。医疗主管接受针对性的训练后，对乘员实施医学支持和帮助。

表 6-1　微重力环境下外科手术需要考虑的问题

限定患者、手术操作者和设备	提供和维持手术无菌环境
提供恰当的照明和视野暴露	医疗垃圾管理，包括尖锐的废弃物
止血技术	防止飞行器内密闭式环境污染
考虑手术期间重力吸附缺失问题	提供吸引和引流装置
提供麻醉和恰当监测	管理输液量和血液置换
提供影像和外科诊断的能力	考虑内窥镜检查技术方面的变化
考虑生理学方面的变化	考虑影响出血和引流方面的液体动力学改变
考虑航天员身体标志区的改变（内部器官的移位）	提供恢复期间的恰当支持

目前，受到在轨乘员人数和医疗能力的限制，不可能对在轨医疗主管进行深入训练，使其具备开展大手术的能力。即使乘组人员中具有一位临床技能熟练且经验丰富的外科医生，在最少工作人员支持、最少医疗资源、数月未进行外科手术的条件下，也要高度怀疑其是否具备进行较大外科手术的能力。同时，还必须考虑外科医生乘员会生病的可能情况。

在微重力条件下，实施手术需要关注一些问题，如尚不清楚微重力对外科出血的影响、防止舱内空气受到污染、需要保护手术区域免受航天器空气中含量相对较高颗粒的污染等。经历过微重力体验的医生们很快提出许多关于太空飞行期间实施外科手术的问题，包括关于诊断和影像的基本问题、引流管放置位置、吸引及引流技术、医疗废物处理以及许多其他相关问题。地面上，我们认为很平常的情况，例如患者的束缚和固定问题及设备的可达性问题，在太空飞行中将是制约手术成功的因素。在模拟微重力的抛物线飞行条件下开展手术试验，已经对这些问题进行了探讨（见表 6-2）。这些研究得出的结论认为在束缚和固定了患者、手术操作者、器械及设备的条件下，开展外科手术比在 1 *G* 环境下更为困难，但是也可行。

表 6-2　NASA 在模拟微重力的抛物线飞行中试验验证的外科技术

牙科保健和干预	外伤缝合技术
气道管理和气管切开术	高级生命支持技术，包括心肺复苏和除颤
胸腔引流管的放置和引流	腹膜灌洗
止血	防止舱内空气受到血液和引流液污染
绷带包扎和夹板固定技术	消毒技术和无菌区域的维持技术
患者、操作者和设备的束缚限定	手术器械的组织、束缚和补给替换

续表

医疗垃圾管理和尖锐废弃物的处理	应用 Foley 导尿管进行膀胱引流术
经皮引流术操作规程	吸引技术和液体的引流
监测技术	超声成像技术
静脉输液技术与治疗	常规麻醉技术
内镜操作技术，包括腹腔镜检查、胸腔镜检查和膀胱镜检查	外科手术的远程医疗指导技术

6.2 空间探索任务面临的挑战

随着未来探索月球和火星等各种空间探索任务的实施，在轨医疗保健系统必须更加强大和自动化，这是由于在轨乘员人数增加，以及患病或受伤乘员返回地球以获得最终医疗处理（定义为仅在医院中提供的医疗保健能力）的时间增加。从国际空间站返回到达地面上最终医疗保健机构地点的时间最短为 24 h，但是从月球基地返回到达地面上最终医疗保健机构的时间至少几天，从火星基地返回到达地面上最终医疗保健机构的时间需要 9 个多月，这些问题将在第 7 章讨论。

与不健全的转运系统相比，相关疾病与外伤的死亡率和发病率已经能解释陆地探险和其他新领域探险的失败和救治时间的延误。历史上，这些探险任务的失败和救治延误归结于陆地探险地点与最终医疗保健机构地点相距较远。迄今为止，对于低地球轨道的太空之旅不算什么问题，但对于目前计划中的探索活动来讲，是一个需要特别认真考虑的因素。

例如，针对将来的火星探索任务，返回到最终医疗保健机构的距离遥远，因此配置的在轨医疗保健系统需要更加自主化。在计划实施各种探索任务时，必须谨慎分析配置在轨医疗资源的质量、体积、功耗及医学技能训练，认真平衡这些制约性因素，以提出综合医学和外科手术的需求，包括外科手术干预的需求（见表 6－3）。因为各种探险任务的内在风险增大，需要降低这些风险对任务和乘员健康的影响，必须配置一个新的医疗保健系统，这个系统包括 1 名在轨医疗主管和比过去太空飞行任务更强大的在轨外科手术能力。这种能力可以通过综合传统资源和新研发的技术来实现，例如智能医疗系统、医学信息学、远程医学和遥控机器人等。

表 6－3 在轨影响外科手术的相关因素

返回到达地面上最终医疗保健机构的距离遥远，或者需要很长时间转运才能实现	通信延迟
有限的医疗资源（质量、功率、体积、照明）	微重力
长期太空飞行的生理变化	乘员训练有限，经验欠缺
辐射暴露	密闭环境
心理应激	伤口愈合可能延迟
可能存在免疫抑制，影响伤口愈合和疾病发生	

6.3　外科手术系统的能力

在轨医疗主管技能以及配置的在轨医疗设备将决定未来航天飞行中医疗保健系统的外科手术能力；然而，在轨医疗主管的训练是最制约外科手术能力的因素[3-5]。配置的医疗/外科手术硬件受到其质量、体积和所需功率的严格限制。此外，所有硬件在微重力环境下经长时间储存后，需要给予最低限度的检修和维护，且在航天飞行中没有专业操作人员和维修工程师的情况下，必须确保其性能准确、可靠。在未来太空飞行中，可能会提供器械来实施超出在轨医疗主管能力范围的外科手术，但是这些器械的使用允许在处理在轨各种外科问题时具有灵活性。

在评审了其他远程医疗保健系统后，其结论既强调了在轨医疗主管训练的重要性，而且也强调了考虑使用药物治疗某些疾病的必要性，这些疾病传统上认为是需要“外科手术”治疗的疾病，如阑尾炎。在将来诸如火星探险[6]等各种长期太空飞行任务中，航天医学需求和乘组选拔训练都强调了外科手术能力的重要性，并建议对未来在轨医疗主管进行2～3 年的外科手术训练。一种近期出现且能汇聚重要临床经验的新模式——远程医学会诊，对提高航天临床医学经验非常必要。虽然远程医学会诊提供的临床经验有限，但其在远程健康维护方面具有应用价值。然而，由于火星探险距离较远，将面临明显的通信延迟问题；双向通信时间为 8～56 min 不等（这取决于地球与火星之间的轨道位置），使远程医疗难以实施，并且不可能实时传输信息[7]。

6.3.1　以往飞行任务中外科手术能力

在天空实验室飞行任务之前的早期飞行任务，在在轨飞行中仅仅配置了基本医学处置包[8]（参见第 4 章）。在天空实验室任务中首次配置了能缝合伤口的小型外科手术包，随后扩充了诊断和医学治疗设备。目前应用的航天飞机医学支持系统，包括应用传统缝合技术处置伤口的小型外科手术包组件，只是该组件进行了单个包装，在实际进行外科手术时，相对于前期的整体医学系统补给替换更为困难。不需要外科基本技术的局部麻醉和伤口缝合技术是可行的（无菌创可贴、皮肤粘合剂和 U 形钉）。苏联/俄罗斯和平号空间站的医疗保健系统能力与航天飞机的相似。

6.3.2　国际空间站外科手术能力

国际空间站上高级生命支持包[9]能进行包括通气和除颤的高级生命支持、外伤高级生命支持。生命支持程序中有创技术部分已经应用动物模型在抛物线飞行中进行了验证，证实切实可行[10]。

因为将严重患病或受伤的乘员从国际空间站撤离到地面最终医疗机构需要 6～24 h，这取决于可用的撤离航天器（近期应用苏联/俄罗斯联盟号飞船），国际空间站医学支持系统并不需要广泛的外科手术能力。近期国际空间站飞行计划中不需要航天医生在轨飞行，在轨医疗主管仅仅接受了 80 h 的医学培训；因此国际空间站上外科手术设备不具备实施大手术的能力，如胸廓切开术、剖腹探查术、血管修补术、有创的骨科手术。相反，在轨医疗保健重点在于维持患者病情稳定、实施医学转运以及基本的高级生命支持[11]。

6.3.3 未来的外科手术系统

随着各种空间探索活动如建造月球基地、探索火星，逐渐变成现实，转运乘员到达地面最终医疗保障机构的时间明显延长，因此，在轨医学支持技术与设备需要配置一定的外科手术能力。这些探索计划的医学支持设备在规模和能力上与最初设计的自由号空间站[12,13]（Space Station Freedom）上的健康维持设备相类似，设备质量为 5 291 kg（2 400 lb），展开体积为 30.5 m^3（100 ft^3）。这些设备组成了一个微重力外科手术工作站，该工作站类似于一个手术台，既能限定患者，也能限定操作者。该工作站配置了数字 X 线摄像仪、一台呼吸机、一台除颤仪、各种监护设备、静脉注射泵、一台存储医学（含外科供应设备）信息的医学计算机，以及一台微重力液体吸引设备。该吸引设备应用离心力[13,14]分离气/液混合物，能测量和密封生物液体（包括尿液、血液、胃液和胸腔引流液）。

当前各种科技日新月异，如何影响到将来为各种太空探索飞行设计的外科手术能力，很难预测。许多具有吸引力的可能性设计正在考虑之中，肯定会出现新的选择。期望这些技术对外科手术支持能力有积极的影响，降低遥远距离造成的影响，弥补医疗资源的不足和手术技术的局限。例如，作为输血潜代品研发的血红蛋白氧载体，将在很大程度上影响在轨医疗主管救治在轨外伤患者的能力。纳米机器人、智能医学系统、计算机医学信息学、无创性传感器和诊断仪、远程医学等技术和仪器的应用，都可以提高遥远外科手术团队的自主性。这些技术的发展和验证将改变航天飞行中对传统外科手术能力的需求，也将为减小医学/外科手术风险提供方法。

6.4 类似环境的经验

依据乘员损失的工作时间、降低的工作绩效以及在某些情况下乘员提前返回等确定医学事件对任务的影响，俄罗斯在长期太空飞行中取得的经验非常有帮助。大多数医学事件发生在任务飞行的第 2～6 个月，在生理和心理的急性适应期后会变好。虽然在俄罗斯航天飞行期间大多数医学事件比较轻微，但是因医学事件撤离无法避免。这些医学撤离为特定医学事件所致，但在这些撤离事件中，患病乘员的病情可能由于长期飞行导致的生理应激而加重。

在预测特定外科疾病的发生率和传统上被认为是适用外科手术疾病的医学处置能力方面，非太空探索者应用各种不同远程医学支持系统的经验非常有帮助。相似人群的流行病学研究，特别是美军潜艇人员[1,2,15,16]和南极探险人群[17]的研究表明：虽然需要大型外科手术处置的医学事件发生率比较低，但是由于需要医学撤离，对任务的影响是灾难性的。此外，疑似阑尾炎（一种所谓较轻的外科疾病）和精神病事件，是导致巡航潜艇医学撤离的最常见原因。在相似人群中，较轻外科疾病的发生率为 1 次/（8 000～13 000 人天）[1,2]。根据这个发病率推算，在航天飞行中空间站 6 人乘组，每 3～6 年发生一次医学事件。

对其他远程医学支持系统的分析揭示，一些外科疾病能通过药物治疗，并对病情进行持续仔细的观察评估。在英国皇家海军北极星潜艇和美国海军潜艇都有应用非外科手术成功治愈阑尾炎的病例记录[1,2,15,16]。美国海军治疗疑似急性阑尾炎的方案为禁食（肠道休息）、静脉补液、给予抗生素如头孢西丁和庆大霉素。患者在条件容许的情况下撤离；如果病情恢复不明显，必须迅速撤离，这种情况在英国皇家海军中发病率达 5%，在美国海军达 15%。急性阑尾炎在这些相似人群中的发病率为 1～2 次/100 000 人天[1,2,15-17]。这相当于 6 人空间站每 45 年发病 1～2 例。

6.5　模拟微重力环境下的外科手术试验研究

6.5.1　中性浮力水槽

近期在微重力环境下验证了外科手术。虽然已经提出在中性浮力水槽（水下）中评估外科手术[18]，但那些评估的真实性和可行性与真正微重力下存在不同，因为与水环境相互作用的外科手术液体远远不同于与空气相互作用的外科手术液体。水环境抵消了手术液体如血液表面张力的主要影响。此外，水会对操作者产生阻力，并且使其产生位移，因此每个单独的硬件和组成元件必须能产生中性浮力，以便其操作行为能与微重力环境相似。

6.5.2　抛物线飞行试验

抛物线飞行试验（如图 6 - 1 所示）是唯一的不进入外太空而模拟微重力环境以验证外科技术的方法。美国国家航空航天局在进行微重力飞行试验时，每次飞行任务执行典型的 40 个抛物线飞行，每个抛物线飞行大约产生 25 s 自由落体运动（失重），随后是持续 25 s、1.8 *G* 的拉起飞行（如图 6 - 2 所示）。抛物线飞行经验应用于太空飞行存在明显局限——短时间微重力窗口与超重窗口的转换，然而，目前抛物线飞行仍然是在地球表面模拟微重力的最好方法。

6.5.3　抛物线飞行试验的研究结果

苏联研究人员从 1967 年开始应用抛物线飞行试验进行外科手术研究[19,20]，即对兔子在局部麻醉下进行了有限的外科手术研究（剖腹手术），应用了一个密闭、透明的外科手术罩和磁性器械固定装置。简短的试验报告表明：由于血液主要聚集在伤口周围，因此在控制静脉出血方面没遇到困难。然而，动脉出血出现了滴状的液体流，污染了周围环境和外科手术罩壁。另外，也注意到，剖腹术过程中的肠切除术影响视野，使腹壁关闭（缝合）困难。在短期失重环境下，人体本体感觉的改变导致操作超过指向点或超过预定尺度。总体结论为在微重力条件下进行外科手术没有很大困难，切实可行。

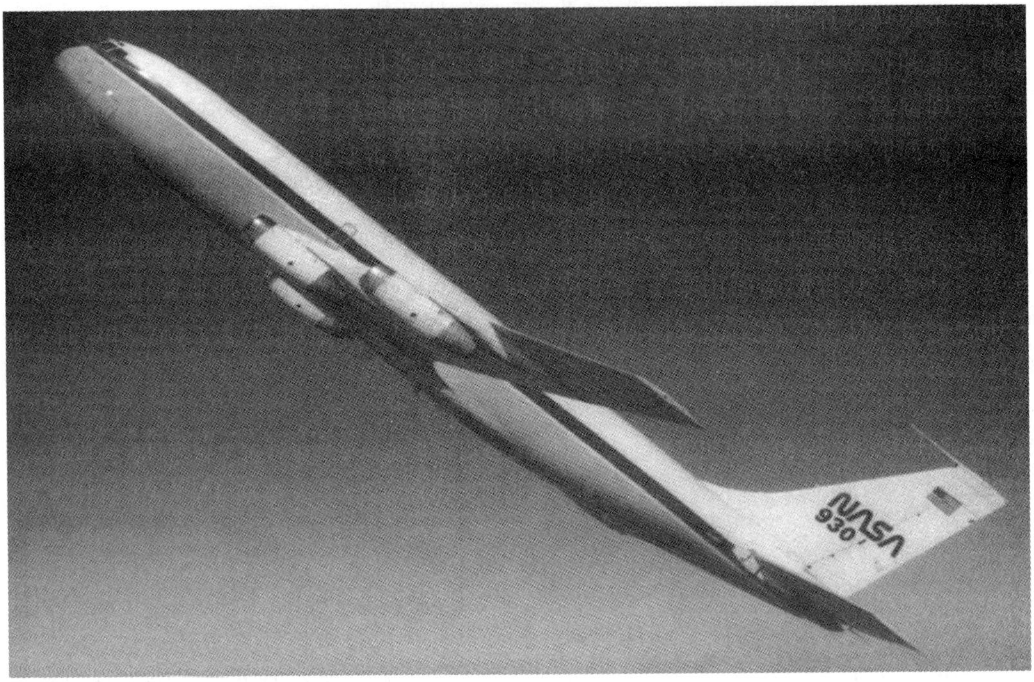

图 6－1　抛物线飞行中的 NASA KC－35 飞机。该飞机正在开始一个新的抛物线飞行，能产生约 25 s 的微重力。典型的飞行任务进行 40 个抛物线飞行（图片由 NASA 提供）

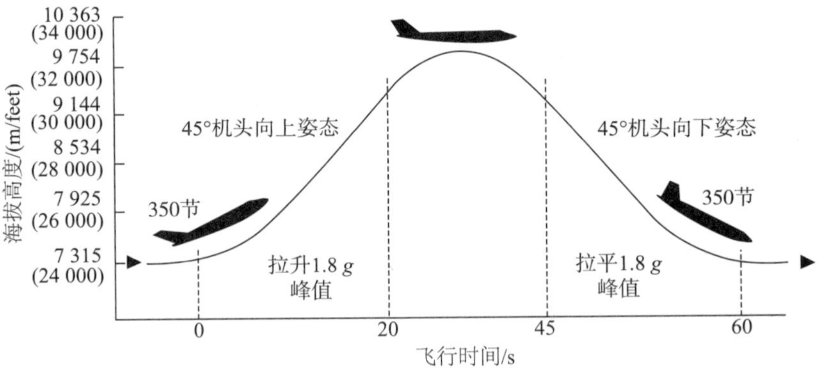

图 6－2　NASA KC－35 飞机飞行描述。每个抛物线飞行产生 25 s 微重力，随后是 1.8 G 的拉平

美国抛物线飞行模拟失重状态下外科手术研究已经确立了几个重要的概念。如果遵守限定患者、手术操作者和外科器械[21]的原则，失重状态下的外科手术操作相比 1 G 环境并没有多大困难。外科手术出血和活动性出血可以通过海绵、抽吸等局部处理方法得到充分控制[22]。

航天医学人员在天空实验室任务、航天飞机任务、中性浮力水槽试验以及抛物线飞行中获得的经验表明：在太空飞行期间进行外科手术是可行的。外科手术程序模拟验证如设备的准备及撤收、戴手套、设备展开及束缚、恰当的照明和视野，以及应用传统的缝合技

术等，已经在抛物线飞行中进行了评估，并且成功实施了操作[23,24]。然而，这些模拟操作也表明，某些基本操作必须重新学习。例如，在戴手套过程中必须很好地束缚手套包，脱手套必须小心，尽量产生较小的干扰。由于其表面张力特性，传统的抗菌剂如聚维酮碘等在微重力下很容易使用。最后，医用无菌外科单需要有黏性表面，因此能直接应用于外科手术部位，大大简化了微重力条件下铺单的繁琐操作。

6.5.4 束缚需求

在微重力条件下，在设计保障有效的外科手术能力时，必须认真考虑患者、手术操作者和所有外科器材的限定问题。显而易见，首先要束缚患者，即使其完全清醒、有意识且能配合，也必须严格进行限定。手术操作者也必须安全限定，但应能自由移动上肢和手。限定能保证实施标准的外科手术操作和保持无菌的手术环境。为了方便手术的实施，对设备和其他物品进行了束缚测试，如面向手术程序的物品盒、能在附近墙壁上部署的外科手术包、磁性外科托盘和无菌外科束缚手术服，后者能将各种物品和设备固定于手术操作者胸前[25]。

面向手术操作者的物品盒，要求把所有手术需要的物品很好地布放在一个消毒包内，因此内容优于单个器械包。但不利的一面是如果仅取用一件物品，则整个物品盒会受到污染。可以使用尼龙搭扣、弹性束缚带和磁性区域束缚或固定物品。一种以安全的泡沫聚苯乙烯材料（防止尖锐物品）制作的塑料衬里口袋，以及一个有黏性的垫子区域（用于固定缝线和针），可以用来储存垃圾。

在太空飞行期间，无菌设备和物品应该用这样的方法限定，以便高效、有组织地进行常规的外科手术，另外也可以保持无菌区域。传统的手术室理念，例如用于放置急需保障无菌物品的外科托盘和全面保障外科无菌物品的手术桌，应该组合纳入手术工作站中。并且，应该在不妨碍无菌技术的情况下安全处理垃圾物品。在航天器狭小空间中，有序处理废弃物的确非常关键，特别是在防止座舱空气环境污染方面，具有特定的严格规定。航天器座舱内空气也必须免于外科手术废弃物污染，特别不要受到血液、灌洗液、脓液或其他感染性液体的污染。

限定手术操作者比想象中的简单。在健康维持设施[13,14]中，提出的最初设想是应用腰带和安装在地板骨架上的鞋桩来限定[13,14]，现在这个理念已经废弃。取而代之的是一类简易处于较低位置的水平杆，这种装置能使操作者的脚放置在其下面，能提供安全且灵活的限定。

目前，一种容易安装在地板上、易储存的乘员医学束缚系统正在国际空间站上应用；此系统的早期版本在和平号空间站和航天飞机上试用过（见第 4 章）。虽然设计这种束缚系统是用于转运严重受伤的乘员，但是也能束缚患者、手术操作者和物品，以便于实施较小的外科手术。

尽管已经应用乘员医学束缚系统，但针对外科手术的束缚限制系统，更需要一个刚性、稳固、稳定、齐腰水平的多种功能支撑桌子，这才是最佳配置。这个系统需要满足体积小、质量小，能折叠变形，以及能适应乘员不同体形和体位的需求，包括微重力条件下的中性体位，即保持膝关节、髋关节、肩关节、肘关节、腕关节和颈椎关节的轻度屈曲（见第 2 章）。

针对更复杂医学束缚系统的需求，随着在轨医学环境独立性的增大而增加。抛物线飞行中进行的首次模拟外科手术表明：如果手术操作者和器材没有限定好，即使是简单的操作，如给患者盖上一件物品的操作，都特别难实现。如果能束缚好，抛物线飞行环境与 1 *G* 环境差别不大。在天空实验室生命科学-1（STS-40）、航天飞机任务（STS-90）神经实验室（neurolab）以及抛物线飞行中进行的小型外科手术模拟试验证实：如果坚持限定原则，微重力条件下进行外科手术与 1 *G* 环境相比，稍微困难。

6.5.5 出血和止血

在微重力条件下，外科手术的主要问题是动脉、静脉出血时的控制。一个潜在问题是脆弱、密闭的航天器大气环境受到外科手术废弃物和血液的污染，并且这种污染能否合理地避免[26]。1978 年，穆克[27]提出了在一个先进可充气的聚碳酸酯外科手术气囊中进行手术的概念。苏联研究者已经建造了多种这种理念的手术装置模型，并且在抛物线飞行试验中进行了验证[19,28]。美国马卡姆和罗克通过抛物线飞行在人体模型上验证了撕裂伤缝合术[29-32]。这种需要充气的原型装置能容纳流动漂浮设备和注射器注射的液体。

美国国家航空航天局的研究团队利用抛物线飞行评估了一个相似密闭外科罩[28]（如图 6-3 所示）。在对麻醉动物实施外科手术期间，研究团队检验了动静脉出血特点、能控制出血程度以及避免环境空气污染的方法。静脉出血比在地面环境中增多，可能是因为微重力条件下缺少静脉壁挤压作用。另外，表面张力不受到重力的影响，因此，动脉和静脉出血形成一个大拱形液滴，并紧密粘在出血组织处。仅仅在动脉液滴形成血流时，出血才不能通过局部控制方法控制（例如吸引和使用外科海绵）。这个发现与前期的试验结果相一致，前期试验是在抛物线飞行过程中在手套箱内用注射器喷出柠檬酸盐牛血模拟动脉和静脉出血[26]（如图 6-4 所示）。研究者们得出结论：在出现不能控制的动脉出血、产生大量的外科手术废弃物 、产生大量的冲洗液以及需要处理脓液时，密闭外科罩（如图 6-5 所示）非常有用。

其他研究者曾提出应用大型可膨胀的容器，可以容纳患者、手术操作者以及微重力条件下外科手术需要的器材。虽然这种想法看起来不切实际，但是该设备模型质量小、体积小，令人称赞。激光外科技术也是微重力条件下实施无出血外科手术的方法[33]。如果仪器能够实现小型化（手持式和电池供电），且安全性得到验证，则这种技术能够应用。（电灼术因为产生太多的射频干扰，以致不能在太空中得到实际应用，因此目前还不可行。）

另外一种避免空气污染的方法是在手术区域上方产生分层式气流（层流）以吸走外科手术废弃物（如图 6-5 所示），或者把废弃物吸附到吸引装置中。NASA 已经在抛物线飞行试验中应用人体模型和动物实施外科手术，评估了空气层流吸附设备。该设备控制了超

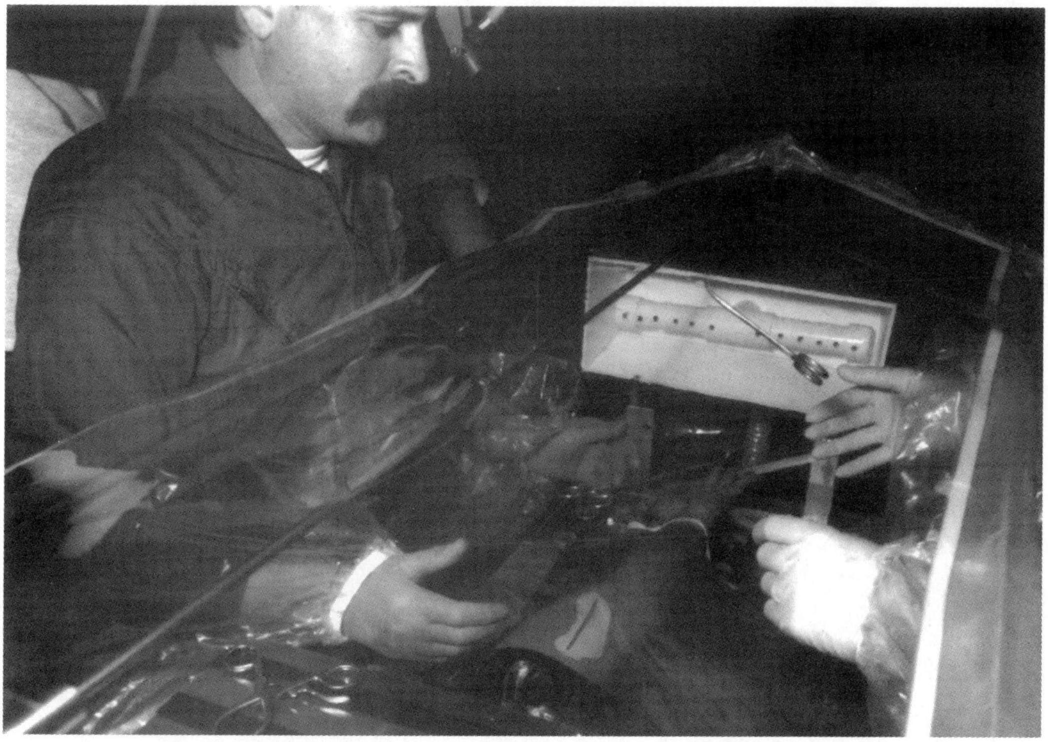

图 6－3　在抛物线飞行产生零重力期间，使用原型外科罩进行人体模型手臂的手术验证。手术操作者脚和腰部被束缚限定，将手臂插入无菌手套，进行箱内操作。一个带磁性的外科手术设备托盘设在前台；在另一端是排风口，提供层流以吸走逸出的液体和手术废弃物（图片由 NASA 提供）

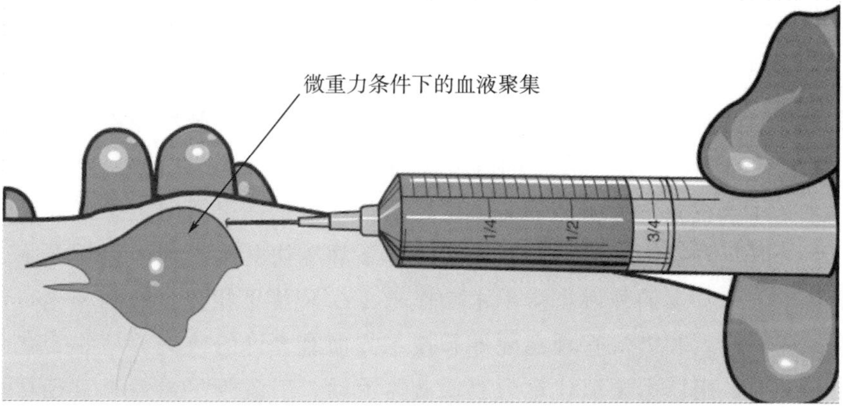

图 6－4　微重力条件下的血液聚集特点。由于出血部位液体的表面张力，形成了大拱形液滴，其在很大程度上阻止了血液弥散进入密闭的座舱

出局部止血方法范围的出血，并清理了妨碍手术视野的废弃物。然而，试验表明：在微重力条件下，应用标准外科手术技术足以控制大多数外科出血，因为血液都形成了大的、不分散的拱形液滴，黏附在出血表面。

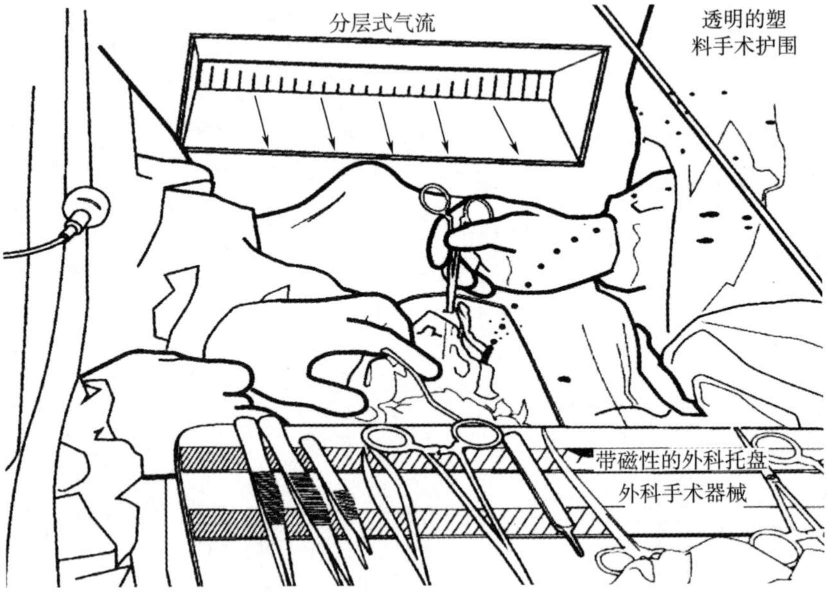

图 6-5　通过外科罩上部可以看到，微重力下动物模型的腹主动脉切口处形成了动脉血液滴流。手术操作者正在通过手臂通孔接近手术部位；血液很容易形成非弥散性的拱形液滴黏附于伤口表面，一些液滴被阻止在外科罩内表面，外科手术器械稳固黏附在外科托盘内

6.5.6　心脏与外伤的高级生命支持

在一系列抛物线飞行试验中，NASA 医学专家们评估了用于心脏和外伤生命支持的许多标准技术的可行性和实用性。最初尽管只使用了最少的医疗器械，非医学专业的在轨医疗主管参与，但基本和高级的心脏和外伤支持技术在抛物线飞行中都能操作实施。在抛物线飞行中，首次应用的人工通气似乎与 1 *G* 环境下的通气没有差别。对呼吸力学和人工通气设备操作的影响没有达到临床上严重程度。在微重力下开展静脉输液、伤口缝合和弗利（Foley）式导尿管导尿，操作不存在困难。

虽然心肺复苏术在微重力条件下实施比较困难，但是在束缚限定患者和在轨医疗主管的情况下，也可以有效实施。虽然在微重力条件下静脉切开术、环甲膜切开术、腹腔灌洗和胸部引流管插入等基本的外科支持手术操作与 1 *G* 环境下相比，难度相当，但是必须遵守限定原则，液体输入和引流管理在硬件和技术方面有少许的改进。这些变化包括输液袋和管路内去除气泡，用压力泵取代重力驱动液体流动，引流管尽量短且直径尽量大，以抵消表面张力和毛细吸附作用，减少所有与舱内空气环境的通路以避免泄漏。虽然经皮腹膜灌洗术操作需要很少的训练，但是在微重力条件下这项操作还是很危险，这是因为肠对腹前壁施加了额外压力，直接后果是肠穿孔，且风险很高。虽然开放的腹膜灌洗术在微重力环境下可行，但需要额外的训练和经验。另外，在微重力状态中，1 *G* 环境下毛细虹吸作用的缺失和液体表面张力的增加将导致腹膜灌洗引流液的流出减少。

海姆利希泵和索伦森引流系统使用很小的设备实现胸腔引流和液体收集。两种设备的联合应用减小了空气污染的可能性，也提供了从血胸引流血液自体回输的能力（如图6-6所示）。经皮胸腔引流管插入技术的扩展应用致使在轨医疗主管的训练时间减少、所需手术设备数量减少，且技术上易于操作，也进一步降低了空气污染的风险。在微重力条件下，发现紧密缝合胸腔引流管周围的伤口相对于防止液体渗漏和预防污染更为重要。非外科医生在实施该操作时，需要给予最少的培训，大约只需要1 h的地面指导。因为在地面专业外科医生的指导下可以使胸腔插管更容易，所以远程医疗在这项计划中不仅可行，而且有明显益处。

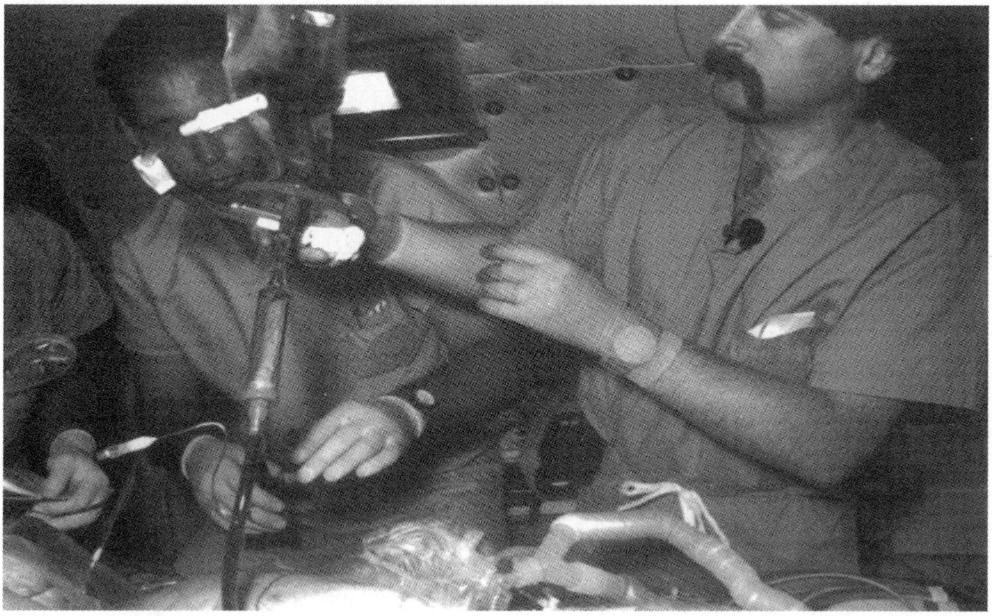

图6-6　动物模型上胸腔引流管放置，演示模拟血胸的被动引流。在微重力状态下，液体毫无困难地向上流动。该演示应用海姆利希泵和索伦森引流系统，该系统提供了快速自体输血能力（图片由NASA提供）

在微重力条件下，因为内在固有的胸腔内压力启动被动引流系统（无吸引）时，胸腔插管引流有效。在试验中应用索伦森引流系统之前，建议引流创伤性血胸用于自体输血。从血胸内收集的血液直接进行自体输血，不需要进一步加工处理或抗凝，证明安全有效，特别是在远程实施紧急医学救治[34-36]时。因为1 G 条件下血液聚集于独立区域，因此应用放置于前胸壁的短引流管实现完全引流胸腔内液体，效果有限，但这不是在微重力条件下需要考虑的因素。在微重力条件下，血胸内液体沿着胸壁的黏膜层均匀分布，因此胸腔引流管的长度和位置均不影响液体引流速度。在微重力条件下，因为表面张力的存在，也可能在胸腔内形成液体小腔。

6.5.7　患者监护

虽然标准医学监测系统（包括心电、血压、通气等指标参数）在抛物线飞行验证中功能正常，但是如果由在轨医疗主管一人执行并管理在轨医学硬件的组装和大量管线的连接，这将是个很大问题。最好选择一种更自主、集中分布、易于部署的医学监测系统。需要尽可能短的管线，以避免对漂浮在微重力环境中的其他设备造成干扰。

在对患者进行监测时，可考虑另外一种形式的“外伤辅助手术系统”，此系统能快速部署、搬运，并为手术操作者和患者提供束缚装置[37]。这种“外伤辅助手术系统”能用于高级的心脏与外伤手术生命支持，以及更多常规医学监测（检查）。该系统包括外科手术器械、设备、耗材补给供应、快速部署机构，且其能减少在微重力条件下实施手术操作的工作量。在微重力条件下，连接线路和医学管路会对实施操作造成干扰，但该“外伤辅助手术系统”通过提供接口高效解决了此问题。另外，此系统还能处理干式垃圾、生物废弃物、边缘锐利和锋利的器械。

6.5.8 空气污染

在太空飞行中进行外科手术时，还存在另外一种担心：与地面标准手术室相比，相对较脏的航天器大气环境可能导致手术部位污染，将增大伤口感染的发生率。航天器大气中颗粒数量和微生物繁殖形成的菌落数比常规手术室高 10 倍[21]。在微重力条件下，颗粒似乎较大，且主要由皮肤脱落的有机物碎屑组成。

另外，初步证据显示，皮肤表面致病细菌在长期太空飞行条件下相对数量可能增加；考虑到未来航天器配置的在轨医学设备可能位于垃圾处理设备、厨房或者锻炼区域附近，因此，人们担心在微重力条件下舱内空气可能污染伤口，可以通过应用手术区域上方外科手术罩或者层流装置来缓解，应用上述装置可以大大减少细菌数量[22]。在太空飞行中，伤口感染速度比地面上高，这可能与人体免疫抑制、伤口愈合期间细胞对抗感染能力抑制（第 15 章）以及航天器大气中颗粒数量很高有关。

6.5.9 外科内镜诊疗

在微重力条件下进行腹腔镜检查的可行性值得怀疑，主要因为微重力条件下人体大肠收缩功能的缺失以及像血液之类的漂浮物对视觉的潜在影响。为了验证这些怀疑，在抛物线飞行模拟微重力条件下，采用麻醉动物进行腹腔镜和胸腔镜检查[38]。试验表明：在微重力条件下应用高级的外科手术内镜器械确实可行，且具有应用价值，但只有经过培训和具有应用经验的在轨医疗主管在得到必要支持的情况下，才可以应用这类仪器。在微重力条件下进行腔镜检查，优势在于可以拥有一个天然控制罩，防止手术部位受到航天器大气中大量颗粒的污染，并能有效控制手术碎片和液体。

腹腔镜外科手术已经在抛物线飞行中成功开展。手术操作者视觉没有受到损害或影响，这显然是因为弹性肠系膜约束了肠道以及表面张力的存在，使外科手术碎片和液体黏附到腹壁上[39]。在微重力条件下，与在 1 G 条件下一样，由于人体肠系膜的作用，肠道不会在腹腔内漂浮或者坠入到盆腔。虽然在 1 G 重力条件下，肠系膜作用非常小，但是在微重力条件下却发挥很大作用。在 1 G 条件下，人体处于仰卧位时，腹腔由于腹前壁重力而出现一个扁平的椭圆形。在微重力条件下，由于腹腔前后径的增大，腹腔近似为一个圆形，为此增大了腹腔镜操作区域，有更适合实施腹腔镜检查的视野，利于操作。

另一方面，在微重力条件下，因为纵膈缺乏重力性收缩，其对视野非常关键，所以胸腔镜操作极为艰难。在这种情况下，需要实施更复杂的技术，如选择性支气管插管和胸腔冲洗，才可能使胸腔镜成为一个可用的手段。在微重力条件下，进行腹腔镜检查或手术时，还存在其他一些问题，如建立没有较高肠穿孔风险的气腹、腹腔镜支持硬件的小型化难题、经过培训掌握腹腔镜检查技术的在轨医疗主管等，这些问题妨碍了将腹腔镜配置到当前的在轨医疗保健系统中，使其不能作为一种切实可用的在轨诊疗工具。

此外，在进行腹腔镜检查时，需要大量的支持设备和特定的腹腔镜配件，由于受到质量和体积的限制，这些器材很难配置到在轨医疗保障系统中。更为重要的是，开展腹腔镜检查需要操作者具备丰富的经验和高超的技术，在临床上通常只能由训练有素的外科医生实施。这种要求将严重限制在轨医疗主管的选择。同样，对腹腔镜检查后并发症的处置，只能局限地启用远程医疗保健系统。而在地面上，对腹腔镜检查后并发症的处置，主要依靠操作者的经验。

虽然如此，将来研发的新技术将使在微重力下开展腹腔镜检查更为容易。其中，最为重要的是使大型支持设备微小化，如视频显示器、摄像机、气体吹入器、光纤光源发生器等，微创手术具有很大的优势，只需要局部麻醉，且手术后恢复快。将来可以使用腹壁撑开装置开展腹腔镜检查，可以消除吹入二氧化碳的需求。这种回缩型腹壁撑开装置可以将前腹壁向前拉高，从而扩大了腹腔空间，肠系膜维持着肠道在腹腔内的位置。进而大大简化了操作程序，降低了后续支持补给的需求。

在控制出血方面，采用比内窥镜下缝合更容易的方法，即采用注射纤维蛋白凝胶、激光技术、先进的装订技术等。目前，一些新技术，如代替视频成像的三维立体内镜技术、虚拟现实头戴成像技术、远程外科手术机械人技术，正在积极研制[40-44]。远程机器人技术和远程会诊系统将大大提高外科手术的精准性，因为输入 1 cm 的控制信息能远距离实现 1 mm 的手术操作。通过远程会诊手术系统也能在偏远地方实施远距离外科手术。在手术过程中，采用远程机械人技术能提高影像处理能力和操作灵敏性，但是当前存在的问题为远程机器人技术需要大量的硬件补给，并要求对现场人员给予大量的技术培训。在不存在通信延迟[45]的情况下，要求现场人员利用实时远程会诊技术和监测技术操作。遗憾的是，在航天飞行中，由于长时间通信延迟，限制了这些技术的使用，因为实施起来存在问题。即使在低地球轨道上仅存在 2 s 的通信延迟（由于使用间接卫星路由），也会影响远程机器人进行外科手术的操作。

在远程医学的支持下，使用尿路内窥镜技术治疗输尿管结石，在抛物线飞行中已证实可行[46]。在地面上腹腔镜手术已经快速发展为一个技术体系，将来技术上更容易实施，更容易成功，且应用更加广泛。在将来的长期航天飞行中，具备外科手术技能的在轨医疗主管应能开展腹腔镜手术，以取代开放性手术。

6.6　航天飞行中取得的手术经验

在1998年4月开展的航天飞机STS－90神经科学试验任务中，首次在动物上进行了活体外科手术。这次外科手术中，在一只成年大鼠上制造了一个腿部伤口，将同位素示踪剂注射到腿部肌肉中，使用皮肤黏合剂黏合了伤口。此外，按照试验设计术后成年大鼠不能存活，所以还进行了更为复杂的切割手术（如开颅手术、剖腹、椎板切开术以切除脊髓等）。

此次神经科学试验任务的结果验证了航天飞行中几个外科手术理念。第一，在本次神经科学试验任务范围内，微重力下进行的外科手术操作并不比1 G状态下外科手术操作困难；第二，在航天飞行中开展外科手术与地面抛物线飞行中开展外科手术相类似，这证实了采用抛物线飞行试验模型可行；第三，航天飞行与手术灵巧性、本体感觉或者手部肌肉精细控制的变化不存在关联；第四，在手术中，需要限定患者、手术操作者及手术器材，这尤为重要；第五，在手术中，外科医生必须参与耗材补给、固定手术器具以及处理医疗垃圾等，为此，在微重力下手术时间比在1 G状态下手术时间更长；第六，在缺少重力的情况下，液体会积聚，没有逸散，这主要是因为存在表面张力，可采用简单的方法如海绵吸附控制血液和其他体液；第七，在使用锐利器具如手术刀、缝合针时，应特别注意采取简单的方法，如“锐利物品置于面板上”，这样增加了手术团队的安全意识；最后，从主观上判断伤口愈合没有变化，然而，没有进行客观的观察对比。正如加拿大航天局医生戴维·威廉姆斯（该医生参加了此次神经试验任务）所言，假如手术操作者具有1 G状态下的手术技能，那么在固定患者的情况下，航天飞行中实施外科手术可行。

6.7　航天飞行中开展外科手术的限制因素

在地面上成功实施外科手术取决于许多因素，包括可用的诊断能力、手术前准备、手术时补给支持、术后保健处置、专业会诊，以及一旦需要转运到上级医学中心进行诊治时，能提供安全的医学转运。训练有素、技术优良、经验丰富的外科医生也是重要的决定要素。如果在航天飞行中必须实施外科手术，将受到许多因素的限制，包括手术操作者的技术水平、可用的医学硬件、微重力环境、患者的生理机能状态等。

不论手术操作者在地面上的技术水平以及经验如何，在微重力下实施手术，受到自身本体感觉的变化、缺少微重力下手术经验以及需要限定操作者等因素的限制，影响其手术水平发挥。从抛物线飞行和航天飞行的经验来看，在低地球轨道上进行手术时，手术时间比在地面估计增加1.5～3倍，这是因为需要限定双方、细致控制出血以及后续的器材补给和补液。这种情况在深空探索中更加困难，因为其远离地球，资源补给明显受限。例如，在火星探索任务中，通信延迟限制了远程会诊的使用，在这种情况下，不可能撤离到更高医疗水平的保健机构或固定医疗保健中心。因此，在诊断和治疗上，在轨医疗保健资源明显不足。

6.7.1　特殊设备需求

在轨使用的手术器材必须精准、可靠（因为远程维修困难）、简单方便（适合非专业手术操作者），具有较长寿命。在地面上使用的大多数医疗设备不能用于航天飞行任务，必须对商用设备进行小型化改制，使其能抵抗振动和在微重力下使用。航天医疗设备必须由阻燃材料研制，这些材料不易释放有害气体，因此排除了塑料制品。鉴于医疗设备的工程化研制程序以及飞行认证过程复杂，医疗设备从设计到交付在轨飞行使用的时间一般为5～10 年。

在微重力下，必须从空气中漂浮悬混液中提取分离生物性液体，并予以收集、保存、检测和处理。采用旋转离心技术从液体中分离空气的主动吸附泵已经在抛物线飞行中进行了试验验证，并已经列入自由号空间站的健康维护设备[13]。可以将该技术进行更新升级，用于未来国际空间站和其他载人飞行任务。

6.7.2　资源限制与平衡

在航天飞行中，由于受到体积、质量及功率的限制，医疗保健水平和手术器材有限，因此，长期航天飞行中也可能会遇到医学事件超出在轨医疗保健系统诊疗能力的情况。美国国家航空航天局的医学团队已经对最可能遇到的、对乘员和任务构成严重威胁的医学问题进行了详细分析[47]。该研究有助于设计在轨医疗保健系统以应对医学问题，这些问题对乘员健康可能产生严重影响，或者危及任务的完成。

针对最常见和最严重的医学问题，提供相应的器材和设备，这些器材与设备也有助于治疗不常见或不严重的医学问题。而一些发生概率极低但是很严重的医学事件不考虑配置资源，这类事件可能超出在轨医疗保健能力。例如，许多血管性损伤不予以治疗，这是由于在轨手术操作者缺乏该类手术经验，尽管有可用的设备/器材，手术也无法实施。后勤补给可能会阻止储备器材来治疗许多骨骼损伤，对于这些损伤，操作者的经验可能并不重要。

6.7.3　失重生理适应对外科手术的影响

在手术前准备、手术中应急反应以及手术后康复[48]方面，患者适应微重力的生理状态均会对其产生影响。人体适应微重力的生理状态已经进行了详细阐述（阐述和参考文献见第 2 章），尽管目前还在进行研究中。这种适应反应包括心血管机能失调（心输出量减小 10%～20%）、体液转移及电解质调整到一定水平、肌肉萎缩、前庭神经紊乱、短期胃肠道功能紊乱、药物代谢动力学变化、持续钙质丢失/骨质疏松、蛋白质代谢异常、心理应激（在以前的俄罗斯飞行任务中影响医疗保健）、辐射暴露、细胞免疫功能变化（影响到免疫反应及伤口愈合）、应对血压变化的压力感受器感觉（压力反射）钝化、肺脏容积变化、红细胞质量减小、循环血容量减少（大约 15%）等。

目前，尚不清楚微重力下伤口愈合机理，需要进一步研究。微重力下细胞免疫功能发生变化，受到抑制。航天飞行中发现：嗜中性白细胞减少，淋巴细胞减少，T 细胞数量、活性及反应下降，细胞运动下降、细胞形态变化、细胞介质如白介素生成降低[49]。细胞调节的免疫变化已经得到了证实，表现为延迟性皮肤高敏反应[50]，因此会影响到伤口愈合的早期炎性反应，增加了手术后伤口感染和脓毒症的发生率。毫无疑问，在长期航天飞行中，感染性外科疾病如阑尾炎发生率更高。

因为在本质上，伤口愈合是一种细胞免疫过程，在微重力下可能存在伤口修复延迟的情况，需要进一步探讨[51]。在伤口正常愈合过程中，由于对复杂的细胞变化过程不了解，使得研究过程更为复杂。前期采用大鼠进行初步研究，结果显示：在航天飞行前，在地面上实施手术切口后进入航天飞行，经过观察，伤口愈合的炎性阶段延长。其中，细胞数量下降，胶原蛋白含量降低 62%，对外源性刺激反应钝化（血小板源性生长因子）[52]。张力测试分析显示：细胞张力降低，胶原纤维排列紊乱。将骨折大鼠送入俄罗斯生物卫星进行骨折愈合的观察，结果显示：骨形成速度减小，成骨细胞的数量及活性减少[53]，血管生成减少。在航天飞机飞行任务中，仍采用大鼠进行了同样的试验研究，结果表明软骨形成和血管生成延迟[54]。目前，在航天飞行中，尚未开展过创伤和伤口愈合的研究。值得关注的是，因为在 1 G 重力环境下大鼠的伤口愈合会加速，航天飞行中任何重力环境暴露，尽管只有很短一段时间，均会致使这种研究出现偏差而出现不真实的结果。

6.7.4 急救和患者转运

在地面上，创伤患者发生 I 型出血时，体内循环血容量丢失大约 15%，这对长期飞行的乘员来讲，属于正常生理反应。在航天飞行中，低血容量伴随心血管机能失调、压力感受器压力反射钝化、红细胞质量下降及血液丢失的综合作用，降低了创伤患者应对血液丢失（失血）和休克的应激反应。采用下体负压设备模拟人体低血容量效应，这是一种模拟航天飞行环境中立位耐力 G 负荷以及给予心血管应激负荷并以此评价心血管失调的方法（见第 16 章）。在经过 2 个月的天空实验室飞行任务[55]后，乘员承受下体负压测试的能力下降，表现为心动过速和低血压，预示着乘员耐受血液丢失或者抗休克的能力下降。

在航天飞行中乘员耐受血液丢失或者抗休克的能力下降，对人体还会产生其他影响。比如，发生严重创伤之后干预对结果影响最大的时段——“黄金时间”在太空中可能相应缩短。但是，与地面正常情况相比，尽管微重力下休克反应并非过于脆弱，但将休克患者撤离到地面进行救治风险太高（可能产生灾难性后果）。

乘员在通过航天飞机进行医学撤离过程中，身体应半卧位于中甲板上，胸背向 $+Gx$ 承受 1.2 G 加速度负荷几分钟。在航天飞机着陆后的转运过程中，也应将该受伤乘员置于半卧位状态，因为在执行任务返回地面后，即使是健康乘员都出现了立位性低血压和轻微晕厥反应。在苏联航天任务中，将联盟号飞船作为撤离转运的交通工具，着陆时航天员处于半卧位，胸背向 $+Gx$ 仍然承受 4 个 G 的加速度负荷，但是时间很短。将失血量少的灵长类动物放置在离心机上施加模拟进入大气层时的加速度作用力，研究结果显示：该作用力对其没有产生副反应，除非失血相当严重（Ⅲ或者Ⅳ型出血，或者失血达到 30%～50%），或者施加过大加速度（达到 8 个 G，而非 1.8 个 G）[56]。因为身体未受伤但机能失调的乘员返回地面时，表现出Ⅰ型出血（循环血容量丢失 15%，相当于丢失 750 mL 血液）的低血容量特点——表现为最低程度的心动过速、立位性低血压。航天飞行中发生Ⅰ型出血与地面上Ⅱ型出血表现相似（即血容量丢失 15%～30%，表现出心动过速、呼吸急促、脉压增加等）。所以，在航天飞行中任何创伤患者转运回到地面救治时，其返回耐受 1 G 重力的能力下降。

鉴于在航天飞行中，乘员可能出现生理机能失调、出血，同时结合再入地球的加速度作用力，都会对休克患者产生不利影响，因此对于航天飞行中受伤或生病的乘员，在安全转运回到地面救治之前，应补充足量血容量，这特别重要。研制血红蛋白氧载体（人造血液）有助于救护人员在进行医学撤离转运之前救治受伤的乘员[57]。此外，所有返回乘员均出现低血容量，长期航天飞行返回的乘员在医学撤离转运过程中，增加了发生并发症的风险，如神经前庭紊乱而发生恶心和呕吐、心输出量下降、免疫抑制、伤口延迟愈合、轻度贫血，以及肌肉萎缩导致无力及病理性骨折。

6.8　腹部外伤的处置

尽管在航天飞行中航天员发生钝挫性腹部损伤几乎不可能，但是一旦发生，其准确的诊断和治疗[48]将面临极大挑战。幸运的是，在所有腹部钝挫性损伤中，只有 10%的病例需要进行剖腹探查。对血液动力学稳定的腹部钝挫性损伤，包括肝脏、脾脏、肾脏损伤给予非手术治疗，越来越常见。然而，在给予非手术治疗时，需要精准的影像支持，对患者实施密切监测。而且，如果保守治疗不成功，还有能力进行手术干预。

鉴于成熟技术和可用资源，可以通过远程医学技术应用“微创的剖腹探查术”[58]，即采用有限的手术控制出血和肠道渗漏，后续再进行有计划的手术。采用这种分阶段干预方法有助于制定卫勤计划，允许与地面专家进行额外的专业会诊，并允许转运到高级医疗机构进行诊治。因此，在航天飞行中，如果操作者技术熟练且手术设备可用，那么实施腹腔镜手术或者剖腹探查术可行[59]。

6.9　胸部创伤的处置

采用胸部导管引流和支持性治疗，大多数胸部创伤可以得到合理处置。在发生超出该损伤程度的胸部创伤时，在临床条件下，需要非同一般的手术条件、卫勤能力及技术能力才能应对。在遇到这种病例时，应稳定患者，立即转运到地面医疗机构继续处置。

6.10 闭合性头颅损伤的处置

在航天飞行中，闭合性头颅损伤病情比地面严重，这是因为失重状态下人体生理反应与地面持续性−6°头低位卧床下生理反应相似。在航天飞行中，尚不能检测人体颅内压(尽管在失重状态下眼压增加)，但是颅内压增加对任何神经性损伤都会造成不利影响。对航天飞行中是否提供头颅钻孔技术进行了讨论，并在自由号空间站上人体健康维持系统中，配置了能实施该技术的仪器作为前期主要保健配置计划之一，但是从那以后并未考虑过该仪器。

6.11 骨折的处置

在长期航天飞行中，由于重力缺失，人体遭受钝挫伤和肌肉骨骼损伤的总体概率大大下降。然而，重力缺失还会致使骨折更容易发生，这是因为在失重状态下，钙质持续性丢失诱发骨质疏松，肌肉萎缩导致机能失调。在航天飞行中，骨折诊断只能依靠临床表现和体格检查，除非提供影像诊断。在没有影像诊断的情况下，大多数骨折可以采用临床手段诊断，并成功治愈。

遗憾的是，在航天飞行中骨骼损伤的治疗需要占用大量空间资源，这对长期航天飞行的空间环境将产生不利影响。其实，开放性骨折手术治疗需具有针对性的手术设备。使用石膏绷带时，需要水浸润石膏，这在航天中不可行。玻璃纤维材料释放大量的废气，不适合密闭的舱内环境。尽管存在诸多不足，但是大多数骨折应予以夹板固定，并使用简易材料治疗，如能弯曲的铝制夹板、弹性绷带等。如果在轨能提供影像诊断和手术技术，遇到较为复杂骨折时，可以使用常规的外科固定器具固定。

在地面上骨折固定需要重力辅助支持，而在微重力下对骨折部位给予人工牵引比较困难。正如在轨外科手术治疗需要对手术操作者和患者给予限定一样，大多数骨折的治疗需要使用常规外科固定器具固定，试验证实在航天飞行中骨折愈合延迟[52]。而且，假如下肢骨折部位没有负重，那么许多下肢骨折将延迟愈合。由于航天飞行中生理机能失调导致肌肉萎缩，不能对骨折部位施加压缩力，影响骨骼再生能力，进而影响到骨骼愈合。另一方面，在微重力下骨折部位减重，这样骨折部位容易保持固定状态。例如，航天员发生下肢骨折损伤时，下肢没有负重，在愈合过程中，下肢病情不会恶化。

6.12 麻醉

在航天飞行中实施麻醉更为困难[60]，尤其是，操作人员是航天员而不是在轨医疗主管时。目前，在轨不能实施吸入性麻醉，这是由于挥发性气体容易污染舱内气体，尤其是在长期航天飞行时会破坏航天飞行器密闭环境。在维持人体吸入和呼出麻醉气体时，无论呼吸机多么先进，排出的吸入性气体对舱内环境都存在危害。

由于脊髓麻醉依赖重力作用才可到达神经皮节，因此在微重力下不可行。局部麻醉和硬膜外阻滞要求相应的技术和经验，远远超出了在轨医疗主管的预期技术水平。在给予呼吸机支持和监测的情况下，实施静脉麻醉不是十分困难，仅需要训练有素的乘员全神贯注。在抛物线飞行中进行的动物试验表明：在微重力下实施静脉麻醉、通气支持、监测血氧水平、潮气末二氧化碳、中心静脉压及心脏功能可行。在微重力下进行局部麻醉不存在困难，俄罗斯已经在空间站计划中配置了相应的药品，美国从天空实验室开始也已经在空间站任务中配置了相应的药品。

6.13　航天任务中未来外科手术干预

由于从太空返回到地面最终医疗机构进行救治需要很长时间，因此实施医学撤离不是最佳选择。针对未来长期航天飞行任务，如火星探索任务等，要求配备更高外科处置水平的医疗保健系统[3]。外科手术技术水平的提升面临长期航天飞行中微重力环境的限制。这种能力的设置要求在轨医疗主管具备手术经验，并配置高级生命保障系统，同时要求采用集成方式来实施手术操作者、患者以及所有设备的限定。

在航天飞行中使用腹腔镜也将是一种选择，因为在轨实施腹腔镜手术，可将手术环境与飞行舱环境隔离。由于其他诊断手段不可使用，可以使用腹腔镜进行诊断性检查。配置在轨腹腔镜相对于地面常用腹腔镜，应更加小型化、简便实用。在航天飞行中，应避免使用吹气技术，并提供远程医学下传链路。新技术如人工血液，将整合到医疗/外科保健系统中，因为这些技术已经在地面上进行了常规应用。

在航天飞行中，有时需要应用一些非常规的医疗技术。应用数字化 X 线摄像技术，将图像信息下传回地面，由 X 线影像专家会诊。然而，由于微重力环境致使器官位置发生一定变化，将影响到诊断准确性。太空环境中膈肌下自由气体、肠梗阻时的气液界面以及血气胸与地面存在明显的不同[61]。由于超声仪具有体积小、质量小、功耗低等优点，已经携带送入太空，取代了计算机数字扫描仪。医学超声在对创伤初诊以及诊断腹膜后血肿、血胸及气胸等损伤具有应用价值[62-64]。

使用超声诊断上述医学病症时，微重力是否会限制这些应用，尚不清楚，需要进一步探索。在地面上使用超声进行常规诊断应用时，依靠重力作用确定特定部位（脾肾隐凹、肝肾隐凹、直肠膀胱隐凹）是否存在液体和气体，这相对容易做出诊断。在微重力下这些隐凹空间将大大缩小，甚至消失，使得进行超声诊断更加困难。近期在抛物线飞行中使用动物进行了试验，结果证实超声能探测到腹腔中的少量液体。因此，超声在液体产生部位可以探测到少量液体，且并不像 1 G 重力环境下那样向后流动。在 1 G 重力环境下可以在上述部位探测到存在病理性液体，但在抛物线飞行中只有经过 2 G 重力加速度后才可探测到。

在微重力下相对于地面 1 G 重力环境，医学超声更容易探测到肠道局部液体，也能探测到胸腔内存在的气体（气胸）和液体（血胸）[65]。在地面上发生气胸时，在前胸部位形成较大的气袋，超声影像上可见肺脏丧失了“滑动”征象[60,64]。在微重力下肺脏向中心聚集，发生气胸时胸腔内气体弥散而不是聚集。相对于 1 G 环境，在微重力环境下尽管超声诊断的敏感性下降，但是医学超声仍然可以扫描发现甚至少量气体的气胸。在微重力下胸腔内液体弥散，而不是向后聚集，但通过医学超声也能探测到。因此，在微重力下胸腔内气体或液体呈弥散状态，在实施处置时，不需要在前胸放置导管治疗气胸，也不需要在后胸放置导管治疗血胸。

在微重力下，对于外科疾病可以实施必要的非常规治疗[65]。面对钝锉伤[48]导致的腹膜后血肿及急性阑尾炎患者，如果能给予精确评估和监测，实施非手术治疗是安全的选择。如果非手术治疗或腹腔镜治疗无效，应具备实施切开手术（开放性手术）的能力。假如在微重力下实施手术干预，那么手术操作者的技术很大程度上决定了该手术的成功与否。

参考文献

[1] Wilken DD. Significant medical experiences aboard Polaris submarines: A review of 360 patrols during the period 19631967. US Naval Submarine Medical Center Report 560, Groton, CT; 1969.

[2] Tansey WA, Wilson JM, Schaefer KE. Analysis of health data from 10 years of Polaris submarine patrols. Undersea Biomedical Res 1979; 6 Suppl: S217 - S246.

[3] Campbell MR. Future surgical care in space. Surgical Services Management 1997; 3: 13. 136 M. R. Campbell and R. D. Billica.

[4] Campbell MR. Surgical care in space. Tex Med 1998; 94: 69 - 74.

[5] Campbell MR. Surgical care in space. Aviat Space Environ Med 1999; 70: 181 - 184.

[6] McGinnis P, Harris B. The re - emergence of space medicine as a distinct discipline. Aviat Space Environ Med 1998; 69: 1107 - 1111.

[7] Davis JR. Medical issues for a mission to Mars. Aviat Space Environ Med 1999; 70: 162 - 168.

[8] Musgrave S. Surgical aspects of space flight. Surg Annu 1976; 8: 1 - 23.

[9] Barratt MR. Medical support for the international spacestation. Aviat Space Environ Med 1998; 70: 155 - 161.

[10] Campbell MR, Billica RD, Johnston SL 3rd, et al. Performance of advanced trauma life support procedures in microgravity. Aviat Space Environ Med 2002; 73: 907 - 912.

[11] Boyce J. Medical care and transport in space flight. Problems in Critical Care 1990; 4: 534 - 555.

[12] Billica RD, Doarn CR. A health maintenance facility for space station Freedom. Cutis 1991; 48: 315 - 318.

[13] Houtchens B. Medical care systems for long duration space missions. Clin Chem 1992; 39: 13 - 21.

[14] McCuaig K, Houtchens B. Management of trauma and emergency surgery in space. J Trauma 1992; 33: 610 - 625.

[15] Rice BH. Conservative nonsurgical management of appendicitis. US Naval Submarine Medical Center Report 444, Groton, CT; 1969.

[16] Glover SD, Taylor EW. Surgical problems presenting at sea during 100 British Polaris submarine patrols. J R Nav Med Serv 1981; 67: 65 - 69.

[17] Lugg DJ. Antarctic epidemiology: A survey of ANARE stations 1947 - 1972. In: Polar Human Biology. Chicago, IL: Year Book Medical Publishers; 1974: 93 - 105.

[18] Satava RM. Surgery in space. Phase I: Basic surgical principles in a simulated space environment. Surgery 1988; 103: 633 - 637.

[19] Stazhadze LL, Goncharov IB, Neumyzakin IP, et al. Anesthesia, surgical aid and resuscitation in manned space missions. Acta Astronautica 1981; 8: 1109.

[20] Yaroshenko GL, Terentiev VG, Mokrov MN. Characteristics of surgical intervention in conditions of weightlessness. Voenn Med Zh 1967; 10: 69 - 70.

[21] Campbell MR, Billica RD, Johnston SL. Animal surgery in microgravity. Aviat Space Environ Med 1993; 64: 58-62.

[22] Campbell MR, Billica RD, Johnston SL. Surgical bleeding in microgravity. Surg Gynecol Obstet 1993; 177: 121-125.

[23] McCuaig K. Aseptic technique in microgravity. Surg Gynecol Obstet 1992; 175: 466-476.

[24] McCuaig K. Surgical problems in space: An overview. J Clin Pharmacol 1994; 34: 513-517.

[25] Campbell MR, Dawson DL, Melton S, et al. Surgical instrument restraint in weightlessness. Aviat Space Environ Med 2001; 72: 871-876.

[26] McCuaig K, Lloyd C, Gosbee J, et al. Simulation of blood flow in microgravity. Am J Surg 1992; 64: 114-123.

[27] Mutke HG. Equipment for surgical interventions and childbirth in weightlessness. Acta Astronautica 1981; 8: 399-403.

[28] Campbell MR, Billica RD. A review of microgravity surgical investigations. Aviat Space Environ Med 1992; 62: 524-528.

[29] Markham SM, Rock JA. Microgravity testing of a surgical isolation containment system for space station use. Aviat Space Environ Med 1991; 62: 691-693.

[30] Markham S, Rock J. Deploying and testing an expandable surgical chamber in microgravity. Aviat Space Environ Med 1989; 60: 76-79.

[31] Rock J. An expandable surgical chamber for use in a weightless environment. Aviat Space Environ Med 1984; 55: 403-404.

[32] Rock JA, Fortney SM. Medical and surgical considerations for women in spaceflight. Obstet Gynecol Surv 1984; 39: 525-535.

[33] Colvard MD, Kuo P, Caleb R. Laser surgical procedures in the operational KC-135 aviation environment. Aviat Space Environ Med 1992; 63: 619-623.

[34] Schweitzer EJ, Hauer JM, Swan KG, et al. Use of the Heimlich valve in a compact autotransfusion device. J Trauma 1987; 27: 537-542.

[35] Mattox KL, Walker LE, Beall AC, et al. Blood availability for the trauma patient—Autotransfusion. J Trauma 1975; 15: 663-669.

[36] Rumisek JD. Autotransfusion of shed blood: An untapped battlefield resource. Mil Med 1982; 147: 193-196.

[37] Campbell MR. Surgical care in space: A review. J Am Coll Surg 2002; 194: 802-812.

[38] Campbell MR, Kirkpatrick AW, Billica RD, et al. Endoscopic surgery in weightlessness: The investigation of basic principles for surgery in space. Surg Endosc 2001; 15: 1413-1418.

[39] Campbell MR, Billica RD, Jennings R, et al. Laparoscopic surgery in weightlessness. Surg Endosc 1996; 10: 111-117.

[40] Satava RM. 3-D Vision technology applied to advanced minimally invasive surgery systems. Surg Endosc 1993; 7: 429-431.

[41] Green PS, Piantaniada TA, Hill JW, et al. Telepresence: Dexterous procedures in a virtual operating field. Am Surg 1991; 57: 192.

[42] Satava RM, Green PS. The next generation: Telepresence surgery—Current status and implications

for endoscopy. Gastrointest Endosc 1992; 38: 277.

[43] Bowersox JC, Cordts PR, LaPorta J. Use of an intuitive telemanipulator system for remote trauma surgery: An experimental study. J Am Coll Surg 1998; 186: 615 - 621.

[44] Bowersox JC. Telepresence surgery. Br J Surg 1996; 83: 433 - 434.

[45] Satava RM. Minimally invasive surgery and its role in space exploration. Surg Endosc 2001; 15: 1530.

[46] Jones J, Johnston S, Campbell M, et al. Endoscopic surgery and telemedicine in microgravity: Developing contingency procedures for exploratory class space flight. Urology 1999; 53: 892 - 897.

[47] Billica RD, Simmons SC, Mathes KL, et al. Perception of medical risk of spaceflight. Aviat Space Environ Med 1996; 67: 467 - 473.

[48] Kirkpatrick AW, Campbell MR, Novinkov OL, et al. Blunt trauma and operative care in microgravity: A review of microgravity physiology and surgical investigations with implications for critical care and operative treatment in space. J Am Coll Surg 1997; 184: 441 - 453.

[49] Taylor G, Neale L, Dardano J. Immunological analysis of U. S. Space Shuttle crewmembers. Aviat Space Environ Med 1986; 57: 213 - 217.

[50] Taylor G, Janney R. In vivo testing confirms a blunting of the human cell - mediated immune mechanism during spaceflight. J Leukoc Biol 1992; 51: 129 - 132.

[51] Sears JK, Arzenyi ZE. Cutaneous wound healing in space. Cutis 991; 48: 307 - 308.

[52] Davidson J, Aquino A, Woodward S, et al. Sustained microgravity reduces intrinsic wound healing and growth factor responses in the rat. FASEB J 1999; 13: 325 - 329.

[53] Kaplansky A, Durnova G, Burkovskaya T, et al. The effect of microgravity on bone fracture healing in rats flown on Cosmos 2044. Physiologist 1991; 34: S196 - S199.

[53] Kirchen ME, O' Connor KM, Gruber HE, et al. Effects of microgravity on bone healing in a rat fibular osteotomy model. Clin Orthop 1995; 318: 231 - 242.

[55] Johnson RL, Hoffler GW, Nicogossian AE, et al. Lower body negative pressure: Third manned Skylab mission. In: Johnston RS, Dietlein LF (eds.), Biomedical Results from Skylab. Washington, DC: US Government Printing Office; 1977: 284 - 312. NASA SP - 377.

[56] Hamilton GC, Stepaniak PC, Stizza D, et al. Considerations for medical transport from space station via assured crew return vehicle (ACRV). Unpublished final report, NASA Grant NAG - 9 - 263, 1989.

[57] Kirkpatrick AW, Dulchavsky SA, Boulanger BR, et al. Extraterrestrial resuscitation of hemorrhagic shock: Fluids. J Trauma 2001; 50: 162 - 168.

[58] Hirschberg A, Mattox K. "Damage control" in trauma surgery. BrJ Trauma 1993; 80: 1501 - 1502.

[59] Kirkpatrick AW, Campbell MR, Brenneman FD, et al. Trauma laparotomy in space: A discussion of the potential indications, conduct of operation, and technical support for the treatment of abdominal trauma during long - duration space exploration. Presented at the 28th International Conference of Environmental Systems, Danvers, MA, 13 - 16 July 1998. SAE Technical Paper Series 981601.

[60] Norfleet W. Anesthetic concerns of spaceflight. Anesthesiology 2000; 92: 1219 - 1222.

[61] Hart R, Campbell MR. Digital radiography in space. Aviat Space Environ Med 2002; 73: 601 - 606.

[62] Rozzyski G, Ochsner M, Jaffin J, et al. Prospective evaluation of surgeon's use of ultrasound in the evaluation of trauma patients. J Trauma 1993; 34: 516－527.

[63] Sargsyan AE, Hamilton D, Kirkpatrick AW, et al. Ultrasound evaluation of the magnitude of pneumothorax: A new concept. Am Surg 2001; 67: 232－236.

[64] Dulchavsky S, Schwartz K, Hamilton D, et al. Prospective evaluation of thoracic ultrasound in the detection of pneumothorax. J Trauma 1999; 47: 970－971.

[65] Kirkpatrick AW, Nicolaou S, Campbell MR, et al. Percutaneous aspiration of fluid for management of peritonitis in space. Aviat Space Environ Med 2002; 73: 925－930.

第 7 章　医学撤离与转运飞行器

史密斯·L. 约翰斯顿（Smith L. Johnston）
布赖恩·A. 阿雷纳（Brian A. Arenare）
基兰·T. 斯马特（Kieran T. Smart）

太空是一个遥远且充满风险的特殊环境，为了人类在低地球轨道（LEO）的生活和高效工作，必须提供重要的技术支持，以克服航天飞行对人的身体和心理的挑战。这种特殊的作业环境对乘员提出了很高的要求，尤其在紧急情况下，乘员的生命安全掌握在其乘组同伴或在轨医疗主管（CMO）的手中。人类经过 40 年航天飞行和探索的实践，我们的知识、实践能力及水平已经取得了巨大的进步。在世界各航天机构近 70 人年的飞行时间里，乘员生病或受伤的概率较低，但是也存在一定的规律。在 1971—2005 年期间，航天飞行中发生了一次撤离、二次提前返回以及几次应急医学事件。从这些经验和模拟航天环境的试验来看，按照在医学实践中需要实施紧急医学救助的概率计算，可推算乘员在低地球轨道平台如国际空间站上出现严重医学事件的概率。对于一个包括 6～7 名乘员满足飞行的乘组，正如目前的国际空间站乘组，估计其发生这种紧急医学事件的概率平均为 1 次/2.5 年。当乘员发生严重疾病或受伤时，需要及时转送到地面最终的医疗机构救治的概率相当低，预计在国际空间站 15 年的生命周期中有可能出现 1 次或 2 次。

无论在地面、航空、潜艇或航天环境中，优先救治和紧急医学撤离的原则是一致的，决定优先救治的因素[1]如下：

- 疾病或受伤的严重程度；
- 现场及医学转运过程中的环境状态；
- 第一施救者的能力和效率；
- 可用的医学处理、设备和能力；
- 远程通信能力；
- 转运飞行器的安全性和性能；
- 医学转运的时间及持续时间；
- 转运飞行剖面的安全性；
- 转运期间的医学救治能力；
- 接收机构的医学救治能力。

这些因素会影响任何环境下病人或伤员的救治，从大城市地区医院到小社区医院及诊所，或者偏远的孤立环境，如长时间巡航舰船、潜水艇、石油平台、军事哨所、荒野基地以及像国际空间站这样的低地球轨道平台。舍恩将这类遥远环境的临床医学称为“第四世界医学”，即在一个遥远且充满风险的特殊环境中，实施诊断、治疗、撤离技术，对现场医疗救护人员培训，并提供一定的医学支持[2]。

本章将阐述目前地面及航天医学转运和撤离的主要特点、面临的挑战，并对将来航天飞行活动可能面临的问题提出应对方法[3-5]。我们将讨论国际空间站当前及未来的医疗保健标准，以及目前的转运飞行器，包括苏联/俄罗斯的联盟号飞船和美国的航天飞机。我们也将讨论 NASA - JSC 的 X - 38 和轨道太空飞机项目（OSP）[6-9]，其先进的理念适用于未来平台的研制，如乘员探索飞行器（CEV）。本章的主要内容包括：

1）需要撤离的航天医学事件的可能性及种类[10]；

2）低地球轨道空间站、月球探索、行星际飞行任务的航天医学标准和规划能力[11]；

3）航天员从长时间微重力暴露状态返回时生理功能的失调；

4）在长期航天飞行后出现应急医学事件时乘员的心理特点；

5）由于受到微重力环境和再入与着陆动力学的影响，与航天飞行医学撤离相关的潜在风险[12,13]；

6）低地球轨道转运和返回飞行器的医学需求和能力[14,15]；

7）运载工具如乘员返回飞行器（CRV）内乘员工作站的人因因素；

8）当从低地球轨道和其他航天环境返回到地面最终的医疗机构存在延迟时，甚至不可能撤离时（如火星表面工作站），撤离的伦理问题和医学标准。

7.1　基于证据的撤离风险——转运需求

在国际空间站执行长期飞行任务，需要预估可能发生的各种不利医学事件，这些事件包括可能的医学撤离（紧急的和预期的）。正如以前的飞行实践已经证实，我们在选拔乘组航天员时无论多么仔细，筛查多么严格，这期间的医学保障多么到位，但是仍然可能发生疾病、事故、生命保障系统障碍以及补给问题等。虽然已尽最大努力降低上述风险，但是应该预料并尽可能规划可能发生的超出在轨医学支持能力的医学事件。在计划应对任何紧急医学事件时，首要的措施是进行风险分析，这对明确处置时间和资源分配至关重要。在飞行中严重的发病（或死亡）和紧急恰当地撤离到地球上最终医疗机构（DMCF）的有利结果之间，成功的实施计划能确定其中的差异，从而权衡利弊。

从 1961 年 4 月 12 日尤里·加加林首次乘坐东方 1 号进行人类航天探索开始，超过 400 名航天员执行过太空飞行任务。到目前发生的 5 次灾难性事故以及其他导致死亡的事故中，21 名航天员牺牲[16,17]。发射中止、不能进入预定轨道以及再入时的意外事故均可能威胁到乘员生命，有些情况下会导致死亡。这些事故包括：飞行意外事件、死亡事故、接近死亡的事件以及其他严重的医学事件等，已按照时间序列详细列在表 7 - 1[18] 中。尽管这份清单并不全面，但是其揭示了航天飞行环境面临的各种复杂危险以及风险的种类和特点。

表 7-1 1961—2003 年太空飞行紧急医学事件、发病、死亡情况统计

日期	任务	事件描述
1961 年 3 月 23 日	联盟号地面试验	1961 年 3 月 23 日，充满 100% O_2 的飞船模拟器着火，航天员邦达伦科（Bondareko）牺牲
1963 年 5 月 16 日	水星 9 号	CO_2 水平升高，控制系统故障，需要手动再入地球
1965 年 3 月 18 日 — 1965 年 3 月 19 日	上升 2 号	手动脱离轨道，再入时服务舱分离失败，着陆偏离目标 1 200 m，乘员第二天被营救
1966 年 3 月 16 日	双子星座 8 号	对接的飞船在结构附近旋转失控，乘员提前着陆——在海面等待救援，等待时间为整个晚上
1966 年 6 月 5 日	双子星座 9 号	在出舱活动期间，航天员的头盔面板持续有雾，不清晰，削弱了视线
1967 年 1 月 27 日	阿波罗 1 号	地面试验中，乘员于 100% 的 O_2 环境中着火，3 名乘员查菲（Chaffee）、格里索姆（Grissom）和怀特（white）遇难
1967 年 4 月 24 日	联盟 1 号	返回时降落伞系统没有展开，返回舱因撞击受到破坏，航天员科马罗夫（Komarov）遇难
1969 年 1 月 18 日	联盟 5 号	飞船再入时发生翻滚，偏离目标 2 000 km 着陆，伴随着很强烈的碰撞，航天员受到较轻的伤害
1970 年 4 月 11 日 — 1970 年 4 月 17 日	阿波罗 13 号	因氧气瓶泄漏，乘组登月失败。之后，乘组安全返回。一位乘员患尿脓毒症
1971 年 4 月 23 日 — 1971 年 4 月 25 日	联盟 10 号	入轨程序故障，与礼炮 1 号对接失败。着陆时，联盟号飞船空气供给污染，航天员失去了意识
1971 年 6 月 29 日	联盟 11 号	再入时，飞船舱压力故障，3 名乘员多布罗沃尔斯基（Dobrovolsky）、沃尔科夫（Volkov）和帕查耶夫（Patsayev）遇难
1972 年 12 月	阿波罗 17 号	在月球表面行走期间，因钻取岩芯样本导致背部扭伤
1975 年 4 月 5 日	联盟 18-A 号	运载火箭故障，第二阶段任务中止，航天员遭受将近 20+Gx 的超重，乘员遭受较轻的内伤
1975 年 7 月 24 日	阿波罗-联盟号	阿波罗乘员遭受呼吸道（Airway）反应/肺炎，因来自再入过程中有毒气体的污染，需要住院治疗
1976 年 8 月 24 日	联盟 21 号/礼炮 5 号	由于乘员疾病，任务缩减——与环境控制系统问题相关
1976 年 10 月 16 日	联盟 23 号	与礼炮 6 号对接失败，返回舱在大风雪晚上着陆于冰覆盖的田吉兹湖上，救援队直到第二天早晨才寻回返回舱
1982 年 11 月 11 日	礼炮 7 号	急腹症，可能是肾结石，在轨实施处置
1983 年 9 月 26 日	联盟 T-10 号	发射中止，由于助推器着火，乘组经由座舱逃逸系统安全着陆
1985 年 6 月 — 1985 年 9 月	联盟 T-13 号	在礼炮 7 号空气再生循环期间，乘员出现体温过低和 CO_2 中毒问题
1985 年 11 月 21 日	礼炮 7 号	乘员由于前列腺炎和尿脓毒症，离 216 天飞行任务的返回时间还有 56 天提前返回

续表

日期	任务	事件描述
1986 年 1 月 28 日	STS-51L	固体助推器密封失败，导致航天飞机飞行 73 s 爆炸，7 位航天员［贾维斯（Jarvis）、麦考利夫（McCauliffe）、麦克奈尔（McNair）、奥尼祖卡（Onizuka）、雷斯尼克（Resnik）、斯科比（Scobee）、史密斯（Smith）］遇难
1987 年	和平 2	在出舱活动期间，乘员患上快速性心律失常，接着在出舱活动中提前返回
1991 年 6 月	STS-40	冰箱电机故障，导致甲醛中毒和头疼，座舱噪声加剧
1995 年	Mir 18	乘员经历了持续的无症状室性心动过速，没影响任务
1995 年	Mir 18	眼睛受外伤需在空间站上治疗
1996 年	Mir 22	飞行前一周，乘员发生心电图（EKG）变化，取消执行任务资格
1997 年 2 月 23 日	Mir 23	由于氧发生装置着火，在轨产生烟和潜在的有毒气体。导致轻微的二度烧伤，以及呼吸道反应，给予了在轨治疗
1997 年	Mir 23	3 位乘员经历上呼吸道的刺激，皮肤暴露于乙烯（乙二醇）中发生刺激反应
1997 年 6 月 25 日	Mir 23	手动对接时，进步号货运飞船和光谱舱发生碰撞，导致站内减压
1998 年 2 月	Mir 24	3 位乘员暴露在浓度升高的一氧化碳中，有头疼症状
2003 年 2 月 1 日	STS-107	哥伦比亚号航天飞机在再入时毁灭，所有乘员遇难［安德森（Anderson）、布朗（Brown）、乔拉（Chawla）、克拉克（Clark）、赫斯本德（Husband）、麦库尔（McCool）、雷蒙（Ramon）］

注：数据来源于 NASA 档案和冈萨雷斯等[66]；珀西和拉希[81]；曼利等[82]；布尔卢卡和迪米特蒂[93]。

在表 7-1 中的事件范围中，按照 3 个基本设计参照标准（DRM）详细描述了医学事件，NASA 使用这些标准作为紧急转运飞行器的运行和研发指南[19]。

1）设计参照标准-1（DRM-1）：失去返回或者补给能力，如名义上的转运飞行器（与国际空间站对接的航天飞机或联盟号飞船）缺失。

2）设计参照标准-2（DRM-2）：从时间紧迫的国际空间站应急事故中撤离，这些事故如着火、减压、环境控制系统故障等。

3）设计参照标准-3（DRM-3）：由于医学紧急情况，全部或部分乘员撤离返回。

达到设计参照标准-3（DRM-3）的事件或医学撤离任务是本章讨论的重点内容。根据设计参照标准-2（DRM-2）的方案，当从时间紧迫的国际空间站应急事故中撤离时，如火灾、空间站舱内气体污染或者快速减压等，也可能会有一位或以上的乘员生病或受伤。这时需要携带一些简便急救医学仪器的转运/撤离飞行器，其具备保持舱内环境与空气清洁的能力。由于可能接触到污染的空气导致人体呼吸道反应，应大大加强飞行器内简便的医疗救治包功能，以应对呼吸道的异常。1975 年，3 名美国航天员从阿波罗-联盟号任务中返回时，发生过这种事件。当时无意间反作用控制系统（RCS）着火，着陆后导致气体通过打开的舱门进入到飞船控制舱内，阿波罗号飞船上乘员受到四氧化二氮的污染暴露。所有 3 名乘员在着陆出舱后需要给予吸 100％氧、消炎药物治疗、支气管扩张治疗，并出现了化学性肺炎，住院治疗了 3～7 天后痊愈。

7.2 利用模拟人群、和平号空间站航天员及美国航天员群体进行医学事件风险分析

从地面模拟人群、苏联/俄罗斯执行长期飞行任务的航天员、军事和平民模拟人群以及 NASA 医学部门从 1959 年开始收集的航天员资料中获取的流行病风险数据，为研究空间站可能发生的代表性医学事件提供了资源。从地面的模拟数据推演到空间环境，必须符合几个条件。总体上讲，参与地面研究的受试者只能大概模拟航天员人群，而航天飞行具有独特的实施性和职业性风险，这是不能完全被地面模拟复制的，且不能进行地面的医疗保健和预防措施，提高了风险的等级。因此，在将来的低地球轨道航天活动中或在探索月球或火星任务中，试图预测医学事件的发生率及种类，以及可能导致的任务后果时，只能估计。

为了便于紧急医学事件的统计，通常以每人年发生的事件数来计算医学事件的发生率，这样可以预测，对于一个最多有 7 名乘员的国际空间站乘组可能发生撤离的可能性。从特殊人群中，我们选取了 3 个地面模拟人群作为风险分析的模型。第一个地面模型为在南极麦克默多工作站[20]的美国国家科学基金会资助极地医学研究项目的地面模拟人群医学撤离事件，第二个地面模型为从 1959 年到现在的美国住院救治的航天员，第三个地面模型为从 1971—1999 年在轨飞行和撤离事件的苏联/俄罗斯航天员资料。

南极工作站为航天探索任务提供了有用的研究模型，南极环境是地球上最极端的环境之一，与地球上其他地方相比，南极的温度和湿度更类似于火星[21]。像航天任务一样，偏远的南极工作站要求其具有自主的医疗保健能力，撤离能力受到限制，由于受到气候、季节性极光以及海冰的影响，每年有长达 8 个月的时间不适合居住。此外，南极工作站的人员经过医学选拔，其流行病特点与航天员人群相似[22,23]。

从 1954 年开始，在美国国家科学基金会资助极地医学研究项目中，3 个南极工作站平均每年发生 1 例死亡病例[24]。最大的南极工作站为麦克默多工作站，在 4 个南极夏季月（11 月到来年 2 月）中有 1 200 名工作人员驻留，在 8 个冬季月（3 月到 10 月）中只有 125 名工作人员驻留。在冬季，工作站不具备撤离能力。1998 年，工作站的一名医生被诊断患有乳腺癌，在撤离之前实施了化疗。在危险的冬季进行了空投化疗药物和超声仪器，不是十分成功，因为只有空投的化疗药物保持完好无损。这次实践对空投距离的偏远以及采用这种方式可行性的考虑不充分，并提出需要更多经过医学专业培训、能执行探索任务的医疗主管，一旦出现医疗主管生病或受伤而不能工作时，可以由其他的医疗主管接替。

1992—1996 年，对南极麦克默多工作站发生的医学撤离事件发生概况进行了回顾性的研究分析[25]。在 5 个南极的夏季，每个夏季时间为 4 个夏季月，总共发生了 71 例医学撤离事件，这些事件相关病员的疾病或病理种类总结见表 7-2。每个夏季有 1 200 名工作人员驻留，累计工作时间为 2 000 人年（累计 20 个月）。麦克默多工作站医学撤离的概率为 3.55 次/月，等同于 5 年期间平均撤离概率为 0.036 次/（人年）。把麦克默多工作站的

医疗保健环境与国际空间站进行大概的比较，预计国际空间站的撤离概率与其相近。从南极模拟人群推测到国际空间站的 7 名乘组航天员，估计从国际空间站撤离的概率大约为 0.25 次/年，因此按照这个模型，在国际空间站所有乘员中出现撤离的概率约为每 4 年一次。

表 7-2　1992—1996 年南极麦克默多工作站发生的医学撤离事件概况（总计 71 例）

种类	例数/%
创伤（按系统）	**34（48%）**
骨科	23
外科	5
口腔科	3
眼科	2
神经外科	1
心肺系统	**8（11%）**
心律失常	2
心绞痛	3
肺炎	1
肺栓塞	1
肺癌	1
口腔疾患	**7（10%）**
内科	**6（8%）**
胰岛素依赖型糖尿病	2
深静脉血栓形成	1
其他	3
妇科疾病	**5（7%）**
乳腺疾患	4
妇科	1
泌尿系统	**4（6%）**
肾结石	1
睾丸癌	1
前列腺炎	1
尿路感染	1
精神心理	**3（4%）**
手术	**2（3%）**
神经病学	**2（3%）**

注：数据来自比利卡等[28]。

假如在南极麦克默多工作站任何时候均有保持良好飞行状态的转运飞机，则模拟国际空间站的撤离概率更为精确。从麦克默多工作站提出撤离请求，到撤离至新西兰位于克赖斯特彻奇的最终医疗机构的最小航空运送时间为 20 h。C-130“大力神”飞机的飞行时间大约为 15 h，但是由于飞行时受到天气、在飞行前需要进行地面准备以及极端条件下仪器异常等因素的影响，实际转运时间常常超过 48 h。通过对比，从低地球轨道上发出撤离请求到航天飞机实施撤离的大概时间不短于 30 天。从对自由号空间站的早期设计直到 1986 年“挑战者”号航天飞机灾难发生期间，一度认为从空间站上使用航天飞机撤离航天员是紧急撤离乘员的最佳选择。然而，随后对该项目进行再评估，认为这种方式不适合紧急医学救援[26,27]。显然，国际空间站一旦出现紧急医学情况，相对于需要调遣救援飞行器的模式，现有的现场返回能力（如国际空间站上的联盟号飞船）具有明显的后勤保障优势。

在许多方面，需要从南极工作站撤离的医学事件类似于航天飞行相关的几起严重医学事件[28]（见表 7 - 2、表 7 - 3）。尽管由于微重力的影响，两者之间存在独特的区别，但是我们能估计到国际空间站开展救治的医疗能力大体上与麦克默多工作站类似。两者均是偏远的孤立环境，一旦需要紧急现场救治时，紧急救治十分困难，甚至不可能实施。然而，我们也注意到一旦出现需要紧急医学撤离的情况，C - 130 飞机可以携载专用的医疗仪器和医护工作人员，这是联盟号飞船不可比拟的。

表 7 - 3　1961—1999 年航天飞行中典型的非致命医学事件发生概况（总计 20 例，包括美国和苏联/俄罗斯）

类　别	数　目
创伤	
骨科	1
乙二醇污染皮肤	1
二度烧伤	1
其他	1
心肺系统	
心律失常	3[a]
吸入毒气/肺炎	3
反应性气道疾病	3
内科	
慢性头痛	1[a]
上肢蜂窝组织炎	1
其他未指明异常	1
泌尿系统	
肾结石	1
前列腺炎	1[a]
尿毒症	2

注：[a] 由于这类事件航天员提前返回。

在航天飞行中严重的医学事件并不总是与骨骼或外科创伤关联。比如，由于飞行中密闭舱内的空气污染，将导致更常见的医学问题——呼吸道疾患。在微重力下，与重力相关的医学事件（如跌倒等）和其他意外事件（如机动车事故等）的发病率并不具有代表性。此外，常见的代谢性疾病，如在航天员飞行前的医学选拔中发现的胰岛素依赖型糖尿病，不可能在航天飞行中发生。因此，在医学风险分析方面，医学选拔标准是一个重要的因素，已在第 3 章详细讨论了。

当然，比起南极工作站的越冬人员来，更有价值的研究对象人群是航天员自身，尽管其样本量较小。1999 年，NASA 约翰逊航天中心的一项航天员健康纵向研究中，通过对航天员住院治疗资料[29]的回顾性分析来估计国际空间站在轨可能发生疾病和损伤的概率、种类以及严重性。航天员健康纵向研究的文档包括从 1959 年到现在的所有住院资料。NASA 和加拿大航天局组成的航天医生小组评估了在正常活动中航天员非飞行任务的疾病或损伤。假如这些问题发生在航天飞行中，根据其发生的可能性、任务特点以及处置需求，研制了分级标准（见表 7-4）。并且，假如发生在航天飞行中，根据国际空间站上乘员健康维持系统中一部分——人体健康维持系统（HMS）满足的处置情况，每一事件可以进行特征性的分类。

表 7-4　国际空间站医学事件分级

分级	描述
Ⅰ级医学事件	对任务无影响，如轻微肌肉拉伤等
Ⅱ级医学事件	严重的医学事件，需要启用国际空间站乘员健康维持系统
Ⅱa 级医学事件	使用国际空间站乘员健康维持系统进行处置，不需要撤离到地面或者不影响任务执行时间，如前列腺炎
Ⅱb 级医学事件	使用国际空间站乘员健康维持系统进行处置，但是需要撤离到地面进行进一步的诊断评估和治疗，如乳腺肿块等
Ⅱc 级医学事件	使用国际空间站乘员健康维持系统进行处置，但是如果其病情不改善，甚至恶化，则需要实施紧急撤离到地面治疗，如心律失常
Ⅱx 级医学事件	一类不可能在微重力下发生的疾病，或者在飞行任务前有可能存在的疾病，如椎间盘突出等
Ⅲ级医学事件	需要从国际空间站紧急撤离的医学事件，如急性阑尾炎、颅内出血等

在表 7-5～表 7-7 中，列出了医学事件分类统计结果。从 1959 年到 1999 年的 40 年中，美国在编航天员中总共出现了 88 例住院事件，这 40 年的时间代表了 2 715 人年。通过排除不可能在微重力环境下发生的疾病，以及在飞行任务前经检查排除了的疾病，即从 88 例住院病例中排除了 13 例Ⅱx 级医学事件，这样可以估计到国际空间站可能发生的医学撤离概率，预计医学撤离的概率为 0.02 次/人年。如果减去在轨维持系统可以处置那些需要撤离的疾病（Ⅱc 级医学事件，$n=15$ 例），预计的撤离概率能进一步下降，可以接近于 0.01 次/人年。实际上，空间站在轨健康维持系统能大大降低必要的医学撤离可能性。显而易见，一个在轨医学装备良好及乘员训练有素的医疗保健系统对于降低医学事件风险十分重要。

仔细分析目前实际已经发生的航天医学事件，从中可以直接获取最有用的应用数据来评估航天医学事件撤离的风险。在苏联/俄罗斯的航天任务中，3 名航天员在 41.5 人年的航天飞行中因为医学事件的原因提前返回，则总医学撤离概率为每 1 次/14 人年。在苏联/俄罗斯和平号空间站 1986 年 2 月到 2000 年 5 月的任务中发生一次撤离事件，则和平号空间站任务的医学撤离概率为 1 次/31 人年。此类相关人员的撤离风险仅讨论到此，南极工作站撤离、航天员健康纵向研究中航天员住院病例、航天医学事件以及 NASA 实施的医学风险研究[30,31]为估计国际空间站 7 人乘组的医学撤离概率提供了依据（见表 7－8）。

表 7－5　1959—1999 年期间（总共 73 例）航天员健康纵向研究中航天员住院Ⅱ级医学病例

Ⅱa 级医学事件（17 例）	Ⅱb 级医学事件（28 例）	Ⅱc 级医学事件（15 例）	Ⅱx 级医学事件（13 例）
运动诱发的室性心动过速	发作性特异性心房颤动	创伤性气胸	近乎晕厥
感染性肠炎	难治性梭菌感染的腹泻	血气胸	意外发现冠脉结构异常
右下腹疼痛	梅尼埃疾病（2）	肺炎	左侧第 4 到第 10 肋骨骨折
内痔	短暂运动诱发的视力下降	病毒性肺炎和胸膜炎	颈神经根病/颈椎椎体炎
尿路感染	甲状腺乳头状癌伴淋巴转移	心律失常	背痛/腰神经根病
严重鼻出血	甲状腺结节	腹痛伴血性腹泻	继发于椎间盘突出的腰神经根病
左肩创伤性半脱位	无症状的甲状腺肿瘤	活动性十二指肠溃疡	颈 5－6 椎间盘突出及骨赘
颈痛	右侧声带麻痹	胆结石病/慢性胆囊炎	继发于椎间盘突出的 C7 神经根病
蜂窝织炎	腹股沟疝，左 1 右 3 双侧 1	急性憩室炎	严重腰骶部痉挛
疱疹后神经痛	睾丸创伤伴积液	左侧腹痛	左侧桡骨及尺骨粉碎性骨折
第四掌骨骨折	肩袖综合征	黄体出血	左踝及右手的复合骨折
第五掌骨骨折	左肩胛下疼痛伴左手指感觉异常	痛经	左足前四跖骨骨折
末节趾骨骨折	外踝骨折	角膜溃疡	左足内固定后症状反应
费莱堡氏坏死 （不伴移位的不完全骨折）	第五跖骨骨折	肩脱臼	
关节软骨松弛	前交叉韧带撕裂（2）	脓毒性膝关节炎	
关节微小表皮外伤感染	半月板撕裂，内侧（3），外侧（2）	感染性单核细胞增多症	
混合痣	前距腓韧带撕裂		

注：Ⅱ级医学病例指一些地面潜伏的严重医学事件，如果在轨发生则需要采用国际空间站的乘员健康维持系统干预。

表 7－6　1959—1999 年期间（总共 15 例）航天员健康纵向研究中航天员住院Ⅲ级[a] 医学病例

Ⅲ级医学病例（总共 15 例）	
吸入毒物（四氧化二氮）导致的弥漫性化学性肺炎（3）	50％人体表面积烧伤/30％三度烧伤
急性阑尾炎	静脉造影剂的过敏反应
胰腺炎/结石性胆管炎	腹膜后阑尾破裂
胆囊炎	肾结石病
视网膜脱落	胆结石病
颈椎椎体炎伴有布朗·塞卡尔综合征	颈椎管狭窄伴有脊髓中央综合征
转移性恶性黑色素瘤	

注：[a] Ⅲ级医学病例中一些在地面时潜伏的严重医学事件，如果在轨发生则需要撤离。

表 7－7　1959—1999 年期间（总共 88 例）航天员健康纵向研究中航天员住院病因分类统计

总住院病例	88
创伤	14
神经系疾病	12
胃肠道感染	9
外科手术疾病	8
肺脏疾病	7
肌肉骨骼疾病	4
其他	34

表 7－8　从地面模拟人群和在轨飞行乘员人群中估计国际空间站撤离概率

<table>
<tr><th>人群分类</th><th>撤离事件/
（例/人年）</th><th>概率/
（例/人年）</th><th>每年撤离概率/
（例/年）</th><th>发生一次撤离的时间/
（年/一次撤离）</th></tr>
<tr><td colspan="5">模拟人群</td></tr>
<tr><td rowspan="2">1）1992—1996 年麦克默多工作站（总计 71 例）</td><td rowspan="2">71/2 000</td><td rowspan="2">0.035</td><td>0.135（3 人乘组）</td><td>9 年（3 人乘组）</td></tr>
<tr><td>0.249（7 人乘组）</td><td>4 年（7 人乘组）</td></tr>
<tr><td rowspan="2">2）航天员纵向研究中航天员住院病例
需要撤离的 15 个Ⅱc 级医学病例和 15 个Ⅲ级医学病例</td><td rowspan="2">30/2 715</td><td rowspan="2">0.011</td><td>0.033（3 人乘组）</td><td>30 年（3 人乘组）</td></tr>
<tr><td>0.077（7 人乘组）</td><td>13 年（7 人乘组）</td></tr>
<tr><td colspan="5">在轨飞行人群</td></tr>
<tr><td rowspan="6">1）航天员撤离（主要为长期飞行）
• 1959—2000 年所有事件
• 仅医学事件
• 1987 年至 2000 年 5 月和平号空间站</td><td rowspan="2">3/42</td><td rowspan="2">0.071</td><td>0.213（3 人乘组）</td><td>4.5 年（3 人乘组）</td></tr>
<tr><td>0.500（7 人乘组）</td><td>2 年（7 人乘组）</td></tr>
<tr><td rowspan="2">2/42</td><td rowspan="2">0.048</td><td>0.144（3 人乘组）</td><td>7 年（3 人乘组）</td></tr>
<tr><td>0.333（7 人乘组）</td><td>3 年（7 人乘组）</td></tr>
<tr><td rowspan="2">1/31</td><td rowspan="2">0.032</td><td>0.096（3 人乘组）</td><td>12 年（3 人乘组）</td></tr>
<tr><td>0.226（7 人乘组）</td><td>4.5 年（7 人乘组）</td></tr>
<tr><td>2）1961—2000 年航天员撤离事件（主要为短期飞行）</td><td>0/19</td><td>0.000</td><td>—</td><td>—</td></tr>
<tr><td rowspan="4">3）NASA 医学风险研究
• 可能任务影响/撤离事件（Ⅱ级）
• 需要撤离关键医学事件（Ⅲ级）</td><td rowspan="2">0.059</td><td>0.177
（3 人乘组）</td><td>5.5 年（3 人乘组）</td><td rowspan="2"></td></tr>
<tr><td>0.410
（7 人乘组）</td><td>2.4 年（7 人乘组）</td></tr>
<tr><td rowspan="2">0.010</td><td>0.030
（3 人乘组）</td><td>35 年（3 人乘组）</td><td rowspan="2"></td></tr>
<tr><td>0. 070
（7 人乘组）</td><td>14 年（7 人乘组）</td></tr>
</table>

注：数据来源于比利卡等[28]。

按照从 NASA 医学风险研究中最保守的概率，发生Ⅱ级医学事件（需要国际空间站人体健康维持系统干预的严重医学事件，可能影响任务或者导致撤离）的概率在三人乘组中约为一次/5.6 年，在国际空间站 7 人乘组中约为一次/2.4 年，而需要撤离的Ⅲ级医学事件在 7 人乘组的国际空间站 15 年运行期间可能出现 1～3 次。实际上，后者推动了医学撤离能力的初步发展，以及返回期间不着航天服的方案设计，从而允许进行呼吸道管理、生理功能监测以及干预治疗，而这些目前在联盟号飞船上不能实现。在从国际空间站使用联盟号飞船返回之前，促使 NASA 的医学专家对在轨生病或受伤乘员实施更先进的处置提出要求。值得注意的是，这些推测依据为发生的主要医学事件，并没有考虑在轨生命支持保障系统的故障，也没有涉及发生非医学紧急事件的情况，如飞行器系统的故障等。

7.3　航天飞行任务中的医疗救治标准

在评估了航天任务中撤离的风险后，下一步需要考虑的是在长期飞行任务中天基医疗保健系统的需求和救治能力。从 NASA 的天空实验室任务开始，这项工作一直在持续开展，直到为国际空间站研制了乘员健康维持系统为止。

在最早的时候，医生和有医学背景的人员曾参与飞行。在 1783 年人类首次载人热气球飞行试验中，2 名飞行乘员中有一位为法国医生吉恩·费朗索瓦·德·罗齐耶。航空医学救援伴随着航空运输行业的发展而不断前进。事实上，世界上首次航空医学救援撤离发生于 1860 年的葡法战争期间，那时 160 名受伤的士兵搭载热气球从前线撤离。在美国，1903 年莱特兄弟发明飞机之后不久，便开始了航空救援撤离，到第二次世界大战时，普遍使用飞机运送受伤的士兵，并且为了航空医学运送的实施，飞行乘员进行了针对性的培训[32]。在朝鲜战争期间，使用直升机运送伤员到流动的军队外伤救治医院救治，并在越南战争期间持续应用，这样减少了运送时间，提高了战场伤病员生存率。到 20 世纪 70 年代，美国民用航空的医学紧急救治运送行业蓬勃发展。从那时开始，在实施航空运送时，医学紧急救治、固定伤员、运送伤员的医学标准参照地面标准逐渐完善。随着急救医学、分级诊疗技术、运送工具等的不断发展，大大提升了航空运送的安全性、效率以及可接受性。医学传感器、微型仪器、电子通信、新兴的生命支持和治疗等技术的不断进步，以及先进的救护车、直升机及固定翼飞机的出现，促进了航空运送的广泛应用，并提高了运送的成功率。对于那些中度到严重程度的非致命性受伤乘员，紧急航空运送可以降低撤离伤员约 25%～50%的死亡率，而航空事故导致的死亡风险可以忽略不计（每次运送为 0.006）[21]。

地面救护车和飞机航空救护运送的标准是研制用于航天飞行中高级生命支持与固定及转运/撤离能力的合适参照基点。在航天飞行中一旦发生紧急医学事件，总是可以为乘员提供返回地面的手段。这种运送手段可能是运送工具本身，如阿波罗号飞船、联盟号飞船或航天飞机，或者在空间站运营的情况下，是一种挂接并定期轮值、随时待命的专用返回飞行器。国际空间站与和平号空间站一样，使用俄罗斯的联盟号飞船进行乘员轮换及应急返回。20 世纪 90 年代，NASA 开始设计一种专用的乘员返回飞行器，同时，为了长期飞行任务，也在考虑研制其他的替代运载工具，如轨道太空飞机等。国际空间站人体健康维持系统中的高级生命支持技术和乘员返回飞行器的研制标准来源于美国心脏学会的心肺复苏（CPR）专业组及高级心脏生命支持（ACLS）项目、美国外科医师学会的高级外伤生命支持（ATLS）项目、美国海军及 NASA 高压医学团队以及 NASA 医学部高级项目等。

为了使航天飞行这种特殊环境中的航天员掌握紧急医学救治技能，大力研制相关的仪器、技术及培训方案十分重要，多年来 NASA 约翰逊航天中心一直在进行此项工作。应用地面模型、抛物线飞行以及天基模拟试验来研制高级生命保障系统[33-36]。为了进行抛物线飞行下的高级心脏生命支持（ACLS）和高级外伤生命支持（ATLS）技术的研究和培训，NASA 研制了一种能进行高级生命支持技术试验的动物模型，并用来培训航天医生，为航天飞机和国际空间站乘员提供附加的培训[37]。这些工作包含了可行的高级生命支持能力、在和平号空间站及国际空间站上配置了心脏除颤仪、呼吸道管理系统以及心脏药物等[38-40]。本书第 4 章、第 5 章详细讨论了国际空间站人体健康维持系统中的高级生命支持能力。

在轨医疗主管或地面的航天医生做出乘员分类救治的决策时，必须考虑到以下两个重要的方面：

1）返回乘员的独特病理生理状态；

2）使用转运/撤离飞行器的能力和风险。

为了做出成功的撤离决策，需要考虑到几个其他的因素。首先，在评判乘员同伴伤情和向航天医生做出初步诊断的能力方面，在轨医疗主管的培训是首要的因素。目前国际空间站乘员接受大约 80 h 的医学培训，使其“动手的”医学操作技能达到切实可行，因为在大多数情况下，在轨医疗主管并非医生。其培训内容包括基本和高级医学技能和知识。尽管按照高级心脏生命保障系统的方案培训乘员，但是其并不具备全日制急救医学专业技术人员或急救医生的实践经验。此外，在飞行任务前特别紧张的训练计划可能影响乘员完成医学专业的培训。

第二个因素是可轻易获得的、安全的远程通信。在任何时候乘组航天员、任务控制中心及航天医生[41,42]需要启用这些资源时，如果不能及时启用，必须考虑应急情况下如何应对医学事件。必须研制相关的程序、计划、培训方案，对飞行乘员进行培训，使其掌握相关的医学技能，在没有地面支持的情况下及时实施必要的医学处置[43-45]。

按照美国地面伤病员的撤离标准制定了航天飞行中最低的高级生命支持标准（见表 7-9）。表中列出了在国际空间站出现紧急医学情况时，首要应对者期望能达到的救治能力。设计的医学救治能力预计用作低地球轨道、月球及星际探索的乘员伤病诊断和治疗标准（见表 7-10），其由 NASA 航天医学部不同职能组制定。这些标准定期进行升级更新，整合先进的生物医学技术和医学信息技术，同时强化在轨医疗主管的培训和技能。

表 7-9　在国际空间站上医疗标准的最低医学需求

医疗等级	最低医学需求
基础级	基本的心肺复苏（CPR）和急救，包括夹板固定和包扎
中间级	有限或改进后的高级心脏生命支持（ACLS）及高级外伤生命支持（ATLS）能力：乘员医学束缚系统（CMRS），静脉及肌肉治疗技术，心电监护，心脏除颤，气道管理（包括医学抽吸及机械通气）
增强级	有限或改进后的高压治疗（使用舱内和出舱活动压力服的联合压力）
高级	维持 24 h 撤离到有高压氧治疗的权威医疗机构

表 7-10　为低地球轨道及以远（月球、地球/太阳和地球/月球平动点、火星）预设的医疗保健能力

高级生命支持能力	**在轨医疗主管培训**
撤离到权威医疗机构的时间为 24 h	
低地球轨道-国际空间站	**技能水平**
特殊束缚系统 静脉/肌肉治疗 经口腔或气道内通气/环甲膜切开术 自动呼吸机 血压和血氧定量监测仪 基本生命支持方案	紧急医疗救治技术
信息/远程医学的远程医学指导 带有外在心脏起搏的除颤仪 心电监护 静脉补液 改进后的高级心脏生命支持（ACLS）或高级外伤生命支持（ATLS）方案	急救人员
高压治疗 超声成像（腹部、心脏、胸部）	医生
月球探索任务/稳定的拉格朗日站点 **撤离到权威医疗机构的时间为几天到几周**	
低地球轨道/国际空间站带有增强的物资供应 辐射防护	医生和护理人员，或者医生和经高级培训的护理人员
火星探索和其他探索任务 **撤离到权威医疗机构的时间为 9～30 月**	
探索月球任务带有增强的物资供应 独立救治能力包括： • 有限的外科干预； • 储存或合成的血液； • 储存的骨髓； • 信息技术/专家系统/临床决策支持工具，放射/核磁（MRI）诊断影像； • 恢复和康复能力	医生（经外科手术培训）和护理人员，或医生和经高级培训的护理人员

7.4 返回伤病乘员的病理生理

在阐述航天医学转运和撤离能力时，需要讨论暴露于微重力状态中生理适应后的乘员，返回到 1 G 环境时出现的身体不良反应。本书的第 2 章已经描述了长期暴露于微重力后人体已知的生理变化[46]。针对医学转运伤病乘员返回到地面具备救治能力的医疗机构，本节将讨论从 0 G 到 1 G 或以上的转运途中乘员的病理生理状态。

在重新再入地球返回到地面过程中，人体三个生理系统将受到严重的影响，这三个生理系统为：1）肌肉骨骼系统；2）神经前庭系统；3）心血管系统。这三大生理系统的功能下降会对返回且未经调整的乘员产生严重的功能和操作性能限制[47,48]。比如乘员在经过 14 天以上的航天飞行任务后，搭乘航天飞机及国际空间站上的联盟号飞船返回，在着陆 30～60 min 内，尽管出现轻度的步态异常，但是大多数乘员可以快速适应并着地行走。在 NASA 天空实验室和航天飞机-和平号空间站任务中，在经过长达 1 个月到几个月的长期飞行后，由于神经前庭和心血管功能的受损，加上伴随着微重力去负荷作用导致的肌肉骨骼功能下降，乘员有时几小时不能正常行走。

针对专用的乘员返回飞行器，由于受到上述人体功能限制因素的影响，需要提出满足人体生理系统的工程化设计要求，随后将进一步讨论。对设计产生影响的这些人体功能限制因素描述如下。

7.4.1 针对肌肉骨骼系统受限的设计要求

在飞行乘员返回着陆时，可能需要每一位乘员都能进行手动操作紧急开启舱门，在设计任何人工操作的动作如扭动曲柄轮或打开开关时，依据 5%的日本女性上肢肌力减少 20%来计算需要的最大力矩（NASA 的人体测量设计范围为 5%的日本女性到 95%的美国男性）。

7.4.2 针对神经前庭系统受限的设计要求

乘员返回飞行器着陆时，为了避开障碍物和保持操作水平，在设计乘员组成和驾驶控制撤离载体能力时，考虑到追踪目标的信号延迟以及类似于科里奥利效应的可能负性反应，乘员头及眼部运动尤其是快速运动应降到最低程度。

7.4.3 针对心血管系统受限的设计要求

由于长时间飞行导致立位耐力不良，返回乘员再入地球及着陆过程中，必须保持仰卧位姿势，使 $+Gz$ 的作用力最小化，这妨碍乘员保持直立的姿势。在经过长时间飞行后（>30 天），生理机能失调的乘员再入暴露于 1 G 环境时的再适应状态见表 7 - 11，包括生理功能下降程度、体能状态以及整体表现。

表 7-11　长期航天飞行后特定生理功能的下降

肌肉力量
上肢：平均下降 20%； 下肢：平均下降 40%； 椎旁肌肉/脊柱：平均下降 40%
在轨期间承重骨质量平均每月下降 1%～2%
神经前庭功能再适应
目标捕获延迟＞2 s，精细运动控制受限
神经-肌肉运动/本体感觉
快速转动头可能诱发失能、恶心、呕吐
心血管/立位耐力不良
血容量丢失 6%～12%； 在再入经受 $+Gz$ 作用力和站立时可能发生晕厥； 压力感受器/自主神经系统功能紊乱； 心肌萎缩和充盈下降

注：资料来自航天生物医学[46]、航天医学数据专著[47]、尼科戈西安等人[48]的论文。

最值得关注的问题是生理功能严重受损/伤病乘员的再入返回，一些长期飞行后乘员在返回时不能从事之前力所能及的活动，其生理反应能力可能已经发生了变化。这是一个需要深入研究的领域，即长时间暴露于微重力环境后，研究人体失调的基本生理反应以及病理状态变化过程。有理由推测：一些不同健康状态、生理功能失调的返回乘员一旦经历再入返回及着陆过程中的加速度，很可能不能为另一乘员提供支持和帮助，经过 30 分钟到几小时的努力适应，仍然不能从座椅上撤离，也许可能完全无能为力。对于高 G 的弹道再入、水上着陆以及无外援的自主出舱，下降的生理功能状态对乘员应急救援起到严重的限制作用。

这些生理功能变化对乘员紧急撤离操作有关的行为产生严重影响。不管发生概率多么低，一旦自动控制系统不能正常运行时，航天员在这种情况下会面临特殊的困难。航天器的控制需要人体许多生理功能支持，在运动功能下降、长时间暴露于微重力的影响以及狭小空间限制[49]的背景下，包括人体手-臂稳定性、手指灵巧性、手-眼协调性、感知速度、快速反应时间等。比如，认知行为精确性的巨大变化结合微重力下姿势控制的改变导致乘员在适应环境之前出现延迟反应趋势[50]。在紧急返回到地面[51]时，乘员手指灵巧性下降可能在控制仪表盘、显示器、机械系统的操作上存在一定的难度。然而，对于长达 18 天的航天飞机飞行任务，手动控制着陆已经成功地实现了常规化。

在做出无计划或紧急撤离返回决定时，可能在医学救治和补给上存在实施困难。心脏功能受损的乘员如果过早撤离返回地面，会导致发生心脏病的风险上升。对于是否在转运到地面最终的医疗机构之前在低地球轨道上做康复，必须深思熟虑。比如，在进入低地球轨道飞行几个月后，生理功能失调的乘员突发急性心肌梗死，如果在急性阶段返回，可能进一步加重病情。利用人体离心机进行低水平人工重力的低地球轨道评估和康复可能是一个正确的治疗选择，而不是让患者立即遭受与加速度力相关的再入和着陆风险。而且，在轨救治能力和救治人员必须提供支持性治疗，促进转运过程的顺利实施。

7.5 返回乘员的心理失调

在紧急情况下，乘员果断、冷静地采取正确行动应对危机，防止进一步恶化，同时保护自身及同伴的生命。人机界面的操作因素以及乘员的生活与工作环境，导致心理应激反应，可能影响乘员的操作能力，因此国际空间站的乘员在一定程度上面临最严重挑战。这些心理影响直接与紧急医学处置能力有关联，尤其在乘员增加了生理应激的情况下；伴随着这些状态，再加上狭小空间、孤立、噪声环境的挑战，以及团队配合欠佳等不利因素的影响，这些已经在类似环境如南极洲和潜艇[52-54]中已经得到了证实。此外，心理应激也可以产生于通信不畅、在轨仪器故障、生存条件差以及应急时的高负荷等条件。同时，也可能由于乘员之间关系紧张、多种文化冲突、隐私泄露、感觉刺激及运动兴奋的缺失[55]等综合因素导致乘员出现心理应激。在太空中，孤独可能导致乘员睡眠紊乱、头痛、易怒、焦虑、抑郁、厌倦、多动、生气、思家以及寂寞等。这些心理反应尤其与紧急医学情况下乘员的操作动作和行为密切相关，在此刻时间就是生命，有效的组织领导和决策至关重要，本书的第 19 章将进一步讨论这些问题。

7.6 乘员返回飞行器（CRV）设计面临的人因挑战

针对任何一款乘员返回飞行器，按照 NASA 转送乘员的人体参数范围要求，在设计环境系统、座椅及座舱结构、医学救治系统、束缚系统以及撤离能力时，面临许多人因挑战。在讨论医学撤离能力时，考虑到载体的特点，将乘员返回飞行器按照总体标准设计。这些研究和发现将提升整合系统的性能，从而研制新的返回飞行器。

目前，国际空间站要求是满足 5％的日本女性和 95％的美国男性参数范围[56]。这不仅影响设计作为整体的乘员返回飞行器，也影响个体的活动，如飞行控制和医学支持等。如果需要的话，要求乘员返回飞行器的主要驾驶者满足“手暴露”的条件，这是由于任务的紧迫性，需要接触和管理病员，在狭小密闭的环境中穿着舱内压力服，操作既费时又费力。这将优化舱内环境，座舱更加人性化，使身着压力服的乘员在没有解除束缚的情况下能进行操作。

乘员返回飞行器内的特殊限制影响在轨医疗主管如何向病员提供医疗服务，包括由于再入时作用力而限制乘员的活动等。这些限制对医学仪器的操控提出了要求，在不同的飞行阶段，在轨医疗主管能接触到病员和监测仪器。以返回乘员需要呼吸支持为例，假如病员通过氧气面罩进行人工通气，乘员返回飞行器内的在轨医疗主管一旦遇到加速度作用力时，其维持人工通气操作存在困难。然而，如果病员使用机械通气，在轨医疗主管则可以在远处调节呼吸机的控制和读数来调整仪器。由于座椅的限制，将在轨医疗主管固定于倾斜体位，致使其不能接触到病员。此外，在设计不复杂的组件时，人因起到十分重要的作用。比如，病员的束缚机构必须可以被另一位乘员打开和调节[57,58]。设计乘员返回飞行器内的限定系统时必须考虑到这些因素，包括为高级生命支持仪器提供一种先进的操作界面，这些仪器有呼吸机、除颤仪、供氧器以及静脉输液器等[59,60]。

乘员返回时的功能状态对搜索救援（SAR）队提出救治要求，如反应时间和医学救治能力等。尤其是在飞行器着陆后乘员不能自己出舱，因此，搜索救援队必须熟悉航天飞行时人体生理机能的失调状态，乘员返回飞行器的内部布局应利于搜救乘员，在舱门打开时，在轨医疗主管和病员直接位于舱门口。采用合适的救援技术救出病员。最理想的情况意味着他们最后进入飞行器，则最先离开。

NASA 约翰逊航天中心的图形处理及分析实验室使用三维模型来确定乘员在各种可能活动中的最小空间。尽管针对执行救援任务需要的理想空间还存在争议，通常设计师按照一种特殊载体的固定空间和规定参数进行设计。一些转运飞行器比如联盟号飞船和 X－38 飞机，由于受载体外形、内在仪器及补给物品的限制，以及操作者功能状态的影响，其可用的空间大大减小。各种转运飞行器的驻留空间见表 7－12。

表 7－12　各种撤离转运飞行器的驻留空间

撤离载体	驻留空间容积/m^3	乘员数	每乘员占用空间容积/m^3
航天飞机	65.8	7	9.4
阿波罗号指令舱	6.2	3	2.1
水星号飞船	1.7	1	1.7
拟研制的 X－38/乘员返回飞行器	12.2	7	1.7
联盟号返回舱	4.0	3	1.3
双子星座号飞船	2.6	2	1.3
地面救护车-箱式	11.0	2＋病员	3.6

乘员医疗救护系统的设计者应该意识到设计要求，其满足在国际化或多种文化环境中执行相应的救治方案和程序[61-64]，条件要素应该是清晰、明了和多角度的，便于在非母语工作区的优先理解和认识。总之，紧急医学事件的乘员撤离能力需要研制相应的程序和目录清单。应用实用性和人因分析方法评估医学程序，保证乘员工作绩效的最大化，不因为设计界面的缺陷而受到影响。这使乘员更容易操作、操控精确性更高、反应更快，进而增大了安全性，大大提高了救治成功率[65,66]。

7.7　航空医学转运和撤离的风险

任何启用航空医学转运的决定必须考虑各种可能因素，这些因素增大了医学转运和撤离的内在风险，有时候这类风险的叠加超过了立即转运带来的边际效应。EMS 空运救护、救援行动、住院转移不是无风险，每年会发生这类事故。然而，由于航空灾难导致航空医学转运事故的死亡率非常低，大约为 6/100 000[20]。但也存在例外，鉴于撤离过程的风险以及空中医疗保健的可用性，尽管具备撤离的能力，但是仍然推迟撤离到最终的医疗机构救治。比如，在商用海洋运输货船或游艇上，病员出现急性腹部问题如急性阑尾炎，此时在直升机救援转运范围之内，但是仍很少通过空中撤离，采取转送到达具有救治能力的陆地医疗机构之前，通常采用非手术治疗和船对船的转运[67]。

许多航空飞行器起到空中救护车的作用，有其优点和限制因素。航天医学转运的特殊要求为设计带有医学救治能力的专用转运飞行器提供了机会。正如设计空中救护车一样，诸如舱内的空间、环境、可载的病员负荷、有效负荷、重量与平衡等因素必须仔细权衡。在轨航天器医学紧急转运和撤离也增大了相应的风险。尽管鉴于有限的实践经验，很难评估这些风险，但伴随转运的时间流程，这些风险可能会随时出现，每一阶段展示出特定的环境威胁以及相应的风险。主要风险和应对风险的设计要素见表 7－13。

表 7－13　航天任务医学撤离和转运风险及应对风险的设计要素

按时间流程排序的事件	风　险	应对风险的设计要素
决定转运/撤离	延迟或过早决定； 不正确决定（如撤离时病情可能恶化）； 任务的主要影响	预计可能发生的情况； 建立支持性规则指导做出决定； 如果通信不畅，在不依赖地面支持情况下乘员现场做出决定
舱内环境	有限空间中进行医学监测、实施操作、营救； 对于整个 CRV 乘组来说，无压力服配置是减压或有毒大气事件的零容错座舱环境	优化座舱组件； 制定撤离时间流程； 生命保障系统，足以维持撤离时间流程； 乘员从空间站撤离到着陆的时间限制在 3 h 内
飞行器的医疗保健能力	压力服组件限制了医疗操作，尤其是气道管理和急救	设计成乘员不着压力服转运，座椅设计成在轨医疗主管能处置病员
自主再入	有限的着陆机会	每 2 或 3 个轨道一次脱轨机会，较大着陆选择范围
着陆	温度、噪声、振动等问题； 再入时加速度——标定与弹道； 滑行轨道减速效应； 视野受限和回避障碍物； 陆地着陆和水上着陆； 潜在的冲击伤害	较低的再入 G 值； 自主无动力返回； 控制再入 G 值范围为 $4+G_x$，$1\pm G_y$，$0.5+G_z$； 可以自主控制； 惯性导航系统、全球定位系统指导； 可控的发动机限制着陆速度，着陆位置选择和导航辅助，躺卧位座椅，着陆冲击衰减系统
出舱和救援	由于生理功能失调，回到 1 G 时出现损伤； 不能进行无辅助的出舱； 陆地和水上出舱； 着陆于偏远地方； 对搜索救援队员的风险； 不按计划着陆，有毒推进剂，未用完的信号剂； 可用搜索救援/地面支持力量和反应时间	着陆前采取对抗措施： • 补充液体； • 药物、交感神经药物； • 抗重力压力服。 乘员生存训练； 搜索救援人员准备和锻炼
撤离至地面最终的权威医疗机构	额外的转运事件； 着陆地点的医疗保健能力可能较低	医疗急救保障和实施计划为美国和国际急救着陆地区明确了要求

7.7.1　NASA 乘员返回飞行器的发展

低地球轨道空间站撤离需求来源于最早期支持载人航天飞行器的基本逃逸救生原则[68-72]。在人类载人航天飞行之前的 1957 年，彼得森[73]和罗米克[74]建议开展从载人航天器上撤离乘员的地基设计。次年即 1958 年，NASA 的埃尔里克·克鲁夫特提出了设计理念，即“建议在航天实践中使用‘救生艇’”[75]。其建议采用一种可能的解决方法，针对无计划撤离返回，设计专用的飞船从受损的航天器内救援航天员。早在 1963 年，杰克·詹姆斯在一篇论文中提出互操作性和共性缺乏的问题[76]，“关于交会对接的许多问题可以通过早期研制通用性的、普适性的所有航天器交会/对接机制来避免，改进的乘员安全性和任务可靠性是副产品”。

自进入空间时代以来，工程师和科学家一直在努力将航天环境对人体的威胁降到最低。实际上，随着 1961 年 4 月 12 日加加林乘坐东方 1 号飞船升空，此次飞行任务的预案为一旦出现人为或机械故障，即使制动发动机不能点火，在 10 天后飞行器将自主再入地球大气层。在轨食品补给可以维持同样的时间。因此，该飞船可以自主控制，除非需要加加林修正其航向防止偏离轨道。与其他东方号飞船的航天员一样，加加林会在着陆前从飞船中弹射出来，以确保安全返回。

为返回地球而研制的逃逸系统分为两大类：升力飞行器和弹道式再入飞行器[77,78]。

7.7.1.1　升力飞行器

升力体航天器相对于其他类型的飞行器具有几个优点。两翼和升力面扩大了着陆范围，增加了到特定着陆点的可用着陆机会。在再入过程中，加速度负荷限制在 1.5 G 左右。将生病、受伤或者生理功能失调的航天员从空间站返回地球时，这两个方面都被认为是重要的。此外，使用轮式跑道着陆也是可能的，这样可以在世界范围内许多地方实施简便、精确的回收[11,79]。

NASA 的相关研发始于动力滑翔飞行器（Dyna - Soar）X - 20 计划，其构思于 20 世纪 40 年代，即采用了德国基于 E. 桑格尔 20 世纪 30 年代提出的建议与研究成果之后。Dyna - Soar 计划从 1957 年开始直到 1963 年终止。这是航天飞机的前身，计划用于美国空军（USAF）和 NASA 的各种任务，包括太空救援，它被设计成在跑道上着陆。为应对美国空军 Dyna - Soar 研制项目，苏联在 20 世纪 60 年代启动了螺旋计划（Spiral），开始研制应用于航天任务的升力飞行器。在 20 世纪 60 年代，NASA 兰利飞行器分析部开始研制 HL - 10、M2 - F3 以及 X - 24 等型号的升力飞行器，在 20 世纪 80 年代，建造了 HL - 20 全尺寸工程研究模型，用于研究乘员紧急救援飞行器，在 1986 年挑战者号灾难后计划用此来作为备份或取代航天飞机。建造了 HL - 20 全尺寸工程研究模型，用于研究乘员座椅布局、居住环境、仪器布置以及乘员进出舱门[80]等。

20 世纪 80 年代，NASA 花费大量的精力确定载人空间站逃逸救生设备的需求[81,82]，尤其是满足计划中的自由号空间站和确保乘员返回的飞行器。伴随着 NASA 空间站的研制计划从自由号空间站转变到国际空间站，乘员返回的概念又一次发生改变。依据前期的

X－24 升力体模型，NASA 进行了另一款升力体 X－38 的设计。作为美国空军机动性再入飞行器研究项目的一部分，X－24 最初是在 20 世纪 60 年代研制的，作为后续航天飞机计划的前身。在此项目的基础上，形成了 X－38 乘员返回飞行器的概念样机（如图 7－1 所示）。

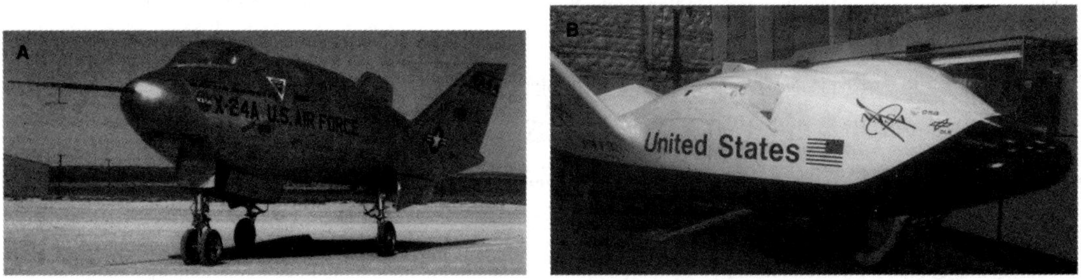

（a）20 世纪 60 年代研制试验的 X－24 升力体　（b）X－38 曾经被考虑作为国际空间站的救援飞行器

图 7－1　X－38 概念样机的形成（照片由 NASA 提供）

NASA 的 CRV 计划涉及一个创新的航天器设计，可以从国际空间站上转运返回多达 7 名乘员。其任务剖面包括从航天飞机的有效载荷舱中发射入轨，然后与国际空间站对接，并一直保持待用状态，以保证应急返回。在轨点火并抛弃发动机模块后，飞行器将在无动力下滑翔进入地球大气层，使用可控的翼伞着陆。尽管其主要的用途为一款紧急“救生艇”，但是也可以修改作为其他用途，比如作为国际转运飞行器，使用像欧洲阿里安-5 类似的运载火箭发射入轨。设计时构想其能具备撤离所有国际空间站乘员（7 名）的能力。这款 CRV 飞行器的尺寸设计为长 9.14 m，宽 4.42 m，使其能安装到航天飞机的货舱里，其内在容积设计为11.8 m^3，质量为 11 340 kg[82]。

7.7.1.2　弹道式再入飞行器

美国最早计划的空间站——美国空军载人轨道实验室（MOL）曾打算使用双子星座号飞船执行主运输和应急返回地球任务。尽管这个项目没有实施，后续的天空实验室使用能搭乘 3 名乘员的阿波罗号飞船执行同样的任务。一旦需要应用地面资源参与救援时，对能搭乘 3 名乘员的阿波罗号飞船进行改进以满足搭乘 6 名乘员的需要。后来这种飞船作为挑战者号航天飞机成员返回飞行器研究的一部分[19]。在 20 世纪 80 年代后期，欧洲空间局开展了自由飞行的哥伦布空间站（ESS）课题研究，作为一种潜在的 CRV，提出了一个类似阿波罗号的救援飞行器概念。这种长时间停靠对接的逃逸工具主要任务为从空间站分离，撤离乘员到地面安全的地方，由地面团队进行康复干预[83,84]。由于挑战者号事故，NASA 在约翰逊航天中心建立了乘员紧急返回飞行器办公室，以审查航天飞机作为主要救援工具的替代方案[85]。由约翰逊航天中心工程团队提出的一个方案是简便的乘员救援替代飞行器（SCRAM），其设计为低成本的水上着陆器，可以搭载 8 名乘员，并维持其生存 24 h[86]。该飞行器包括一个对接空间站的加压乘员舱，一旦交付使用可以在轨维持 10 年的寿命。为了达到运营成本最小化的目的，将采用可靠的、成熟的技术，以及现有的搜索和救援能力。

7.7.2　联盟号飞船

俄罗斯航天局通过在礼炮号空间站和和平号空间站停靠联盟号飞船，使其为两者提供长期可用的逃逸和救生能力[87-89]。联盟号飞船是国际空间站组装阶段默认的返回飞行器（如图7-2 所示）。第一款联盟号飞船于 20 世纪 60 年代设计研制，1967 年 4 月 24 日进行首次飞行，由于着陆阶段降落伞未能拉出，致使首次载人航天飞行以失败结束，航天员费拉基米尔·科马罗夫（Vladimir Komarov）牺牲。尽管遇到了挫折，但是出现的问题得到了解决，该飞行器也开始运行。在 1980 年升级到联盟 T 号之前，联盟号飞船积累了大量的实践经验。1987 年，联盟号 TM 系列飞船已经开始执行任务，为和平号空间站任务提供支持。联盟号最初设想在轨道上与一个助推器对接，之后被推进绕月球飞行，后来联盟号飞船进行了改进，用于将乘员送入绕地球轨道飞行的空间站，如礼炮号空间站和随后的和平号空间站[90]。从这方面来讲，在 30 多年的飞行应用中，除了 1971 年联盟 11 号发生减压事件外（这次事件促使重新设计工作和操作保护措施），其显示出了良好的可靠性和安全性。

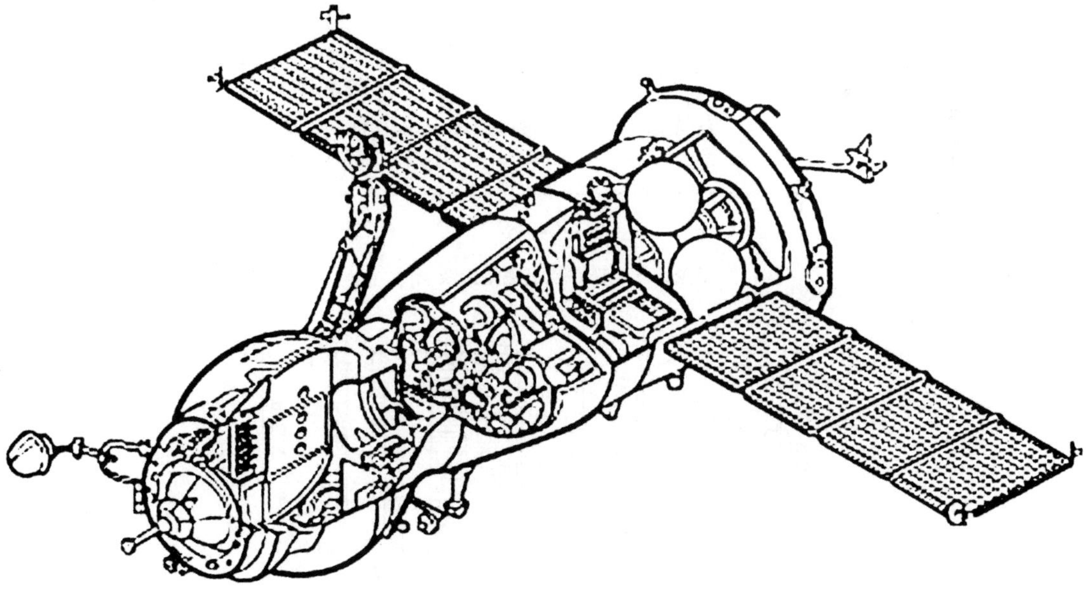

图 7-2　30 多年成功运送乘员往返于空间站的联盟 TM 号飞船基本设计图

7.8　俄罗斯和 NASA 的乘员返回飞行器概况

正如前面所述，目前能用于天地间运送乘员的飞行器只有美国的航天飞机和俄罗斯的联盟号飞船。1992 年，美国曾考虑改进联盟号飞船作为适合美国航天员的乘员返回飞行器[91]。按照设计，这种“通勤”航天器，可以穿梭往返于大型空间站，其返回舱的居住容积只有 4 m^3，因此联盟号返回舱的基线设计严重限制了医学工作的实施（如图 7-3 所示）。

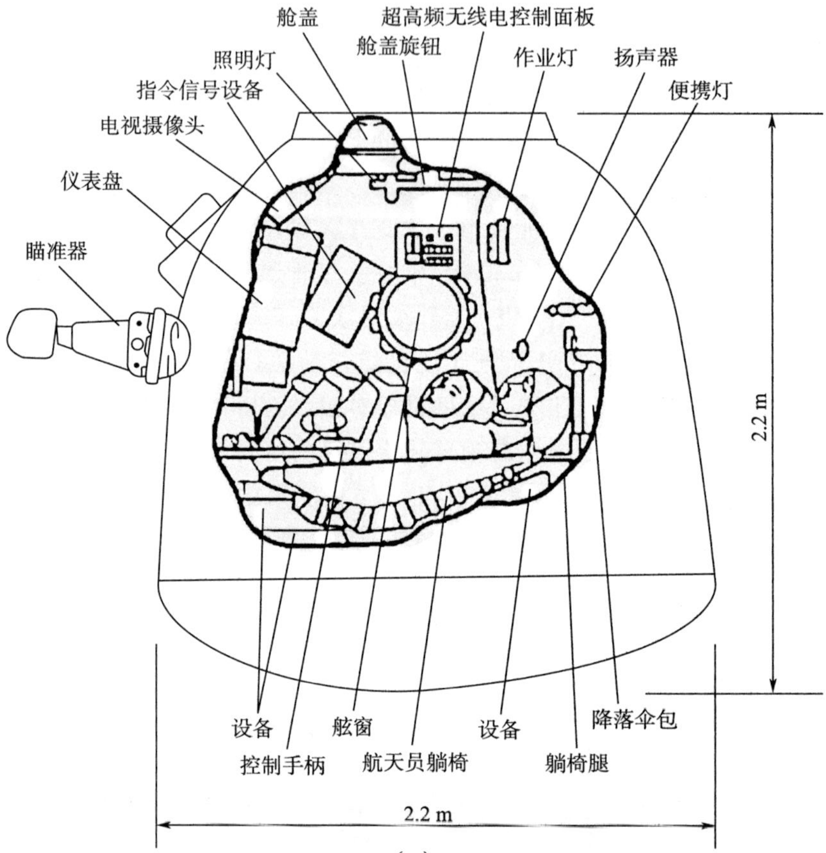

(a)

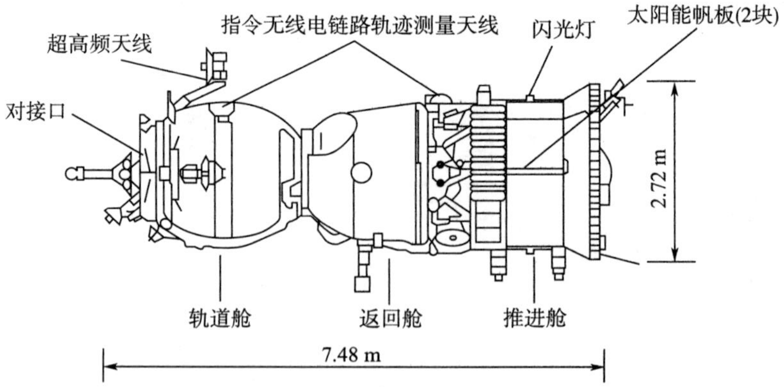

(b)

图 7-3　联盟号返回舱显示乘员在发射和着陆时所处的紧凑空间

相比 NASA 的人体参数设计范围，联盟号飞船对乘员的身高和体重也有一定的限制(见表 7-14)[56,92]。在航天员选拔鉴定阶段，NASA 约翰逊航天中心人体参数实验室采集并保存了航天员的人体数据。因为美国航天员的最初选拔标准依据美国航天器的要求制定，所以选拔出的大部分美国航天员不适合搭乘联盟 TM 号飞船。为扩展人体参数的范围以及观察这些限制对医学转运的影响程度，已经开展有关的几项课题研究。这些研究成果促使对联盟号飞船进行改进，包括提升仪表显示面板以方便下肢较长的乘员，调整座椅姿态以能较好地支持受伤的乘员，调整搭载载荷以能容纳医学仪器。联盟号的最新升级型号为联盟 TMA 号，其在 2003 年投入使用。因此，搭乘联盟号的 NASA 航天员以及国际空间站运行初期搭乘紧急返回飞行器（联盟号飞船）的航天员，必须按照联盟号飞船人体参数设计要求进行选拔[93]。

表 7-14　联盟 TM 号、联盟 TMA 号及 NASA 航天飞机选拔乘员的人体参数和体重范围

	联盟 TM 号	联盟 TMA 号	NASA 航天飞机
最低直立高度/cm（in.）	164（64.6）	150（59.0）	148.6（58.5）
最低坐立高度/cm（in.）	80（31.5）	80（31.5）	未确定
最小体重/kg（lbs）	50（110）	50（110）	40（88）
最高直立高度/cm（in.）	182（71.7）	190（74.8）	193.04（76）
最高坐立高度/cm（in.）	94（37.0）	99（37.8）	未确定
最大体重/kg（lbs）	85（187）	95（209）	109.32（241）

7.9　病员可及性和治疗能力

联盟号飞船和航天飞机的差异很大，主要在于两者的内部空间、仪器设备可及性、乘员工作站以及座位布局。对于任何航天医学转运和撤离飞行器而言，是否使用全压服是最基本的乘员配置决策点之一，这个要素影响到飞行器的设计、携带的医学仪器以及预计的医学操作程序等。显而易见，一个允许生病或受伤的乘员不穿压力服而只穿衬衫返回地球的座舱环境，将允许更好地进行医学监测和干预。另一方面，压力服可以提供增强的“宜居大气”保护和对压力损失情况的容错能力。每一种方式各有其不同特征，各有优势和缺点。

联盟号飞船和航天飞机已经在飞行实践中得到验证：二者是切实可行的运输飞行器。乘员返回飞行器在某种程度上是作为专用的医学撤离航天器来研发的，设计时优先考虑特定的医学需求以及高度关注人因要素。在从空间站分离后的自由飞行期间，上述的因素对医学监测仪器型号的选择以及干预水平产生严重的影响。根据可用于治疗的医学仪器以及医学补给资源，联盟号飞船和将来的 CRV（或 OSP）存在明显的差异。每种飞行器的配置在应对特殊的医疗事件时可用的医学仪器和救治能力明显不同（见表7-15）。

表 7-15　从空间站转运和撤离的医学处置能力：着航天服与不着航天服

医学处置能力	不着航天服（CRV）	着航天服（联盟 TM 号）
病员判别	有限范围	最小化
暴露/气道开放	具备	最小化
病员束缚装置/颈椎-脊柱限定	可以限定病员	可能
助手	可能	最小化

续表

医学处置能力	不着航天服（CRV）	着航天服（联盟 TM 号）
高级生命支持包 • 诊断仪器 • 治疗药物 • 静脉补液	以小包形式提供 具备 具备 具备	部分供给 最小化 有限 可能
100%氧气供应	呼吸机 & 面罩	具备
心脏监护	具备	可能
心脏除颤、血压监测、血氧饱和度	具备	最小化
救生包（着陆后）	具备	具备

针对不同的医学事件，进一步评估穿着和不穿着压力服配置的救援能力，我们可以很好地比较两者的相对救援能力。为此，NASA 航天医生小组针对特定的医学事件，采用四分位数法估计了穿着/不穿着压力服配置的相对预设后送救治能力（见表 7 - 16），针对每一医学事件，可以计算出穿着/不穿着压力服配置的总体能力水平（假定在同一类别中具有相等的发病概率）。表 7 - 16 显示出针对每一医学事件类别估计的百分数相对能力水平。当这种相对能力水平再加上每一医学事件发生概率的权重，则穿着压力服时，总的相对救援能力估计接近于 54%。换句话讲，在应对一半且需要紧急返回医学事件时，穿着压力服不能提供适合的救援能力。这个总的相对救援能力与前期公开的估计值 60%相当一致。

对于严重的呼吸和循环系统医学事件，穿着压力服相当于不穿着压力服（CRV 内）的医学救援能力的 17%和 10%。因此，在应对呼吸和循环系统的医学事件时，这种穿着压力服配置的救援能力非常低，主要由于在穿着压力服的状态下病员暴露不充分以及实施气道管理困难。

表 7 - 16　穿着压力服配置（未改进的联盟 TM 号）对比不穿着压力服配置（CRV）的预计相对医学处置能力

需要转运/撤离的医学事件	发生概率/（次/100 人年）	估计相对医学处置能力/%	加上概率权重的穿着航天服的处置能力/%
创伤及中毒 • 过敏反应 • 呼吸困难 • 严重骨折	1.72	66%	19%
胃肠道疾病 • 严重胃肠炎 • 肠梗阻 • 阑尾炎 • 胰腺炎 • 胆囊炎	0.87	50%	7%
神经/精神疾病	0.80	46%	6%

续表

需要转运/撤离的医学事件	发生概率/（次/100 人年）	估计相对医学处置能力/%	加上概率权重的穿着航天服的处置能力/%
• 眩晕 • 精神病 • 癫痫 • 颅内出血 • 脑动脉瘤 • 脑血管意外			
呼吸系统疾病 • 气胸 • 肺炎 • 中毒性肺炎 • 减压病窒息 • 反应性气道疾病 • 气道阻塞 • 急性呼吸窘迫综合征 • 肺栓塞	0.60	17%	2%
循环系统疾病 • 心律失常 • 冠心病/心绞痛 • 心肌梗死 • 休克-低血容量性 • 休克-过敏反应性	0.43	10%	1%
泌尿生殖系统疾病 • 肾结石 • 尿脓毒症 • 肾盂肾炎	0.34	42%	2%
感染性疾病 • 脓毒症 • 脑膜炎	0.30	38%	2%
皮肤病 • 蜂窝织炎/脓肿 • 荨麻疹 • 剥脱性皮炎	0.28	100%	5%
常见内科疾病 • 癌症 • 内分泌/营养代谢/其他	0.6	100%	10%
总计～6 次/100 人年	5.94		54%

空间站开始组装时有 3 名航天员参与，只有穿着压力服配置的逃逸飞行器（未改进的联盟 TM 号）能满足任何撤离紧急情况的需要。估计乘员中因医学事件需要撤离的概率约为 0.06 乘以 3，即 0.18 次/人年，也就是预计每 5 到 6 年需要一次医学撤离。这个估计的撤离风险与俄罗斯航天实践中实际发生的风险差不多。从组装完成后开始，有 7 名乘员参与飞行任务，我们估计因医学事件需要撤离的概率约为 0.06 乘以 7，即 0.42 次/人年，也就是预计每 30 个月需要一次医学撤离。针对重要且危及生命的呼吸系统或循环系统医学事件需要单独考虑，预计其需要撤离的概率为每 14 年一次，或者在空间站寿命周期内发生一次。因此，分析和估计空间站在轨严重医学事件的发生概率和种类，促使我们必须设计和研制空间站的乘员撤离和逃逸系统。

7.10 NASA 乘员返回飞行器的医学要求

设计乘员返回飞行器时必须满足乘员实施操作的基本要求，以及已经确认的需求参数，包括：飞行器及系统特点、环境控制的特殊性、人因操作指南、医学限制因素以及任务支持需求[94]等。提出医学要求的目的是在从国际空间站返回过程中，保证研制的飞行器能满足生病或受伤乘员救治的最低标准。对于一个乘员返回飞行器的成功研制，确定上述的这些要求（需求）参数并得以满足和实现，这相当重要。依据这些指南，NASA 医学保障部为国际空间站专用的乘员返回飞行器制定了最低医学要求。这些要求不能作为设计方案，而是作为设计师在设计乘员返回飞行器的乘员舱时的设计指南[95-97]。这些医学要求分为以下几个方面：病员救治、乘员舱配置、乘员舱环境控制以及生命保障系统（ECLSS）等。

7.10.1 病员救治

7.10.1.1 仪器和补给

足以保障至少一名生病或受伤乘员维持生命的医疗要求，包括但不限于通气、带除颤功能的生理监测、静脉补液及药物治疗等，这些是明确的最低要求。此外，紧急医疗诊治包必须能满足任何任务阶段乘员生病或受伤救治的需求，包括着陆后直到搜救人员到达之前。

7.10.1.2 时间限值

为保证病员转运时间最少，CRV 保障的医疗救助时间为从国际空间站分离到着陆不可超过 3 h。这个数据是依据该飞行器的预设能力和保障医学救治要求的最少转运时间。

7.10.2 乘员舱配置

CRV 座椅及驾驶舱设计应能容纳国际空间站的全部计划乘员，并应对再入、滑降、冲击加速度作用力和碰撞。下列具体防护性参数特点必须整合到飞行器设计和运行中去。

- 头—躯干—下肢中心线呈一直线；

• 座椅靠背角度为 0°（首选）～12°，颈部＜ 20°，根据主要的加速度矢量，相对于局部水平轴位髋、膝、踝的角度设定为 90°；

• 为了满足 5%～95%人体参数参照范围，可以容许限制系统调节 5 个百分点，同时预防乘员出现连枷运动和座舱弹射，包括用于无意识的病员；

• 头盔带有轻巧的通信配件以及防护系统，允许乘员观看固定的视觉可及界面；

• 乘员的显示和控制面板在再入时能使乘员的头、手臂活动以及用力最小化；

• 由于乘员的不耐受（神经前庭的激惹），飞行器的旋转速度不得超过 5 rpm；

• 充分考虑对抗加速度力的作用，在人体坐标系下通过设定再入时持续加速度（＞1 s）限制不超过 ±4 Gx、±1 Gy 及 ±0.5 Gz，这样使人体在所有轴位的重力负荷最小化。这种设计使乘员立位应激最小化，允许乘员在 1 G 重力下一定程度的活动；对于潜在生病或受伤的乘员，伴随血液减少或肺不张时，增加了敏感性，需进一步限制加速度载荷；

• 对于生理功能失调的乘员，降落伞打开的负荷范围如图 7-4 所示[98-101]。

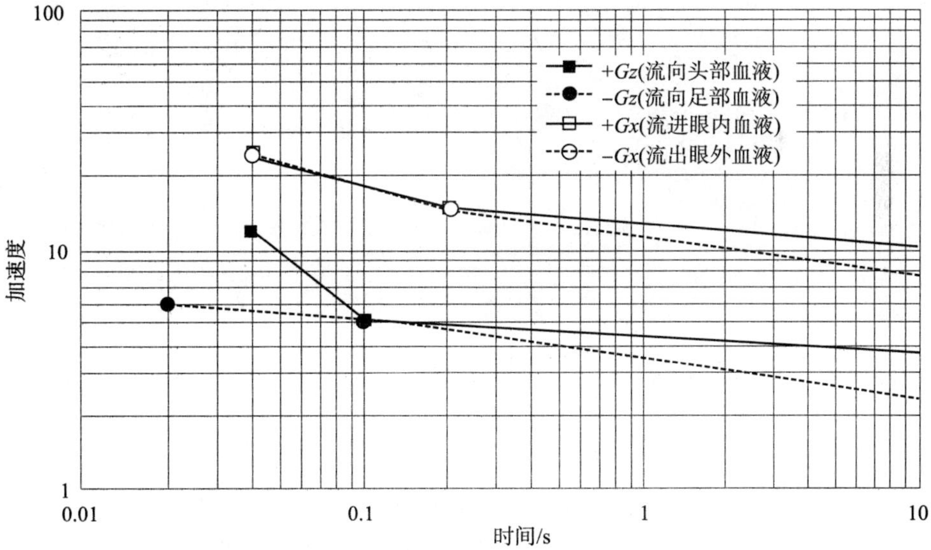

图 7-4　生理功能失调的乘员开伞负荷范围

7.10.2.1　在轨医疗主管工作站

在乘员区域内，医学任务配置需要的硬件包括专门的椅子、束缚装置以及满足伤病乘员和在轨医疗主管实施医学仪器操作及显示界面。这些要求支持对伤病乘员实施：机械通气、电源隔离的心脏除颤、医学仪器操作、伤病乘员和医疗主管接口，以及允许伤病乘员随时到达飞行器的舱口。

7.10.2.2　通信

在 CRV 和休斯敦任务控制中心之间需要专用的实时医学通信能力。这种能力包括尽可能地支持医学数据的传输，这些医学数据包括但不限于心电图和实时视频。此外，在

CRV 和搜索救援队（SAR）之间能实施语音通信。

7.10.2.3　座椅和显示界面

在轨医疗主管的座椅位置应能使其操作医学仪器、控制和显示设备，以及使用专用的天地通信系统。在一个可以搭载 7 名乘员的 CRV 内，其后排的一个座位留给生病或受伤的乘员，由于此位置临近舱内尾部出口，而其并排的位置将留给在轨医疗主管，这样设计的目的首先是允许 CRV 的驾驶员进入，接着其余乘员进入，最后在轨医疗主管和伤病乘员进入，可以使驾驶员在无障碍情况下启动 CRV，同时有利于在着陆后首先撤离伤病乘员（如图 7－5 所示）。

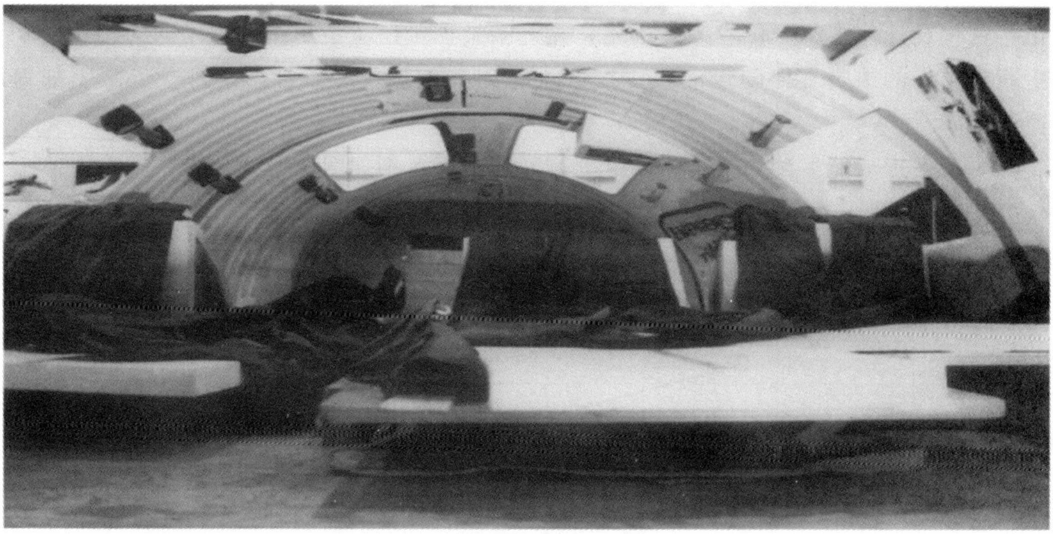

图 7－5　X－38 乘员返回飞行器原型的内部结构，可以搭载 7 名乘员，病员和医护人员安置在靠近舱门的位置

7.10.2.4　撤离

由于乘员的神经前庭、心血管以及肌肉骨骼功能的紊乱或下降，从国际空间站返回的所有乘员对于各种操作和活动可能丧失能力达数小时。因此，CRV 的设计应满足由搜索救援队在不需要乘员自己协助的情况下撤离所有乘员，尤其是首先撤离伤病乘员。

7.10.2.5　着陆冲击力

针对生理失调和伤病乘员，按照布林克利动态响应模型（Brinkley Dynamic Response Model）[98]，冲击减速限值应确保严重或丧失能力的伤害风险不大于 0.5%。这个数据是经过研究和分析后，公认的预防乘员进一步受到伤害的可接受的风险水平，在设计着陆方式时，容许设计者有一定的自由度。然而，这个数据很难评估。大部分的数据依据阿波罗号飞船的研究，其监测到峰值高于常规着陆飞行器的数据。在 20 世纪 90 年代开展的乘员返回飞行器（ACRV）研究课题中，乘员承受冲击力范围为 $10\pm Gx$ 持续 0.2 s、$5\pm Gy$ 持续 0.2 s 及 $5\pm Gz$ 持续 0.2 s[101,102]。

7.10.3　乘员舱的环境控制和生命支持

7.10.3.1　舱内空气

乘员返回飞行器内空气和环境应保持合适水平的温度、湿度以及通风，保障在任务期间能够容许“只穿衬衫的”运行方式，根据表 7 - 17 数据值调节舱内空气参数[58,103]。

表 7 - 17　乘员返回飞行器内环境控制和生命保障系统的设计参数范围

参　数	范　围
总压力	14.2～14.9 psi
二氧化碳分压（pp）	0.102～0.147 psi
氧气分压	2.83～3.35 psi
氮气分压	＜11.6 psi
相对湿度	25%～70%
空气温度	17.8～26.7 ℃
露点温度	4.4～15.6 ℃
舱内环流	0.051～0.2 m/s
舱内通风	(66±2.4) L/s
不着火的氧气浓度	10.50%
颗粒物浓度（直径 0.5～100 mm）	平均＜0.05 mg/m^3
表面温度	4 ℃ ＜接触温度 ＜45 ℃
每个舱段的空气泄漏	在 14.7 psi 下最大量为 0.23 kg/天

这种能力应延伸到着陆之外，包括预留足够时间移动生理功能失调或伤病的乘员。这种飞行器需要长时间提供 ECLSS 的能力，因为该系统需要应对再入和着陆期间的热量积聚可能导致乘员出现的立位晕厥及运动病。该飞行器还应具备净化舱内环境中有毒物质的能力。这使得 CRV 可以作为一个安全的港湾，一旦国际空间站环境控制系统需要清除污染毒物、控制（扑灭）火源时或者对空间站再加压时，为航天员提供避难场所。

（1）压力

国际空间站舱内压力丢失是很可能发生的故障，乘员在 100% 的氧气中能维持生命的最低压力大约是 3.0 psi，或者等同于 11 600 m 海拔（38 000 ft）的大气压力。实际上，最早的舱外压力服和一些高空压力服如 SR - 71 黑鸟飞机使用的压力服，其压力只有 2.8 psi；加压速率范围为在 30 min 内从 3.0 psi 到正常的 14.7 psi，速率不得超过 13.4 psi/min，这样设定是为了避免出现中耳阻塞和耳气压伤。尽管在这样的压力中乘员能维持生命，但是从空间站舱内压力降到这样的最低压力水平在一定程度上可能诱发减压病（DCS），所以在发生这种医学事件后，乘员应在 100% 的氧气中停留几小时以降低这种风险。然而，目前国际空间站乘员行动或撤离的压力阈值设定在 3.0 psi（见第 23 章），这一点非常重要。

（2）氧气

在国际空间站内空气遭受有毒物质污染或舱内泄压时，需要紧急供氧，需要较长时间恢复舱内呼吸环境，治疗暴露于其中呼吸困难的乘员。此外，CRV 需要单独为伤病乘员提供 100%的氧气，以最大速率 20 L/min 维持供氧达 4 h；这要求为伤病乘员准备足量的氧气，从国际空间站撤离到着陆后地面搜索救援队施救为止。反过来，必须有一种方法来收集和循环利用呼出的氧气，以使舱内氧气的浓度不超过易燃风险值。

（3）着陆后的救护

乘员从诸如国际空间站撤离后送到最终的医疗机构之前不能终止救护。相关人员一直在提出设计要求，开发相关的方案或程序，以保证生病或受伤的乘员在预定的时间内从空间站撤离到达地面最终的医疗机构。这方面有了一定的结果，即对飞行器和救援力量提出了要求，这是由于着陆需要一定的时间以及不知道在何处着陆。比如，从空间站撤离后的乘员返回飞行器在 3 h 内可能在多个位置着陆，要求地面的搜索救援队比起搜索特定的联盟号飞船着陆来反应更快，搜索位置更多。对于联盟号飞船着陆后搜救，通常使用当地的搜索救援队（当飞船上有美国航天员时会有 NASA 的人来增援）来定位着陆飞船并救出乘员。联盟号返回舱装备有无线电和发光信标，有助于锁定其位置。

将来在设计乘员返回飞行器的救护要求时，一定程度上考虑飞行器的再入能力以及可能的着陆位置。乘员返回飞行器需要装备合适的救生仪器和相应的补给，一旦遇到较长时间地面搜索救援队才能到达的情况，也能保障乘员生存。在俄罗斯的航天计划中，已经发生过不止一次，返回着陆偏离预计着陆点，乘员孤立等待 24 h 才得到地面搜索救援队救援。空间站紧急返回时乘员的救援护送不同于联盟号和航天飞机精心设计和规划的着陆。紧急返回时地面搜索救援队面临中毒风险，主要由于航天器携带许多用于推进和冷却的有毒物质。假如航天器着陆于偏远、人迹罕至的地方，这会使现场局面复杂。

制定乘员返回的专门计划应满足：乘员能在不同的地方着陆，不论返回飞行器是航天飞机还是联盟号飞船，不论是短期飞行还是长期飞行。在 NASA 的文件中对救援能力提出了特别的规定和要求，包括：搜救人员、乘员撤离能力、通过地面或飞机的医学撤离能力等。在所有可能的着陆地点，要求搜索救援队熟悉执行撤离任务的航天器。这些方案还应考虑到从空间站撤离是有计划和紧急的撤离这两种情况。对于将来乘员返回飞行器可能在美国大陆着陆，应对地面搜索救援队进行全面有计划的针对性训练。此外，为了保障医疗护送任务的成功，要求在休斯敦任务控制中心、地面搜索救援队及返回飞行器之间建立安全的通信[104-105]。

总之，为了适应和满足救援航天飞行生理功能失调的乘员以及生病或受伤的乘员，设计乘员返回飞行器的团队必须应对上述设计目的和要求的挑战。

7.11　从低地球轨道实施医学撤离的伦理问题

尽管航天医学的实践与地面预防医学有许多共性，但是也需要特殊的实施医学经验和判断。类似于预防和职业医学的其他方面，航天医学则强调本质上健康个体工作绩效的最优化。飞行员以及航天员的医学撤离决策涉及安全性、生存性、个体的职业生涯以及任务的成功等方面，获取这种平衡需要贯穿到航天医学实践的每一阶段，包括：任务设计、研发及制定对抗措施、航天员选拔、训练、任务准备及执行、飞行中医学监控、航天员的长期跟踪随访等。

与地面的医学实践不同，航天环境的可能危险导致乘员面临特殊的挑战，包括单个甚至全体乘员的安全、生存以及成功返回到地球。长期航天飞行增大了固有的风险，在各种风险出现之前，对可能发生的医学事件深思熟虑、精心明辨，包括：考虑飞行前的准备、飞行中管理、返回能力、可能的正面或负面结果以及任务影响。几十年来，NASA医学部在保证任务总体成效的基础上，实行风险管理指导，使个人的风险最小化。长时间低地球轨道飞行和飞往其他星球的探索飞行可能需要对某些类型的任务作其他方面的限制，比如，依据累积的辐射暴露，对少数乘员执行一或两次国际空间站类型任务的职业限制。

尽管不能预测每一种在轨医学紧急情况，但针对预期医疗情况的通用预案可以为飞行乘员和地面工作人员的决策提供一个指导性框架。虽然具有这个前提，但是考虑任何从低地球轨道撤离事件时总是需要做出实时的判定，因此，无论如何，在伤病乘员、在轨医疗主管、地面医学支持人员（航天医生）、任务支持人员（飞行主管和任务管理者）之间建立有效的通信联络以利于做出总体决策，这一点非常重要。然而，低地球轨道的乘员必须做好准备，并有能力做出独立的决定；在探索任务中，在出现医学紧急事件的初期，这可能是一种常态。

在许多方面，一个能确保乘员在医学撤离中从低地球轨道返回的飞行器，提出的问题比它能回答的问题更多。尽管一些紧急情况可能是明确的，比如空间站出现不可修补的泄压事件，但是其他情况则难以预料。一位经过良好训练的在轨医疗主管在请求实施撤离伤病乘员至地面权威医疗机构之前，应用相对有限的在轨医疗资源处置伤病乘员需要多长时间？假如实施紧急撤离，是所有乘员中止任务后撤离返回地面，还是只有伤病乘员和医疗主管撤离返回？撤离及着陆风险相对于在轨进行医疗干预的风险，到底如何？发生了可预计的致命性疾病或损伤能改变医学撤离的决定吗？考虑到其他的任务目标和可能的额外风险，撤离牺牲的乘员返回地面，乘组将承担什么责任？虽然回答这些问题比较困难，但提出了伦理问题，值得提前斟酌。尽管设计了航天飞行中医学撤离的飞行原则和决策制度保障实时决策风险的最小化，但是最终将由航天医生、飞行主管和在轨乘组共同决定是否需要医学撤离，这将是一项重大的责任。

这些问题产生了许多医学法律边缘性问题，回答这些问题的广泛性基本原理包含在美国的航天行动指南和联合国太空协议中。因此，从早期人类载人航天活动开始，为了应对医学紧急事件，航天管理机构已经承担了道德责任，按照这些国际公约，为乘员提供救援支持，这些机构有义不容辞的法律职责。与乘员救援相关的几个公约中第一个是有关探索开发使用外太空（包括月球和其他天体）、管理及实施国家间航天活动的公约。

这个公约在1967年1月27日签署，巧合的是在同一日航天员格里森（Grissom）、怀特（White）及查菲（Chaffee）在阿波罗1号中牺牲。这个公约明确了相关原则：在地面和太空提供所有可能的帮助，保障乘员快速和安全地返回到地面，通报可能存在危险的信息。

第二个公约为同意搜索救援进入太空的航天员、返回后航天员、返回的目标物，于1968年12月签署，即联盟1号的航天员科马罗夫在返回地球时死亡后不久。该救援公约特别要求向主体国家立即通告事件、提供救援支持以及快速安全的返回等。

最近，针对飞行乘员从国际空间站返回时，通过国际航天医学组织及其各自的管理部门来应对这些问题。明确国际空间站各合作伙伴责任的《谅解备忘录》，已经升级为国际公约。尽管各合作伙伴在几个问题上达成了一致，比如在轨和地面医疗保健支持的标准等，但其他问题的讨论还在继续，还有问题等待商讨。在航天飞行中由于乘员生病或意外事故，哪些情况下在轨医学救治无能为力？导致在轨不能进行医学救治的原因如何探索？在国际空间站运行期间，哪些国家行使在轨管辖权？主导国家对协作国家乘员生病或受伤的医疗后果承担责任吗？我们如何培训合格的航天医生，使其具有从业资格，保证其具备胜任能力？不管如何，地面医疗人员与在轨医疗保健者之间有哪些差异？积极应对这些问题以及技术挑战是为将来的空间探索做好充分准备的重要步骤。

7.12 地球轨道以远空间活动——探索月球和火星

在考虑地球轨道以远的探索任务时，可能的医学转运情况变得更为复杂。相对于从低地球轨道撤离只需几个小时，从月球基地或位于5个固定的地月“拉格朗日”天平动点之一的空间站撤离则至少需要几天的时间。对于探索火星任务，单向的通信延迟时间长达20 min，根本不具备撤离的能力。显然，在低地球轨道的空间站可能得到治疗的疾病或损伤如果发生在遥远的太空，那将带来更多的威胁。

考虑到包括医学在内的多种因素，地球轨道以远的探索任务要求航天器和乘员具备超出目前已经达到的自主管理和自我实施水平。就像飞行器部件和系统的容错设计需要加强一样，乘员也应得到更高的交叉训练。飞往火星或者执行其他深空探索任务的乘员将可能不得不预计如何在一名乘员可能丧失能力或死亡的情况下完成他们的目标。需要增加在轨保健能力以在长达几个月的任务中应对导致功能下降的医学问题，同时增加一些手段应对牺牲的乘员。在更大的背景下，随着探索距离的增大，探索能力明显下降，对太阳系的探索将是一个有前景的方向。执行一个深空任务（例如飞往小行星）的医学撤离，很可能稍后退到可以得到更高水平医疗处置的火星更好一些，而不是预设地返回到遥远的地球。

探索任务本身决定着任务和乘员个体可能存在风险。在未来探索任务中制定医学保障计划时，应关注乘员以下这些问题：乘员选拔标准、执行任务时的年龄、生理及心理最优化、任务风险知情同意、出现医学情况时告知其家人、飞行任务导致的长期健康影响等。

参考文献

[1] Space safety and rescue 1992; Proceedings of the 25th International Symposium, Washington, DC, Aug. 28 - Sept. 5, 1992. San Diego, CA, Univelt, Inc. (Science and Technology Series. Vol. 84), 1994.

[2] Carliele B, Shen, B. Polar medicine. In: Auerbach, PS (ed.), Wilderness Medicine. 4th edn. Mosby - Year Book Inc, 2001: 226 - 239.

[3] Daniher CE, Cureton KL. A lifeboat for space station: The assured crew return vehicle (ACRV). In: Space Safety and Rescue 1992. 43rd Congress of the International Astronautical Federation, Washington, DC, Aug. 28 - Sep. 5, 1992. IAA - 92 - 0389.

[4] Halsell J, Widhalm J, Whitsett C. Design of an interim space rescue ferry vehicle. J Spacecr Rockets (ISSN 0022 - 4650) Mar. - Apr. 1988; 25: 180 - 186.

[5] Buning H. Project EGRESS: The Design of an Assured Crew Return Vehicle for the Space Station. In Proceedings of the 6th Annual Summer Conference: NASA University Advanced Design Program (USRA), University of Michigan, Apr. 1990. NASA - CR - 186657.

[6] Peterson, W. ACRV Derived Transportation System; Assured Crew Return Vehicle. AIAA, Space Programs and Technologies Conference, Huntsville, AL, Mar. 24 - 27, 1992. AIAA PAPER 92 - 1414.

[7] Petro A. A Simple Space Station Rescue Vehicle. AIAA/SOLE 6th Space Logistics Symposium, Feb. 22 - 24 1995, AIAA - 95 - 0914 - CP.

[8] Ray P. Emergency Egress Requirements for Space Station Freedom. In Alabama Univ. , Research Reports: 1991 NASA/ASEE Summer Faculty Fellowship Program, MSFC (N92 - 15886).

[9] Wang Xi - Ji. (Chinese Institute of Space Technology) Safety and rescue in a manned space station. Space Medicine & Medical Engineering (ISSN 1002 - 0837), 1991; 4 (2): 85 - 90.

[10] Chandler M. Space Station Freedom Assured Crew Return Vehicle Medical Issues. Presented at the 22nd International Conference on Environmental Systems, Seattle, WA, July 13 - 16, 1992. # 1SAE 921143.

[11] Pennsylvania State Univ. (University Park, PA, United States) Preliminary Subsystem Designs for the Assured Crew Return Vehicle (ACRV) . In USRA, Proceedings of the 6th Annual Summer Conference: NASA/USRA University Advanced Design Program p 175 - 181. Nov. 01, 1990.

[12] Kendall RT. Orbital space stations/base/emergency escape systems—Paracone. In: SAFE Association, Annual Symposium, 15th, Las Vegas, NV, Dec. 5 - 8, 1977, Proceedings. Canoga Park, CA, SAFE Association, p. 180 - 185, (A79 - 14401 03 - 03).

[13] Perchonok E. Lunar Mission Escape and Rescue Concepts. In: 21st Congress of the International Astronautical Federation, 3rd International Space Rescue Symposium, Konstanz, West Germany, Oct. 4 - 9, 1970, Proceedings. (A72 - 23151 09 - 31) Houston, TX.

[14] Stepaniak P, Hamelton G, Stizza D, et al. Considerations for Medical Transport from Space Station via Assured Crew Return Vehicle (ACRV), NASA/TM-2001-210198, NASA Grant: NAG 9-207/1, Dec. 1989.

[15] Logan J. Operational medicine and health care delivery in long-duration space flight. Fundamentals of Space Life Sciences. Vol. 1; Malabar, FL, Krieger Publishing Co., 1997: 149-157.

[16] Qian Z, Hao X. Autonomous Rescue System. Space Safety and Rescue 1995; Proceedings of the IAA Symposium, Oslo, Norway, Oct. 2-6, 1995, San Diego, CA, Univelt, Inc. (Science and Technology Series. Vol. 93), 1997, p. 77-83. (IAA 95-6. 1. 08).

[17] Fabian J. An historical perspective on crew rescue and the role of the association of space explorers, IAA 89-618, 22nd IAA International Space Safety and Rescue Symposium, Space Safety and Rescue 1988-89 Vol. 77. p 227-238.

[18] Myers H. Assured Crew Return Capability Crew Emergency Return Vehicle (CERV) Avionics. In NASA, Washington, DC, Space Transportation Avionics Technology Symposium. Nov. 7-9 1989, JSC-IA131, Vol. 2: Conference Proceedings p 163-177 (N91-17025).

[19] Contingency Return Vehicle for Space Station: A design Study, Engineering Team Report. NASA JSC, Houston, TX NASA JSC-32025, 1987.

[20] Bagian J, Allen R. Aeromedical transport. In: Auerbach, PS (ed.), Wilderness Medicine, Mosby-Year Book Inc, 4th edn. 2001: 640-672.

[21] Amos J, Campbell J, Hudson C, Kenny E, Markward D, Pham C, Wolf C. Texas Univ. (Austin, TX, United States), Lunar base and Mars base design projects. In USRA, NASA/USRA University Advanced Design Program Fifth Annual Summer Conference p 157-178, NASA I. D. 19940004532 N (94N71287).

[22] Billica R, Chandler M. Emergency Medical Services. In Seventh Annual Workshop on Space Operations Applications and Research (SOAR 1993), Vol. 2 pp. 538-539 (N94-33644).

[23] Jessl R. European Space Station health care system concept. 20th SAE, Intersociety Conference on Environmental Systems, # 901387, Williamsburg, VA, July 9-12, 1990.

[24] Harrison AA, Clearwater YA, McKay CP. The Human Experience in Antarctica: Applications to life in space. Behav Sci 1989 Oct; 34 (4): 253-271. Reprinted in Harrison, AA, Clearwater, YA, McKay, CP, (eds.), From Antarctica to Outer Space: Life in Isolation and Confinement., New York, NY: Springer-Verlag. 1991.

[25] Johnston, SL. Medical Care at the South Pole, Presented at the 1st "Pushing the Envelope" Conference, University of Texas Medical Branch, Department of Preventive, Occupational and Environmental Medicine, Nassau Bay Hilton, Clear Lake, TX 1998.

[26] Safety in Earth Orbit Study, Volume 3—An Analysis of Tumbling Spacecraft and Escape and Rescue, North American Rockwell July 1972, 209p, NAS 9—12004, NASA-CR-128509.

[27] Rodney GA. NASA's post-Challenger safety program—Themes and thrusts, IAF, 39th International Astronautical Congress, Bangalore, India, Oct. 8-15, 1988. IAF 88-510.

[28] Billica RD, Simmons SC, Mathes KL, et al. Perception of the medical risk of spaceflight. Aviat Space Environ Med. May 1996; 67 (5): 467-473.

[29] Johnston SL, Marshburn TH, Lindgren K. Predicted Incidence of Evacuation-Level Illness/Injury

During Space Station Operation. 71st Annual Scientific Meeting of the Aerospace Medical Association, Houston, TX, May 2000.

[30] Berry CA. Descent and landing ofspacecrews and survival in an unpopulated area. In NASA, Washington Found. Of Space Biol. And Med. , Vol. 3, pp. 372 - 394, 1975, NASA I. D. 19760019754 N (76N26842).

[31] Pietrzyk RA, Pak CY, Cintron NM, Whitson PA. Effects of microgravity on renal stone risk assessment. IAF, 43rd International Astronautical Congress, Washington, DC, Aug. 28 - Sept. 5, 1992. IAF PAPER 92 - 0257.

[32] Guiford FR, Soboroff BJ. Air evacuation. J Aviat Med 1947; 18 (6): p 601.

[33] Beattie RM Jr. Modifications of conventional medical - surgical techniques for use in null gravity. In: The Case for Mars; Proceedings of the Conference, Boulder, CO, April 29 - May 2, 1981 (A84 - 39226 18 - 91) . San Diego, CA, Univelt, Inc. , 1984: 181 - 184.

[34] Creager G, Lloyd, C. Determining the IV fluids required for a ten day medical emergency on Space Station Freedom—Comparison of packaged vs. on - orbit produced solutions. 21st SAE, International Conference on Environmental Systems, #911333, San Francisco, CA, July 15 - 18, 1991.

[35] Droppert P. A review of muscle atrophy in microgravity and during prolonged bed rest. Br Interplanet Soc J March 1993; 4 (3): 83 - 86.

[36] Fritsch - Yelle JM, Leuenberger UA, D' Aunno DS, Rossum AC; et al. An episode of ventricular tachycardia during long - duration spaceflight. Am J Cardiol. 1998; 81 (11): 1391 - 1392.

[37] Johnston S L, Campbell M R, Billica R D, et al. Validation of a Parabolic Flight Microgravity CPR Animal Model KRUG Life Sciences and Medical Operations, NASA Johnson Space Center, Houston, TX. Presented at the 67th Annual Scientific Meeting of the Aerospace Medical Association, Atlanta, GA, 1996.

[38] Johnston SL, Eichstadt FT, Billica RD. A prototype Crew Medical Restraint System (CMRS) for Space Station Freedom. In Aerospace Medical Association, Aerospace Medical Association 63rd Annual Scientific Meeting Program. , 1992.

[39] Barrows L, Mcbrine J, Hayes J, Stricklin M, Greenisen M. Physiological responses to wearing the space shuttle launch and entry suit and the prototype advanced crew escape suit compared to the 160 S. L. Johnston et al. un - suited condition. Technical Report, TP - 3297, NASA Lyndon B. Johnson Space Center (Houston, TX, United States) Mar 01, 1993.

[40] Rossum AC, Wood ML, Bishop SL, Deblock H. Charles JB. Evaluation of cardiac rhythm disturbances during extravehicular activity, Am J Cardiol. 1997; 79 (8): 1153 - 1155.

[41] Ray P. Emergency Egress Requirements for Caution and Warning, Logistics, Maintenance, and Assembly Stage MB - 6 of Space Station Freedom. In 1992 NASA/ASEE Summer Faculty Fellowship Program, MSFC (N93 - 17323).

[42] Bossi JA, Langehough MA, Lee KL. Crew Emergency Return Vehicle Autoland Feasibility Study. NASA Technical Report CR - 181940, Contract number NASI - 18762, Dec 1989.

[43] Garshnek V. Applications of space communications technology to critical human needs—Rescue, disaster relief, and remote medical assistance. Space Communications (ISSN 0924 - 8625), Vol. 8, July 1991, pp. 311 - 317. Science Communications Studies and the Space Policy Institute, The

George Washington University, Washington, DC 20052, USA.

[44] Sepahban SF. Role of Automation in the ACRV Operations. In Fifth Annual Workshop on Space Operations Applications and Research (SOAR 1991), Vol. 1, p 399 (NASA I. D. 93N11977).

[45] Nagy AR, Chu ST. Communication and rescue time constraints for emergency astronaut return. In: 21st International Astronautical Federation, Congress, 3rd International Space Rescue Symposium, Konstanz, West Germany, Oct. 4 - 9, 1970, Proceedings. (A72 - 23151 09 - 31) Houston, TX, Boeing Co. ; Paris, COSPAR Secretariat, 1971: 199 - 217.

[46] Space Biology and Medicine, 1996, Humans in Spaceflight Vol lll, Book I, Book 2 American Institute of Aeronautics and Astronautics.

[47] Bioastronautics Data Book. In: Parker, JF, West, VR (eds.), Scientific and Technical Information Office. Washington, DC: NASA HQ; 1973.

[48] Nicogossian A, Sawin C, Huntoon C. Overall physiologic response to space flight. In: Nicogossian PH (eds.), Space Physiology and Medicine. 3rd edn. Malvern, PA: Lea & Febiger; 1993: 213 - 227.

[49] Bagian J, Greenisen M, Schafer L, Probe J, Krutz, R. Reach performance while wearing the Space Shuttle launch and entry suit during exposure to launch accelerations. In: Its Crew Interface Analysis: Selected Articles on Space Human Factors Research, 1987 - 1991. pp. 122 - 125 (N94 - 24204).

[50] Hillman D, Wolfe J. Neuronal Plasticity in relation to long duration spaceflight, AIAA, Space Programs and Technologies Conference, Huntsville, AL, Sept. 25 - 27, 1990. AIAA - 90 - 3811 - CP.

[51] Collins et al. The effects of spaceflight on open - loop andclosedloop postural control mechanisms: human neurovestibular studies on SLS - 2, Exp Brain research, 1995; 107: 145 - 150.

[52] Kleitman. The sleep - wakefulness cycle in submarine personnel. In: Human Factors in Undersea Warefare, NRC, Sleep and Wakefulness Study. 1963.

[53] Weybrew. The Mental Health of Nuclear Submariners in the US Navy. Military Medicine, March 1979, pp. 188 - 191.

[54] Palinkas, Sudfield, Steel. Psychological functioning among members of a small polar expedition. Aviat Space Environ Med 1995: 66 (10): 943 - 950.

[55] Geuna S, Brunelli F, Perino MA (1996) Stressors, stress, and stress consequences during long duration manned space missions: a descriptive model. Acta Astronautica, 36 (6): 347 - 356.

[56] Man - Systems Integration Standards, NASA - STD - 3000 Vol. I, Sec. 3. 0, Rev. B, July 1995.

[57] Smart K. Considerations for crew rescue from the ISS, J Br Interplanet Soc March/April 2001, Vol. 54 no. 3/4.

[58] Smart K. Issues in life support and human factors in crew rescue from the ISS. Life Support Biosph Sci 2001; 7 (4): 319 - 325.

[59] Johnston SL, Jones JA, Ross CE, Cerimele CJ, Fox JL. NASA International Space Station (ISS) Crew Return Vehicle (CRV) Seat and Cockpit Configuration and Design Challenges, NASA Medical Operations, NASA Johnson Space Center, Houston, TX. 70th Annual Scientific Meeting of the Aerospace Medical Association, Detroit, MI, 1998.

[60] Space Biology and Medicine, 1996, Life Support and Habitability Vol ll, American Institute of

Aeronautics and Astronautics.

[61] Nicholas JM, Fouchee HC (1990), Organization selection and training of crews for extended spaceflight, findings from analogues and implications, J Spacecr 1990; 27 (8).

[62] Kanas N. Psychosocial value of space simulation for extended spaceflight, Adv Space Biol Med 1997; 6: 81 - 91.

[63] Palinkas Psychosocial effects of adjustment in Antarctica: Lessons for long duration Spaceflight. J Spacecr Rockets 1990; 27 (5): 471 - 477.

[64] Manzey D, Lorenz B, Poljakov V. Mental performance in extreme environments: Results from a performance monitoring study during a 438 - day spaceflight. Ergonomics 1998; 41 (4): 537 - 559.

[65] Sanchez M. A Human factors evaluation of a methodology for pressurized crew module acceptability for zero - gravity ingress of spacecraft. PhD Thesis Department of Industrial Engineering, University of Houston, Dec. 1999.

[66] Gonzales et al. An integrated logistics support system for training crew medical officers in advanced cardiac life support management. Comput Methods Progs Biomed 1999: 59: 115 - 129.

[67] Owen M, Galea ER, Lawrence PJ, Filippidis L. AASK, aircraft accident statistics and knowledge—A database of human experience in evacuation, derived from aviation accident reports. Aeronautical Journal (0001 - 9240), 1998; 102 (1017): 353 - 363.

[68] Kane F. A Thirty Year Perspective on Manned Space Safety and Rescue: Where We' ve Been; Where We Are; Where We Are Going. In: Space Safety and Rescue 1084 - 5, San Diego, CA 1984, pp. 61 - 88, IAA 84 - 270.

[69] Kovit B. Space Rescue, Space and Aeronautics, May 1966; 99 - 103.

[70] Griswold HR, Trusch RB. Emergency and rescue considerations for manned space missions. Acta Astronaut 1981; 8 (9): 1123 - 1133.

[71] Housten S et al. (1992), Space Rescue System Definition, IAA 92 - 338, pp. 123 - 139.

[72] Armstrong H, Haber H, Strughold H. Aeromedical problems of space travel. Aviation Medicine, 1949: 383 - 417.

[73] Petersen NV. Recovery techniques for manned earth satellites. Proceedings of the VIII International Astronomical Congress 1957, pp. 310 - 319. American Institute of Aeronautics and Astronautics.

[74] Romick DC, Knight RE, Black S. A preliminary design of a medium sized ferry rocket vehicle of the Meteor concept, Proceedings of the VIII International Astronomical Congress 1957, pp. 349 - 358, American Institute of Aeronautics and Astronautics.

[75] Krufft E. The considerations required in the use of a "lifeboat," Second International Symposium on Physics and Medicine of the Upper Atmosphere and Space. 1958 American Institute of Aeronautics and Astronautics

[76] James J. Argument for a universal rendezvous docking/coupling mechanism. AAS 63 - 153, Advances in the Astronautical sciences, Space Rendezvous, Safety and Recovery 1963: 297 - 307.

[77] Kelly B. A systems analysis of emergency escape and recovery systems for the US space station. M. S. Thesis. Air Force Inst. of Tech. , School of Engineering. (Wright - Patterson AFB, OH, United States) Dec. 01, 1986.

[78] Smart KT. The Effects of Microgravity on Human Performance in Space Emergencies, and their

Implications for the Design Process of Crew Escape Systems, from a Space Station in Low Earth Orbit, MSc Thesis. Cranfield University, UK 1999.

[79] Buning H. Project AENEAS: A feasibility study for crew emergency return vehicle. Technische Hogeschool, Faculty of Aerospace Engineering. (Delft, Netherlands).

[80] Ehrlich CF. HL - 20 Concept; Design rationale and approach. J Spacecr Rockets. 1993; 30 (5): 573 - 581.

[81] Percy RL, Raasch RF. Space Station Crew Safety: Space Station Crew Safety Alternatives Study, 1985 Volume 1, NASA CR 3854, Contract NASI - 17242.

[82] Manley M, Basile L, Sanchez M. Crew Return Vehicle (CRV) and Crew Transfer Vehicle (CTV) accommodations study. 49th Congress of the IAF, International Astronautical Congress, Melbourne, Australia, Sept. 28 - Oct. 2, 1998. # IAF/IAA - 98 - G. 3. 01.

[83] Grimard M, Debas G. Escape Vehicle Concepts for Manned Space Stations. 40th Congress of the International Astronautical Federation, Malaga, Spain, Oct. 7 - 13, 1989. # IAF 89 - 245.

[84] Grimard M, Debas G. European ACRV—A Solution for Space Station Crew Assured Return. 44th Congress of the IAF, International Astronautical Congress, Graz, Austria, Oct. 16 - 22, 1993. # IAA 6. 1 - 93 - 733.

[85] Assured Crew Return Capability - Crew Emergency Return Vehicle Phase; A Report 1988, JSC 23321, NASA Johnson Space Center, Houston, TX.

[86] Stone et al. Assured crew Return Vehicle, 42nd Congress of the International Astronautical Federation, Oct. 5 - 11, 1991 Montreal, Canada. IAF - 91 - 088.

[87] Sepahban SF, Williams RJ. The soyuz assured crew return vehicle operations concept. AIAA, Space Programs and Technologies Conference and Exhibit, Huntsville, AL, Sept. 21 - 23, 1993, AIAA 93 - 4091.

[88] Semenov YP et al. Soyuz TM - Based Interim Assured Crew Return Vehicle for the Space Station Fredom, 44th Congress of the International Astronautical Federation, Oct. 16 - 22, 1993, Graz, Austria. IAF - 93 - V. 4. 640.

[89] Viehbock F. Soyuz—The Russian human transportation vehicle, AIAA Space Programs and Technologies Conference, Sept. 27 - 29, 1994, Huntsville, AL. AIAA 94 - 4604.

[90] Newkirk D. Almanac of Soviet Manned Space Flight, Gulf Publishing, Houston TX, 1990, pp. 47 - 74.

[91] Housten SJ. Implementation of the Soyuz ACRV for the Space Station Freedom; Assured Crew Return Vehicle. IAF, International Astronautical Congress, 44th, Graz, Austria, Oct. 16 - 22, 1993. # IAA. 6. 1 - 93 - 732.

[92] Assured Crew Return Vehicle Man - Systems Integration Standards, Vol. Vl, NASA - STD - 3000, Sept. 1992, NASA Johnson Space Center, Houston, TX.

[93] Burluka O, Dimitriadi D. JPRS - USP - 91 - 002, Limited Current Capabilities for Cosmonaut Rescue. In: Joint Publications Research Service (Arlington, VA, United States) Report: Science and Technology. USSR: Space, 1991, pp. 50 - 51 (N91 - 26179).

[94] Tedeman LG, Wright K. International spaceflight crew rescue standards. In: Space safety and rescue 1992, Symposium of the International Academy of Astronautics, Washington, DC: World Space

Congress, Aug. 28 - Sep. 5, 1992. A95 - 88012, p. 157 - 164.

[95] Krupa D. Medical Concerns for Assured Crew Return Vehicle from Space Station Freedom. 20th Intersociety Conference on Environmental Systems, Williamsburg, VA, July 9 - 12, 1990. SAE 901326.

[96] Eichstadt F. Space Station Freedom deployable medical equipment design and development. SAE, 23rd International Conference on Environmental Systems, Colorado Springs, CO, July 12 - 15, 1993.

[97] Hamelton G et al. Considerations for Medical Transport from Space Station via Assured Crew Return Vehicle (ACRV), NASA Grant: NAG 9 - 207/1, Dec. 1989.

[98] Brinkley JW. Impact accelerations. In: Foundations of Space Biology and Medicine, 1975. Vol. 2, Book 1, Part 2, Chapter 6, pp. 214 - 246, NASA Special Publication No. 374. AMRL - TR - 73 - 68 (AD 771612).

[99] Brinkley JW. Human crashworthiness and crash load limits. In: Advisory Group for Aerospace Research and Development (AGARD) —CP443 "Energy absorption of aircraft structures as an aspect of crashworthiness," AGARD, Nevilly sur Seine, France 1988, NASA ID 19890009068 N (89N18439).

[100] Brinkley JW, Specker LJ, Mosher ME. Development of acceleration exposure limits for advanced escape systems. In: Implications of Advanced Technologies for Air and Spacecraft Escape, 1990, NATO AGARD Proceedings, AGARD - CP - 472.

[101] Kumar KV, Norfleet WT. Issues on Human Acceleration Tolerance After Long - Duration Space Flights. NASA Technical Memorandum 104753, Oct. 1992, NASA/Johnson Space Center. Houston, TX.

[102] Assured Crew Return Vehicle (ACRV) Project System Engineering Data Book, JSC 34015, 1992, NASA Johnson Space Center, Houston, TX.

[103] Wieland PO. Living Together in Space: The Design and Operation of the Life Support Systems on the ISS, NASA TM - 206956, Vol 1, NASA Marshall Space Flight Center, 1998.

[104] Phillips, GD. Astronaut recovery following bailout. 21stSAE, International Conference on Environmental Systems, San Francisco, CA, July 15 - 18, 1991, #911571.

[105] Hosterman K, Anderson L. Postlanding Optimum Designs for the Assured Crew Return Vehicle. In University Advanced Design Program (USRA), Proceedings, 6th Annual Summer Conference: NASA/USRA, University of Central, Florida, pp. 35 - 39 (N91 - 18126) .

第8章　远程医疗

斯科特·C. 西蒙斯（Scott C. Simmons）
道格拉斯·R. 汉密尔顿（Douglas R. Hamilton）
P. 韦尔农·麦克唐纳（P. Vernon McDonald）

在空间站上实施航天员医疗保健受到许多因素的制约而复杂化，这些因素包括：微重力、极端的资源限制、危险的环境，以及距离最终的医疗机构遥远等。此外，尽管在空间站上配备了在轨医疗主管（CMO），在经过最短时间（航天飞机任务需要培训16～20 h，国际空间站则需要培训80 h）的培训后，能为航天飞行乘员提供医疗服务，负责照料生病或受伤的同伴，但是CMO不是真正意义上的医生。在航天飞行任务中需要弥补CMO培训不足或经验缺乏的不利影响，可以通过地面医学专家提供远距离咨询、支持指导，这种方法称为远程医疗。

对于远程医疗的确切定义，很难达成一致意见。任何定义将至少包括两个关键要素：医学专家和医疗需求者之间的地域不同，以及远程通信技术或计算机中介的交互通信技术。

远程医疗可以简单定义为“在跨越一定距离的两端，双方应用远程通信技术实施的医疗行为”。根据这个定义，自载人航天伊始，临床航天医学已经应用了远程医疗技术。为拓展这个定义，格里格斯比及其同事开发了有用的远程医疗应用功能项目，包括：

1）对患者进行首要紧急医学评估，做出处置决定，做好转运前准备；

2）医学检查和外科处置跟踪，以及相关记录；

3）在没有医生的情况下，对患者进行初步监测和问诊；

4）依据病史、体检结果，以及有用的检测数据做出进一步判断；

5）传输医学诊断图像；

6）进一步进行诊断检查或短时间处理自限性疾病；

7）处理慢性疾病或需要专家处置的医学情况；

8）传输医学数据；

9）实施公共健康、预防医学、健康教育等[1]。

几乎这些远程医疗应用功能项目都已用于美国和俄罗斯的航天计划中，而目前大多数的实践都涉及生物医学和环境参数的远程监测，以及通过天地通信链路的、仅使用语音的咨询。当信息传感器和通信技术首次发挥作用时，其代表地面远程医疗和航天远程医疗结合的最先进技术状态。随着近期计算机技术、高速远程通信、因特网技术的飞速发展，远程医疗在地面和太空应用越来越广泛，并且在日常临床医学中发挥着强大的应用功能[2]。

国际空间站和未来的行星际探索飞行任务（例如火星）需要整合当代远程医疗理念和技术，这些均受到资源限制和航天医学实时操作的影响。本章旨在理解当前远程医疗基础理论和应用技术，回顾航天远程医疗的发展过程，展望其未来在国际空间站及更遥远飞行任务中的应用。

8.1　远程医疗的基本概念

为进行电视心理访谈，美国在 20 世纪 50 年代应用闭路电视进行了首次远程医疗咨询[3]，然而直到 20 世纪 90 年代，远程医疗才引起美国卫生保健界的关注。远程医疗的迅速发展归功于三个主要因素：第一，计算机、电子通信、成像技术的飞速发展，促使远程医疗成为可实施和可操作的项目；第二，目前社会对健康管理、健康产业设计以及国家医疗卫生事业改革的需求，促使相关产业和联邦政府在远程医疗上有更多的关注，随之而来的是联邦、州级政府在远程医疗项目上投入的增大；第三，因特网的普及导致人们越来越熟悉分散区域的合作[2]。

航天飞行中应用远程医疗在于其必要性，因为在轨飞行乘员不具备医学专业知识并且受到医疗物质资源的限制，只能求助于通信技术提供医学专业知识支持。简而言之，这是乘员在航天飞行中获取医学专业知识支持的唯一途径。

在地球上进行医疗保健时，同样存在获取医疗资源的问题，因为许多偏远乡村和城市内部的社区被归类为“服务不足”，常常缺少经验丰富的医生或临床医疗设备，或者二者均缺乏。为了得到良好的专业医疗保健服务，社区的患者常常需要跋涉很远距离到医科大学的主要临床医学中心或者大型医院就医。目前地面上的远程医疗研究和开发重点在于改善上述所有条件下患者获取医疗保健的途径。

8.1.1　远程医疗模式

实践远程医疗具有三种不同的基本模式：实时实施、数据存储后转发、及时交互。这三种模式均按照是否存在通信延迟划分。

实时（同步）远程医疗（同步实施）几乎或者没有觉察到出现延迟现象。实时远程医疗包括全景视频会议或电话会诊。

在数据存储后转发远程医疗中，现场采集数据，随后存储，再传送到目的地点进行处理，常用的数据存储后转发模式包括电子邮件、数据传真、语音邮件等，这些均可同步在家和办公室使用。数据存储后转发的远程医疗模式常常延迟超过 24 h；然而，这与向专家咨询患者没有多大区别，专家可能在几天或几周内都没有实际看到过这名患者。

在某种程度上，介于数据存储后转发模式和实时模式之间的远程医疗模式为及时交互模式，及时概念仅仅与航天实施医学有关。临床实践和操作因素可以将及时交互模式与数据存储后转发模式和实时模式区别开来。及时模式意味着现场“及时接收”数据，从而影响当前患者的会诊。

比如，在行星际探索任务中，来自航天员的重症监测数据持续不断发送到地球，在地面看来正在进行实时转送。然而，因为其距地球非常遥远，地面飞行控制中心也许在几分钟之后才能接收到这些数据（从火星到地球的单向通信需要 3.5～20 min，这取决于火星相对于地球的位置）。在这种情况下，在轨医疗主管必须处理紧急医学问题，但是地面航天医生将会接收到这些延迟数据，然后通过这种通信方式转送有意义的处置指导数据到火星。

在接收到数据、进行处理和返回发送后，这种反馈被认为是“及时的”，“及时”抵达的数据会影响医学事件的临床处置结果。在前往火星的途中，来自飞行器的数据延迟可能妨碍地面航天医生帮助乘员处置紧急医学事件，如急性心肌梗死等。地面航天医生对医学事件结果的影响程度取决于医学事件的种类和延迟的时间（与地球的距离）。

大多数远程医疗项目为实时模式，使用高宽带（384 kbps～5 Mbps）视频会议系统。这种实时视频会议系统的远程医疗模式实施时，现场照料患者的医生与远距离的医学专家能够互动。摄像机摄取患者的图像，特殊的视频适配器将医学视频仪器与特定的小型视频摄像机连接起来。这种模式具有几个限制因素，包括：在需要医学指导的低水平医学地区缺少可用的通信带宽、设计和建造该系统的花费以及视频项目的计划需求（同时需要 2 个医学服务提供者，在每一终端分配一个。）这些系统也需要技术支持人员安装和维护该系统，建立通信联系。

尽管存在这些限制因素，在需要实时指导的临床医学应用中，视频会议是远程医疗的关键组成部分。神经肌肉功能评价（包括运动范围和步态），以及远程精神病学是远程医疗两个临床应用案例，其需要进行及时互动。最近，外伤远程会诊利用了这套远程通信系统。当远程使用者对操作电子医学仪器不熟练，或者在进行特定临床研究试验时，研究者不具备这方面经验（如：超声检查），尤其在实施特殊医学程序时需要远程指导，这时视频会议很有必要。

随着因特网的广泛传播和普及使用，个人计算机技术的迅速发展，应用医学数据存储后转发的远程医疗模式稳定增长。文档附件——不论是文本文档、数据库文件、静态图像，还是音频、视频数据，均能添加到电子邮件中。

放射学、皮肤学及病理学具有其特殊性，很早就采用医学数据存储后转发的远程医疗模式。其特殊性取决于 2 个因素，即从患者提取医学信息的水平和医学专家观看静态视觉图像的实施模式。美国军队病理学研究所从 1992 年开始可以提供电子病理会诊[4]。美国放射学会是最早开发数字成像标准的专业协会之一，与美国国家电器制造商协会合作研制了一套数字成像的标准——数字成像与通信的医学标准（DICOM）。这个标准明确了图像显示要求（如：空间及时间分辨率，灰度水平）、图像属性、有关图像及信息的临床报告格式。目前，DICOM 是电子传送和存储医学图像的唯一标准。

8.1.2 远程医疗效果

几种因素可能影响远程医疗效果，通信系统带宽或者承载数据的能力是影响程度最大的因素。就带宽而言，如果将远程通信系统作个比喻，如比作管道系统，那么带宽是指“管道”的大小。比起小管道来讲，大管道能容纳较多的水（代表数据量）通过。在这个系统内最小的“管道”将影响整个系统总带宽。例如，不管下游是否存在更高的带宽连接，对于使用标准电话线和 56 kbps 调制解调器拨号连接互联网而言，系统带宽即受限于该连接带宽。

系统带宽与每单位时间内通过链路的数据量有关。然而，这并不总是与单位时间内传输的信息量相关。按照层次划分，数据产生于信息之前，信息形成于知识之前。正因为如此，大带宽数据通信并不能导致大带宽信息通信。例如，普通电话线与高保真立体声电话线带宽对比，如果设计一个只是支持会话的通信系统，要求具有能明白对方语音通话的能力，其连接只需要大约五分之一的标准立体声带宽。

传送医学信息的带宽总需求高度依赖于医学现场信息、在两个通信终端医疗处理提供者的技能以及交换的医学数据类型。比如，在遇到急性心肌梗死患者时，通常需要实施紧急医学救治，在患者身体旁边的医学救治人员的医学专业知识决定了支持这个救治现场的带宽。如果现场的操作人员为一位熟练的急救医学专家，在大多数情况下只需要电话通信即可，因为在现场进行了信息预处理。同样在大多数情况下，在应对紧急医学事件时，远程医疗的带宽需求随着现场医学专家和远程医疗支持人员专业知识水平的差异而增大。

此外，电子通信网络不仅由数据“管道”组成，而且这些数据还需要通过无数的网络“瓶颈”——如交换机、路由器、网关等，这些“瓶颈”也会影响延迟。第二个主要因素为数据传送距离长短。通常情况下在地面应用时，数据传送距离不是影响因素。然而，数据以有限的速度传输，在地球轨道以远的航天飞行中，与地球的通信距离是一个需要考虑的重要因素。因此，在现场求助点和远程专家之间的距离越远，数据传输的时间就越长。

时间延迟达到一定程度时，可能妨碍实施流畅的实时远程医疗。此外，由于在地球轨道以远的航天飞行中，伴随着数据传送距离达到百万千米，则通信延迟可能达到数十分钟，因此，在一定情况下影响了远程医疗效果。

8.1.3　数字化图像

相对于传统模拟存储和回放数据技术方法，对图片、视频及音频等信息进行数字化处理具有几个明显的优点。不像模拟系统处理后的数据，只能连续或按时段获取，而数字化处理后的图像可以任意获取。在不同存储版本间复制数字化图像不会“失真”，也就是复制盘与母盘对比，数字化格式数据不会丢失。数字化格式数据容易被普通个人电脑读取（过滤或增强）。然而，由于视频流中包含巨大的数据量，视频数据的处理和传送存在一些不确定因素。

在美国，国家电视标准委员会（NTSC）制定的视频标准作为其广播电视标准使用。在国家电视标准委员会的视频标准中，每秒传送 30 帧图像，每帧广播电视图像包含大约 7.4×10^6 bits 的信息（640×480 像素/帧×24 bits 颜色深度/像素），或者大约为 1 兆字节

(8 bits 为 1 字节)。因此，使用压缩技术可以更有效地处理大容量带宽数据，也可以用于处理静态图像（如 JPEG 图像）及视频等两种图像数据。数字化视频行业标准为 MPEG 标准，其包含 2 个标准。制定的 MPEG－1 标准用于在一种单一速度压缩的 CD－ROM 驱动器（150 kbps）中以 30 帧/秒播放 320×240 视频。在 1995 年 MPEG－2 最终版本面世，其设计可用于光缆及卫星通信、视频及电影产业等。目前 MPEG－4 并不支持大多数以互联网为基础的视频压缩系统，但是不久后极有可能在商业市场上应用。MPEG－4 支持视频数据流、多媒体、语音合成以及其他格式数据使用，包括前景-背景编码技术的数据。MPEG－4 可能会取代 MPEG－2 用于广播系统，因为其提供同等质量的视频和音频，只使用约二分之一的带宽。

在远程医疗中使用视频会议时，需要考虑的一个重要问题是视频会议的压缩算法对于快速变化的图像均高度敏感。这是由于快速变化的图像可能导致“块”效应。在一个整体图像中，“块”效应明显表现出矩形“子图像”，或块状图像。图像的迅速变动比如由于目标的运动或光线的变化，可能产生这种效应。因为实时压缩制度企图处理下一张图像，会出现“块”效应。许多视频图像的随机性偶尔会破坏实时压缩制度处理下一系列每帧像素的能力，结果是出现“块”效应。

8.2 远程医疗的临床效果

从远程医疗的历史来看，远程医疗项目主要得到联邦政府的资助，实施的大多数项目已经证实远程医疗及其相关支持技术具有可行性。目前，少数几个已经完成的正式评估报告均涉及系统的技术特点。对远程医疗的临床评估具有主观性，对于介绍远程医疗的理念以及证实其能提供的临床应用能力而言，这些前期的概念验证和评估十分重要。

为了远程医疗能进入日常临床医疗保健应用实践，必须更加严格评估其临床效果。尽管从 20 世纪 90 年开始，诸如远程医疗临床评估的文献与日俱增，但是尚未发现关于定量评估分析其临床效果的文献。

大量关于远程医疗临床效果的正式研究在几个应用广泛的领域开展，这些领域包括：远程诊断和常规诊断之间的一致性或可靠性，请求接受特定会诊咨询的时间，远程医疗结果评估，远程医疗对病员接受医疗保健的影响。

一种验证远程医疗合理性的方法是检验诊断“金标准”与远程医疗诊断之间的一致性或可靠性。一种“金标准”诊断方法为评估病员的正式方法——常常是医生亲自检诊病员或传统诊断试验的专家回顾评估。“金标准”诊断对比方法包括：普通放射性 X 线片与数字化 X 线片对比，或者现场病员听诊与远程电子化听诊对比。

尼兹金及其同事对远程医疗诊断的可靠性进行了最广泛的研究，即其测试了“金标准”诊断评估与远程医疗诊断评估之间的一致性[5]。为了验证远程医疗诊断/评估的一致性，这些研究人员还检验了以下项目，包括心肺听诊、超声心动图、心电图、脑电图、妇科超声、眼睛检查及胸部 X 线片等。他们指出在这类诊断评估中，观察者个体之间差异是一个重要的因素，并从文献结果中证实：在临床上观察者个体在运用常规诊断技术时，其个体之间的差异十分明显，从 15%到 30%不等。研究人员通过检验不同医生浏览数据后做出的常规诊断与“金标准”诊断之间的一致性，试图解释个体之间的差异。

尼兹金及其同事分析其研究数据（见表 8－1），进行多次观察，得出一些重要的结论[5]：诊断的可靠性与医生的经验和远程医疗有限的背景知识密切相关；远程医疗操作者经验影响诊断的可靠性；远程现场的仪器设置严重影响到病员异常的探查和假阴性率。所有这些结论均表明在实施远程医疗过程中，开展培训和技术标准化尤为重要。

表 8－1　在临床试验中诊断的一致性

临床试验	诊断一致性（确定或类似于标准）
眼科学、体格检查及心脏听诊	常规诊断为 91.2%，远程医疗为 86.5%
肺脏听诊和视频阅片	结论不明确，在“默认设置”调整后才发现异常
电生理图谱（心电、脑电）及图像（超声心动图、妇产科及远程体格检查、治疗评估）	二者常规诊断均为 92%

注：资料来源于尼兹金等[5]。

近期几项研究检验了实时和存储后再转发远程医疗模式在诊断皮肤疾患方面的效应。从 1998 年开始，美国陆军沃特尔・里德医疗中心已经应用存储后再转发远程医疗模式的以网页浏览为基础的远程皮肤病诊疗系统[6]。随机选择了 113 例皮肤病患者进行诊断性评估试验，结果证实其一致性达到 93.8%，只有 1 例（0.8%）为误诊[7]。在一项实时远程皮肤病诊断试验中，菲利普斯及其同事观察了实时远程医疗应用于皮肤肿瘤的诊断效应，即将一位皮肤病专家现场检诊患者的结果与另一位皮肤病专家通过实时远程观察得出的结果进行对比[8]。结果是在 107 例参与试验的皮肤肿瘤患者中，两位皮肤病专家完全诊断一致者达到 59%，Kappa 分析显示实时远程医疗并不影响建议患者进行皮肤肿瘤的活体组织检查。罗斯及其同事对比了 35 mm 尺寸的伤口幻灯片与数字化伤口图像（空间分辨率为 640×425，JPEG 格式压缩）的诊断准确性，通过 6 名医生现场观察，首先检查幻灯片，然后再检查数字化图像[9]。结果显示：伤口幻灯片与数字化伤口图像二者之间的诊断和治疗一致性为 87%（$p=0.004$）。为此，作者认为使用商用数字化图像在实时远程处理伤口方面有效。

对远程医疗评估和验证其合理性的文献进行详尽的检索回顾，超出了本章涉及的范围。在远程医疗应用研究方面，这些已经证实的结果与在其他临床专业方面取得的结果相类似，后者包括耳鼻喉科学、精神病学、放射学、病理学、心脏学以及神经学等。在所有专业领域，远程医疗中一种有意义的附带产品为学习效应，即由于远距离使用者在前期与专家的交流互动中学习掌握了许多技能，因此对远程医疗的依赖程度越来越低。尽管应开展更严格的分析，但目前与一些零散证据的结果一致，证实了远程医疗在地面应用的有效性。在地面远程医疗中获取的经验大大有益于航天飞行任务中远程医疗的应用，以保障飞行乘员顺利执行飞行任务。

8.3 航天远程医疗的历史回顾

美国和俄罗斯在航天飞行中率先应用远程医疗，在两国的航天任务中，早期的航天任务受到飞船较小空间的限制，因此要求体格较小的乘员执行任务。这些任务需要技术熟练的驾驶员和技术专家的精心操作。由于早期的航天员选自空军飞行员和工程师，因此在轨缺少具有医学或生命科学专业知识的乘员。航天飞行实践经验提示航天医学和生命科学的实施主要依赖于地基资源的保障支持，科学家和工程师必须研制/创新技术手段用于远距离监测人体生理和环境状态。这促使研发新的系统和技术用于生物医学信息的采集、预处理以及遥测等，其中遥测技术是今天临床重症监护技术的基础。

8.3.1 远程医疗在美国航天飞行中的应用

8.3.1.1 水星及双子星座任务

水星任务（1959 年 8 月—1963 年 5 月）标志着美国载人航天任务的起步。在早期的水星任务中，生物医学仪器监测指标包括：心电、血压、呼吸频率、皮肤电阻抗以及直肠体温等[10]。

双子星座任务（1964 年 4 月—1966 年 11 月）为人体适应太空环境提供了医学知识和经验，有助于人类在阿波罗任务中探索月球。所有双子星座任务的乘员在 10 次任务中均穿戴生物医学监测背心，这些背心可以提供二导心电、语音、呼吸频率、体温、血压等指标的监测[11]。两个双子星座任务的乘员戴上被动式辐射测量仪，执行出舱活动的乘员戴上合适的心电导联，进行心电和呼吸频率的监测[12]。在 14 天的 GT－7 双子星座任务（1965 年 12 月 4 日—18 日）中增加了监测项目，即在睡眠期间每一乘员头戴 4 个头皮电极，监测其脑电参数[11]。除了辐射测量数据外，其他生物医学数据均直接传送到地面。

8.3.1.2 阿波罗任务

在阿波罗任务（1966 年 2 月—1971 年 8 月）中，乘员均穿戴含生物传感器的背心。生物医学监测仪器包括：二导心电监测仪、监测心率的心动计数仪、阻抗呼吸监测仪、监测体温的热敏传感仪等[13]。除了穿戴含生物传感器的背心外，每位乘员还穿戴 1 个监测个人辐射累积量的辐射测量仪和 3 个被动式辐射测量仪[14]。后 3 个辐射测量仪分别放置在乘员身体的不同部位以监测特定区域的辐射剂量。辐射数据并不是定时获取。在出舱活动中，还需要监测其他参数，并传回到地面，主要用于在出舱活动中监测乘员代谢率。乘员代谢率可以通过监测其航天服内在液冷服出入口的温度来估计，也可以通过监测心率和氧气消耗量来推算[15]。

正如以前的航天任务一样，采集的生物医学数据传送到发射控制中心和飞行任务控制中心，同时这些数据持续由航天医生监督。这些数据对于航天医生监测非常规事件尤为重要，比如在阿波罗 13 号任务（1970 年 4 月 11 日—17 日）中监测到舱内环境控制出现异常，在阿波罗 15 号任务（1971 年 7 月 26 日—8 月 7 日）月面出舱活动中乘员出现心律异常。

8.3.1.3　天空实验室和阿波罗-联盟号试验任务

天空实验室任务（1973年5月—1974年2月）为美国启动的长期航天飞行任务，也是美国首次在飞行任务中未进行持续的生物医学监测。相反，在任务关键事件节点上，包括发射、交会对接、出舱活动、身着航天服的舱内活动、分离以及返回等，天空实验室中可操作的生物仪器系统传送乘员生物医学信息到地面。此外，与特定试验有关的生物医学和辐射监测也得以开展。天空实验室首次搭载美国医生约瑟夫·克尔温执行飞行任务。

在前面提及的关键事件节点上的监测项目包括心电、呼吸频率（通过肺阻抗监测）、体温以及心率监测等[16]。采用无创自动血压监测系统在乘员进行下体负压和代谢性活动试验时监测其收缩压和舒张压[17]。同时在这些试验和在轨心电向量研究中，心电向量仪监测心脏电生理活动[18]。代谢性活动试验采用代谢分析仪监测，其可以监测乘员在功率自行车运动状态下的氧气消耗量、二氧化碳产生量、每分钟呼吸量、呼吸交换比例以及潮汐量等[19]。尽管心电向量仪专用于特定的研究项目，但是其也可以用于临床监测心脏，尽管这种需求从未提出过。

除了生物医学监测外，每周进行一次私密医学通话，此时在轨飞行乘员与位于得克萨斯休斯敦约翰逊航天中心的航天医生咨询通话。如果出现了特定的健康问题，需要与航天医生通话咨询时，乘员也可以要求临时召开会话交流。每次飞行任务两名天空实验室的乘员会接受大约80 h的飞行前医学培训，乘员接受培训后应具备描述观察到的现象和结果的能力，这对进行单独的私密通话至关重要。乘员开发了一种描述观察结果的“词语速记法”，有时直接从天空实验室疾病清单中指出。

在9天的阿波罗-联盟号试验任务（1974年7月15日—24日）中，在乘员在轨运动、发射及着陆过程中，监测其心电和呼吸频率。正如阿波罗任务和天空实验室任务一样，每位美国乘员佩戴一个个人辐射测量仪和一个被动辐射测量仪以监测辐射剂量[20]。

在美国载人航天的早期阶段，航天远程医疗实践发生了三个显著变化：第一个变化是由于对部分失重生理效应的逐渐理解和认识，从持续性生理监测及医学数据传送模式转变为间歇性和特定性医学监测模式；第二个变化是将实时传送数字化数据和存储后再传送数据进行了整合，因此节约了宝贵的通信带宽；第三个变化是研制了相关的技术和程序用于传送医学观察结果，同时保障与航天医生以私密会话的形式进行远距离交流咨询。这种交流咨询通话形式是航天飞行中最基本的病员-医生交流方式。

8.3.1.4　航天飞机任务

在航天飞机任务（1981年4月至今）中，乘员生物医学和舱内参数监测一直是远程医疗的主要组成部分。持续监测舱内气体参数，监测乘员在危险活动中心电参数，如出舱活动和特定的医学试验等。休斯敦任务控制中心飞行控制室的航天医生与在轨航天飞机乘员之间进行每日的私密会话是航天飞机任务常规工作的一部分。这些会话大大降低医学事件带来的操作风险，将其影响最小化。

直到最近，私密会话只使用天-地语音通信。到了20世纪90年代中期，通过航天器通信适配器系统（OCA），双向视频通信才成为一种选择。航天器通信适配器系统最初作为一个飞行试验设备投入使用，是第一个采用传输控制协议/互联网通信协议（TCP/IP）标准的任务操作通信链路。这尤为重要，因为TCP/IP是我们每日使用互联网的核心标准。

采用OCA的视频通信系统在航天飞机上运行的带宽接近128 kbps，可以使乘员与航天医生互相见面，只是分辨率偏低。相比之下，在地面远程医疗应用带宽范围较大（384 kbps～1 Mbps），采用先进的视频压缩模式，使用编解码器（codec）将模拟信号转换成数字信号并再次转换，常常在同一模块生成具有诊断质量的多个图像，这取决于特殊应用要求的动态数据总量。尽管采用OCA的视频通信系统获取的图像分辨率较低，但是对于面对面的交流有用，十分适合私密家庭通话，在长时间航天飞机任务中，在轨乘员由此能与家庭成员会面交流。

OCA的部署为航天医学专家提供了使用商用医疗信息系统技术（COTS）的机会。然而，挑战仍然存在，部分是由于卫星通信距离相对长，导致大约1.6 s延迟。因为这些通信延迟，导致许多COTS软件产品运行缓慢，因为其不能容忍这种“过度”的通信延迟。

8.3.2 远程医疗在苏联航天任务中的应用

苏联首款飞船东方号（Vostok）和上升号（Voskhod）在设计上十分相似，二者主要区别在于：东方号飞船可以搭载一个2人乘组和弹射椅，而上升号飞船可以搭载一个3人乘组，而无弹射椅。搭乘这些航天器遨游太空时，航天员受到的生物医学监测包括：心电、心率、脑电、肌电、皮肤电阻抗等[21]。

本质上，联盟号飞船使用与东方号飞船和上升号飞船一样的生物医学监测系统，联盟号飞船在目前设计上由2个独立舱段组成，由一个舱门分隔开来，只能支持2～3名航天员乘坐。在联盟号飞船承担的许多任务中，大多是为礼炮号和和平号空间站提供服务。

在礼炮号任务期间（1971年4月—1986年9月），总共执行了7次礼炮号飞行任务，其中最短为8天（礼炮6号任务），最长为237天（礼炮7号任务）。在这些任务中飞行乘员进行了许多医学试验，以观察航天员对航天飞行的反应，同时针对其导致的失调选择有效的对抗措施。在首次礼炮号任务中，为应对乘员出现严重的心理问题，允许乘员与家人进行双向个人通话交流[22]。

和平号空间站是第二代苏联空间站，其第一组件于1986年发射升空。和平号空间站配备了舒适的生活设施，包括个人的睡眠单元，提供了比礼炮号空间站更好的舒适度。此外，与家人、飞行控制人员、朋友、名人等进行双向通信通话交流，可以为和平号乘员提供心理支持[23]。

在和平号空间站长时间航天飞行中，对乘员运动行为进行实时生理监测、开展医学试验以及医学诊断评估等，已经是空间站成熟的乘员实践活动。在该空间站上，可用硬件包括一台12导心电图，可以监测呼吸频率和血压，以及几个衍生的中心血液动力学参数，如中心静脉压和心输出量。

8.3.3　天基远程医疗实践

在航天飞机项目中，已经开展了两个主要的远程医疗研究项目。这些项目已经用来验证远程医疗新诊断技术的可行性，这些技术不是常规航天医学的一部分。其中一个远程医疗研究项目为验证研制的视频眼底成像仪，以支持 NASA 生物医学研究项目。

这种便携式动态远端成像仪或者视频眼底成像仪，可以用来在飞行试验中采集乘员视网膜的图像，以观察零重力对乘员眼底视网膜血管的影响。由于操作简便，可以减少培训乘员操作的时间。该仪器使用一个特殊的适配器将眼底视网膜成像于视频芯片上，而不是存储在传统 35 mm 胶片上。视频眼底成像仪的使用大大节约了乘员的培训时间。这是因为该仪器获取的图像质量良好，此外也可以用来观察 35 mm 胶片上的图像。视频眼底成像仪在 6 次航天飞机任务中应用，在 STS－50 任务中（1992 年 7 月）使用该仪器下传了乘员的视网膜图像。

一次更为广泛的试验在 1998 年 1 月的 STS－89 任务中实施，在轨评价远程医疗的临床应用功能水平。在 3 天飞行过程中，非医学专业的在轨医疗主管使用远程医疗仪器包（TIP）实施了重点部位的体格检查（如图 8－1 所示）。研制的 TIP 拓展了在轨医疗主管的业务能力，可以使在轨医疗主管开展一种多媒介的医学体检，并可以与在约翰逊航天中心任务控制中心的航天医生进行咨询会商。

在 STS－89 飞行试验中，使用奋进号航天飞机上在轨 TIP 采集视频、音频以及其他生物医学数据，传送到在休斯敦任务控制中心的远程医疗工作站。评估的目的包括：

1）在轨 TIP 获取数据并将采集的数据传送到任务控制中心的能力；

2）从临床应用的角度来看，评价这些数据的质量；

3）TIP 在轨应用的可行性；

4）使用 TIP 进行实时天-地医学检查的可操作性；

5）使用 TIP 实施定时和存储后再转发远程医疗检查的可操作性。

TIP 能使乘员采集、储存并传送临床相关的各种数据到远距离计算机工作站（远程医疗工作站）。在这个远程医疗工作站工作的航天医生能接收、浏览、处理从 TIP 下传的信息数据。TIP 在其中心内置有嵌入式计算机主机，并使用远程双头电耦合联结的视频摄像机，其可以与各种医学影像仪器联结，包括耳仪、检眼镜以及用于实时传送 NTSC 格式的视频数据流的透镜或获取静态图像的微型摄像仪。TIP 还包含用于远程听诊心肺的数字电子听诊器，还可以监测心电、血压、脉搏、血氧饱和度等。

在一次医学试验中，飞行乘员在连续 3 日的睡眠前一段时间内，使用航天飞机上 Ku 波段和 S 波段通信系统在航天飞机和休斯敦任务控制中心往返传送数据，对 TIP 进行试验验证。试验证实，Ku 波段通信系统能同时支持数据通信（2 Mbps）和视频下传。S 波段通信系统能支持双向语音视频会议。在轨飞行乘员通过 S 波段通信系统使用手持式微型麦克风与地面航天医生通话，同时也可以通过航天飞机的语音系统监听航天医生的声音。为保护乘员的隐私，在航天医生和航天飞机乘员之间的通话设置了安全屏障。

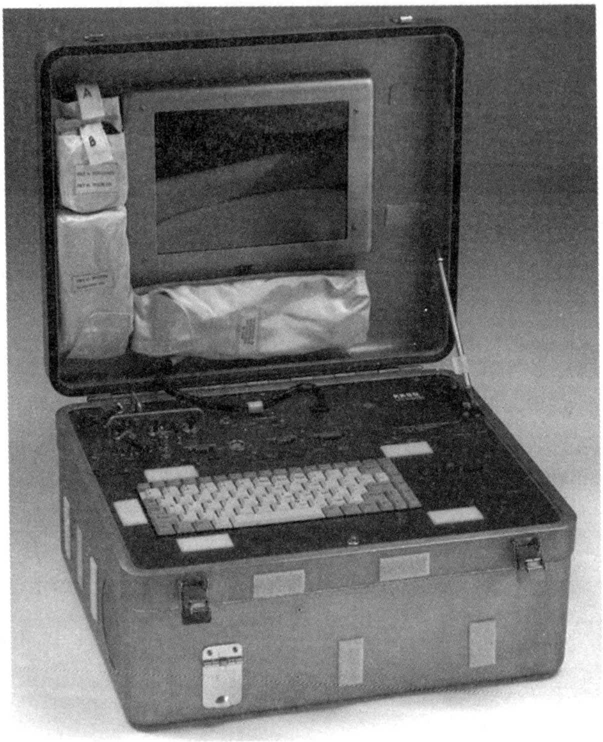

图 8-1 远程医疗仪器包（TIP）。在 STS-89 任务中奋进号航天飞机上的 TIP 将视频、音频及其他生物医学数据传送到任务控制中心的远程医疗工作站，TIP 设计成与标准的航天飞机中甲板储物柜匹配

在轨医疗主管执行的体格检查是关键的操作程序，以评估安装在 TIP 仪器内程序的可用性。在对在轨医疗主管进行航天飞机医学操作培训时，对常规的体检技术进行了调整，包括使用仪器/设备等，以支持和满足 TIP 的功能。这些体检技术包括：使用听诊器检查心肺、使用检眼镜检查眼睛、使用耳镜检查耳朵、使用带小镜头的微型摄像机检查皮肤等。使用自动检测仪器如血压计、手指血氧测定仪、心电图等，监测重要的生命体征。飞行乘员成功实施了这三个试验，平均花费 51 min（45～58 min）。使用三导心电图机可以在 TIP 屏幕上显示标准心脏节律图形。获取的三导标准心脏节律图质量可比得上许多商用除颤仪获取的三导心脏节律图。在轨医疗主管可以容易读取 TIP 屏幕上的手指血氧浓度。在航天飞机的噪声背景中听诊，容易听到心肺发出的正常声音。所有生理数据均可在几分钟内从航天飞机下传到地面，以供航天医生和临床专家进行数据质量管控。

使用带小镜头的微型摄像机、耳镜、检眼镜可以获取视频图像。为获取皮肤表皮图像以及其他皮肤结构信息，应用带小镜头的微型摄像机进行了临床试验验证。使用耳镜获取鼓膜图像可很清楚地显示内耳的液体呈均匀分布。地面咨询专家可以指导瓦尔萨尔瓦动作可视化实施，通过耳镜也可以观察到外耳道及其他外耳结构。使用检眼镜可以明确发现眼睛内的异物，同时还可以检查眼结膜、角膜及虹膜等，能够形成足够诊断质量的图像。但由于对飞行乘员的培训不足以及需要使用眼药进行局部处理，未尝试进行视网膜检查。

这三个体检的视频图像均可以实时下传到地面，从航天飞机视频总机实时下传的视频图像能使地面咨询专家观察到检查的整个过程，包括仪器传感器和探头布防等。飞行乘员获取的静态图像可以下传到地面的远程医疗工作站。在此次试验评估中，地面航天医生获取数据的一致性毫无疑问，表明可以有效开展实时或及时远程医疗决策。在最近一次体格检查试验中，在轨 Ku 波段天线不能使用时，在轨医疗主管在没有参照地面航天医生指导的情况下，实施了完整的人体医学检查。这次试验证实了未受过医学专业培训的乘员能成功采集有临床价值的人体医学数据，从而验证了存储后再转发的远程医疗模式的可行性[24,25]。

8.4　航天远程医疗理念在地面健康保障方面的应用

8.4.1　航天技术在乡村帕帕戈先进健康保障项目中的应用

在 1975 年，NASA 将其航天通信经验应用到地面的远程医疗项目中。NASA 和印第安健康维护中心在亚利桑那州图森市附近的帕帕戈（Papago）印第安人居留地实施了为期 2 年的远程医疗项目。这个项目称为“航天技术在乡村帕帕戈先进健康保障项目中的应用”，包括使用链接到印第安健康维护中心医院的移动健康监测单元，以及使用的微波通信系统。在具体实施过程中，非医学专业人员在移动健康监测单元上进行体格检查，传送视频、音频以及文本格式的医学数据到印第安健康维护中心医院，供专业人员阅读和分析。输送的诊断图像包括：放射成像检查、显微镜检查、耳镜检查、检眼镜检查等图像。富克斯认为该项目的主要成果是，通过这种方式可以为农村等偏远地区提供以前不能获取的医学资源[26]。

8.4.2　其他远程医疗项目

最近，NASA 为几个国家和地区的远程医疗项目提供了卫星通信服务。第一个项目为卫星应用技术-1（ATS-1）及其升级产品 ATS-6 在远程医疗中的验证性应用，其为阿拉斯加州中部塔纳纳服务区域的 14 个村提供“远程医疗服务”[27]。在 1985 年墨西哥发生导致 10 000 人死亡的地震后，NASA 应用 ATS-3 为美国红十字会和泛美卫生组织提供医学救援[21]。

1988 年 12 月，在苏联亚美尼亚共和国（Soviet Armenia）发生大地震，导致 150 000 人死亡。NASA 很快启动了远程医疗计划预案，使用卫星和陆地线路为受害者提供医学救援。由于存在几种技术和后勤补给方面的困难，该远程医疗系统直到 1989 年 5 月才运行。因为该系统不能应对紧急医学问题，重心则转移到后期的跟踪会诊。雷曼报告：在该项目中，与健康科学统一服务大学（马里兰州贝塞斯达）、马里兰大学的紧急医学服务研究所（马里兰州巴尔的摩）、得克萨斯大学的健康科学中心（得克萨斯州休斯敦）、末世圣徒医院（Latter Day Saints Hospital）/犹他大学（犹他州盐湖城）的医学专家进行跟踪会诊后，对原来诊断病例的 25%进行了改判，更改了 24%的治疗方案[28]。

在美国参与亚美尼亚地震救援项目后一个月，巴什基尔共和国（Bashkir Republic）首都乌法市（Ufa）附近由于火车事故导致天然气爆炸，造成 1 200 人死亡。在这次爆炸后 3 周之内，应用 NASA 主导的远程医疗系统，为烧伤患者提供会诊咨询支持。该项目为受灾群众提供医学救援支持服务，随后又被称为“链接亚美尼亚和乌法市的太空桥梁”，为 NASA 将卫星通信系统应用于远程医疗提供了丰富的实践经验。

8.4.3 互联网太空桥梁

基于美国和俄罗斯在“链接亚美尼亚和乌法市的太空桥梁”项目合作中取得的进展，以及为了探索远程医疗在日新月异的互联网和万维网（WWW）中的实践，紧接着 NASA 开展了“链接俄罗斯的太空桥梁”的互联网远程医疗项目。该项目的目的有：1）进一步发展具有可操作性的航天远程医疗；2）测试并验证将互联网应用于远程医疗；3）促进 NASA 的远程医疗和电子通信技术在地面的应用[29]。“链接俄罗斯的太空桥梁”项目在美国和俄罗斯局部地区布防以 UNIX 为基础的计算机工作站，其通过互联网链接，应用时采用实时传送和储存后再转送的远程医疗模式。使用互联网进行多点同时通信的开放标准网——多通道主干网（MBONE），用于实时传送信息和讲座。对于存储后再转发的远程医疗模式，使用网页浏览程序浏览 NASA 研发的高版本多媒体医学存储介质记录的数据[2]，数据同时传送到在美国和俄罗斯对应的服务器上，任何具备授权访问的专家都可以浏览一个案例的数据后，并将建议传送到服务器。

为将来在地面和航天飞行中应用远程医疗，“链接俄罗斯的太空桥梁”项目具有几个重要的意义[2,29]。该项目验证了将互联网应用于远程医疗的可行性。按照存储后再转发的远程医疗模式，开放的数据资源和标准协议可以促使不同文化和地区的医生应用不同的个人计算机平台合作处理信息数据。同时，现代互联网技术可以确保只有经过授权的个人才能有资格浏览特定病员的信息。该项目意义在于为将来应用提供了证据，如将多边航天任务整合于类似互联网的技术应用于远程医疗。

8.4.4 具备先进通信技术的卫星

最近 NASA 完成了先进通信技术卫星（ACTS）的应用性试验，将进一步提升卫星的通信能力。该卫星使用高频率、大带宽的 Ka 波段通信，先进通信技术卫星可以在几个领域进行应用试验，包括远程医疗。

在 1994 年冬季，约翰逊航天中心应用先进通信技术卫星和视频眼底成像仪完成了一项远程医疗试验。在 4 个周末的 8 次试验任务中，约翰逊航天中心的医学专家应用远程医疗对远在科罗拉多州奥罗拉市的菲兹西蒙斯陆军医疗中心的 29 名病员进行了医学检查。眼底成像仪用于摄取和传送检眼镜检查及静脉造影图像，同时还获取了 B 超图像及三维立体影像。约翰逊航天中心的每一位会诊医学人员在专家小组讨论达成一致的诊断结论之前，提出个人会诊意见，然后将这些诊断结果与患者的病历进行对比，比较与先前的诊断结论（来自患者的病历）的一致性，结果显示 Kappa 值为 0.937 8（$p<0.001$）。该项研

究证实了在远程医疗中应用先进通信技术卫星和眼底成像仪的临床可行性。

8.4.5　远程医疗仪器包（TIP）的地面评估

研究人员通过设计和开发程序来评估不同的远程医疗仪器包。1994 年在得克萨斯州迪金逊社区诊所对首款地面原理样机进行了临床评估。该套原理样机系统使用 1/2 T1（768 kbps）视频会诊系统链接到得克萨斯大学的医学部，其位于得克萨斯州加尔维斯顿。该社区医学中心的护士应用 TIP 对病员进行了检查，并与位于加尔维斯顿的耳鼻喉科、皮肤科、眼科的专家进行了会诊咨询。该项研究提供了远程医疗有关的技术、培训、人因等有用的信息，这些信息可以用来设计远程医疗仪器包。

1998 年 8 月，为了便于健康远程互联网中的蒙大拿（Montana）合作伙伴使用，约翰逊航天中心实施医学部联结一个 TIP 到圣文森特医疗与健康中心，其位于蒙大拿州比灵斯（Billings）。该健康远程互联网的研发目的是为了促进健康信息传送到蒙大拿州农村地区，得到了来自美国商用电子通信和信息硬件项目资助部的远程医疗基金资助。这个项目的原始合作伙伴包括：圣文森特医疗与健康中心、位于蒙大拿州比灵斯的印第安健康维护中心、位于克劳保留地（Crow Agency）的克劳族（Crow）/北夏安族（Northern Cheyenne）医院、位于蒙大拿州莱姆迪尔的北夏诊所。该项目 TIP 研制经费由约翰逊航天中心技术转化和商用办公室资助。其职责为“将 NASA 航天技术向社会团体转让，并进行商用开发，进而创造就业，提高生产力，提升美国公司的竞争力”。

一项短期试验研究——应用 TIP 向“无行动能力”糖尿病人群提供家庭保健服务，在位于蒙大拿州东南的北夏安族居住区开展。为了此项研究，筛选“无行动能力”糖尿病人群标准为已经确诊糖尿病，在 1 年以上并未在莱姆迪尔诊所接受保健服务的个体。在项目启动时，在经过筛选的居住区的 488 名糖尿病患者中，只有 170 例属于“无行动能力”糖尿病。选择这个目标人群基于以下理由：1）美国本土人群的糖尿病管理及其并发症处置是关注的主要问题；2）印第安健康维护中心具有现成糖尿病管理标准，包括本底研究和体格检查的标准，该项目方案应对糖尿病可能发生的多种并发症，包括皮肤溃疡、高血压、眼睛及心血管疾病等，因此，把 TIP 作为标准糖尿病管理方案的辅助工具使用，在进行糖尿病患者的头-足检查中，验证 TIP 应用能力；3）这项研究为那些不去医院就诊的“无行动能力”糖尿病人提供了帮助。

为了研制能应用于航天医疗的集成便携式医疗保健系统，该项目的主要目的是在特定环境下针对特殊人群评估 TIP 功能，以完善设计和操作程序，其次是评估这套系统在地面应用的可行性。总体而言，该评估性项目达到了预期效果，证实了在这一特定人群中应用 TIP 或远程医疗技术具有临床应用价值，患者对其体验感到满意和欣慰。

但是，实施程序和工作流程还存在一些问题，这些问题一定会在将来的项目阶段得到解决。根据这次试验研究结果，参与研究的人员提出以下建议：1）在有卫星通信的偏远诊所配置 TIP；2）按地域分布进行集中式家庭问询；3）改进病例回访模式；4）对 TIP 使用者，给予更多的培训和实践；5）对这种方法的临床效果和社会效益进行研究。研究人员还建议将健康远程互联网中的专家作为医疗保健团队的全职合作成员，因为需要提供远程医疗服务时，这些专家十分关键。最后，由于存储后再转发远程医疗模式的大量成功应用，建议探索实时应用远程医疗模式的可行性。

8.4.6 强力天使（Operation Strong Angel）项目

NASA已经正式明确，远程医疗作为基本的航天医学组成部分，需要研制相应的技术和程序来管理航天飞行中的外伤和急性医学问题。随着飞行时间的延长以及建设国际空间站的风险增大，必须拓展目前在轨医疗保健能力。美国海军在夏威夷基地开展了代号为“强力天使”的人道主义救援活动，即在遥远的地方使用便携式生命体征监测仪通过卫星通信网络实时输送病员的信息，并对这种远程医疗能力进行了评估[30]。

“强力天使”是军民联合实施的一次人道主义救援项目，是由泛太平洋国家联合开展的RIMPAC 2000海军救援项目的拓展试验。这次国际救援演习活动于2000年5月30日—7月6日在远离夏威夷的海域举行，聚集了澳大利亚、加拿大、智利、日本、韩国、英国以及美国的海上救援力量，参与兵力包括50艘船、200架飞机、22 000名人员（水手、航空兵、潜水员、士兵、海岸护卫队队员）。“强力天使”项目基于这样一个背景：由于受到压迫，数千名少数民族平民逃往邻近地区，而邻近地区的政府不具备处理重大难民危机的后勤能力，要求国际人道主义救援，产生了“强力天使”救援项目。

在“强力天使”项目中，除评估便携式生命体征监测仪外，还评估了远程操作界面的可用性、恶劣环境下临床应用功能以及可能应用于国际空间站的相关工程设计等。

在具体实施过程中，验证了10个关键生命体征监测仪的设计和功能，其与国际空间站的操作要求一致，但是只有其中的3个支持卫星网络通信。为了将专用通信协议转换为TCP/IP，这3个仪器需要次级网关计算机，因为专用通信协议可以阻止生命体征监测仪与标准的TCP/IP内部网络和互联网链接，采用由这些制造商拟定的医学仪器通信标准既能满足远程医疗在地面使用，又能在国际空间站上应用。

8.5 国际空间站远程医疗和医学数据的管理

在维护国际空间站上乘员健康方面，航天实施医学已经从航天飞机任务中的作业医学进行了改革。国际空间站远程医疗能力包含在整合医疗系统中，该整合系统由美国健康维护系统（CHeCS）、俄罗斯医疗配置组件以及相应辅助支持设施构成。因为国际空间站上在轨医疗系统是一个混合系统，必须不断提出新的需求，进行相应物品的转运、调配、整合，并对大量个人医疗记录编辑存档。

由不同系统获取的医学数据需要及时、可靠、安全分配给相应项目的参与者，后者对国际空间站的医学数据管理承担责任。因此，为了维护遥远的国际空间站上乘员的健康，必须在提供相应维持乘员健康的项目下，进行阶段性远程医疗问询。这些维持乘员健康的项目包括：常规医疗、紧急医疗、预防与对抗干预，以及环境监测。为了满足这种不同而持续增加的大量医学数据，约翰逊航天中心航天医学部一致将这些数据转换成全电子文档，为航天任务中的医学业务提供支持。

目前进行的第一阶段工作是在约翰逊航天中心的航天员诊所安装一套电子病历记录系统。这套电子病历记录系统的使用范围、支持性通信组件以及数据处理硬件将进行升级，以满足所有参与国际空间站航天医学工作人员的需要。重点开发支持 Web 的多个数据源访问，在桌面集成这些数据，以便于分析和报告。

设计航天医学数据系统处置能力要与任务飞行控制中心和约翰逊航天中心的信息技术标准一致，这是为了保证信息的交换和安全。国际空间站航天医学业务的总体要求必须满足和激发安全网络的需求，包括：

1）安全管理所有来自在轨飞行乘员的健康相关数据/信息（国际空间站、航天飞机等）和地基数据资源（飞行前数据等）。

2）提供便于安全管理和输送所有乘员的内部和外部相关健康数据到休斯敦任务控制中心的技术手段。

3）在整个任务中必须具备向航天医生快速提供所有乘员相关健康数据和信息的能力，一旦需要医疗保健时，能够快速做出决定，向乘员提供高质量的医疗服务。

4）可以远程获取或链接健康相关的数据、信息及系统，并向有关的远程顾客提供服务（如电子病历记录等）和咨询。

5）为了安全存储和管理所有乘员健康相关的信息和数据，提供协作计划和资源。

6）提供自动化数据输送和分配系统，保障安全、可靠的数据交流、翻译、转换、预警以及在系统之间数据和信息的路由选择、应用、数据存储；在不需要研制和维持常规的点对点操作界面情况下，提供应用、系统、数据库之间的总体整合。

7）为了在轨医学数据存储系统（库）吸储更多的医学数据，提供处理信息、共享协议数据的能力。

8）提供处理和显示国际空间站遥测数据的能力。

9）对于医学设备给予处置授权。

10）提供私人、多播视频会议能力。

8.5.1　空间站网络结构

国际空间站配备了几类网络系统，该设计是为了支持各种操作。有关医学数据交换系统显示在图 8－2 中。飞行任务关键系统的指令和控制通过 1553 总线送达，其具有高可靠性通信协议，一般在高性能飞机上应用。NASA 医学设备通过 4 个乘员健康维护系统的 1553 数据总线中的一个与几台中心计算机中的一台进行通信链接（如图 8－2 所示）。

国际空间站配备了一个操作局域网（Ops LAN），可以作为连接到 1553 总线通路的备份，具备视频会议能力。通过具有操作性局域网将几款微型计算机链接到文档服务器，这是一种具备无线和有线以太网的局域网，带宽大约为 700 kbps。医学设备计算机（MEC）也连接到这个局域网。

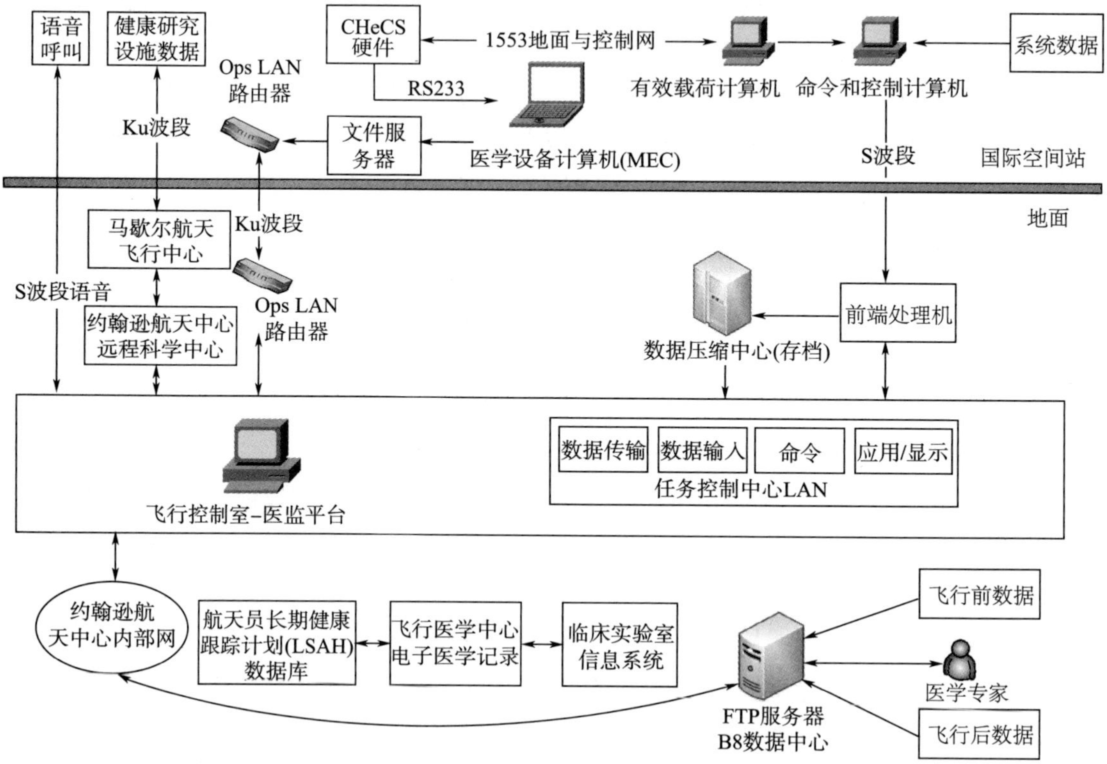

图 8-2　医学数据交换系统。国际空间站配有几个网络以支持实施各种任务，该图展示在高水平上用于传送医学信息的相关数据交换通路

有效载荷的局域网由标准 10 BT 以太网、相关协议以及 2 个载荷的插口组成，这 2 个插口位于美国的实验室模块中，可以提供 10 Mbps 的传输速率。载荷光纤网用来传输大容量载荷数据，有限系统数据则通过 Ku 波段传输到地面，空间站在轨有效载荷之间则通过高速路由器传输，这个网络带宽为 100 Mbps。

8.5.2　天–地通信联路

美国空间站在轨阶段天–地通信能力基于 2 个波段系统：S 波段和 Ku 波段。S 波段通信系统应用于空间站指令和控制命令的输送，可以提供天–地语音通信，并下传关键系统的实时遥测数据或者存储后转发格式的数据。S 波段向上（空间站）的传输速率为 72 kbps，向下（地面）的传输速率为 192 kbps。然而，当在空间站指令和控制命令范围内执行输送时，以及考虑到其他实际操作因素，进行天–地医学数据传输时，实际可用带宽的传输速率大约只有 60 kbps。

Ku 波段是一种名义上的有效载荷资源，支持有效载荷文件传输、有效载荷系统遥测及国际空间站视频系统的单向数据传输。Ku 波段通过 12 通道传向地面的总带宽为 50 Mbps，其子系统占约 6.8 Mbps 带宽，还余下 43.2 Mbps 带宽的可用容量。Ku 波段的一个通道专用链接到空间站局域网（Ops LAN），提供 6 Mbps 的下传和 3 Mbps 的上传带宽资源。该操作局域网将许多计算机连接到天地链接网络中，因此可以向空间站提供类似国际互联网的链接。

使用两颗高带宽跟踪与数据中继卫星（TDRSS）为美国在轨空间站节点舱提供通信业务，数据信号的接收高度依赖方位，尤其在高带宽 Ku 波段覆盖区，需要高度精确的天线定位和跟踪。由于空间站的结构干扰了信号的接收通路，或者在需要 TDRSS 辐射的区域没有卫星链接，导致 TDRSS 覆盖范围受到影响，因此，国际空间站的通信不是持续的。其实，在国际空间站完成组装阶段后，期望可以达到 55%～65%的通信覆盖。在紧急情况下，如系统故障或医学事故等，需要立即实施地面通信时，需要启用第三颗 TDRSS，这样通信覆盖可以达到 90%。然而，不能立即启动这个资源，只有指令长才能做出启用决定。这样的后果是，与乘员和在轨系统之间的通信会有规律地丢失信号。

国际空间站运行在俄罗斯地面跟踪站覆盖的范围内时，俄罗斯舱段应用直接天地链路与莫斯科任务控制中心进行通信。当国际空间站运行在俄罗斯地面跟踪站不能覆盖的范围内时，则通过俄罗斯的卫星扩展其通信能力，跟踪站的遥测数据可以通过俄罗斯或美国的天-地网络传输到休斯敦任务控制中心和莫斯科任务控制中心。在某些高风险活动中，如航天飞机或联盟号飞船与国际空间站的对接或解锁过程，需要使用这两个网络系统向休斯敦任务控制中心和莫斯科飞行任务控制中心提供遥测通信支持。在高风险活动中使用这些天-地通信网络系统向国际空间站发送命令/指令，同时，也使用这些通信网络系统传输医学数据，及时将数据资料传输到休斯敦任务控制中心的首席航天医生。

8.5.3　地面数据中心

美国在轨舱段的数据信号经过新墨西哥州的白沙中继站传到约翰逊航天中心（操作性数据），或位于亨茨维尔的马歇尔航天飞行中心（载荷数据）。每一个协作中心通过“外部接口系统”链接到休斯敦任务控制中心。

在休斯敦任务控制中心内设置几个独立的网络，数据可以通过 S 波段进入空间站的局域网（Ops LAN）。该网络对飞行任务十分重要，因此设计上冗余充分并且有高安全性。来自 OCA/Ku 波段的数据链接到局域网（OCA LAN），最终，飞行控制部门通过约翰逊航天中心网络获取电子邮件和普通行政服务。

NASA 航天医学部已经在约翰逊航天中心建立了一个专用数据中心。该数据中心受到防火墙保护，用户只能使用虚拟专用网络（VPN）技术链接。为了保护个人存储在该中心的医学数据隐私，访问该中心数据库受到严格的控制。对于访问约翰逊航天中心的临床试验系统和航天员健康跟踪纵向研究（LSAH）的流行病学数据库，均有界面保存电子医学记录。这些界面在“界面搜索引擎”系统的中间件上操作。数据中心也支持含终端传输协议（FTP）的服务器，该服务器作为所有国际空间站医学数据的中央存储库。

8.5.4 远程医疗的意义

从医学角度来讲，了解和认识国际空间站的网络和通信系统基本结构相当重要，因为只有通过这些基本结构才能实施远距离的医疗保健。在此过程中，通信延时、带宽、使用效率以及服务质量等问题影响到“远程医疗”的本质。

简单来讲，在确定医学支持操作理念方面，这些技术发挥着重要的作用。因此，假如我们知道S波段提供的通信带宽与一个56 kbps调制解调器相当，而且这个带宽只能周期性使用，我们也知道做出使用国际空间站资源的决定，必须十分谨慎。这也意味着，只要发出“呼叫医生”的命令时，就可以依赖地面上航天医生的医疗专业知识。

在考虑如何升级国际空间站的医学操作理念时，国际互联网的广泛普及是需要考虑的另一个重要变量。几个关键国际互联网技术的发展，包括虚拟专用网（VPN）、公共/私人重要硬件配置（PKI）、高速商用链接、界面搜索引擎、协作工具等，使我们重新思考保障任务顺利实施的理念。

在传统意义上，地面任务保障大体上集中位于几个中心，且绝大部分在几个大任务控制中心。网络协作及其相关技术的发展可以使分散部门为任务提供保障支持，因此，在中心外的个体通过“在线呼叫”的支持形式，增强了中心任务支持的能力。对于国际空间站的医疗保健，可以由在办公室和家里的航天医生或生物医学工程师提供在线医学支持。同时，也能保障在休斯敦任务控制中心的航天医生和国际控制中心或代理机构的医学人员或行政人员进行点对点的合作。这种方法比起传统的24 h医疗保健支持理念来更具有可操作性，花费更少。

8.5.5 目前国际空间站远程医疗的应用情况

航天医生了解相关的资源、数据获取途径以及数据的可靠性，这对于其做出医学决策十分重要。医学数据从国际空间站通过多条通路下传到休斯敦任务控制中心（MCC）。

目前从国际空间站在轨系统的数据下传达到地面的概览图如图8－3所示。这个系统的中心部分是医学设备计算机（MEC），其为国际空间站医学数据的控制、展示、下传提供服务。个人笔记本电脑是通用的ISS笔记本电脑或便携式计算机的衍生型，专门为乘员健康维护系统设计。

乘员健康维护系统的通信接口与MEC相匹配，以便其数据先传输到MEC，并将数据存储在MEC硬盘，以后可以下传到地面。此外乘员健康维护系统还可存储数据于个人计算机存储卡（PCMCIA），现在称之为个人电脑卡，这些存储卡可以从各自的设备上拔出，插入MEC，作为转移数据使用。乘员健康维护系统的便携式临床血液分析仪留有直接的数据接口，以备将来扩展。目前按照便携式临床血液分析仪的使用程序，其数据由键盘录入传入MEC数据库。当前数据转换能力可以消除数据输送中的误差，直接将这些数据转换成数字医学数据记录保存。另一种方法是允许使用者应用MEC操作键盘直接录入MEC数据库。在飞行中实施检查项目时，在MEC服务器上留有一种优先应用于航天员检查和

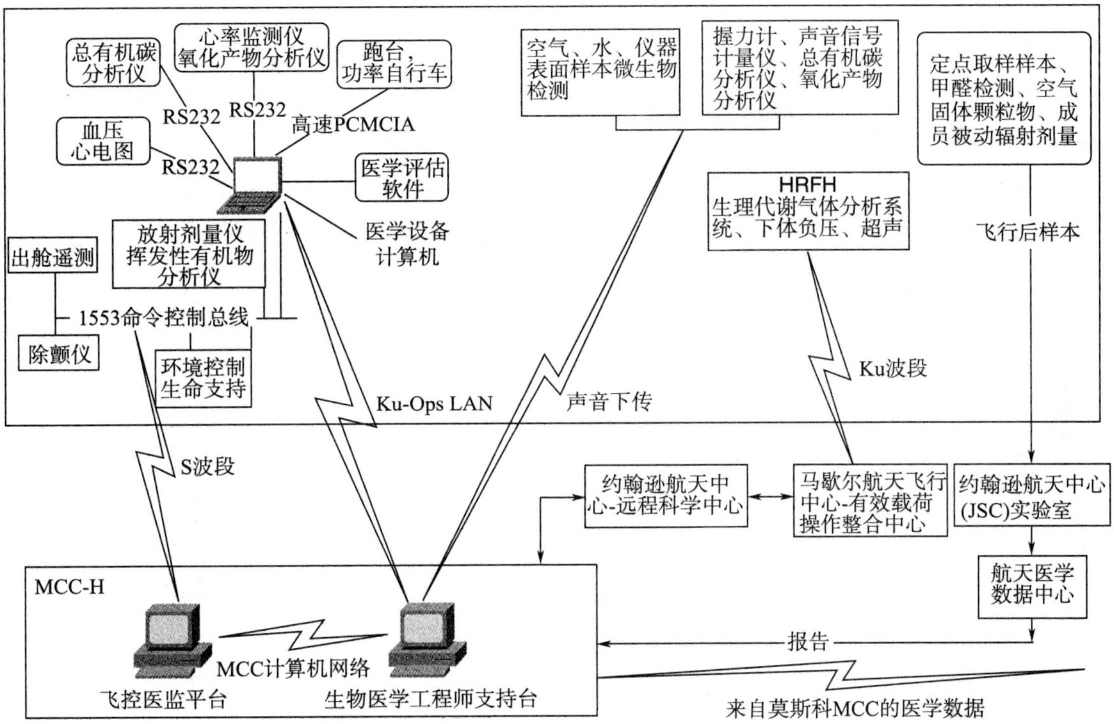

图 8-3　医学数据从国际空间站通过各种通路传送到任务控制中心-健康小组（MCC-H）的航天医生手中。该图展示了在轨系统的各种实施数据传送到地面控制团队的流程。这个系统的核心组件为医学设备计算机（MEC），其为国际空间站医学数据的控制、存储、展示及下传提供服务。

针对乘员健康维护系统诊断试验的电子医学记录空间，保存输入的临床医学数据。存储在 MEC 上的文档可以通过 Ku 波段/OCA 系统或者 1553 数据总线传输。

尽管大多数乘员健康维护系统的数据将存储后转发，但有些设备通过位于国际空间站 4 个不同位置 CheCS 1553 总线中的一条，或者通过 MEC 服务器，能实时下传数据。CheCS 1553 总线直接链接到载荷计算机，从 MEC 服务器实时下传数据。此外其他医学设备包括心脏除颤仪、血压/心电监护仪、挥发性有机物分析仪以及几款辐射监测仪（组织等效比例计数器和舱内外带电粒子定向光谱仪）同样具有这种能力。心脏除颤仪通过 1553 总线和有效载荷计算机能实时传导单导联 ECG“心电图”，血压/心电监护仪通过 MEC 实时获取 3 个导联遥测 ECG。除了实时下传数据外，这些链接到 1553 总线的设备在储存区留有缓冲空间，执行后续“正常”或“扩充”的数据输送能力，这取决于当时的通信能力。

其他的数据流包括：乘员口头传送的数据或发送的电子邮件等。对这两类数据的精确通信和存档保存会产生严重的问题，因为这些数据的特点、格式、内容与前面的数据相比不那么规范。私人医疗会议名义上是乘员和航天医生之间的私人远程视频会议，是国际空间站重要的医学保障内容之一。这相当于采集每位患者的病史过程。然而，这些谈话有助于在航天医生和乘员患者之间建立和谐的联系。这些面对面的个人交流在航天飞行任务中，尤其在长期航天飞行中，对于维持乘员的健康十分重要。因此，不能低估这些沟通交流产生的心理干预作用。

最后，应用研制的系列仪器，如气体代谢分析仪和超声仪器等获取的医学数据信息，通过马歇尔航天飞行中心及其电信科学中心传送到约翰逊航天中心。

因此，当制定医学数据处理的综合计划时，由于传输这些数据的方法、路径、媒介大不同，航天医生和综合医疗小组在制订综合医疗数据处理计划时，常常面临严峻的挑战，结果是在接收、获取、整合、解读这些数据时，采用大量的人工操作。然而，目前应尽可能使用当代医学数据管理工具，尝试实现半自动化处理这些数据。

8.5.6 强化商用现货（COTS）设备功能

诊断图像是远程医疗的主要部分，尤其是医学超声越来越成为普通 X 线成像的替代工具，超声技术的航天应用包括探查肾结石、腹膜出血、气胸和血胸等。目前在国际空间站上的人体研究设备包含一个超声系统（HDI 5000 超声系统，装配有飞利浦医学部门定购的先进技术试验系统），可以获取心动超声成像或其他器官超声成像，是生命科学研究的重要硬件组成部分。尽管该系统主要用于研究目的，但是 HDI 5000 超声系统也可以用于临床诊断。然而，在进行临床实践时面临几个问题：

1）人体研究设备的超声系统和国际空间站的通信配置能整合到一起，向航天医生传输实时流媒体视频吗？

2）该系统能传送满足可靠且准确的诊断要求的最小视频速率和最低分辨率的图像吗？

3）经过最短时间培训的在轨医疗主管能获取可靠的超声图像吗？

4）地面超声诊断方案在微重力下应用合适吗？有效果吗？

这些及其他实施性问题已经在专论中得到解决，已经证实医学超声在远程医疗中的重要评估作用（详见第 9 章医学影像）。具体地说，解决方案来自各种限制因素的汇合。这些限制因素包括：通信带宽、系统集成（技术）、现场超声操作者及远程超声专家的技能（训练）水平以及确定合适超声诊断方案（临床与解剖）。在微重力下使用这些仪器进行临床实践时，人的因素也必须考虑。地面使用键盘和鼠标定位的方法在微重力下变得十分复杂，难以实现。大多数常规的 COTS 医学设备依靠重力，帮助患者与操作者之间的接触检查或治疗。考虑到微重力环境状态，这些工效学要求必须重新进行工程化设计和实现（如图 8－4 所示）。

最初，与以前的太空计划一样，国际空间站的医学实践依靠并不具备医学专业水平的在轨医疗主管的观察和诊断性判别。因为需要在轨医疗主管向地面航天医生描述观察和体检结果，凭借在轨医疗主管对心脏杂音、皮疹或损伤，或者耳镜、检眼镜检查结果的描述，航天医生做出乘员健康状况的判断或相关飞行任务的决策。在轨医疗主管在现场获取的实际观察结果，如图像、视频信息、听诊异常现象以及其他数据直接转送到地面航天医生，以便航天医生可以观察分析并给出更高水平诊断结果，因此增大了诊断的可靠性。

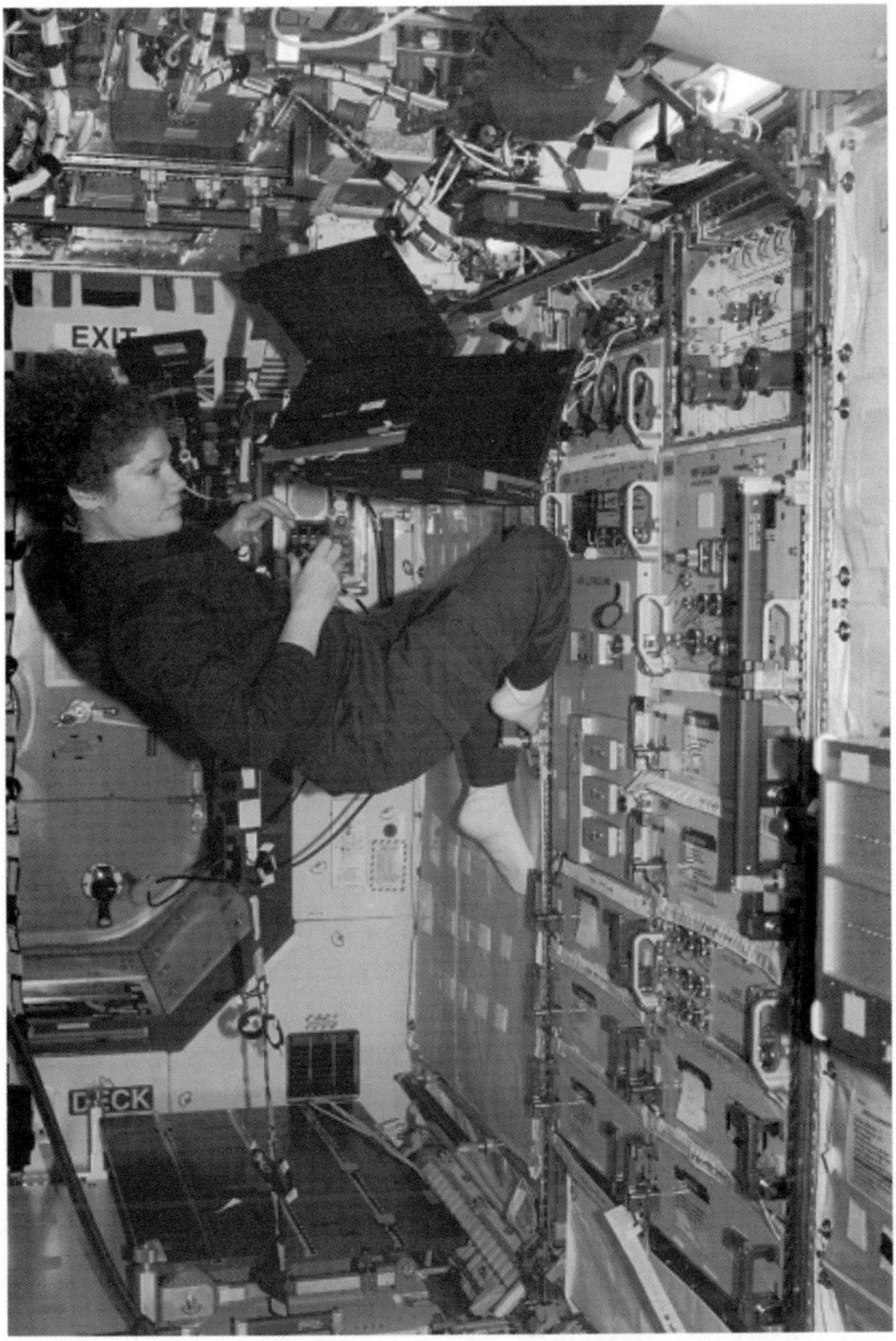

图 8 - 4　在国际空间站上人体研究设备前部空间，乘员处于舒适体位。可见在微重力下标准接口设备如显示器、键盘及鼠标的工效学设计对于医学操作可能不是最优的（图片由 NASA 提供）

8.6　未来：远程医疗应用于行星际探索任务

在设计行星际探索任务的远程医疗系统时，必须考虑到众多因素，包括任务特点、使用者、计划用途、信息资源以及可用技术等因素。首次火星探索任务可能搭载4～6 名国际航天乘员。假如推进技术没有取得大的突破，则整个探索任务可能持续 900～1 000 天，其中 600 天停留在火星表面，来回航程各需要 180 天。在整个探索任务中，乘员将驻留在充满风险、密闭的工程化环境中。

在探索火星任务中，乘员中很有可能至少有一位医生，还有一名在轨医疗主管，其经过一定程度的医学专业培训。当对方生病时，其他乘员应能操作这个系统，他们也可以进入或浏览自身的数据。这意味着设计的信息处理系统既能满足复杂医学专业需求，又能适合非医学专业的使用者。在地面上，航天医生、任务控制人员、专业医学顾问能使用同一用户界面以保证任务的连续性。

目前航天医学实践理念为依靠不具备医学专业水平的在轨医疗主管，其具有很少的医学经验，需要得到地面医学专家大量的通信咨询支持。这一理念有赖于返回到地面最终的医疗机构的能力，因为这些任务均在低地球轨道上实施。而低地球轨道以外的飞行任务，包括飞往火星的探索任务，需要转变医疗保健模式，一旦乘员在飞行中生病或受伤，必须在轨进行治疗，这是因为火星上的航天员距离地球太远了，返回地球进行治疗不具有可行性。以 299 338 km/s 的速度传播，无线电通信从地球到达火星需要 20 min。超长时间的通信中断使探索火星的乘员与地球之间可能存在失联数周的情况。因此，乘员必须处理急性医学事件，在无其他帮助的情况下，从不良状态中慢慢恢复。其中一些潜在疾病，包括永久丧失工作能力或受伤，将需要独特的远程医疗支持。

正如前面所述，带宽“瓶颈”和通信障碍（路由器、防火墙、交换机等）在地面对通信延迟的影响很小，因为二者的距离短（相对于光速）；然而，在行星际探索任务中，遥远距离将导致严重的通信延迟。由于在行星际探索中通信的延迟，远程医疗只能执行先存储后转发的模式。尽管在探索火星任务中出现应急医学事件时，不可能与地面进行实时咨询会诊，但是远程医疗系统应能实时记录和传送来自在轨医疗仪器和生物医学监测系统的数据。这将有助于在轨医生和地面医学人员进行回顾浏览。这种存储后转发的方式将有助于专业会诊、紧急处置后的观察跟踪以及预防出现医学问题。

然而，如果任务涉及多个有人居住的火星基地或加压漫游车，则可在不同站点之间进行实时或及时远程医疗。相对于远程医疗，现场实施远程医疗或远程医疗干预则是另一个概念，后者涉及从远距离直接遥控实施干预，包括远程遥控手术等，然而在探索火星任务中，通信延迟使来自地球的远程干预不可能实现，因为火星探索任务的通信基础设施与低地球轨道任务类似。当与地球不存在直接的“视线”时，需要在火星轨道部署几颗卫星，其功能类似于跟踪与数据中继卫星系统（TDRSS），有助于与地面医生的会诊通信。

太空和遥远地球角落（如南极洲和海底栖息地）的独特环境类似，可能具有与探索火星任务中相似的环境适应模式。针对航天飞行中的不良影响，美国和俄罗斯已经研发相应的对抗措施，将在探索火星任务中使用。每位乘员具有一个干预“处方”，乘员、乘组医生以及地面医学人员必须跟踪乘员处方，在执行处方过程中监测生物医学数据。对乘员生理功能进行常规测试有助于评估干预处方的效果，并跟踪乘员的健康状况。

环境监测设备也与远程医疗系统有关联，这些环境变量包括辐射剂量、周围压力、污染指标、温度等，也应在电子医学记录中保存，以备用于乘员的诊断和治疗。在出舱活动中，生物医学的监测指标包括：舱外压力服参数（空气温度、湿度、压力服内压力等）、乘员生理参数（心电图、代谢率、皮肤温度等）、外部环境参数（辐射类别与剂量、舱外温度等），这些数据必须自动输入远程医疗系统中。自动输入定期的生理和心理监测数据有助于制定干预措施的实施计划，并包括在运动或者立位耐力、运动水平及认知能力测试期间获得的数据。

正常的保健措施包括：周期性多种健康状态检测。探索火星任务中的远程医疗系统需要从传感器和仪器中获取多种输入数据。各种类型的图像传感器将从特殊的医学照相机、内窥镜以及非介入性成像仪器（如：医学超声成像、X 线照相等）中获取时空视频图像或静态图像。生物医学传感器将监测的体格指标（血压、心音等）、心电（ECG）以及反映乘员生理的化学指标（血液、尿液化学成分等）传送到远程医疗系统。检查者的观察记录和注释也必须记录在该系统中。这些记录采用文本或语音记录形式保存。

在乘员出现疾病或受伤时，健康信息系统必须能够采集大量的医学信息，按照规范的格式传送给航天医生。探索火星任务中远程医疗系统将得益于几种新技术的进步，一个关键的假设是，这些新技术能在探索火星的飞行器出发之前的 3～5 年投入使用，保证有足够时间将其整合到探索火星任务的健康保障系统中。所有探索火星的飞行器系统将得益于计算机技术、通信技术、制造技术（微型技术及纳米技术）以及电源技术的向前发展。传感器和影像技术的发展将减少或消除有创性医学诊断。改进或提升人类与仪器设备、计算机、数据系统的交互作用方式，将对火星探索任务的远程医疗系统产生最大影响。同时，显示技术的发展，包括低功率平板显示器或笔、触摸屏界面、头戴式显示器、全息摄影等技术，将有助于火星基地和地面使用者使用，语音和手写识别将实现一个更加自然的界面。这些技术进展可以出现在地球上，因为其无辐射环境。辐射可导致使用高密度微电子电路的电子设备（如当前制造的医学电子设备）发生灾难性事故。随着电子设备的进一步微型化，辐射导致仪器故障的可能性也相应增大。以现代技术在医学领域的应用及其在临床上使用作为需求依据，因此未来医学仪器的构造最有可能基于医学需求。鉴于在未来至少 10 年，我们不可能在月球行走，我们会利用 COTS 医学技术吗？对于未来探索任务，我们是接受以前传承的医学设备，还是研制先进的“非 COTS”抗辐射医学硬件？

在过去 40 年的航天飞行中，航天医学部门对乘员健康维护和监测依靠远程医疗，以此作为主要维护乘员健康的手段。直到重要的医学技术和技能实现在轨应用之前，这种模式仍是主导。建立先进在轨临床处置能力的障碍是成本，目前为了救治患严重疾病或受伤的乘员，立即实施离轨并返回到地面三级医疗机构进行救治，是更加有效、花费低廉的方式。

如果目前尚未具备先进医疗救治能力，在飞行任务中对乘员进行健康监测、预防疾病发生，则需要应用远程医疗。针对行星际探索任务，尚不清楚其对地基医疗保健的依赖程度；然而，在地面和国际空间站上进行长时间的高仿真模拟试验有助于应对这些问题。在行星际探索任务中远程医疗的作用与地面相似：作为医学信息输送的手段满足医学信息的传送交流。

因为地面远程医疗模式中实时数据传输不会出现 5～20 min 的延迟，而太空探索任务的独特需求对我们传送远程医疗服务的能力再一次提出了挑战。

参考文献

[1] Grigsby J, Schlenker RE, Kaehny MM, et al. Analytic framework for evaluation of telemedicine. Telemed J 1995; 1: 31 - 39.

[2] Sargsyan AE, Doarn CR, Simmons SC. Internet and World Wide Web technologies for medical management and remote access to clinical expertise. Texas Med 1998; 94: 75 - 80.

[3] Wittson CL, Dutton R. A new tool in psychiatric education. Mental Hospitals 1956; 7: 11 - 14.

[4] Elsayed AM. Telepathology service at the Armed Forces Institute of Pathology. Presented at the American Institute of Aeronauts and Astronauts Life Sciences and Space Medicine Conference, Houston, TX, April 1995.

[5] Nitzkin JL, Zhu N, Marier RL. Reliability of telemedicine examination. Telemed J 1977; 3: 141 - 158.

[6] Welch ML, Pak HS, Poropatich RK. The impact of the Webbased store and forward teledermatology consult system in the national capital area. (Abstract) Telemed J 1999; 5: 41.

[7] Pak HS, Welch ML, Poropatich RK, et al. Preliminary data from diagnostic agreement study: Teledermatology vs. in - person evaluation. (Abstract) Telemed J 1999; 5: 41.

[8] Phillips CM, Burke WA, Allen MH, et al. Reliability of telemedicine in evaluating skin tumors. Telemed J 1998; 4: 5 - 9.

[9] Roth AC, Reid JC, Puckett CL, et al. Digital images in the diagnosis of wound healing problems. Plast Reconstr Surg 1999; 103: 483 - 486.

[10] Link M. Space Medicine in Project Mercury. Washington, DC: U. S. Government Printing Office; 1965. NASA SP - 4003.

[11] Berry CA, Catterson AD. Pre - Gemini medical predictions versus Gemini flight results. In: Gemini Summary Conference. Washington, DC: U. S. Government Printing Office; 1967: 197 - 218. NASA SP - 138.

[12] Kelly GF, Coons DO. Medical aspects of Gemini extravehicular activities. In: Gemini Summary Conference. Washington, DC: U. S. Government Printing Office; 1967: 107 - 125. NASA SP - 138.

[13] Luchzowski SM. Bioinstrumentation. In: Johnston RS, Dietlein LF, Berry CA (eds.), Biomedical Results of Apollo. Washington, DC: U. S. Government Printing Office; 1975: 485 - 493. NASA SP - 368.

[14] Bailey JV. Radiation protection and instrumentation. In: Johnston RS, Dietlein LF, Berry CA (eds.), Biomedical Results of Apollo. Washington, DC: U. S. Government Printing Office; 1975: 105 - 113. NASA SP - 368.

[15] Waligora JM, Horrigan DJ. Metabolism and heat dissipation during Apollo EVA periods. In: Biomedical Results of Apollo. Washington, DC: U. S. Government Printing Office; 1975: 115 - 128. NASA SP - 368.

[16] Luczkowski SM. Skylab hardware report：Operational bioinstrumentation system. In：Johnston RS，Dietlein LF（eds.），Biomedical Results of Skylab. Washington，DC：U. S. Government Printing Office；1977：481－484. NASA SP－377.

[17] Nolte RW. Automated blood pressure measuring system（M092）. In：Johnston RS，Dietlein LF（eds.），Biomedical Results of Skylab. Washington，DC：U. S. Government Printing Office；1977：431－423. NASA SP－377.

[18] Linott J，Costello MJ. Vectorcardiograph. In：Johnston RS，Dietlein LF（eds.），Biomedical Results of Skylab. Washington，DC：U. S. Government Printing Office；1977：433－435. NASA SP－377.

[19] Lemke HU. Future directions in electronic image handling. Investig Radiol 1993；28：S79－S81.

[20] Bailey JV. In－flight radiation. In：Nicogossian AE（ed.），The Apollo－Soyuz Test Project Medical Report. Springfield，VA：National Technical Information Service；1977：29－31. NASA SP－411.

[21] Nicogossian AE，Garshnek V. Historical perspectives. In：Nicogossian AE，Huntoon CL，Pool SL（eds.），Space Physiology and Medicine，2nd ed. Philadelphia，PA：Lea & Febiger；1989.

[22] Lebedev V. Diary of a Cosmonaut：211 Days in Space. Houston，TX：Phytoresource Research Incorporated Information Service；1988.

[23] Bogomolov W，Popova IA，Egorov AD，et al. The results of medical research during the 326－day flight of the second principal expedition on the orbital complex Mir. Presented at the Second U. S. / U. S. S. R Joint Working Group Conference on Space Biology in Medicine，Washington，DC，Sept. 16－24，1988.

[24] Advanced Projects Section，KRUG Life Sciences. Report of the initial in－flight evaluation of the telemedicine instrumentation pack（DSO 334）. Houston，TX：NSAA－Johnson Space Center；1998. JSC 28288.

[25] Simmons SC，Melton SL，Johannesen JC，et al. Initial evaluation of the telemedicine instrumentation pack aboard Space Shuttle Endeavour. Poster presented at the American Telemedicine Association Annual Meeting，Orlando，FL，Apr. 1998.

[26] Fuchs M. Provider attitudes toward STARPAC：A telemedicine project on the Papago Reservation. Medical Care 1979；17：59－68.

[27] Foote DR. The far north：Satellite communication for rural health care in Alaska. J Commun 1977；173－182.

[28] Rayman RB. Telemedicine：Military applications. Aviat Space Environ Med 1992；63：135－137.

[29] Doarn CR，Nicogossian AE，Merrell RC. Applications of telemedicine in the United States space program. Telemed J 1988；4：19－30.

[30] Beck G，Djordjevic B，Halacka K，et al. Evaluation of critical care monitors using satellite network for space and terrestrial applications. Presented at the 2001 Meeting of the Society of Critical Care Medicine，Orlando，FL，Jan. 2001.

第 9 章　医学影像

阿绍特·E. 萨尔格相（Ashot E. Sargsyan）

自威拉·康拉德·伦琴第一次将 X 射线用于疾病诊断以来[1]，已过去 100 多年。早期医学影像仅用来诊断骨折或异物等简单病变，而今医学影像作为独立的医学学科，已成为世界各国医学预防、诊断和治疗的重要组成部分，为临床医学带来了实质性的变革。大量影像形态不仅可用于排除明显的疾病或损伤，而且还可用来显示解剖学上早于临床表现出来的异常以及器官功能障碍。

载人航天的出现，使得航天医生需要远程监测航天员的生命体征，解决面临的医学问题，以防影响任务执行。一些早期的航天生物医学系统的开发应用早于地面类似医学技术研发[2]。近年来，地面健康保健技术的发展已超过航天探索任务中生物医学技术的发展，航天医学面临的挑战是确定哪些地面医学技术能用于太空，以及何时应用。随着航天员在空间站（如天空实验室、和平号空间站、国际空间站等）驻留时间的延长，航天飞行中的医学风险日益凸显[3,4]。因此，空间站乘员出现不同于地面的亚临床表现在长时间失重环境中将会加重或进一步恶化。尽管这些太空乘员有过培训经历，能处理简单的医学问题，但一个严重事件可能就会迅速超出飞行器上有限的医学救治能力，这几乎可以肯定是医疗紧急情况。太空中发生的很多医学问题甚至应用地面最先进的医疗设备，在诊断和治疗上都是巨大的挑战。这些因素让航天医生很难做出决定：是返回地面寻求帮助，还是留在太空继续观察？显而易见，如果可能的话，这些重大决策应以客观信息和基于证据的方法为基础，以便在对任务影响最小的情况下达到可能的最佳结果。

9.1　航天医学诊断成像发展过程

20 世纪 70 年代和 80 年代，航天飞行的医学影像试验是生物医学研究领域的重要组成部分，主要用来观察微重力环境下人体生理变化，以及长时间空间停留时的适应能力和人体各项功能变化，此外，还观察太空乘员完成飞行任务返回地面的身体恢复情况。1982 年，首次在轨医学影像在礼炮 6 号和苏联/俄罗斯联盟 T6/礼炮 7 号飞行任务期间，在俄-法合作研究项目中完成[5-7]。B 型和 M 型超声结合的定量超声心动扫描完成了心脏不同参数的检测，同时还实现了浅表动脉的连续多普勒测量。伴随着超声技术的迅速发展，B 型超声灰阶成像可以在一秒之内获取多帧图像，所以能提供心脏在运动时的实时图像。M 型超声技术随着扫描轴线和时间的变化能实时记录心脏活动，还能量化心脏房室的大小变化和整个心动周期的其他相关指标。此后，在 1982—1986 年期间，航天员完成 6 次长期（65～237 天）在轨停留和 5 次短期（8～12 天）在轨停留，其中在苏联/

俄罗斯联盟 T/礼炮 7 号轨道组合体内进行了进一步的超声成像研究。在太空停留时间最长的一次任务（苏联/俄罗斯联盟 T10）中，一名医生航天员奥列格·阿特科夫多次验证了超声成像技术，其连续应用超声对在轨飞行的 15 名航天员进行了检查。在这次任务中，首次完成并记录了一次成功的腹部超声检查，并联合血液动力学评估研究改进了空间站在轨超声技术和超声设备[8]。从 1988 年开始，在苏联/俄罗斯联盟 TM/和平号空间站轨道组合体内开展了一系列法-俄联合超声试验[9-11]。除了进行超声心动图检测外，随后的研究首次实现了较高超声频率下的复杂血管成像，同时应用超声多普勒测量了中心和外周血管系统的血流。此次法-俄联合试验研究取得的另外一项重要成果为航天员成功完成了实时远程指导下的操作，而在飞行前这名航天员仅仅接受了远距离专家指导下的有限训练；利用地面通信实现了空间站航天员和不在俄罗斯境内的一名专家的联接[11]。这些复杂的操作规程验证了新的在轨训练技术，进而提升了航天员操作能力以及科学研究价值。而且，基于地面专业知识理念的操作程序、远距离反馈与指导都对此次试验有非常深远的意义，在国际空间站时代仍然如此。

在美国的太空计划中，STS－51D（1985 年 4 月）和 STS－51G（1985 年 6 月）航天飞机任务进行了最早超声心动图测试的试验，其中后一次研究是和法国科学家合作开展的。ADR－4000 便捷式超声扫描仪经过多次改进以满足太空飞行的要求。研究内容包含心血管精确测量，再次验证了微重力环境下进行复杂先进成像技术研究的可行性[12]。1990—1992 年，同一台超声仪器在三次以上的太空飞行任务中发挥了作用，后来在 1993 年执行 STS－55 任务时，由一台经过改良的超声心动扫描仪（惠普，美国）取代。1992—1995 年，NASA 在三次航天飞机任务（STS 50、STS 65、STS 71）和一次和平号－18 长期飞行中，使用了改进的超声心动扫描仪（Biosound Genesis Ⅱ 超声仪，AERIS），该仪器具有先进的多普勒检测功能。

到 20 世纪 90 年代中期，8 种不同的成像仪器（全是超声仪）在低地球轨道上使用过，一定程度上探索了这种成像方式的大部分特性。这些实验仪器及其演示的成功促成了一种精密的多功能超声系统（ATL/飞利浦的 HDI－5000）的研发和交付，这一系统安装在国际空间站的实验室舱，是人体研究设备的一部分[13]。尽管医学超声研究的初衷是支持航天生物医学和心血管研究，但是这一设备已作为航天医学的重要工具。

9.2 医学超声在航天医学中的应用

现代诊断成像方法在当前航天医疗保健系统中很有应用前景，能有效降低太空探索（低地球轨道和未来行星际探索）的医学风险。随着太空驻留时间的延长、飞行乘组人员的增加、行星际探索任务距离地球越来越远，临床自主性的需求随之增加，而对航天医疗保健系统的要求也会提高。某些方面的技术改进已经在有关文献中报道[14-16]。随着其他行星的遥感数据的日益丰富，航天器动力推进系统获得了巨大的改进，与健康有关的医学问题而非工程挑战似乎越来越有可能成为行星际探索任务的主要关注点[17,18]。因此，关注未来任务的医学支持是必要的，当然包括使用国际空间站作为技术研发的试验平台。

将医学影像技术纳入航天医疗保健系统很有必要，然而面临大量的临床医学和实施问题，这不可避免。根据在太空中已知和未知的医学风险，将诊断成像设备配置在飞行器上的花费是必要的吗？太空环境下诊断成像设备将如何工作？“纯”科学探索和航天医学能力的提升，孰轻孰重？两用系统的可能性如何？太空中医学影像真的能有效排除病症，将医学问题对飞行任务的影响降到最低，尽可能保证乘员健康和提升工作绩效吗？如何改进地面医学诊断成像程序和方案，确保医学影像在太空仍能发挥作用？谁来开展研究工作？国际空间站乘员接受医学训练的时间很短，他们能得到足够的训练吗？医学诊断成像信息如何传回地球？这样的交流是否有效？医学可视化信息能在何种程度上改变治疗方法的选择，及其影响特殊疾病和损伤的治疗效果？本章将讨论这一系列的问题。

9.2.1　常规 X 线照相和透视检查

在诊断太空可能发生的多种医学病症时，标准 X 线检查发挥着重要的作用。医学 X 线检查多用于肺实质病变的可视化检查，也许对微重力环境中的许多现象比较敏感。异物吸入可能导致肺不张和/或继发性肺炎，利用胸部 X 线检查，可以识别、定位和描述不透射线的异物。乘员吸入飞行器燃料或氧化剂蒸气，会导致严重的肺炎（如发生在阿波罗-联盟号飞行任务期间）。考虑到在轨治疗诸如此类肺损伤能力的局限性，航天医生需要进行 X 线检查获取必要的信息来决定飞行乘员是否返回。尽管太空中乘员深静脉血栓（DVT）形成的风险一直是引人争议的问题，一些专家认为下肢运动减少和血液改变可能是其形成的原因。诊断肺栓塞合并梗死，常规胸部 X 线检查是首选。在某些情况下，如气胸和胸腔积液等，微重力可能会降低此方法的检测灵敏度，因为遇到此类情况时，胸腔液体依靠重力的解剖学定位会发生改变，可能出现错误的阴性结果。X 线照相术在太空中用于诊断胃肠道疾病，如用来排除异物、炎症或肠梗阻等；然而，许多阻塞或穿孔的放射学诊断表现，如气体—流体水平界面，是重力决定的，而在微重力环境下可能不会表现出来。口服造影剂在微重力环境下的作用也必须重新确认。据分析，如果知晓这些变化的分布特点，此方法或许仍然是有帮助的。

发生输尿管梗阻或其他异常情形时，需要静脉注射碘化造影剂，实施静脉肾盂造影（IVP）。然而，对于在太空中静脉注射造影剂的效果，人们知之甚少。由于造影剂过敏的发生率较高，处理方法也极其有限，所以在诊断肾脏或其他泌尿系统疾病时，医学超声检查是首选方法。

X 线照相术可能是最敏感的成像方法，多用来排除、确诊器官结构异常以及监测骨折和骨愈合进程。为此，在 20 世纪 80 年代末自由号空间站的初步设计中，期待 X 线照像术发挥一定的作用[19,20]。然而，由于硬件局限性、预算削减、不断变化的医学需求导致 X 线照相术没能进入太空。

即使能用最新的X射线电子设备和高灵敏度的数字式探测阵列[21,22]，考虑到能耗、潜在电磁干扰、质量、体积等原因，现在的飞行器还没有配置X射线照相设备。

在行星际探索任务中，行星基地的太空诊所可能需要射线照相技术。尽管月球（1/6 *g*）和火星（1/3 *g*）属于部分重力环境，一些依赖重力的放射学图像或许仍有实际意义，仍需要X射线照相来评估骨骼和疑似肺部疾病，后者为职业和环境诱发疑似肺炎的一类病症。例如，反复吸入月球或火星上颗粒最小的尘土，都可能诱发与职业肺病类似的症状，需要定期进行影像筛选和肺功能检查，判断是否诊断为肺尘病或相关疾病。

人们试图开发一种基于低能耗“纯”伽马发射器（如碘125）的便捷式射线照相设备[23]。尽管偶尔有试验成功的报道，但因为这类仪器固有的诸多局限性，尚不普及。在太空使用时，如果遇到这些情况，如肢体组织内有金属异物、微小骨裂时，需要给予特别考虑。航天医学应关注射线照相技术的发展，探究自动曝光控制系统联合更多有效电磁X射线源和更大传感器阵列的可行性，同时研发具备高敏感性和宽动态范围的其他检测器系统。哈特和坎贝尔对未来航天射线照相技术的应用展望做了详尽探讨[24]。

9.2.2 计算机断层扫描成像（CT）

只需少量的射线暴露，当今计算机断层扫描成像仪就能提供身体任一部位优质、高分辨率的图像。最近在腹部和软组织诊断方面，超声成像技术与计算机断层扫描成像技术的竞争愈演愈烈。计算机断层扫描成像技术主要用于检查颅内、颅面、肺、纵隔和腹膜后疾病等。近年来随着高性能螺旋扫描仪的速度和计算能力显著提高[25]，计算机断层扫描成像技术也有了显著的发展。然而，目前计算机断层扫描成像仪如果放在航天器上，其质量太大，耗能太多，产热过多，需要空间太大。而且计算机断层扫描成像仪维护复杂，为了维持其在太空中正常工作，一些部件如X射线管冷却和电源子系统需要重新设计，花费巨大。在以上几个因素中，目前只有高能耗无法解决，除非开发一种更有效的X射线源。

计算机断层扫描成像仪小型化受益的不仅仅是航天医学这一领域，临床上手术中和床旁的大量需求，促使研发小型化商用计算机断层扫描成像设备，以便计算机断层扫描成像仪能进出手术室和重症监护室。然而，当前这些设备采用传统的硬件设计，其扫描架庞大，需要高能耗的冷却部件，这些问题亟待攻关解决。

如果能研发有效的X射线源，满足低电磁干扰和低能耗，则可能重新考虑将计算机断层扫描成像技术应用于太空中。在微重力环境下，存在一种富有吸引力的可能性，即用适当放置和束缚病人的安全旋转来替代X射线管和对向探测器阵列的旋转。在微重力下，将不需要庞大的扫描架，而需要将X射线源和检测器阵列固定在空间站已有结构上，如相邻舱段之间的过道（如图9-1所示）。病人转动机理需要一个定位传感器为计算机断层扫描成像技术再计算体位提供数据。通过纵向平移替代转动，获得X射线摄像标准投影（用于计算机断层扫描成像技术定位的内存储信息位置图示）。在未来有大量居民的行星基地，计算机断层扫描成像仪将是主要的成像设备。

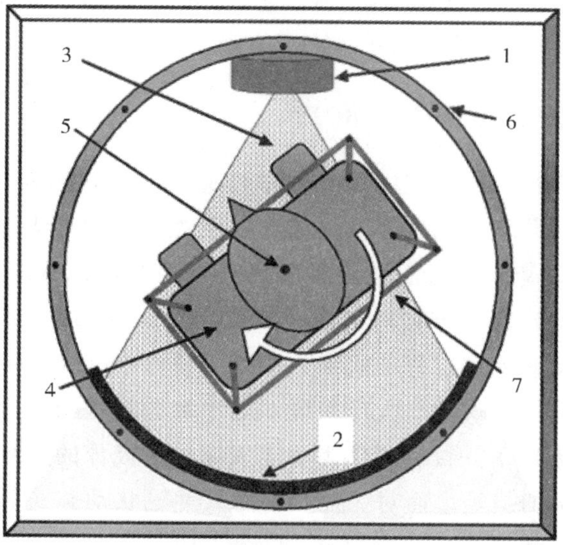

图 9-1　微重力下 X 射线计算机断层扫描成像技术（CT）的假设系统

1—X 射线源；2—检测器矩阵；3—扇形 X 射线束；4—受检者；5—受检旋转轴；6—固定于 ISS 的结构；7—受检者束缚系统（带有位置标记）

9.2.3　磁共振成像（MRI）

自 20 世纪 70 年代雷蒙德·达马丁等发明和实现了磁共振成像技术的临床应用开始，临床医学发生了革命性的变化[26,27]。磁共振成像技术对航天医学意义重大，因为其显示肌肉骨骼和脊椎疾病时非凡的逼真图像，以及无创性检查中枢神经系统的无症状病症，如脉管和脊髓的畸形等，磁共振成像技术应用于太空具有重要的科学价值，能够加强人们对空间生理学的认识，促进乘员更好地适应太空生活，还能用来评估各种对抗骨质丢失和肌肉萎缩方法的有效性。然而，尽管磁共振成像技术应用价值巨大，但是目前还没有在飞行器上配备。磁共振成像扫描仪质量很大，能耗又高，体积更是庞大。另外，飞行器上敏感的航天电子设备也不能兼容磁共振成像设备产生的高密度磁场。当然，随着新磁体的出现、高温超导和无线电技术的发展，磁共振成像扫描仪大幅度减小质量、降低能耗、缩小体积已经成为可能。航天生物医学工程师正密切关注无创性诊断成像技术的发展。

9.2.4　核成像

大多数核成像技术，不管静态还是动态，其最初方法都为人体口服或静脉注射放射性药物，通过代谢这些药物在特定组织或器官的累积，探测其发出的伽马射线（初级或次级带电粒子）。应用正电子发射的同位素和高分辨率的二元/一元断层摄影系统评估组织代谢状况。核成像技术对于空间医学诊断或监测很有用，包括骨闪烁显像评估骨丢失和骨折，或核素肺灌注和通气扫描观察疑似肺栓塞、肺炎、肺不张等。然而，因为标定和探测器精确定位需要持续电流以保持多个探测器在标定状态，所以伽马闪烁照相机比较笨重。最核心的挑战是在太空供给/生产、加工和处理带辐射标记的物品，以及辐射屏蔽、垃圾处理等，都会严重影响任务进程。所有这些因素都限制了此方法在太空的应用。

9.2.5 电子束计算机断层摄影术（EBCT）

自20世纪90年代初期以来，因能无创诊断冠状动脉疾病（CAD），电子束计算机断层摄影术得到广泛认同且越来越普及。尽管已经展示了其在预测毫无症状冠状动脉疾病方面的能力[28]，电子束计算机断层摄影术仍是在缓慢融入医学审查标准中。其作为临床评估工具，正在得到广泛研究。随着对比度增强法的推广，此方法在临床上可能很快会用来诊断除冠状动脉疾病以外的疾病，主要用于诊断肺和呼吸道疾病[29-32]。对于年龄较大、可能患冠状动脉疾病的航天员来说，电子束计算机断层摄影术可用来代替心导管插入术和冠状血管造影术。目前其作为功能成像研究极佳的新技术产品，如运动负荷试验或^{99m}Tc、^{201}Tl闪烁扫描等，而对无症状的隐匿性冠状动脉疾病的人群来讲，电子束计算机断层摄影术的预测能力还难以确定。随着航天员年龄的增长，电子束计算机断层摄影术可以作为航天员选拔的有效工具。设备的大小和复杂性注定了该项技术不能应用于未来太空中。

9.2.6 内窥镜检查

内窥镜常用来评估和治疗胃肠道、肺部、泌尿系统疾病。在太空中，需要内窥镜评估和治疗的疾病包括上消化道疾病（与空间运动病有关的呕吐导致马洛里-韦斯二氏综合征、应激性溃疡、食道异物等）、肺部吸入异物、支气管灌洗和尿路结石等。用于诊断或治疗的内窥镜不是飞行器必须配置的设备，因为太空中需要实施该成像检查及治疗的医学事件发生率极低，而且作为非医生的航天员也不能熟练操作此类设备。但是在模拟微重力环境下，内窥镜应用仍然吸引医学专家进行探讨。1999年，在抛物线飞行时，琼斯等人[33]利用动物模型成功地完成了复杂的泌尿外科内镜检查程序。NASA利用微重力动物模型探讨了治疗内镜术（胸腔镜和腹腔镜）的可行性[34]。大部分试验在KC-135微重力试验飞机上开展，气体吸入和有害分泌液控制均得到成功处理。有趣的是，作为远程医学仪器组件试验的一部分，此项技术所需的"冷"光源，在STS-89航天飞机飞行任务时进行了验证[35]。尽管在微重力下内窥镜应用尚存在许多不为人知或者有争议之处，目前积累的知识和经验足以证明该技术可行，且诊断有用。内窥镜操作是侵入性的，并且还存在风险，需要足够培训和实践才能保证安全有效实施。在此方面，远距离指导下内窥镜应用试验的成功，使内窥镜在太空的应用成为可能[36,37]。

9.2.7 光学成像

迄今为止，太空中发生的乘员受伤只限于表皮软组织外伤。可能需要对皮肤或黏膜成像的情况包括烧伤、冻伤、痈疽、口面部疾病、局部或全身性水肿以及皮肤病等。只用语言描述身体上的这些损伤，医生很难做出令人满意的诊断结论。此外，在任何严重的情况下，关于病人的综合客观数据可以让外科医生更清楚地了解病人目前的身体状况。整体成像和局部成像对临床诊断意义重大。尽管任何航天飞行器都配备了摄影器材，其实照明的色彩、成像能力、适时的图像传送能力都应考虑摄影的应用目的——医学诊断。

为了获取体检中观察到的某类异常，应进行详细的神经学或整形外科检查，以及通过复杂的生保系统或介入式诊断治疗程序指导在轨医疗主管（CMO），全景或接近全景影像的下行链路传输对获取客观数据信息非常重要。NASA 在航天飞机任务期间用一种特殊的眼底照相机获得了人体视网膜图像；作为远程医学仪器组件的子系统，可以通过视频系统获取并实时传输眼底镜检查、耳镜检查、皮肤检查和黏膜检查数据。为了保障医学摄影的开展，飞行器上影像获取、传输模式以及性能设计都要满足航天医学工程的需求，并提前测试图像逼真度，以备在太空中应用。例如，NASA 已经在实验室测试过国际空间站的影像基带信号处理器（VBSP），证明其能数字转化传输不同帧率和分辨率的医学影像。

9.2.8　超声诊断成像

在 20 世纪 90 年代末期，超声检查在美国成了第二种被广泛应用的医学影像方式。超声设备的销售量以前所未有的速度增长，并超过其他任何一种医学影像设备[38]。医学超声能应用于多种疾患的诊治如胆结石或心包炎等。在航天飞行中，不能使用 X 射线、计算机断层扫描成像（CT）或磁共振成像（MRI）时，医学超声成为飞行乘员选择的对象。一些超声应用软件，尽管在北美处于“备选”位置，但在世界其他地方作为首选的评估方法得到很好的应用和发展（例如，肾上腺、胃肠道或输尿管的超声检查）。医学超声正在快速发展，临床应用越来越广泛[38]。

作为临床医学影像放射技术之一，北美超声医学管理十分严格，医生必须具备在医院或门诊影像科的常规放射学实践经验，再接受训练。接受过训练的技师使用已有的扫描技术和文本记录方案，获取无数的实时视频图像，并将其提供给放射科医生，由其解读影像图像。但在一些国家，包括国际空间站的合作伙伴（大多数欧洲国家、俄罗斯、日本），超声应用服务的管理不及北美规范且规模较小。这些国家的超声影像不是技师获取，而是通过放射科医生获取影像信息。

在航空医学领域，上述诊断实例都可能发生。在多国合作的国际空间站，不同的医学文化形成了不同的医学技术方法。具有国际太空计划医学支持的多国合作经验对顺利完成未来太空飞行任务意义十分深远[39]。

在许多情况下，医学超声是地面上公认的有效诊断工具，如尿石症，在太空就曾经发生过。眼睛损伤、腹部受伤以及软组织损伤、气胸、严重的局部感染、毒性物质吸入的并发症均可以使用医学超声评估诊断。

许多报道已证实了医学超声对临床上许多疾病具有很高的诊断价值，在这些疾病中医学超声并非首选的诊断技术模式[40-42]。在太空还没有其他诊断成像设备情况下，必须研发能够在太空中应用的超声仪和技术。

因为医学超声具有体积较小、功率需求低、无电离辐射、非介入（无创）等优势，成为最有可能在太空应用的成像设备。在人类太空飞行时，应用超声成像的可行性已经得到很好的证实和报道[6,8,11,43-45]。

这一“万能”的临床诊断工具已在国际空间站发挥作用。2002 年 9 月 13 日，利用实时视频下行链路接收来自休斯敦任务控制中心的指导，NASA 航天员兼科学家佩吉·A.惠特森用一组非连续的成像方法完成了超声硬件的测试操作（如图 9-2 所示）。

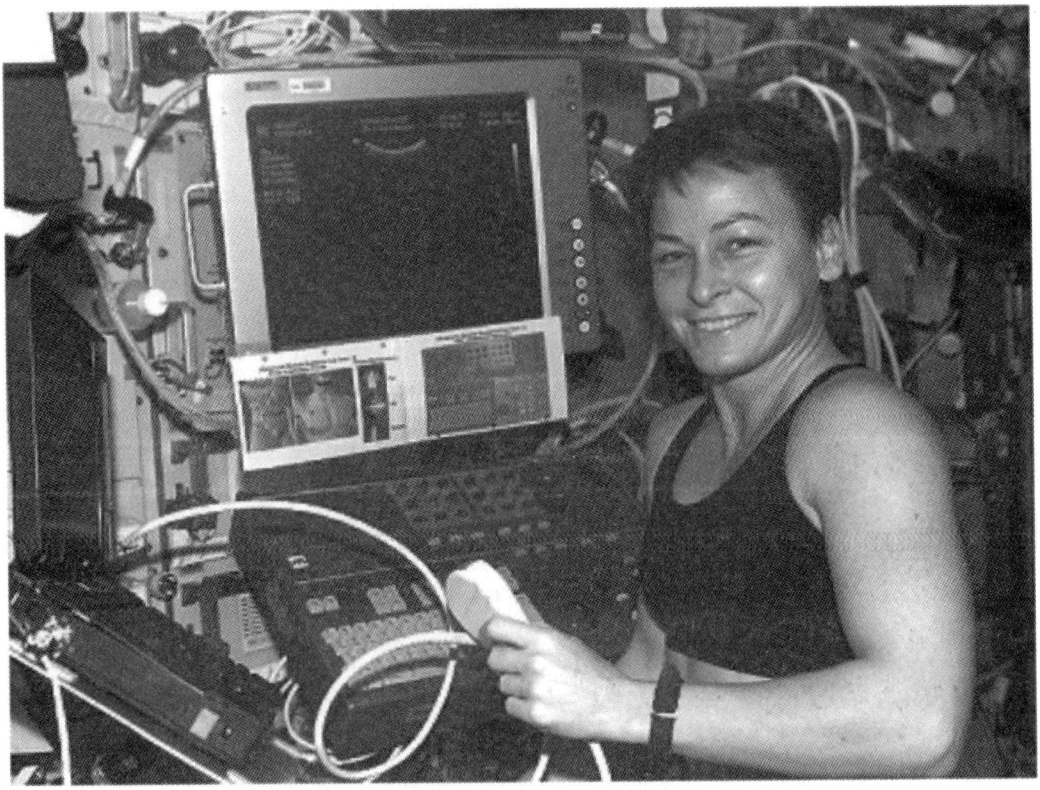

图 9-2 NASA 航天员兼科学家佩吉·A·惠特森在轨进行超声操作（照片由 NASA 提供）

9.2.8.1 便携式专用超声检查系统

在美国，医学超声系统硬件的小型化促使医学超声成像能在标准三级医疗机构成像部门以外的地方使用[46]。随着医学超声在小诊所的应用逐渐增加，越来越多的私人专科医师，如心脏病医师、妇科医师、眼科医师和泌尿科医师也将应用。这类医学超声数据大多需要实时判读，没有正式存档，诸如此类的检查用来排查或确认特殊病症[47-50]。使用便携式超声扫描仪的优点之一就是能快速获取检查结果，便于医生快速评估病情，并尽早确定初步治疗方案及分类处理。在多数情况下，受到时间、距离和操作人员的限制，由影像专家实施超声检查不太可能。便携式医学超声在军事医学、航空医学领域，或其他资源受限、时间紧急需要手术时，或环境快速变化时的应用受到越来越多的关注和重视[51-53]。

国际空间站人体研究设备中的医学超声仪是大型设备，结构较为复杂，主要用于航天飞行中的人体研究，能进行任何一种超声成像检查。如此精良的装备只用于临床诊断，显得太过奢华，而国际空间站正好可以发挥其潜能。在航天飞行器上配备成像效果较好的小型超声仪器[23]，专门用于乘员医学监督，降低航天飞行中的风险。在 2002 年，世界上有超过 40 多款商用便携式超声设备[46]。在地面，利用已有的标准计算机平台进行控制、数字处理和显示，医学超声只需再配置专用探头一类的硬件即可（如图 9-3 所示）。未来天基的硬件，包括影像仪器部分，将和飞行器上的电源、数据处理模块和通信资源集成在一起。

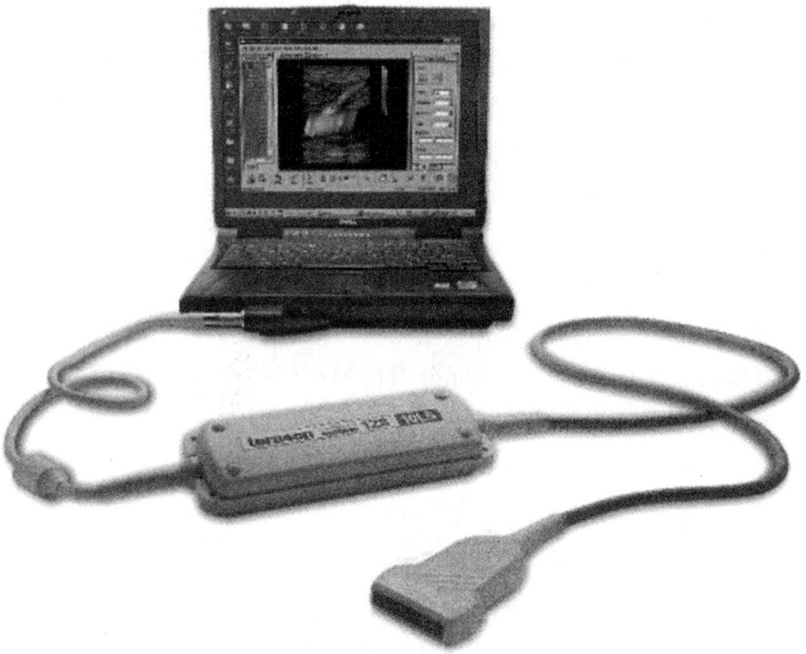

图 9-3　商用便携式超声设备（照片由 NASA 提供）

9.2.8.2　三维医学超声

利用计算机断层扫描成像（CT）、磁共振成像（MRI）和正电子发射成像（PET）等方法建立起来的三维断层成像重建技术，可以获得精确的空间位点坐标和体积数据，是一种有效的临床图像处理和显像技术。多平面显示、三维重建、B 型和彩色多普勒超声技术应用于临床，尤其是产科诊断胎儿先天畸形[54,55]，优势明显。三维超声检查也用于眼科[56]和新生儿科[57]。

20 世纪 90 年代，欧盟委员会生物医学健康研究中心开展了 3D 超声成像的多中心研究（SOLUS-3D）。由剑桥大学牵头负责协调，遍及欧洲的临床和研究中心共同探讨了 3D 超声成像在妇产科方面临床应用的标准化。利用配有 6 个电磁立体定位器的常规二维超声探头可获得“空间定位标记”的系列 2D 图像。经过容积或平面补偿修正，可以获取任一层面水平的容积数据集[58,59]。目前几个公司已经开发出类似的硬件和软件，用于分析获得“空间定位标记”的数据，同时保存了传统二维超声扫描成像的特点。已经有几位作者报道了所做三维超声临床研究结果[3,55,60]。相对于传统的二维（B型）医学超声，三维超声不具备“实时”特征，尽管在几个方面应用有吸引力，但是此类技术在腹部和血管成像方面的应用还未获得广泛认可。

主要获取体积数据技术（如本书前面描述，与串行空间标记二维数据列阵不同）已被提议用于航天飞行。获取更广泛的图像数据，使地面小组能够重建完整的三维图像并回顾性地选择最有临床价值的视图，可以弥补航天员在执行探索级任务时训练和熟练度的不足。实际上，从几秒到几分钟的通信延迟会有效地干扰实时交互和反馈。三维超声使用专门的三维探头对于静态目标非常有效，但在实施检查时，病人不能屏住呼吸达到足够的检查时间，这通常是一个挑战。因为在数据质量及其与既定临床问题匹配性得到验证之前，需要传输巨大的数据列阵，所以成像程序或许太过复杂。手动三维超声保持了实时扫描的优点，并能离线处理3D数据集，非常有望用于航天飞行。前期获得的标准超声数据模块可以作为实施计算机模拟训练航天员在轨医疗主管的工具，因为采集数据模块的训练和熟练度测试系统非常有用[61-63]。

在认识到三维超声的潜力后，只有具备远距离指导的实时二维超声才被考虑用于国际空间站的医学诊断。这很可能满足目前低地球轨道（可获得实时远程指导）的航天医学实践的需要。在未来的航天任务中，必须充分考虑超声三维技术，因为它们在地面上得到了进一步的改进，并适应了常用的计算机平台。

9.3　航天飞行前后的诊断成像

航天员健康的长期监测开始于最初的选拔阶段，通过综合的医学评估报告可以确定受试对象是否满足航天员训练和未来太空飞行任务所需的医学标准。国际空间站乘组最初的医学选拔要求实施几项影像检查（见表9-1）。不管是长期还是短期太空飞行，在飞行前后，航天员都需要定期进行医学影像检查。一般情况下国际空间站主要采用类似于地面健康筛选的方法（如乳腺X射线透视、胸透或结肠镜检查等），一些机构建议应该采用更严格的筛选方法，包括对年龄稍长的航天员进行脑部磁共振成像（MRI）、血管造影、胃肠道内窥镜、冠状动脉血管造影等检查。

表9-1　在国际空间站计划中飞行前需要进行的影像检查

项目	在选拔时	年度评估	飞行前	返回后	备注
鼻窦X线	有指征时进行	否	—	—	
断层X线	是	5年一次	—	—	
牙合翼X线	是	有指征时进行	有指征进行（30～45天长期飞行）	—	—

续表

项目	在选拔时	年度评估	飞行前	返回后	备注
超声心动图	是	否，有指征时进行（CSA）	—	—	—
胸部 X 线	是	5 年一次	—	—	后前位、侧位
乳房 X 线	是	2 年一次（40～50 岁）；每年一次（>50 岁）	—	—	根据年龄和病史的临床指南
腹部超声	是	每年一次（RSA）	180 天长期飞行	R+3、+6、+10 天	
骨盆超声（女性）	是	否，5 年一次（CSA）	180 天长期飞行	—	—
直肠乙状结肠镜检查	是	3 年一次（40～50 岁）；2 年一次（50～56 岁）；1 年一次（大于 56 岁）	—	—	—
食道胃十二指肠镜检（EGDS）	是（仅 RSA，NASDA）	仅 NASDA	—	—	—
大脑磁共振成像血管造影	是（CSA）	否	—	—	—
头和脊柱磁共振成像	是（RSA）	5 年一次	—	—	—
静脉肾盂造影	是（RSA）	5 年一次	—	—	—
选择性冠状动脉血管造影	有指征进行（RSA）	否	—	—	年龄大于 45 岁

注：CSA—加拿大航天局；RSA—俄罗斯航天局；L—发射前时间（天）；NASDA—日本航天局。

9.4　航天飞行中的诊断成像

9.4.1　医学影像在降低医学风险方面的作用

在过去 40 年的载人航天飞行中，为了降低医学风险，一直要求在飞行器上处理轻微的疾病和伤情，并将病重的乘员送回地面合适的医疗场所接受治疗。然而，做出这一决定的程序可能极其复杂（考虑的因素见表 9－2）。如果在飞行期间无法妥善做出症状的鉴别诊断，极有可能严重影响下一步的决策。采用保守干预治疗，虽然旨在提高生存和恢复的机会，但不可避免地增大了不必要撤离的风险。如果两个或两个以上的主要条件要求实施不同的管理、稳定病情和转运方式，很可能妨碍下一步的决策。例如，中度至重度的胸部疼痛和呼吸困难可能提示存在自发气胸、肺栓塞、心肌缺血、水痘-带状疱疹神经节炎、急性心包炎或主动脉疾病等。航天医生会发现很难权衡是留在飞行器上进一步观察，还是紧急返回地面，同时还考虑到紧急返回面临的重力负荷刺激，在转运过程中缺乏先进的监测和生命支持能力，着陆后因运输和医疗条件延误救援等问题。此外，即使对于已经做出诊断的疾病，其病情的轻微和严重之间的界限也很模糊，在患病期间有可能朝两个方向迅速发展。

表 9-2　航天医生在决策时需要考虑的因素

综合诊断和预测	表现不适主诉并发展； 体格（主观及客观）检查及发展趋势； 客观诊断和监测信息（通过实时遥测、文件传输和乘员呼叫）及各自的发展趋势； 依据获取的数据和趋势、地基和天基证据、病史预测
飞船的环境和资源	来自航天飞行器系统的客观数据（通过遥测和报告）； 依据数据、趋势以及先例做出的判断
在轨治疗选择和资源	相关的在轨经验（乘员训练、演示和熟练程度）； 可用的医疗和电脑程序； 医疗、仪器、耗材等应用和补给； 地基专家向天基提供支持； 评仿治疗效果和减轻并发症的能力
应急撤离轨道和急救医学的支持	撤离时机和乘员的生理特点； 在救援飞行器上监测和生命支持的应用； 转运到最终医疗支持的时间/距离； 刚着陆的生命支持、监测、治疗选择以及转运到确定医疗支持的能力
控制、信任及伦理因素	必要的通信应用和足够的技术支持； 在紧急时有效的信息交换

例如，两例症状相同的肾结石患者，根据结石阻塞程度和位置的不同以及是否存在尿路感染、个体差异，需采取不同的治疗方法。如果结石能自发排出，就可以在轨处理病人，避免了不必要任务中断，从而为航天计划节约数百万美元。如果严重阻塞，应该快速诊断并返回地面，同时适当用止痛药或消炎药。正确处理此类结石需要依靠诊断成像提供结石大小和位置、阻塞程度以及泌尿系统是否还有其他结石等客观信息。

9.4.2　重力改变对医学影像的影响

多年来，医学诊断成像利用无所不在的地球重力不断发展。诸多因素和征象如密度、浮力、毛细作用及表面张力在微重力下发生变化，影响了正常和异常（病理）解剖中各种气体与液体、固态物质与生物组织之间不同相容结合状态。体内液体通常集中在相关区域，异常积聚可导致许多威胁生命的医学风险，如颅内出血。低密度物质，如空气或脂质丰富的物质，浮在密度较高液体上面，而高密度物质如结石或碎片，会下沉或沉积在底层。因此，基于重力作用下患者特定部位的影像技术广泛应用于临床影像诊断领域，由此产生的图像解读会受到重力影响。通过重力改变器官和组织的相互位置，以便更好地暴露感兴趣的部位，进行身体检查和影像诊断。例如，超声心动图通常是在左侧卧位进行，以便超声探头更好接近心尖周围区域，不受肺脏气体的干扰。直立体位或肢体固定可以提高静脉充盈。

然而，在可预见的未来低地球轨道运行中，缺乏重力仍然是人类太空飞行的客观现实。在微重力状态下，液体吸附部位及分布通常由不能确定因素的联合作用决定，如液体黏度及成分、组织表面间相互作用、组织与器官柔软度、不同压力梯度及升降率、蠕动度、表面张力以及微小加速度。因此，诊断成像结果很可能以不可预知的方式表现出来，与通常地面方式不同。

微重力环境下确定异常胸膜积液状态足以体现微重力下面临的诊断挑战。在地球环境下由于重力作用，胸膜液分布在胸膜腔最低处，所以通常在标准 X 片上能看到钝圆的肋-膈角积液。在微重力环境下，胸膜液（血或分泌物）很可能比较均匀地分布在整个胸膜表面，包括肺间隙和纵隔胸膜，因此从 X 片可以看出，胸腔下部积液比预计的还少。整个肺部增加的暗性模糊影像，使鉴别潜在病变实质和胸膜特征变得很困难。有大量胸腔积液或胸腔积血和一定程度的压缩肺不张，会沿着肺周边变得更明显，肺边界会模糊；但胸片上存在一个均匀分布、小到中等积液，仍然可能与肺间质混淆。腹腔内出血、窦渗出、肺脓肿、肠梗阻伴肠管扩张、膀胱结石等这类疾病解剖学直接取决于重力矢量方向。这种情况的几个例子见表 9－3，描述了预期或已证实的疾病解剖学征象变化。

表 9－3　在微重力下疾病解剖征象改变的情况

表现	地面（既定模式）	微重力（已证实或预期模式）
膀胱结石	大多在局部（仰卧位时在后壁/三角区）	任意位置，不典型，难以排除
胸腔积液	肋胸膜窦	分布表面大
肠梗阻	在膨胀肠段液面上可见气体，蠕动变化，直径增加	信息不够，液体黏附在肠壁，且气体形成一个中心型气泡或多个气泡
腹内出血	大多数出血首先积聚部位：直肠膀胱/子宫，肝肾隐窝（莫里森区域），脾肾区域	出血首先在局部并扩散，可能在肠道和腹壁间集聚，并逐渐向间皮组织表面扩散

因此，除非重新考虑在航天飞行中应用影像技术及其特殊的应用程序，否则在微重力下医学超声成像适用性可能会受到重大影响。地面黄金标准诊断成像程序可能无法提供微重力环境下临床相关诊断信息，而标准化程度不足的影像诊断方法实际上可能只选择在相同条件下使用。NASA 研究人员在抛物线飞行中使用动物模型来评估少量胸腔积液，这在微重力条件可能很容易被 X 射线所忽视。该试验表明：在相同条件下超声应具有较高诊断准确性（如图 9－4 所示）。

人工重力有一天可能从科幻小说转移到现实中，但它可能相当于地球引力的一小部分，对于诊断成像的应用来说，仍然可能在操作上不切实际。虽然尚缺乏重力与其他力及成像因素之间的比较数据，但在正常的地面和抛物线飞行条件下所获得的经验表明：在月球和火星的重力水平下成像条件接近地面标准。然而，必须考虑到重力诱导的分布、沉淀及分离速率将会降低，因为在这些环境（月球、火星）中不那么显著。

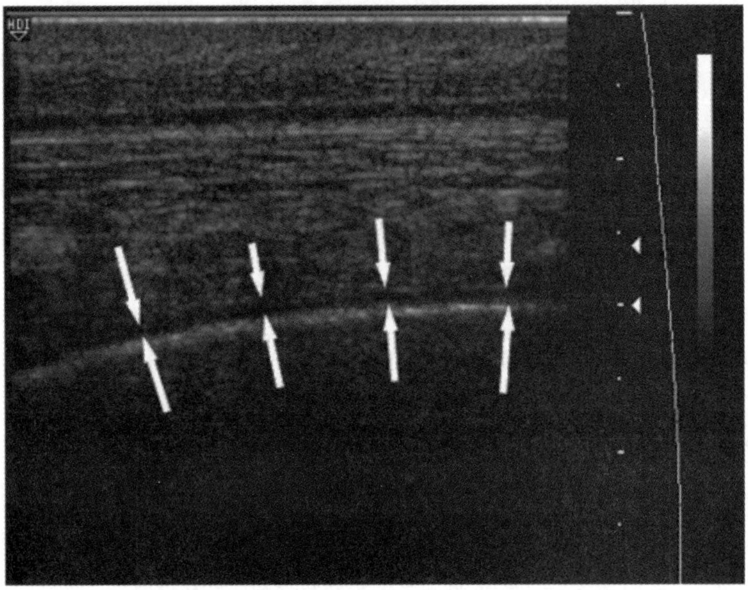

图 9-4　在 KC-135 抛物线零重力飞行中胸膜积液超声图像分层清晰可见（箭头所示）

9.4.3　转运飞行器上的诊断成像

航天飞机飞行任务持续时间不超过 2 周，其上医学影像能力仅限于实时传输或记录超声图像或标准视频和数字影像。在美国航天飞机投入使用之前，NASA 飞船（美国天空实验室除外）以及苏联/俄罗斯的联盟号飞船配置的医疗设备非常少，并且没有配置任何医学影像仪器用于航天飞行任务。航天飞机上的专业医学影像仅用于试验任务，并未视为标准医疗保健系统的一部分。然而，未来到火星或太阳系其他遥远目的地的长时间太空飞行时，可能会携带便携式医学影像仪器，受过训练的乘组人员可以自主处理最有可能发生的医疗紧急情况。在抵达一个行星基地后，医疗硬件将作为该基地医疗设施的一部分来部署。

9.4.4　低地球轨道国际空间站和未来空间站上诊断成像

人体研究设备中医学超声仪是当前在国际空间站上唯一可用的专用医学影像设备。国际空间站项目已认可其具有减小医疗风险的应用价值，并认为有必要将应急医疗服务维持在可接受水平。这一决定很大程度上取决于 NASA 及其下属医疗部门取得的大量研究成果，其探讨了微重力环境下诊断超声和微创外科内镜检查在腹部、腹膜后和胸部病变诊治中的应用和需求[18,44,47,64]。这些研究大部分采用了动物模型，在 KC-135 抛物线飞行中完成试验。

国际空间站超声系统是一种“空间适应”型的先进的多功能超声系统，在地面上广泛应用于整个北美三级保健中心和其他国家（如图 9-5 所示）。由于配置了三个探头和程序，大大提高了诊断、扫描能力，并能监测各种治疗和外科手术。通过回顾到目前为止的有关医学影像资料，列出适合应用医学超声检查的病症，包括那些对检测或扫描敏感的部位，均可以使用超声技术等。这些可应用情况在表 9-4 中列出，包括创伤、眼及牙齿、心血管病理、泌尿系统、梗阻性黄疸、急慢性感染、炎症及软组织感染等。

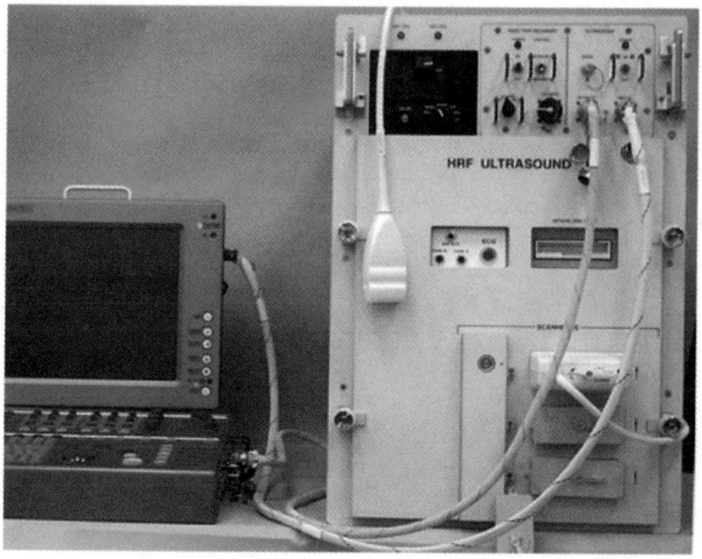

图 9-5　国际空间站远征 2 号运送和安装的人体研究设备（HRF）超声系统

表 9-4　在空间站适合超声应用的情况

应用/条件		可能的发现	地面应用	NASA:KC-135 试验结果	ISS 支持数据
腹部/腹膜后腔/胸部	急性阑尾炎	盲肠增厚，无压迫征象，直径增加，彩色多普勒显示血流增加，可能伴有并发症，如液体渗出，局部液体渗出，肠蠕动改变；正常阑尾，或者其他症状则可排除阑尾炎，探测不到阑尾则不能排除	普遍并增加	A-N/S;H-N/S;SN	N/S,G
	急性憩室炎	非特异性发现：局部肠壁增厚及其周围脂肪和组织变化，发现憩室、脓肿及伴随肠瘘	已知但不普遍	A-N/S;H-N/S	N/S,G
	腹部钝挫伤（包括内出血）	损伤部位液体渗出，在腹膜结合处液体渗出、器官出血、包囊破裂、蠕动变化	普遍	A-SN,SP;H-SN	SN,G
	外伤性腹膜后血肿	探测发现血肿、腹内积液、肠梗阻	普遍，断发性的	A-N/S;H-N/S	N/S,G
	炎性肠病	回肠末端壁增厚，蠕动减少或缺失	普遍	H-N/S	N/S,G
	空腔内脏穿孔	气腹、蠕动变化、液体渗出	已知但不普遍	A-SP,SN;H-N/S	N/S,G
	气胸	缺少肺的滑动征象，出现伪像，缺少“彗星”影，严重时发生单侧气胸，纵隔移位	不普遍，快速增长	A-SN,SP;H-SN	SN,G
	胸腔积液和血胸	脏、壁胸膜的液性分离，0 *G* 状态下分布范围广泛，探查显示阴性时要求随访复查	普遍	A-SN,SP;H-SN	SN,G

续表

应用/条件		可能的发现	地面应用	NASA:KC－135试验结果	ISS支持数据
肝胆/胰/脾脏	肝脏肿大/弥漫性病变	肝脏形状、边缘、大小、回声、结构及血管等变化	普遍	A－SN,SP;H－SN	SN,G
	肝或脾血肿	局部形态不规则、多普勒占位征象、包膜下血肿	普遍	A－SN;H－SN	SN,G
	肝脓肿	局部逐渐形成不规则圆形征象,多普勒占位征象	普遍	A－SN;H－SN	SN,G
	梗阻致胆管膨胀	肝内外胆管膨胀、胆囊膨胀和胰管膨胀	普遍	A－SN;H－SN	SN,G
	胆囊内容物(淤血、结石、血块、胆汁淤积)	胆囊内不规则的回声,可见石头征象,与地面不同	普遍	A－SN,H－SN	SN,G
	急性胆囊炎(结石性或非结石性)	胆囊壁增厚或浸润,腹膜反应,囊壁不规则	普遍	A－SN;H－SN	SN,G
	脾脏扩大	其形状、相对位置、大小、回声等发生变化	普遍	A－SN;H－SN	SN,G
	脾脏梗死	不规则的楔形区或低回声区	普遍	A－SN;H－SN	SN,G
	急性胰腺炎、胰脏血肿	胰脏扩大,低回声区,不规则,胰管膨胀,严重时液体渗出、肾脏变化	普遍	A－SN;H－SN	SN,G
泌尿生殖/骨盆	肾钙化/结石	肾钙化/结石形成、嵌入结石呈典型梗阻	普遍	A－SN;－SN	SN,G
	输尿管梗阻/肾绞痛(结头、创作血块、尿液反流	肾盂和输尿管膨胀、肾脏扩大,可以证实原因; 探测到尿液“喷射征”或者无症状,不能做出诊断	普遍	A－SN,SP;－SN	SN,G
	急性肾盂肾炎和肾脓肿	肾脏扩大、形状变化、低回声、局灶性损伤/不规则、梗阻征象、脓肿	普遍	A－SN;H－SN	SN,G
	肾脏创伤	肾脏周围不规则区域,必要时应用多普勒评估损伤、阶段及分级	普遍	A－SN;H－SN	SN,G
	急性弥漫性病变和肾扩大	肾脏扩大、形状变化、高回声、髓质与皮质对比度、血管阻抗变化(脉冲多普勒)	普遍	A－SN;H－SN	SN,G
	肾静脉血栓	大小、回声、形状、动脉血流等变化(脉冲多普勒)可见栓子,形成过程复杂、随时间消失	普遍	A－N/S;H－SN	N/S,G
	膀胱结石或血块	发现结石、移动不规则的回声、在0 *G*状态下不典型	普遍	A－SN,SP;H－SN	SN,G
	膀胱感染	在膀胱内浑浊尿液、0 *G*不分层、膀胱壁增厚、彩色多普勒显示:不规则回声	普遍	A－SP	SN,G

续表

应用/条件		可能的发现	地面应用	NASA:KC-135 试验结果	ISS 支持数据
泌尿生殖/骨盆	尿潴留	膀胱膨胀、膀胱输尿管回流、肾盏扩大	普遍	A-SP;H-SN	SN,G
	急性前列腺炎/前列腺脓肿	前列腺肿大、不规则纹理、外形轮廓不规则、回声少、低回声等,“慢性”变化如钙化	普遍	H-SN	不可用
	睾丸扭转	回声结构变化、回声不对称;彩色多普勒及脉冲多普勒的特征性变化	普遍	A-NA;(H-N/S)	NA
	正常妊娠/不完全流产/卵巢萎缩	发现妊娠胚囊、子宫内膜增厚以及相应特殊征象	普遍	NA	NA,G
	异位妊娠	附件包块、液体渗出、子宫内膜增厚、胎心征象	普遍	NA	NA,G
	盆腔炎性疾病(PID)	超声反应多变,需要广泛太空对地交流、随访及实验室检测 R/O 异位妊娠	普遍	NA	NA,G
眼睛	视网膜脱离	典型视网膜脱离超声图像	普遍	A-NA;H-SN	NA,G
	玻璃体内、后出血	典型不规则回声	普遍	A-NA;H-SN	NA,G
	晶状体移位	在正常位置无晶状体,而在其他位置发现	不普遍	A-NA;H-SN	NA,G
	其他外伤	眼前房出血、虹膜变形和其他外伤	不普遍	A-NA;H-SN	NA,G
表浅组织	唾液腺炎	唾液腺低回声、扩大、紧张、导管扩大	已知但不普遍	A-NA;H-SN	NA,G
	亚急性甲状腺炎	腺体低回声、扩大、不规则结构	普遍	A-NA;H-SN	SN,G
	表浅组织感染(蜂窝组织炎、淋巴结炎、皮肤脓肿、坏死性蜂窝织炎)	各自超声反应征象或典型征象	普遍	A-NA;H-SN	SN,G
	淋巴结病		普遍	A-NA;H-SN	SN,G
心血管	心包积液	发现心包膜液体分离征象		A-NA;H-SN	SN,G
	深静脉血栓(下肢)	无压迫征象、可见血栓、无血流或异常血流。在 0 g 与 1 g 状态下采用的超声技术不同	普遍	NA	NA
	表浅静脉血栓	无压迫征象、可见血栓、无血流或异常血流	普遍	N/S	NA
	静脉气体栓子	在 B 超和多普勒功率谱发现静脉气体栓子,脉冲多普勒可额外使用(双面或彩色反面)	不普遍	NA	NA,G

续表

应用/条件		可能的发现	地面应用	NASA:KC-135试验结果	ISS支持数据
骨骼肌肉，牙齿	表浅骨折(肋骨、下颌骨、上颌骨复合体、头骨)	骨皮质中断、骨骼变形、软组织反应(水肿、血肿)	已知但不普遍	A-SN;H-SN	SN,G
	长骨骨折	与其他骨折相似，额外技术(轴向旋转)可能促进研究	已知但不普遍	H-SN	NA,G
	肌肉撕裂/血肿	低回声、不规则、局部扩大、邻近组织移位	已知但不普遍	H-SN	N/S,G
	韧带断裂	正常结构中断、不对称、低回声，探测到肌肉收缩	已知但不普遍	H-SN	N/S,G
	关节积液/血肿	在关节内有液体	不普遍	NA	NA,G
	根尖周脓肿	在根尖周围低回声区	轶事报告	NA	NA,G
其他	验证气管插管	证实插管在气管内，随着肺脏呼吸运动，排除插管在食道内	轶事报告	NA	NA,G

注：A—动物试验；H—人体试验；G—地基模拟证实在ISS上可行；SP—特异性病理征象；SN—特异性正常征象；N/S—非特异性影像数据证实可行；NA—没有数据。

从低地球轨道空间站的应用范例可以看出，太空和地面专家之间传输数据的能力受限于航天器的远程通信系统。针对远程医疗应用，此系统并不是最佳的，目前尚不能按需提供，并且会部分丢失可能重要的信息，导致信号质量的某些恶化。飞行器和任务控制中心专家之间的视频和音频链接常常会中断。图9-6比较了天地之间联试时获取的2帧超声

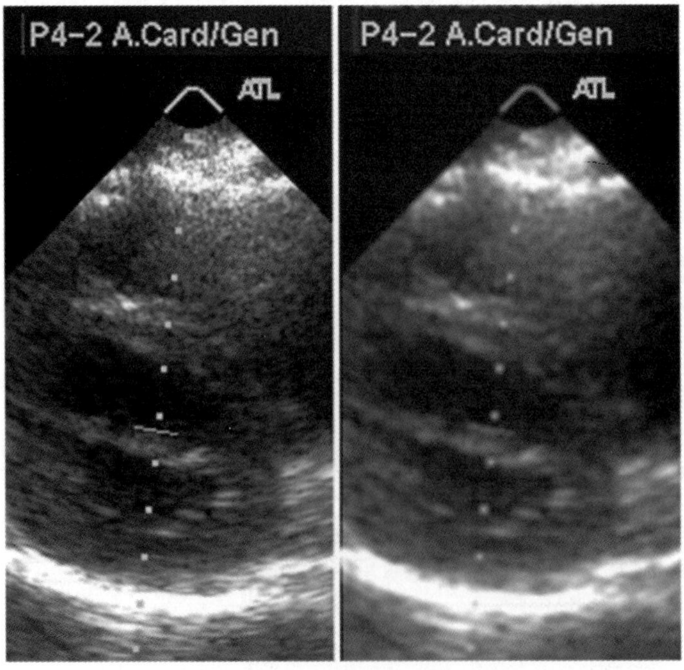

图9-6　天基（左）和传回地面（右）的超声心动图像

影像；显而易见，通过国际空间站视频基带信号处理器的传输会导致明显的图像质量下降。此外，视频和音频传输延迟高达 2 s，造成实时交流非常困难。必须考虑到这些技术应用环境和其他明显因素，包括操作员和地面专家培训、心理因素和远程指导方法。

9.4.4.1　航天医学中超声探头需求

选择的超声探头必须保证在飞行器上能充分实现任何超声系统的诊断应用价值。表 9－5 描述了应用于航天医学的超声探头类型。配置必要的一组三个超声探头，目前国际空间站上已配备，可满足大部分可预见的诊断成像需要。额外的超声探头可能会在某些特定情况下有用，而且还将提供必要的冗余。

表 9－5　航天医学应用的超声探头

应用部位	频率/MHz	主要探头	备份探头
腹部/盆腔	2～5	曲面阵列探头（凸）	相控阵探头（低分辨率）
心脏	2～4	相控阵探头	曲面阵列探头（由于探头表面很大使用受限）
表浅器官/组织； 肌肉骨骼； 胸壁/肋骨； 气胸评估； 外周血管； 眼睛； 牙周	7.5～12（深度<5 cm） 5～8 MHz（深度>5 cm）	线阵探头 线阵探头	5～7.5 MHz，线阵或曲面阵列探头 3～5 MHz，线阵或曲面阵列探头

曲面阵列探头　曲面阵列探头通过一个相对较小窗口获取扇形图像。这些探头频率相对较低（2～5 MHz），主要用于腹部及膀胱/骨盆影像检查。宽幅探头的一个重要特点是在整个视野内具有较高分辨率。如果不能利用曲面阵列探头，可以用相控阵（心）探头为大部分腹部器官提供一个较低分辨率成像。用于较大人体检查对象时，在肠道过度胀气或需要较小平面使创伤压力最小化时；或存在伤口、包扎和其他妨碍超声操作需要小声窗时，相控阵探头可能更好。在国际空间站超声系统中，实施腹部或骨盆超声检查时主要选择 2～5 MHz（显示“C5－2”）工作范围内的宽幅曲面阵列探头。

线阵探头　现代超声设备的线阵探头通常采用更高的频率（7 MHz 及以上），以实现微小组织的超声检查，其具有极好清晰度、组织间对比度以及细微分辨力。探查部位相对较浅（5～12 MHz 宽幅探头最深可达 5～7 cm），这些探头可以获得空间分辨力和对比度极佳的矩形图像。

在国际空间站超声系统中，“L12－5”探头扫查面长度为 4 cm，这类探头大多用于扫查最浅表的解剖结构，例如眼睛、正中神经、甲状腺及涎腺、乳房、阴囊、手和腕部肌腱。此探头对气胸进行可视化胸壁脏层检查，在轨飞行中是最佳选择。在各自的协议制定之前，该探头还支持评价某些牙齿和面部五官出现的症状，主要是诊断根尖周脓肿和鼻窦分泌物。在航天医学中，特别让人感兴趣的是医学超声能够提供肌肉、筋膜、肌腱、韧带、黏液囊、小关节，以及浅表骨骼最精细的影像。由于其具有适合浅层组织的频谱和彩色多普勒性能，还能评价可疑睾丸扭转或附睾炎、甲状腺炎、动脉血管瘤或血栓形成，以及许多眼部血管病症等。

国际空间站超声系统也可以用另外一种线阵探头（“L7-4”），这种探头扫查面稍长（50 mm），工作频率较低（4～7 MHz）。较低频率探头能探查更深部位（10～12 cm），但空间分辨率相对稍低。4～7 MHz 探头是评价深静脉血栓、检测四肢长骨表面及软组织的理想工具。可用于较小器官或组织，这种探头适合阑尾和其他位于浅表的腹部脏器高清晰度成像。若没有这种探头，曲面阵列 2～5 MHz 探头能填补 5～12 MHz 探头的探查缺陷，但图像清晰度和分辨率会降低。

相控阵探头 相控阵探头最初用于心脏影像。其探头小巧且容易操作，有一个非常小的扫查面，通过小窗口获得较大的肋间间隙扇形影像（深达 22 cm）。在国际空间站，相控阵探头可获取疑似心脏病患者的超声心动图，如心包炎、心肌梗死或瓣膜功能不全等。它还可以作为备份探头，用于大部分的腹部和盆腔检查。

9.5 航天影像诊断中的操作问题

9.5.1 天基影像系统的通信支持

在大多数情况下，目前空间飞行器往下传输医学成像数据时，采用太空-地面单向链路。最近在轨道上和模拟试验（KC-135 和基于地面的实验室试验）中，应用现有诊断成像硬件的经验表明：超声视频的实时传输和双向音频通信对于有效数据采集与传送至关重要。因为航天飞行中存在许多复杂因素，如微重力、太空疾病异常临床表现、操作员与地面专家之间的距离遥远等，所以太空中任何医学影像诊断都富有挑战。在航天飞行中，在轨医疗主管自主获取图像的能力取决于所用成像设备及所接受的训练。对于他们的训练水平和熟练程度不能做不切实际的假设，因此期望熟悉航天医学太空成像的专家给予实时指导，对图像数据予以实时或后续评价和临床解读。

本章不讨论数据传输的技术问题，该问题将在第 11 章中详细阐述。

9.5.2 影响太空超声影像成像操作的因素

9.5.2.1 训练和职责

国际空间站上乘员大多没有医学专业背景知识，仅接受过有限的在轨医疗主管培训。影像操作能力入门需要任务前的理论培训，正确使用基于计算机的模拟训练工具、飞行器上参考资料（提示卡和书面规程）以及采集数据时的实时指导程序，需要在飞行前和飞行中熟练操作、实际操作。飞行任务前的训练和实践取决于完成影像操作所需的知识和技能。

针对不同医学影像设备，对操作员技能的要求有很大差别。如果有详细书面操作规程、标准定位和规范操作系统，如 X 射线、计算机断层扫描成像仪或闪烁照相机，则不需要太多技能和经验。实际上，诊断超声非常依赖于操作员，如超声探头操作、超声仪表控制以及扫描次序的连续实时调整，这对获取有用诊断影像信息极为重要。航天医学专家认为：太空中独立完成超声检测所必需的专业知识和经验在国际空间站不具备。考虑到任务前的超声训练和实际飞行中医学事件之间的时间间隔，可以认为在轨医疗主管并不具备独立获取临床有用超声专业知识的能力。在航天飞行器上基于计算机的培训（CBT）尽管非常重要，但并不能弥补技能和训练的不足。因此，在临床应用时，需要远程反馈和指导。

其实，无论怎样详细和标准化的影像操作规程和扫描方案，正常及病变结构的相应解剖可变性、随机因素（例如肠道胀气或声学伪像等），以及各种各样合理诊断征象仍然需要实时图像数据评估和反馈。一项标准超声检测需要连续控制探头位置及压力、实施时操作员对超声仪器的设置以及与测试对象的合作（如憋气或改变位置）。实时操作中点击“冻结（freezing）”选择框，可以测量、后处理、批注、传输或存储供后续查阅和分析的信息。这需要几个月培训和多年实践，才能获得自信，具备超声图像采集知识、技能和手眼协调能力。在进行实时二维（2D）检查时按照三维（3D）思考，在超声操作者之间也存在很大的差异。此外，必须记住：诊断超声可应用于人体几乎所有部位和各种疾病，异常解剖学影像不会完全相同，并会随时间而改变。

在轨飞行中医学事件一旦发生，非常期望在轨医疗主管能获取有用诊断数据。除了成像操作外，在轨医疗主管也会负责乘员的其他医疗支持，与航天医生进行沟通以及承担其他非医疗任务。

飞行前培训和实践至关重要，主要是让航天员熟悉常规超声成像技术，对自主使用成像系统和成像规程建立自信心，这需要专家指导。然而，任务前如果把大量时间用于“备用”能力培训，尤其是不太可能发挥作用时，就显得不太恰当。如果之前没有经历过医疗训练，即使经过相对较长时间的飞行前任务培训，乘组医疗主管也很难掌握所需技能。这样造成的结果是国际空间站在轨医疗主管的超声训练仅限于硬件使用、熟悉基本检查技术和术语，以及在模拟飞行条件下远程指导下的有限扫描实践。

计算机基的培训和参考工具 为了克服操作员缺乏经验的问题，专家探讨了几种培训模式。基于计算机和参考工具的培训当然是经受过检验的方法，广泛应用于航天飞行的非医学训练。也可用于在轨医疗主管实施计划内的在轨训练和应急超声检查，内容如下：

· 基于计算机的飞行前培训课程版本（复习课程）；

· 介绍一般扫描技术和程序的演示文稿（多媒体）；

· 帮助乘组医疗主管识别目标模式的特殊成像应用软件（多媒体），内含程序视频剪辑、典型影像各个序列的演示文稿。在没有远程实时监控和指导时，独立采集数据必不可少，在通信中断或近地轨道以远的任务中可能出现这种情况；

· 通过标准化方案采集所有乘组在飞行前的超声影像，作为对比飞行前或检查时各个乘员的数据，并作为常规参考资料。在数据采集和解读时，也可将这些基线数据信息提供给地面专家。

远程指导 第三个弥补在轨知识缺乏的必要措施是地面专家实时远程指导在轨医疗主管的培训系统。该系统是确保数据采集质量和解读可靠性的关键。为此，俄罗斯和法国科学家在俄罗斯航天飞行任务中进行了远程指导试验，并得到了验证[11]。NASA 进行了大量地面模拟试验，并已向航天医学部门和远程医疗社区报告他们的成功经验。这些试验由各种不同背景的操作员（包括航天员）实施，诊断影像信息质量得到了一致认可。

在飞行前完成了超声训练和实习之后，在轨医疗主管在思想上做好了准备，通过连续实时通信，在地面专家指导下一同完成了超声成像试验。地面专家不仅能充满自信地发出独特指令，而且还能实时鉴别、解读收到的数据信息。在飞行前模拟过程中，完成了独特的高水平专业互动，允许乘组医疗主管依靠地面专家提供专业知识，避免训练不足造成的失败和疑惑。远程成像指导的一个重要组成部分是所有参与者之间用词确切约定，包括用于标识探头定位及运动、解剖标志、扫描方向和仪器控件的术语，这可用于远程教学。国际空间站超声提示卡的第一个版本如图 9－7 所示。飞行器上在轨医疗主管和地面专家都有相同提示卡片。通过卡片判别仪器控制，实现探头操作和解剖学定位。这种类型提示卡

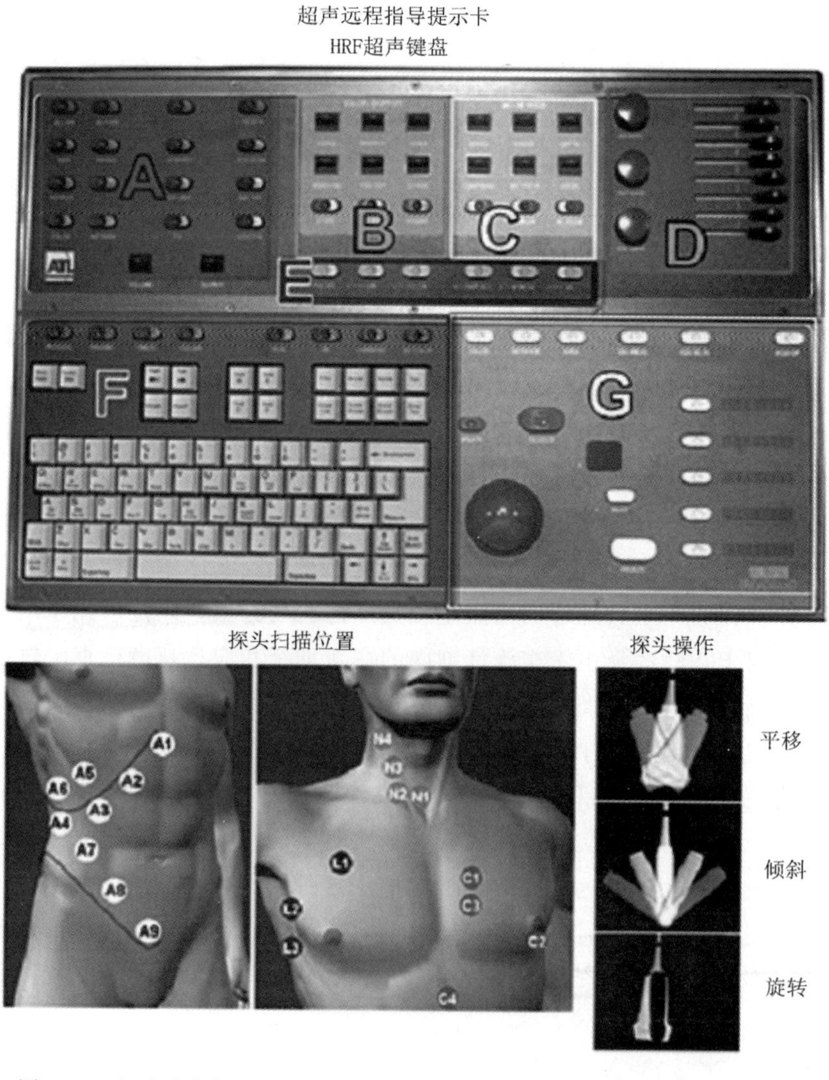

图 9－7　超声成像提示卡已成功用于国际空间站上的实时远程指导成像会诊

是实现远程医学指导的重要组成部分，这是 NASA 针对国际空间站超声应用而研制。在国际空间站应用之前，NASA 在地面实验室和抛物线飞行状态下完成了多项超声成像研究。

9.5.3　操作员定位和稳定

使用超声成像仪器时，缺乏重力及航天器环境对操作员定位和稳定是一项挑战。例如，操作员以最佳状态执行腹部、肾或骨盆超声检测时，必须与被检查对象相互配合满足以下所有条件：

1）被检查对象稳定在超声仪器附近、探头容易接近的位置。除非是自动扫描，否则需要选择理想的乘员医用束缚系统，并可以调整以达到最佳扫描效果。

2）操作员体位必须足够舒服，至少能坚持 45～60 min 检查。同时必须使用操作员束缚系统和其他稳定技术来固定操作员，这样其双手才方便操作成像仪器。操作员必须能够持续向探头施加达 5 磅的应力，有时需要更高应力来探查被测试对象的局部。最佳被测对象与操作员之间的位置如图 9－8 所示，这在 2002 年 NASA KC－135 抛物线飞行试验中已经确定。

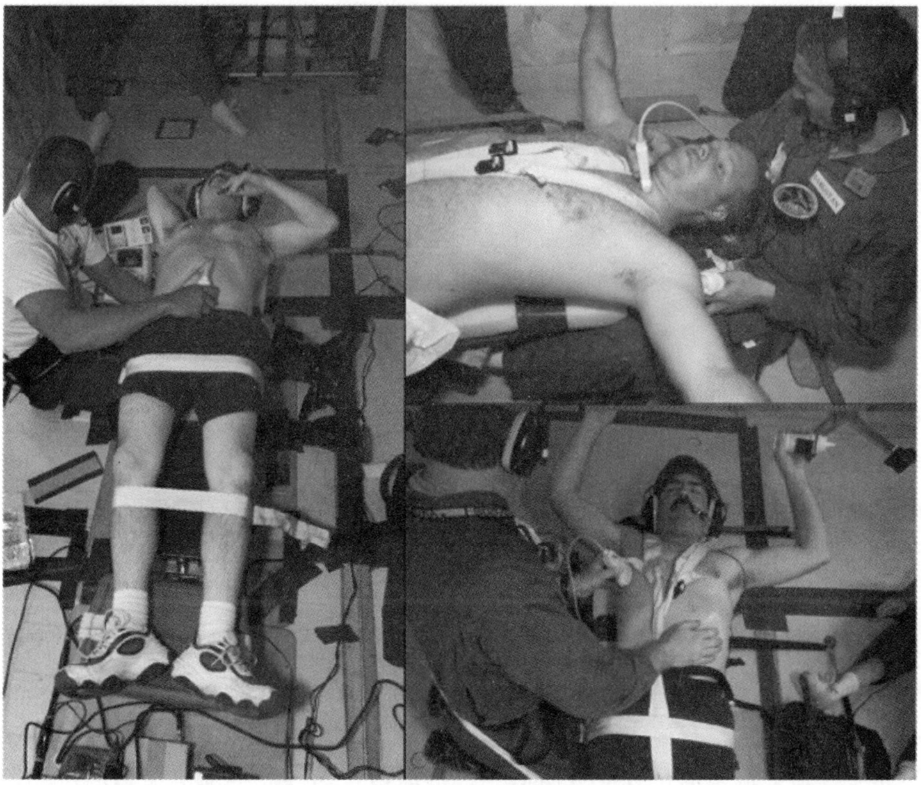

图 9－8　依据情况选择各种定位和限制。在抛物线飞行试验中，乘员束缚系统能提供最好的生物力学稳定（照片由 NASA 提供）

3）超声显示器必须保证在接近 90°视野内自如查看，放置距离必须能感知详细图像和显示的其他信息。同时必须有合适光源确保观测舒适性，避免刺眼。

4）在整个检查过程中，操作员一只手操控探头，另一只手也能方便操作设备控制按键（国际空间站超声键盘）。

5）操作员必须头戴感知声音的传话器（耳麦），以便接收来自任务控制中心专家的近实时反馈和指导。

6）操作员、生病乘员及成像仪器硬件必须与在轨医疗设备协同整合使用，后者用于紧急医疗救治和生命支持活动。

7）在航天器内注意避免来自其他乘员的干扰。

当写到这一章节时，国际空间站的在轨飞行乘员在最小范围束缚单足情况下成功完成了自身超声扫描。然而，在几种情况下，自身扫描不可能实施，如自身患病比较痛苦、飞行前培训和熟练程度不足等。在国际空间站上应用最近研制的人体研究设备（HRF）中的超声仪可以解决上述几个问题。然而，国际空间站超声成像应用时特殊定位和扫描技术还需要进一步的研究和论证。

9.5.4 心理因素

任何潜在的严重病情都需要医学影像技术支持，尤其是患者疼痛严重和情况紧急时，必然对所有参与者带来心理挑战，包括被检查对象、现场操作人员和地面医疗小组等。飞行任务压力和时间紧迫性可能会影响在轨医疗主管执行影像检查的能力，并且使他/她无法专注于影像检查工作。在轨医疗主管将对高效、准确地执行必要的程序承担巨大的责任。飞行前的培训、准备以及自信的在轨反馈与指导对于防止操作员受挫，实现有效和高效的数据采集至关重要。在飞行前的训练交流中，实施远程指导扫描练习是增强在轨医疗主管和超声指导专家以及航天医生自信心的关键。

9.5.5 进行影像检查时固定被检查对象

医学成像时病人定位技术必须标准化，在实施检查时，必须稳定被扫描对象的身体，保持并控制信号发射器及探测器硬件与扫查部位之间特定空间位置关系，并维持两个或多个身体部位或器官之间特定空间关系。在固定检查对象时，应该尽可能地利用微重力的作用。

在微重力状态下，固定患者是一项独特的挑战。在实施医学影像检查时，保持被检查对象处于“俯卧”或“半卧”的体位下，使用国际空间站乘员医疗束缚系统（CMRS）和成像仪器时，仅仅保留与身体表面接触，并不意味着向人体内施加任何特定的重力向量。为了可靠而有效地交流沟通位置或方向信息，提前约定影像检查术语和解剖学词语非常必要，否则，使用这类词语可能造成误导。

在实施影像检查时，维持被检查对象的体位和稳定对于成像系统非常关键。一些成像技术，如 X 射线或磁共振成像（MRI），病人位置在整个数据获取过程中应保持不变。在地面上，通常要求病人保持固定姿势避免移动。在微重力状态下，对于任何仪器如超声成像系统，如果不给予固定，则无法保证稳定，因为任何一点作用力不可避免地会造成物体离开原来的位置。被检查对象的移动以及电磁辐射、探头、电极的应用会干扰原来既定位置。因此，有必要使用束缚带，如松紧带或编织带。

此外，众所周知太空飞行中乘员身体处于放松姿势（有时像胎儿），屈肌张力相对较高，致使脊柱和四肢屈曲，可能影响超声扫查某些感兴趣的区域。在实施多个影像成像检查时，如超声心动图、腹部超声，非常需要被检查对象提供较多检查姿势或体位。因此，需要束缚系统将患者固定于特定位置，限制其移动。在实施超声影像成像时，如果操作耗时、过程复杂，或者被测对象痛苦不堪可能需要医疗救治时，在所有这些情况（除自我扫描外）下配置乘员医疗束缚系统十分必要，且非常重要。使用乘员医疗束缚系统是稳定被测对象和操作员在轨较为理想的方法，并确保操作者在整个检查过程中不疲劳、无阻碍地操作。

9.5.6　远程指导专家的培训

在航天飞行条件下，地面影像专家缺失航天员伤病表现及发病过程的信息，同时尚不知潜在病理生理和病理解剖信息，因此对航天飞行和航天生理的精通程度大大有助于医学影像数据的解读。为保证成功获取全面航天医学影像，影像专家与航天医生的密切合作是一个重要因素。

必须提前培训远程指导专家（与医学影像解读专家非同一人），培训内容包括航天医学知识和实际远程指导操作，必须精通天地控制问诊技术和规范，以便提供有效支持。目前，NASA 为了远程指导培训，模拟可调式音/视频卫星通信延迟，使受训人员掌握基本天地实时通信技术。在目前国际空间站运行中，存在约 2 s 的通信延迟。

9.6　航天飞行任务对医学影像成像和飞行设备的限制

9.6.1　飞行设备

航天飞行特殊环境对设备硬件和操作程序提出许多超出地面标准的要求和限制。发射时加速度及振动、持续的微重力、环境气压波动、缺乏通过对流的有效热交换以及较高的辐射水平可能会损坏设备，或者导致其运行期间的性能下降、错误或停机。过热的塑料可能在密封飞行器舱内产生有害气体污染物，设备还必须满足舱内噪声控制标准。最后，安装于机柜中的硬件必须与飞行器的电源、数据、冷却、警示和防火系统相匹配。

事实上，现在任何家庭或办公室设备都要经历严格的性能、可用性和安全性测试。太空中的设备硬件均按更严格的标准制造，应全面审查火灾、电气安全及电磁辐射风险。从安全角度考虑，很多材料都不适合在太空使用。因此，无论它看起来多么坚固和可靠，在获得太空飞行认证之前都可能需要做一些（通常是广泛的）重新设计和改进。这种改进可能包括电子元件改装、更换外壳和电源装置，以及增加冷却、火灾探测和可能的灭火组件等。

9.6.2 质量和体积的限制

现代影像诊断设备质量和体积大多不适合于太空飞行中应用，大概只有诊断超声设备在系统参数上满足要求，目前部分在售超声仪器质量可以小至 2.5 kg。用标准便携式计算机作为医用设备的控制和数据显示平台可以解决部分质量和体积问题。超声系统的其余功能部件能够组装成一个较小配件包。未来超声设备可以进一步整合，共享更多部件，如电源或显示子系统。

9.6.3 电源

电源是任何一种飞行器上都很宝贵的资源。在现代技术基础上，系统和有效载荷都设计成低能耗。作为运输工具的飞船（如阿波罗号或联盟号）需要大范围重新设计和修改配置以适应新硬件。航天飞机在轨操作过程中可以给有效载荷提供 5 A、28 VDC 的标配电源。单个中甲板有效载荷使用的持续功率限制为 115 W 不超过 8 h，或者 10 s 内不超过 200 W 的峰值。已退役的空间实验室和航天飞机在轨期间能够给分系统及其实验室连续提供 7 kW 的电源（峰值为 12 kW）。另一方面，和平号或国际空间站上的实验舱，需要为一大批永久和临时的实验仪器提供电源。对于任何需要能源的设备或仪器，严格限制两种标准参数和消耗峰值。任何设备超出既定能耗的范围，其飞行认证或使用都会受到影响。

在最终配置中，国际空间站电力系统设计最大输出电能为 110 kW，其中有效载荷功率分配高达 30 kW。不过，众所周知一些标准成像仪器硬件的能源需求仍然非常高。例如，一个普通计算机断层扫描成像仪可能会连续消耗 25 kW 或更高功率的电能，峰值能耗为 75 kW 或更高。如此高耗能的诊断影像设备，即使其满足空间站总的供电能力，但是仍需要对空间站上电源系统进行大范围昂贵的升级改造，以适应能耗需求。而且，因为空间站缺乏靠重力驱动的对流交换，在需要消除硬件产生的热量时，对在轨热控制系统将带来严峻挑战。

进行在轨电能用户分配时，按照在轨仪器设备对于飞行器安全操作的重要性来划分优先次序。和平号空间站的经验表明，电气系统故障、太阳能电池板损坏或飞行器定位系统失灵造成的电能短缺，进而可能影响整个飞行器系统和各类用户。在不利条件下，耗能少的设备比高功耗电器有更大机会接受电源分配供给。

9.7 星际探索飞行任务中的诊断成像

在设计行星际间飞行和月球或火星基地任务的医学支持系统时，医学影像的贡献或发挥的作用值得特别关注。在任务中实施自主医疗尤为关键，同时需要大量医疗仪器硬件、现代临床医学专业知识和其他资源，以满足在轨对抗措施的使用要求；此外，还需要提供环境监控，处理任何可预测的“适应不良、疾病和损伤”，这些可能是限制人类探索太阳系的主要因素[18]。通过分析现有证据资料、专家意见和最新技术，选择最通用的医学影像仪器，经过定制或大量修改，以满足在飞行途中和到达目的地后都能使用的特殊要求。在各种制约因素中，质量小、体积小、保质期长、辐射防护、可维护及升级、模块化结构以及能源共享、计算功能和通信资源的兼容性将是首要考虑因素。

尽管低地球轨道空间站几乎可以根据需要由地面专家提供支持，但是由于距离遥远的因素，行星际飞行任务不能获得这种奢华的支持。与低地球轨道飞行不一样，在实施到火星或更远行星的飞行任务时，送回生病或受伤乘员而选择中止飞行任务的情况几乎不可能存在，因为转运回地面的时间大大超过任何急性病症的治愈期。此外，通信延迟妨碍了实时通话和近似实时的数据传输，只能像发邮件一样交换信息，没有选择余地。因此，行星际飞行器上需要较强临床处置能力，乘员必须经过培训，掌握独立实施急性医疗处置的技能。

9.8　医学问题和影像成像方法

基于人类航天飞行和地面模拟试验积累的经验，对太空飞行中的医学风险进行评估，并已经公开报道[4]。2000 年至 2002 年，NASA 开发了一个专门数据库，数据库列出了太空飞行中可能遇到的医学问题，用于考查飞行乘组的医学处置能力。在需要诊断和治疗的疾病中超过 50%需要医学超声支持，这些疾病包括：钝器挫伤及穿透性创伤、心血管疾病、肾结石及尿路梗阻、胆道阻塞、急慢性感染等。本节接下来讨论内容是人类太空飞行时已知或可能发生的病症，或者代表了微重力条件下面临的独特诊断挑战，同时也描述了太空飞行环境对影像成像技术、图像解读的影响。

9.8.1　气胸、其他胸膜及肺疾病

在遇到胸部穿透性创伤和肺部外伤时，以及接受肺部正压通气的患者，通常会出现多发性气胸；此外，尚有许多突发意外事故难以预料。气胸发生在人体一侧胸部时，放射摄影或计算机断层扫描成像（CT）依靠传统重力依赖作用的低密度影像可以确诊。从 20 世纪 80 年代后期开始，已有多篇超声诊断气胸的病例报告和论文发表[64-67]，因此，NASA 已经研制在缺少放射影像的航天飞行和遥远偏僻区域使用的超声，以诊断气胸。为测试微重力条件下超声的使用性能，制作了动物气胸模型[68]。一份超声诊断枪弹伤导致气胸的病例报告也已经发表[69]。当前，在 NASA 合作参与的前瞻性人体试验[70]中，在急诊室应用超声观察胸部轮廓，显示胸部应用超声诊断气胸可靠，其敏感性为 98%，特异性为 100%。在超声影像上，肺部显示出滑动征象可以确定地排除临床上典型气胸。皮下气肿是唯一影响因素，这是首次试验敏感性低于 100%的原因。一名患者超声诊断为异常（阳性），而胸部 X 射线显示正常（阴性），一小时后复查，X 射线显示出异常（阳性）。

由于前期共同努力，拓展了超声重点外伤评估技术（FAST）在许多创伤中心的应用，包括胸部超声，该项技术正在成为常规应用。NASA 与医学研究中心合作，已经发现肺局部滑动征象预示着轻度气胸的可能，提高了这项诊断技术阳性率（如图 9－9 所示）。假设高分辨率的计算机断层扫描成像（CT）能对微重力下的气胸做出诊断，但是，在微重力条件下，胸部放射影像的诊断正确率非常低，因为气体和液体分布与地面上不一致。2002 年 9 月，超声首次在空间站应用，NASA 科学家佩吉 · A. 惠特森在远程控制中心专家指导下，成功演示了在微重力下胸膜正常界面的典型影像。

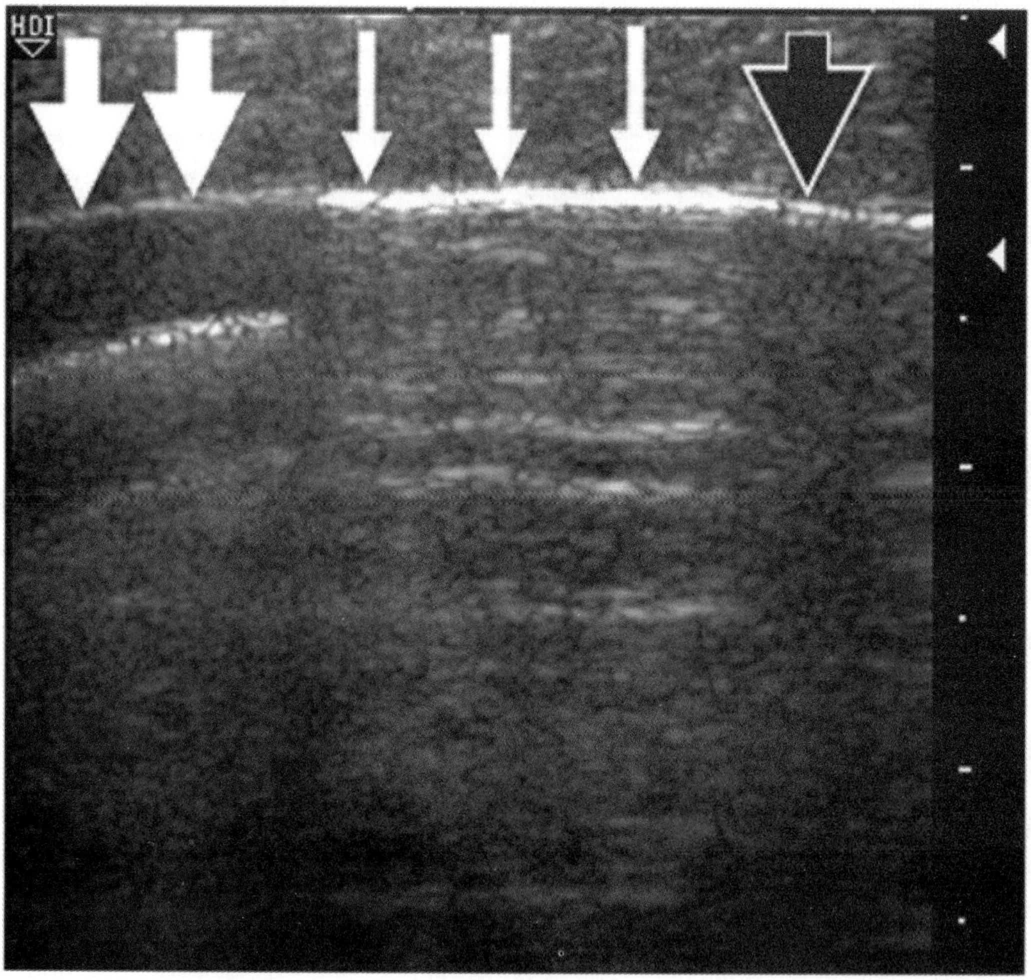

图 9－9　局部气胸伴血胸显示：胸膜被血液（宽白箭头）和气体（窄白箭头）分开，黑色箭头显示正常脏壁胸膜

由胸膜渗出液或血液形成的胸腔自由积液（胸水）在微重力下异常分布，这对技术良好的临床医生来说也是一个挑战。由 NASA 实施的动物抛物线飞行试验已经表明：胸腔积液在微重力下重新分布，部分转移到纵隔，部分在肺表面形成一层膜，正如上文所述。尽管脏、壁胸膜的间距在一些部位增大，但是在微重力下局部胸腔积液总量明显下降。胸

腔积液在胸部广泛分布增加了超声探头扫描部位。使用高频率和高分辨率的超声探头，在如腋中线的肋间隙能显示胸膜存在小间隙。尽管目前还缺少胸 X 射线在微重力下的应用报告，从逻辑上推测放射影像应具有高探测阈值，总体敏感性较低，除了严重张力性气胸导致肺不张外。

9.8.2　肺脏实质性病变

在航天飞行中缺少放射影像和计算机断层扫描成像技术的情况下，肺实质性病变可能被忽略，尤其受到噪声干扰，肺听诊比较困难。过去历史上发生过的医学事件、已知的环境危害以及目前正在实施的空间计划均表明，在航天飞行中可能存在肺实质性病变，如吸入有毒物质导致的肺炎等。

尽管医学超声不容易发现正常肺泡组织，但是能直接确定和监测到肺实变区域。在过去几十年中，地面医学超声已经取得了很大进展，能探测到化学性或感染性肺炎[71,72]、亚急性胸膜炎[73]、压缩性或阻塞性肺不张。同样，这个诊断方法也可用于微重力环境下的航天员。

9.8.3　腹部钝挫伤、腹膜积液及积气

临床医生十分依赖计算机断层扫描成像（CT）和医学超声帮助诊断腹腔内损伤。由于常规放射影像和计算机断层扫描成像技术不能在航天器上使用，医学超声作为在轨唯一影像诊断工具，可以诊断腹部损伤和评估腹膜病变。

腹部创伤超声诊断，尤其是超声重点外伤评估技术（FAST）在美国大多数创伤中心已经取代了腹腔灌洗和计算机断层扫描成像[74]。阳性 FAST 检查结果证明在特定部位存在确定腹腔内出血征象。在筛查内脏出血（胸腔内、腹膜内、心包膜出血等）、内脏破裂以及评估出血和破裂程度方面，医学超声是快捷、安全、高效、可重复和可传输数据的影像工具。前期动物和人体试验已经表明：超声重点外伤评估技术能有效诊断或排除创伤性气胸[68,70]。在国际空间站上，超声设备具备开展超声重点外伤评估技术的能力。

在与重力相关解剖学部位，超声探查体内液体异常集聚部位的征象为发现局部透声区（液体带）。临床上，计算机断层扫描成像和医学超声以发现局部液体集聚影像作为内脏损伤标记。直到 1999 年，NASA 完成了综合性试验后，才对身体内部液体集聚特点有所认识。这些试验产生了大量证据，加深了对在地面 1 g 和微重力下腹部钝挫伤的认识。经研究证实：在微重力下，重力消失导致体内自由体液并不集聚在地面已经确认的解剖部位，其表现和解释也不同。在 0 g 状态下腹部超声异常现象不可轻易做出诊断，甚至误导。一些少量出血开始出现在出血部位，通过表面张力作用逐渐向邻近间皮组织蔓延（如图 9 - 10 所示）；由于出血越积越多，形成局部集聚，向腹膜内组织和邻近器官渗透。比如，血液首先集聚达到盆腔，而不是在左结肠系膜下部位或者甚至是左膈下间隙；大量血液在未向小肠系膜渗透前，积聚在右结肠系膜下部位。尽管在微重力下，常规 FAST 检查局部

出血合理，但是必须增加腹部扫描部位以探查或排除在地面非典型部位的出血，尤其在小肠和内脏腔隙之间部位。

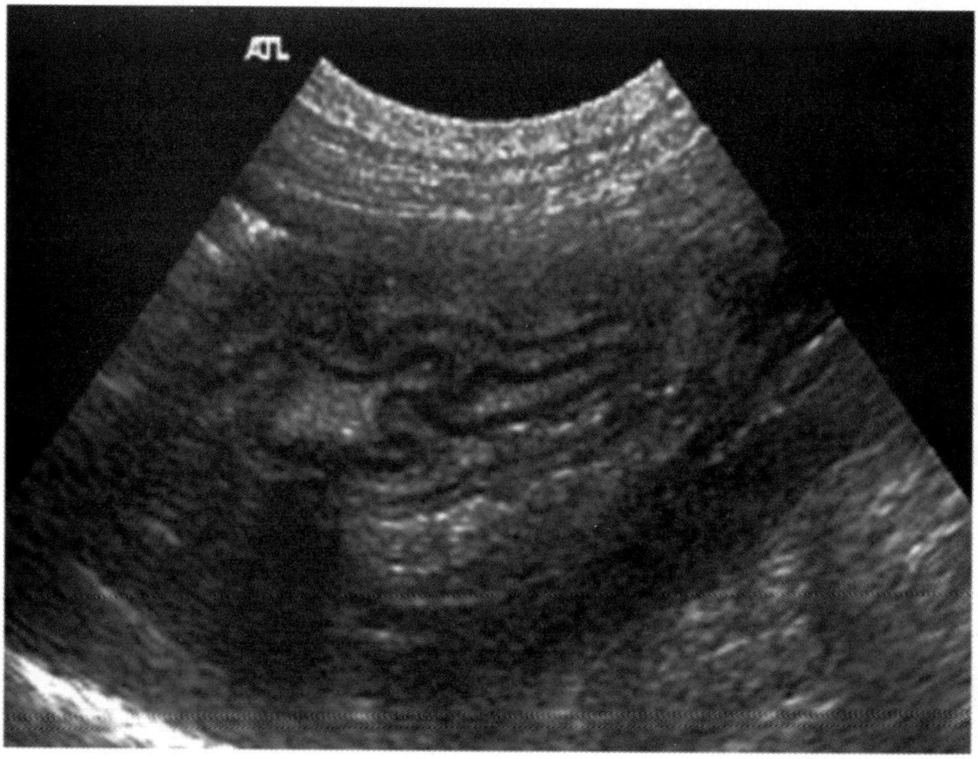

图 9－10　在零重力抛物线飞行中少许腹腔积血，在出血部位的肠道被一层薄血液包裹，显示出肠道形状

尽管在微重力下超声诊断气腹的标准和可能的误差还未确定，但是应用超声进行气腹诊断是可行的。在前期动物试验中，进入动物体内的气体仅几毫升都能被超声探查到，这些研究结果已经在以前发表的报告中体现[75,76]。

9.8.4　急性阑尾炎

在长时间的航天飞行旅程中，急腹症症状和体征表现出多样化，使得排除可疑急性阑尾炎的诊断具有挑战性。在个体出现任何急性右下腹部疼痛和压痛时，可以诊断出许多不同疾病，这其中急性阑尾炎是乘员急腹症常见疾病之一。在国际空间站上，诊断超声是唯一可以使用的影像工具，前期进行的重点研究表明：医学超声可以确诊或排除大量可能在空间站上发生的疾病，如阑尾炎及其并发症、肾绞痛、肠道憩室炎、克罗恩病、女性盆腔疾病和其他发生频率较低的疾病等。急性阑尾炎及其并发症的超声影像表现已经描述清楚[64,77,78]，尽管这些超声影像在空间站上差异不明显，但是临床表现和病情演变过程可能异常多变，使得航天医生的工作复杂化。

从大量发表文献来看，计算机断层扫描成像（CT）和医学超声对急性阑尾炎做出的诊断，导致对其处置差异很大。尽管一些学者提出一定的质疑[79,80]，但是，大多数影像专家认为两种诊断方法对急性阑尾炎的处理具有积极作用，尤其是切除不必要的阑尾[64]。大多数专家认为在应用两种影像检查证实诊断之前，应高度怀疑阑尾炎的可能[81]。尽管经过应用一致的系统检查方法和培训，可以以更高成功率获取超声影像，但是只有 2%～10%正常人阑尾可以被超声探查到。皮拉尔特对疑似阑尾炎阴性影像表现特点进行了如下描述："如果正常阑尾全长可以探查到，则可以排除阑尾炎；然而，这种情况十分罕见。在实践中，唯一能排除阑尾炎的手段是证实另一种疾症存在，即大多数情况唯有医学超声可能实现"[78]。

应用超声对右下腹部疼痛患者进行右下腹部位扫描时，应扫描右肾脏、右输尿管全长、胆囊/胆管、胰脏、回盲肠部、肠系膜的淋巴结、膀胱及其与输尿管交接部位、子宫及其附件以及可能存在积液的腔隙等。在一些情况下，还应包括对侧器官及组织、腹壁以及腰大肌。如此广泛扫描，即使是有经验的操作员也得需要 15～30 min 才能完成。在远程指导下开展实时低轨道超声检查，需要极大的耐心和精力，花费的时间也相当长。

右下腹部疼痛实施超声影像检查时，不确定的影像报告包括不能发现阑尾，或者不能做出影像诊断等，至少需要另外一种影像予以证实。从作者自身经验来看，右下腹部超声诊断结果差异很大，因为受到患者肠内容物的动态变化及蠕动、膀胱充盈度、腹肌紧张、操作员耐心、情绪及专注、检查时二者配合等因素的影响。为此，影像专家积极建议重点超声检查，不仅对阳性病例检测疾病，评估疗效，同时通过多次尝试增加对不确定影像和阴性结果复查以确认诊断的信心。

9.8.5　减压病（DCS）

人体从较高压力环境快速转移到较低压力环境时，容易导致人体损伤，即为减压病，一个多世纪之前已经开始研究。自首次航天活动以来，尤其是出舱活动时，从飞行器空间舱到舱外服压力环境出现减压病开始，治疗和应对航天减压病的策略已取得较大进展。随着航天活动的增多，涉及大型复杂空间站的建设，着舱外压力服的乘员必须精确和高效地组装、维修、维护空间站的各种组件结构。在组装和维护国际空间站期间，航天员需要从事大量出舱活动，同时受到操作限制，必须优先考虑减压病的可能性，制定科学合理的预防、干预、治疗策略等。减压病与人体组织和体液里的气泡形成有关，对此，尚存争议，人的身体里气泡多少与临床表现之间的关系也无定论。由高海拔防护实验室[82-84]、NASA[85,86]、几个大学研究中心和政府研究机构合作开展了人体低压试验研究。美国海军潜水研究所（NEDU）进行了大量经胸超声心动扫查术（TTE）评价减压效果的前瞻性研究。通过多年评估从较浅深度的饱和状态快速减压过程，进而增加了对人体体内积聚气体的认识。许多研究者应用经胸超声心动扫查术，通过定量测定左右心室气体栓子以确定减压病形成阶段。若气泡形成和进入左侧循环系统，预示着发生减压病的可能性很高，这已经得到了证实[82]。在气泡形成过程中，应用超声探查到动脉气体栓子显示发生Ⅱ型减压病的风险增大。

NASA 航天医学组和美国海军潜水研究所在高压舱组合体内进行了模拟饱和潜水试验，以验证国际空间站用医学超声探测静脉气体栓子的可行性，以及航天医疗提供者获取此类信息需要提供什么培训。在这些试验中，不仅在心腔能探测到气泡，而且在下肢周围静脉也能探测到，比如在腘静脉和胫前静脉。首次将实时超声多普勒图与常规二维超声心动图进行对比，显示前者具有较好探测气泡能力。由于来自移动目标的反射（多普勒频移）以及在超声能量影响下气泡发出的噪声干扰，超声多普勒可以从中接收原始超声信号。这些接收的信号（频移）与其空间定位一起以彩色方式显示，根据接收信号能量展示其图像明暗度。医学超声是否能在航天飞行中预测减压病风险，这还是一个值得探讨的问题。尽管这种超声探测的应用价值还有争论，但是在出舱活动中，非成像多普勒探测和监测静脉气体栓子更加可行。

在存在减压病风险条件下进行操作，比如潜水和出舱活动，超声筛查参试者心脏卵圆孔未闭，被认为是降低减压病风险的有效方法。在临床上，如果人体大脑中出现反常的气体栓子时，有必要筛查心脏卵圆孔闭合情况[87-89]。目前筛查心脏卵圆孔闭合的金标准是经食道造影增强超声心动图（c-TEE），损伤相对较低的替代方法是经颅造影增强的超声多普勒（c-TCD）和超声心动扫查术（c-TTE）。根据施滕德尔及其同事的研究[89]，经颅造影增强超声多普勒筛查心脏卵圆孔闭合是高度敏感和具有特异性的方法，而造影增强超声心动图技术不可靠。

9.8.6 眼睛外伤

眼睛首幅超声图像发表于 1956 年[90]，从那时开始，在大多数眼睛受伤时，尤其是在眼睛外伤出现并发症的情况下，超声影像图已经进展到能提供关键的诊断信息。特别是当视觉检查不能实施或不能提供确切诊断信息时，医学超声的应用特别有帮助。在过去，专用眼睛超声系统在诊断眼睛损伤和疾病时优于多用途超声系统，由于前者在固定深度使用了单晶体高频率探头，且接受较低帧率图像。然而，现在情况却不一样，因为现代多用途的超声系统使用了先进的聚焦和优化技术，这些技术在小型超声系统上并不可行。眼睛超声的应用主要在三个方面：一是超声测量，要求精确的距离测量；二是超声生物显微镜（UBM），限定在前端应用；三是常规扫描。超声生物显微镜使用非常高频率（50 MHz 或更高），在 1 cm 深度内达到 10 μm 级的高分辨率[91]。现代通用眼睛超声设备能提供眼睛后房、基底、眼眶周围的脂肪组织、视神经、血管以及肌肉等的高质量图像。此外，其他影像检查如计算机断层扫描成像技术、磁共振成像，可以排除眼眶骨折、眼眶内肿块及可疑异物等的面部创伤。

航天员在选拔或年度体检时实施广泛眼科检查，包括定期视网膜、角膜超声检查。在执行任务时，飞行前后眼科检查仅包括手持检眼镜进行的视力检查，地面检查有临床保障，任何影像检查都可行。但是在航天飞行中，眼睛检查非常受限，因为缺少专用仪器和在轨医疗主管专业知识。尽管超声生物测量和超声生物显微镜（UBM）应用于航天医学非常受限，但多用途超声设备的常规检查在一定条件下具有非常高的价值。在国际空间站上超声系统配备了 12 MHz 探头，能提供高质量的眼睛超声图像。由于失重导致维持固定体位困难，为了预防医源性损伤，必须时刻留意安全提示。为了获取有效和可靠的诊断信息，需要标准超声扫描方案以及实时与地面专家互动。目前，国际空间站医学超声是乘组医生和地基眼科专家获取客观医学信息的主要来源。

目前，在空间站航天员轻微眼睛损伤的病例只有几例。然而，仍存在发生严重眼睛损伤的风险。在航天飞行中舱内飘浮的物品、实验室杂乱环境、使用弹性绳索和压缩气体是导致眼眶创伤的风险因素。眼外伤并发症如复发性前房积血、玻璃体后出血，这些可能在外伤后 5～10 天发生。因此，在钝挫伤之后，需要应用超声跟踪复查，尤其出现持续性、进行性症状时。在国际空间站上应用超声评估眼睛损伤时，存在以下几种损伤情况：

- 一定程度视觉障碍；
- 伴有或不伴异物的可疑眼球穿透伤；
- 在检查视力时，发现任何异常现象；
- 疼痛或任何持续性症状；
- 眶周组织及眼睑水肿、擦伤。

在缺少裂隙灯和其他影像仪器时，应用诊断超声获取超出标准的眼睛超声范围的信息。在超声扫描中，为了使探头位置与注视方向协调一致，同时保持低于不适压力的探头着力，部分超声检查项目可以自行实施。

NASA 在远程指导下进行了地基与抛物线飞行超声检测健康志愿者的试验，获取了初步结果。这些专用于微重力的超声检测方案，包括远程可视下传图像（2 s 延时）和地面语音指导航天员实施不连续的自身检查。没有超声经验的志愿者一致认为超声自身检查可行、可操作，可以获得高质量诊断图像。基本方案和扫描应用见表 9－6。在远程指导下，无经验操作者使用人体研究设备中医学超声获取的眼睛图像如图 9－11 所示。

表 9－6　超声引导下可实施的干预技术

在 KC－135 上验证后的超声指导和控制程序	在微重力下超声指导的其他可能应用
超声支持和证实输尿管支架的位置	软组织的感染/脓肿，并指导切除
超声支持和证实胸廓造口术	软组织或腔内感染/脓肿，并指导穿刺抽吸
超声指导的抽吸和排出腹内液体	超声指导的经皮胸膜腔抽吸/胸廓造口术
超声指导经皮耻骨上膀胱造口术	超声指导穿刺给药
超声支持和证实 Foley 导管的放置	超声指导中心静脉穿刺
超声支持辅助腹腔镜检查	超声指导取出异物
超声支持辅助胸腔镜检查	

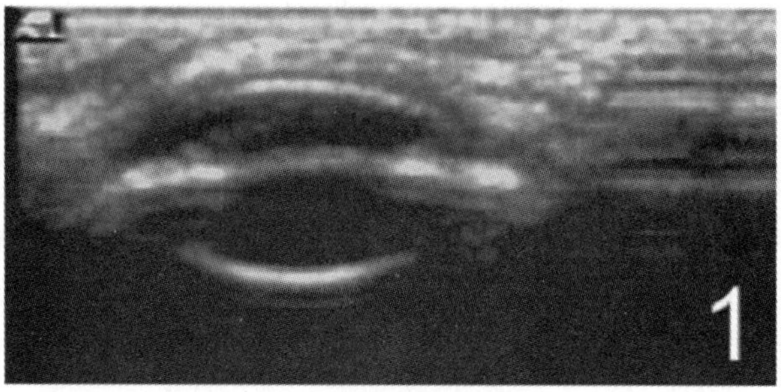

(a) 前面矢状切面

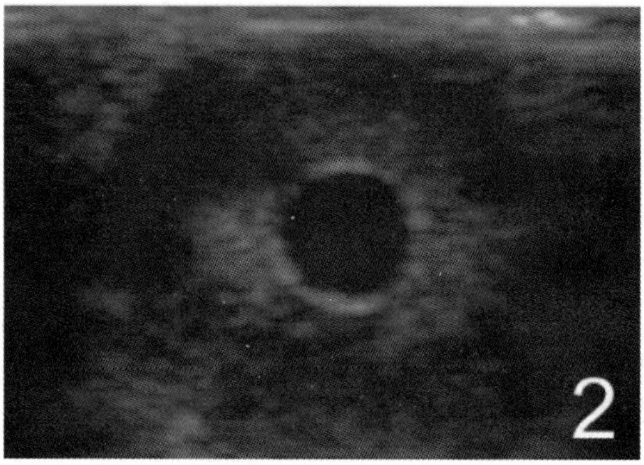

(b) 通过虹膜的冠状切面

图 9-11 高分辨率眼睛超声图像（一旦获取，这些图像是清晰易辨的）

9.8.7 尿路结石症、尿路梗阻和尿潴留症

在微重力下，尿液结晶盐过饱和及尿液可能的化学成分变化增大了发生尿路结石的风险，最终导致尿路结石形成[92-94]。在航天飞行中至少有一次被观察到肾绞痛，其他航天员则是着陆后不久发生过。如果这些事件发生在航天飞行中，其中一些事件可能对飞行任务产生重要的影响。尽管大多数预后良好，但是仍需要认真诊断、确诊、观察及止痛。急性肾绞痛的症状和体征不同，诊断也不同，常常使用无创影像检查以辅助诊断。尿路结石症伴随并发症如急性肾盂肾炎，需要立即予以关注及处理；如果不给予治疗，可能产生严重的后果。目前，飞行中诊断肾绞痛的经验稀少，因此，只能依靠航天员表现的症状、有限的物理检查、间接的尿液分析数据做出诊断。在地面可能使用的影像检查中，包括螺旋式计算机体层扫描或标准计算机断层扫描成像技术、医学超声、静脉肾盂造影、常规 X 线摄影、尿路内窥镜等，其中医学超声是诊断尿路结石症最常用和可行的检查方法，能诊断尿路结石症及其并发症。

在怀疑肾绞痛可能发生的情况下，即使症状轻微，医学超声也应作为应急首选，至少检查 30 min，航天员须多饮水致使膀胱充盈。由于考虑到正常人体肾脏解剖变异，需要地面医学超声专家获取航天员飞行前双肾基本图像。

由于肾绞痛常伴随严重疼痛、烦躁不安以及短暂梗阻，医学超声可能提供不了更多有用信息。肾脏超声扫描肾脏、整个膀胱容积（在微重力下，结石可能在“盲点”位置）、输尿管口、膀胱颈（尽可能包含前列腺和尿道）、输尿管内部等，应从膀胱颈上下扫描，以及从肾盂及输尿管肾盂接合处往下到髂部尿道结合处扫描。如果出现模棱两可或阴性结果，应考虑寻找其他原因，建议跟踪扫描或持续监测。

在判断输尿管梗阻程度时，尤其当发生急性肾脏感染情况时，通过肾盂扩张程度来判断不可靠。一个判断输尿管开放或同侧开放征象为在“彩色”或“频谱”多普勒中存在“输尿管尿液喷射”图像。在国际空间站上获取典型“输尿管尿液喷射”现象，如图 9－12 所示。

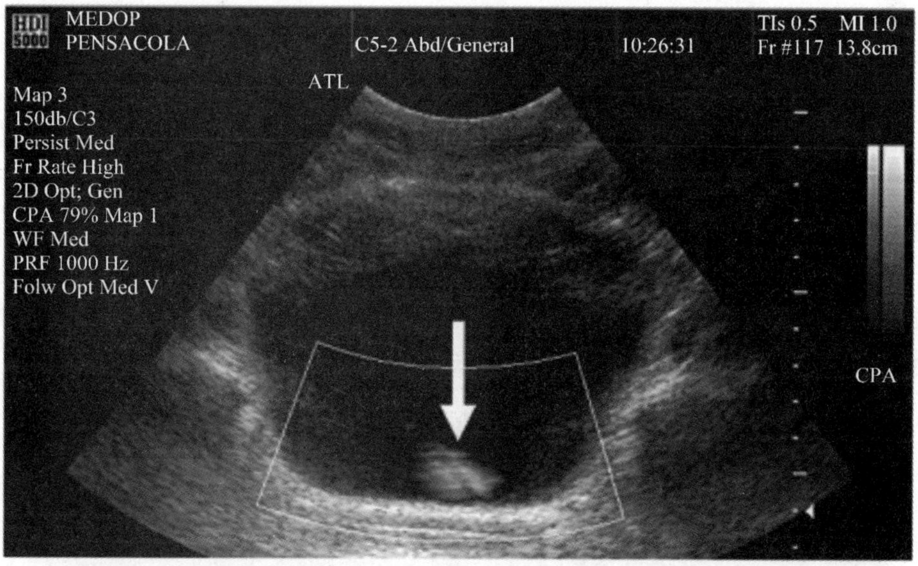

图 9－12　输尿管尿液喷射（箭头示）证实输尿管开口和功能。
此图像在国际空间站上获取后下传到地面

当乘员患尿结石病，尽管总体上预后良好，尤其是当超声再次很快扫描到结石或者在尿路系统高度可疑时，容易做出撤离空间站的决定。防止非必要撤离是超声影像诊断应用的重点。下面介绍一个预后良好的尿路结石超声应用案例：

在实施腹部超声检查时，超声影像容易受到肠道气体干扰、患者烦躁不安以及时间限制的影响。右侧肾脏大小为 13.5 cm×6.0 cm×5.0 cm，收集系统明显扩大，输尿管肾盂接合处未见阻塞。右输尿管跟踪到较低水平时横截面直径达到 6 mm。在肾脏、输尿管肾盂接合处以及膀胱内未见结石和其他异常。在向下扫描膀胱时，在离膀胱口 9 mm 右输尿管内发现一个小结石（2～3 mm），在靠近结石近端充满液体，膀胱口保持对称。在频谱多普勒上，在右侧未探测到输尿管尿液喷射现象，而在对侧却发现强烈的尿液喷射现象，左侧肾脏超声不显著。结论：一致认为在右侧输尿管内有一个小结石，伴有严重阻塞，建议随访复查（整个膀胱）。

在航天飞行中，航天员曾出现尿潴留。在适应微重力早期阶段，其发生的可能性非常高；特别是使用抗运动病药物如抗胆碱能药、异丙嗪等，可以促使其发生。如果客观上存在尿潴留和反流情况，航天医生决定使用一次性 Foley 导管或经皮穿刺技术（膀胱造口术）以缓解尿潴留。应用实时超声显示较高的输尿管呈扩张状态，确定存在尿潴留现象。尤其存在双向反流或感染症状时，必须采取干预措施。如果实施经皮穿刺引流，并使用合适的全套仪器，超声将增加操作安全性和操作者信心。如果使用 Foley 导管导尿，超声可以证实导管放置的正确位置、观察膀胱膨胀状态和反流情况。在 KC－135 抛物线飞行动物试验中，医学超声观察到尿潴留和输尿管-膀胱-骨盆反流现象，并成功实施了经皮穿刺引流；在自由落体条件下，由医生在超声指导下实施整了个操作过程，并未出现任何困难。

9.8.8 骨折

在国际空间站上处理大质量物体时，容易发生骨折，尤其发生在较小或表浅的骨骼。目前医学超声是空间站唯一使用的影像诊断工具，对航天飞行中骨折诊断非常有意义。NASA 进行了合作研究以确定在急诊室，医生应用超声诊断肱骨及股骨骨折的准确性，使用多媒体训练教材对医生进行了培训。初步结果显示：在急诊室有限的数据采集设备和阅读影像经验的条件下，超声诊断急性长骨骨折非常敏感，并具有一定的特异性。骨皮质连续性中断是骨折的主要征象（如图 9－13 所示）。

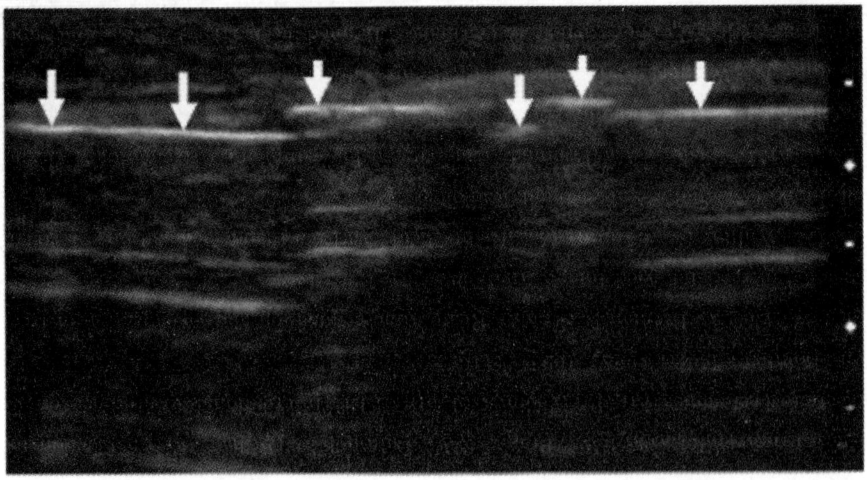

图 9－13　长骨的骨皮质显示（箭头指示）不连续、成角度、可能的组织插入，则确诊骨折

9.9 医学影像在介入治疗中的作用

在最近几十年，临床医学中介入放射学逐渐发展为一个独特的跨学科分支。伴随着常规放射影像、医学超声、计算机断层扫描成像（CT）及其他可视影像技术的发展，拓展了影像学科和医学专家在影像治疗领域的应用，首先应用在血管造影方面。介入影像技术

和微创手术并肩发展，因为许多临床疾病需要确诊和实施无创或微创治疗，确保降低并发症发病率及费用，节省人力及缩短住院时间。作为国际空间站上唯一的成像选择，医学超声的治疗应用值得特别关注。

由 NASA 研究人员与相关专家完成的课题证实：在微重力条件下，有几种影像引导的干预是可行的，其他许多的应用也是可能的。超声引导下干预范例见表 9－6。在空间站上，需要认识人体解剖结构；介入项目需要承担医学风险，这取决于医学支持系统的先进程度和应用的医学介入项目。比如，在行星际飞行中乘员发生腹膜炎时，作为必需的干预技术，需进行影像引导下介入治疗[95]。另一个应用例子是证实气管导管放置位置，因为在嘈杂空间环境中通过听诊来辨认其位置有一定困难[96,97]。

医学影像在治疗方面的作用并不限于指导治疗。如果乘员病变部位和临床表现适合于应用超声评估，在国际空间站上医学超声是唯一客观监测疾病进展和治疗效果的手段，从而直接指导地面医学决策。

9.10　结论

自人类实施载人航天飞行任务以来，经过不断尝试，努力提高空间站临床预防和医疗保健能力，国际航天医学委员会已经把医学影像作为空间站集成医学支持系统的一个必要组成部分。在应对可能的医学事件时，需要应用高分辨率的超声图像以支持临床医学决策。在微重力下已经获得了超声扫描的人体解剖信息，正在进一步研制和设计相关的技术和方案，使超声仪器成为航天飞行中非常有用的影像诊断工具。

参考文献

[1] Wybieralski A. William Conrad Roentgen—On the 75th anniversary of the discovery (article in Polish). Pol Tyg Lek 1970; 25: 2042 - 2044.

[2] Berry CA. Status report on space medicine in the United States. Aerosp Med 1969; 40: 762 - 769.

[3] Behr J, Choi SM, Grosskopf S, et al. 3D models for diagnosis and treatment planning in cardiology (article in German). Radiologe 2000; 40: 256 - 261.

[4] Billica RD, Simmons SC, Mathes KL, et al. Perception of the medical risk of spaceflight. Aviat Space Environ Med 1996; 67: 467 - 473.

[5] Nelson BD, Gardner RM, Ostler DV, et al. Medical impact analysis for the space station. Aviat Space Environ Med 1990; 61: 169 - 175.

[6] Bystrov VV, Zhernavkov AF, Savilov AA. Human cardiac activity during the 1st hours and days of exposure to antiorthostatic hypokinesia (according to the results of echocardiography) (article in Russian). Kosm Biol Aviakosm Med 1986; 20: 42 - 46.

[7] Gazenko OG, Grigor' ev AI, Egorov AD. Medical studies concerning the program of long - term manned space flights on "Saliut - 7" - "Soiuz - T" orbital complex. Kosm Biol Aviakosm Med 1990; Mar. - Apr. 24 (2): 9 - 15.

[8] Atkov OYu, Bednenko VS, Fomina GA. Ultrasound techniques in space medicine. Aviat Space Environ Med 1987; 58: A69 - A73.

[9] Arbeille PH, Fomina G, Achaibou F, et al. Cardiac and vascular adaptation to 0 g with and without thigh cuffs (Antares 14 and Altair 21 day Mir space flights). Acta Astronautica 1995; 36: 753 - 762.

[10] Herault S, Fomina G, Alferova I, et al. Cardiac, arterial and venous adaptation to weightlessness during 6 - month MIR spaceflights with and without thigh cuffs (bracelets). Eur J Appl Physiol 2000; 81: 384 - 390.

[11] Pasdeloup T, Mas M, Stevenin H. Remote assistance experiment during the manned space flight Altair. Acta Astronautica 1995; 36: 625 - 628.

[12] Pourcelot L, Pottier JM, Arbeille P, et al. Cardiovascular function in astronauts (Mission STG 51 G—June 1985). Bull Acad Natl Med 1986; 170: 341 - 344.

[13] Reddick V. Ultrasound aboard the international space station. Radiol Manage 2001; 23: 22 - 24.

[14] Doarn CR, Nicogossian AE, Merrell RC. Applications of telemedicine in the United States space program. Telemed J 1998; 4: 19 - 30.

[15] Jadvar H. Medical imaging in microgravity. Aviat Space Environ Med 2000; 71: 640 - 646.

[16] Williams DR, Bashshur RL, Pool SL, et al. A strategic vision for telemedicine and medical informatics in space flight. Telemed J E Health 2000; 6: 441 - 448.

[17] Clifford SM, Crisp D, Fisher DA, et al. The state and future of Mars polar science and

exploration. Icarus 2000; 144: 210 - 242.

[18] Houtchens BA. Medical - care systems for long - duration space missions. Clin Chem 1993; 39: 13 - 21.

[19] Billica RD, Doarn CR. A health maintenance facility for space station freedom. Cutis 1991; 48: 315 - 318.

[20] Pool SL. The health maintenance facility for space station. Rinsho Byori 1988; 36: 592 - 597.

[21] [no authors listed]. Digital x - ray systems. Part 1. An introduction to DX technologies and an evaluation of cassette DX systems. Health Devices 2001; 30: 273 - 310.

[22] Rieppo PK, Rowlands JA. X - ray imaging with amorphous selenium: Theoretical feasibility of the liquid crystal light valve for radiography. Med Phys 1997; 24: 1279 - 1291.

[23] Price DD, Wilson SR, Murphy TG. Trauma ultrasound feasibility during helicopter transport. Air Med J 2000; 19: 144 - 146.

[24] Hart R, Campbell MR. Digital radiography in space. Aviat Space Environ Med 2002; 73: 601 - 606.

[25] Fuchs T, Kachelriess M, Kalender WA. Technical advances in multi - slice spiral CT. Eur J Radiol 2000; 36: 69 - 73.

[26] Damadian R, Goldsmith M, Minkoff L. NMR in cancer: XVI. FONAR image of the live human body. Physiol Chem Phys 1977; 9: 97 - 100, 108.

[27] Damadian R, Minkoff L, Goldsmith M, et al. Tumor imaging in a live animal by focusing NMR (FONAR). Physiol Chem Phys 1976; 8: 61 - 65.

[28] Arad Y, Spadaro LA, Goodman K, et al. Predictive value of electron beam computed tomography of the coronary arteries. 19 - month follow - up of 1173 asymptomatic subjects. Circulation 1996; 93: 1951 - 1953.

[29] Chen SJ, Chang CI, Chiu IS, et al. Preoperative diagnosis by electron beam computed tomography and perioperative management of primary tracheal anomalies in tetralogy of Fallot. J Formos Med Assoc 2001; 100: 26 - 31.

[30] Teigen CL, Maus TP, Sheedy PF 2nd, et al. Pulmonary embolism: Diagnosis with electron - beam CT. Radiology 1993; 188: 839 - 845.

[31] Teigen CL, Maus TP, Sheedy PF 2nd, et al. Pulmonary embolism: Diagnosis with contrast - enhanced electron - beam CT and comparison with pulmonary angiography. Radiology 1995; 194: 313 - 319.

[32] Tom K, Titze IR, Hoffman EA, et al. Three - dimensional vocal tract imaging and formant structure: Varying vocal register, pitch, and loudness. J Acoust Soc Am 2001; 109: 742 - 747.

[33] Jones JA, Johnston S, Campbell M, et al. Endoscopic surgery and telemedicine in microgravity: Developing contingency procedures for exploratory class spaceflight. Urology 1999; 53: 892 - 897.

[34] Campbell MR, Billica RD, Jennings R, et al. Laparoscopic surgery in weightlessness. Surg Endosc 1996; 10: 111 - 117.

[35] Crump WJ, Levy BJ, Billica RD. A field trial of the NASA Telemedicine Instrument Pack in a family practice. Aviat Space Environ Med 1996; 67: 1080 - 1085.

[36] Broderick TJ, Harnett BM, Merriam NR, et al. Impact of varying transmission bandwidth on image quality. Telemed J E Health 2001; 7: 47 - 53.

[37] Rosser JC Jr, Bell RL, Harnett B, et al. Use of mobile low - bandwith telemedical techniques for extreme telemedicine applications. J Am Coll Surg 1999; 189: 397 - 404.

[38] Burns M. Guideline report. Medical ultrasound imaging: Progress and opportunities. Hosp Technol Ser 1989; 8: 1 - 55.

[39] Barratt MR. Medical support for the International Space Station. Aviat Space Environ Med 1998; 70: 155 - 161.

[40] Lessin MS, Chan M, Catallozzi M, et al. Selective use of ultrasonography for acute appendicitis in children. Am J Surg 1999; 177: 193 - 196.

[41] Puidupin M, Guiavarch M, Paris A, et al. B - mode ultrasound in the diagnosis of maxillary sinusitis in intensive care unit. Intensive Care Med 1997; 23: 1174 - 1175.

[42] Zielke A, Hasse C, Nies C, et al. Prospective evaluation of ultrasonography in acute colonic diverticulitis. Br J Surg 1997; 84: 385 - 388.

[43] Blomqvist CG. Cardiovascular adaptation to weightlessness. Med Sci Sports Exerc 1983; 15: 428 - 431.

[44] Buckey JC Jr, Gaffney FA, Lane LD, et al. Central venous pressure in space. J Appl Physiol 1996; 81: 19 - 25.

[45] Gazenko OG, Shul' zhenko EB, Grigor' ev AI, At' kov OI, Egorov AD. Medical studies during an 8 - month flight on the orbital complex "Saliut - 7" - "Soiuz - T. " Kosm Biol Aviakosm Med 1990; Jan. - Feb. 24 (1): 9 - 14.

[46] Portable ultrasound scanners: Shrinking size, growing market (guidance article) . Health Devices 2002; 31: 279 - 294.

[47] Bruce CJ, Spittell PC, Montgomery SC, et al. Personal ultrasound imager: Abdominal aortic aneurysm screening. J Am Soc Echocardiogr 2000; 13: 674 - 679.

[48] Shackford SR, Rogers FB, Osler TM, et al. Focused abdominal sonogram for trauma: The learning curve of nonradiologist clinicians in detecting hemoperitoneum. J Trauma 1999; 46: 553 - 562; discussion 562 - 564.

[49] Spencer KT, Anderson AS, Bhargava A, et al. Physician - performed point - of - care echocardiography using a laptop platform compared with physical examination in the cardiovascular patient. J Am Coll Cardiol 2001; 37: 2013 - 2018.

[50] Tandy TK 3rd, Hoffenberg S. Emergency department ultrasound services by emergency physicians: Model for gaining hospital approval. Ann Emerg Med 1997; 29: 367 - 374.

[51] Miletic D, Fuckar Z, Mraovic B, et al. Ultrasonography in the evaluation of hemoperitoneum in war casualties. Mil Med 1999; 164: 600 - 602.

[52] Polk JD, Fallon WF Jr. The use of focused assessment with sonography for trauma (FAST) by a prehospital air medical team in the trauma arrest patient. Prehosp Emerg Care 2000; 4: 82 - 84.

[53] Polk JD, Fallon WF Jr, Kovach B, et al. The "Airmedical F. A. S. T. " for trauma patients—the initial report of a novel application for sonography. Aviat Space Environ Med 2001; 72: 432 - 436.

[54] McNay MB, Fleming JE. Forty years of obstetric ultrasound 1957 - 1997: From A - scope to three dimensions. Ultrasound Med Biol 1999; 25: 3 - 56.

[55] Michailidis GD, Economides DL, Schild RL. The role of threedimensional ultrasound in obstetrics.

Curr Opin Obstet Gynecol 2001; 13: 207 - 214.

[56] Downey DB, Nicolle DA, Levin MF, et al. Three - dimensional ultrasound imaging of the eye. Eye 1996; 10: 75 - 81.

[57] Pooh RK, Pooh K, Nakagawa Y, et al. Clinical application of three - dimensional ultrasound in fetal brain assessment. Croat Med J 2000; 41: 245 - 251.

[58] Carr JC, Fright WR, Gee RW, Prager RW, Dalton KJ. 3D Shape Reconstruction using Volume Intersection Techniques. In: Proceedings of 6th IEEE International Conference on Computerized Vision: Bombay, India; 1998: 1095 - 1110.

[59] Prager RW, Gee A, Berman L. Stradx: Real - time acquisition and visualization of freehand three - dimensional ultrasound. Med Image Anal 1999; 3: 129 - 140.

[60] Sakas G, Walter S, Grimm M, Richtscheid M. Free hand acquisition, reconstruction and visualization of 3D and 4D ultrasound. Radiologe 2000; 40: 295 - 303.

[61] Knudson MM, Sisley AC. Training residents using simulation technology: Experience with ultrasound for trauma. J Trauma 2000; 48: 659 - 665.

[62] Stallkamp J, Wapler M. Development of an educational program for medical ultrasound examinations: Ultra Trainer (article in German) . Biomed Tech (Berl) 1998; 43 (Suppl): 38 - 39.

[63] Stallkamp J, Wapler M. Ultra Trainer—a training system for medical ultrasound examination. Stud Health Technol Inform 1998; 50: 298 - 301.

[64] Garcia - Aguayo FJ, Gil P. Sonography in acute appendicitis: Diagnostic utility and influence upon management and outcome. Eur Radiol 2000; 10: 1886 - 1893.

[65] Kirkpatrick AW, Ng AK, Dulchavsky SA, et al. Sonographic diagnosis of a pneumothorax inapparent on plain radiography: Confirmation by computed tomography. J Trauma 2001; 50: 750 - 752.

[66] Targhetta R, Bourgeois JM, Balmes P. Echography of pneumothorax (article in French) . Rev Mal Respir 1990; 7: 575 - 579.

[67] Wernecke K, Galanski M, Peters PE, et al. Pneumothorax: Evaluation by ultrasound—preliminary results. J Thorac Imaging 1987; 2: 76 - 78.

[68] Sargsyan AE, Hamilton DR, Nicolaou S, et al. Ultrasound evaluation of the magnitude of pneumothorax: A new concept. Am Surg 2001; 67: 232 - 235; discussion 235 - 236.

[69] Dulchavsky SA, Hamilton DR, Diebel LN, et al. Thoracic ultrasound diagnosis of pneumothorax. J Trauma 1999; 47: 970 - 971.

[70] Dulchavsky SA, Schwarz KL, Kirkpatrick AW, et al. Prospective evaluation of thoracic ultrasound in the detection of pneumothorax. J Trauma 2001; 50: 201 - 205.

[71] Targhetta R, Chavagneux R, Bourgeois JM, et al. Sonographic approach to diagnosing pulmonary consolidation. J Ultrasound Med 1992; 11: 667 - 672.

[72] Yang PC, Luh KT, Chang DB, et al. Ultrasonographic evaluation of pulmonary consolidation. Am Rev Respir Dis 1992; 146: 757 - 762.

[73] Yang PC, Luh KT, Sheu JC, et al. Peripheral pulmonary lesions: Ultrasonography and ultrasonically guided aspiration biopsy. Radiology 1985; 155: 451 - 456.

[74] Boulanger BR, Kearney PA, Brenneman FD, et al. Utilization of FAST (Focused Assessment with

Sonography for Trauma) in 1999: Results of a survey of North American trauma centers. Am Surg 2000; 66: 1049 - 1055.

[75] Kainberger P, Zukriegel M, Sattlegger P, et al. Ultrasound detection of pneumoperitoneum based on typical ultrasound morphology. Ultraschall Med 1994; 15: 122 - 125.

[76] Muradali D, Wilson S, Burns PN, et al. A specific sign of pneumoperitoneum on sonography: Enhancement of the peritoneal stripe. AJR Am J Roentgenol 1999; 173: 1257 - 1262.

[77] Gaensler EH, Jeffrey RB Jr, Laing FC, et al. Sonography in patients with suspected acute appendicitis: Value in establishing alternative diagnoses. AJR Am J Roentgenol 1989; 152: 49 - 51.

[78] Puylaert JB. Imaging and intervention in patients with acute right lower quadrant disease. Baillieres Clin Gastroenterol 1995; 9: 37 - 51.

[79] Ford RD, Passinault WJ, Morse ME. Diagnostic ultrasound for suspected appendicitis: Does the added cost produce a better outcome? Am Surg 1994; 60: 895 - 898.

[80] Lee SL, Walsh AJ, Ho HS. Computed tomography and ultrasonography do not improve and may delay the diagnosis and treatment of acute appendicitis. Arch Surg 2001; 136: 556 - 562.

[81] Van Hoe L, Miserez M. Effectiveness of imaging studies in acute appendicitis: A simplified decision model. Eur J Emerg Med 2000; 7: 25 - 30.

[82] Pilmanis AA, Meissner FW, Olson RM. Left ventricular gas emboli in six cases of altitude - induced decompression sickness. Aviat Space Environ Med 1996; 67: 1092 - 1096.

[83] Webb JT, Krause KM, Pilmanis AA, et al. The effect of exposure to 35, 000 ft on incidence of altitude decompression sickness. Aviat Space Environ Med 2001; 72: 509 - 512.

[84] Webb JT, Pilmanis AA, Kannan N, et al. The effect of staged decompression while breathing 100% oxygen on altitude decompression sickness. Aviat Space Environ Med 2000; 71: 692 - 698.

[85] Conkin J, Foster PP, Powell MR, et al. Relationship of the time course of venous gas bubbles to altitude decompression illness. Undersea Hyperb Med 1996; 23: 141 - 149.

[86] Kumar KV, Billica RD. Classification of decompression sickness. Aviat Space Environ Med 1995; 66: 912.

[87] Fuchs G, Schwarz G, Stein J, Kaltenbock F, et al. Doppler colorflow imaging: Screening of a patent foramen ovale in children scheduled for neurosurgery in the sitting position. J Neurosurg Anesthesiol 1998; 10: 5 - 9.

[88] Montessuit M, Pretre R, Bruschweiler I, et al. Screening for patent foramen ovale and prevention of paradoxical embolus. Ann Vasc Surg 1997; 11: 168 - 172.

[89] Stendel R, Gramm HJ, Schroder K, et al. Transcranial Doppler ultrasonography as a screening technique for detection of a patent foramen ovale before surgery in the sitting position. Anesthesiology 2000; 93: 971 - 975.

[90] Fledelius HC. Ultrasound in ophthalmology. Ultrasound Med Biol 1997; 23: 365 - 375.

[91] Deramo VA, Shah GK, Baumal CR, et al. Ultrasound biomicroscopy as a tool for detecting and localizing occult foreign bodies after ocular trauma. Ophthalmology 1999; 106: 301 - 305.

[92] Pietrzyk RA, Feiveson AH, Whitson PA. Mathematical model to estimate risk of calcium - containing renal stones. Miner Electrolyte Metab 1999; 25: 199 - 203.

[93] Whitson PA, Pietrzyk RA, Morukov BV, et al. The risk of renal stone formation during and after

long duration space flight. Nephron 2001；89：264 - 270.

[94] Whitson PA，Pietrzyk RA，Pak CY. Renal stone risk assessment during Space Shuttle flights. J Urol 1997；158：2305 - 2310.

[95] Kirkpatrick AW，Nicolaou S，Campbell MR，et al. Percutaneous aspiration of fluid for management of peritonitis in space. Aviat Space Environ Med 2002；73：925 - 930.

[96] Raphael DT. Acoustic reflectometry profiles of endotracheal and esophageal intubation. Anesthesiology 2000；92：1293 - 1299.

[97] Drescher MJ，Conard FU，Schamban NE. Identification and description of esophageal intubation using ultrasound. Acad Emerg Med 2000；7：722 - 725.

第 2 部分　航天飞行医学实践

第 10 章　空间及再入地球运动病

埃尔南多·J. 奥尔特加·Jr.（Hernando J. Ortega Jr.）
德博拉·L. 哈尔姆（Deborah L. Harm）

在进入太空飞行的最初几天，空间运动病（SMS）是航天员面临的最重要医学问题和挑战[1-3]。空间运动病也是人类离开地球探索外太空时首先遇到的重要医学问题之一。因为空间运动病可降低人体操作绩效，这是在进入太空飞行最关键前几天所面临的主要风险。入轨后早期操作活动可能受到干扰，包括移动载荷、卫星释放以及交会对接任务等。空间运动病的表现——特别烦躁、认知下降、恶心，可从中等程度不适到体能降低。

在地面 1 G 环境中，人体各个生理系统保持动态平衡、高效运行。航天飞行微重力环境诱导人体生理功能发生明显变化，出现各种不适症状（包括：体液头向转移、头痛、腰背痛、心血管功能紊乱、骨骼和肌肉变化），统称为空间适应综合征，空间运动病也是空间适应综合征的一种表现。随着时间推移，个体适应微重力环境，许多最初的生理变化可以回到 1 G 状态水平。空间运动病不算是一种临床疾病，而是人体神经系统和感觉系统适应微重力环境的自然反应[4]，因此个体表现出空间运动病的征象时，不应视为异常。

同样，当乘员返回地球后，其生理系统必须重新适应 1 G 状态环境。在返回地面后的早期阶段，各个生理系统的变化称为地球再适应综合征，航天飞行后的运动病表现称为再入地球运动病（EMS）。关注运动病有两个理由，其一是运动病严重影响乘员控制飞船再入地球操作，或着陆后乘员实施紧急撤离飞船的能力，其二是再适应和再入地球运动病成为行星际飞行任务的重要关注课题（例如，火星任务）[2]。

空间运动病定义为由于人体在微重力状态下健康水平下降，应对不习惯运动环境产生反应而表现出一组不适症状[5]。其表现复杂多变，具有自限性，与地面运动病的发病、表现和过程相似。再入地球运动病也具有一组类似空间运动病的症状，与返回地面重力环境后的再适应过程密切相关。

下面首先回顾空间运动病和再入地球运动病的症状、体征、实验室证据、流行病学、神经生理学等，然后，对运动病发病以及可能机制进行简要探讨，最后有两节描述其诊断和治疗。

10.1　症状、体征、实验室证据

在各种运动病症状、体征以及生理与生物化学相关性方面，个体间存在较大差异，而且，目前尚无诊断性测试可用。接下来详细介绍空间运动病与再入地球运动病的一般表征，并总结地面运动病和空间运动病的生物化学相关性。

10.1.1 症状、体征

空间运动病明显表征与急性地面运动病症状相似，急性地面运动病症状主要包括胃部不适、头痛、困倦、恶心、呕吐、面色苍白、出汗和头晕等[3,6,7]。在一项空间飞行试验研究中发现了空间运动病与地面运动病的差异，主要表现在出汗和面色苍白方面。部分原因为由于航天器舱内低湿度以及微重力环境中体液头向转移引起的面部肿胀所致[8]。听诊肠鸣音显示胃肠动力功能明显下降[9]。在空间运动病早期，呕吐多见，在无先兆时突然发作，之后能明显缓解，一般间隔1～3 h发生呕吐。胃内容物不多时，也可能不出现呕吐。空间运动病常见症状为恶心、无食欲、认知下降、易怒等[10]。

再入地球运动病的表现类似于空间运动病，但是俄罗斯报告称其症状比空间运动病重[11]（主要与飞行时间长达6个月有关）。与微重力适应相关的生理反应使其临床表现复杂化，立位耐力降低、肌力下降、运动及姿势协调性变化影响到再返回后临床表现，人体生理变化幅度可以掩盖或强化再入地球运动病的表现。立位不耐受可以产生轻微的头晕、面色苍白、恶心或头痛，肌力下降容易出现快速疲劳和烦躁不安，头部姿势控制[12,13]和感觉运动控制变化也与运动病发生有关[13,14]。因此，微重力诱导肌肉协调性和姿势控制变化与再入地球运动病的发生有关。

10.1.2 实验室证据

在航天飞行中，受到空间操作的限制，获取乘员体液样本很少。而且，大量生理变化可能影响血浆水平、含电解质尿液排出以及激素释放（如：血容量、代谢、肾功能以及应激水平的变化），使得解释生物化学因素与空间运动病的联系更为复杂。因此，对于实验室检查结果的解释应谨慎。

10.1.2.1 电解质

空间运动病与血浆中电解质和葡萄糖的关系不大[15]，然而，如果持续呕吐导致血容量下降，容易出现低氯性碱中毒，需要监测电解质变化。在血容量过低时，血钠也下降，从而阳性离子丢失加重碱中毒、低血钾，或者二者兼有[16,17]。

在47次一系列的航天飞机飞行实践中证实，执行飞行任务中未患过空间运动病的乘员相对于患过病的乘员，其飞行前血液中的氯化物和尿酸更高，同时未患过空间运动病的航天员相对于易感乘员的尿液表现出更低的尿比重、渗透压和磷酸盐水平，但是两组数据均在临床范围内[18]。在飞行24～48 h后采集7名航天员的实验室数据，显示血浆Na^+和血浆渗透压下降（相对于飞行前的数据），与空间运动病的表现不相关。尽管观察到的任何变化均在临床范围内，但是其中高浓度血浆Cl^-、Mg^{2+}与空间运动病的发病并无关联。

10.1.2.2 激素

甲状腺激素、胰岛素以及大多数胃肠激素肽在地面运动病中并未发生明显改变，然而，应激相关激素在运动病中却变化明显，其中，同正常人相比，其血浆皮质醇、生长激素、催乳激素、抗利尿激素、促肾上腺皮质激素及儿茶酚胺类激素均显著增加[3,6,15,19]。运动病患者血浆皮质醇显著升高，血管活性肽也升高，后者导致胃肠动力功能下降[19]，而肾上腺皮质释放因素（促肾上腺皮质激素 ACTH 和抗利尿激素 ADH）升高与运动病发作关系不大[20]。在飞行前，运动病易感乘员表现出低水平血尿酸、肌酐及甲状腺激素，显示人体代谢因素在空间运动病发生方面发挥了一定作用。运动病不易感者比易感者在飞行前显示出较高血浆皮质醇，但是尚未高出临床正常范围[3,21]。在飞行入轨的最初几天，飞行乘员血浆生长激素、血浆皮质醇、促肾上腺皮质激素、抗利尿激素升高，而在飞行首日血浆醛固酮下降[18,21,22]。与地面运动病一样，在航天飞行前后应激相关激素水平高的乘员似乎不易感空间运动病[18,21]。

一旦返回后，飞行乘员的血浆生长激素、促肾上腺皮质激素、抗利尿激素相对于飞行前水平均显著升高，但是血浆皮质醇水平变化不一（与飞行前相比，一些无变化，一些轻微下降）。检测飞行返回后的乘员发现血浆醛固酮增加，达到临床正常范围的上限[22,23]。因此，返回 1 G 地面时一些应激激素反应与飞行进入微重力环境的反应相似。据报道，飞行后应激激素水平和再入地球运动病的表现没有关联。

10.2　流行病学

在东方 2 号（Vostok 2）载人飞船 25 h 飞行任务中（在 1961 年第二次航天载人飞行任务），苏联航天员盖尔曼·蒂托夫（Gherman Titov）是第一个报告发生空间运动病的飞行乘员。他也是第一个在太空停留超过 2 h 的航天员。在美国阿波罗 8 号飞行任务中首次报告了空间运动病，飞船上 3 名乘员均经历不同程度空间运动病[24]。

在美国早期太空项目中，大多数航天任务属于短期飞行，飞行时间从几天到 2 周不等，短期飞行后几乎没有发生再入地球运动病；包括短至 4 天的短期飞行后，尽管美国和苏联的航天员均在短期飞行（包括短至 4 天的飞行）后发生过再入地球运动病，但是一般来说，长期飞行与飞行后乘员再入地球运动病的高发生率与严重程度相关。苏联研究人员一致认为：再入地球运动病发生率非常高，超过 90%，其余表现与再入地球的再适应相关[11]。当长期飞行航天员经历与短期飞行同样的着陆事件时，差异是最显著的。这在一些航天飞行实践中得到验证，例如，联盟号乘员轮换任务，以及在 NASA -和平号空间站飞行任务中，7 名美国航天员作为和平号空间站的乘员，执行了长达 115～188 天的航天飞行任务。同短期飞行返回后相比，在这些长期飞行任务后，航天员一着陆就会出现更多再入地球运动病征象和地球再适应综合征。

10.2.1　发生率

表 10 - 1 总结了美国和苏联/俄罗斯航天任务中空间运动病的发病情况[3,4]。在航天飞行任务中，首次飞行的航天员空间运动病总发生率约为 73%[2,25]，按病情分为轻、中、重三级（见表 10 - 2）。总的来讲，49%病例为轻度，36%病例为中度，只有 15%病例为重

度。苏联/俄罗斯航天员空间运动病总发生率约为50%[11]。众所周知，因为头部运动在空间运动病的发生中起着重要作用，所以限制头部运动具有保护作用；许多乘员和研究人员认为较小飞行舱限制了乘员的运动，所以飞行早期乘员发生空间运动病的概率较低（见表10-1）。在水星和双子星座任务中，没有发生空间运动病的报道[26]，而在阿波罗任务中发生率为35%，在天空实验室为60%[25]。尽管苏联/俄罗斯飞行器太空舱比美国的略显大，但是仍然比目前航天飞机飞行舱小。在航天飞机飞行任务中，在飞机入轨8 min30 s后，航天员突然进入一个大驻留空间，他们必须脱去舱内航天服，这个动作使头部运动范围较大。而在苏联/俄罗斯联盟号飞船内，乘员在进入和平号空间站或国际空间站之前，需在较小舱内度过1～2天。因此，飞行器内空间大小以及进入轨道后的活动量大小，可能是美国和苏联/俄罗斯航天员空间运动病发病率有差异的主要原因。

表10-1　美国和苏联/俄罗斯航天任务中空间运动病的发病情况

航天任务	飞行乘员数量	空间运动病发病例数及发生率/%	太空舱内容积/m^3
水星号	6	0（0）	1.7
双子星座号	20	0（0）	2.55
阿波罗号飞船	33	11（33）	
·指令舱			5.95
·登月舱			4.5
天空实验室	9	5（56）	275
阿波罗-联盟号试验项目	3	0（0）	5.95
航天飞机			71
·1981—1986年	85	57（67）	
·1988—1998年	315	252（80）	
美国总计（平均%）	471	325（70）	
东方号飞船	6	1（17）	5
上升号飞船	5	3（60）	5
联盟号飞船	38	21（55）	10
阿波罗-联盟号试验项目	2	2（100）	10
礼炮5号	6	2（33）	70
礼炮6号	27	12（44）	90
和平号空间站			90[a]
苏联/俄罗斯总计（平均%）	84	41（49）	

注：[a] 加上其他舱的50～90 m^3。

表 10－2　空间运动病的分级标准

严重程度（计分）	症状和体征
无（0）	除了短暂轻微头痛或食欲轻微下降外，无其他反应
轻度（1）	表现出一到几个轻微症状；可能是短暂的，仅头部运动时发生；无操作影响；可能包括单次恶心、呕吐；所有症状持续在 36～48 h 内
中度（2）	持续时间长的严重症状逐渐减轻；无食欲；胃不适；全身乏力、嗜睡，上腹部不适为主要症状；包括不多于两次的呕吐；操作的影响降到最小；所有症状持续在 72 h 内
重度（3）	持续时间长的严重症状逐渐加重；同时，无食欲、胃不适，全身乏力、嗜睡，或者二者兼有；头不能运动；包括不止两次的呕吐；重要行为绩效下降明显；所有症状超过 72 h

注：资料来源于 Davis 等[25]。

有趣的是，在双子星座任务中，尽管没有报告过航天员发生空间运动病的事件，但许多航天员热量摄入特别低，预示着航天员食欲下降，可能与中度空间运动病的发生有关[27]；尽管按照相关医学标准，空间运动病的发生对航天员并没有职业限制，但是仍然存在飞行乘员不报告或少报告的可能性。

男性和女性航天员空间运动病的发病比例相当，年龄似乎对发病率的影响不大，航天员、载荷专家以及其他乘员受到影响的机会相等。在首次飞行任务中患过空间运动病的航天员在后续任务中仍然会发生空间运动病。尽管以前患过空间运动病预示着后期仍会发生空间运动病，但是在航天飞行中，重复暴露于微重力环境的航天员可能会出现同样或者更少的症状[25]。有氧适能与空间运动病的表现及严重程度关系不大[28]。有趣的是，在天空实验室任务中显示：飞行前高蛋白、低碳水化合物食谱与空间运动病的表现有关联[29]。

在阿波罗任务中，航天员只报告发生了一次空间运动病，其余则根据症状表现及反应做出判定。在天空实验室任务中，两名航天员于 1973 年 5—6 月，在低地球轨道累计飞行 28 天后一返回到地球救援船，就报告出现“晕船病”。因为海况很差，导致这些症状的机理尚不清楚；然而，因为这次飞行任务持续近 1 个月，飞行后有可能发生再入地球运动病。在返回再入前应用东莨菪碱药物预防，在之后天空实验室任务中显示成功地将医学问题降到最低[30]。正如以前报道，在航天飞机短期飞行后，乘员几乎不发生再入地球运动病。长期飞行任务后再入地球运动病的发生率，与俄罗斯研究人员报道的持续 2 周飞行后发生率一样。按照俄罗斯经验，在短期飞行任务（4～14 天）后，27％航天员发生了再入地球运动病，在长期飞行（持续几个月到 1 年的飞行）后则为 92％[11]。俄罗斯研究报告称：患过空间运动病的航天员容易发生再入地球运动病；然而，11％没有患过空间运动病的航天员也发生再入地球运动病。一旦飞行乘员返回着陆后由于身体相对缺水和立位耐力不良，将致使再入地球运动病的表现复杂化，这些问题将在第 16 章详细讨论。

10.2.2　影响和加重因素

一个前庭功能正常的人在正常状态下也可能发生运动病[31-33]，由于受到特殊刺激时功能状态以及刺激强度和时间长度的不同，运动病发生率和严重程度也不一样[34,35]。即使刺激强度为轻到中等程度，但是若在微重力条件下长时间作用，也会导致空间运动病的高发生率。在一定状态下，个体是否发生运动病取决于其对运动病的易感性。个体生理和心理的差异以及过去经历对运动病易感性有一定影响[35,36]。

缓解运动病的因素包括聚精会神执行一个任务[37]，提供丰富触觉信息输入（比如：牢牢固定在一个座位上），闭眼和限制活动[4,13]等。而加重运动病的因素包括令人不愉快的视觉、有害气味、某些食物、温度过高、失去 1*G* 方向坐标，以及头部活动[2-4]。

微重力本身不诱发空间运动病，在水星和双子星座任务中没有空间运动病发作的症状表现可以证明这点。这是由于在这些飞行器狭小空间内，头部活动降低到最少。头部活动与空间运动病的发作密切相关，还会加重目前症状[10,38]。伴随翻滚活动的甩头运动（头上下活动）最容易激发空间运动病[10,13,38]。拉克纳及其同事[13,39]认为：由重力矢量变化诱导头和四肢感觉运动控制改变可能是空间运动病的病理因素[13,14]，限制头部运动可以减轻空间运动病的症状[40]。然而，与避免其他诱发因素不同，最大限度减少头部运动时，运动病不适反应时间会更长。尽管头部运动会加重运动病症状，但头的适当活动也是必须的，有利于促进神经前庭对微重力的适应[41,42]。

同样，在飞行再入时和飞行后早期，再入地球运动病也可能由于情绪激动和头部运动而诱发或使症状加重。在再入地面阶段，需要进行大量头部运动的乘员最容易诱发空间运动病。比如，在航天飞机内，飞行工程师需要频繁活动头部以监测仪表板和进行开关操作。此外，头部运动扮演着双重角色，既可能是刺激诱发因素，也可能是适应因素。

10.2.3 发病时间过程

空间运动病最初表现发生在暴露于微重力的几分钟内。在几小时内，症状会明显加重，直到达到一定程度的平台期；但是也有报道：在飞行入轨 48 h 后，有几例延迟发生空间运动病的事件。在大多数情况下，予以东莨菪碱药物治疗，可以达到抑制空间运动病发作的效果，但是适应微重力的正常时间明显加长[43]。

在暴露于微重力 30～48 h 之后，空间运动病的症状明显减轻[3-4]。一些乘员在入轨 12 h 后，症状很快消失，大多数乘员在 4～7 天内完全消失[44]。但在特别易感乘员中，也有个别超过 14 天飞行后未完全恢复[7]。俄罗斯研究人员报告：25％航天员运动病症状持续或超过 14 天，17％航天员在长期飞行（如 83～365 天）整个过程中阶段性发生运动病症状[45,46]。然而，快速适应微重力环境对短期飞行产生较大影响，对长期飞行产生的影响不大[47]。

再入地球运动病的发作时间类似于空间运动病，只是症状发作较早，即在着陆几分钟内发生（即在着陆现场）。一些乘员在再入阶段并未表现出运动病症状，而当其在等待出舱时开始发生再入地球运动病，并且症状迅速加重，随后逐渐消失。症状严重程度与在轨飞行时间长短有关，随着飞行时间延长，恢复时间超过原来预期，症状严重程度也相应增大。针对 20 天左右航天飞行，人体功能恢复应在约 7 天内完成。针对 3～6 个月的飞行任务，那些患有再入地球运动病的乘员恢复时间最短需要 30 天。这些只是保守的指导建议，具体可通过数据分析进一步确定。

在着陆后恢复过程中，已有报告称出现一些“复发”病例。在返回恢复期间，暴露于某些惯性场合时（如在乘车时突然转弯，或夜晚躺在床上起立）会突然回到早期飞行后适应状态。在返回到地面几天到一周后，这些因素可能诱发轻到中等程度的再入地球运动病，这种“复发”病例恢复比飞行后立即恢复更快。

10.3　解剖和生理

尽管对运动病进行了大量的研究，但是目前具体机理尚不清楚。然而，普遍认为前庭系统、中枢神经系统以及自主神经系统在运动病的发病机理方面发挥了重要作用。后续小节将介绍与运动病发病相关的前庭系统解剖和生理及其之间的中枢连接。

10.3.1　前庭系统

耳蜗骨骼坚硬部分组成了复杂的包含人体前庭系统的三维系统，其中膜迷路（膜性半规管）位于弯曲骨迷路（骨形半规管）内，膜性半规管内有感觉器官。两种前庭感觉器是位于前庭内的耳石器官和半环状的管道（即半规管），如图 10－1 所示。

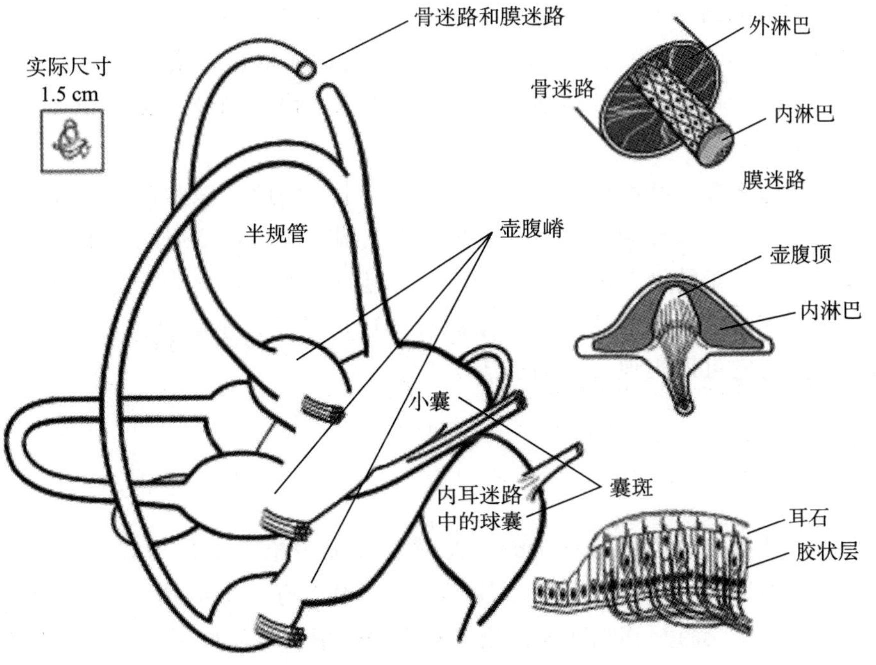

图 10－1　人体前庭系统组成图示

两种耳石器官，即小囊和球囊，二者呈相互垂直状态，小囊位于水平位，球囊为矢状位，耳石器官根据重力状态和 X、Y 以及 Z 轴线性加速度来感觉头部倾斜。

一个含有神经内分泌上皮细胞的小球斑块位于小囊和球囊壁上，上皮细胞被胶状层覆盖，其内包含碳酸钙晶体（耳石）。传递加速度信息的头状细胞延伸到胶状层，加速度作用力使耳石移位，致使这些毛细胞发生偏移。这种偏移或弯曲使毛细胞去极化，将生物力学信息（加速度）转化成神经信号。位于小囊和球囊壁的毛细胞排列于不同方向，以致感受头部不同位置和不同方向的加速度作用力，诱发不同激活模式。甚至在休息位置状态，神经纤维也能传送反映重力矢量的神经信号。

三个半规管（前、后及水平）是充满液体的环形管道，可以感觉头在翻滚、旋转、侧向移位上的角加速度。三个半规管互相以正交的角度排列，代表三个不同立体空间界面。在每一个半规管末端呈扩大部分，称为壶腹，其内包含神经感觉器官——壶腹嵴。在其上端是胶状物体，感觉毛细胞延伸到其内。淋巴液矢量运动导致壶腹顶的偏差，毛细胞将头部角速度运动能量转化成神经能量。

动物试验研究表明：微重力可能导致耳石及半规管末端器官和神经（毛细胞，突触）的变化，这些变化可能改变前庭功能，导致中枢感觉整合功能变化[4]。

10.3.2 中枢神经连接

前庭传入神经构成部分第 8 对脑神经，其将半规管末端器官信号传递到大脑的前庭神经核，前庭神经核位于邻近髓核和桥脑连接部位的脑干。一些神经纤维直接连接到小脑，从前庭核发出神经通路延伸到髓核、小脑（到眼球运动和脊柱-运动控制系统）和大脑皮质。前庭髓核和前庭-小脑接受来自其他感觉系统的输入信息，这些感觉系统可以感知身体位置和运动。整个系统反射性地活动，以稳定视觉，协调四肢、躯干和头部运动，从而保持身体平衡。

因为运动病大多数症状和体征属于自主调节异常，因此认识和理解前庭系统在自主调节中的作用非常重要。在运动病中，前庭系统自主调节的最直接通路由来自从中下前庭髓核传送到孤束核及迷走神经背侧运动核的传出突起而实现，可能涉及的其他通路包括前庭突起到网状结构侧腹区域或尾侧髓质延髓腹外侧区。最后，小脑也许可能是另一条通路，前庭输入信息经过它可以实现自主调节活动[48]。

10.4 病因学

解释空间运动病的两个主要理论分别是感觉冲突理论（也称为感觉不匹配和感觉重组）和体液转移理论。尽管这两个理论各有优点，但没有一个能圆满解释运动病的病因，目前为大多数人所接受的是感觉冲突理论。在本小节中，将简要阐述这两个理论，因为耳石不对称观点已经被用来解释空间运动病和航天飞行感觉适应的假设。

10.4.1　感觉冲突理论

里森和布兰德提出的感觉冲突理论[49]已经争论了 20 多年，但仍然是作为解释运动病公认的理论。简而言之，感觉冲突理论认为在正常地面 1 G 状态下，人体定位和运动依赖于输入到中枢神经系统的几种感觉信息。前庭系统提供关于重力线性加速度、角加速度和人体位置的信息，而视觉系统依据视野内容提供关于人体定位的信息。触觉、应力和运动知觉系统提供关于肢体位置的信息。当人体所处环境变化时，这些信息与以前储存于中枢的模式不相匹配，则可能出现运动病。

在航天飞行中，由于一些感觉系统缺少有效重力刺激，改变了各种感觉输入之间的匹配关系，进而产生感觉冲突。这些改变引发了适应过程，可以用两个假设理论来解释人体感觉对微重力的适应：感觉补偿和耳石倾斜重新定位（OTTR）假设理论。下面将简要阐述这两个假设理论。

（1）感觉补偿假设

当感觉系统的输入信息减少时，需要其他系统的感觉补偿。在微重力下，由于缺少合适的重力信号输入，所以需要依赖其他感觉系统的信息保持空间定位和运动控制[50-53]。比如：航天员报告为了保持空间定位常常增加对视觉信息的依赖[51,52]。

（2）耳石倾斜重新定位假设

因为在线性加速度和重力之间存在基本平衡，所以耳石信号的意义是不明确的，会产生歧义。耳石器官与重力相关的头倾斜和线性加速度信号可以通过移位运动被感知。在航天飞行微重力下，耳石对头倾斜无反应，但是对线性加速度有反应。耳石倾斜重新定位假设理论认为：因为在微重力下缺少重力刺激，任何对耳石倾斜信号的解释无意义。因此，在适应失重的过程中，大脑把所有耳石信号当成线性移位来解释。直到这个适应已经完成，半规管、耳石器官及颈部本体感觉之间的信号关系发生了变化，而颈部本体感觉能正常感知头的倾斜（比如：存在感觉冲突）。这样，一旦返回到地面 1 G 环境时，大脑必须重建对重力倾斜的解释。

感觉冲突理论能做出总体上解释，但是缺少细节性解释。比如：其不能解释空间运动病或运动病症状的发生机制，对存在感觉冲突而没有发生运动病的现象不能做出解释，没有感觉冲突但存在不适应的情况也不能做出回答。总之，感觉冲突理论对哪种感觉冲突表现出不适症状不能做出预测。

10.4.2　体液转移理论

因为大多数发射任务要求乘员在下肢抬高仰卧位状态下停留几小时后起飞，因此在发射平台上航天员就开始发生体液转移，一直持续到微重力环境。这种体液转移理论上增加了颅内压力、颅内脊髓内液体和内耳淋巴液的压力，因此，所产生的症状与颅内压增高的表现相似（呕吐、眩晕、头痛等），后者为颅内占位性损伤和阻塞所致[8]。

与感觉冲突理论类似，这个理论也有其不足，即不能预测效应以及不能对无症状个体做出解释，因此也不能对再入地球运动病做出解释。然而，在研究体液转移与空间运动病之间可能存在因果关联时发现：进入微重力环境后适应体液转移的时间过程与空间运动病的发病时间过程在一定程度上相匹配。通过地面模拟试验（-6°头低位卧床试验）也未能证实体液转移能诱发运动病以及增加运动病的易感性[53,54]。随着时间推移，对体液转移性质的深入理解[55]，以及在飞行中观察到人体颅内中枢压力的降低[56]，这个理论的合理性受到质疑。但是，还需要进一步研究证实。

10.4.3 耳石不对称假设理论

冯·鲍姆加腾和科尔尼洛娃等人[57-59]提出感觉冲突理论的补偿机制，以此来解释对微重力的适应、返回地球再适应以及个体在空间运动病易感性方面的差异。其耳石不对称假设理论认为个体左右侧耳石大小存在微小差异，这种差异在地面得到很好补偿。然而在航天飞行中，这种差异产生了不对称的信号输入，会导致空间运动病的发生。同样，不平衡（不对称）也会发生于返回后地面上，从而发生感觉-运动紊乱和再入地球运动病。黛蒙德和马卡姆提出开展眼睛运动试验以检测这种不匹配性以及预测发生空间运动病的可能性[60-62]。

综上所述，在解释及预测空间运动病和再入地球运动病方面，感觉冲突理论和体液转移理论以及耳石不对称假设理论都具有一定局限性。比如，在航天飞行中，如果不能补偿耳石的不对称，这种不对称就可能引起空间运动病，此时飞行乘员无头部运动时就可能出现症状。然而，正如前面讨论，运动才会导致空间运动病的发生。此外，因为耳石不对称出现在抛物线飞行自由落体阶段，所以可以依据在抛物线飞行中是否发生运动病来预测在轨飞行发生空间运动病的可能性。但是，到目前为止，尚缺少证据支持在抛物线飞行中发生运动病的航天员比未发生运动病的航天员更容易患空间运动病。

10.5 诊断

10.5.1 临床诊断

目前，空间运动病的诊断依据暴露于微重力环境的经历和运动病的主诉症状。尚无实验室或其他确切的信息资料来指导诊断治疗，通常航天医生根据症状把空间运动病分为轻、中、重三级，见表 10-2[25]。

再入地球运动病的诊断依据：具有从微重力环境返回地面的经历，以及地面运动病的症状。目前尚未建立正式的分级标准，仍然采用空间运动病的分级标准，见表 10-2。

10.5.2 鉴别诊断

空间运动病的鉴别诊断包括急性胃肠炎和中毒的可能。美国和俄罗斯航天飞行前实施健康稳定工作，包括飞行前一周内控制接触航天员的人群，只能是经过医学筛选确认后的健康个体，确保不发生感染，在即将飞行前严密监控在轨食品和饮用水也会最大限度降低感染的风险[63]。

在航天飞行中，舱内自动监测仪能判断是否发生中毒的可能。航天医生作为飞行任务控制中心的飞控团队成员，能提供实时的支持，了解最新的危险载荷信息，积极应对可能发生的应急事件以及意外事故。最有可能导致发生类似空间运动病症状的有害气体为CO_2。暴露于含3%～10% CO_2浓度的环境中，航天员会产生头痛、萎靡不振、眩晕、恶心等症状。实际上，在微重力环境中，因为航天器内缺少空气对流和通风不足，局部CO_2积聚常见。但消除CO_2也可能产生同样症状。

在飞行早期阶段，如果航天器内空气再生系统不能正常工作，空间运动病、CO_2以及其他有毒物导致的中毒均应考虑。建议采取的措施包括：避免在污染区域停留（如：密闭的睡袋）、进行通风及空气对流。如果在飞行早期载荷舱被污染，则空间运动病的发作致使对中毒的判断复杂化。许多物质成分会飘流到中间舱，故飞行乘员应熟悉所有载荷的毒性，这对提供准确的医学支持十分关键。

在航天飞机使用的物质中，最有可能导致发生类似空间运动病表现的物质为推进剂肼和甲基肼。这些物质并未在航天器内出现，人体本不可能接触到，但是伴随出舱活动后，航天员通过污染的舱外航天服可能不经意带入航天器舱内。接触到这些推进剂，会出现头晕、恶心、呕吐以及行为改变。因为接触到这两类推进剂还可能影响到人体其他生理系统(眼睛、呼吸道、皮肤、中枢神经系统等)，这有助于对空间运动病的鉴别诊断。

再入地球运动病的鉴别诊断也包括急性胃肠炎和中毒的可能。航天医生必须了解和熟悉航天飞行中可能发生的疾病。仔细监测飞行器舱内的食品，确认一旦飞行就不会存在感染的机会。在轨以及着陆现场数据采集时，食用水和食物均列入可能的感染源。

10.6　治疗和预后

10.6.1　教育

在飞行前常规医学训练期间，航天医生应向航天员宣讲空间运动病和再入地球运动病的自然发病过程。建议对航天员进行诱发性刺激，如头转动、模拟在1 G状态下不能直立定位，提出对抗空间运动病发作的方法等。实际应用时，这类建议包括在飞行最初几小时和前几天，指导航天员慢慢移动，接近目标时弯曲身体到膝关节水平以保持直立的视觉参考坐标，而不是上下翻滚。同时，也建议航天员避免接触过热和有毒气味的刺激，在飞行中感到不适时保持足量饮水。

对飞行控制人员和任务计划制定者进行培训，使其认识到空间运动病和再入地球运动病对乘组行为的影响。航天飞机飞行手册应规定在飞行入轨后前3天内禁止从事剧烈活动(出舱活动等)[1]。任务计划制定者应在飞行最初1～2天内，力争减少乘员活动，因为众所周知在此期间乘员操作能力下降。

10.6.2　预防

药物仍然是预防空间运动病最有效的方法。然而，在不适症状发生后，口服药物受到各种生物利用效应的影响，这与药物代谢变化、胃肠动力功能和消化吸收功能下降有关[1]。

早期预防用药为0.4 mg东莨菪碱联合5 mg右旋安非他命，实践证明此处方治疗晕船病和其他类型的运动病[64-66]有效。这个联合用药在预防空间运动病的发病方面只有几例报道，一旦停用将导致其复发，航天员已不再使用这种联合药物[43]。这些发现与地面研究结果一致[67]，许多地面治疗运动病的药物已经取得了一定成功[43,68]，如苯海拉明、茶苯海明、美克洛嗪以及氯丙嗪等。

一份对飞行后112名航天员医学询问的记录显示：在1996—2000年期间，应用预防性用药并不能明显改变空间运动病的发生率和严重程度。然而，据一些具有多次飞行经历的航天员报告称预防用药有效果。目前，在发射前几小时，一些航天员口服25 mg异丙嗪和5 mg右旋安非他命预防空间运动病。几名航天员的不确定证据显示：尽管早期医学人员担心药物对操作行为有影响，但是这种用药方案有效，可以接受[69]。似乎异丙嗪并不能延迟适应反应[1]，但可以促进对诱发运动病反应的快速适应[70]。对于已知易感空间运动病的乘员，预防性用药可能是最优选择。目前，尚无明确地面测试能预测空间运动病的易感性[3,71]，最好预测方法是询问其病史。所以，NASA航天医生建议首飞航天员不用药物预防，以确定后续飞行是否需要药物干预。此外，考虑到药物可能的副作用，在飞行前飞行乘组主要成员（如指令长、飞行驾驶员和飞行工程师）不允许口服抗运动病药物。

预防再入地球运动病偶尔也应用药物，一些具有中到重度飞行后症状的航天员在脱离轨道时口服右旋安非他命或美克洛嗪以缓解不适症状。因为一旦返回暴露于1 G 重力环境，人体就会经历地球再适应过程，这个过程对人体的影响尚不清楚。正如早期报道一样，考虑到药物副作用对飞行行为的影响，飞行驾驶员和指令长不得使用预防性药物。

10.6.3 飞行前适应性训练

作为预防和对抗空间运动病的一项措施，飞行前适应性训练值得期望。设计和研制相应的模拟失重训练设备和程序，训练航天员适应异常感觉和知觉状态[3,50,72]。总体训练结果显示：反复暴露于这些训练状态，航天员能适时调整感觉运动程序以适应微重力状态，通过学习能迅速适应从1 G 状态转换到微重力状态，反之也行（换句话讲，即航天员能“双适应”）。这种“双适应”能力可以促进航天员适应微重力和再适应地面环境。这种训练包括：教育、培训、验证试验、体验各种认知紊乱和异常感觉信息输入。一项对这种训练的评估报告显示：与未参加过训练的航天员相比，参加过训练的航天员对抗空间运动病的效果提高33%[73]。这种效果与首次和曾经飞行过的航天员类似。

俄罗斯航天员训练计划中安排有大量飞行前运动训练[74]。在训练计划中，主要采用诸如转椅等不同设备产生的科里奥加速度（交叉角加速度）训练。同样训练在美国早期航天项目中实施过，但是在飞行中这种训练不能缓解空间运动病，随后不再应用。而且，飞行前的科里奥加速度训练不能复现微重力状态下的感觉冲突[11,74]。尽管俄罗斯航天员继续使用这种训练方法，但是空间运动病发生概率和美国航天员相同。

对一种感觉冲突适应（如：科里奥加速度或抛物线飞行的适应）、不能适应其他感觉冲突，尤其当一种感觉冲突与另一种感觉冲突存在较大的差异时，美国航天项目采用飞行前适应训练方法在一定程度上依据在航天飞行中出现的感觉（冲突）情况，并且以此研制了两种训练器和程序。

为了模拟定位和运动环境设计了稳定重力刺激的首款设备（DOME）。尽管在地面上重力不能完全消除，但是当受训练人员在那种状态下改变体位或产生头运动时，持续的重力矢量仍然发挥作用，抵消了模拟环境的空间定位效果。当改变受训练人员周围的视觉环境时，其能在模拟运动中感觉到定位和运动的改变，这种状态与微重力状态相似，因为在微重力状态下不存在重力矢量变化，人体翻滚运动时可以产生头的角速度运动。该款设备为直径 3.66 m 圆球状，内部设计了虚拟现实系统以便进行各种操作任务的模拟。此外，应用该款设备训练也包括模拟空间飞行环境（航天飞机、天空实验室、国际空间站）中不同起始定位的各个舱位以减少在轨定位紊乱。

第二款设备为倾斜台（TTD），其设计依据为适应微重力的耳石倾斜重新定位假设理论。倾斜台设计用来重新解释耳石倾斜信号——比如线性运动，其通过提供视觉环境运动和头倾斜之间恰当的匹配关联来实现（如图 10－2 所示）。该倾斜台为 1°自由倾斜平台，受试者固定在汽车座椅内，可以设置成俯仰或翻滚运动模式。布置在倾斜台周围的视景进行与受训者匹配的线性运动。其内壁布置 3 种规格黑色条带，在其末端面板上设置 4 个连续的小黑框。倾斜台和周围视景之间 270°的相位关系支持重新解释耳石倾斜信号——线性运动，线性运动长期报告证实，其降低了眼球运动的垂直补偿（这与在轨航天员中观察到的一致），同时降低姿势稳定性（这与飞行后航天员中观察到的一致）。在其他地方可以找到这些设备的详细描述及其基本概念[3,4,72,75]。

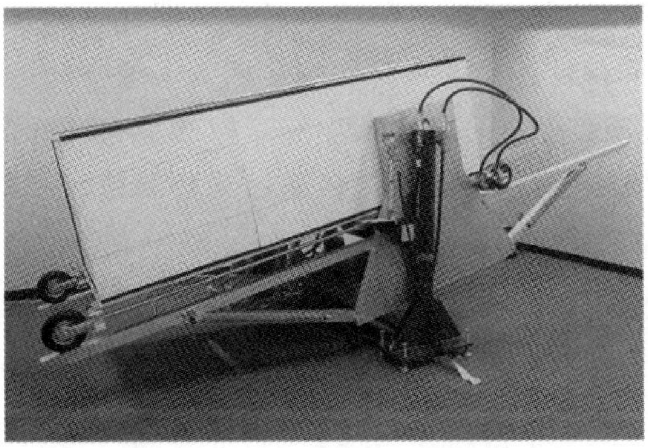

(a)

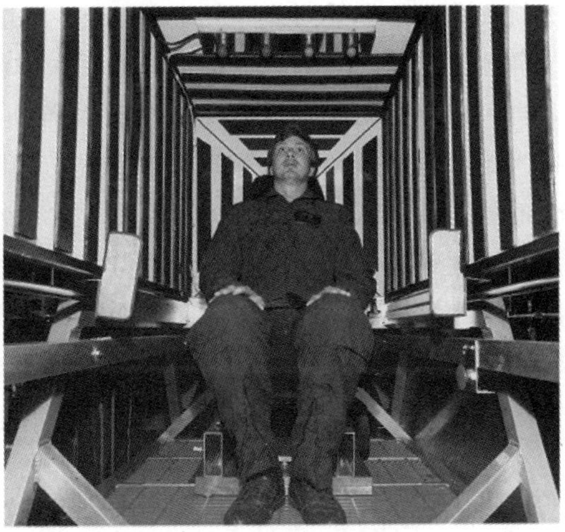

(b)

图 10－2　NASA 约翰逊航天中心飞行前用于乘员前庭-适应性训练的倾斜台（照片由 NASA 提供）

长期航天飞行任务可能需要采取在轨对抗措施以保持人体“双适应”。大多数科学家认为通过不间断接受在轨模拟重力训练可以增强人体再适应重力的能力。这需要在轨实施一些离心运动或完整航天器旋转运动以产生类似重力的惯性力，配合物理对抗措施以保持骨骼和肌肉质量。尽管这类方法可能有效，但也会产生许多操作和工程问题需要解决[76]。

10.6.4 飞行中和飞行后的治疗

目前，在飞行中空间运动病最有效的治疗措施是注射异丙嗪，剂量每次 25～50 mg[1-2]。据报道其栓剂给药也能有效消除症状[1]。因为偶有困倦的副作用[1,77]，异丙嗪最好在睡觉前口服，可以减小困倦的风险，否则会对任务活动造成影响[1,2]。据报道：一名飞行乘组航天员在治疗后感觉好转，说明其有助于减小对操作的负面影响。进入太空的兴奋性和执行重要任务有助于减缓口服这种药物的催眠效应[70]。

一旦进入轨道，一些航天员会减少头运动以及把头、颈及躯干作为一个单元进行运动，这样可以减少感觉和运动控制模式的变化。对于易感者或容易受空间运动病影响的乘员，建议降低舱内温度，或靠近通风地方。因为存在突然发生呕吐的可能，呕吐袋子应放在可快捷取用的位置。在微重力下有限空间的航天器舱内，应当考虑避免有毒气味和自由飘浮的呕吐物。一些乘员采取减少口服摄入量和调整食谱的措施，避免摄入过多的脂肪和蛋白质，重要的是保持适当饮水，饮食以清淡和营养均衡为宜。针对症状严重个体，应该禁食，给予静脉补充液体。

再入地球运动病发作及是否治疗对乘员飞行后的活动可造成很大影响，这些活动包括生命科学试验和重要报告活动等，因此，必须严密监测和干预。当前，NASA 航天医生对着陆后出现中到重度运动病的航天员采用必要药物进行干预。假如乘员能口服给药，给予25～50 mg 美克洛嗪似乎有效。目前，尚待严格试验观察来证实。对于不能控制、呕吐严重的航天员，给予异丙嗪（25～50 mg，通过肌肉注射或栓剂给药）后效果明显。通过口服或静脉补充液体实属必要，以补充丢失体液和保持适当的水合作用。因为不像空间运动病，再入地球运动病容易出现急性脱水和心血管紊乱，采取静脉补液的标准应相应降低。在再入地球运动病和心血管紊乱严重时，要同时限制其头部运动，通过采集躺位、坐位、站位的脉搏和血压，以此分析评价立位耐力水平。

乘组主管医生指导飞行乘员适应地面环境，如进行小幅度持续头运动。在飞行返回后早期建议避免快速而剧烈头运动，尤其进行俯仰和翻滚运动。一旦着陆后就立刻脱去航天服时，应当小心谨慎。

10.6.5 预后

空间运动病是一个自限性疾病，大多数空间运动病乘员当适应了微重力后会很快恢复。尤其是给予单次剂量的异丙嗪（通常是 50 mg）后症状很快消退，中到重度症状患者很少用药超过 2 天，只有几个病例（＜1%）的症状持续[1]。

再入地球运动病也是自限性疾病，但是恢复时间与在轨时间有关，飞行时间越长，恢复时间也越长。在短于 2 周的航天飞行后，大概在 7 日内恢复到飞行前状态。NASA -和平号空间站项目依据飞行后 30 天内个体基础指标判断美国航天员胜任飞行任务的状态。同时，注意一定运动刺激也可能导致“复发”，或者在航天飞行返回后早期阶段症状“缠绵”几天到数周，认识到这点相当重要[4]。

10.7　结论

空间运动病可认为是发生在微重力状态下的“晕车”现象，其发病时间和特点使其在航天飞行最初几天进行干预尤为重要[25]。其属于自限性疾病，需对症治疗。对于中到重度的患者，给予肌肉注射异丙嗪是首选治疗方法；在飞行入轨首日睡觉前给予异丙嗪，可以减小其对操作行为的影响。采用非注射给药的异丙嗪也可以缓解症状。在短期飞行中，人体适应大多在 3 天内基本完成。

长期航天飞行后将产生诸如再入地球运动病等医学问题。再入地球运动病发作时给予美克洛嗪（25～50 mg）口服，以及肌肉注射异丙嗪或直肠给药（25～50 mg）。若无任何异常问题，乘员完全恢复时间取决于飞行任务持续时间，但是一般航天飞行1～2 周，需要 7 天恢复时间，航天飞行几个月则需要 30 天左右恢复时间。

参考文献

[1] Davis JR, Jennings RT, Beck BG, et al. Treatment efficacy of intramuscular promethazine for space motion sickness. Aviat Space Environ Med 1993; 64: 230 - 233.

[2] Jennings RT. Managing space motion sickness. J Vestib Res 1998; 8: 67 - 70.

[3] Reschke MF, Harm DL, Parker DE, et al. Neurophysiological aspects: Space motion sickness. In: Nicogossian AE, Leach Huntoon C, Pool SL (eds.), Space Physiology and Medicine, 3rd edn. Philadelphia, PA: Lea and Febiger; 1994: 228 - 260.

[4] Reschke MF, Kornilova LM, Harm DL, et al. Neurosensory and sensory - motor function. In: Leach Huntoon CS, Antipov VV, Grigoriev AI (eds.), Humans in Space Flight. Vol. 3, Book 1. Reston, VA: American Institute of Aeronautics and Astronautics; 1996: 135 - 193. Nicogossian AE, Mohler SR, Gazenko OG, Grigoriev AI (series eds.), Space Biology and Medicine.

[5] Gillingham KK, Previc FH. Spatial orientation in flight. In: DeHart RL (ed.), Fundamentals of Aerospace Medicine. Baltimore, MD: Williams & Wilkins; 1996: 309 - 397.

[6] Harm DL. Physiology of motion sickness symptoms. In: Crampton GH (ed.), Motion and Space Sickness. Boca Raton, FL: CRC Press, Inc.; 1990: 153 - 177.

[7] Matsnev EI, Yakovleva IY, Tarasov IK, et al. Space motion sickness: Phenomenology, countermeasures, and mechanisms. Aviat Space Environ Med 1983; 54: 312 - 317.

[8] Oman CM, Lichtenberg BK, Money KE, et al. MIT/Canadian vestibular experiments on the Spacelab - 1 mission: 4. Space motion sickness: Symptoms, stimuli, and predictability. Exp Brain Res 1986; 64: 316 - 334.

[9] Thornton WE, Linder BJ, Moore TP, et al. Gastrointestinal motility in space motion sickness. Aviat Space Environ Med 1987; 58: A16 - A21.

[10] Thornton WE, Moore TP, Pool SL, et al. Clinical characterization and etiology of space motion sickness. Aviat Space Environ Med 1987; 58: A1 - A8.

[11] Gorgiladze GI, Bryanov II. Space motion sickness. Kosm Biol Aviakosm Med 1989; 23: 4 - 14.

[12] Lackner JR, Graybiel A. Head movements in non - terrestrial force environments elicit motion sickness: Implications for the etiology of space motion sickness. Aviat Space Environ Med 1986; 57: 443 - 448.

[13] Lackner JR, Graybiel A. Head movements in low and high force environments elicit motion sickness: Implications for space motion sickness. Aviat Space Environ Med 1987; 58: A212 - A217.

[14] Lackner JR, Graybiel A, DiZio PA. Altered sensorimotor control of the body as an etiologic factor in space motion sickness. Aviat Space Environ Med 1991; 62: 765 - 771.

[15] Drummer C, Stromeyer H, Reipl RL, et al. Hormonal changes after parabolic flight: Implications on the development of motion sickness. Aviat Space Environ Med 1990; 61: 821 - 828.

[16] Rose BD. Acid base physiology. In: Rose BD (ed.), Clinical Physiology of Acid - Base and

Electrolyte Disorders. New York, NY: McGraw - Hill; 1994: 274 - 299.

[17] Rose BD. Regulation of acid - base balance. In: Rose BD (ed.), Clinical Physiology of Acid - Base and Electrolyte Disorders. New York, NY: McGraw Hill; 1994: 300 - 345.

[18] Leach CS. Fluid control mechanisms in weightlessness. Aviat Space Environ Med 1987; 58: A74 - A79.

[19] Kohl RL, Homick JL. Motion sickness: A modulatory role for the central cholinergic nervous system. Neurosci Biobehav Rev 1983; 7: 73 - 85.

[20] Lathers CM, Charles JB, Bungo MW. Pharmacology in space. Part 2. Controlling motion sickness. Trends Pharmacol Sci 1989; 10: 243 - 250.

[21] Leach CS, Reschke MF. Biochemical correlates of neurosensory changes in weightlessness, 40th Congress of the International Astronautical Federation, Malaga, Spain, 1989. International Astronautical Federation.

[22] Leach Huntoon C, Cintron NM, Whitson PA. Endocrine and biochemical functions. In: Nicogossian AE, Leach Huntoon C, Pool SL, (eds.), Space Physiology and Medicine, 3rd edn. Philadelphia, PA: Lea & Febiger; 1994: 334 - 350.

[23] Leach CS. Biochemical and hematological changes after shortterm space flight. Microgravity Quarterly. 1991; 2: 69 - 75.

[24] Hawkins WR, Zieglschmid JF. Clinical aspects of crew health. In: Johnston RS, Dietlein LF, Berry CA (eds.), Biomedical Results of Apollo. Washington, DC: U. S. Government Printing Office; 1975: 43 - 81. NASA SP - 368.

[25] Davis JR, Vanderploeg JM, Santy PA, et al. Space motion sickness during 24 flights of the space shuttle. Aviat Space Environ Med 1988; 59: 1185 - 1189.

[26] Homick JL. Motion sickness: General background and methods, Space Adaptation Syndrome Drug Workshop, Houston, TX, 1985. Space Biomedical Research Institute, USRA Division of Space Biomedicine.

[27] Dietlein LF. Summary and conclusions. In: Johnston RS, Dietlein LF, Berry CA (eds.), Biomedical Results of Apollo. Washington DC: U. S. Government Printing Office; 1975: 571 - 579. NASA SP - 368.

[28] Jennings RT, Davis JR, Santy PA. Comparison of aerobic fitness and space motion sickness in the space shuttle program. Aviat Space Environ Med 1988; 58: 448 - 451.

[29] Simanonok KE, Kohl RL, Charles JB. The relationship between space sickness and preflight diet. Physiologist 1993; 36: S90 - S91.

[30] Homick JL. Space motion sickness. Acta Astronautica 1979; 6: 1259 - 1272.

[31] Kennedy RS, Graybiel A, McDonough RC, et al. Symptomatology under storm conditions in the North Atlantic in control subjects and in persons with bilateral labyrinthine defects. Acta Otolaryngol 1968; 66: 533 - 540.

[32] Igarashi M. Role of the vestibular end organs in experimental motion sickness: A primate model. In: Crampton GH (ed.), Motion and Space Sickness. Boca Raton, FL: CRC Press, Inc. ; 1990: 43 - 48.

[33] Crampton GH. Neurophysiology of motion sickness. In: Crampton GH (ed.), Motion and Space Sickness. Boca Raton, FL: CRC Press, Inc. ; 1990: 29 - 42.

[34] Guignard JC, McCauley ME. The accelerative stimulus for motion sickness. In: Crampton GH (ed.), Motion and Space Sickness. Boca Raton, FL: CRC Press, Inc.; 1990: 123-152.

[35] Dobie TG, May JG. Cognitive-behavioral management of motion sickness. Aviat Space Environ Med 1994; 65: C1-C2.

[36] Mirabile CS. Motion sickness susceptibility and behavior. In: Crampton GH (ed.), Motion and Space Sickness. Boca Raton, FL: CRC Press, Inc.; 1990: 391-410.

[37] Kohl RL. Mechanisms of selective attention and space motion sickness. Aviat Space Environ Med 1987; 58: 1130-1132.

[38] Oman CM, Lichtenberg BK, Money KE. Space motion sickness monitoring experiment: Spacelab-1. In: Crampton GW (ed.), Motion and Space Sickness. Boca Raton, FL: CRC Press, Inc.; 1990: 217-246.

[39] Lackner JR, DiZio P. Altered sensory-motor control of the head as an etiological factor in space-motion sickness. Percept Mot Skills 1989; 68: 784-786.

[40] Johnson WH, Mayne JW. Stimulus required to produce motion sickness. Restriction of head movements as a preventative of airsickness-field studies on airborne troops. J Aviat Med 1953; 56: 152-157.

[41] Stott JRR. Adaptation to nauseogenic motion stimuli and its application in the treatment of airsickness. In: Crampton GH (ed.), Motion and Space Sickness. Boca Raton, FL: CRC Press, Inc.; 1990: 373-390.

[42] Welch RP. Adaptation of space perception. In: Boff KR, Kaufman L, Thomas JP (eds.), Handbook of Perception and Human Performance. Vol. 1. New York, NY: John Wiley & Sons; 1986: 24-1-24-45.

[43] Davis JE, Jennings RT, Beck BG. Comparison of treatment strategies for space motion sickness. Acta Astronautica 1993; 29: 587-591.

[44] Swisher S, Usher D, Andreae M, et al. Space in the Twenty First Century: Imperatives for the Decades of 1995-2015. Task Group on Life Sciences, National Research Council. Washington, DC: National Academy Press; 1988.

[45] Bryanov II, Gorgiladze GI, Kornilova LN, et al. Vestibular function. In: Gazenko OG (ed.), Results of Medical Research Performed on the Salyut 6-Soyuz Orbital Scientific Research Complex. Moscow: Meditsina; 1986: 169-185, 248-256.

[46] Kornilova LN, Muller KH, Chernobylskiy LM. Phenomenology of illusory reactions in weightlessness. Fiziologiia Cheloveka 1995; 21: 50-62.

[47] Berry CA. View of human problems to be addressed for long duration space flights. Aerospace Med 1973; 44: 1136-1146.

[48] Yates BJ, Miller AD. Vestibular-Autonomic Regulation: CRC Press, Inc.; 1996: 266.

[49] Reason JT, Brand JJ. Motion Sickness. London: Academic Press; 1975.

[50] Parker DE, Parker KL. Adaptation to the simulated stimulus rearrangement of weightlessness. In: Crampton GH (ed.), Motion and Space Sickness. Boca Raton, FL: CRC Press, Inc.; 1990: 247-262.

[51] Harm DL, Parker DE. Perceived self-orientation and self-motion in microgravity, after landing and

during preflight adaptation training. J Vestib Res 1993; 3: 297 - 305.

[52] Harm DL, Parker DE, Reschke MF, et al. Relationship between selected orientation rest frame, circular vection and space motion sickness. Brain Res Bull 1998; 47: 497 - 501.

[53] Graybiel A, Lackner JR. Comparison of susceptibility to motion sickness during rotation at 30 rpm in the earth - horizontal 10° head - down position. Aviat Space Environ Med 1977; 48: 7 - 11.

[54] Graybiel A, Lackner JR. Rotation at 30 rpm about the z - axis after 6 hours in the 10° head - down position: Effect on susceptibility to motion sickness. Aviat Space Environ Med 1979; 50: 390 - 392.

[55] Leach CS, Alfrew CP, Suki WN, et al. Regulation of body fluid compartments during short term spaceflight. J Appl Physiol 1996; 81: 105 - 116.

[56] Buckey JC, Gaffney FA, Lane LD, et al. Central venous pressure in space. J Appl Physiol 1996; 81: 19 - 25.

[57] Kornilova LN, Yakovleva IY, Tarasov IK, et al. Vestibular dysfunction in cosmonauts during adaptation to zero - g and readaptation to 1g. Physiologist 1983; 26: S35 - S40.

[58] von Baumgarten RJ, Welzig J, Vogel H, et al. Static and dynamic mechanisms of space vestibular malaise. Physiologist 1982; 25: S33 - S36.

[59] von Baumgarten RJ, Thumler RR. A Model for Vestibular Function in Altered Gravitational States, Open Meeting of the Working Group on Space Biology and Symposium on Gravitational Physiology, Life Sciences and Space Research, Innsbruck, Austria; 1978. Vol. XVII.

[60] Diamond SG, Markham CH. Ocular torsion in upright and tilted positions during hypo - and hypergravity of parabolic flight. Aviat Space Environ Med 1988; 59: 1158 - 1162.

[61] Diamond SG, Markham CH, Money KE. Instability of ocular torsion in zero gravity: Possible implications for space motion sickness. Aviat Space Environ Med 1990; 61: 899 - 905.

[62] Diamond SG, Markham CH. Prediction of space motion sickness susceptibility by disconjugate eye torsion in parabolic flight. Aviat Space Environ Med 1991; 62: 201 - 205.

[63] Berry CA. Medical care of space crews (Medical care, equipment, and prophylaxis). In: Talbot JM, Genin AM (eds.), Space Medicine and Biotechnology. Vol. 3. Washington, DC: National Aeronautics and Space Administration; 1975: 345 - 371. NASA SP - 374. Calvin M, Gazenko OG (series eds.), Foundations of Space Biology and Medicine.

[64] Wood CD, Graybiel A. Evaluation of sixteen anti - motion sickness drugs under controlled laboratory conditions. Aerospace Med 1968; 39: 1341 - 1344.

[65] Attias J, Gordon C, Ribak J, et al. Efficacy of transdermal scopolamine against seasickness: A 3 - day study at sea. Aviat Space Environ Med 1987; 58: 60 - 62.

[66] Offenloch K, Zahner G, Dietlein G, et al. Comparative in - flight study of a scopolamine - containing membrane plaster versus dimenhydrinate under defined acceleration conditions. Arzneimittelforschung 1986; 36: 1401 - 1406.

[67] Wood CD, Manno JE, Manno BR, et al. The effect of antimotion sickness drugs on habituation to motion. Aviat Space Environ Med 1986; 57: 539 - 542.

[68] Graybiel A. Space motion sickness: Skylab revisited. Aviat Space Environ Med 1980; 51: 814 - 822.

[69] Hordinsky JR, Schwertz E, Beier J, et al. Relative efficacy of the proposed space shuttle antimotion sickness medications. Acta Astronautica 1982; 6: 375 - 383.

[70]　Lackner JR, Graybiel A. Use of promethazine to hasten adaptation to provocative motion. J Clin Pharmacol 1994; 34: 644 - 648.

[71]　Reschke MF. Statistical prediction of space motion sickness. In: Crampton GH (ed.), Motion and Space Sickness. Boca Raton, FL: CRC Press, Inc.; 1990: 263 - 316.

[72]　Harm DL, Parker DE. Preflight adaptation training for spatial orientation and space motion sickness. J Clin Pharmacol 1994; 34: 618 - 627.

[73]　Harm DL, Reschke MF, Parker DE. Visual - vestibular integration: Motion perception reporting. In: Sawin CF, Taylor GR, Smith WL (eds.), Extended Duration Orbiter Medical Project. NASA/SP - 1999 - 534. Houston, TX: NASA Johnson Space Center; 1999: 5.2 - 1 - 5.2 - 12.

[74]　Lapayev EV, Vorobyev OA. The Problem of Vestibular Physiology in Aerospace Medicine and Prospects for Its Solution, Space Biology and Aerospace Medicine: 8th All - Union Conference, Kaluga; 1986. Nauka, Moscow.

[75]　Reschke MF, Parker DE, Harm DL, et al. Ground - based training for the stimulus rearrangement encountered during space flight. Acta Oto - Laryngologica (Stockholm) 1988; 460 (Suppl.): 87 - 93.

[76]　Ramsey HR. Human factors and artivicial gravity: A review. Hum Factors 1971; 13: 533 - 542.

[77]　Bagian JP, Ward DF. A retrospective study of promethazine and its failure to produce the expected incidence of sedation during space flight. J Clin Pharmacol 1994; 34: 649 - 651.

第 11 章　减压相关疾病：减压病、动脉气体栓塞、沸腾综合征

威廉·T. 诺弗里特（William T. Norfleet）

本章讨论 3 种疾病——减压病、动脉气体栓塞、沸腾综合征，均由于周围气体压力的变化所致，气体压力指围绕个体的瞬时气体压力。在航天飞行中，最大的气体压力变化与出舱活动密切相关，执行出舱活动时，航天员穿着压力服，出入于乘员舱和外太空。目前航天器的舱内气体压力非常接近海平面的大气压，即 1 个标准大气压（101 kPa）。从人体生理功能角度考虑，这个特殊的设计可能不是最优，但是可以满足于其他应用，如简化生物医学研究的操作等。航天服压力要兼顾航天工程问题：航天服的内部压力适当降低以保障操作的最大灵活性，以及较低的生理风险。（目前美国航天项目使用的航天服，其舱外运动单元的内在压力为 30 kPa。）俄罗斯航天项目使用的奥尔兰压力服单元，其内在压力为 38 kPa。因此，乘员进行出舱活动时，常常经历剧烈的大气压力转换。当在太空真空环境中生活或工作时，乘员舱或航天服可能出现难以预料的失压，暴露于这个环境下机体的病理生理结果将是本章讨论的主题[1]。

11.1　疾病的名称

对于气压变化导致的疾病，其分类存在许多方法，术语“减压病”概括了所有这类疾病，包括各种情况导致的动脉气体栓塞和密闭气体腔隙的创伤，如胸腔、窦腔及中耳等损伤。一种由组织内气体释放的气泡导致的这类疾病，常常称之为减压病。在潜水过程中也出现减压病，称之为高压减压病，发生在航空航天领域的减压病，称之为低压减压病，或者高原减压病。

尽管传统意义上减压病分为两种类型，但是美国海军、空军以及民间潜水组织对亚型定义的差异致使相互之间数据的比较存在一定难度。这些差异阻碍了对减压病诊断、预后、恢复状态的讨论。依据 1960 年当初的定义[1]，Ⅰ型减压病没有Ⅱ型减压病那么严重，美国海军随后对减压病给予定义，如下：

> Ⅰ型减压病包括：关节痛（含肌肉骨骼疼痛）以及皮肤症状（含皮下症状），或淋巴结肿胀和疼痛；Ⅱ型减压病，或者称严重性减压病，又细分为神经型和心血管型。Ⅰ型减压病的症状可能同时出现[2]。

美国空军修改了这个定义，增加了典型Ⅰ型外周神经系统反应类型[3]。因为在美国空军飞行员的医学病史中，典型Ⅱ型减压病的诊断具有航空职业意义，即将来低压暴露时，发生Ⅱ型减压病的真实风险似乎不成比例，这种变化的目的源于管理阶层而非生物

医学领域。美国空军的医学实践已经进行了调整，诸如局部自动分布感觉异常现象称之为“典型Ⅰ型外周神经系统减压病”，而不是Ⅱ型减压病。由于这种分类方法的分歧，对来自实践领域和实验室结果的解释更为复杂化。更为混乱的是，美国海军潜水操作手册在自身的分类方案之外，还设置了“散在的外周感觉异常”组，在潜水员返回时予以确认，并单独处置[4]。

已经提出几种新的分类方案来取代Ⅰ型、Ⅱ型减压病分类方案，这些方案包括：Wirjosemito等人[5]和Dutka[6]提出的方案，这种方案涵盖了常规减压病分类的所有亚组[6]，而不是使用临床症状和发病过程来描述（如：“突然感觉异常的减压病”）。Bove[7]指出这种方案不考虑减压病的基本病理生理，如心肌梗死在这个方案中，称为“突然胸痛性疾病”，这个称谓不能传达重要的信息。

关于减压病的最佳命名尚未达成一致，本章我们将应用目前美国海军潜水操作手册中Ⅰ型和Ⅱ型减压病的分类模型来讨论[2]。

11.2 减压病

为了使低压暴露所致低压型减压病的风险降低，已经研发了相关的处置程序和有效的治疗方法，但是发生减压病的病理生理目前尚不清楚。然而，减压病的发生与气泡有关，这一点是明确的。本节将回顾气泡的形成和溶解过程，气泡在体内形成的可能位置，与邻近组织的相互作用，形成气泡的惰性气体吸入和消除，在特殊组织器官中减压病的病理生理以及治疗措施。

11.2.1 气泡形成

当溶解在体液中气体分压或液体中气体总压力超过体液流体静压时，则能形成气泡。当满足这个条件时，气泡形成不是瞬时完成的，如果不能形成气泡，则体液中气体处于过饱和状态。事实上，在一个绝对大气压的纯水中，不存在气泡，在新生气泡形成之前，超过100个绝对大气压的气体才能溶解在液体中[8,9]。相反，在中等程度潜水（7.8 m）[10]和模拟航天出舱活动（3 700 m）[11]中，已经观察到人体内出现了气泡。因此，体内气泡的形成过程不同于大口径烧杯内气泡的形成。

影响气泡形成的因素有许多，体内预存的气核可以消除新生气泡形成，气体也可以简单溶解进入、扩大气核。应用特制的压力针具向大鼠体内注射空气，在体内产生预存气核，然后对其进行非常短时间的潜水试验，这个试验验证了前面的概念，提供了支持性证据。这个压力试验可以防止在一系列减压过程中减压病的形成[12]，同样的结果也在虾体内得到了证实[13]。然而，也有不一致的报道，如应用静态压力针具注射空气对成年蟹体内气泡形成无效果[14]。因此，在减压病形成过程中，至少在低等动物中过高估计了气核的作用[15-16]。

人体减压后影响气泡形成，由于运动和体内组织移动产生负压诱发微小气核生成。当两个相对的组织受到外力被迫分离时，液体会流入增宽的间隙以填充其间，但是，黏性液体趋向于阻止这种流动，在这个间隙中产生巨大的负压，足以空化液体。当两个组织界面互相滑动时，同样的现象可能发生，这个过程称之为摩擦性气核形成[17]。赫明森也证实运动对产生体内气泡的重要性，在这个减压过程中，观察自由运动的蟹和蟹足被制动的蟹体内气泡的形成情况，结果是在自由运动的蟹体内产生了更多的气泡[18]。在对鱼实施的试验中，也证实了运动产生气泡的重要性[15]。赫明森[16]提供了一份关于体内及体外气泡形成的详细回顾论述。

11.2.2　体内形成气泡的位置

致病的体内气泡产生于何处？具体位置目前尚不清楚。考虑到体内气泡形成的部位，将组织间隙分为血管内（动、静脉及毛细血管）或血管外（细胞内或组织间隙）。

动脉循环血管内不可能形成气泡，在大多数情况下，动脉血管内惰性气体张力与肺泡内气泡张力平衡，所以动脉血管内惰性气体不至于过饱和。而且动脉血液由心脏施加了流体静压，进而阻止气泡的进一步形成。然而，在动脉血管内常常探查到小气泡，这些微小气体栓子容易导致一定的减压病，这些微小气泡可能来自肺脏或者由右向左流动的气泡(来自静脉循环)[19-23]。

在经过中等程度、无症状的减压过程后，发现静脉血液中包含许多循环的微小气泡[10]。然而，在静脉血液内生成气泡似乎也不可能，至少在静止的血管内不可能。在一项研究中，血液中含有气泡的静脉标本被切下来，放置在盐水中，减压到超过产生减压病的海拔高度气压，未发现气泡形成[24]。静脉气泡的来源尚不清楚，静脉气泡可能形成于毛细血管床，进入中心静脉循环，或者其产生于血管外组织，进入血液循环。不管来源如何，在大多数情况下，静脉循环中微小气泡不可能是疾病最直接的原因，因为气泡的大小可能仅与疾病的发生有关[25,26]。也有一些显著的例外，静脉循环血液中微小气泡是一些能导致疾病气泡的“伴随气泡”。

在人体内血管外间隙中，细胞内气泡的形成似乎不常见。细胞及单核细胞生物体能阻止气泡的形成[27]，细胞内环境不利于气泡形成，这已经得到了证实，在水中作为形成气泡根基的显微颗粒当被四膜虫摄取时就不会产生气泡[28]。

经过清除显微颗粒过程，形成了腔隙，滋生气泡从而导致发生减压病。在一些组织中，试验结果支持这个理念。例如，在原位性腔隙气泡形成中，在减压过程后人体脊髓中观察到所谓的原生气泡[29]。相反，试验研究结果显示在合适的试验性气压条件下，人体的大脑和肾脏组织中不能产生气泡[30]。这些器官中的减压性疾病可能由来自其他组织的动脉微小气泡所致。曾尝试将兔子暴露在低压状态下，观察在血管外是否有气泡形成，但未获成功[31,32]。原生气泡似乎可能导致发生一些类型的减压病，然而，来自远处的气栓还可能产生其他的表现形式。对于大多数减压病而言，如常见的“屈曲”疼痛症，其气泡产生的位置尚未得到证实。

11.2.3　气泡与邻近组织的相互作用

体内气泡导致疾病发生的机制是什么？总体上来讲，气泡的作用机制包括生物力学和非生物力学两个方面。生物力学的影响表现为循环的微小气泡在毛细血管床形成气栓，进而发生缺血反应。膨胀的腔隙性气泡可能压迫周围的组织，引起超结构的损伤，局部组织压力增加，达到循环系统损伤的压力界限。最终，在大小静脉聚集的气泡可能阻碍血液的流动，导致组织水肿、局部缺血，此外，溶解进入腔隙性气泡的惰性气体可能从气泡中逸出，独自存在组织中，或从组织中释放。

在许多临床情况下，气泡的非生物力学作用比其生物力学作用更为突出。实际上，组织中气泡常常不具有临床致病后果[33]。另一方面，有时减压病在压力体验后的较长时间才发作，当症状出现时，气泡可能已经不存在[34]。很明显，身体中的气泡作为启动生物化学和细胞代谢过程的预存气核，即使致病的气泡已经消失，一旦发作，可能导致严重的疾病和死亡。

在气泡与血液和组织液作用的界面（这种界面能明显区分不同物质的物理化学特性），一些非生物力学的影响也可以启动。在这个界面产生作用的蛋白质能发生结构性变化[35]。血液中的气泡可以影响许多酶代谢系统，包括辅助因子、凝固因子、激肽、纤溶蛋白酶等[36-41]。据观察白细胞和血小板黏附在气泡上[42,43]，产生的后果包括：疼痛、水肿、凝固、局部组织的渗出以及白细胞的趋化作用等。

涉及生物力学及非生物力学作用模式的试验观察显示：一系列炎性反应导致毛细血管内皮脱落[42,44]，以及在脊髓中滋生的气泡周围发生出血现象[46]时，由于自由铁释放启动磷脂膜过氧化[45]。气泡的复合作用可以解释减压病的许多临床现象，以及在许多病例中观察到的现象，即减压病症状的持续时间超过气泡在体内组织停留的时间。

11.2.4　惰性气体的吸收和消除

因为在体内由于惰性气体过饱和形成的气泡是诱发减压病的因素，检测有害气泡形成部位的惰性气体张力可以提供密切相关数据。然而，产生这类气泡的微环境精确部位不能确定，因此不能获取这些数据。作为检测方法的一种替代，许多研究者对人体整个惰性气体的消除进行分析[47]，但是，整个惰性气体的消除不能反映局部组织的气体交换情况。通过预设皮下气囊可研究气体交换[48]，但是，若要得出临床相关的组织气体交换结论，还需要进一步试验研究。尽管还缺乏相关的基础知识，但人类已经暴露于各种压力环境，并取得了一定成功。从这些环境中推论出的数据已经应用到惰性气体交换的数学模型研制。这个模型既可以用来对压力-时间反应关系已知区域进行推断，又可以在一定程度上用来对冒险进入新极端环境的状况进行推断。

对已经研发的大量数学模型进行描述超出了本节的范围，故先简要介绍一种模型，不是因为其代表了共性，而是其已经被用来控制航天飞机操作[50]。这种方法主要用于在吸氧排氮期间和舱内减压状态时惰性气体消除的模型，这不是新方法，而是霍尔丹[51]的原

创改进。接下来予以简要介绍，根据经验假设惰性气体能在机体内形成几个概念性腔隙，每一部位惰性气体具有自身持续的消除速率

$$P_t = P_0 + [(P_a - P_0)(1 - e^{-kt})] \tag{11-1}$$

式中　P_t —— t min 后惰性气体在组织中的压力；

P_0——惰性气体的初始压力；

P_a ——惰性气体激发后的压力（尽管在生理范围内使用小气泡或动脉气体压力会更准确）；

t ——暴露时间（min）；

k ——腔隙气体的交换速率（k 与惰性气体一半的时间 $t_{1/2}$ 相关，$k=0.693/t_{1/2}$）。

在一个典型的试验状态下，只有长时间（依据经验达到 360 min 的一半）气体交换的腔隙才能进行可控性减压。

组织中惰性气体分压与舱内气体压力比值，作为减压应急指征

$$\mathrm{TR} = P_t / P_{amb} \tag{11-2}$$

式中　TR ——组织比率；

P_{amb} ——舱内气体压力。

这对确定气泡形成的条件有用。正如在本章前面所述，当溶解于液体的气体分压之和超过了该液体的流体静压时，则形成气泡。气泡的生成受许多因素的影响，这些因素在气体分压达到过饱和状态形成气泡之前存在，因此，组织中的气泡并不总是导致发生疾病。经过详细讨论后得出的结果是：引发症状时存在大量气泡，TR 必须大于 1。同样，当 TR 大于 1 时，才有可能发生减压病。换句话讲，减压病风险是 TR 的一种功能展现。尽管其对于已知涉及减压病的许多因素不能解释，但是这种简单定量判断减压病风险的方法具有一些实用性，当 TR 超过 1.65 时，则取消正常的航天飞机飞行项目。

11.2.5　病理生理

减压病的表现通常呈弥漫性、多局灶性反应且变化多端，同时涉及多器官系统。尽管气泡是作为启动因素，但在气泡已经吸收之后，症状还会持续，甚至可能加重。因此临床医生试图寻找一个局部病灶对减压病的临床表现进行特征化描述时，可能会失望[52,53]；接下来讨论减压病对器官组织的影响，在此之前可阅读一些有关同时发生于多系统且相互作用的疾病知识。

11.2.5.1　高气压或低气压性减压病

目前许多对低气压性减压病病理生理的理解来源于高气压性减压病经验的推论，尽管两种病症的情况相类似，但是在压力特点、除了惰性气体外其他气体的重要性、气泡形成的时间历程、出现症状时的场景以及疾病的自然病程等方面存在很大差别，这些差别将在下面展开阐述。

（1）压力特点

在海平面时，溶解在潜水员组织中惰性气体与其周围大气压中惰性气体相平衡。据

说潜水员在一个大气压时体内气体处于“饱和状态”，其中大约80%为惰性气体（在这种情况下，氮气为主）。在潜水过程中，潜水员潜到一定深度后迅速返回地面，这样潜水员从饱和状态完成了一次“下潜”过程。换句话讲，当潜水员下潜时，周围环境压力升高。就惰性气体的吸收和清除而言，在下潜过程中，潜水员从空气中吸收了大量惰性气体，一旦开始上升时即排出，即便回到日常的海平面后一段时间仍然持续排出惰性气体。

太空行走典型压力特点与上述过程根本上讲是有区别的。太空行走的航天员开始执行行走时，体内气体处于特殊饱和状态，但是周围气体处于减压状态，即从饱和状态启动一次“上升”过程。在经过气体压力下降过程中，惰性气体被清除，而不是在过程结束之后清除。太空行走的航天员最重要的是，每一次暴露均以一定压力状态结束，而不是减压状态。从这一点来讲，低压性和高压性操作还是存在区别。

（2）除了惰性气体外其他气体的重要性

除了惰性气体如 N_2 外，其他气体也溶解在人体组织中。比如，细胞代谢过程产生 CO_2，在人体循环系统和呼吸系统维持大约5.3 kPa张力。具有调节人体体温功能的水蒸气在体内维持6.3 kPa张力。在潜水过程中，与惰性气体张力相比，这些张力微不足道，惰性气体张力在深潜水中可以达到6 600 kPa[54]。因此，在潜水过程中考虑到气泡形成的物理特性，除了惰性气体外的其余气体总体上可以忽略。相反，太空行走的航天员身着航天服时其周围气压只有大约30 kPa，在这种情况下，水蒸气和 CO_2 对气泡形成和消除至关重要。举个案例，当潜入水下10 m时，在维持呼吸平衡条件下，气泡内8%气体为除了 N_2 外的气体；而在海拔9 100 m时，气泡内56%气体由这些气体组成。这个因素可以解释用于潜水员惰性气体吸收和消除的一些数学模型为什么不能应用于太空行走的航天员。

（3）气泡形成的时间历程

溶解气体形成气泡的物理原理复杂，为了进行这方面讨论，需记住一定容积的气泡在低压状态下比在高压状态下形成缓慢，这一点对接下来分析有用。例如，皮卡德[55]观察了当从5个大气压减压到1个大气压水中释放的气泡，与从1个大气压减压到0.2个大气压水中释放的气泡体积情况，“在第一种情况下气泡内气体5 s后释放，而在第二种情况下，气泡内气体释放持续几分钟直至气体生成几乎停止时”。在低压状态下气泡形成十分缓慢，以至于在重要气泡发展阶段之前，允许生理代谢清除一些来自组织的惰性气体。

（4）出现症状时的场景

当一名潜水员回到海平面，表示潜水工作完成，潜水员可以“回家”，但此时其具有发生减压病的风险。相反，太空行走的航天员减压病症状大多发生在执行出舱活动任务中。因此，如果出现了减压病症状，太空行走航天员的工作由此而中断。在执行危险操作任务期间，极有可能出现减压病症状。

（5）减压病的自然病程

一般而言，低压减压病没有高压减压病那么严重，不可能导致神经系统或其他不良反应，治疗上更容易一些。因此，在对低压减压病和高压减压病数据进行对比时，应认真确定“风险”到底是什么？例如，负责低压减压病的管理员应了解在潜水过程中超出其潜水同伴能接受的所有减压病风险，因为在低压环境中发生严重持续性损伤的概率相当低。

尽管低压减压病和高压减压病病理生理之间存在明显差异，但是从潜水试验尤其是从饱和状态潜水试验诱发的减压病中，可以认识到低压减压病的病理生理。实际上，微重力环境可以综合飞行和潜水试验等环境的多种因素，比如，微重力条件下体液转移类似于潜水试验，压力变化与航空飞行员体验的压力变化相似。因此，下面重点讨论潜水与高压生理反应。

每年世界各国空军在低压舱内开展数以千计飞行员训练，从中可以获取低压减压病的数据信息。表 11－1 描述了从 1981 年到 1988 年美国海军训练中发生减压病的概率、临床表现以及相关症状[34]。（最显著临床表现病例为死亡，表中未纳入进来，即使低压减压病致死发生率极低，但是仍可能发生[56-58]。）从 1985 年到 1987 年，美国空军在 239 343 人次低压暴露训练中，共计发生 282 例低压减压病，其中 89％为Ⅰ型，11％为Ⅱ型减压病[59]。从 1984 年到 1989 年，美国陆军在 21 498 人次低压暴露训练中，共计发生 42 例低压减压病，但是没有发生明显临床症状[60]。（有意思的是，每年北美以外军队组织很少报告发生高原减压病[61]）。不论如何，很少有疾病的表现与减压病一样复杂多变，下面将讨论减压病在特殊器官组织中的表现。

表 11－1　1981—1988[a] 年暴露于美国海军低压舱 136 696 人次中 140 人次减压病表现

临床表现	病例/人	发生概率/（％）
关节及四肢疼痛	99	70.7
四肢感觉异常	46	32.9
麻木	33	23.5
肌肉乏力	24	17.1
头晕	22	15.7
头痛	12	8.6
恶心及呕吐	11	7.8
视觉模糊	10	7.9
疲劳及全身乏力	8	5.7
恐惧不安	7	5.0
精神错乱	7	5.0
定向障碍	7	5.0
过度通气	5	3.6

续表

临床表现	病例/人	发生概率/（%）
麻痹	4	2.9
瘙痒	3	2.1
肌肉痉挛	3	2.1
皮肤斑纹	2	1.4
协同动作障碍	2	1.4
气哽	1	0.7
意识丧失	1	0.7
言语模糊	1	0.7
眼球上下震颤	1	0.7
腹痛	1	0.7
寒冷及过热感觉	1	0.7
语言表达困难	1	0.7

注：资料来源于巴森[34]。

[a]一名患者不只出现一个症状表现。

11.2.5.2 血液系统

气泡与血液相互作用已在本章前面讨论。血液在减压病病理生理中发挥着重要作用，其作为导体输送气体微型栓子到肺脏和血管系统，输送白细胞和血小板到气泡致伤的血管内皮和组织中，并参与局部炎性反应。因为减压病患者常常表现出血液浓缩和血管内容积降低[39,62,63]，补充液体是治疗减压病的首要方法，并根据血液变化添加相应对抗措施，比如给予肝素和低分子右旋糖酐，但是目前临床价值尚未得到证实。

11.2.5.3 肌肉骨骼系统

在低压环境中，减压病在四肢关节常见表现形式为疼痛（“屈肢症”）。屈肢症常见表现形式为开始时感觉关节周围胀满，进而发展为疼痛，或者严重跳痛。疼痛有时在局部，但是能迅速转移并向周围弥散。与常见肌肉骨骼损伤不同，发生区域无触痛，关节活动疼痛也不加重。缓解措施包括：置患者于高压舱内加压，在发生区域使用血压袖带加压。除了四肢以外的疼痛，尤其是躯干疼痛，被认为是减压病的严重反应，预示着脊神经或脊髓受到影响。至今，资料显示严重血管关节型减压病尚未发生过，进行密切观察有用，因为从本质上讲所有潜水运动均会使上肢产生应力和张力，导致发生非减压病症状。

低压减压病的关节表现形式与高压减压病存在明显不同。表 11－2 展示了美国海军减压病发病情况[34]。在美国海军报告中，64％病例涉及上肢症状。相反，NASA 试验中发生上肢症状的比例只有 11％[64]。运动模式和所进行的活动会影响症状部位。减压病上肢症状趋向发生于上肢伸展运动中，下肢症状则出现在膝关节弯曲时[62]。

表 11－2　1981—1988 年暴露于美国海军低压舱导致Ⅰ型减压病的症状部位

症状部位	例数
肘关节	34
肩关节	30
膝关节	29
上臂	10
腕关节	9
髋关节	5
下肢	4
踝关节	4
手指	2
足	2
手	1
足跟	1

注：资料来源于巴森[34]。

尽管气泡生物力学和非生物力学因素均可以致病，但是屈肢症确切病因尚不清楚。在关节间隙及其周围，每天日常活动均会产生适量气体[33]，实际上并不产生疼痛；但是在顺应性不良含有感觉神经的组织，如肌腱等，增加的气体可能引起疼痛。在这个组织中血流有助于不良惰性气体的消除[65]，注射乳酸林格氏液进入肌腱周围可能引起类似于减压病的疼痛，可能的非生物力学影响包括：气泡启动的一系列体液调节因子继发炎性反应。事实上，面对这类疾病时，无论如何，在高压舱内加压治疗，或使用血压袖带在减压诱发炎性反应区域加压时，疼痛迅速减轻，甚至完全消除。

长期系列反应：在潜水运动中，尤其是在饱和状态潜水试验后，一个让人担心的后果是承重骨骼如股骨头，出现无菌的气压障碍性骨坏死[66]。幸运的是，低压暴露不可能出现这个问题[67]。因为许多因素可能导致无菌性骨坏死，在大量飞行员中可能存在一小部分气压异常者，有待于进一步观察监测。

11.2.5.4　神经系统

一般而言，中枢神经系统减压病以大脑和脊髓异常表现为主，也有可能涉及外周神经。许多个体报告和口述已经显示：脊髓型减压病比脑型减压病多见，而在航空飞行员中则相反。然而，最近研究显示：在潜水员中脑型减压病与脊髓型减压病一样常见，低压减压病导致的中枢神经系统症状变化多样（见表 11－1）。

（1）脊髓型减压病

在潜水员中脊髓型减压病最为多见，常常发生于下胸段脊髓和上腰段脊髓[72]。减压病典型表现为迅速发生的麻痹、下肢轻瘫，以及潜水出水面后发生尿潴留，有时在腹部或腹股沟区域会出现疼痛[73]。更为典型的是，患者常常报告一个或以上肢体出现感觉异常，并随时间发生变化；出现损伤部位感觉异常与神经支配分离情况；还可能出现感觉迟钝和下肢轻瘫。

脊髓型减压病病因尚未完全清楚，可能同时涉及不止一种气泡相关机制。在大多数情况下，脊髓微小气栓可能不是重要致病因素，因为损伤组织分布并未遵循血管走行路线[74]。大量试验证据支持这样一种机制：硬脊膜静脉丛阻塞脑积液循环[20,75,76]，这种无静脉瓣静脉丛围绕在脊髓脊膜周围，占据着脊膜与椎管壁之间大部分空间[77,78]。来自肺循环静脉丛气泡以及脊膜后侧压力可能导致静脉丛充血、血液淤积、血管内沉积，最终导致脊髓静脉丛梗塞。人类减压病脊髓损伤模式不同于其他疾病导致的脊髓静脉丛梗塞[79]。尽管这个机制在脊髓型减压病发病中发挥着重要作用，但是似乎不是脊髓型减压病最确切的主要致病因素。

因为动脉和静脉机制似乎不是脊髓型减压病的主要致病因素，脊髓内出现的因素均已被考虑到[29]。尤其值得值得关注是：磷脂鞘膜内或临近组织滋生气泡及其对轴突的压迫作用[46,80]。因为与灰质相比，脊髓白质构成中磷脂所占比例更大，如果滋生气泡是致病因素，那么白质在脊髓型减压病发病中发挥着更重要作用。由于对脊髓型减压病患者的脊髓进行检测受到明显限制（尽管据报道主要涉及脊髓白质损伤）[81-85]，因此研制出脊髓型减压病动物模型来进行进一步研究。在这些动物模型中，脊髓中含有大量气泡，在脊髓白质损伤部位占据一定空间，这与滋生气泡形成理念一致[73,86]。对这些动物试验研究解释比较复杂，需要考虑减压应力大小影响、与减压应力相关的处置动物时间，以及样本固定和检测条件。然而，在大量证据支持下，脊髓型减压病机制包括：滋生的短寿命气泡扩张、邻近组织生物力学损伤，以及当滋生气泡周围出现出血反应时，释放的离子铁导致磷脂发生过氧化反应。

在脊膜静脉丛中，由于血液缓慢流动和弥散微小气泡逐渐形成滋生性气泡，延迟了惰性气体从脊髓排出，这导致并没有排出的气体参与滋生气泡扩张。与其他血管相比，气泡似乎更容易在脊膜静脉丛生成[76]，因此，滋生气泡和脊膜内气泡可能在脊髓型减压病中发挥着重要作用。

尽管滋生气泡导致脊髓型减压病在潜水员中已得到确认，但至少存在两种因素可以减少航空飞行员和太空行走航天员体内此类气泡的生成。首先，正如前述，在本质上，低压状态与高压状态相比，气泡形成更缓慢。如果惰性气体在脊髓清除速率（在白质中估计需要持续 15 min）[87]超过了气泡生成速率，则不可能发生脊髓型减压病。其次，确定高压状态下应急减压时滋生气泡的阈值。暴露在高于 3.6 个大气压高压状态下停留 4 h，与暴露于低压状态相比，狗体内气泡生成更为常见[88]，这个阈值如何转换到低压状态，尚不清楚。无论如何，即使很少发生，但脊髓型减压病在航空飞行员中仍有报道[5]。暴露于高海拔时，已经观察到人和动物脊髓白质损伤，尽管在这些研究中脊髓灰质损伤也有涉及，也许预示着脊髓中同时出现气体栓子。低压型脊髓减压病病理生理有待于进一步研究。

（2）脑型减压病

正如上面所述，脑型减压病形成是由于大脑血液循环中气泡而非大脑自生气泡所致，可能出现多点病灶，临床表现变化多样，包括意识丧失、抽搐、偏瘫、视觉紊乱、精神障碍、头痛以及人格改变。其涉及病理相对简单，只是由于气体栓塞引起血管阻塞所致。据观察经动脉输送到大脑的气体很快通过大脑[91]，致使毛细血管内皮受损，大脑血脑屏障被破坏[92-94]。一旦其中气泡发挥作用，则诱发一系列连锁反应，包括白细胞黏附到受损组织等[95]。实际上，往狗颈动脉注射空气诱导其出现神经损伤，结果显示其具有相当的耐受性。伴随气体灌注和神经功能下降[91,96]，血流自动调节功能丧失，血脑屏障出现短暂紊乱，持续大约 3 h，但是可能在 72 h 后复发，也许是因为神经损伤的“成熟现象”所致[94]。兔子暴露于高海拔地区时其血管内未探测到气泡或者血管内皮的生物力学损伤，但观察到血脑屏障紊乱，而导致这些变化的机理仍然模糊[32]。

如果脑型减压病是由于大脑血液循环中微小气泡引起的气栓所致，那么这些气泡来自何处？从前面讨论气泡形成原理中可以看出，气泡不可能产生于动脉血液循环系统中，大多数观点认为在肺脏毛细血管中不可能形成气泡，因此致病气泡最有可能是静脉气泡，其通过肺脏循环或其他旁路进入大脑。下面将进行详细讨论，肺脏可以高效过滤掉大多数气泡，因此，最近在神经性减压病病理生理研究中，重点关注静脉气泡经过肺脏到达左心房的通路在减压病中所起的决定性作用。总体来讲，这种通路称之为心房分流，十分典型但无意义，这种分流是通过卵圆孔分流。间接但高度相关证据显示与气体栓子隐性侵袭的病理生理有关，心房分流在这种疾病中似乎发挥重要作用[97-99]。心房分流在某些高压脑型减压病和严重脊髓型减压病发病中也起着重要作用[100,101]。在高原神经性减压病中，这种分流致病的信息十分有限。在一组具有潜在发病的军队人员中，这种分流致病案例没有普遍增加[102,103]。但是，这可能是因为其暴露压力特点（在高海拔暴露短时间）不可能产生静脉气体栓子。新近回顾分析揭示这种分流流量和部位是其临床表现的重要决定因素[104]。分流常见，但是重要分流不常见，因此，将来研究应聚焦于重要分流，而非所有分流，才更具有远见。

（3）外周神经型减压病

一些组织（包括美国空军）提出的外周神经型减压病诊断标准在航空生理学标准教程中会涉及[105]。当神经型减压病仅仅局限于肢体的一部分时，有理由推定涉及外周神经，这种观点已经得到了一些病例报告验证[106,107]。然而，因为出现在肢体的部分症状也可能由神经根疾病产生，这类疾病神经功能障碍模式遵循神经的皮肤分布规律。在暴露于 13 716 m 环境未进行吸氧准备的兔子中，发现其坐骨神经外和神经内血管腔中存在气泡[31]。人类外周神经型减压病病理生理和发生率特点尚不明确。

（4）长期的系列反应（后遗症）

在神经型减压病中，比较关注这样一个事实——神经型减压病可能导致长期的功能障碍系列反应（后遗症）。幸运的是，大多数这类疾病可及时得到高压氧快速治疗，症状表现明显者可以治愈。然而，在治疗后症状持续存在或者在重复治疗、高压氧暴露过程中出现加重，如无意识的脊髓损伤或表现为“醉酒状态潜水者”[108-110]，尤其在潜水人群中对这些问题值得关注。发生过一个案例，一名患脊髓型减压病的潜水员在进行成功的高压氧治疗期间死亡，其死亡原因不明确，尸体解剖揭示下颈椎和上胸椎脊髓存在广泛损伤[82]。

同样，一只狗在经过高原减压病完全恢复后死亡，尸体解剖揭示存在大量脊髓和脑干损伤[111]。低压暴露是否可能产生不易察觉的、长期的神经损伤，目前尚不明确。

一份对执行过高空飞行的美国退休空军飞行员的邮件调查显示：在这些乘坐 U－2 飞机飞行过人群中减压病发病率异常高（75％回复在其职业生涯中至少遇到一次减压病，但是未引起航空医生关注），但是未报告不常见的长期健康问题[112]。从这个无对照的回顾性调查研究中得出高空飞行减压病高发病率的结论比较困难。总之，还没有人描述航空飞行员中长期发病情况，只能追踪到前期、已经治愈的低压减压病情况，获取这方面数据信息还需要进一步努力。

11.2.5.5 心肺系统

静脉循环中气泡将最终到达肺脏毛细血管，形成栓塞。在几个案例中，这些气体微型栓子可以产生一种称之为“梗塞”的综合征，这种综合征特点为呼吸困难、咳嗽、胸骨后疼痛、心血管功能衰弱等[113]。尽管在消除循环气泡和防止重要器官系统如大脑、脊髓毛细血管床栓塞方面，肺脏发挥着高效作用，但是大气泡负荷能破坏其过滤效果[21,22,114,115]。

积聚于肺脏中的气泡以许多微小气泡栓子形式存在一段时间，至少在呼吸过程中[116,117]，这为与肺脏周围组织发生重要交互作用提供了足够时间。比如，在气体栓塞形成之后，观察到微小血管渗透性已经增加，导致短暂肺水肿[118]。同时，在大鼠发生减压病后，在其支气管肺泡灌洗液中，发现白细胞计数和溶血磷脂酰胆碱水平增加[119]。这些气体栓子与肺脏血管作用能破坏肺脏运送 O_2[23]。同时，通过改变局部通气和血液灌注比值，增加无栓塞毛细血管血液通过速率，打开肺脏内动静脉分流等，肺脏栓子也可能破坏氧气运输[120,121]。

11.2.5.6 皮肤和淋巴系统

减压病在皮肤上表现（也称“皮肤皱曲”）包括：瘙痒、轻度局限斑点，以及深而广泛的紫色“大理石花纹”。在短暂低压飞行中或飞行之后，常见轻微皮肤瘙痒，这不是一个值得重点关注的因素[62,122]。局部轻度疹子不常见，并且其对人体无伤害。广泛“大理石花纹”似乎与严重病理反应有关，如心血管功能紊乱[122]和神经失调[123]等。这些现象的产生被认为是由于气泡在皮肤和血管组织诱导炎性反应所致。在潜水员中出现局部组织水肿反应，这是气泡导致淋巴管阻塞的结果[124,125]。

当潜水员处于含有氦气气压舱时，其吸入了混合 N_2 的气体，通过对其皮肤损伤进行研究，有助于加强对“皮肤皱曲”病理的认识和理解。在这些条件下，气压舱内压力没有明显变化情况下，气泡能够形成，这种现象称之为等压惰性气体逆扩散[126]。然而，在常规条件下，从周围环境扩散直接进入皮肤的惰性气体在“皮肤皱曲”发病原因中不如局部皮肤血流改变那么重要。比如，与温和、灌注良好皮肤相比，冰冷金属表面压迫皮肤更容易出现斑点，更容易使人难受。

11.2.6 减压病的检查和鉴别诊断

尽管近年来医疗科技取得了巨大进步，但从疑似减压病患者中收集诊断信息，采集病史和常规物理检查仍然是最好方法。尽管以前阿基森及其同事报道了可喜成果[71]，但是在减压病诊断和随访中，CT[127]、MRI[128]、单光子发射断层扫描[129]以及 PET[130]的作用未得到证实。然而，将来研究将改变这种状态（根据汉森和乔丹的综述）[131]。将来在探查肺气体栓塞[132]、体内自由气体（如气胸、纵膈气肿等）和吸入气体等导致的肺水肿方面，胸部 X 线检查将发挥作用。

因为减压病的诊断尚无敏感和特异的检查，在一定程度上，采用排除方法仍然是一种选择。目前建立确诊减压病的方法存在困难，气压性紊乱和非气压性紊乱所致疾病的过程也应该考虑。在一些尚不能确定因素中，在高压治疗过程中发现低风险干预治疗可以带来一些满意效果。在紧急应对时，应小心谨慎避免误诊，防止不合理治疗，比如假设“梗塞”导致呼吸系统应急性胸痛，但实际上，此时患者已经发展为心肌缺血，迫切需要采取完全不同干预治疗。

当患者所处地理位置远离医疗机构时，诊断困难越加明显。因为初发症状并不能预示疾病严重程度，而对患者讲“那只是屈肢症”几乎没有什么安慰作用；在这种条件下，应高度怀疑减压病，应尽快输送患者到高压设备中治疗。

11.2.7　减压病的临床发病过程

低压减压病临床发病过程受到几个因素影响，包括：前期吸氧时间和暴露时间；暴露高度；在前期吸氧和暴露期间运动量和类型；出现症状到治疗之前的时间及治疗类型等。高压减压病风险将在第 12 章讨论。所有潜水员潜水体验都不相同，所有低压暴露也并非完全一样。在所有航空飞行员中，主要指空军飞行人员，在正常低压状态下进行生理功能训练时，遇到大多数情况是急性暴露，已经制定了许多方案来应对这些问题（参见加勒特和布拉德肖[133]）。然而，这些暴露中大多数涉及短暂“前期吸氧”状态，即其涉及短暂中等高度暴露，而在此海拔几乎没有运动锻炼。通常，可及时给予诊断和有效处置。

这种情况与当前 EVA 操作不同，在当前 EVA 活动中，包括长时间“前期吸氧”（长达 4 h）、长时间暴露（大约 6 h）、高海拔（9 100 m）、中等强度运动、远离医疗资源等。在采用治疗方法上，这两种不同活动存在明显不同，因此，其中一种活动处置方法不同于另外一种。目前，在任何一个执行出舱活动国家中，还没有正式报告出现过一例减压病，这里将讨论生理训练活动结果，以确定高海拔减压病的发病特点。然而，将这些结果推论到不同操作活动中如航天飞行任务，需慎之又慎。

从美国空军正常生理训练经验中发现，出现减压病症状和体征的时间从暴露其中到返回地面后 36 h 不等[59-134]。发作的中间时间为回到地面后 2 h。从病理生理角度来讲，存在一个有趣现象，即大多低压减压病发生在低压暴露终止之后几小时。其中，Ⅰ型减压病占 89%，其余 11%为Ⅱ型减压病。约四分之三患者接受高压氧治疗，所有患者临床症状均可缓解。

美国海军观察到在任务实施操作中高海拔发生的减压病占总发病的 46%，其余 54%发生在地面正常压力水平[135]。地面压力水平发作的中间时间为回到地面后 1 h，只有 4%

患者在暴露之后超过 20 h 出现症状。所有病例可分为Ⅰ型和Ⅱ型减压病（见表 11 - 1 和表 11 - 2 详细说明）。其中，84%患者给予了高压氧治疗，大约 4%患者在治疗后仍然持续存在轻微症状。

将人体暴露于与出舱活动操作类似的压力环境中，通过试验研究获取低压减压病的经验和成果[64,136-139]，然而，认识这些研究的局限也十分重要。在这些研究中，通过一些观察手段，一旦发现出现了轻微症状，立即给予治疗或其他处置，不利于观察减压病的自然病程，或者从其他方面判断治疗的难度。特别是，在国际空间站运行期间不能立即实施减压病处置，也可能不能确诊。因此，在航天飞行中减压病的发病与在地面开展同样压力-时间研究相比，危害程度更大。

所有这些分析显示：由于正常生理训练产生的高海拔减压病相当轻微，采取迅捷治疗，总体上反应良好。然而，据报道针对这种良性高海拔减压病，包括死亡案例[57]，应给予特别关注。

11.2.8　治疗

处置高海拔减压病已有 4 种有效的基本治疗干预方法，包括：1）增加舱内压力；2）增加吸入 O_2 分压；3）补充液体保持血管内等量体液（渗透压）；4）提供医疗支持性措施，如气道管理、心脏生命支持、尿导管导尿等。尽管建议使用其他治疗措施，但是这 4 种干预技术代表了治疗基础手段。随着应用技术的发展，为了提升有创性应用，我们将讨论治疗性干预。

11.2.8.1　不实施处置方法

假如患者还处在低压环境中，非常轻微症状可以不实施立即干预。目前，已有超过 1 000 名志愿者已经暴露过与出舱活动操作类似的压力环境中[64,136,137,139]。已经观察到减压病症状的多样性，从轻微肌肉骨骼疼痛到罕见心血管机能紊乱、严重中枢神经失调等。在大多数病例中，志愿者并未返回到海平面压力水平的地面，除非：1）试验研究方案已经完成；2）Ⅱ型减压病已经确诊；3）Ⅰ型减压病达到严重阶段，影响到任务操作。一些志愿者只是轻微或间歇性Ⅰ型减压病，未达到终止标准；这些症状没有继续恶化，在 3～6 h 内消失。这种处理方法似乎并不预防志愿者后续发生严重并发症，如在地面时症状复发或者进展为典型Ⅱ型减压病。因此，在本小节介绍的特殊处置方法中，面对轻微Ⅰ型减压病什么都不做，似乎可行。从总体风险控制角度来讲，高压氧医生在现场，工作人员配备了完善的高压氧治疗舱在现场提供保障，一旦良性疾病发展为更加严重时，可以提供清晰、明确的处置方法。

11.2.8.2　舱内压力恢复到地面水平

在各种低压操作时，在压力恢复到地面水平（也就是压力从低压开始恢复）过程中，观察到症状持续减轻并完全缓解。在一份病例报告中，尽管仍有 17%患者存在复发，但是 37%高海拔减压病患者一旦回到地面，症状很快消失[135]。尽管目前尚无明确研究来单独针对性地评估这种干预技术（已经确诊减压病，恢复压力和吸氧是最基本治疗），但似乎单独复压能够减少或终止一些早期轻微减压病[140]。在航天飞行操作环境中，治疗处置能力有限，一旦出现症状，及早终止暴露可以阻止进一步发展为严重疾病（当然，这种策略与上面描述的“不实施处置方法”存在矛盾，决定采取哪一种方法会受到特殊操作内容的影响）。

11.2.8.3 地面水平常压的“后续吸氧”

近年来，地面吸氧（GLO）已经作为高海拔减压病的一种治疗方式[105,141]。对预防回到地面后痊愈的Ⅰ型减压病症状复发或者症状持续到地面的Ⅰ型减压病，这种治疗有效果。表 11－3 列出了地面吸氧治疗效果的研究结果。据报道，在治疗Ⅰ型减压病方面，单独给予地面常压吸氧，治疗成功率达到 77%[142]。在一项研究[143]中，99.2%志愿者使用地面常压吸氧，症状随气压下降而消失，没有复发；而在另一项研究[142]中，96.2%志愿者采用地面吸氧。是否在地面常压水平单独使用地面吸氧治疗典型Ⅰ型减压病，还存在争议。实际上，大多数研究者并不把地面常压吸氧作为治疗任何Ⅱ型减压病或任何复发症状的唯一干预方法。

表 11－3 地面吸氧治疗高海拔减压病的效果

发病过程	总病例数
高海拔减压病开始发作时：	104
1）无症状返回	78
高压氧治疗	0
地面吸氧治疗，症状复发	3
高压氧治疗后症状消失	3
2）出现症状立即返回	26
立即高压氧治疗	6
地面吸氧治疗	20
成功的地面吸氧治疗	12
地面吸氧治疗失败，转而高压氧治疗成功	8
地面水平减压病开始发作时：	117
1）立即高压氧治疗	39
2）地面吸氧治疗	78
3）成功的地面吸氧治疗，无复发	40
4）成功的地面吸氧治疗，但复发	5
成功的高压氧治疗	5
5）不成功的地面吸氧治疗	33
成功的高压氧治疗	33

注：资料来源于拉奇[142]，并得到许可。

与科学研究相比，在实践中地面常压吸氧已经进入广泛临床应用。大多数临床实践者已经发现地面吸氧操作科学合理，但是若进行系统的、严格的临床试验以确定相对于常规高压氧治疗的地面常压吸氧治疗效果，却没有多少证据可用。同样，确定优化地面吸氧治疗时间的“剂量-反应”曲线尚未建立，目前通用 2 h 治疗时间[141]。

地面常压吸氧被认为是最好的一种预防方法，而不是作为一种治疗措施。在复压过程中症状消失后，地面常压吸氧是一种阻止其复发的有效方法。在到地面时症状持续，当准备运送到高压治疗设备期间，可以给予简单持续的地面吸氧。如果患者给予 2 h 地面吸氧后痊愈，暂缓实施运送，此时严密观察患者，防止其复发。

选择进行地面吸氧的标准相当严格，值得注意的是，典型Ⅱ型减压病患者一般不能作为考虑对象，因此，对于典型Ⅱ型减压病有责任给予主动排除。在实施时，应该由有丰富知识和经验的从业者进行完整神经检查以确定Ⅱ型减压病患者。只有当经过完整神经学检查后认为“无问题”时，地面吸氧才考虑作为合适的唯一治疗。

11.2.8.4 高压氧治疗

从最初治疗潜水员“屈肢症”发展起来的高压氧（HBO）治疗已经成为高海拔减压病的主要治疗手段。正如其名，高压氧治疗为在治疗过程中应用较高气体压力和给予较高 O_2 分压，可以达到 4 种治疗效应：首先，高压氧可以使气泡体积最小化，按照波义耳定律，在 2.8 个大气压时气泡体积等同于在水下 18 m 处（一种治疗“潜水减压病”常用深度）的气泡体积，大约相当于海平面体积的 36%；第二，高压氧治疗能使气泡内惰性气体（气泡压缩时分压增加）与周围组织中惰性气体（当吸入纯氧后，分压接近于 0）之间压力梯度最大化，因此加速气体吸收；第三，高压氧治疗能促进 O_2 转运到由减压病诱导微血管疾病所致的缺血病变处；第四，高压氧较高 O_2 分压还可能产生其他效应，如减轻组织水肿和颅内压力[144,145]、抑制血小板聚集和白细胞黏附到受损的毛细血管内皮[146,147]。

在许多高海拔减压病病例中，尤其是那些延迟治疗的病例或者在重复治疗多日后临床效果改善的病例，一旦组织气泡消除，高压氧治疗还能较长时间持续有效。在这些病例中，上面提到的第三、第四种效应可以发挥积极治疗效应。实际上，如果在这些病例中高压氧治疗不是在组织气泡存在阶段，而是在气泡已经消失之后，则高压氧治疗效应取决于绝对 O_2 分压，并不涉及上面提到在气泡压缩阶段的第一、第二种效应。在这些案例中，O_2 作为一种药物，其“剂量”按照 O_2 分压计算。使用高压氧舱以超过 1 个标准大气压剂量输送 O_2 到组织。正如在本章后面部分讨论内容，高压氧典型治疗剂量为 2.8 个大气压。

遗憾的是，同使用任何药物一样，氧气也有严重副作用，其副作用表现为肺脏和神经毒性。由于这两种副作用取决于剂量，因此氧气中毒风险可以通过控制给氧剂量来防范。下面将详细讨论这个问题。

（1）肺氧中毒

大多数临床医生对导管给氧导致的肺组织“化学性烧伤”比较熟悉，在这种情况下，患者经导管以超过 0.5 个 O_2 分压吸氧数小时。在一项研究中，受试者在高压舱内持续吸纯氧[148]，结果显示：在 1 个大气压下，受试者在 615 min 后开始出现严重中毒反应（定义为重要生理功能下降 2%）。正如预期，当舱内压力上升时吸氧时间限值下降（如图 11-1 所示）；已经开发了一种临床医生均熟悉的计量单位方法，这个方法能使吸不同氧分压的时间标准化。在这个方法中，肺脏中毒的一个剂量单位（UPTD）指在 1 个大气压下吸

1 min 纯氧的肺脏受损总量。正如前面所述，受试者在海平面吸纯氧导致的严重中毒反应开始出现在 615 min 后。所以，按照肺脏中毒的 UPTD 方法，615 个肺脏中毒的剂量单位［或者按照一些作者的称谓，为累积肺脏中毒剂量（CPTD）］是在没有出现严重疾病时需要给予的最大剂量。计算公式为[149]

$$\text{UPTD(或 CPTD)}=t_x\times(0.5/[P_x-0.5]^{-0.833})$$

式中　t_x——吸纯氧时间，以 min 为单位；

P_x——O_2 分压。

按照这个公式，在海平面吸纯氧 615 min 后则达到了 615 个肺脏中毒的剂量单位，相当于在 2.8 个大气压下吸纯氧 173 min。在高压氧治疗期间，根据经验已经制定了相应的指南，肺脏中毒剂量上限为 1 425[149]。这个限值按照重要生理功能下降 10%来设定，与所有实际操作指南一样，当高压氧治疗效应超过其风险时，这个限值可以突破。针对经过长时间治疗或重复高压治疗的患者，尤其是对不能报告典型症状如干咳和烧灼感或呼吸时胸骨后疼痛的无意识者，CPTD 方法是计算肺脏中毒大小的有用方法。

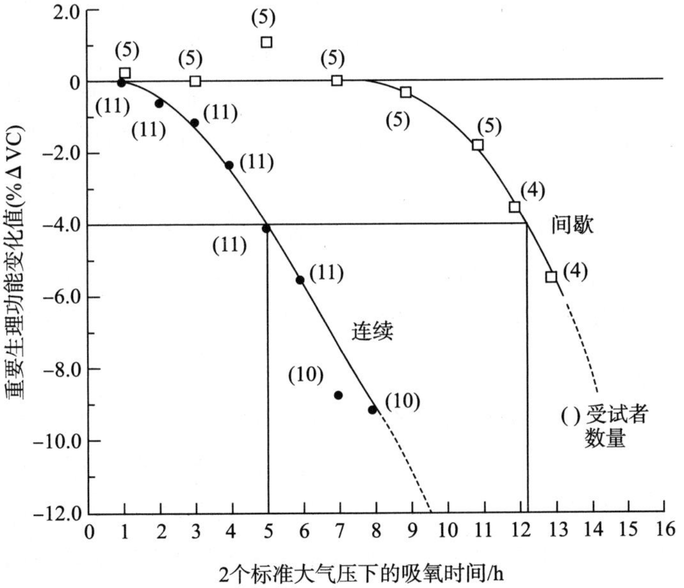

图 11－1　吸纯氧导致肺重要生理功能下降[148]

(2) 神经氧中毒

神经氧中毒最明显表现为癫痫大发作，这种大发作在前驱症状、体征之前发生，表 11－4 列出了美国海军在 1972—1981 年期间进行 O_2 耐力试验观察到的氧中毒现象（在 2.8 个大气压的干燥舱内吸氧）。

表 11－4　美国海军在 1972—1981 年期间氧气耐力试验中观察到的氧中毒表现

体征/症状	体征/症状的百分比/%
惊厥	34

续表

体征/症状	体征/症状的百分比/%
肌肉颤搐	24
头晕	17
恶心	7
视力变化	7
意识丧失	3
其他	7

注：资料来源于巴特勒和纳费尔茨[150]，并得到许可。

尽管神经氧中毒目前尚未建立明确的中毒剂量，但健康个体在 O_2 分压低于 1.3 个大气压的舱内吸纯氧时，癫痫大发作非常少见。相反，暴露于 O_2 分压为 6 个大气压的高压舱内，只需要几分钟即可能出现癫痫大发作。

发生神经氧中毒时，有几个因素可以降低发作阈值，这些因素包括：潜在中枢神经系统疾病、发烧、潜水、高碳酸血症、肾上腺皮质功能亢进症、甲状腺功能亢进症、寒冷、剧烈运动等[151-153]。相反，也有许多干预措施可以用来提高 O_2 耐力，其中最常用为终止吸氧，短时间吸入空气，似乎这种方法可以终止神经和肺脏的氧中毒[154,155]。

一次 O_2 中毒反应，尽管其表现特殊，但似乎并未对患者产生长时间伤害。因为 O_2 中毒反应具有自限性，除了取下 O_2 面罩、防止患者受伤以及常规气道管理[156]外，无需其他治疗。临床表现无特异性，因为在中毒反应发生之前患者氧合状态良好，实际上，在血氧不足发生之前呼吸很快恢复，在氧中毒恢复后 15 min，可以恢复氧疗，不存在困难。

11.2.8.5 *治疗图表*

需要关注的是，为了拟定理想高压治疗图表，进行了一些针对性图表设计。这种图表应该能：1）使吸入的氧气分压最大化；2）使吸入的惰性气体分压最小化；3）使吸入氧气的时间最大化；4）虽然 1）～3）具有针对性，但要避免神经和肺脏中毒；5）使治愈可能性最大化；6）使治疗时间最小化；7）使患者在舱内诱发减压病风险最小化。

因为上述针对性原则与其余原则存在冲突，需要做出妥协。如果 O_2 分压超过 3 个大气压，则神经氧中毒风险大大限制了吸氧时间。此时“呼吸空气”阶段指患者吸入空气而不是氧气，可以用来终止氧气中毒反应。如果在此条件下潜水时，潜水员承担着大量溶解的惰性气体负荷，其应该在治疗图表末尾时，吸入氧气以降低患减压病风险。从 3 个大气压水平上升到地面应逐渐或者分期进行，以在停留期间延长吸氧时间，及早发现患者病情变化。

在实施减压病首要治疗时，需要给予优化 O_2 分压，从过去几十年来获得的经验和实验室结果中已经达成一定程度的一致，即围绕 2.8 个大气压吸氧构建治疗图表，在治疗高海拔减压病和潜水事故案例上[157]证实取得成功。高压减压病的动物模型试验研究显示，试验中优化后 O_2 分压为 2.0～2.5 个大气压[158-159]，但大多数现代临床治疗图表中 O_2 分压为 2.8 个大气压。

在存在冲突的针对性干预原则中，既达到最佳时间又最有效果的理想治疗图表有：美国海军治疗图表 TT6[160]（如图 11－2 所示）、新近美国空军其他分部和其他政府部门及商业团体发布的相关图表。TT6 图表最显著特点包括：最大压力为 2.8 个大气压，长时间吸氧间穿插短暂呼吸空气，逐渐降压到 1.9 个大气压并在 1.9 个大气压下延长停留时间，逐渐减压到地面压力水平，在这个过程中需要吸氧。尽管在 2.8 和 1.9 个大气压维持期间，需要根据患者主诉延长时间，但是图表总的治疗时间为 4 h 45 min。这个图表以及美国海军潜水手册中所有图表均为潜水员精心研制，但是证实在治疗高海拔减压病中仍然具有很好效果。

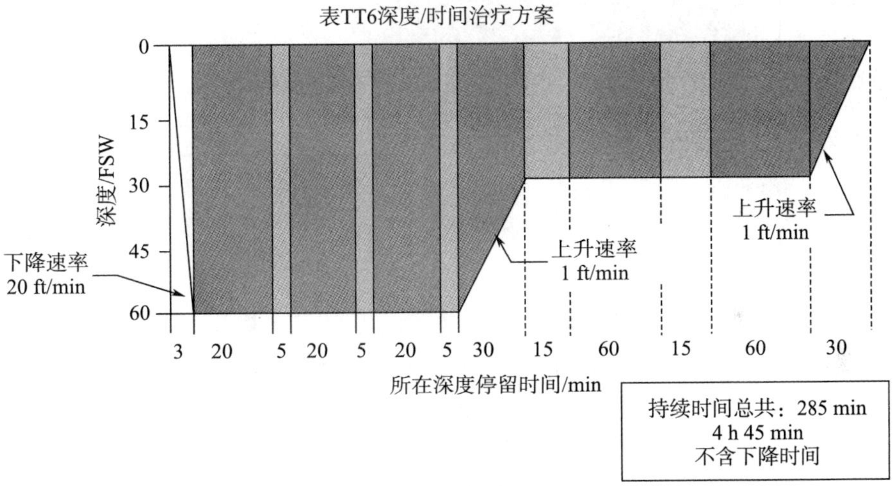

图 11－2　美国海军潜水手册中美国海军治疗图表 TT6

治疗图表 TT6

1）下降速率——20 ft/min。

2）上升速率——不超过 1 ft/min。不能补偿慢上升速率，通过终止上升来补偿快速上升速率。

3）达到 60 ft 开始吸氧。

4）如果因为中枢神经中毒终止吸氧，在反应已经完全消失后 15 min 在终止的节点恢复治疗计划。

5）TT6 图表可以延长，在 50 ft 增加 2 个 25 min 的治疗时间（20 min 吸氧，5 min 呼吸空气）或者在 30 ft 时增加 2 个 75 min 的治疗时间（15 min 呼吸空气，60 min 吸氧），或者均增加。

6）陪护者在 30 fsw 时，上升到地面不调整治疗图表时，在 30 ft 或 60 ft 单独延长时，需要持续吸 100%氧。如果存在不止一个延长，则在 30 ft 的吸氧时间增加到 60 min。如果陪护者在过去 12 h 暴露过高压状态，则需要额外增加在 30 ft 吸氧时间 60 min。

新近与美国海军 TT6 相关的图表为美国海军的治疗图表 TT5[160]（如图 11－3 所示）。TT5 不同于 TT6 之处在于 2.8 和 1.9 个大气压下维持时间缩短了，导致总治疗时间为2 h 15 min。这个图表只适合于Ⅰ型减压病症状。如果所有症状在 2.8 个大气压时10 min 内不缓解，必须强制转入治疗图表 TT6 实施。治疗图表 TT5 也常常用来进行残余症状的跟踪治疗。值得注意的是，经过前期明显的成功治疗[161]后，尽管报道结果良好[162]，但是

TT5 图表不能预防症状复发。如果潜水员进行潜水时，一般“接着 TT6 实施”，大多数从业者喜欢进行完整 TT6 图表方案；然而，TT5 仍然被作为治疗可疑或非常轻微病例使用，但是从业者期待给予临时再治疗。

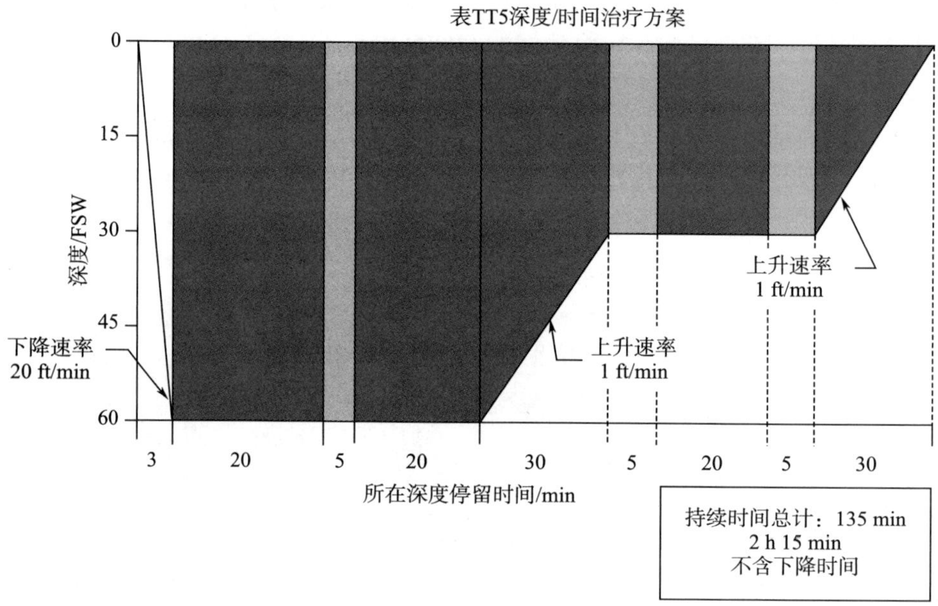

图 11－3　美国海军潜水手册中美国海军治疗图表 TT5

治疗图表 TT5

1）下降速率——20 ft/min。

2）上升速率——不超过 1 ft/min。不能补偿慢上升速率，通过终止上升来补偿快速上升速率。

3）达到 60 ft 开始吸氧。

4）如果因为中枢神经中毒终止吸氧，在反应已经完全消失后 15 min 在终止的节点恢复治疗计划。

5）在 30 ft 停留时治疗图表延长 2 段吸氧时间，在吸氧期间或者上升之前，不需要暂停吸氧来呼吸空气。

6）陪护者从 30 ft 上升到地面需要吸 100％氧。如果陪护者在过去 12 h 暴露过高压状态，则需要在上升之前增加吸氧时间 20 min。

TT6 最终分出部分所谓的压力测试图表，即指在 2.8 个大气压时吸氧作为一种鉴别Ⅰ型减压病症状和非压力异常导致肌肉骨骼疼痛，如创伤的疼痛。这种方法得出结论为：如果通过压力调整来缓解症状，减压病仍然存在，符合进行 TT5 或 TT6 图表治疗条件；但是如果总体上无改变，减压病消失，则不必实施进一步高压治疗。遗憾的是，临床实践并非如此简单。开始时可疑症状常常报告“也许有些好转”；因此，患者报告可疑治疗效果，继续进行以更加确定治疗，对于这样的结论似乎更加谨慎。美国海军潜水手册包含了这种描述——对于潜水员治疗，这样描述“一旦复压到 60 ft，假如确定发生的症状不可能是减压病，将使用治疗图表 TT5，直接上升到地面是唯一应急选择”。

TT6 延长时间的最终版本是卡特琳娜（Catalina）图表[163]。在该表中，在 2.8 和 1.9 个大气压的维持时间大大延长，即在 2.8 个大气压时实施 8 个循环（O_2－空气）和在 1.9 个大气压时实施 18 个循环，Catalina 图表主要用于患者在进行了 TT6 图表中 2.8

个大气压（O_2 分压）和 1.9 个大气压阶段治疗后仍然存在严重疾病状态，或者从其中一种状态减压过程中出现失代偿。正如所料，采用这种暴露方法时，相当重 O_2 负荷施加到肺脏组织。

上述 4 种图表（TT6、TT5、压力测试图表、Catalina 图表）作为减压病高压治疗的核心图表。其中，TT6 最初用于治疗大多数病例，遗憾的是，一些患者对首次高压氧治疗完全没有反应。对这些患者，需要增加“针对性治疗”，制定针对性治疗的特异性图表取决于许多因素，包括症状严重程度、临床发病过程“轨迹”（如：迅速发展、迅速失代偿、异常稳定等）、肺脏功能状态、舱内乘员疲劳状态、陪护人员参与以及当地习惯。治疗强度从 TT6 治疗首发症状到日常 TT5 治疗，到更为简单的在 2.4 个大气压时治疗 90 min（以 25 min 吸氧、5 min 停止吸氧为一组）。在潜水文献中，据报道存在长时间的治疗，一些治疗包括每日治疗 30 名潜水员[164]。精准确定何时终止针对性治疗尚不清楚。然而，从业者一致认为：在经过 2 或 3 个针对性治疗后，如果症状没有变化，则不可能进一步改善[165]。

还存在许多其他治疗图表，但是这些还没有应用到高海拔减压病治疗中，除了在美国海军治疗中应用的 TT7。按照美国海军潜水手册的描述，其作为一种“勇敢方法”，在尝试治疗过程中出现减压致使病情恶化，发生威胁生命的疾病时考虑应用。这些更加“特殊的”图表用于治疗潜水员，其与航空飞行员或太空行走者所处环境不同，如潜水非常深、长时间吸入 He/ O_2 的潜水员。如果 O_2 不够用（呼吸空气时），这类治疗图表也可以用来进行高压治疗，但是与 TT6 相比，其不可能治愈减压病患者，甚至更有可能诱发陪护者发生减压病[157]。可以参考更加全面的资料，如美国海军潜水手册[160]和国家海洋与大气管理潜水手册[166]，增加这些图表的信息和选择用于图表治疗的方案。

11.2.8.6 辅助治疗

减压病治疗重要环节是补充体液，保持血管内血容量正常。减压病患者中常常出现血液浓缩[39]，血管外体液也浓缩。应通过常规临床方法补充体液，并实施如下处置方法：在一些Ⅱ型减压病患者中，必须安放导尿管；Ⅱ型减压病患者按照神经疾病的治疗要求，不能从静脉液体中补充葡萄糖[167]。

除了压力治疗、吸 O_2、补充液体及支持性护理外，许多辅助性治疗还在探讨[41]。这些治疗药物包括：利多卡因[123,168,169]、皮质激素[170,171]、过氟化碳[172]、阿司匹林、潘生丁[173,174]等。一些治疗至少有效，这个合理假设得到了实验室和一些临床病例报告的支持。然而，其确切减压病应用效果有待进一步确定。也许将来有一天，我们对减压病的病理生理认识更加充分，高压氧治疗效应可以被其他治疗替代，一些或者所有减压病将可以用多种方法治疗，而不再使用笨重高压舱治疗。

11.2.8.7 太空中的减压病治疗

鉴于在航天飞机和国际空间站操作中存在大量减压应急风险，尽管这种风险大小尚不清楚，但在出舱活动中发生一些减压病不可避免。据报道，大多数病例症状轻微[64,136,137]。实际上，由于乘员穿着压力服，聚精会神关注手上操作，且在出舱前后使用镇痛药物[175]，因此，轻微Ⅰ型减压病甚至不可能为乘员感知。然而，在试验研究中发生过严重减压病，包括心血管紊乱和严重的认知损伤，严密监测这些受试者首发症状，一旦发现症状立即给予确定治疗[176]。因此，在目前航天飞行中发生严重减压病的风险虽然小，但是真实存在。

假如延迟了高海拔减压病的高压治疗，则高压治疗效果会下降[177]。为了防止这种延迟，自由号空间站（在 1992 年取消了）设计了一个气闸和一个多点单闸的高压治疗舱。这种现场高压治疗设备将使空间站乘员受益不小，如在减压病早期阶段及时终止其进展，使用单一治疗产生治疗效果，避免了撤离风险，在发生非常规减压病之前减少了吸氧需求。虽然可能发生非常规减压病，但不存在灾难性疾病爆发的过度风险，最终促使乘员返回到全岗位状态，在“治疗和忽略”哲理下操作。实际上，这种设计理念得到了诸如美国海军和美国职业安全及健康管理组织提出现场需求的证实，即当执行压力性潜水时，现场需要配备高压舱。

国际空间站没有配备高压舱。但可以使其身着压力服，提供等同于地面水平的吸氧。同时，可以通过安装在压力服的屈肢治疗器——“过度增压”舱外机动装置，提供相当于 1.54 个大气压 100% O_2[178]。然而，如果乘员需要高压治疗，通过花费昂贵运送工具将其运送到一个有治疗能力的场所进行处置是唯一选择，这个过程可能超过 24 h，尤其是着陆地点不在一个容易到达现代医学治疗中心的地方（内容在第 7 章讨论）。鉴于需要运送时间，对于撤离决定需要及早做出，才能降低发展为永久性伤残或死亡的风险。

11.2.9　鉴定与恢复职责

做出一个乘员恢复其重新暴露到减压应急状态的决定比较复杂，涉及许多科学和社会学的问题。因为美国空军建立的飞行员和潜水员恢复其职责规定变化很大，大多数案例常常参考医疗证书管理局标准，按照个体化对待，因此，一定程度上容易出现随意偏离。

NASA 已经起草一份文件，制定了航空飞行员和航天员在发生减压病和动脉气体栓塞后恢复其职责的政策[179]（见表 11 - 5）。其中标准未必最好，但是面对这些情况尽最大努力，企图在矛盾焦点中达成有效的妥协。

表 11 - 5　减压相关事件后医学评估及状态

序号	病情分类	参与值班	暴露于低压	医学评估及状态
1	轻微减压病（Ⅰ型 DCS）	症状缓解后 24 h	暴露于飞行器/低压舱/潜水设备：症状缓解后 72 h。 航天飞行：如果一旦复压后症状消失，则 72 h；否则在症状消失后 7 天	暴露于飞行器/低压舱/潜水设备：医疗官/海军医生评估，不需要航空航天医疗局复核。 航天飞行：在轨医疗主管评估及进行私密医学会话评估，不需要航空航天医疗局复核

续表

序号	病情分类	参与值班	暴露于低压	医学评估及状态
2	反复发作的轻微减压病（Ⅰ型 DCS）	症状缓解后 24 h	个体化考虑。 需要航空航天医疗局复核	暴露于飞行器/低压舱/潜水设备：医疗官/海军医生评估。 航天飞行：在轨医疗主管评估及进行私密医学会话评估。 所有恢复参与低压环境试验都不需要航空航天医疗局授权
3	严重减压病（Ⅱ型 DCS）	症状缓解后 48 h	个体化考虑。 需要航空航天医疗局复核	暴露于飞行器/低压舱/潜水设备：医疗官/海军医生评估。 航天飞行：在轨医疗主管评估及进行私密医学会话评估。 所有恢复参与值班和低压环境试验都不需要航空航天医疗局授权
4	动脉气体栓塞	个体化考虑	个体化考虑。 需要航空航天医疗局复核	暴露于飞行器/低压舱/潜水设备：医疗官/海军医生评估。 航天飞行：在轨医疗主管评估及进行私密医学会话评估。 所有恢复参与值班和低压环境试验都不需要航空航天医疗局授权

注：1. 重复的事件——受试者在过去 30 天内的地面暴露状态时发生了Ⅰ型或Ⅱ型减压病。对于航天飞行任务，在既定的任务中再次发生的案例不仅仅是Ⅰ型减压病。

2. 上述表格总结了 JPG1800.3，包含了进行航空操作、浸水试验、舱内操作、航天飞行等所有的个体。

3. 目前，航天员选拔/保留是基于 JSC－24834《航天员医疗标准》。

4. 轻微减压病（典型Ⅰ型）症状包括：关节痛、外周神经系统反应，或者皮肤皱曲。

5. 轻微减压病（典型Ⅰ型）复发症状包括：关节痛，外周神经系统反应，或者皮肤皱曲。这些症状在过去 30 天内的地面暴露状态时发生过，或者在一次航天飞行中发生过。

6. 严重减压病（典型Ⅱ型）症状包括：中枢神经系统、心血管系统（循环障碍/休克）、肺脏系统（梗阻）出现反应，或者皮肤大理石花纹。

7. 动脉气体栓塞产生与气体通过动脉循环相一致的症状，如严重的神经系统损伤表现。

8. 与减压病相关的所有医疗数据都为机密，并与保护隐私条例一致。

9. 当前的临床决策以商用和军队潜水及航空政策为依据，并与其一致。医疗处置决定不得以多普勒探查到气泡为依据。

10. 所有在轨发生的减压病，在轨医疗资源不能处置时，以及出现复杂的Ⅱ型减压病，需要实施任务终止，医学返回地面进行处置。

11.3　动脉气体栓塞（AGE）

因为动脉气体栓塞在航空领域极少发生，一般出现在快速减压阶段，这里只阐述其发病病理生理和处置的部分内容。主要关注潜水和一些临床实践，比如心肺代偿和内窥镜检查。详细补充资料在穆恩和戈尔曼的完善综述中可见[180]。

11.3.1　病理生理

如果个体暴露于低压舱内，按照波义耳定律法则，则其胸腔内气体膨胀。当胸腔内气体膨胀后如果不从其内排出（比如，如果受试者关闭其声门或者减压非常快），人体肺脏体积会增加。当人体肺脏体积超过肺脏总容量时（某些人可能比总容量低）[181]，会导致肺脏组织受损。气体从肺泡释放，这个过程称之为“涡流创伤[182-184]”。释放的自由气体进入纵膈，产生纵膈气肿；进入皮下组织，尤其是进入锁骨上窝，产生皮下气肿；进入胸膜间隙，产生气胸；或者进入血管，出现动脉气体栓塞。

由于肺脏气体压力过高导致胸腔内创伤，但是严格来讲实际情况不完全一样。比如：对一只狗进行导管麻醉，在其胸膜之间填充包扎物固定胸腔，其比无包扎物的狗更能耐受高胸腔压力[185]。这具有意义，因为肺泡压力梯度不是由胸腔内压力而是由肺脏组织弹性收缩决定。因此，肺脏损伤似乎由肺脏过度扩张所致，而非过高胸腔内压力所致。

动脉气体栓塞与周围组织毛细血管床相互作用比较复杂，大量试验研究焦点聚集于气泡对大脑的影响。这些气泡能以惊人速度从大脑血管中清除，但是会遗留许多异常组织反应[91,96,186-188]。任何毛细血管床都容易受到栓塞影响，包括大脑、冠状动脉及脊髓组织等。在正常情况下，动脉气体栓塞和减压病同时发生。

尽管动脉气体栓塞常常具有确定原因，比如在减压过程中屏气，不是所有个体都能“挺住”。尤其在潜水艇逃逸训练操作中，潜水员处于密切监督的自由上升状态时。尽管潜水员经过合格体检以及应用了正确上升技术，但是偶尔会发生动脉气体栓塞[185,189]。当受试者经过减压后出现异常，对其评价时，动脉气体栓塞是鉴别诊断的一部分。

11.3.2 临床表现

在减压之后几分钟内出现神经功能异常是动脉气体栓塞的标志[190]。在单纯动脉气体栓塞病例中（比如，几乎不伴有惰性气体），上升到水面后个体中有 41 例表现出突然意识丧失，有 33％在 1 min 内出现休克，100％个体在 5 min 内休克[191]。其余症状和体征包括：咳血、呼吸困难，或者气胸导致的心血管循环障碍、锁骨皮下气肿组织捻发音、纵膈气肿杂音（见表 11－6）[105]。与航空操作有关的其他病因，包括血氧不足（比如，继发于氧气供给不足或者舱内压力降低）、呼吸空气污染及减压病等。对其诊断主要依据病史和体格检查，因为无一项实验室项目具有诊断特异性；例如，尽管动脉气体栓塞时 X 线检查结果为肯定，但是胸透结果可能为正常。

表 11－6　动脉气体栓塞的体征和症状

体征和症状	病例的百分比/％
意识丧失	70
下肢麻痹	54
癫痫	38
下肢麻木	31
眩晕	31
纵隔气肿	23

续表

体征和症状	病例的百分比/%
恶心和呕吐	23
胸痛	15
皮下气肿	15
失语	8
失明	8
认知障碍	8

注：资料来源于亨巴赫和谢菲尔德[105]。

11.3.3　临床发病过程和治疗

部分动脉气体栓塞患者在无任何治疗情况下症状可以完全消失。利奇和格林报告：尽管 21%患者可以在不治疗情况下痊愈[193]，但迅速给予地面吸氧有肯定效果[68]。长期实践经验显示：在运送到高压舱内过程中，患者保持 30°左侧卧的特伦德伦伯卧位体位无任何益处，还可能加重颅内压力[194,195]。尽管对动脉气体栓塞的最佳治疗存在争议，但是仍然适合高压氧治疗。传统意义上讲，美国海军治疗图表 TT6A 已经得到应用。这个图表除了在 6 个大气压开始治疗外，其余与 TT6 治疗一样。

一些实验室研究结果显示，在治疗动脉气体栓塞方面，TT6 与 TT6A 一样有效或者更好[196]。这种理念反映在目前美国海军潜水手册[180]中，其要求所有患者在治疗时先减压到 2.8 个大气压（比如，以 TT6 开始治疗），如果在 2.8 个大气压治疗 20 min 仍然不缓解，则进一步转入到 TT6A 治疗。因此，选择 TT6 作为动脉气体栓塞的最初治疗是合理的。正如减压病一样，对于动脉气体栓塞患者而言，如果他们对 TT6 和 TT6A 没有治疗反应，还有许多可能有用的治疗图表可选择，尤其是对于以 TT6A 治疗的患者从 6 个大气压到 2.8 个大气压的大幅度减压。

上述减压病治疗建议如给予吸入氧气、补充液体、支持性辅助治疗等，也可以应用于动脉气体栓塞治疗。实际上，辅助性治疗药物如皮质激素、利多卡因及其他药物，治疗动脉气体栓塞症比治疗减压病更加有效，尽管这类治疗尚未列为标准治疗方法[183,193,195]。

11.3.4　鉴定与恢复职责

如何鉴定动脉气体栓塞患者及恢复职责问题与减压病一样。肯定地讲，对于任何“原因不确定”动脉气体栓塞症，如不能确诊的支气管痉挛或者解剖性肺脏异常等，应进一步探寻其病因，也应考虑再次暴露于减压治疗时身体任何不良反应。对于真正不明原因的动脉气体栓塞患者，建议取消将来从事“存在压力的工作”资格。

11.4　沸腾综合征

这里简要讨论一下沸腾综合征，主要聚焦在三个方面：1）沸腾综合征不仅仅是减压病的特别严重形式，而是具有自身特点；2）人体暴露于真空可以存活几分钟；3）对于沸腾综合征，适度准备治疗计划并非完全无效。

11.4.1 病理生理

当一个人暴露于这样的周围压力环境——在低于正常体温下，体液蒸气压大约为 6 kPa 时，会发生沸腾综合征[197]。减压病主要特点为惰性气体在体内形成，沸腾综合征特点则是体内水蒸气形成。因此，无论实施多么深入的吸氧排氮，即使体内没有溶解氮气，沸腾综合征也可能发作。

在暴露于真空状态时，气泡来自身体所有结构，包括所有组织、腔隙、可能空间如胸膜腔等。然而，局部组织流体静压可以限制或阻止水蒸气形成；比如，只要压力保持正常，动脉内血压将维持在 6 kPa 以上，可以防止水蒸气生成。紧紧包裹一侧肢体可以防止其内水蒸气生成。另一方面，正常中心静脉压力略高于周围压力，因此气泡在静脉内生成，阻塞静脉血流回到心脏[198]。实际上，在动物暴露于近似真空状态 15 s 内，观察到心脏停止了输出[111,199]。因为胸膜内压力相对于周围环境压力为负压，水蒸气迅速在其内生成。同样，水蒸气出现在眼结膜和气管内膜——使其处于冷凝这些结构的过渡阶段。

气泡形成不是瞬间激发，人体组织能耐受非常低压力状态一段时间[199]。具有重要意义的是，狗暴露于近似真空状态 90 s后，其体内才出现大量肺脏损伤[90]。同样，在复压阶段气泡溶解也不是瞬间激发。一旦气泡形成，溶解于气泡周围液体中的气体会弥散进入气泡，直到所有气体分压相等[198]。因此，气泡内气体包含有水蒸气、氧气、二氧化碳以及一定量氮气，后者取决于在极端减压环境下惰性气体逸出状态。通过复压来逆转这个过程需要时间。因此，暴露于近似真空状态的个体在经过复压后体内血管内存留大量气体。在这个过程中溶解于组织的惰性气体总量是决定气泡溶解时间和组织损伤程度的重要因素。比如，在动物中肺水肿少见，若进入减压状态之前排氮，其生存机会很大[90]。

动物研究表明，肺脏尤其易受到沸腾综合征的影响。在减压过程中肺泡内形成水蒸气，在接下来复压过程中水蒸气弥散，导致肺不张，极大阻碍了肺脏气体交换。因此，治疗这种疾病需首先重建肺脏功能。这种类型肺脏损伤不是典型的减压病表现，因此，沸腾综合征和减压病治疗不相同。

此外，该综合征特点还有：在低于 6 kPa 治疗过程中缺氧，同时可能发生减压病，肺脏涡流损伤导致动脉气体栓塞，尤其出现“爆炸性”减压时[200,201]。

人体暴露于极低压状态下多长时间不会致残或致死，目前尚不清楚。目前，公开的动物试验数据显示：对这个问题的研讨十分有限，因为在动物暴露后没有采取任何治疗措施。一项有价值的研究是，15 只狗中 14 只在没有进行“吸氧排氮”的情况下，在接近真空环境下生存了 2 min[111]。在另一项研究中，10 只狗全部在进行少量“吸氧排氮”情况下，在真空环境下存活了 2 min[202]。而在另一项研究中，17 只训练后执行复杂工作的黑猩猩在排氮后 4 h，暴露于接近真空状态 210 s，其中 16 只存活，并没有显示机能状态下降[203]。最后，在一项严格沸腾综合征试验中，班克罗夫特等[202]报告：在同等时间下，与在 1 个大气压下吸入 100% N_2 相比，暴露于真空状态可能导致更大的生理损伤。

发生过两次人体暴露于接近真空状态的事故。一次事故是在工业真空舱内，一名工人从低于 4 kPa 大气压没有充分吸氧排氮就迅速减压，在接近真空状态下停留了 3～5 min[204]。尽管其临床发病剧烈，实施了重症监护、双侧胸腔导管、多重高压氧治疗，但是最终还是完全恢复了。另一次事故发生于 1960 年约翰逊航天中心，在进行压力服测试时，压力服裤子出现问题导致从 25 kPa 迅速下降到 4 kPa（在吸氧排氮之后）。参加减压的受试者回忆到，其舌头上唾液开始沸腾，随后进入无意识状态，立即复压到正常状态，身体恢复后回家吃午餐。

11.4.2　临床表现、临床发病过程与治疗

沸腾综合征临床表现包括：严重大脑缺氧、肺脏不张、心血管机能紊乱、静脉气体栓塞、动脉气体栓塞、减压病、可能气胸以及各种严重耳气压伤等。随着以秒而非分计的暴露时间增加，其生存可能性迅速下降。显而易见，迅速复压十分关键。但是除此之外，尚未确定沸腾综合征的最佳治疗方案。一旦迅速复压后，重建肺功能是首选，可以纠正肺不张，降低张力性气胸压力。同时提供支持性辅助医疗和补液，高压氧也有治疗作用。上述暴露于接近真空状态数分钟后 2 人和许多试验动物可以存活，因此需要给予激进的治疗。

11.4.3　鉴定与恢复职责

鉴于极少发生沸腾综合征，尚不能确定在暴露后恢复职责的可能性。在约翰逊航天中心只发生过一例案例。相反，如果珂勒莎丽和金德沃尔[204]报道的是一名航天员患者，需要涉及许多问题。对这类案例认真研究的工作者正在撰写相关书籍。

11.5　结论

在出舱活动中存在发生减压病的风险，目前被航天飞机和国际空间站认可的所有出舱活动方案均考虑了发生严重减压病的可能性。其绝对风险的大小尚不能确定，还存在争议，但是肯定存在风险。本章内容致力于给航天医学从业者提供一定的指导，当其面对减压病时，有助于参与实施处置计划，因为航天医学从业者需要解决减压病相关医学问题。在这个过程中，控制减压病风险的原则有指导作用，具体原则为：1）确定风险；2）应对风险；3）无论何时尽可能消除风险；4）承认必然存在风险。因此，本章阐述了各种减压病类型及发生原因、导致的伤害、如何治疗以及如何减少减压病的发生，或者在某种程度上消除其发生。

参考文献

[1] Golding FC, Griffiths P, Hempleman HV, et al. Decompression sickness during construction of the Dartford Tunnel. Br J Ind Med 1960; 17: 167 - 180.

[2] U. S. Navy Diving Manual. NAVSEA 0994 - LP - 9010. Washington, DC: U. S. Navy; 1993: 8 - 22 - 8 - 26.

[3] Weien RW. Altitude decompression sickness: The U. S. Army experience. In: Pilmanis AA (ed.), Proceedings of the 1990 Hypobaric Decompression Sickness Workshop. AL - SR - 1992 - 0005. Brooks Air Force Base, TX: Air Force Systems Command; 1992; 379 - 383.

[4] U. S. Navy Diving Manual. NAVSEA 0994 - LP - 9010. Washington, DC: U. S. Navy; 1993: 8 - 66.

[5] Wirjosemito SA, Touhey JE, Workman WT. Type II altitude decompression sickness (DCS): U. S. Air Force experience with 133 cases. Aviat Space Environ Med 1989; 60: 256 - 262.

[6] Dutka AJ. Clinical findings in decompression illness: A proposed terminology. In: Moon RE, Sheffield PJ (eds.), Treatment of Decompression Sickness. Kensington, MD: Undersea and Hyperbaric Medical Society; 1996: 1 - 9.

[7] Bove AA. Nomenclature of pressure disorders. Undersea Hyperb Med 1997; 24: 1 - 2.

[8] Zheng Q, Durben DJ, Wolf GH, Angell CA. Liquids at large negative pressures: Water at the homogeneous nucleation limit. Science 1991; 254: 829 - 832.

[9] Weathersby PK, Homer LD, Flynn ET. Homogeneous nucleation of gas bubbles in vivo. J Appl Physiol 1982; 53: 940 - 946.

[10] Eckenhoff RG, Osborne SF, Parker JW, Bondi KR. Direct ascent from shallow air saturation exposures. Undersea Biomed Res 1986; 13: 305 - 316.

[11] Dixon GA. Evaluation of 9. 5 psia as a suit pressure for prolonged extravehicular activity. Presented at the 23rd Annual Survival and Flight Equipment Symposium; 1985, Las Vegas, NV.

[12] Vann RD, Grimstad J, Nielsen CH. Evidence for gas nuclei in decompressed rats. Undersea Biomed Res 1980; 7: 107 - 112.

[13] Evans A, Walder DN. Significance of gas micronuclei in the aetiology of decompression sickness. Nature 1969; 222: 251 - 252.

[14] McDonough PM, Hemmingsen EA. Bubble formation in crustaceans following decompression from hyperbaric gas exposures. J Appl Physiol 1984; 56: 513 - 519.

[15] McDonough PM, Hemmingsen EA. Swimming movements initiate bubble formation in fish decompressed from elevated gas pressures. Comp Biochem Physiol A. 1985; 81: 209 - 212.

[16] Hemmingsen EA. Bubble formation mechanisms. In: Vann RD (ed.), The Physiological Basis of Decompression. Bethesda, MD: Undersea and Hyperbaric Medical Society; 1989: 153 - 169.

[17] Hayward ATJ. Tribonucleation of bubbles. Br J Appl Phys 1967; 18: 641 - 644.

[18] McDonough PM, Hemmingsen EA. Bubble formation in crabs induced by limb motions after

decompression. J Appl Physiol 1984；57：117－122.

［19］ Butler BD，Hills BA. The lung as a filter for microbubbles. J Appl Physiol 1979；47：537－543.

［20］ Bove AA，Hallenbeck JM，Elliott DH. Circulatory responses to venous air embolism and decompression sickness in dogs. Undersea Biomed Res 1974；1：207－220.

［21］ Butler BD，Katz J. Vascular pressures and passage of gas emboli through the pulmonary circulation. Undersea Biomed Res 1988；15：203－209.

［22］ Lynch PR，Brigham M，Tuma R，et al. Origin and time course of gas bubbles following rapid decompression in the hamster. Undersea Biomed Res 1985；12：105－114.

［23］ Spencer MP，Oyama Y. Pulmonary capacity for dissipation of venous gas emboli. Aerospace Med 1971；42：822－827.

［24］ Okang GI，Vann RD. Bubble formation in blood and urine. In：Vann RD（ed.），The Physiological Basis of Decompression. Bethesda，MD：Undersea and Hyperbaric Medical Society；1989：177－178.

［25］ Eatock BC，Nishi RY. Analysis of Doppler ultrasound data for the evaluation of dive profiles. In：Bove AA，Bachrach AJ，Greenbaum LJ（eds.），Proceedings of the 9th International Symposium on Underwater and Hyperbaric Physiology. Bethesda，MD：Undersea and Hyperbaric Medical Society；1987：183－195.

［26］ Bayne CG，Hunt WS，Johanson DC，et al. Doppler bubble detection and decompression sickness：A prospective trial. Undersea Biomed Res 1985；12：327－332.

［27］ Hemmingsen BB，Steinberg NA，Hemmingsen EA. Intracellular gas supersaturation tolerances of erythrocytes and resealed ghosts. Biophys J 1985；47：491－496.

［28］ Hemmingsen EA，Hemmingsen BB. Bubble formation properties of hydrophobic particles in water and cells of Tetrahymena. Undersea Biomed Res 1990；17：67－78.

［29］ Hills BA，James PB. Spinal decompression sickness：Mechanical studies and a model. Undersea Biomed Res 1982；9：185－201.

［30］ Powell MR，Spencer MP. The pathophysiology of decompression sickness and the effects of Doppler detectable bubbles. Technical Report on ONR Contract N00014－73－C－0094；1981.

［31］ Gersh I，Catchpole HR. Appearance and distribution of gas bubbles in rabbits decompressed to altitude. J Cell Comp Physiol 1946；28：253－268.

［32］ Chryssanthou C，Palaia T，Goldstein G，Stenger R. Increase in blood－brain barrier permeability by altitude decompression. Aviat Space Environ Med 1987；58：1082－1086.

［33］ Vann RD. Vacuum phenomena：An annotated bibliography. In：Vann RD（ed.），The Physiological Basis of Decompression. Bethesda，MD：Undersea and Hyperbaric Medical Society；1989：179－195.

［34］ Bason R. Altitude chamber DCS：USN experience 1981－1988. In：Pilmanis AA（ed.），Proceedings of the 1990 Hypobaric Decompression Sickness Workshop. AL－SR－1992－0005. Brooks Air Force Base，TX：Air Force Systems Command；1992；395－413.

［35］ Lee WH，Hairston P. Structural effects on blood proteins at the gas－blood interface. Fed Proc 1971；30：1615－1622.

［36］ Ogston D，Bennett B. Surface mediated reactions in the formation of thrombin，plasmin，and kallikrein. Br Med Bull 1978；34：107－112.

［37］ Chenoweth DE，Cooper SW，Hugli TE，et al. Complement activation during cardiopulmonary bypass: Evidence for generation of C3a and C5a anaphylatoxins. N Engl J Med 1981; 304: 497 - 503.

[38] Ward CA, Koheil A, McCulloch D, et al. Activation of complement at plasma - air or serum - air interface of rabbits. J Appl Physiol 1986; 60: 1651 - 1658.

[39] Philp RB, Ackles KN, Inwood MJ et al. Changes in the hemostatic system and in blood and urine chemistry of human subjects following decompression from a hyperbaric environment. Aerosp Med 1972a; 43: 498 - 505.

[40] Philp RB. A review of blood changes associated with compression - decompression: Relationship with decompression sickness. Undersea Biomed Res 1974; 1: 117 - 150.

[41] Bove AA. The basis for drug therapy in decompression sickness. Undersea Biomed Res 1982; 9: 91 - 111.

[42] Philp RB, Inwood MJ, Warren BA. Interactions between gas bubbles and components of the blood: Implications in decompression sickness. Aerosp Med 1972b; 43: 946 - 953.

[43] Thorsen T, Lie RT, Holmsen H. Induction of platelet aggregation in vitro by microbubbles of nitrogen. Undersea Biomed Res 1989; 16: 453 - 464.

[44] Haller C, Sercombe R, Verrechia C, Fritsch H, et al. Effect of the muscarinic agonist carbachol on pial arteries in vivo after endothelial damage by air embolism. J Cereb Blood Flow Metab 1987; 7: 605 - 611.

[45] Anderson DK, Means ED. Iron - induced lipid peroxidation in spinal cord: Protection with mannitol and methylprednisolone. J Free Radic Biol Med 1985; 1: 59 - 64.

[46] Hardman JM, Beckman EL. Pathogenesis of central nervous system decompression sickness. Undersea Biomed Res 1990; 17: 95 - 96.

[47] Anderson DA, Nagasawa GK, Norfleet WT, et al. Oxygen pressures between 0.12 and 2.5 atmospheres; circulatory function and nitrogen elimination. Undersea Biomed Res 1991; 18: 279 - 292.

[48] Van Liew HD, Schoenfisch WH, Olszowka AJ. Exchanges of nitrogen between a gas pocket and tissue in a hyperbaric environment. Respir Physiol 1969; 6: 23 - 28.

[49] Vann RD, Thalmann ED. Decompression physiology and practice. In: Bennett PB, Elliott DH (eds.), The Physiology and Medicine of Diving. London: Saunders; 1993: 376 - 432.

[50] Waligora JM, Horrigan D Jr, Conkin J, Hadley AT III. Verification of an altitude decompression sickness prevention protocol for Shuttle operation utilizing a 10.2 psi pressure stage. Houston, TX: NASA Johnson Space Center; 1984. NASA TM - 58529.

[51] Hempleman HV. History of decompression procedures. In: Bennett PB, Elliott DH (eds.), The Physiology and Medicine of Diving. London: Saunders; 1993: 342 - 375.

[52] Brew SK, Kenny CT, Webb RK, Gorman DF. The outcome of 125 divers with dysbaric illness treated by recompression at HMNZS PHILOMEL. SPUMS J 1990; 20: 226 - 230.

[53] Erde A, Edmonds C. Decompression sickness: A clinical series. J Occup Med 1975; 17: 324 - 328.

[54] Bennett PB, Coggin R, Roby J. Control of HPNS in humans during rapid compression with trimix to 650 m (2131 ft). Undersea Biomed Res 1981; 8: 85 - 100.

[55] Piccard J. Aeroemphysema and the birth of gas bubbles. Proc Staff Meetings Mayo Clinic 1941; 16: 700 - 704.

[56] Neubauer JC, Dixon JP, Herndon CM. Fatal pulmonary decompression sickness: A case report. Aviat Space Environ Med 1988; 59: 1181 - 1184.

[57] Dixon JP. Death from altitude - induced decompression sickness: Major pathophysiologic factors. In: Pilmanis AA (ed.), Proceedings of the 1990 Hypobaric Decompression Sickness Workshop. AL - SR -1992 - 0005. Brooks Air Force Base, TX: Air Force Systems Command; 1992: 97 - 105.

[58] Fryer DI. Severe and fatal post - descent shock. In: The Advisory Group for Aerospace Research and Development. Subatmospheric Decompression Sickness in Man. Brussels: North Atlantic Treaty Organization; 1969. AGARD monograph 123.

[59] Baumgartner N, Weien RW. Decompression sickness due to USAF altitude chamber exposure (1985 - 1987) . In: Pilmanis AA (ed.), Proceedings of the 1990 Hypobaric Decompression Sickness Workshop. AL - SR - 1992 - 0005. Brooks Air Force Base, TX: Air Force Systems Command; 1992: 363 - 376.

[60] Weien RW. Comments. In: Pilmanis AA (ed.), Proceedings of the 1990 Hypobaric Decompression Sickness Workshop. ALSR - 1992 - 0005. Brooks Air Force Base, TX: Air Force Systems Command; 1992: 371.

[61] Harding RW. DCS experience outside North America. In: Pilmanis AA (ed.), Proceedings of the 1990 Hypobaric Decompression Sickness Workshop. AL - SR - 1992 - 0005. Brooks Air Force Base, TX: Air Force Systems Command; 1992: 467 - 471.

[62] Ferris EB, Engel GL. The clinical nature of high altitude decompression sickness. In: Fulton JF (ed.), Decompression Sickness. Philadelphia, PA: Saunders; 1951: 4 - 52.

[63] Barnard EE, Hanson JM, Rowton - Lee MA, et al. Post - decompression shock due to extravasation of plasma. BMJ 1966; 5506: 154 - 155.

[64] Powell MR, Waligora JM, Norfleet WT, Kumar KV. Project Argo: Gas Phase Formation in Simulated Microgravity. Houston, TX: NASA Johnson Space Center; 1993. NASA TM - 104762.

[65] Hills BA. Intermittent flow in tendon capillary bundles. J Appl Physiol 1979; 46: 696 - 702.

[66] McCallum RI, Harrison JAB. Dysbaric osteonecrosis: Aseptic necrosis of bone. In: Bennett PB, Elliott DH (eds.), The Physiology and Medicine of Diving. London: Saunders; 1993: 563 - 584.

[67] Hodgson CJ, Davis JC, Randolph CL, Chambers GH. Seven year follow - up x - ray survey for bone changes in low pressure chamber operators. Aerospace Med 1968; 39: 417 - 421.

[68] Dick APK, Massey EW. Neurologic presentation of decompression sickness and air embolism in sport divers. Neurology 1985; 35: 667 - 671.

[69] Peters BH, Levin HS, Kelly PJ. Neurologic and psychologic manifestations of decompression sickness in divers. Neurology 1977; 27: 125 - 127.

[70] Vaernes RJ, Eidsvik S. Central nervous dysfunction after near miss accidents in diving. Aviat Space Environ Med 1982; 53: 803 - 807.

[71] Adkisson GH, Macleod MA, Hodgson M, et al. Cerebral perfusion deficits in dysbaric illness. Lancet 1989; 15: 119 - 122.

[72] Francis TJR, Dutka AJ, Hallenbeck JM. Pathophysiology of decompression sickness. In: Bove AA, Davis JC (eds.), Diving Medicine. Philadelphia, PA: Saunders; 1990: 170 - 187.

[73] Francis TJR, Pearson RR, Robertson AG, et al. Central nervous system decompression sickness:

Latency of 1070 human cases. Undersea Biomed Res 1988; 15: 403 - 418.

[74] Francis TJR, Pezeshkpour GH, Dutka AJ. Arterial gas embolism as a pathophysiologic mechanism for spinal cord decompression sickness. Undersea Biomed Res 1989; 16: 439 - 452.

[75] Hallenbeck JM, Bove AA, Elliott DH. Mechanisms underlying spinal cord damage in decompression sickness. Neurology 1975; 25: 308 - 316.

[76] Hallenbeck JM. Cinephotomicrography of dog spinal vessels during cord - damaging decompression sickness. Neurology 1976; 26: 190 - 199.

[77] Batson OV. The valsalva maneuver and the vertebral vein system. Angiology 1942; 11: 443 - 447.

[78] Onuigbo WI. Batson's theory of vertebral venous metastasis: A review. Oncology 1975; 32: 145 - 150.

[79] Hughes JT. Venous infarction of the spinal cord. Neurology 1971; 21: 794 - 800.

[80] Francis TJR, Pezeshkpour GH, Dutka AJ, et al. Is there a role for the autochthonous bubble in the pathogenesis of spinal cord decompression sickness? J Neuropathol Exp Neurol 1988; 47: 475 - 487.

[81] Mastaglia FL, McCallum RI, Walder DN. Myelopathy associated with decompression sickness. A report of six cases. Clin Exp Neurol 1983; 19: 54 - 59.

[82] Palmer AC, Calder IM, McCallum RI, Mastaglia FL. Spinal cord degeneration in a case of "recovered" spinal decompression sickness. BMJ 1981; 283: 888.

[83] Palmer AC, Calder IM, Hughes JT. Spinal cord damage in active divers. Undersea Biomed Res 1988; 15 (Suppl.): 70.

[84] Giertsen JC, Sandstad E, Morild I, et al. An explosive decompression accident. Am J Forensic Med Pathol 1988; 9: 94 - 101.

[85] Calder IM, Palmer AC, Hughes JT, et al. Spinal cord degeneration associated with type II decompression sickness: Case report. Paraplegia 1989; 27: 51 - 57.

[86] Sykes JJW, Yaffee LJ. Light and electron microscopic alterations in spinal cord myelin sheaths after decompression sickness. Undersea Biomed Res 1985; 12: 251 - 258.

[87] Francis TJR. Neurologic complications of decompression illness—mechanisms and pathology. In: Pilmanis AA (ed.), Proceedings of the 1990 Hypobaric Decompression Sickness Workshop. AL - SR - 1992- 0005. Brooks Air Force Base, TX: Air Force Systems Command; 1992: 167 - 186.

[88] Francis TJR, Hardman JM, Beckman EL. A pressure threshold for in - situ bubble formation in the canine spinal cord. Undersea Biomed Res 1990; 17 (Suppl.): 69.

[89] Haymaker W, Davidson C. Fatalities resulting from exposure to simulated high altitudes in decompression chambers. A clinicopathological study. J Neuropathol Exp Neurol 1950; 9: 29 - 59.

[90] Dunn JE, Bancroft RW, Haymaker W, Foft JW. Experimental animal decompressions to less than 2 mmHg absolute (pathologic effects) . Aerospace Med 1965; 36: 725 - 732.

[91] Helps SC, Parsons DW, Reilly PL, Gorman DF. The effect of gas emboli on rabbit cerebral blood flow. Stroke 1990; 21: 94 - 99.

[92] Nishimoto R, Wolman M, Spatz M, Klatzo I. Pathophysiologic correlations in the blood brain barrier damage due to air embolism. Adv Neurol 1978; 20: 237 - 244.

[93] Chryssanthou C, Springer M, Lipshitz S. Blood - brain and blood - lung barrier alteration by dysbaric exposure. Undersea Biomed Res 1977; 4: 117 - 128.

[94] Nohara A, Yusa T. Reversibility in blood - brain barrier, microcirculation, and histology in rat brain after decompression. Undersea Hyperbaric Med 1997; 24: 15 - 21.

[95] Dutka AJ, Kochanek PM, Hallenbeck JM. Influence of granulocytopenia on canine cerebral ischemia induced by air embolism. Stroke 1989; 20: 390 - 395.

[96] Fritz H, Hossman KA. Arterial air embolism in the cat brain. Stroke 1979; 10: 581 - 589.

[97] Stone DA, Godard J, Corretti MC, et al. Patent foramen ovale: Association between the degree of shunt by contrast transesophageal echocardiography and the risk of future ischemic neurologic events. Am Heart J 1996; 131: 158 - 161.

[98] Di Tullio M, Sacco RL, Venketasubramanian N, et al. Comparison of diagnostic techniques for the detection of a patent foramen ovale in stroke patients. Stroke 1993; 24: 1020 - 1024.

[99] Job FP, Ringelstein EB, Grafen Y, et al. Comparison of transcranial contrast Doppler sonography and transesophageal contrast echocardiography for the detection of patent foramen ovale in young stroke patients. Am J Cardiol 1994; 74: 381 - 384.

[100] Germonpre P, Dendale P, Unger P, et al. Patent foramen ovale and decompression sickness in sports divers. J Appl Physiol 1998; 84: 1622 - 1626.

[101] Knauth M, Ries S, Pohimann S, et al. Cohort study of multiple brain lesions in sport divers: Role of a patent foramen ovale. BMJ 1997; 314: 701 - 705.

[102] Clark JB, Hayes GB. Patent foramen ovale and type II altitude decompression sickness (abstract). Aviat Space Environ Med 1991; 62: 445.

[103] Gallagher KL, Hopkins EW, Clark JB, et al. U. S. Navy experience with type II decompression sickness and the association with patent foramen ovale (abstract) . Aviat Space Environ Med 1996; 67: 712.

[104] Kerut EK, Norfleet WT, Plotnick GD, et al. Patent foramen ovale: A review of associated conditions and the impact of physiological size. J Am Coll Cardiol 2001; 38: 613 - 623.

[105] Heimbach RD, Sheffield PJ. Decompression sickness and pulmonary overpressure accidents. In: DeHart RL (ed.), Fundamentals of Aerospace Medicine. 2nd edn. Baltimore, MD: Williams & Wilkins; 1996: 131 - 161.

[106] Isakov AP, Broome JR, Dutka AJ. Acute carpal tunnel syndrome in a diver: Evidence of peripheral nervous system involvement in decompression illness. Ann Emerg Med 1996; 28: 90 - 93.

[107] Ball R, Auker CR, Ford GC, Lawrence D. Decompression sickness presenting as forearm swelling and peripheral neuropathy: A case report. Aviat Space Environ Med 1998; 69: 690 - 692.

[108] Shields TG, Minsaas B, Elliott DH, McCallum (eds.), Long Term Neurologic Consequences of Deep Diving. Stavanger, Norway: European Undersea Biomedical Society; 1983.

[109] Edmonds C, Hayward L. Intellectual impairment with diving: A review. In: Bove AA, Bachrach AJ, Greenbaum LJ (eds.), Proceedings of the 9th International Symposium on Underwater and Hyperbaric Physiology. Bethesda, MD: Undersea and Hyperbaric Medical Society; 1987: 877 - 886.

[110] Palmer AC, Calder IM, Hughes JT. Spinal cord degeneration in divers. Lancet 1987; 12: 1365 - 1366.

[111] Cooke JP, Bancroft RW. Heart rate response of anesthetized and unanesthetized dogs to noise and near - vacuum decompression. Aerospace Med 1966; 37: 704 - 709.

[112] Bendrick GA, Ainscough MJ, Pilmanis AA, et al. Prevalence of decompression sickness among U-2 pilots. Aviat Space Environ Med 1996; 67: 199-206.

[113] Davis JC, Elliott DH. Treatment of decompression disorders. In: Bennett PB, Elliott DH (eds.), The Physiology and Medicine of Diving. London: Bailliere Tindall; 1982: 475-476.

[114] Butler BD, Hills BA. Transpulmonary passage of venous air emboli. J Appl Physiol 1985; 59: 543-547.

[115] Marquez J, Sladen A, Gendell H, et al. Paradoxical cerebral air embolism without an intracardiac septal defect. J Neurosurg 1981; 55: 997-1000.

[116] Butler BD, Luehr S, Katz J. Venous gas embolism: Time course of residual pulmonary intravascular bubbles. Undersea Biomed Res 1989; 16: 21-29.

[117] Butler BD, Conkin J, Luehr S. Pulmonary hemodynamics, extravascular lung water and residual gas bubbles following low dose venous gas embolism in dogs. Aviat Space Environ Med 1989; 60: 1178-1182.

[118] Ohkunda K, Nakahara K, Binder A, Staub NC. Venous air emboli in sheep: Reversible increase in lung microvascular permeability. J Appl Physiol 1981; 51: 887-894.

[119] Butler BD. Pulmonary effects of decompression stress in the rat. Undersea Biomed Res 1991; 18 (Suppl.): 74.

[120] Levy SE, Stein M, Totten RS, et al. Ventilation-perfusion abnormalities in experimental pulmonary embolism. J Clin Invest 1965; 44: 1699-1707.

[121] Soloff LA, Rodman T. Acute pulmonary embolism. 1. Review. Am Heart J 1967; 74: 710-724.

[122] Davis JC. Treatment of decompression sickness and arterial gas embolism. In: Bove AA, Davis JC (eds.), Diving Medicine. Philadelphia, PA: Saunders; 1990: 249-260.

[123] Broome JR, Dick EJ Jr. Neurological decompression illness in swine. Aviat Space Environ Med 1996; 67: 217-213.

[124] Elliott DH, Moon RE. Manifestations of the decompression disorders. In: Bennett PB, Elliot DH (eds.), The Physiology of Medicine of Diving. London: WB Saunders; 1993: 481-505.

[125] Ikeda T, Oiwa H, Llewellyn ME. Decompression sickness with subsequent lymphatic manifestation following recompression treatment: A case report in a heavy drinker. Tokai J Exp Clin Med 1988; 13: 79-83.

[126] Lambertsen CJ. Relations of isobaric gas counterdiffusion and decompression gas lesion diseases. In: Vann RD (ed.), The Physiological Basis of Decompression. Bethesda, MD: Undersea and Hyperbaric Medical Society; 1989: 87-103.

[127] Hodgson M, Beran RG, Shirtley G. The role of computed tomography in the assessment of neurologic sequelae of decompression sickness. Arch Neurol 1988; 45: 1033-1035.

[128] Rinck PA, Svihus R, de Francisco P. MR imaging of the central nervous system in divers. J Magn Reson Imaging 1991; 1: 293-299.

[129] Wilmshurst PT, O' Doherty MJ, Nunan TO. Cerebral perfusion deficits in divers with neurological decompression illness. Nucl Med Commun 1993; 14: 117-120.

[130] Lowe VJ, Hoffman JM, Hanson MW, et al. Cerebral imaging of decompression injury patients with 18-F-2-fluoro-2-deoxyglucose positron emission tomography. Undersea Hyperbaric Med 1994; 21: 103-114.

[131] Hanson MW, Jordan LK III. Neurological imaging in patients with decompression illness. In: Moon

RE，Sheffield PJ（eds.），Treatment of Decompression Sickness. Kensington，MD：Undersea and Hyperbaric Medical Society；1996：140－151.

[132] Zwirewich CV，Muller NL，Abboud RT，Lepawsky M. Noncardiogenic pulmonary edema caused by decompression sickness：Rapid resolution following hyperbaric therapy. Radiology1987；163：81－82.

[133] Garrett JL，Bradshaw P. The USAF chamber training flight profiles. In：Pilmanis AA（ed.），Proceedings of the 1990 Hypobaric Decompression Sickness Workshop. AL－SR－1992－0005. Brooks Air Force Base，TX：Air Force Systems Command；1992：347－359.

[134] Weien RW，Baumgartner N. Altitude decompression sickness：Hyperbaric therapy results in 528 cases. Aviat Space Environ Med 1990；61：833－836.

[135] Bason R，Yacavone D. Decompression sickness：U. S. Navy altitude chamber experience 1 October 1981 to 30 September 1988. Aviat Space Environ Med 1991；62：1180－1184.

[136] Kumar VK，Billica RD，Waligora JM. Utility of Doppler－detectable microbubbles in the diagnosis and treatment of decompression sickness. Aviat Space Environ Med 1997；68：151－158.

[137] Kannan N，Raychaudhuri A，Pilmanis AA. A loglogistic model for altitude decompression sickness. Aviat Space Environ Med 1998；69：965－970.

[138] Conkin J，Bedahl，SR，Van Liew HD. A computerized databank of decompression sickness incidence in altitude chambers. Aviat Space Environ Med 1992；63：819－824.

[139] Conkin J，Powell MR，Foster PP，Waligora JM. Information about venous gas emboli improves prediction of hypobaric decompression sickness. Aviat Space Environ Med 1998；69：8－16.

[140] Ryles MT，Pilmanis AA. The initial signs and symptoms of altitude decompression sickness. Aviat Space Environ Med 1996；67：983－989.

[141] Kimbrell PN. Treatment of altitude decompression sickness. In：Moon RE，Sheffield PJ（eds.），Treatment of Decompression Sickness. Kensington，MD：Undersea and Hyperbaric Medical Society；1996：43－51.

[142] Rudge FW. The role of ground level oxygen in the treatment of altitude chamber decompression sickness. Aviat Space Environ Med 1992；63：1102－1105.

[143] Demboski JT，Pilmanis AA. Effectiveness of ground level oxygen as therapy for pain－only altitude decompression sickness. Aviat Space Environ Med 1994；65：454.

[144] Sukoff MH，Ragatz RE. Hyperbaric oxygenation for the treatment of acute cerebral edema. Neurosurgery 1982；10：29－38.

[145] Miller JD，Ledingham IM，Jennett WB. Effects of hyperbaric oxygen on intracranial pressure and cerebral blood flow in experimental cerebral oedema. Neurosurg Psych 1970；33：745－755.

[146] Zamboni WA，Roth AC，Russell RC，et al. The effect of acute hyperbaric oxygen therapy on axial pattern skin flap survival when administered during and after total ischemia. J Reconstr Microsurg 1989；5：343－347.

[147] Zamboni WA，Roth AC，Russell RC，Kucan J. The effect of hyperbaric oxygen treatment on the microcirculation of ischemic skeletal muscle. Undersea Biomed Res 1990；17（Suppl.）：26.

[148] Clark JM. Oxygen toxicity. In：Bennett PB，Elliot DH（eds.），The Physiology and Medicine of Diving. London：WB Saunders；1993：121－169.

[149] Flynn ET, Bayne CG. Diving medical officer student guide. Course A - 6A - 0010. Washington, DC: U. S. Government Printing Office; 1977a: 321 - 326.

[150] Butler FK, Knafelc ME. Screening for oxygen intolerance in U. S. Navy divers. Undersea Biomed Res 1986; 13: 91 - 98.

[151] Bean JW. Factors influencing clinical oxygen toxicity. Ann NY Acad Sci 1965; 117: 745 - 755.

[152] Flynn ET, Bayne CG. Diving medical officer student guide. Course A - 6A - 0010. Washington: U. S. Government Printing Office; 1977b: 300 - 311.

[153] Butler FK, Thalmann ED. Central nervous system oxygen toxicity in closed circuit scuba divers II. Undersea Biomed Res 1986; 13: 193 - 223.

[154] Hendricks PL, Hall DA, Hunter WL Jr, Haley PJ. Extension of pulmonary O2 tolerance in man at 2 ata by intermittent O2 exposure. J Appl Physiol 1977; 42: 593 - 599.

[155] Harabin AL, Survanshi SS, Weathersby PK, et al. The modulation of oxygen toxicity by intermittent exposure. Toxicol Appl Pharmacol 1988; 93: 298 - 311.

[156] U. S. Navy Diving Manual. NAVSEA 0994 - LP - 9010. Washington, DC: U. S. Navy; 1993c: 8 - 59.

[157] Workman RD. Treatment of bends with oxygen at high pressure. Aerospace Med 1968; 39: 1076 - 1083.

[158] Leitch DR, Hallenbeck JM. Oxygen in the treatment of spinal cord decompression sickness. Undersea Biomed Res 1985; 12: 269 - 289.

[159] Sykes JJ, Hallenbeck JM, Leitch DR. Spinal cord decompression sickness: A comparison of recompression therapies in an animal model. Aviat Space Environ Med 1986; 57: 561 - 568.

[160] U. S. Navy Diving Manual. NAVSEA 0994 - LP - 9010. Washington, DC: U. S. Navy; 1993.

[161] Greer HD. Neurological consequences of diving. In: Bove AA, Davis JC (eds.), Diving Medicine. Philadelphia, PA: Saunders; 1990: 223 - 232.

[162] Green JW, Tichenor J, Curley MD. Treatment of type I decompression sickness using the U. S. Navy treatment algorithm. Undersea Biomed Res 1989; 16: 465 - 470.

[163] Pilmanis A. Treatment of air embolism and decompression sickness. SPUMS J 1987; 17: 27 - 32.

[164] Van Meter K. Treatment of decompression illness (DCI) and arterial gas embolism (AGE): U. S. experience, New Orleans practice protocols for DCI and AGE. In: Moon RE, Sheffield PJ (eds.), Treatment of Decompression Sickness. Kensington, MD: Undersea and Hyperbaric Medical Society; 1996: 203 - 239.

[165] Moon RE and Sheffield PJ. Consensus statement. In: Moon RE, Sheffield PJ (eds.), Treatment of Decompression Sickness. Kensington, MD: Undersea and Hyperbaric Medical Society; 1996: 417 - 426.

[166] Office of Undersea Research. NOAA Diving Manual. Washington, DC: National Oceanic and Atmospheric Administration; 1991.

[167] Drummond JC, Moore SS. The influence of dextrose administration on neurologic outcome after temporary spinal cord ischemia in the rabbit. Anesthesiology 1989; 70: 64 - 70.

[168] Cogar WB. Intravenous lidocaine as adjunctive therapy in the treatment of decompression illness. Ann Emerg Med 1997; 29: 284 - 286.

[169] Drewry A, Gorman DF. Lidocaine as an adjunct to hyperbaric therapy in decompression illness: A

case report. Undersea Biomed Res 1992；19：187 - 190.

[170] Kizer KW. Corticosteroids in treatment of serious decompression sickness. Ann Emerg Med 1981；10：485 - 488.

[171] Francis TJR，Dutka AJ，Clark JB. An evaluation of dexamethasone in the treatment of acute experimental spinal decompression sickness. In：Bove AA，Bachrach AJ，Greenbaum LJ (eds.)，Proceedings of the 9th International Symposium on Underwater and Hyperbaric Physiology. Bethesda，MD：Undersea and Hyperbaric Medical Society；1987：999 - 1013.

[172] Lynch PR，Krasner LJ，Vinciquerra T，Shaffer TH. Effects of intravenous perfluorocarbon and oxygen breathing on acute decompression sickness in the hamster. Undersea Biomed Res 1989；16：275 - 282.

[173] Catron PW，Flynn ET Jr. Adjuvant drug therapy for decompression sickness：A review. Undersea Biomed Res 1982；9：161 - 174.

[174] Philp RB，Bennett PB，Andersen JC，et al. Effects of aspirin and dipyridamole on platelet function，hematology，and blood chemistry of saturation divers. Undersea Biomed Res 1979；6：127 - 146.

[175] Norfleet WT. Analgesic use by astronauts during the peri - EVA period. Aviat Space Environ Med 1993；64：423.

[176] Powell MR，Norfleet WT，Kumar KV，Butler BD. Patent foramen ovale and hypobaric decompression. Aviat Space Environ Med 1995；66：273 - 275.

[177] Rudge FW，Shafer MR. The effect of delay on treatment outcome in altitude - induced decompression sickness. Aviat Space Environ Med. 1991；62：687 - 690.

[178] National Aeronautics and Space Administration. SSP flight data file. Houston，TX：NASA - Johnson Space Center；1997：2 - 13. JSC - 48092.

[179] National Aeronautics and Space Administration. Decompression Sickness Procedures and Guidelines. Houston，TX：NASAJohnson Space Center；1998. JPG - 1800. 3.

[180] Moon RE，Gorman DF. Treatment of the decompression disorders. In：Bennett PB，Elliot DH (eds.)，The Physiology of Medicine of Diving. London：WB Saunders；1993：506 - 541.

[181] Francis TJR，Gorman DF. Pathogenesis of the decompression disorders. In：Bennett PB，Elliot DH (eds.)，The Physiology of Medicine of Diving. London：WB Saunders，1993；454 - 480.

[182] Dreyfuss D，Saumon G. Barotrauma is volutrauma，but which volume is the one responsible? Intensive Care Med 1992；18：139 - 141.

[183] Kalfon P，Rao GSU，Gallart L，et al. Permissive hypercapnia with and without expiratory washout in patients with severe acute respiratory distress syndrome. Anesthesiology 1997；87：6 - 17.

[184] Verbrugge SJC，de Anda GV，Gommers D，et al. Exogenous surfactant preserves lung function and reduces alveolar Evans blue dye influx in a rat model of ventilation - induced lung injury. Anesthesiology 1998；89：467 - 474.

[185] Schaeffer KE，McNulty WP，Carey C，Liebow AA. Mechanisms in development of interstitial emphysema and air embolism on decompression from depth. J Appl Physiol 1958；13：15 - 29.

[186] Gorman DF，Browning DM. Cerebral vasoreactivity and arterial gas embolism. Undersea Biomed Res 1986；13：317 - 335.

[187] Gorman DF，Browning DM，Parsons DW. Redistribution of cerebral arterial gas emboli：A

comparison of treatment regimens. In: Bove AA, Bachrach AJ, Greenbaum LJ (eds.), Proceedings of the 9th International Symposium on Underwater and Hyperbaric Physiology. Bethesda, MD: Undersea and Hyperbaric Medical Society; 1987: 1031 - 1050.

[188] Hills BA, James PB. Microbubble damage to the blood - brain barrier: Relevance to decompression sickness. Undersea Biomed Res 1991; 18: 111 - 116.

[189] Broome JR, Smith DJ. Pneumothorax as a complication of recompression therapy for cerebral arterial gas embolism. Undersea Biomed Res 1992; 19: 447 - 455.

[190] Stonier JC. A study in prechamber treatment of cerebral air embolism patients by a first provider at Santa Catalina Island. Undersea Biomed Res 1985; 12 (Suppl.): 58.

[191] Brooks GJ, Green RD, Leitch DR. Pulmonary barotrauma in submarine escape trainees and the treatment of cerebral arterial air embolism. Aviat Space Environ Med 1986; 57: 1201 - 1207.

[192] Gorman DF, Pearce A, Webb RK. Dysbaric illness treated at the Royal Adelaide Hospital 1987: A factorial analysis. SPUMS J 1988; 18: 95 - 101.

[193] Leitch DR, Green RD. Pulmonary barotrauma in divers and the treatment of cerebral arterial gas embolism. Aviat Space Environ Med 1986; 57: 931.

[194] Butler BD, Laine GA, Lieman BC, et al. Effect of the Trendelenburg position on the distribution of arterial air emboli in dogs. Ann Thorac Surg 1988; 45: 198 - 202.

[195] Dutka AJ. Therapy for dysbaric central nervous system ischaemia: Adjuncts to recompression. In: Bennett PB, Moon RE (eds.), Diving Accident Management. Bethesda, MD: Undersea and Hyperbaric Medical Society; 1990: 222 - 234.

[196] Leitch DR, Greenbaum LJ, Hallenbeck JM. Cerebral air embolism I - IV. Undersea Biomed Res 1984; 11: 221 - 274.

[197] Ward JE. The true nature of the boiling of body fluids in space. J Aviat Med 1956; 27: 429 - 439.

[198] Kemph JP, Burch BH, Beman FM, Hitchcock FA. Further observations on dogs explosively decompressed to an ambient pressure of 30 mmHg. J Aviat Med 1954; 25: 107 - 112.

[199] Hitchcock FA, Kemph JP. The boiling of body liquids at extremely high altitudes. J Aviat Med 1955; 26: 289 - 297.

[200] Busby DE. Space Clinical Medicine. A Prospective Look at Medical Problems from Hazards of Space Operations. Dordrecht: Reidel; 1968; 20 - 30, 31 - 37.

[201] Roth EM. Compendium of Human Responses to the Aerospace Environment. Section 12. Washington, DC: National Aeronautics and Space Administration; 1968. NASA CR - 1205 (III).

[202] Bancroft RW, Cooke JP, Cain SM. Comparison of anoxia with and without ebullism. J Appl Physiol 1968; 25: 230 - 237.

[203] Koestler AG, Reynolds HH. Rapid decompression of chimpanzees to a near vacuum. J Appl Physiol 1968; 25: 153 - 158.

[204] Kolesari GL, Kindwall EP. Survival following accidental decompression to an altitude greater than 74, 000 feet (22, 555 m). Aviat Space Environ Med 1982; 53: 1211 - 1214.

[205] Air Land and Sea Application Center. Multiservice Tactics, Techniques, and Procedures for Risk Management. Langley Air Force Base, VA: Air Land Sea Application Center; 2001. AFTTP (I) 3 - 2. 34.

第 12 章　减压相关疾病：增压系统、气压性损伤和高山病

乔纳森·B. 克拉克（Jonathan B. Clark）

从海平面到海拔 3 048 m 区域的压力变化范围是人体生理适应区间。人类可以在不需要补充氧气的情况下攀登地球最高峰［珠穆朗玛峰（8 848 m/29 028 ft）］，但持续攀登超过这个高度，则需要提供人工系统保障人体需要的氧气以及合适的大气压力。在航空和航天领域，预防出现生理反应问题的最有效方法就是提供合适的舱内压力，保障乘员不至于暴露在人体生理适应压力范围外的空间。遗憾的是，这种结构、硬件或者程序若出现异常问题，会导致意外以及减压病事件的发生。本章将回顾舱内增压方案、导致泄压的事件，以及减压导致的两个医学问题（气压性损伤和高山病）。

12.1　舱内增压

通过人体支持设备，如供氧系统和压力服，航空航天从业者可以在空气稀薄空间生存。然而，通过舱内容积增压可以减小缺氧和减压病的风险。这可以减少个人对供氧系统的需求，乘员可以自由行走，不受氧气面罩和软管或其他生命保障系统的妨碍。在上升和下降过程中，通过有效控制，使气压变化较小，可以减少气压性损伤（胃肠道、中耳及鼻窦的疼痛）事件的发生。此外，舱内温度、湿度、通风应控制在舒适状态，保证在长时间飞行、空中撤离和部队移动情况下以最轻微疲劳和不适状态完成任务。

飞行器舱内增压在硬件结构和操作上存在一些不足。尤其是为了保持结构完整性，需要增加舱内压力容器的质量，这限制了最大操作范围和承载载荷的能力。此外，还需要增加维护仪器、电源，以保障环境控制系统。最后，通过飞行器舱内压力调节来控制空气循环，促进大气中燃烧产物、污染物、传染性微粒、气味的扩散。

12.1.1　保持舱内压力的方法

保持舱内压力高于周围环境有两种方法，分别是常规舱内和密闭舱内的压力维持方法。

增加飞机舱内压力的常规压力维持方法是通过使用舱内增压器压缩周围环境空气进入舱内。通过调节进入舱内的空气量以及外流调节阀释放的空气量，以控制舱内压力和通风。高压差调控与低压差调控相比，要求飞机结构性能更坚固，因此，飞机更加笨重。维持舱内压力需要工程和人体生理承受能力之间的平衡。增加结构质量的同时降低

了飞机携带载荷能力。维持压力需要的能量来自喷气涡轮发动机增压器产生气流，差速越大，保持理想压力所需功率越大，则维持飞机运行的功率越小。

维持舱内压力的常规方法有两种，即等压控制和等压-压差控制。等压控制指在达到一定海拔后不管周围环境压力降低多少，舱内压力维持在一定海拔高度或稳定压力水平。这种维持舱内压力方法在大多数航空货运和旅客运输中应用，在整个飞行中，舱内压力维持在等同于 2 438 m 海拔气压水平。喷气式战斗机装备了等压-压差增压系统，这个增压系统能感知舱内气压和周围气压变化，依据固定压差维持舱内压力，喷气式战斗机通常维持 5 psi 的等压-压差增压系统。当飞机上升时，舱内压力降低到2 438 m 海拔气压水平。从这个高度逐渐上升到接近 7 010 m 时，舱内压力仍然维持在 2 438 m 海拔气压水平。从 7 010 m 上升到飞机操作极限时，舱内压力仍然维持在高于周围环境 5 psi（1 psi＝6.985 kPa）。如果飞机在海拔 12 192 m 飞行时，此时飞机外压力为 2.72 psi，飞机压力系统将保持舱内压力为 7.72 psi 或相当于海拔 5 029 m 高度气压水平。

当高度上升到空气稀薄的 24 380 m 海拔以上时，舱内压力不能通过喷气发动机调节来维持。在非常高海拔，周围空气非常稀薄，以至于没有足够空气供喷气发动机调节压力；舱内增压器涡轮叶片停止运转，不能有效增压。此时，必须使用密封舱，以保证足够的人体生存环境压力。这类密封舱在极高海拔和真空状态下应用，增压空气被携带在飞机和航天器内，并计量释放到可居住的压力舱内。在这个密闭系统中，需要清除舱内代谢气体，并使舱内气体再循环以持续保障气体供给。在航天飞行之前，翱翔于极高海拔试验飞机如 X－15 曾使用这种增压方法。

12.1.2 美国航天飞机舱内增压系统

空气再生压力控制系统（ARPCS）调控航天飞机乘员舱内压力到 14.7±0.2 psia，舱内空气为 80％氮气和 20％氧气（指体积分数）的混合气体。氧气分压维持在 2.95～3.45 psia 之间，可以添加足够的混合氮气，使舱内总压力维持在 14.7 psia。在轨乘员舱为最多 8 个乘员提供了维持生命的环境。乘员舱内容积为65.8 m^3（包含中间舱和气闸舱），如果气闸舱在中间舱之外，通过优化组合，乘员舱内容积可以增加到 74.3 m^3。为了满足出舱活动的需求，只有气闸舱能减压和复压。

舱内压力系统由两套氧气和两套氮气供给系统组成，如图 12－1 所示。两套氧气供给系统由低温氧气存储系统组成，其能提供电能燃料电池需要的氧气。在轨正常操作中，只有一套氧气和氮气分系统可用，而在更加关键的发射和再入地面时，两套氧气和氮气分系统均可启用。一旦发生故障，主要与次要的氧气和氮气分系统均可以交叉保障另一系统冗余。这些系统能提供飞行乘员消耗的舱内氧气，以及饮用水及污水加压所需的氮气，同时，提供的气体能在出舱活动后复压气闸舱。每名飞行乘员平均每天消耗 0.8 kg 氧气，但是为了保证航天飞行和代谢需要，每天需要高达3.5 kg 氮气和7.3 kg 氧气来弥补乘员舱内气体丢失。当舱内压力低于 13.8 psia 或高于15.4 psia，氧分压

（ppO_2）低于2.7 psia 或高于 3.6 psia，氧气流速高于 5 lb/h 或氮气流速高于 5 lb/h 时，舱内气体预警警灯会开启。如果压力下降速率达到0.08 psi/min以上，会发出警报声，预示着舱内存在危险泄漏。正常操作时舱内压力下降速率为 0±0.01 psi/min，也就是低于舱内气体预警和警报系统的探查阈值。两套舱内并联安全阀为乘员舱提供超过 16 psi 的过压保护。正压安全阀在压差 16 psid 时打开，在压差 15.5 psid 时复位。大约在发射前 1 h30 min，乘员舱内气压加压至接近 16.7 psi，以检查是否存在泄漏，检验安全阀功能是否正常。如果乘员舱内压力低于舱外气压，比如在迅速下降期间，两套舱内负联安全阀将在压差为 0.2～0.7 psid 时同时开启，使周围气体进入乘员舱内。

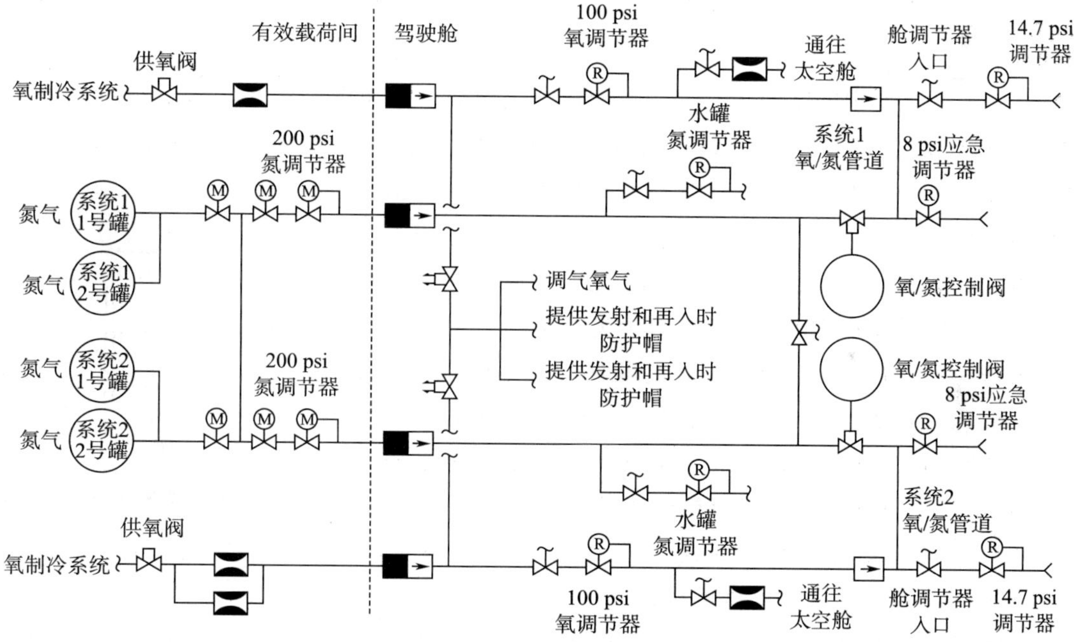

图 12-1　航天飞机压力控制系统的原理图（$psi=lb/in^2$）

12.2　减压状态

减压在航天飞行中是一个严重事件，也是国际空间站三个应急事件之一，另外两个为着火和毒气中毒。当压差高于 1.0 psi/h，且压力下降 0.4 psi 时，减压警报系统会向乘员发出应急警报。舱内泄压是正常工作程序的一部分，如在出舱活动之前对舱内进行阶段性减压，将气闸舱减压到最终的舱外压力服内压力水平，或者在再入大气后进行舱内均衡。与在轨碎片或流星体碰撞，阀门/模块、密封圈失效，与临近航天器碰撞或者程序异常等，均可能导致应急泄压。因为普遍存在在轨碎片碰撞风险，以及确认风险和最大程度地降低高速碰撞危害的复杂性，所以本章将详细讨论这些内容。

12.2.1　在轨碎片

在轨碎片主要由遗弃航天器、上升阶段飞行器、有效载荷、爆炸和碰撞产生的碎片、固体火箭发动机释放的物体、外层过热释放的微小碎片或微小碰撞颗粒等组成。直径大于10 cm碎片物体称为大物体，通常容易被地面发现和跟踪，为了与在轨重要飞行器区分，一般登记在目录内。直径大于1 cm小于10 cm碎片物体可以被发现，但是不容易追踪和躲避，这些碎片物体称为危险目标，其具有足够动能来撞击载人航天器，造成其结构损伤。在地球轨道上存在超过9 000个直径大于10 cm的大物体；估计直径在1～10 cm危险目标超过100 000个；直径小于1 cm颗粒目标最常见，称为小碎片和微小碎片，数目可能超过千万个。

在轨碎片主要由密度为2.78 g/cc^{3}的铝合金组成，平均直径为0.5 mm。在距离地面2 000 km范围内各种碎片物体的总质量约2 000 000 kg。这些目标物体大多处在高倾斜轨道，以相对另一物体10 km/s（22 000 mile/h）的平均速度飞行。相对于航天器碎片，流星自然碎片数量相当少，一定时间内在距离地面2 000 km范围内总质量只有大约200 kg。流星物体主要由平均粒径0.1 mm、密度为0.5 mg/cc^{3}的颗粒组成，运行速度为20 km/s。

大的在轨目标碎片运行轨迹可以由美国空间监视网（SSN）地面雷达和光学望远镜锁定和跟踪，可以有计划地避免与飞行器碰撞。尽管地面光学系统可以跟踪5 000 km高度以上卫星，但是也能发现低轨道（如500 km高度）、直径小于5 cm的碎片。干草堆（Haystack）雷达可以发现高度500 km、直径大于1 cm的大量颗粒物质，戈德斯通（Goldstone）深空网络雷达能探查到高度1 000 km、直径2 mm的物体，尽管其主要任务是监测深空目标物体。光学系统具有1°～6°较广视角，而最敏感雷达（Haystack和Goldstone）则只有百分之几度的视角。

在轨卫星和碎片寿命由轨道高度和轨道系数的综合作用决定。目标密度越大，对大气阻力反应就越小。质量小、体积大的目标物体（如铝箔）比起质量大、体积小的物体（如球轴承）在轨腐蚀更快，寿命更短。除非重新启动动力，否则运行轨道高度在200～400 km的卫星将在数月内再次进入大气层。轨道高度在400～900 km的卫星，其在轨寿命取决于卫星的质量和体积，从数年到数百年不等。各种大气与未知轨道系数综合作用使其腐蚀和再入大气层难以预料。在每11年发生1次太阳风暴的高峰期间，由于太阳活动增加，影响到地球大气上层，产生剧烈大气层流，加速了在轨目标物体自然腐蚀速率。伴随加热过程，在600 km以下大气密度上升，致使在轨卫星及碎片腐蚀加速，腐蚀速率取决于轨道高度和目标物体大小。

目标物爆炸和碰撞会产生大量在轨碎片[1]。爆炸事件包括航天飞行器内部组件的灾难性事件（比如电池爆炸）、推进剂相关爆炸（高能量爆炸）、压力容器爆炸（低能量爆炸），以及有目的的销毁等。低能量爆炸相对于高能量爆炸产生更少、更小目标碎片。在低地球轨道，高速碰撞比高能量碰撞产生更多小目标碎片，因为碰撞以及冲击波能熔化或气化卫星材料。尽管依据解体后碎片的大小和速度，高度怀疑宇宙1275号卫星解体由碰撞所致，但是目前在轨碎片导致航天飞行失败事件尚未见明确报道。

航天器设计核心取决于可接受的风险水平。阿波罗飞船到目前载人航天器的特殊风险水平为在一个航天飞行系统生命周期内穿透性事件概率介于 0.01～0.05。由这些航天器产生的特殊风险水平实际值比理论值要低，因为进行了其他改进设计，使其在结构上更加坚固。早期载人航天飞行任务只应对自然流星威胁，而目前航天飞机和国际空间站需要应对自然流星和在轨碎片的威胁。国际空间站进行了针对性设计，以应对最常见直径小于 1.4 cm 颗粒，其占在轨碎片的 99.8%。图 12－2 依据颗粒或碎片大小列出了在轨碎片流。随着在轨碎片的增大，碎片流反而降低。据观察，直径大于 1 cm 碎片流主要由人造物体组成。

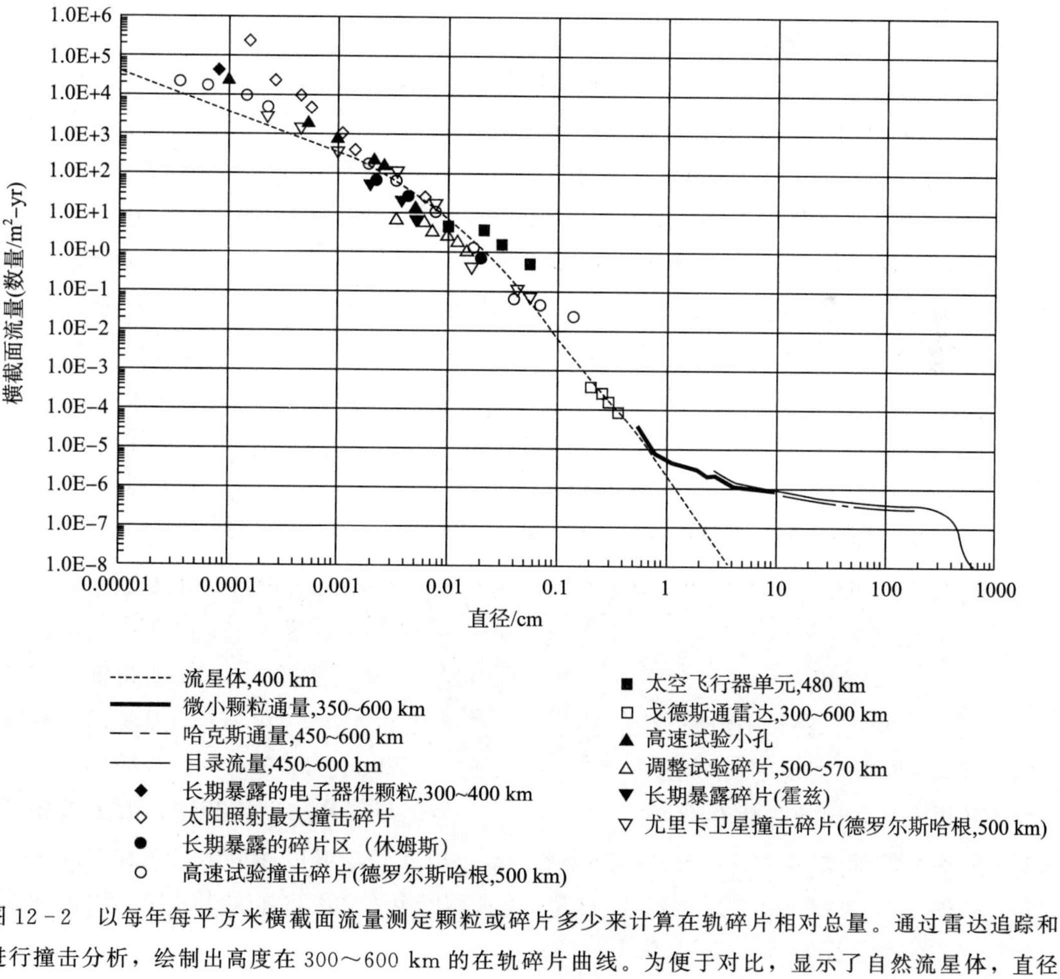

图 12－2　以每年每平方米横截面流量测定颗粒或碎片多少来计算在轨碎片相对总量。通过雷达追踪和进行撞击分析，绘制出高度在 300～600 km 的在轨碎片曲线。为便于对比，显示了自然流星体，直径大于 1 cm 碎片流主要由人造物体组成

在轨碎片碰撞产生的影响程度取决于其碰撞速度、碰撞角度和碎片质量。影响最大的颗粒为泥沙状颗粒，可能引起光学镜片和太阳能电池板表面降解反应。例如，俄罗斯工程师报道由于碎片破坏，必须更换和平号空间站舷窗，防止外在光线进入。直径小于

0.01 cm 碎片可能产生飞行器表面凹陷和腐蚀等主要反应，直径在 0.01～1 cm 之间碎片可能产生严重碰撞反应，具体取决于系统坚固性和提供的防御性设计。直径大于 0.1 cm 碎片将致使重要结构遭到破坏。直径大于 1 cm 碎片能产生灾难性的破坏后果。

在低地球轨道上应躲避直径大于 1 cm 和质量大于 1.46 g 的碎片。针对大碎片，由于防御性材料不足以保护航天器，唯一策略是避免碰撞。在任务之后对航天飞机外在表面的检查结果表明：其表面遇到了在轨碎片碰撞[2]。据飞行后观察证明：航天飞机舷窗前缘、承载载荷舱门的辐射板曾遭到过撞击，图 12－3 所示为小凹陷和陨石坑图片。由航天飞机发射和回收的长时间太空暴露设备在轨道运行 69 个月后，回收检查发现：肉眼可见其表面有 32 000 个以上撞击坑，最大直径超过 0.63 cm。分析结果显示：接近一半大撞击坑是由在轨碎片所致，另一半是由流星体所致。几乎所有小撞击坑都是由在轨碎片撞击所致，在轨碎片主要为氧化铝碎片。

降低此类风险的措施包括：在诸如光学仪器等容易碰撞表面涂防护层，以抵抗颗粒撞击，以及改进防撞操作。对于航天飞机而言，当预测一个目标物进入航天器运行轨道的前后 25 km、上下左右 10 km 范围时，则进入预警状态；当预测一个目标物进入航天器运行轨道前后 5 km、上下左右 2 km 范围时，则起动推进发动机，避免发生碰撞行为。

高速撞击试验可以检测碰撞颗粒的形状、密度、速度对航天器系统的影响，也是建立碰撞模型的方法。尽管试验速度只有 7 km/s，相当于在轨撞击速度的 1/3，但是这些试验模型可以检测和分析航天器对冲击波的响应、材料相变、变形、穿孔以及长时间的结构影响。NASA 应用一种名为“BUMPER”计算机模型来测试在轨流星体和碎片的碰撞损伤以及对航天器致命的穿透损伤。该模型可以模拟所有碰撞风险以及最可能碰撞区域的检测分析。依据国际空间站运行速度矢量分析，其前面和两侧是在轨碎片碰撞的高度集中区域。因此，这些区域设计了坚固防撞层，以提高对乘员和关键设备的保护。

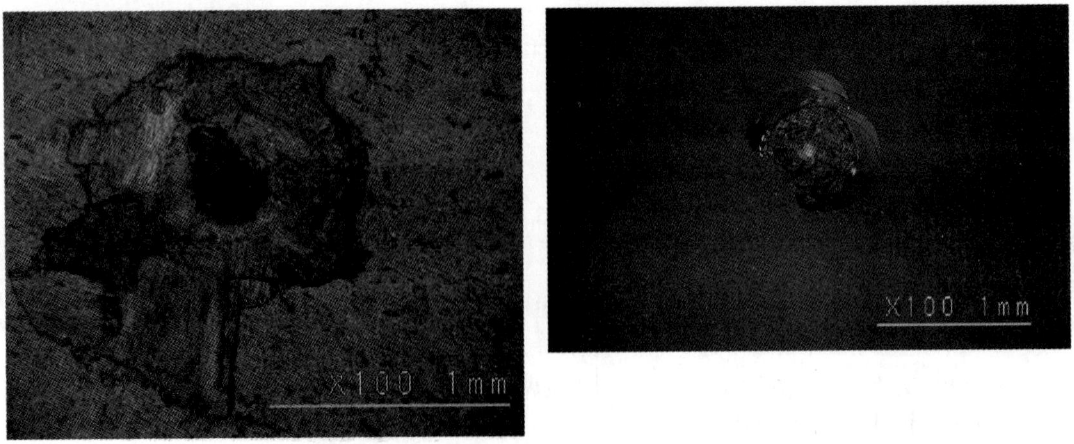

图 12－3　在轨碎片撞击航天飞机头锥体（左）和外部窗（右）的损伤

在轨碎片危及舱内气压的风险称为非穿透概率（PNP），定义为在国际空间站超过 10 年运行期间可能存在不危及关键性结构的穿透风险。随着飞行器的高度以及相对于速度矢量相关交互对撞区域的改变，PNP 也会发生变化。随着国际空间站不断进行组装，研究模块逐渐增加，有更多交互对撞区域易受碎片碰撞的影响，则 PNP 相应下降。依据 BUMPER 模型计算的最新预测结果显示：在首次发射后 10 年期间，PNP 为 0.67，评估国际空间站 15 年运行期间的 PNP 为 0.52，基本上等同于 48%的穿透风险。这些事件中大多数导致亚急性压力下降，按照恢复程序修复，如修复密封受影响的模块。相反，国际空间站在 15 年运行期间由于破坏性流星体和碎片碰撞导致的撤离概率估计为 15%。

碎片穿透事件对飞行器和乘员的危害分为三类，即舱壁破口、破裂和舱内大气危害[3]。舱壁破口危害包括减压、舱内大气通风不良、压力容器的结构破坏等。舱壁破裂是由主要目标物体（微小流星体或在轨碎片），更多为次级碎片导致，其可以损害飞行器构件或致乘员受伤。大气危害包括冲击波过压、温度异常、光效应等。根据舱壁破口大小以及其与核心舱中心距离不同引起舱内通风不良，起动姿态方向控制发动机，导致不能控制飞行器高度。太空中减压事件包括从几乎探查不到的压力丢失到灾难性事件。在 1997 年和平号-24 任务中，发生了进步号货运飞船与空间站碰撞，出现了舱内减压。在这次事件中，乘员很快从空间站分离了泄漏模块，继续执行任务。严重灾难性事故发生于 1971 年联盟 11 号飞船再入大气层时，由于程序错误导致了 3 名航天员牺牲。在这次事件中，乘员未能分离泄漏模块。

压力容器完整性至关重要，与完整性相关设计概念为冗余。各个冗余系统在结构上物理分离，在航天器上能分别运行。当一个或两个以上系统不能正常工作时，可以保障航天器仍正常运行。优化防护系统包括：屏蔽层联合应用、任务设计、实施、在预期全效益基础上冗余、质量要求、飞行器可靠性、操作水平以及成本。近期在材料方面的新发展，如复合材料、陶瓷技术、纤维纺织品、涂层材料等，促进使用新技术方法建造航天器压力容器，这些压力容器应对碰撞或灾难性撞击具有良好弹性。这些先进材料较少产生二次危险碎片，也能捕获碰撞后产物。

在出舱活动中，出现事故的可能性极高，减压对人体有严重威胁。在这个过程中，压力服失效、意外刺穿、高速微型流星碎片等可能导致出舱活动单元（EMU）压力服组件压力灾难性下降。出舱活动单元压力服组件内 100%氧气压力维持在 4.3 psi。如果出舱活动单元压力服组件内压力低于 3.9 psi，则出舱活动单元压力服组件二级供氧背包开启净化模式，以保证维持人体生存的组件内在压力。如果出舱活动单元压力服组件破口直径小于 4 mm，这个压力可以维持 30 min，能允许使用过渡背包进入气闸舱。压力服破口直径大于 4 mm 相当关键，超过这个界限，出舱活动单元压力服组件的生命保障系统不能维持其压力。

在轨直径大于 0.35 mm 碎片以 10 km/s 速度运行将穿透出舱活动单元压力服，直径超过 1.5 mm 颗粒很可能导致严重泄漏。由于乘员身着出舱活动单元压力服，其横截面面积相对较小以及出舱活动时间有限，碰撞导致严重穿透概率相当低。根据在低地球轨道运行的在轨碎片流以及国际空间站高度，“BUMPER”模型已经做出了预测：在一次 6 h 出舱活动中，发生穿透概率为 1/3 500；在国际空间站运行期间，预计2 700 h 出舱活动中穿透概率为 1/8；在一次 6 h 出舱活动中发生关键泄漏事件（大于4 mm）的概率为 1/16 800，在 2 700 h 出舱活动中概率为 1/38。在测试碰撞颗粒产生可能的动能时发现，直径为 1 mm 物体以 10 km/s 速度撞击时产生 80 J 动能，导致无关紧要的损伤；而直径为 1.7 mm 物体以 10 km/s 速度撞击时产生 400 J 动能，可能导致致命的损伤。

12.2.2 减压事件中的物理因素

减压速率快慢取决于事故严重程度。当气体泄漏发生在两个模块中时，会出现缓慢减压。缓慢减压指低于压力传感器探测阈值 0.01 psi/min 的泄压。在这种情况下，观察到供给舱内气压气体的时间延长，则提示发生了慢性减压。如果未发现，任其继续发展，慢性减压将导致潜在性低氧。由于压力容器穿孔或者舱口、对接口异常引起的迅速减压相当危险。在迅速减压阶段，操作者常常面临缺氧、减压病、沸腾综合征、胃肠道胀气、体温过低等的风险。高速涡流风可能（通过飞行碎片）导致飞行器损伤，与舱壁碰撞，或通过压力破口吸出物体。影响乘员生存的因素包括减压速率（孔径）、乘员意识存在时间（舱内压）、乘员受伤或者在减压过程中失去意识、乘员反应时间、乘员与破口位置关系以及撤离路线。

舱内快速泄压后果包括噪声、烟雾、温度变化、飞逸碎片等。大量空气快速进入真空环境产生从“嘻嘻声”到剧烈“爆破声”的噪声，因此称为爆破性减压。温度和气压突然下降导致舱内空气中水蒸气含量降低；在迅速减压过程中，水蒸气在空气中快速凝结，形成气雾。迅速减压导致温度下降，处于较高温度的飞行器舱内空气被其外在的较冷空气平衡。当发生减压时，接近舱体破口的气流速率增加，正是气流的这种力量将舱内物体从破口中吸出。

在舱内减压过程中，舱内组件与舱口位置是影响乘员生存的因素。在国际空间站上，独立组件舱口必须保持打开状态，以便于正常操作，以及在发生应急事件时容易迅速撤离。由于全部居住环境处于泄漏状态中，开放相邻舱口会延长减压时间，应对这个状态时大大增加了机动性，但是也延长了通风时间，导致随后的航天器挤兑。在正常操作期间，密闭舱口显著降低了乘员操作效率，阻碍了乘员救援工作。然而发生灾难性舱体破裂时，密闭舱口能提供乘员生存的压力环境。关键问题在于时间长短，即发生泄漏后导致随后减压到不能维持乘员生存与应对应急事件反应的时间。乘员面对减压事件时反应重点在于隔离泄漏组件，营救受伤乘员。

在一个大型航天器平台上，有两种基本营救策略可用。在营救时，尽最大努力来救治伤员，直到无法救治。应用更好策略是持续营救，直到营救员受到危害，关闭舱口，以保证维持生存的空气。按照计算机模拟，从减压状态降低乘员损失的最好方法是在睡眠状态时，让舱口打开，乘员在不同模块舱休息。国际空间站泄漏隔离程序取决于计划关闭舱口的操作程序和监测气压的变化率。放弃或继续留在航天器上的乘员决定取决于泄漏是否成功阻止以及维修泄漏时乘员预留维持时间的长短。对于国际空间站而言，一旦舱内气压达到 9.5 psia，或者乘员预留维持时间小于 15 min，则启动撤离程序。在 1997 年和平号碰撞及减压事件中，在启动隔离和平号空间站上“光谱号”太空舱的过程中，航天员迈克·福阿勒通过监测咽鼓管爆裂发出的声响，估计开始泄压的速率。乘员也可以通过感知声响和气流速率来确定泄漏部位，尽快隔离泄漏组件。

12.2.3　控制减压速率和时间的因素

影响减压总时间的主要因素包括舱内容积、破口大小、压力比例、压差等。大舱内容积比小舱内容积减压时间更长。对于给定舱内容积而言，破口横截面面积控制着减压速率和减压时间。

在航天操作过程中，可以使用下传到任务控制中心的单位时间压力变化（压力变化速率）来估计舱内压力达到一定值的时间长短。下面等式给出了对该时间的简单估计。这个方法只是相对近似的方法，因为从一个大气压到真空的压力变化不是呈线性关系，并且气流受到流体动力学和破口形状的影响。达到 p_2 时间公式如下

$$t_{p2}=\frac{p_1-p_2}{\dfrac{\mathrm{d}p}{\mathrm{d}t}\dfrac{p_1+p_2}{2p_1}}$$

式中　p_1——开始时舱内压力（psia）；

p_2——终止时舱内压力（psia）；

$\mathrm{d}p/\mathrm{d}t$——初始舱内压力下压力变化速率（psi/min）。

稳定压力（POS）是指存在一定泄压时，舱内可以保持的压力。当舱内达到稳定压力时，流入舱内的气体量等于流出的气体量，POS 取决于通过压力调节器调控进入舱内的气体总量，最终也受到可用气体总量的限制

$$\mathrm{POS(psia)}=\frac{\mathrm{d}p}{\mathrm{d}t_{\mathrm{in}}}p_1/\frac{\mathrm{d}p}{\mathrm{d}t_{\mathrm{out}}}$$

式中　p_1——舱内初始压力（psia）；

$\mathrm{d}p/\mathrm{d}t_{\mathrm{out}}$——初始舱内压力下压力变化速率（psi/min）；

$\mathrm{d}p/\mathrm{d}t_{\mathrm{in}}$——由进入舱内 O_2 和 N_2 混合气体的总流量决定。

12.3　迅速减压的生理影响

12.3.1　低氧反应

低氧反应是由于居住舱压力下降导致的缺氧对人体生理造成的主要危害。低氧导致的主要问题是伴随部分压力降低而产生行为绩效下降，甚至完全减压到真空时发生灾难性的氧气供给停止。舱内气压迅速下降引起相应的氧分压降低，减少肺泡内氧气张力。减压后缺氧加重是由于：1）肺脏内氧气流动方向逆转；2）通风减少（呼气时间延长）；3）心脏输出量降低（损伤静脉回流）。本书将在第 22 章详细讨论低氧反应。

12.3.2 低温伤害

发生减压事件时伴随舱内压力下降会出现体温过低导致的损伤，损伤范围和程度取决于最终温度以及减压相关损伤。比如，从海平面（水平压力）迅速减压到 50 000 ft（15 240 m）高度压力水平，则温度很快从 68℉（20 ℃）下降到－76 ℉（－60 ℃），低温加重了低氧反应。

12.3.3 减压综合征和膨胀综合征

舱内气压降低的主要风险是发生减压综合征（减压病和沸腾综合征）和膨胀综合征（肺过度膨胀综合征及耳气压伤）。减压病是一种疾病，诱因是周围环境气压下降导致溶解在身体组织里气体形成气泡。当严重减压时，则同时发生减压综合征和膨胀综合征。一个男性在工业真空舱内意外减压到相当于 74 000 ft（22 555 m）高度压力水平停留 3～5 min，导致肺脏爆裂伤、严重减压病和沸腾综合征。事故发生后 5 h，其仍然处于昏迷状态。采用修改后美国海军治疗表 TT6（如图 11－2 所示）在高压氧舱内复压治疗，最终完全康复。在事故发生 2 天后，肌酸磷酸激酶（CPK）血清水平达到 8 000 单位峰值，显示存在严重软组织性耳气压伤[4]。在另一项暴露于生理极限真空事件中（压力低于 47 mmHg），一名 NASA 技术人员身着压力服在模拟太空舱内进行迅速减压到真空环境，以评估 EVA 压力服性能。在意识丧失之前，其首先感觉到在舌头和眼睛有气泡形成，因为这些表面粘液汽化了。在几秒内迅速复压到海平面气压水平，没有发生不良后遗症。

12.3.4 肺过度膨胀综合征

肺过度膨胀综合征是由于肺脏内气体膨胀导致肺泡破裂而发生的疾病。该综合征表现及体征包括：动脉气体栓塞、气胸、纵隔气肿、皮下气肿、心包气肿等。在迅速减压过程中，肺脏是最容易受伤器官之一。一旦迅速减压超过了肺脏排出空气的能力，肺脏相对于周围空气产生了瞬时正压。如果舱内气压突然下降，从肺脏内逸出气体受阻或者严重阻塞，肺脏内压力将迅速上升，足以损伤肺脏组织和毛细血管。通过动物试验研究揭示：肺脏内分压在 0.1～0.2 s 内降低 1.5～1.9 psi 或 80～100 mmHg（109～136 cm H_2O）会导致肺泡破裂[5]。人体尸体标本研究结果显示：人体肺脏分压只需降低 70～81 mmHg（95～110 cm H_2O）就可能导致肺脏损伤[6]。如果在瞬间屏住呼吸（如吞咽或打哈欠）或者局部肺脏阻塞（如发生哮喘或出现分泌物）期间发生迅速减压，可能导致肺泡破裂，且可能在一些易感个体中复发[7]。因为肺泡表面张力降低，肺泡容易发生破裂；在航天员选拔中，应排除有大肺泡和哮喘病史个体。

扩张气体进入组织间隙，将导致纵隔气肿、皮下气肿、气胸和心包气肿。气体进入胸膜和在心包聚积可能导致应急事件的发生。张力性气胸可能威胁人体生命，需要实施紧急胸廓造口术处置，给予 100％氧气吸入。太空中张力性气胸的诊断主要依据检查和临床症状，因为目前在轨不能提供 X 射线检查。在地面抛物线飞行中，应用便携式超声初步试验已经证实：可以通过脏壁胸膜之间运动丧失来检测气胸[8]。在国际空间站上，诊断超声作为人体研究设备的一部分，可以对气胸进行评估。经过特别训练后使用在轨医疗设备和硬件来应对在轨医疗事件的乘员，称为在轨医疗主管，其依据临床指征实施针式胸廓穿刺术检查。

心包气肿很少发生，通常只能使用放射影像来诊断。皮下气肿表现尤以局部捻发音多见，可以进一步寻找潜在的过度膨胀因素。肺脏逸出气体通过肺脏血管破裂进入动脉血液循环，导致发生动脉气体栓塞（AGE）。通常在突然迅速减压后，容易出现动脉气体栓塞。血液供给的心脏和大脑是最容易出现动脉气体栓塞的器官，可以直接威胁人体生命。大脑动脉气体栓塞表现出严重神经性症状和体征，包括：意识丧失、头晕、偏瘫、衰弱、感觉丢失、视觉模糊、抽搐等。

12.3.5　耳气压伤和胃肠道气压伤

暴露于气压较低环境可能导致腔隙内气体扩张。中耳、鼻窦、牙齿、胃肠道等腔隙可阻挡气体的膨胀，出现耳痛、鼻窦痛、牙痛或腹部疼痛。形成耳气压伤的条件包括：含有气体的密闭腔隙，尤其是腔隙壁为坚固骨骼结构，周围气体压力降低速率超过了腔隙平衡气压变化的能力。玻义耳定律表明：一定温度下气体体积与施加其上压力成反比

$$p_1 v_1 = p_2 v_2$$

根据玻义耳定律，当腔隙内气压下降时，其内气体则扩张，反之当压力增加时，则导致气体收缩。在海平面或一个标准大气压的压力降低早期很有可能发生耳气压伤，因为在这种情况下出现了最大压力梯度变化。舱内迅速降压与慢速降压相比，更容易发生疼痛反应。在航天环境中面临因素包括：高浓度氧气混合气体、微重力诱导体液转移，也可能影响耳气压伤。耳气压伤主要症状将在后文予以讨论。

正常胃肠道气体压力与周围气体压力相等。胃和大肠腔比小肠腔包含更多气体，大多数胃肠道空气来自吞咽气体，小部分来自消化过程中产生的气体。蔬菜及水果消化过程中可能产生气体。在就餐过程中，完全咀嚼食物可以减少气体产生。胃肠道内气体可以通过打嗝和放屁形式来排放。胃肠道气体主要是氮气，少部分是氧气、二氧化碳、氢气、甲烷、硫化氢等。胃肠道气体膨胀导致其内压力迅速下降，引起胃肠道不适，如果发生了严重膨胀，可能导致疼痛反应。

在迅速减压或爆炸性减压时，胃肠道气体膨胀导致的腹部急症可能是人体潜在威胁。快速减压常常伴随突然呕吐，因为胃泡释放压力以缓解不适。意识状态改变（如伴随低氧症）会引起呼吸性或化学性肺炎。胃扩张致使膈肌移位，可能阻碍呼吸运动。腹部器官胀气可能刺激迷走神经，导致心血管紊乱、血压降低，甚至休克。

12.3.6　气压性牙痛

周围气压从 14.7 psi 水平下降到 12～8 psi 时，气压变化会引起牙痛。一旦复压，疼痛会缓解，这与上颌骨部位疼痛不同，因为上颌窦炎疼痛在复压时会加重。气压性牙痛常常

与前期牙齿病变有关，如不完全堵塞、牙髓炎以及龋齿等。正常牙齿不受影响。在不伴随潜在病理情况下，气体膨胀只与极少部分气压性牙痛病例有关。

12.3.7 气压性窦腔损伤

副鼻窦内充满空气，相对坚固的骨腔内衬黏膜通过小孔与鼻腔连接。如果其开口被膨胀黏膜皱层（由于阻塞、感染、或者过敏等）、息肉、鼻咽部冗余组织等堵塞，将导致腔内外气压平衡变得困难，甚至不可能。与咽鼓管道相比，鼻窦开口较小；在压力变化过程中，除非内外压力平衡，否则会发生剧烈疼痛。大约 90%病例在复压过程中出现了疼痛，因此，在出舱活动中，乘员从舱外压力服内低压恢复到相当于海平面水平 14.3 psi 压力过程中，极有可能出现这种情况。在泄压过程中，膨胀空气挤压堵塞通道的障碍物；然而，在复压过程中，鼻窦内相对较低负压可以锁住自然开口，导致腔内压力增加，出现气压伤。

在飞行员中窦腔阻塞疾病常常发生，其中前额窦占 70%，其次为上颌窦。上颌窦产生疼痛放射到上牙，可能会误诊为牙痛。若发生堵塞，为了避免压力剧烈变化，可以在复压期间通过频繁平衡内外压力预防窦腔问题。如果在复压过程中，发生窦腔阻塞，则停止复压，并尝试应用强有力瓦尔萨尔瓦动作（闭合口腔、捏住鼻子、轻轻吹气）来缓解。如果还不能疏通鼻窦，则个体恢复到低压状态，实施常规瓦尔萨尔瓦动作，后续复压过程应减速。此外，人体乳突窦腔含有较多空气，常常对压力变化不耐受。

无论在地面还是在太空，气压性窦腔损伤治疗原则为疏通堵塞和抗感染[9]。当条件允许时，对反复发作气压性窦腔损伤应用 CT 进行窦腔扫描评估。在飞行员和航天员中，对反复发作气压性窦腔损伤使用功能性窦腔内窥镜（FESS）进行检查评估，具有一定应用价值。

12.3.8 耳气压伤

12.3.8.1 咽鼓管（ET）功能

咽鼓管道长度约为 37 mm，连接中耳和鼻咽腔。其侧壁和鼓膜端为骨性结构，通常呈开放状态，然而其中间和鼻腔端为软骨性长条狭缝结构，松弛时则关闭，像一个单向活叶阀。在咀嚼、吞咽、打哈欠或者直接施加压力过程中，上颌提肌和张力肌收缩时则咽鼓管开放。软骨部分和骨性部分在其最狭窄部位呈圆幅联结。导致急性咽鼓管功能障碍的原因包括感染、炎症、过敏导致的组织水肿或者肥大。慢性功能障碍常常与解剖结构异常有关，如瘢痕或慢性疾病损伤等。发生在老年患者单侧原因不明功能障碍，可能由鼻咽部肿瘤引起。

膜性咽鼓管周围软组织容易受到重力的影响，直立姿势有助于其功能发挥，而斜躺位姿势可能轻微影响其功能，头倒位可能导致姿势性管道阻塞。在航天飞行进入轨道早期阶段，由于体液迅速转移引起头胀，影响咽鼓管功能。一旦与微重力有关体液转移已经适应，则咽鼓管功能不再受到影响。

一般而言，咽鼓管功能障碍症状表现为耳朵堵塞、轻微间歇性不适或疼痛、听力轻微下降。在进行耳镜检查时，鼓膜（TM）显示出正常收缩状态或者其血管网轻度充血，锤骨短突突出明显或者缩短，且比常规向后成角明显。在慢性病例中，鼓膜存在一些浅凹陷或者紧缩，预示着有负压存在。无症状或没有诊断的鼻窦炎常常与咽鼓管功能障碍有关，中耳炎直接与咽鼓管功能障碍密切相关。当外在压力降低时，较高中耳压力使咽鼓管咽鼓端压力达到 0.3～3.5 psi 分压时开启活叶阀；在复压过程中，塌陷咽鼓端可以阻止空气进入咽鼓管，在中耳形成负压，致使软组织紧缩。肌肉收缩不能克服咽鼓管关闭和锁定后吸附效应时，或在达到 1.5～1.75 psi（80～90 mmHg）分压之前，咽鼓管开口必须打开。较低负压吸附鼓膜，牵拉黏膜皱层，导致渗出和出血。患者出现疼痛反应，伴有呕吐，偶尔眩晕。一旦发生罕见鼓膜撕裂，将导致晕厥或休克。

12.3.8.2　评价咽鼓管的功能

当咽鼓管湿润组织开放时，吞咽动作常常可以发出"咔嗒"或"噼啪"的声响。当吞咽时，这种声音可以直接听到，或者使用听诊器放在耳朵上可以清楚地听到一种"噼啪"的声音。航天员使用耳朵听筒作为个人监测压力变化的方法，比如在进步号飞船与和平号空间站对接中发生碰撞减压事件时。

具有鼻或中耳疾病、耳朵手术史、上呼吸道感染（URI）、穿孔、胆脂瘤病史，长期使用喷剂防止鼻子堵塞以及有耳气压伤病史的个体，其发生耳气压伤风险会大大增加。耳朵内气压变化速率和幅度不同与其内负压密切相关，表现包括黏膜出血、充血阻塞、水肿、严重出血性渗出、中耳黏膜内白细胞浸润等。伴随着组织撕裂、腔隙内出血或水泡促使血管充血阻塞，进而鼓膜向内移位。当压力低于 0.6 psi 时，可能引起轻微耳气压伤。鼓膜撕裂最常见于其前部分和在咽鼓管中间孔之上，施加巨大作用力可以导致其环形撕裂。

耳镜检查发现：鼓膜收缩伴随明显突出锤骨前后皱叠向后移位，鼓膜充血和出血，在黏膜后面可见大量浆性或血性分泌物。Teed 耳气压伤分级制度包括临床表现和定量分级损伤[10]。

0 级——无可见损伤。

1 级——大约在 2 psi/100 mmHg 分压时鼓膜脐周围充血发红。

2 级——鼓膜弥散充血发红（在 2～3 psi/100～155 mmHg 分压时）。

3 级——鼓膜内出血。

4 级——广泛中耳出血以及鼓膜后水泡（气/界面）形成。

5 级——中耳全部填满血凝块。

从优化角度考虑，在暴露于可能导致耳气压性损伤环境之前，应用评估技术可以确定易感个体。尽管除了采用询问病史和进行个体耳朵检查外，没有其他有用方法[11]，应用静态声音阻抗鼓膜测量仪并不能确定飞行中发生的耳气压伤，但是在飞行后跟踪检查中可以确定是否发生过耳气压伤。在潜水前后检测鼓膜阻抗显示潜入不同深度后中耳顺应性出现短暂而剧烈上升，预示着鼓膜纤维弹性能力发生了可逆损伤[12]。发射前检查将探查到急性或慢性损伤。针对长期飞行任务（超过 30 天），在轨医疗主管经过培训后可以进行出舱前耳朵检查。

12.3.9 耳气压伤综合征

12.3.9.1 与气压有关的耳阻塞

当中耳气压不能与周围气压平衡时，容易发生耳阻塞。因为咽鼓管下部孔为单向活叶阀，当不能正常工作时，这种情况就会发生。由于上呼吸道感染或者微重力下体液转移引起咽鼓管口肿胀，导致其功能障碍。不同压力可以引起鼓膜不同变化，即当周围气压下降时，则其往外凸出，当周围气压上升时，则其往内凹入。耳阻塞极有可能发生在周围气压增加时，因为咽鼓管口类似活叶阀活动允许流出比流入更多气体。当周围气压下降时，则中耳气压上升，鼓膜向外凸出直到达到 0.2～0.3 psi 的压力，出现耳朵填满感觉。从中耳挤出少量空气进入咽鼓管，则鼓膜恢复其正常位置。当气压释放时，人体常常发出“嘀嗒”声或爆破音。由于咽鼓管内腔和肌肉活动变异性，以及鼻咽炎症或阻塞，导致咽鼓管口开放时间存在很大变化。

耳阻塞症状包括：耳塞、疼痛、听不清、头晕或者耳鸣。中耳压力在吞咽、打哈欠，或者收缩口咽部肌肉打开咽鼓管孔口时与外界平衡。如果采用这种方法不奏效，则应用瓦尔萨尔瓦动作迫使气体通过关闭咽鼓管进入中耳，平衡内外气压。如果在中耳内分压为 1.5～1.75 psi，采用自主方式平衡中耳气压不会成功，只能通过缓慢复压到较低压力水平来实现。

12.3.9.2 吸入氧气后延迟的耳阻塞

在出舱活动中，乘员进入减压阶段之前吸入氧气浓度很高的空气或 100%纯氧，或者长时间戴面罩吸氧，以防护空气污染。尽管乘员已经清洁了耳朵，但在吸氧后几小时仍可能发生耳痛。高浓度氧气取代中耳大部分空气。由于氧气弥散特性，中耳皱壁细胞逐渐吸收氧气，如果咽鼓管无异常，可以部分减少中耳压力。当个体处于清醒状态时，通过开放咽鼓管的周期性吞咽动作，使中耳气压与周围气压平衡。在睡眠状态下，中耳通风不足以保持气压平衡。耳痛能觉醒患者，或者觉醒后感觉明显，症状包括耳塞、疼痛、中耳液体积聚产生爆破音等。这种病例是自限的，通过自动鼓气方式可以缓解。预防吸入氧气后延迟性耳阻塞方式包括：在吸入高浓度氧气后的前 2 h，将周围空气吹入中耳以降低氧气浓度，采用瓦尔萨尔瓦动作方式平衡气压。下面针对出舱活动，乘员需关注的问题予以简要介绍。

12.3.9.3 日间耳气压伤的结果

反复发作、无症状轻微耳气压伤可能引起咽鼓管肿胀，随着其功能恶化，最终发展为有症状的耳气压伤。尽管在航天飞行中不可能出现，但是将影响航天员地面活动，如水下出舱活动训练等。

12.3.9.4 外耳道（EAC）气压伤

由于外在物质、耵聍、耳塞或者耳栓阻塞外耳道，在压力变化过程中可能导致外耳道气压伤。随着周围气压增加，隔绝的外耳道空间表现出相对负压，导致外耳道及鼓膜水肿出血。在周围气压增加时，鼓膜移位也可能导致鼓膜创伤。外耳道气压伤的治疗与外耳道炎症一样，即给予抗生素治疗，在条件允许时可以系统治疗。

12.3.9.5　气压变化导致面神经瘫痪

伴随急性中耳气压伤，可能出现罕见的面神经瘫痪并发症，例如发生在迅速或爆炸性舱内减压过程中。可能机制是在中耳过度增压情况下，直接压力和气泡通过隔膜浸入，损伤面神经鼓膜部分。气压变化性面神经瘫痪常常可以自愈，依据肌肉功能恢复情况，决定是否恢复飞行员飞行职责，尤其是可以依据是否出现保护性眨眼以及进行瓦尔萨尔瓦动作时鼓腮能力。

12.3.9.6　卡罗克眩晕

由于外耳道不对称浸入水，两个迷路受到不对称卡罗克刺激导致短暂效应，这是发生水下眩晕常见的主要原因[13]。在航天飞行中不可能出现这种情况，但是可能使水下出舱活动训练复杂化，如出现肺吸水、水下生命危险等。

12.3.9.7　气压变化导致眩晕（ABV）

前庭紊乱导致眩晕，大多与潜水和航天飞行有关，伴随病症包括光运动性错觉、不对称前庭刺激、内耳气压伤、减压病、吸入有毒气体诱发、高压神经综合征、海洋潜水或空间运动病以及噪声诱导前庭刺激[14]。伦德格伦发现 26%瑞士潜水运动员在潜水中以及升到海面即刻出现了眩晕，其独创名称为气压变化性眩晕[15]，他称在航空飞行员中也出现了这种病例[16]。气压变化性眩晕发生在压力变化过程中，首先感觉到压力不对称，接着出现头晕和眩晕。两侧耳朵压差达到 0.9 psi 时，将导致内耳迷路不对称负荷，诱发眼球震颤和眩晕。在潜水中发生气压变化性眩晕，在进行瓦尔萨尔瓦动作时，其症状能复现。症状常常持续几秒到 15 min，通过阻止压力变化以及使用平衡机制可以缓解症状直到痊愈。出现耳鸣声、眩晕、眼球震颤以及骨传导丢失等预示着迷路窗破裂。气压变化性眩晕常常短暂，除了瞬间定向障碍外，不大可能影响航天飞行活动。

12.3.9.8　内耳气压伤（IEB）

内耳由半规管、前庭、耳蜗组成，其内嵌入密实坚固的耳石或者骨性迷路。在骨性迷路内为膜性迷路，其内淋巴液与细胞内液成分一样（高钾）。淋巴外液体成分与大脑内液体成分一致（高钠），为膜性迷路溢出液体。图 12－4 所示为耳朵解剖结构。在耳气压伤时伴有感觉神经性听力损失、耳鸣或者眩晕，应怀疑内耳气压伤，继续发展下去，可能导致发生外迷路瘘（PLF）。

内耳气压伤常常发生在压力迅速变化过程中，与内外压力平衡有关，也可能是由赖斯纳膜的应力性损伤所致，此膜能将内淋巴与外淋巴空间分隔开来。卵圆窗损伤机制包括：内淋巴压力增加（由于经耳蜗导管增加颅内压力），或者外淋巴压力增加。在爆炸性机制中，内淋巴压力超过中耳压力。进行瓦尔萨尔瓦动作时，经耳蜗导管或内耳通道增加了内淋巴压力，但是不能平衡中耳压力，因此，在中耳、外淋巴及内淋巴之间出现了压力差。爆破性机制是在中耳压力迅速增加情况下，镫骨盘向内移位，导致卵圆窗损伤，甚至发生外迷路瘘，内爆性损伤机制比爆炸性损伤更不常见。

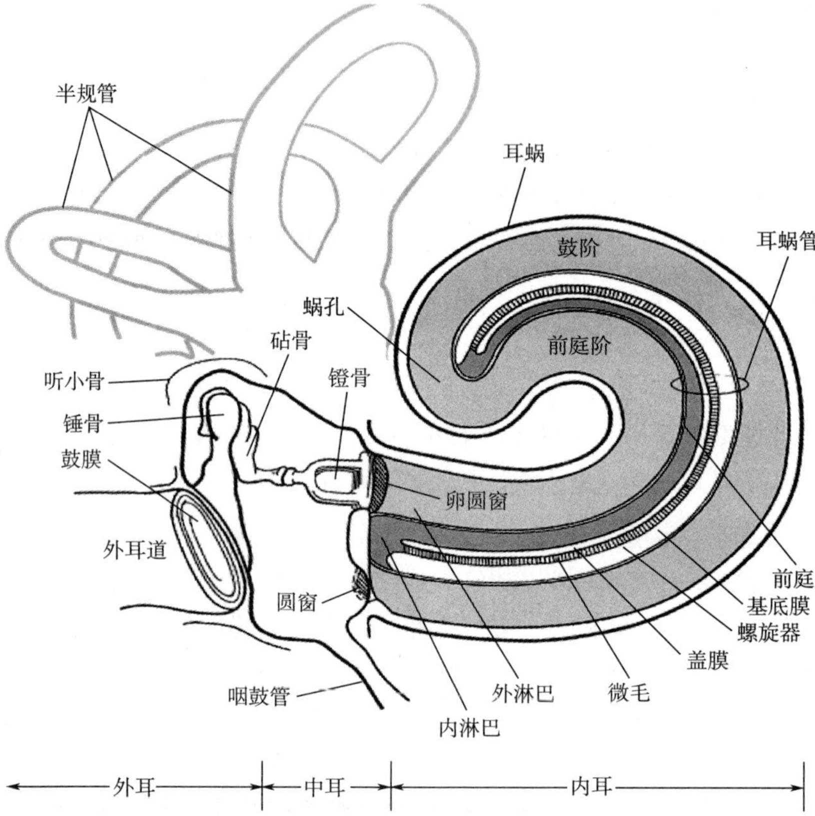

图 12-4　人体耳朵的解剖结构（突显容易受到气压变化影响的结构）

当外淋巴液渗透进入内淋巴空间时，会出现听觉或前庭症状。外迷路瘘症状包括：气压性损伤、姿势性眼球震颤、凝视诱发的眼球震颤、听觉差异以及听觉阈值减少之后突然发生的姿势性眩晕，伴有或不伴有持续性听力损失[17]。外迷路瘘治疗包括：卧床休息，防止过度劳累或者增加脑力活动。外迷路瘘解剖定位临床上可以从卵圆窗损伤中得到确认，经尸体解剖后发现耳蜗存在撕裂[18,19]。外迷路瘘第 4 种致病因素是微小损伤，这种损伤已经由手术得到证实[20]。

对外迷路瘘患者进行探查性鼓膜镜检查的时间存在争议，部分专家推荐立即进行探查，因为大多数患者在 24～48 h 期间症状会恶化[21]。假如在 4～5 天内，症状不改善，建议进行手术探查[22]。对可疑外迷路瘘患者进行鼓膜镜探查和手术修补，结果显示听力提高 49%（23%提高到可用范围）[23]。95%患者前庭症状得以减轻或消除，日常活动不受影响。使用类似纤维粘合的“支撑”材料，应用激光修补外迷路瘘的新技术，严格限制手术后活动，这样外迷路瘘手术后复发概率明显减少，从 27%下降到 8%。89%患者眩晕和头晕能明显改善或痊愈，84%患者平衡失调能纠正。

由于耳内动脉微循环损伤导致内耳神经上皮损伤，可能导致内耳气压伤相关的听力下降。内耳气压伤导致不可逆听力下降取决于耳室器官（柯蒂器官）损伤程度[18]。与气压变化性眩晕相比，内耳气压伤或外迷路瘘导致的眩晕更加严重，时间更长，同时伴随恶心和呕吐。因此，在航天飞行活动中，尤其是出舱活动中，对这个问题应特别关注。

12.3.9.9　内耳减压病（IE-DCS）

内耳减压病和内耳气压伤症状表现一致，能引起严重的永久性前庭耳蜗功能缺陷，且两者可能同时发生[24-25]。内耳减压病与微小循环和膜性迷路液体中惰性气体气泡形成和生长有关，同时伴随迅速减压导致的静脉循环缺血、出血、蛋白渗出等。内耳减压病常常与深潜水有关，但是可能发生在较浅区域[26]。尽管在潜水中常见，但是有时可能发生在航空航天中。内耳气压伤有关症状包括应用瓦尔萨尔瓦动作时压力平衡异常、鼻腔及鼻窦并发症等。内耳减压病与压力平衡异常无关，也与非耳蜗神经性异常无关。内耳减压病治疗与内耳气压伤治疗不同，前者治疗方法也许对后者无益处。一旦确诊内耳减压病，则实施复压治疗，这对内耳气压伤属于禁忌[25]。

12.3.9.10　听力损失（气压伤及减压病）

在航天飞行、出舱活动、潜水过程中出现压力变化可能导致中耳气压伤（MEBT）和内耳气压伤（IEBT），其实大多数是潜水导致的听力损失。采用预防方法可以防止中耳气压伤，通过限制压力变化和合理使用防堵塞方法（减充血剂）来治疗症状。减压病的耳部异常表现很少发生，但是其可能是压力变化导致听力下降的原因。听力损伤伴有或不伴有前庭症状，是Ⅱ型减压病独特表现形式，很难区分是中耳还是内耳气压伤导致的迷路瘘。用高压氧立即进行复压治疗可以完全恢复[27]。外迷路瘘可引起内耳气压伤，尽管内耳气压伤发病相对较少，但是应该保持警惕，与潜水诱发听力下降的其他原因区分开[28]。

12.3.10　平衡中耳压力的方式

相关人员研发了多种平衡或自主扩张方式来增强咽鼓管功能。患者暴露于不同压力环境，听到咽鼓管打开时发出的爆裂声或爆破音，能促进咽鼓管觉醒功能。尽管沙帕克报道称海平面成功的自主扩张并不能反映在潜水下降过程中中耳平衡压力的能力，但是个体仍然可以应用平衡或自主扩张方式[29]。

12.3.10.1　瓦尔萨尔瓦方式

自主扩张中耳空间的常见方法是瓦尔萨尔瓦动作。在进行瓦尔萨尔瓦动作过程中，鼻子和口唇关闭，声带打开，通过关闭的解剖出口呼出气体，空气被迫进入鼻咽部，增加压力打开咽鼓管，进而增加中耳内气体压力。在耳镜下观察到鼓膜凸出，尤其在其后上 1/4 部位明显。瓦尔萨尔瓦动作不能奏效的情况包括：头向前倾斜、头向一侧旋转、颈静脉受压、俯卧等。在进行瓦尔萨尔瓦动作时遇到障碍包括组织变形严重以致头部静脉充血阻止咽鼓管开放，同时影响声带打开，阻止气压到达咽部。一种防止声带关闭的方法是使用手指捏住鼻子，防止空气从鼻子逸出。使压力迅速上升并维持 1 s，可以防止静脉充血，静脉充血会降低咽鼓管功能。通过观察紧捏鼻子的手指上方鼻孔附近部分肌肉充盈情况，可以评估其加压合适性。面颊肌肉保持紧缩，不膨胀，防止口腔内气体逸出。通过使用这种方法，可以达到 2.67～4.45 psi（140～230 mmHg）压力梯度，且卵圆窗损伤并发症很少发生。

12.3.10.2 弗伦泽尔方式

在第二次世界大战期间，向执行投弹任务的德国空军飞行员教授了弗伦泽尔方式，即关闭声带和口鼻，同时收缩口腔底部和上层紧缩肌。这种方式可以用较小力打开咽鼓管，但是学习起来比较困难。在实施时，向前推送下颚，关闭嘴唇，轻轻打开下颚，移动舌头底部对抗周围软组织，压迫空气进入鼻咽空间。紧缩声带（关闭鼻孔），并发出“K”或“guh”的声响。这种方式抬高了舌头背面，提升了咽部，使舌头背面有效充当了活塞作用，压迫空气进入咽喉后侧。也可以实践“摆动亚当斯苹果”技术，即观察鼻子膨胀，咽喉上下移动。这种技术起效迅速，在一个呼吸循环任何时间均可以进行，也不阻碍静脉血液返回心脏，可以快速重复许多次。

12.3.10.3 托因比方式

在进行瓦尔萨尔瓦动作过程中未见鼓膜活动，则可以通过应用托因比方式完成轻微快速鼓膜活动，包括捏住鼻子进行吞咽动作。约瑟夫·托因比首次发现：在吞咽动作过程中，一侧咽鼓管开放时，可闻及“噼啪”声响。原始鼻咽正压迅速成为负压，有助于打开咽鼓管。通过咽喉部背侧肌肉牵拉打开咽鼓管，假如存在压力梯度，则可以进入空气平衡内外压力。当呼吸干燥空气时，进行能产生这种效应的吞咽动作比较困难。在迅速减压时不推荐应用这种方法，因为如果咽鼓管不能首次发挥平衡作用，可能出现差错。如果中耳受到挤压，通过打开咽鼓管来对抗更加困难。

12.3.10.4 自主导管开放方式

法国海军开发了一种平衡中耳气压的技术，称为自主导管开放方法。其包括：训练个人像打哈欠一样收缩软腭及上喉部肌肉。此技术仅在预期渐进性压力变化时有效。

12.3.10.5 埃德蒙兹方式

这种技术与其他正压方式（瓦尔萨尔瓦方式或弗伦泽尔方式）结合应用，在应用时下颚前顶或头部倾斜，可以有效打开咽鼓管。

12.3.11 中耳气压伤的治疗

中耳气压伤的治疗包括：平衡气压、缓解疼痛、预防或治疗感染等。应停止加压，并且尽可能使患者恢复到气压平衡时的气压，然后施加更加缓慢的压力干预。如果存在耳内炎症，耳镜检查无异常，则所有症状消失之前应避免进行压力干预，这通常需要一周时间。虽然个体存在症状和客观检查结果异常，但是未见鼓膜损伤，这需要较长时间恢复。一般不需要采用抗生素治疗，除非在鼻咽部存在脓性病灶、疼痛加重或经检查存在脓性耳炎。大多数单纯鼓膜穿孔可以自愈，口服减充血剂有利于治疗。如果存在明显上呼吸道感染症状，则应用抗生素。耳毒性抗生素滴剂（氨基糖苷类抗生素）不能使用，因为其可能损伤圆窗或卵圆窗。抗生素应使用 7～10 天。

在遇到这样的病例时，如严重渗出、咽鼓管功能障碍以及不能进行平衡压力等，必须进行中耳吹气法或者直接吹气法。中耳吹气法是对中耳进行力学扩张的技术，用于治疗急性内耳及鼻窦阻塞、慢性咽鼓管功能障碍或者中耳疾病等。在飞行后，应用自动扩张仪可以改善中耳负压。在使用扩张技术后，73%成人和 69%儿童中耳压力得到改善，恢复到正常状态[30]。

实施中耳吹气法时需要气压泵、正压气源或者单阀门橡皮充气袋提供压力。当正压气源不够时，可使用橡皮充气袋。气压泵可以进行不同压力控制，并配压力表。当无压力表，不能控制压力时，则通过观察吹动手指的气流保证足够启动压力。当有压力表时，则启动压力保持在 10 psi 或者更低（500 mmHg）。金属或塑料接口用于密封并传送压力到鼻腔。如果患者鼓膜非常薄，开始时给予较低压力。重要的是向患者解释：在实施过程中密切配合，避免突然移动损伤鼻子。中耳吹气法的接口应插入鼻孔较深处并保持良好密封，不要接触或损伤其内壁层。应堵塞对侧鼻孔，指导患者发出“K－K－K－K－K”大而尖的声音，可以传递 1 s 爆破声。如果这个方法实施正确，可以听见特征性软组织振动声响。假如这个方法不奏效，应指导患者进行吞咽动作：当甲状腺抬高时，则空气压力施加到鼻腔。对于进行吞咽困难的患者，可以小呷一口水。采用呷水方法，长时间压力或高压可能损伤鼓膜，也存在卵圆窗和内耳损伤的可能。

为了确认这个步骤成功与否，在进行扩张之前应对患者鼓膜进行评估。尽管通常不推荐，但如果在经过 2～3 周强化治疗后其症状仍然不缓解，应使用吸引针吸引出浆液性液体；存在黏稠或机化血块时，应使用鼓膜切开术予以取出。

12.3.12　恢复职责

轻度中耳气压伤症状在 1～2 周内缓解。当其平衡功能恢复后，若未闻及异常爆破性声响，则听力恢复正常，可以暴露于各种压力环境，并能安全完成任务。减充血剂有助于缓解轻到中度气压伤症状。有时使用吸入式减充血剂，如羟甲唑啉喷雾剂，可以预防或治疗轻微充血；但是为了防止鼻腔充血复发，一个喷雾剂不能连续使用超过 3 天。在一项观察研究中，20 名潜水员携带潜水医学设备潜水后出现内耳气压伤，对其进行为期1～12 年的观察评估，指导所有患者进行咽鼓管功能的检查评估，未发现其听力或前庭功能存在进一步恶化。依据这些主要结果，对潜水后内耳气压伤痊愈者，建议不限制其继续从事这项工作[31]。上呼吸道感染或过敏性鼻炎增加了压力变化环境下患气压伤的风险。具有持续性内耳症状、听力下降，或伴有持续性鼻腔及鼻窦并发症者，不可恢复其参与变化性压力环境下的工作[32]。

12.4　高山病

高山病常常发生在不适应 3 050 m（10 000 ft）海拔以上的个体，由于低氧诱发和加重血管反应而出现的一类病理状态。主要鉴别综合征包括急性高山病（AMS）、高原脑水肿（HACE）、高原视网膜出血、非心源性高原肺水肿（HAPE）等。在排除视网膜病后，逐渐上升到适应高度，可以预防或减少高山病的发生[33]。可以查阅到大量关于急性高山病、高原肺水肿、高原脑水肿、高原视网膜出血的病理综述文献[34-39]。在航天出舱活动前减压阶段，或者由于舱内气体泄漏导致不经意的压力下降可能发生急性高山病。在航天飞机减压到 10.2 psi 压力状态准备出舱期间，乘员报告头痛发生率增加，推测这可能与高山病发生有关。通过便携式血氧仪可以对乘员进行评估，从而解决了这个问题（STS－103）。在低压阶段，其动脉血氧饱和度维持在 90%左右，因此，这些头痛不可能来自高山病。在 10.2 psi 低压阶段头痛发生率增加，可能有其他原因，如气压控制系统变化，或者低压环境增加了挥发性材料的使用。

12.4.1 急性高山病（AMS）

当个体迅速上升到高海拔地区，其空气中氧气分压下降，容易发生急性高山病，危及个体健康。急性高山病病理包括两方面：高海拔低氧和低压。急性高山病也可能在高海拔舱内发生，已经证实由稀薄空气所致。暴露于高海拔的正常反应包括劳累性呼吸困难、夜尿、夜间呼吸异常、夜间频繁觉醒、恶梦等。急性高山病症状包括头痛、食欲不振、恶心呕吐、夜间头痛或头晕、疲劳、衰弱以及失眠等，该病由组织低氧引起体液代谢紊乱所致。低氧常常伴随着通气增加（低氧通气反应），其可以降低二氧化碳含量，引起大脑血管收缩，降低大脑血流。通气增加促使产生较高血氧饱和度。由于低氧对交感神经递质功能的影响，可能导致传导功能不足，以及乙酰胆碱消耗，可能出现疲劳[40]。

急性高山病确切发生率尚不清楚，但大约 25%低海拔游客上升到中海拔区域时会发生中等强度的急性高山病。虽然尚无种族和性别差异，但是年龄对其存在一定影响，年轻人比老年人更容易发生。一氧化碳中毒症状与急性高山病症状和体征相似，因此，应考虑环境因素可能性[41]。小部分急性高山病可能导致高原肺水肿或者高原脑水肿。预防急性高山病的最好方法是逐渐降低周围环境压力。然而，如果时间有限，可以使用几种具有良好预防效果的药物。

12.4.2 急性高山病的评分

研究人员设计了多种系统来定量评价急性高山病。其评分系统包括：问卷（哈克特 AMS 调查问卷，莱克·路易斯 AMS 自查问卷，环境性症状问卷 ESQ Ⅱ和 ESQ Ⅳ）和临床评价（莱克·路易斯 AMS 临床评价和功能性 AMS 评价）。环境性症状问卷（ESQ）包含 9 个症状组，其中两个因素反映急性高山病。第一个因素为大脑缺氧症状征象，标记为 AMS－C，第二个因素为反映呼吸异常症状征象，标记为 AMS－R[42]。哈克特 AMS 调查问卷评分为 0～9 分，哈克特 ESQ Ⅱ AMS 调查问卷评分为 0～38 分，哈克特 ESQ Ⅳ AMS 调查问卷评分为 0～13.7 分。莱克·路易斯 AMS 自查问卷评分为0～10 分，莱克·路易斯 AMS 临床评估计分和莱克·路易斯功能计分均为 0～2 分。在中等海拔（2 940 m）时，氧气饱和度与哈克特 AMS 调查问卷评分成反比，但是与莱克·路易斯 AMS 计分无明显关联；在中等海拔时，莱克·路易斯 AMS 计分高估了急性高山病发病率。哈克特 AMS 调查问卷评分结合定时访问和体格检查，现在仍然是评估急性高山病发病率的金标准[43]。

塞费尼等人对急性高山病的几个评分系统关联性进行了评估。在可以诱发急性高山病的低压舱（相当于海拔 4 500～5 500 m）内暴露 9 h，对发生的急性高山病进行评分。在这个研究中，各个 AMS 问卷评分系统之间无明显差异，与 AMS 临床评估计分高度相关[44]。在 4 个点上，莱克·路易斯评分的敏感性和特异性分别为 78%和 93%[45]。用于评价急性高山病的莱克·路易斯 AMS 计分与同高度最大自查问卷评分以及实验室和现场的临床及功能评估计分存在关联[46]。

已经研制了用于航天飞行的急性高山病评价计分表，这是莱克·路易斯 AMS 自查问卷和临床及功能评估计分的修改版本（见表 12－1①）。因为实际上在航天飞行中尚无高山病发生，且一些与急性高山病相关的普通症状如头痛与疲劳，在航天飞行中也常见，但与舱内压力变化无关，对这些症状的评估不能直接应用。然而，在症状出现的首次评估以及监测治疗及预后方面，AMS 评分有应用价值，在本章最后一节讨论。

表 12－1　航天急性高山病评估计分表

占用任务时间（MET）/舱内压力		
症状	临床评估：总症状评分	总临床评分
1）头痛	6）精神状态变化	
0—无；	0—无变化；	
1—轻微；	1—昏睡，疲乏；	
2—中度；	2—定向障碍/错觉；	
3—严重，不能工作。	3—呆滞/凝视。	
2）胃肠道	7）注视/眼动	
0—无胃肠道症状；	0—正常；	
1—食欲欠佳或恶心；	1—轻度眼球震颤，快速消失/一个方向；	
2—中度恶心/呕吐；	2—中度眼球震颤，快速消失/大于一个方向；	
3—严重恶心/呕吐，不能工作。	3—严重眼球震颤，持续/任一个方向。	
3）疲倦/虚弱	8）面部水肿	
0—无疲倦或虚弱；	1—轻度水肿；	在 6 h 后医学电子学与数据学会给出评价
1—轻度疲倦或虚弱；	2—中度水肿；	
2—中度疲倦或虚弱；	3—严重水肿。	
3—严重或虚弱。		
4）头晕/轻微头痛		
0—无头晕；		
1—轻度头晕；		
2—中度头晕；		
3—严重头晕，不能工作。		
5）睡眠困难		
0—睡眠如常；		
1—不能正常睡眠；		
2—多次觉醒，睡眠差；		
3—根本不能入睡。		

① 该表用于支持预期出舱活动中涉及分期减压的航天飞机飞行。

12.4.3 习服

预防急性高山病的措施包括：在进入高海拔从事紧张活动之前，实施 2 天适应性训练，不可饮酒，增加饮水量。建议年龄大于 35 岁的个体在出发前进行有条件体能训练。高碳水化合物、低脂肪、低盐饮食也有助于预防急性高山病发作，尽管一项研究中志愿者在持续 4 天高碳水化合物（68% CHO）饮食后，暴露于 10%正常压力的氧气中 8 h，并不能减少急性高山病症状发作[47]。有研究对人体心血管、呼吸生理功能反应和急性高山病症状进行了评估，志愿者从 3 500 m 上升到 4 200 m 期间，将发作症状及预后与习服时间进行了对比。急性暴露组乘飞机在 1 h 内达到 3 500 m 海拔地区，而慢适应组则在 4 天内通过陆路到达该高度。在 3 500 m 停留 15 天之后，志愿者通过陆路到达海拔4 200 m 的地方。观察两组生理反应，慢适应组在第 3 天达到稳定，而急性暴露组需要 5 天才能稳定。因此，为了避免发生高山病，在 3 500 m 海拔的地方对于慢适应组需要 3 天的习服时间，急性暴露组则需要 5 天，在 4 200 m 海拔的地方慢适应组和急性暴露组都需要 3 天才能达到习服效果[48]。

12.4.4 体质因素

霍尼希曼等人研究了在 3 000 m 停留 48 h 后体质因素对发生急性高山病的影响。在海平面高度使用问卷评估方式评估其工作、运动、休闲娱乐情况。这些症状（头痛、呼吸困难、厌食、疲劳、失眠、头晕或恶心）出现 3 个或以上，认为急性高山病发作，其中 28%志愿者发生了急性高山病。急性高山病患者和未发生急性高山病者的平均海平面体能计分以及两者个人海平面体能指数（工作、运动或休闲）不存在明显的差异。在普通旅游人群到达中等海拔区域时，适应性海平面活动在高山病发病中似乎并不发挥作用[49]。在两例法国高原探险（4 800 m 和 6 542 m）中，其中一例周期性呼吸与其低氧通风呈正相关，另一例周期性吸氧延迟反应降低，习服后睡眠改善[50]。在一项研究习服报告中，处于低海拔志愿者在 4 300 m 进行适应性训练 16 天后返回到海平面高度，8 天后暴露于相当于 4 300 m 高度的低压舱内持续 30 h。结果显示：在低海拔习服 8 天后足以防止上升到高海拔区域时急性高山病发生或减轻病情[51]。

12.4.5 易感性

众所周知，急性高山病易感性在普通人群中变化大。低氧敏感性测试（在低氧环境中观察心血管、呼吸反应，尤其在运动状态下）可以确定最容易患高山病的个体，应建议其增加习服时间和口服预防性药物[52]。测试个体在休息和做 50%最大耗氧量（$V_{O_2\max}$）运动时心血管、呼吸系统对低氧反应，可以推测其患急性高山病的可能性。使用无创性光敏测试仪监测血氧饱和度（SaO_2%），能对高海拔习服不足者提供简单、特异性的指标，可以鉴别急性高山病不易感者和易感者。

易感急性高山病的可能机制包括：易感者相对正常习服个体存在低通气和气体交换异

常[53]。低通气状态和肺血管对低氧反应增加可能导致急性高山病和急性高原肺水肿，因此，急性高山病易感性与低氧的高、低通气反应有关[54]，易感急性高原肺水肿个体显示出低氧诱发肺脏动脉血管收缩反应[55]。此外，易感急性高山病个体在高海拔时常常不出现自发性多尿。到达 4 500 m 海拔高度的志愿者中，低氧通气反应、肺泡二氧化碳张力（PA_{CO_2}）以及最大耗氧量（$V_{O_2 max}$）与急性高山病的计分不存在关联[56]。

急性高山病易感性似乎与耐力训练无关，但是可以通过检测颈动脉化学感受器对低氧及高通气状态心动过速和敏感性来确定。在暴露于高海拔前几天，一旦出现急性高山病症状，应停止各种运动。理查勒特等观察个体在相当于海拔 4 800 m 下休息和做 50% 最大耗氧量（$V_{O_2 max}$）运动下持续 5 min 的心率反应，发现患严重急性高山病登山者在休息时，其心血管反应比不患急性高山病者低，在运动状态下也存在同样差异[57]。

12.4.6　低氧和模拟失重

乔普基等人完成了一项高山病试验，志愿者进行－5°头低位卧床（HDBR）以模拟体液转移和微重力反应。将生活在海拔 1 646 m 的志愿者分为试验组（卧床）和对照组（不卧床），在海拔 3 255 m 区域停留 8 天。伴随与海拔相关的低氧血症，两组志愿者的血容量均下降，但是卧床志愿者下降更明显。两组志愿者电解质无差异，均出现了夜尿，但卧床试验组比对照组频繁。两组志愿者血浆中儿茶酚胺均上升，但是只有卧床志愿者心房钠尿肽（ANP）明显上升，这是卧床志愿者夜尿增多、血容量下降[58]的原因。卧床志愿者中急性高山病症状（如头痛、头晕眼花、失眠、厌食）更明显，而动脉血氧受卧床影响不严重[59]。对照组最大耗氧量（$V_{O_2 max}$）增加 9%，但是试验组在卧床后下降 3%，二者对比差异明显，只能用不运动来解释。在高海拔区域测试两者立位耐力（60°头倾斜 20 min）发现：卧床者比不卧床者心率上升，平均血压下降。依据肺脏生物力学、气体交换、血液循环及认知功能等指标分析，结果显示：头低位卧床不会对低氧习服产生严重影响，在卧床试验中，未发生肺水肿和肺阻塞的情况。

12.4.7　预防性吸氧和水合作用

急性高山病可能导致尿液减少，但是与增加饮水量无关。在一项研究水平衡和急性高山病关系的案例中，在海拔 4 350 m 区域停留 4 天中，急性高山病的患者能量和水摄入减少，机体总含水量（TBW）增加，而总水量丢失减少。患急性高山病的志愿者相对总含水量而言，其体内细胞外水分发生了最大转移（至少 1 L），并且没有显示出预期的尿液排出增加，以补偿高海拔水蒸气蒸发的损失[60]。一项研究观察了在急性暴露于 4 570 m 高度持续 2 h 的正性水平衡情况，正常和过度水合志愿者心血管参数和通气参数未见明显差异。前期吸氧可以减少高海拔导致的过度通气和碱中毒，缓解心动过速反应，导致血压下降，尽管在没有前期吸氧者中存在同样动脉血氧欠饱和。在 4 570 m 海拔区域 2 名志愿者尿液减少，尿液渗透压增加，而经前期吸氧后未见再发生[61]。

12.4.8 正常压力缺氧症和低压缺氧症

在压力无变化时也可能发生缺氧症，如果氧气体积分数低于20%，就可能发生此症，且正常压力缺氧症与低压缺氧症不同。暴露于正常压力缺氧者［$\varphi(O_2)=14\%$］与低压缺氧者相比，存在同样程度的动脉血氧欠饱和，但是前者存在严重过度通气反应[61]。模拟4 564 m高度停留9 h发生的低压缺氧症，与正常压力缺氧症或相同高度的常压缺氧症相比，低压缺氧的急性高山病症状计分明显偏高[62]。

12.4.9 呼吸影响

在高海拔时易出现呼吸反应，但是这似乎与急性高山病无关联。在一些研究高海拔肺脏功能项目中，在上升到高海拔的前两天，重要生命体征指标明显下降，在海拔4 600 m停留3天或4天后恢复到正常状态。任何时间内1 s呼出气体容量（FEV_1）无明显变化。然而，最大呼出气体流量和最大中期呼出气体流速明显上升，在4天停留期间保持高水平。未发现急性高山病症状与通气功能变化之间存在关联[63]。

12.4.10 昼夜节律影响

暴露在4 350 m海拔持续79 h的缺氧受试者中，急性高山病计分显示出明显昼夜变化特点，与血浆皮质醇和红绿色彩视觉相平行，最大变化出现在早晨。在低氧状态下，血浆皮质醇变化保持昼夜节律，尽管早晨血浆皮质醇平均浓度比正常供氧状态下高[64]。

12.4.11 大脑血流

大脑动脉氧分压低于一定水平，则强烈刺激大脑增加血流。大脑血管扩张和大脑血流增加与急性高山病有关联。当在2 440 m高度时，血管收缩反应（VMR）降低，而使用经颅超声多普勒（TCD）检查，大脑中动脉平均速率（MCA－V）明显上升[65]。短期暴露于3 000 m和4 500 m模拟海拔持续20 min，检测大脑血流，只显示下丘脑血流在4 500 m高度增加，在3 000 m高度不增加[66]。志愿者从海拔490 m上升到4 559 m，并在4 559 m停留72 h，使用经颅超声多普勒评价其大脑中动脉平均速率，以大脑中动脉平均速率相对于低海拔的百分比作为反映相对变化指标。上升到4 559 m后，急性高山病的志愿者和不患急性高山病志愿者大脑中动脉平均速率都上升，但是急性高山病志愿者其值较高，与正常健康者相比，达到统计学差异。在停留2～4天后，大脑中动脉平均速率与动脉氧分压成反比，与血压、动脉CO_2分压或血红蛋白不存在关联[67]。

12.4.12 颅内压力

在迅速上升到海拔5 200 m后，通过观察人体鼓膜移位变化间接检测颅内压力。在3 440 m暴露期间，急性低氧可能诱发颅内压力升高，但是暴露于4 120 m或5 200 m期间，急性高山病志愿者和不患急性高山病志愿者颅内压力升高无明显差异。颅内压力升高虽然暂时与急性低氧有关，但是其并不是轻到中等程度急性高山病的特征[68]。低氧可以改变脑脊髓积液压力顺应性，在一定容积变化范围内导致脑脊髓积液压力大幅上升[40]，因此在仰卧位状态下容易出现颅内高压。

12.4.13　生物化学标志物

在急性高山病和高原肺水肿中，力学损伤或炎性反应破坏了肺脏内皮细胞，导致肺脏气体交换受损。在上升到海拔 4 200 m 高度后，在急性高山病和非心源性高原肺水肿患者中，只产生于内皮细胞的内皮细胞激活标志物 E -选择素升高[69]。在暴露于低氧高海拔后，血浆白细胞介素-6（IL－6）浓度升高，而在海平面和 4 350 m 高度停留 4 天，其他炎性反应因子包括 IL－1 β、IL－1 受体拮抗剂（IL－1ra）、IL－6、肿瘤坏死因子-α（TNF）和 C 反应蛋白（CRP）等的水平保持不变。其中，血浆 IL－6 增加与动脉血氧饱和度有关，与心率或急性高山病计分无关。在暴露于高海拔低氧后，血浆 IL－6 主要作用不是调控炎症，而是刺激人体红细胞生成[70]。

暴露于高海拔低氧开始的前几天，可以诱导体内葡萄糖平衡发生变化。在前两天，胰岛素作用明显下降，但是随着暴露时间延长，其作用会改善。葡萄糖、皮质醇及去甲肾上腺素浓度上升，而肾上腺素、胰高血糖素、生长激素保持不变[71]。在第一天醛固酮水平升高，在 4 300 m 海拔期间时，心房钠尿肽水平升高。随着海拔增加和上升过程中运动量增加，导致 24 h 尿量和钠盐排出量显著减少。志愿者症状计分较低且钠盐排出量较多时，血液中醛固酮水平显示最低。低海拔时心房利钠肽水平与上升中急性高山病症状计分成反比。血红蛋白浓度、压缩性红细胞容积、24 h 尿量、体重与急性高山病症状计分之间不存在关联[72]。

低氧环境对肾素-醛固酮系统有抑制效应，然而，在高海拔区域，β 肾上腺素作用机制不能对肾素抑制效应做出合理解释。在高海拔运动时肾素-醛固酮系统受到抑制，血管紧张素Ⅰ和醛固酮可以促使急性高山病发作，因此应阻止其过量释放。志愿者分为 β 受体阻滞组和对照组，进行标准的最大功率自行车运动，在海平面和高海拔（4 350 m ，气压为 450 mmHg）各 5 天给予 β 受体阻滞药物。在海平面运动时，β 受体阻滞药物可能引起血浆肾素活性（PRA）降低，心房利钠因子（α－ANF）水平增加，而血浆醛固酮无变化。高海拔运动与海平面运动数值相比，血浆肾素和醛固酮水平非常低，心房利钠因子不受低氧影响。在高海拔时应用 β 受体阻滞药物后，完全阻断了运动诱导血浆肾素升高，但是血浆醛固酮水平没有进一步下降[73]。

尽管在高海拔区域为了达到最优化体质状态，对进入环境性低氧个体必须进行适应性训练，但是在返回到海平面后，支持这种效应的科学证据值得怀疑。在中等海拔进行体质运动时，不利生理反应包括：血浆容量降低、造血抑制、溶血增加、系统调节性糖原消耗增加、呼吸肌肉做功增加、低氧诱导的免疫受到抑制[74]。低氧可以诱导一氧化氮合成，可能导致损伤性自由基释放[75]。

12.4.14　有关的感染性疾病

在登山者徒步到珠穆朗玛峰宿营基地（5 300 m）的一份研究报告中，记录了登山者发生急性高山病和感染的情况，57%志愿者发生了急性高山病，87%志愿者至少出现了一种感染性疾病的症状。其中，尤其流行的症状包括：鼻炎为75%，咳嗽为42%，咽喉痛为39%，腹泻为36%。患有较多感染症状的志愿者发生急性高山病概率较高，出现感染性症状数目与急性高山病症状计分成正比[76]。优秀运动员在高原宿营基地（1 500～2 000 m）进行为期4周训练，50%出现上呼吸道和胃肠道感染[77]。如病毒性上呼吸道感染等诱发的炎性病变可能导致儿童高原肺水肿，而成人则不会出现。由这些感染性疾病释放的炎性因子在海平面时人体能够耐受，而在低氧、寒冷环境下运动，则会导致儿童肺脏血管渗透性增加[78]。

12.4.15　高原肺水肿（HAPE）

高原肺水肿是常常发生于年轻健康人群的一种严重高山病，一般而言，当在海拔2 500～3 000 m停留2～5天后，容易出现非心源性肺水肿。低氧可以收缩肺脏血管，导致肺血管阻力增加。低氧一般导致中等强度肺张力，但是发生高原性肺水肿时，其肺张力非常高，可能导致右心衰竭。易感高原肺水肿个体在休息和运动状态下，肺脏血管阻力略有增加，而在低氧状态下则能强化肺脏血管反应[79]。在4 559 m海拔的第1夜，间歇性吸氧（PB）越频繁，动脉血氧欠饱和越严重，越容易发生高原肺水肿。在高原肺水肿患者中，动脉血氧饱和度明显降低，继发于气体交换减少，而非通气障碍所致[80]。在休息位时，肺血管压力正常，但是在肺水肿形成之前，肺动脉压力（PAP）异常升高。

近期对肺动脉压力非常高的高原肺水肿易感人群观察结果表明，炎性反应是发生高原肺水肿的主要原因，而非高原肺水肿的结果[34,81]。高原肺水肿常常与急性高山病有关，一项研究中志愿者暴露于模拟4 400 m海拔的低压舱中，观察其肺脏功能和高原肺水肿发病情况，4名高原肺水肿易感个体中有3人发生了急性高山病，其中有2人出现了轻度肺水肿[82]。

对高海拔具有良好耐受性的志愿者在没有经过习服而迅速上升到高海拔区域时，可能会发生高原肺水肿。尽管在高海拔低氧状态时存在正常或过度通气反应（过度通气反应对低氧状态有益），易感志愿者还是发生了高原肺水肿[82]。这些高原肺水肿志愿者在到达高海拔后，其用力性机能（FVC）轻度下降，1 s内用力呼吸容积（FEV_1）和用力性呼吸指数（FEF_{25-75}）明显下降，体检时可闻及啰音或哮鸣音。2名高原肺水肿志愿者在急性低氧时出现了过度通气反应，6名非高原肺水肿志愿者肺活量变化较小，并未出现肺水肿症状。高原肺水肿的发生与支气管肺泡液中存在高浓度蛋白质和细胞有关，包括大分子（免疫蛋白M）、小分子（白蛋白）蛋白质[83]，可能存在炎性反应或/和肺脏液体清除率下降，正如检测严重高原肺水肿患者支气管肺泡液，证实伴随着血管渗透性的增加，存在炎性反应。

肺血管渗透性增加是高原肺水肿的结果，而非致病原因[84]。高原肺水肿易感志愿者暴露于高海拔时出现的反应包括去甲肾上腺素、肾上腺素、肾素、血管紧张素、醛固酮、心房钠尿释放增加，导致水钠潴留、尿液排出减少、体重增加、外周性水肿。高原肺水肿易感志愿者在低氧状态时肺脏血管反应增强，暴露于高海拔时促进形成肺脏高张力。高原肺水肿易感个体通过减慢上升速度（在 2 500 m 以上每天上升 300～350 m），避免该疾病发生。一旦发生，给予氧气和降低高度是主要治疗手段，若不得不延迟降低海拔且不能补充氧气时，建议给予钙通道阻滞剂（硝苯地平），直到下降到一定高度。硝苯地平预防性给药可以阻止高原肺水肿易感个体肺张力进一步升高，进而抑制了大多数高原肺水肿的发生。使用硝苯地平治疗可以降低肺动脉压力，改善临床症状，增加血氧，降低肺动脉氧气饱和梯度；经胸部 X 线检查显示肺水肿逐渐消退。高原肺水肿主要治疗措施包括降低海拔、撤离、给予氧气等。

12.4.16　高原脑水肿（HACE）

由于低氧诱发血脑屏障渗透性变化产生了血管性脑水肿——高原脑水肿。其表现出整体和局部神经症状和体征，如头痛、意识紊乱（昏迷、疲乏、精神状态变化）[85]。高原脑水肿发生在 4 500 m 海拔以上区域适应环境期间，而发生在 7 500 m 以上高海拔时则是致命的[86]。坦率地讲，急性高山病是高原脑水肿的一种亚急性表现形式，鉴别这两种综合征比较困难。低氧诱发血管扩张及颅内血管流体静压升高，降低了颅内组织顺应性，并压迫颅内组织结构，导致发生高原脑水肿，急性高山病部分表现与高原脑水肿有关联。颅内这些反应促进了肺和肾脏的交感神经活动[87]。高原脑水肿常常是脑细胞内毒性水肿，但是也可能是由于血脑屏障渗透出液体导致的血管性水肿[40]。

在从事这类活动人群中，估计发生高原脑水肿风险为 1%。个体一旦发生了急性高山病，表现出步态失调（前后脚不能在一条直线上行走）或精神状态变化，则怀疑发生了高原脑水肿。若同时表现出步态失调和精神状态变化，则确定发生了高原脑水肿。休斯敦和迪金森认为神经系统症状和体征在临床表现中占主导地位的急性高山病为高原脑水肿，治疗上建议迅速下降到低海拔，并静脉注射地塞米松或倍他米松，实施水合作用，给予利尿（呋塞米）和高渗透性药物[88]。

12.5　高山病的治疗

12.5.1　碳酸脱水酶抑制剂

目前预防急性高山病的常用药物为乙酰唑胺，已经证实在上升之前 12～24 h 服用具有良好效果。乙酰唑胺也常用来治疗急性高山病，其能提高动脉血氧浓度。在上升之前、上升中口服乙酰唑胺（250 mg，每天两次；缓慢释放剂 500 mg，每天一次）是治疗急性高山病的一种选择。其能改善气体交换和运动绩效，减轻症状。口服乙酰唑胺（125 mg，每天两三次或每天睡前一次）可以降低患急性高山病的易感性，降低高原肺水肿和高原脑水肿的发病率。12 名登山者计划攀登美国阿拉斯加州的麦金利山峰（6 150 m），在 4 200 m 海拔的急性高山病医学观察站，随机每 8 h 口服乙酰唑胺 250 mg 或安慰剂。在 24 h 后，口服乙酰唑胺的 6 人中 5 人未发生急性高山病，而所有口服安慰剂的登山者均出现了急性高山病。前者肺泡与动脉血氧压力差在 24 h 内轻微下降，而安慰剂组明显上升。相对于口服安慰剂，口服乙酰唑胺在 24 h 内能提升血氧分压[89]。

尽管使用速效的碳酸脱水酶抑制剂（如甲醋唑胺）是治疗首选，但是对于已经发生急性高山病的患者适合应用乙酰唑胺。乙酰唑胺联合其他药物（如激素和钙通道阻滞剂）治疗急性高山病的效果，目前缺少大量证据支持。联合用药可以产生叠加效应[90]。在海平面时让志愿者口服乙酰唑胺（口服 250 mg），一天后到达 4 360 m 海拔时检测志愿者全血、血浆、血清中乙酰唑胺浓度。其持续性清除速率以及不能用于校正生物利用度的清除率明显增加，在高海拔区域，其容积分布、平均残留时间、蛋白结合度明显下降[91]。在一项双盲研究中，志愿者迅速上升到 3 698 m 海拔停留 2 天，接着上升到 5 334 m 停留 2 天，在缓解急性高山病方面，联合使用持续释放剂乙酰唑胺（500 mg，每天一次）和低剂量地塞米松（4 mg，每天 2 次）比单独使用缓慢释放剂乙酰唑胺更为有效。两组志愿者氧饱和度均下降，但是乙酰唑胺-安慰剂组下降更为显著[92]。

12.5.2 糖皮质激素

在预防或治疗短期急性高山病方面，注射地塞米松（4 mg，每天 4 次）有效果，但是应用不能超过 3 天[93]。地塞米松可以预防性减轻急性高山病症状，部分原因是由于它的兴奋作用。对于不耐受磺胺类药物者，可用地塞米松代替乙酰唑胺[94]。尽管地塞米松在治疗急性高山病的脑症状方面有良好效果，但是不推荐作为预防性用药[95]。地塞米松能有效减轻急性高山病症状，但是不能改善暴露于高海拔诱发的异常客观生理指标，只能用于撤离或不可能下降时。为了评价地塞米松治疗已经确诊的急性高山病效果，6 名志愿者在暴露于模拟海拔 3 700 m（气压为 481 mmHg）的低压舱停留 48 h；在诊断为急性高山病后，随机双盲交叉给予志愿者地塞米松（4 mg，每 6 h 一次）或安慰剂。地塞米松减轻了 63%的症状，而安慰剂则减轻了 23%。尽管存在差异，在给予地塞米松和安慰剂后，经大脑 CT 证实仍然有一名志愿者出现了轻微脑水肿。地塞米松对体液转移、血氧饱和度、睡眠呼吸暂停、尿儿茶酚胺水平、胸部放射学征象、渗透弥散扫描、血清电解质、血液学特征或心理测试等均无影响。在所有使用地塞米松治疗患者中，常常并发高血糖[96]。

尽管在治疗急性高山病方面，地塞米松已经显示出具有良好效果，但是一旦停药，会导致复发。在一项随机双盲研究中，从海平面乘直升机上升到 4 400 m 高度停留 1 h，在起飞前 1 h 开始口服地塞米松（2 mg，每 6 h 一次），并不能抑制急性高山病的发生。对于中到重度急性高山病患者，口服地塞米松（4 mg，每 6 h 一次）或者肌肉注射（24 h 一次），在 12 h 后病情明显改善，但是一旦停药，24 h 后症状复发[97]。在另一项随机双盲试验中，志愿者迅速上升到 4 392 m 期间，分别每 8 h 预防性给予乙酰唑胺 250 mg、地塞米松 4 mg、安慰剂；地塞米松组报告头痛、疲乏、头晕、恶心、反应迟钝等症状发生较少，感到兴奋作用明显，与急性高山病无关的症状（流鼻涕和感觉寒冷）较少。在低海拔（1 300～1 600 m）时，乙酰唑胺组不同于其他组，出现了更严重的恶心、疲乏以及低沉感。结果表明：在从事高海拔活动时，预防性使用地塞米松能减轻急性高山病症状，而乙酰唑胺作为预防性用药，其副作用限制了效果发挥[98]。

12.5.3　钙通道阻滞剂

钙通道阻滞剂硝苯地平是预防和治疗高原肺水肿的有效药物，但是不建议用来预防急性高山病。在一项双盲试验中，志愿者迅速上升到 4 559 m 并停留 3 天，这期间给予硝苯地平或安慰剂，对于不易患高原肺水肿的志愿者，降低肺动脉压（PAP）并不影响气体交换，不能改变急性高山病症状。在给予硝苯地平后经超声多普勒检测 PAP 明显降低，但是在高海拔时，两组志愿者动脉血氧分压、氧饱和度、肺泡-动脉氧压梯度以及急性高山病症状没有明显的不同[99]。在 4 559 m 海拔时给予硝苯地平治疗高原肺水肿，在不补充氧气情况下志愿者可以继续运动，临床表现得到改善[100]。在迅速上升到 4 559 m 并停留期间，预防性给予缓释硝苯地平（20 mg，每 8 h 一次），10 个志愿者中 9 人未发生高原肺水肿；而安慰剂组在 4 559 m 海拔时 11 人中有 7 人发生了高原肺水肿。经放射影像证实，高原肺水肿志愿者服用硝苯地平后可以降低肺动脉压，改善了临床症状[101]。

12.5.4　高压复压治疗

许多便携式复压舱，如伽莫夫袋（Gamow bag）已经研制成功，应用于高海拔环境活动中，并且已经成功应用便携式复压舱治愈了急性高山病。对于未经过适应性训练的志愿者在 12 h 内从 1 030 m 上升到 4 360 m，及早复压到 150 mm Hg 状态，可以稍微延缓急性高山病发作，但是不能预防或缓解严重急性高山病症状。治疗组离开复压舱后 15 min，急性高山病计分下降，血氧饱和度升高，而对照组这两个指标没有变化。次日早晨，显示两组急性高山病计分、心率以及血氧饱和度一样[102]。从海平面上升到 4 559 m 的登山者发生急性高山病症状后，或者给予便携式复压舱复压到 145 mm Hg 停留 1 h，或者给予地塞米松（首服 8 mg，接着 4 mg，每 6 h 一次）。在实施不同治疗后 1 h 和 11 h，评估急性高山病计分（莱克·路易斯评分、临床评分、AMS－C 评分）。结果显示：与地塞米松相比，1 h 复压可以大大缓解急性高山病症状。与复压治疗的志愿者相比，大约 11 h 后给予地塞米松的志愿者并没有出现严重急性高山病症状。在 1 h 内复压到 145 mm Hg，相当于下降 2 250 m，可以短期缓解症状，但无长期效应。给予地塞米松（首服8 mg，接着 4 mg，每 6 h 一次）治疗可以长期改善临床症状。在高海拔区域如果不可能下降到低海拔或撤离时，联合应用这两种方法是最佳的治疗方案[103]。

12.5.5　在航天飞行中应对急性高山病的操作方法

尽管目前在航天飞行中还未有急性高山病的报道，但已经研制了一种方案用于在舱体紧急泄压时应急以及处置急性高山病。其症状常常与预期泄压到 10.2 psi 有关，症状在出舱活动之前从航天器和国际空间站气闸舱泄压阶段开始出现。从相当于海平面压力水平泄压到 10.2 psi 常常伴随着氧浓度上升 24%～25%，因此是一种正常氧气低压暴露。检查前期 89 次航天飞行的航天员健康纵向研究数据库时，发现暴露于低压时航天员中有 67%报告出现头痛。在轨进行舱内减压操作期间，航天员常常发生头痛和疲劳。在低压环境下头痛可能由于不能有效清除舱内有害气体与动力机器排出的气体、空间运动病残余反应以及准备出舱活动期间过渡负荷诱发应急等因素导致。

表 12－2 中列出了航天急性高山病的处置方案，尤其为高强度出舱活动任务研发了处置方案，如国际空间站组装操作舱外任务以及哈勃望远镜维修操作活动等。这个程序方案使用调整后症状计分系统（见表 12－1），其应用在微重力下可以进行小脑前庭功能模拟检测，取代不能在轨实施的运动失调测试。监测外周 O_2 饱和度可以代表血氧饱和度。

表 12－2　航天急性高山病处置方案

Ⅰ. 舱内压力下降到 14.7 psi 时，乘员报告出现类似航天急性高山病的症状。

Ⅱ. 应用航天急性高山病评价计分表（见表 12－1）评价急性高山病（症状和临床评分）。

Ⅲ. 假如症状评分≥5 分或者与 14.7 psi 基础数据相比评分增加 2 分及以上，且临床评分≥3 分或增加 1 分，应用血氧检测仪检测血氧饱和度（SaO_2）。

A. SaO_2＞94%，不可能为高山病。

B. SaO_2＜94%且变化值≥4，考虑使用氧气面罩吸入 O_2。

1）吸氧 15～20 min 症状无改善：不可能为高山病。

2）吸氧症状改善：

  a. 持续吸氧到 1 h；

  b. 吸氧 1 h 后停止并观察。

3）症状不缓解：持续观察。

4）症状缓解：

  a. 给予乙酰唑胺，每 8～12 h 一次，每次 125～250 mg；

  b. 继续给予乙酰唑胺 1～2 天，重新评估。

在航天中唯一能治疗急性高山病的药物为碳酸酐酶抑制剂乙酰唑胺，在航天中应用时应考虑出现副作用的可能。乙酰唑胺可以增加钠盐和碳酸氢盐排出，但细胞外碳酸氢盐降低可能产生高氯血症和代谢性酸中毒。碳酸酐酶抑制剂是磺胺类药物的衍生物，可能引起尿结晶、磺胺性肾脏中毒、血尿、尿痛、少尿等症状。一个重要问题是尿钙排出增加，提高了患肾结石病（肾钙化）风险。使用乙酰唑胺后出现高尿酸血症和沉淀性痛风，中枢神经系统副作用包括困倦、癫痫、易怒、眩晕、昏迷及感觉异常等。感觉异常频发，表现为肢体远端和黏膜麻木、刺痛以及烧灼感。使用乙酰唑胺后胃肠道系统副作用包括恶心、呕吐、腹泻、严重口渴、厌食等。使用乙酰唑胺后可能出现不常见但是严重的副作用，包括再生障碍性贫血和史蒂文斯-约翰逊综合征，这类副作用发生概率极低，地面治疗急性高山病可使用乙酰唑胺，具有良好风险-效益比。对于航天员，尤其是现场没有医生情况下，诊断只能在远程指导下进行，必须同时考虑到导致症状的其他可能原因。在这种情况下可以仔细应用表 12－1 进行诊断。

参考文献

[1] National Research Council（U. S. ）. Orbital Debris，A Technical Assessment. Committee on Space Debris. Aeronautics and Space Engineering Board. Commission on Engineering and Technical Systems. Washington，DC：National Academy Press；1995.

[2] National Research Council（U. S. ）. Protecting the Space Shuttle from Meteoroids and Orbital Debris. Committee on Space Shuttle Meteoroid/Debris Risk Management. Aeronautics and Space Engineering Board. Commission on Engineering and Technical Systems. Washington，DC：National Academy Press；1997a.

[3] Williamsen JE. Orbital Debris Risk Analysis and Survivability Enhancement for Freedom Station Manned Modules. AIAA－92－1410. AIAA Space Programs and Technologies Conference March 24－27，1992.

[4] Kolesari GL，Kindwall EP. Survival following accidental decompression to an altitude greater than 74，000 feet (22，555 m）. Aviat Space Environ Med 1982；53：1211－1214.

[5] Boyle，J.，III. Theoretical trans－respiratory pressure during rapid decompression：I. Model experiments and II. Animal experiments. Aerosp Med 1973；44：153－162.

[6] Malhotra MS，Wright HC. The effect of raised intrapulmonary pressure on the lungs of fresh unchilled bound and unbound cadavers. Med Res Council (RN PRC) Report 1960；UPS 189.

[7] Carpenter CR. Recurrent pulmonary barotrauma in scuba diving and the risks of future hyperbaric exposures：A case report. Undersea Hyperb Med 1997；24：209－213.

[8] Dulchavsky SA，Hamilton DR，Diebel LN，Sargsyan AE，Billica RD，Williams DR. Thoracic ultrasound diagnosis of pneumothorax. J Trauma. 1999；47：970－971.

[9] Parris C，Frenkiel S. Effects and management of barometric change on cavities in the head and neck. J Otolaryngol，1995；24：46－50.

[10] Teed RW. Factors producing obstruction of the auditory tube in submarine personnel. US Navy Med Bull 1944；44：293－306.

[11] Ashton DH，Watson LA. The use of tympanometry in predicting otic barotrauma. Aviat Space Environ Med 1990；61：56－61.

[12] Paaske PB，Staunstrup HN，Malling B，Knudsen L. Impedance measurement in divers during a scuba－diving training programme. Clin Otolaryngol 1991；16：145－148.

[13] Strutz J. Otorhinolaryngologic aspects of diving sports. HNO 1993；41：401－411.

[14] Molvaer OI. Vestibular problems in diving and in space. Scand Audiol Suppl 1991；34：163－170.

[15] Lundgren CEG. Alternobaric vertigo—a diving hazard. BMJ 1965；2：511.

[16] Lundgren CEG，Malm LU. Alternobaric vertigo among pilots. Aerosp Med 1966；37：178.

[17] Singleton GT. Diagnosis and treatment of perilymph fistulas without hearing loss. Otolaryngol Head Neck Surg 1986；94：426－429.

[18] Nakashima T, Kaida M, Yanagita N. Round window membrane rupture and inner ear damage due to barotrauma. Acta Otolaryngol Suppl (Stockh) 1992; 493: 57 - 62.

[19] Antonelli PJ, Parell GJ, Becker GD, Paparella MM. Temporal bone pathology in scuba diving deaths. Otolaryngol Head Neck Surg 1993; 109: 514 - 521.

[20] Kamerer DB, Sando I, Hirsch B, Takagi A. Perilymph fistula resulting from microfissures. Am J Otol 1987; 8: 489 - 494.

[21] Ashton DH, Watson LA. Inner ear barotrauma: A case for exploratory tympanotomy. Aviat Space Environ Med 1992; 63: 612 - 615.

[22] Black FO, Pesznecker S, Norton T, et al. Surgical management of perilymphatic fistulas: A Portland experience. Am J Otol 1992; 13: 254 - 262.

[23] Seltzer S, McCabe BF. Perilymph fistula: The Iowa experience. Laryngoscope 1986; 96: 37 - 49.

[24] Adkisson GH, Meredith AP. Inner ear decompression sickness combined with a fistula of the round window. Case report. Ann Otol Rhinol Laryngol 1990; 99: 733 - 737.

[25] Shupak A, Doweck I, Greenberg E, Gordon CR, Spitzer O, Melamed Y, Meyer WS. Diving - related inner ear injuries. Laryngoscope 1991; 101: 173 - 179.

[26] Reissman P, Shupak A, Nachum Z, Melamed Y. Inner ear decompression sickness following a shallow scuba dive. Aviat Space Environ Med 1990; 61: 563 - 566.

[27] Talmi YP, Finkelstein Y, Zohar Y. Barotrauma - induced hearing loss. Scand Audiol 1991; 20: 1 - 9.

[28] Talmi YP, Finkelstein Y, Zohar Y. Decompression sickness induced hearing loss. A review. Scand Audiol 1991; 20: 25 - 28.

[29] Shupak A. Inner ear decompression sickness combined with a fistula of the round window (letter). Ann Otol Rhinol Laryngol 1991; 100: 788.

[30] Stangerup S - E, Tjernstrom Ö, Klokker M, Harcourt J, and Stokholm J. Point prevalence of barotitis in children and adults after flight, and effect of autoinflation. Aviat Space Environ Med 1998; 69: 45 - 49.

[31] Parell GJ, Becker GD. Inner ear barotrauma in scuba divers. A long - term follow - up after continued diving. Arch Otolaryngol Head Neck Surg 1993; 119: 455 - 457.

[32] Davenport NA. Predictors of barotrauma events in the Navy altitude chamber. Aviat Space Environ Med 1997; 68: 61 - 65.

[33] Meehan RT, Zavala DC. The pathophysiology of acute high - altitude illness. Am J Med 1982; 73: 395 - 403.

[34] Bärtsch P. High altitude pulmonary edema. Med Sci Sports Exerc 1999; 31 (1 Suppl.): S23 - S27.

[35] Hackett PH. High altitude cerebral edema and acute mountain sickness: A pathophysiology update. Adv Exp Med Biol 1999; 474: 23.

[36] Hultgren HN. High - altitude pulmonary edema: Current concepts. Annu Rev Med 1996; 47: 267.

[37] Sutton JR. Mountain sickness. Neurol Clin 1992; 10: 1015 - 1030.

[38] Tso E. High - altitude illness. Emerg Med Clin North Am 1992; 10: 231 - 247.

[39] Ward MP, Milledge JS, West JB. High Altitude Medicine and Physiology. London: Chapman and Hall Medical; 1995.

[40] Hackett PH. The cerebral etiology of high - altitude cerebral edema and acute mountain sickness.

Wilderness Environ Med 1999；10：97 – 109.

［41］ Foutch RG，Henrichs W. Carbon monoxide poisoning at high altitudes. Am J Emerg Med 1988；6：596 – 598.

［42］ Sampson JB，Cymerman A，Burse RL，Maher JT，Rock PB. Procedures for the measurement of acute mountain sickness. Aviat Space Environ Med 1983；54：1063 – 1073.

［43］ Roeggla G，Roeggla M，Podolsky A，Wagner A，Laggner AN. How can acute mountain sickness be quantified at moderate altitude? J R Soc Med 1996；89：141 – 143.

［44］ Savourey G，Guinet A，Besnard Y，Garcia N，Hanniquet AM，Bittel J. Evaluation of the Lake Louise acute mountain sickness scoring system in a hypobaric chamber. Aviat Space Environ Med 1995；66：963 – 967.

［45］ Maggiorini M，Muller A，Hofstetter D，Bärtsch P，Oelz O. Assessment of acute mountain sickness by different score protocols in the Swiss Alps. Aviat Space Environ Med 1998；69：1186 – 1192.

［46］ Savourey G，Guinet A，Besnard Y，Garcia N，Hanniquet A – M，Bittel J. Are the laboratory and field conditions observations of acute mountain sickness related? Aviat Space Environ Med 1997；68：895 – 899.

［47］ Swenson ER，MacDonald A，Vatheuer MI，Maks C，Treadwell A，Allen R，Schoene RB. Acute mountain sickness is not altered by a high carbohydrate diet nor associated with elevated circulating cytokines. Aviat Space Environ Med 1997；68：499 – 503.

［48］ Purkayastha SS，Ray US，Arora BS，Chhabra PC，Thakur L，Bandopadhyay P，Selvamurthy W. Acclimatization at high altitude in gradual and acute induction. J Appl Physiol 1995；79：487 – 492.

［49］ Honigman B，Read M，Lezotte D，Roach RC. Sea – level physical activity and acute mountain sickness at moderate altitude. West J Med 1995；163：117 – 121.

［50］ Goldenberg F，Richalet JP，Onnen I，Antezana AM. Sleep apneas and high altitude newcomers. Int J Sports Med 1992；13：S34 – S36.

［51］ Lyons TP，Muza SR，Rock PB，Cymerman A. The effect of altitude pre – acclimatization on acute mountain sickness during reexposure. Aviat Space Environ Med 1995；66：957 – 962.

［52］ Rathat C，Richalet JP，Herry JP，Larmignat P. Detection of highrisk subjects for high altitude diseases. Int J Sports Med 1992；13：S76 – S78.

［53］ Roach RC，Greene ER，Schoene RB，Hackett PH. Arterial oxygen saturation for prediction of acute mountain sickness. Aviat Space Environ Med 1998；69：1182 – 1185.

［54］ Hohenhaus E，Paul A，McCullough RE，Kucherer H，Bärtsch P. Ventilatory and pulmonary vascular response to hypoxia and susceptibility to high altitude pulmonary edema. Eur Respir J 1995；8：1825 – 1833.

［55］ Bärtsch P. Who gets altitude sickness? Schweiz Med Wochenschr 1992；122：307 – 314.

［56］ Milledge JS，Beeley JM，Broome J，Luff N，Pelling M，Smith D. Acute mountain sickness susceptibility，fitness and hypoxic ventilatory response. Eur Respir J 1991；4：1000 – 1003.

［57］ Richalet JP，Keromes A，Carillion A，Mehdioui H，Larmignat P，Rathat C. Cardiac response to hypoxia and susceptibility to mountain sickness. Arch Mal Coeur Vaiss 1989；82：49 – 54.

［58］ Loeppky JA，Roach RC，Selland MA，Scotto P，Luft FC，Luft UC. Body fluid alterations during head - down bed rest in men at moderate altitude. Aviat Space Environ Med 1993; 64: 265 - 274.

[59] Loeppky JA, Roach RC, Selland MA, Scotto P, Greene ER, Luft UC. Effects of prolonged head - down bed rest on physiological responses to moderate hypoxia. Aviat Space Environ Med 1993; 64: 275 - 286.

[60] Westerterp KR, Robach P, Wouters L, Richalet JP. Water balance and acute mountain sickness before and after arrival at high altitude of 4, 350 m. J Appl Physiol 1996; 80: 1968 - 1972.

[61] Tucker A, Reeves JT, Robertshaw D, Grover RF. Cardiopulmonary response to acute altitude exposure: Water loading and denitrogenation. Respir Physiol 1983; 54: 363 - 380.

[62] Roach RC, Loeppky JA, Icenogle MV. Acute mountain sickness: Increased severity during simulated altitude compared with normobaric hypoxia. J Appl Physiol 1996; 81: 1908 - 1910.

[63] Saldias F, Beroiza T, Lisboa C. Acute altitude sickness andventilator function in subjects intermittently exposed to hypobaric hypoxia. Rev Med Chil 1995; 123: 44 - 50.

[64] Richalet JP, Rutgers V, Bouchet P, Rymer JC, Keromes A, Duval - Arnould G, Rathat C. Diurnal variations of acute mountain sickness, color vision, and plasma cortisol and ACTH at high altitude. Aviat Space Environ Med 1989; 60: 105 - 111.

[65] Otis SM, Rossman ME, Schneider PA, Rush MP, Ringelstein EB. Relationship of cerebral blood flow regulation to acute mountain sickness. J Ultrasound Med 1989; 8: 143 - 148.

[66] Buck A, Schirlo C, Jasinksy V, et al. Changes of cerebral blood flow during short - term exposure to normobaric hypoxia. J Cereb Blood Flow Metab 1998; 18: 906 - 910.

[67] Baumgartner RW, Bärtsch P, Maggiorini M, Waber U, Oelz O. Enhanced cerebral blood flow in acute mountain sickness. Aviat Space Environ Med 1994; 65: 726 - 729.

[68] Wright AD, Imray CH, Morrissey MS, Marchbanks RJ, Bradwell AR. Intracranial pressure at high altitude and acute mountain sickness. Clin Sci (Colch) 1995; 89: 201 - 204.

[69] Grissom CK, Zimmerman GA, Whatley RE. Endothelial selectins in acute mountain sickness and high - altitude pulmonary edema. Chest 1997; 112: 1572 - 1578.

[70] Klausen T, Olsen NV, Poulsen TD, Richalet JP, Pedersen BK. Hypoxemia increases serum interleukin - 6 in humans. Eur J Appl Physiol 1997; 76: 480 - 482.

[71] Larsen JJ, Hansen JM, Olsen NV, Galbo H, Dela F. The effect of altitude hypoxia on glucose homeostasis in men. J Physiol (London) 1997; 504: 241 - 249.

[72] Milledge JS, Beeley JM, McArthur S, Morice AH. Atrial natriuretic peptide, altitude and acute mountain sickness. Clin Sci 1989; 77: 509 - 514.

[73] Bouissou P, Richalet JP, Galen FX, et al. Effect of beta - adrenoceptor blockade on renin - aldosterone and alpha - ANF during exercise at altitude. J Appl Physiol 1989; 67: 141 - 146.

[74] Bailey DM, Davies B. Physiological implications of altitude training for endurance performance at sea level: A review. Br J Sports Med 1997; 31: 183 - 190.

[75] Clark I. Can excessive iNOS induction explain much of the illness of acute mountain sickness? In Roach R. Wagner P. Hackett P. (eds.), Hypoxia: Into the Next Millennium. New York, NY: Kluwer Academic/Plenum Press; 1999.

[76] Murdoch DR. Symptoms of infection and altitude illness among hikers in the Mount Everest region of Nepal. Aviat Space Environ Med 1995; 66: 148 - 151.

[77] Bailey DM, Davies B, Romer L, Castell L, Newsholme E, Gandy G. Implications of moderate altitude training for sea - level endurance in elite distance runners. Eur J Appl Physiol 1998; 78: 360 - 368.

[78] Durmowicz AG, Noordeweir E, Nicholas R, Reeves JT. Inflammatory processes may predispose children to high - altitude pulmonary edema. J Pediatr 1997; 130: 838 - 840.

[79] Naeije R. Pulmonary circulation at high altitude. Respiration 1997; 64: 429 - 434.

[80] Eichenberger U, Weiss E, Riemann D, Oelz O, Bärtsch P. Nocturnal periodic breathing and the development of acute high altitude illness. Am J Respir Crit Care Med 1996; 154: 1748 - 1754.

[81] Bärtsch P. High altitude pulmonary edema. Respiration 1997; 64: 435 - 443.

[82] Selland MA, Stelzner TJ, Stevens T, Mazzeo RS, McCullough RE, Reeves JT. Pulmonary function and hypoxic ventilator response in subjects susceptible to high - altitude pulmonary edema. Chest 1993 Jan. ; 103 (1): 111 - 116.

[83] Schoene RB, Swenson ER, Pizzo CJ, Hackett PH, Roach RC, Mills WJ Jr, Henderson WR Jr, Martin TR. The lung at high altitude: Bronchoalveolar lavage in acute mountain sickness and pulmonary edema. J Appl Physiol 1988; 64: 2605 - 2613.

[84] Kleger GR, Bärtsch P, Vock P, Heilig B, Roberts LJ 2nd, Ballmer PE. Evidence against an increase in capillary permeability in subjects exposed to high altitude. J Appl Physiol 1996; 81: 1917 - 1923.

[85] Hamilton AJ, Cymmerman A, Black PM. High altitude cerebral edema. Neurosurgery 1986; 19: 841 - 849.

[86] Clarke C. High altitude cerebral oedema. Int J Sports Med 1988 Apr. ; 9: 170 - 174.

[87] Krasney JA. A neurogenic basis for acute altitude illness. Med Sci Sports Exerc 1994; 26: 195 - 208.

[88] Houston CS, Dickinson J. Cerebral form of high - altitude illness. Lancet 1975 Oct. 18; 2 (7938): 758 - 761.

[89] Grissom CK, Roach RC, Sarnquist FH, Hackett PH. Acetazolamide in the treatment of acute mountain sickness: Clinical efficacy and effect on gas exchange. Ann Intern Med 1992; 116: 461 - 465.

[90] Bradwell AR, Wright AD, Winterborn M, Imray C. Acetazolamide and high altitude diseases. Int J Sports Med 1992; 13: S63 - S64.

[91] Ritschel WA , Paulos C, Arancibia A, Agrawal MA, Wetzelsberger KM, Lucker PW. Pharmacokinetics of acetazolamide in healthy volunteers after short - and long - term exposure to high altitude. J Clin Pharmacol 1998; 38: 533 - 539.

[92] Bernhard WN, Schalick LM, Delaney PA, Bernhard TM, Barnas GM. Acetazolamide plus low - dose dexamethasone is better than acetazolamide alone to ameliorate symptoms of acute mountain sickness. Aviat Space Environ Med 1998; 69: 883 - 886.

[93] Coote JH. Medicine and mechanisms in altitude sickness. Recommendations. Sports Med 1995; 20: 148 - 159.

[94] Hackett PH, Roach RC. Medical therapy of altitude illness. Ann Emerg Med 1987; 16: 980 - 986.

[95] Porcelli MJ, Gugelchuk GM. A trek to the top: A review of acute mountain sickness. J Am Osteopath Assoc 1995; 95: 718 - 720.

[96] Levine BD, Yoshimura K, Kobayashi T, Fukushima M, Shibamoto T, Ueda G. Dexamethasone in

the treatment of acute mountain sickness. N Engl J Med 1989; 321: 1707 - 1713.

[97] Hackett PH, Roach RC, Wood RA, Foutch RG, Meehan RT, Rennie D, Mills WJ Jr. Dexamethasone for prevention and treatment of acute mountain sickness. Aviat Space Environ Med 1988; 59: 950 - 954.

[98] Ellsworth AJ, Larson EB, Strickland D. A randomized trial of dexamethasone and acetazolamide for acute mountain sickness prophylaxis. Am J Med 1987; 83: 1024 - 1030.

[99] Hohenhaus E, Niroomand F, Goerre S, Vock P, Oelz O, Bärtsch P. Nifedipine does not prevent acute mountain sickness. Am J Respir Crit Care Med 1994; 150: 857 - 860.

[100] Oelz O, Maggiorini M, Ritter M, Waber U, Jenni R, Vock P, Bärtsch P. Nifedipine for high altitude pulmonary oedema. Lancet 1989 Nov. 25; 2 (8674): 1241 - 1244.

[101] Oelz O, Maggiorini M, Ritter M, Noti C, Waber U, Vock P, Bärtsch P. Prevention and treatment of high altitude pulmonary edema by a calcium channel blocker. Int J Sports Med 1992; 13: S65 - S68.

[102] Kayser B, Jean D, Herry JP, Bärtsch P. Pressurization and acute mountain sickness. Aviat Space Environ Med 1993; 64: 928 - 931.

[103] Keller HR, Maggiorini M, Bärtsch P, Oelz O. Simulated descent v dexamethasone in treatment of acute mountain sickness: A randomized trial. BMJ 1995 May 13; 310 (6989): 1232 - 1235.

第 13 章　肾脏与泌尿生殖系统问题

杰弗里·A. 琼斯（Jeffrey A. Jones）
罗伯特·A. 皮耶奇克（Robert A. Pietrzyk）
佩姬·A. 惠特森（Peggy A. Whitson）

泌尿生殖（GU）系统疾患在成年人中常见，在美国大约占住院患者的 15%～20%，在门诊患者中比例更高。泌尿生殖系统疾患在普通人群中具有易感性，而航天员在飞行中以及飞行前、后面对各种应激状态，特别容易发生泌尿生殖系统疾患。这些应激状态包括：严格的运动锻炼、微重力、饮食变化、限制饮水、热应激，以及其他与飞行相关的疾病，如空间运动病等，或者受到治疗其他与飞行相关疾病的药物影响等。这些因素可能会增加发生泌尿生殖系统疾患的风险，或者导致病情更复杂。

在微重力下机体发生许多代谢和生理变化。为适应微重力状态，人体的体液容量、电解质水平、骨骼肌肉将发生变化。在这个适应性变化过程中，尿液化学成分变化可能导致严重后果，如形成肾结石。伴随着国际空间站长期营运，人体暴露于微重力环境时间的延长，毫无疑问，发生泌尿生殖系统相关疾患的可能性大大增加，如肾结石或感染等。这对于长期探索月球和火星任务，一旦发生泌尿生殖系统疾患不能立即返回地球诊治的航天员来讲，面临着诊断和治疗的巨大挑战。本章将回顾航天飞行对泌尿生殖系统的影响以及可能发生的医学问题，阐述其治疗方法和对抗措施。

13.1　影响泌尿生殖系统的航天因素

13.1.1　体液平衡

在航天飞行中导致人体生理变化的主要因素是微重力，也称为失重。正如预期一样，影响人体泌尿生殖系统的这些适应性变化包括人体体液与电解质平衡的“重置”，因为这些因素需要调整到新平衡点。这些变化的详细内容见第 27 章。

航天飞行的前几日大多数变化与地面卧床试验相似，失去地面 9.8 m/s^2 持续性重力加速度导致体液重新分布，体液向头和中心循环系统转移。身体容量感受器感知体液转移后重新分布的结果，视为过度负荷反应。体液转移的外在表现为面部膨胀及鼻塞。

在适应微重力的早期阶段，乘员会出现不同程度的空间运动病反应，会降低体液摄入——这是由恶心及呕吐或口渴感缺失导致的[1]。体液重新分布加上体液摄入减少导致：1）血浆容量减少（比正常水平约低 12%）[2]；2）进入微重力环境后 72 h 尿液排出减少。尿液排出减少常常持续整个任务周期，由于尿液溶质浓度和渗透压的增加，乘员形成尿路结石的风险大大增加[3]。

在九天空间生命科学试验任务（STS－40，1991 年 6 月）和前期 3 次长期空间试验任务（1973 年 5 月—1974 年 2 月）中，对乘员肾功能进行了评价。对肾小球滤过率（GFR）指标——肌酐清除率的监测结果显示：在飞行早期总体增加 6%～18%不等。长期飞行中监测 GFR 只比飞行前总体水平增加几个百分点。在着陆当日肾脏血流增加，这是由于高水平血管紧张素导致了肾皮质内小动脉收缩，输出血流重新分布[2]。

13.1.2 骨骼矿物质丢失

关于航天飞行中人体骨骼生理及钙代谢，地面卧床试验可以合理模拟航天飞行的人体反应。卧床试验志愿者或者瘫痪者表现出其骨骼密度下降，因为其抗重力肌肉处于休息状态。多项卧床试验研究证实：人体骨骼出现持续性矿物质丢失。这些主要变化也同样存在航天飞行中，但是发生速度及幅度比地面卧床试验记录的数据高[4-7]；虽然在航天飞行中乘员进行了大量运动锻炼，但是在飞行中及飞行后骨骼矿物质仍然存在丢失。

长期航天飞行和地面卧床试验对于研制防止肌肉骨骼退化的对策［包括实施了验证运动锻炼及评估药物（双磷酸盐等）的治疗效果］发挥了重要的作用。尤其是从天空实验室及和平号空间站上长期执行飞行任务获取的医学结果，对研制应用于国际空间站的对抗措施提供了有限但有价值的信息。

在天空实验室进行的钙平衡研究结果显示，航天员每天由尿液和大便排出的钙量为 200～300 mg[2,8]，在飞行中血浆甲状腺激素检测正常，而钙质检测结果不一致。在飞行中钙质丢失速度增加的主要原因为：微重力下骨骼负荷减少而导致钙质从骨骼系统流失。

天空实验室进行的钙平衡研究显示虽然个体间有差异，但是在 28 天（天空实验室 2）和 59 天（天空实验室 3）飞行中每天钙质丢失的速率一致，在 84 天（天空实验室 4）飞行中钙质丢失速率并未下降。在天空实验室 2 和天空实验室 4 中，每天从尿液排出的磷为 222～400 mg 不等，而在天空实验室 3 中排出的磷量非常低，原因不明[7,9]。

尽管航天飞机-和平号空间站任务的生理数据表明，在人体主要骨质区域（如大转子、股骨颈、腰椎、跟骨等）骨质密度下降的个体间存在差异，但总的来讲，每月丢失 1.3%～1.5%。代谢研究显示，在飞行中由于肠吸收钙质下降，钙从尿液排出增加，导致骨钙负平衡，飞行后恢复到平衡状态。此外，反映飞行中骨吸收的标志物增加，如反映钙质丢失的胶原蛋白链增加[10]。

13.1.3 尿液排泄挑战

在航天飞行中，各种操作活动因素可能影响泌尿生殖系统的功能。在执行任务中，尤其是在交会对接任务中，航天员忙于各种活动，常常因为密集的活动安排，基本需求（如吃喝、排泄）常常延迟或错过。尤其在负荷量较大时，喝水时间仓促以及继发脱水，致使飞行乘员尿液浓缩，因此增加了肾脏形成结石的风险。同时，因为时间限制，排泄延迟，致使飞行乘员泌尿系统发生感染、膀胱结石以及尿液停留在下尿道导致的尿潴留。

有两种因素严重影响在发射前倒计时期间的尿液排泄，一是乘员需要长时间穿戴发射

/返回舱内航天服，二是在飞船内座椅上半仰卧位。在这些状态下，乘员自发排泄时，尿液应不会流入压力服的其他部位，尤其是下肢末端。因此，成人收集袋（尿液袋）安置在液冷服内面，这种尿液袋容量为 1～2 L。尽管有尿液袋，但由于发射前体位以及压力服的限制，乘员常常报告排尿困难。

当执行出舱活动时，乘员置身于出舱活动单元的生命保障系统内。出舱活动正常状态下可以持续 6.5 h，当考虑到之前的准备、服装检查、实施排出氮气方案时，这意味着乘员在出舱活动单元内可停留 8 h。因此，当执行出舱活动时，航天员穿戴最大成人收集袋或尿液袋，在发射前进行出舱活动水下训练时，也穿着同样的服装。

据报道，在进入轨道飞行的前期，由于微重力导致乘员自主神经功能和其他功能产生变化，飞行乘员常常出现尿潴留。此外，在诸如航天飞机的飞行器内保留私密空间比较困难，因为至少有 7 名乘员需共同分享一个包含废物收集系统（WCS）的较小“淋浴空间”，乘员在使用废物收集系统时可能需要等待，会导致尿潴留和感染的风险。为了维护乘员整体健康，对于人体的这些基本需求，乘员之间必须协作配合。乘员保持卫生的措施包括：1）在废物收集系统中给每一个乘员分配一个漏斗状尿液采集适配器（如图13－1 所示)；2）在使用时应用杀菌剂擦拭废物收集系统的表面；3）从厨房接了一根淋浴软管，这样可以用干湿巾保持会阴部的清洁。

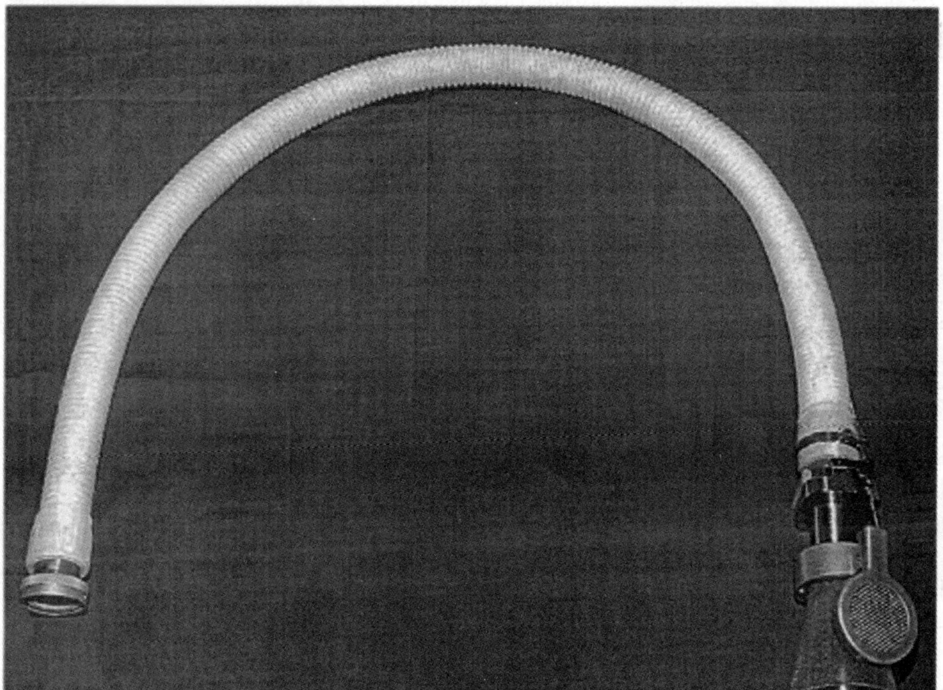

图 13－1　作为航天飞机污物处理系统一部分的尿导管及漏斗状尿液采集适配器，软管连接到一个真空系统，该系统将尿液吸入到液体污物存储罐，超过容量时定期排出舱外

在航天飞机或国际空间站上乘员进行正常操作时，温度影响最小。然而，体能消耗或环境失控可能导致过度的热应激。在 NASA -和平号联合任务中，苏联和平号空间站舱内温度升高超过 85 ℉（29.5 ℃），湿度一度超过 75%，在这种环境下乘员衣服湿透，尤其在会阴部，容易引起真菌感染，如念珠菌感染和尿道炎症（UTI）。在这期间，观察到乘员出现一些疹子，真菌孢子被认为是诱发因素。

13.1.4 污染物管理系统

在早期美国和苏联航天飞行中，航天员并未有污物收集和储存装置系统。相反，个人排尿和排便直接进入收集袋。称为“阿波罗袋”的尿液收集袋，其使用类似避孕套的胶体套入阴茎（在美国早期没有女性航天员，从 1983 年航天飞机项目中才有女性航天员）。在今天，所谓的“阿波罗袋”尿液收集袋仍然在美国航天飞行中应用，一旦废物收集系统不能使用时，作为备份支持。

航天飞机具有单独废物收集系统，可以收集尿液和大便，其位于舱内中间，具有私密空间。航天飞机废物收集系统具有波纹管，把乘员的尿液输送到分相器，每名乘员在尿道口与管道连接处有自己单独的漏斗状尿液采集适配器。当废物收集系统启用时，在其储存桶内产生负压，可以有效吸引尿液进入分相器。由于受体积和质量的限制，每名航天员只配备一个漏斗状尿液采集适配器，在使用后自己负责清洗和干燥，所有漏斗状尿液采集适配器统一放在废物收集系统区域的机柜内。

在把污水储存在污水罐之前，需要将处于气液状态的污水进行气液分离（分离为气体和液体）。污水可以根据需要被排出舱外。固体废物在一定程度上进行脱水，留存在废物收集系统，待任务结束后带回。活性炭可以最大程度降低舱内固体废物的气味。在国际空间站上，使用在俄罗斯节点舱内类似的污物处理系统，也使用尿液收集软管，但是只有一个漏斗状尿液采集适配器，在每次使用后清洗干净。

当初俄罗斯为和平号空间站研制的电离器，现在在国际空间站上应用，其通过电离尿液生成氢气和氧气，氧气供人体呼吸，氢气则排出舱外。在目前的国际空间站上，空气中的冷凝水被回收处理，变成饮用水和清洁用水。最终，计划采用处理能力更强的水再生和循环系统，将尿液处理成为饮用水。

13.1.5 尿液收集装置

对许多研究课题、监测及评估项目来讲，在轨有效收集合格尿液样本是根本。然而，失重环境增加了其复杂性，主要在于液体处理和气液分离困难。在过去几十年，研制了许多不同的尿样本收集装置，有些可以成功应用。首次使用新款聚乙烯收集袋是在和平号空间站上。作为首次应用，其被发射带入到和平号空间站，为一系列在轨代谢试验研究/应用提供支持。比起以前的白色乙烯袋，它在几个方面进行了改进提高，这个新款袋子安置了水平单向阀，比起商用白色乙烯袋子的阀门，它可以允许更大的尿液流量。当乘员使用时，这款新袋子可以减小内在压力，同时具有适合检测氯化锂浓度的技术，该技术首次应用这款新袋子（以前的白色乙烯袋子吸收氯化锂）。

经过几年应用后，新研制的聚乙烯收集袋具有更大口径阀门，可以通过较多的尿液。这款新袋子具有样本接口，可以代替舱内饮水袋的旧接口，新接口和阀门直径是旧的三倍，因此，可以快速排空袋子内的液体。这个新产品首次于 2000 年 11 月在 STS－97 飞行任务中应用，取得了成功。

在过去，只能使用商用的类似阴茎套导管来制造男性航天员阴茎与袋子之间的接口。研制导管时采纳了不同航天员的意见，他们从“不喜欢”到“试用良好”，采纳了许多建议进行改进。一个建议为在阴茎头周围使用带有膨胀袖口的阴茎套。另一个建议是使用产品贝德玛晶片，它首次在 STS－96 任务中（1999 年 5 月 27 日—6 月 6 日）作为一种评估试验硬件而不是作为样本收集使用。航天员试用后，认为其最有可能成为新型尿液收集装置。贝德玛晶片背面的医用级黏附物能将其直接黏附在阴茎上，提供了容易收集、不渗漏、操作简便的收集方法。设计使用周期为 3 天，用于大多数科学试验时连续使用 24 h 后工作良好。阴茎套导管材料可以选择替换，其内的乳胶能被硅树脂取代，以避免过敏反应。

在过去的 20 多年，女性航天员越来越多。最初，女性航天员使用带金属环的阴茎套导管贴附在会阴部，尽管这种技术可以收集尿液，但是常常在金属环口出现尿液泄漏或溢出，需要使用纸巾擦拭尿液。在 KC－135 抛物线飞行和实际航天飞行中，在微重力下进行了多种女性导管接口的试验研究，评估了在阴唇口的舒适度、植入阴道内的反应以及在会阴部的感受等。在设计上主要考虑了单手操作的方便性，此外，还需考虑到会阴部的大小和形态，以及个人的喜好。大多数女性航天员选择带有硅树脂插口的小管径导管，容易密封，操作简便。还有几款阴茎套环作为备份供女性航天员选择。

在国际空间站组装阶段，已经研制了一款既满足科学试验研究需求，又能完成分析样本容积测试的产品，安放在人体研究设备的机柜中。在不严重影响乘员时间的情况下，可以用来进行人体科学研究。这套尿液监测系统可以消除地面整体尿液样本收集的障碍，其尿液样本采集必须能够完成研究目标。

13.2　在航天飞行中发生的泌尿生殖系医学问题

13.2.1　病史

在美国和俄罗斯航天飞行中，从首次进入轨道开始，乘员已出现过多种泌尿生殖系统疾病。在发射等待及刚进入轨道时航天员身着压力服，面临的首要问题是航天员憋尿。

在苏联礼炮号及美国阿波罗任务期间，航天员出现过泌尿系统的感染。在微重力下由于长时间使用阴茎套导管收集系统，发生一例乘员因铜绿假单胞菌导致尿道膀胱炎。尤其在近期，一例和平号空间站的乘员发生前列腺炎致使其提前返回。由于多种因素的影响，太空中发生了几例尿潴留问题，部分使用导尿管导尿后缓解。几例不伴有尿道感染的女性航天员在地面时没有尿潴留的病史，但在太空出现尿潴留，其机制可能与微重力有关，也与心理反应有关。此外在尿潴留的致病因素中，在处置空间运动病时预防性及治疗性用药具有抗胆碱能的副作用，也可能导致尿潴留。在微重力下，乘员使用导尿管的操作不是导致尿潴留的因素。

13.2.2 肾结石

尿钙是一个既传统又现代的问题，尿路结石的医学影响可以追溯到古代，曾在距今7 000多年前埃及木乃伊上发现[11]。大约5%的美国人在一生中患过尿路结石，在尸检时发现具有亚临床的肾结石比例更高。在美国每年大约有一百万人因为尿路结石单独就诊，男性比女性更容易患尿路结石（3：1），白种人比其他人种更容易患尿路结石[12]。在近50年，大多数职业航天员患过尿路结石，尿路结石列航天员最容易患病的第三位。

航天员个体间形成尿路结石的时间不同，在航天飞行中，形成尿路结石的最短时间尚不清楚。骨骼损伤不能活动的病人患尿路结石的概率比较大。在航天员队伍中，研究结果显示：出现尿路结石症状从最短时间的74～76天到最长时间的622～1 200天不等，平均为276～362天[13,14]。在首次发病后容易复发，在缺少任何医疗条件的情况下，地面临床研究证实：在首次发现肾结石后，5年内大约有75%的人会复发。饮食调整、增加水摄入或者药物干预能明显降低其复发率[15,16]。因此，航天员在微重力状态下如何使其肾结石发病概率最小，这是NASA探索人体生理变化的目的之一。

在正常人群中，尿路结石具有不同类型。根据其组成成分，分为5个基本类型：1）钙化性结石；2）尿酸性结石；3）磷酸铵镁结石；4）胱氨酸结石；5）混合型结石。钙化性结石占所有尿路结石的80%，钙化性结石可进一步分为草酸钙和磷酸钙，其中草酸钙占65%～75%，磷酸钙小于5%，大多以混合钙形式存在，只有30%的结石含钙质单体。这些患者中大约有50%～60%尿钙升高（高钙尿）。其次最常见的结石为磷酸铵镁结石，也称磷酸铵镁复合盐（三磷酸盐），占所有尿路结石的15%，只发生在复发性或持续性尿路感染中，依赖尿素酶的微生物可以使尿液pH值高于7.2。尿酸性结石占所有尿路结石的6%～8%，在痛风患者中常见，患病率大约占20%。继首次出现痛风后，1%的患者中每年会出现尿酸性结石症状。胱氨酸结石很罕见，占所有尿路结石的1%，这些结石只在胱氨酸尿症患者中出现，这是一种氨基酸代谢异常的基因疾病。混合型结石包括其余罕见尿路结石，如不同病理机制导致的黄嘌呤结石、硅酸盐结石、氨苯蝶啶结石等。

13.2.3 结石形成的因素

在正常解剖结构状态下，当尿液中矿物质过饱和时，矿物质容易形成晶体，例如当溶液中矿物盐的浓度超过了溶解度，达到了矿物盐的沉淀阈值时。值得注意的是尿中非结石物质过饱和也存在草酸钙，因为受其他因素的影响，如尿流速率、柠檬酸盐及焦磷酸盐抑制剂等，不能形成沉淀物。促进形成沉淀物的因素包括：增加结石形成物质的浓度（尿液减少和排泄成分增加），物质晶体化酶的产生，例如来源于前期感染或外源性物质。

通常，结石形成基础包括：增加钙质排泄入尿液或高钙尿液。结石形成的遗传背景常常包括家庭高钙尿综合征。由于高钙饮食导致从消化道吸收过量的钙质，产生吸收性高钙尿症。骨骼过度脱钙，释放钙质进入血液循环，同时伴随肾脏排泄减少，导致反应性高钙尿症，这是微重力状态下值得关注的课题。在肾源性或肾脏性高钙尿症中，肾脏过滤出过多钙质，但是不完全从肾小管重新吸收钙质，致其流失。通过增加肠道吸收钙质（维生素 D)、直接增加钙量（抑酸剂、钙添加剂）或给予促肾脏排出钙质（乙酰唑胺）的药物，这样的药物和补充物质也可能诱发高钙尿症[17,18]。

其他因素也可能引起高钙尿症，这些因素包括：复发性尿道感染、尿道内外源滋生体、长时间静坐或卧床或脱水等。后者常常由于液体摄入不足，导致尿液浓缩。临床肾结石的发生与生活在炎热、干旱的气候中有关，在这样环境中，人体容易出汗，发生体液丢失，并且频繁身体活动会增加热负荷以及脱水。

个体饮食因素也可能导致结石形成。在这些因素中，营养过剩首当其冲（钙质过多，嘌呤食物、奶制品过量，摄入过多草酸盐及钠），同时摄水不足，或由于水质、土壤等局部地理因素的影响，从食物中摄取过多的草酸钙或其他矿物质。令人不可理解的是，食物中钙质过低也可能导致草酸钙结石的形成。正常情况下，大部分草酸与食物中钙结合在一起，从粪便中排出。当食物中钙质不足时，由于从肠道中吸收了游离草酸，导致高尿酸。尿酸也可能影响结石形成和种类，低 pH 值促进磷酸钙、胱氨酸/尿酸结石的形成，在 pH 值低于 5.6 时，这些成分从尿液中沉淀出来，而高 pH 值则促进磷酸铵镁和钙磷灰石结石的形成。

在结石形成中发现人体解剖异常因素包括髓质海绵肾、多囊肾病、膀胱出口梗阻等，所有这些因素中增加了颗粒物的滞留。但是在航天员选拔阶段，大部分解剖异常因素容易被排除。个体潜在疾病也可能促进结石形成，这些疾病包括：结节病、甲状旁腺功能亢进、癌症、痛风、远端肾小管性酸中毒、骨髓增殖性疾病等。原发性及继发性代谢异常也可促进结石形成，但是期望在航天员选拔阶段能排除这些疾病。下面将进一步讨论结石形成的因素，我们将解决与人类航天飞行有关的问题，包括结石病因、解剖因素、疾病情况、在轨训练操作及实际工况等。

13.2.4　抑制性因素

尿液中许多物质表现出抑制晶体形成、聚集、生长的特性，这些物质包括离子单体，如柠檬酸离子、镁离子、磷酸离子等，可以和尿钙结合一起形成可溶性复合物，降低了与草酸结合的钙离子总量。其他抑制因子还有：T－H 蛋白、肾钙素、尿桥蛋白、硫酸软骨素、肝素以及糖胺聚糖。这些物质黏附到晶体表面，阻止或抑制其生长，在每次排泄时促使微小颗粒从晶体上脱落。

抑制化合物分为自然的或外源性的两类。自然的抑制化合物又分为无机（焦磷酸盐、镁盐等）及有机（柠檬酸盐、T－H 蛋白、尿桥蛋白、肾钙素、富含糖醛酸的蛋白、糖胺聚糖以及凝血酶原肽段 F1）两类。外源性抑制化合物包括柠檬酸钾、柠檬酸钾镁、镁盐

(通常为氧化镁)、别嘌呤醇、噻嗪利尿药、中性磷酸盐等。这类治疗性药物可以阻止结石形成或复发。抑制结石形成的因素还包括低钙饮食和多摄入液体[19,20]。

13.2.5　飞行实践

在航天员训练及飞行准备中，有几项任务需要的时间较长，致使航天员排泄或饮水困难。航天飞行中结石形成与飞行中高度紧张密切相关。对美国航天员而言，训练飞行器包括 T－38 和训练飞机——改进的喷气式飞机，这两款飞行器作为训练航天员模拟航天飞行的一部分。大多数美国航天员在气候相对温暖的得克萨斯州和佛罗里达州训练，为了满足飞行任务的需要，需要进行严格的体能训练。

飞行实践活动也可能导致结石形成的风险，包括穿戴全压力服，长时间有意或无意的液体摄入限制，或不能排尿致使尿潴留。这些情况出现在发射、运行期间、返回再入时，穿着诸如美国应急逃生服、俄罗斯索科尔压力服、美国内置出舱活动单元的舱外航天服和俄罗斯奥兰服。美国航天服配有收集袋以供排尿的需要，但航天员为了舒适及清洁卫生，有意避免排尿。饮水袋安置在出舱活动单元内，为出舱活动提供了 32 盎司的饮用水。由于出汗以及不显性体液丢失，航天员在 6 小时出舱活动中，体重常常减轻 1～2 kg。所有这些因素自然会导致形成结石。

由于上述的因素，在航天飞行中个体液体摄入减少已经得到了证实，进而排泄尿液减少。图 13－2 和图 13－3 显示了短期和长期飞行乘员的液体摄入和排尿记录[21,22]。

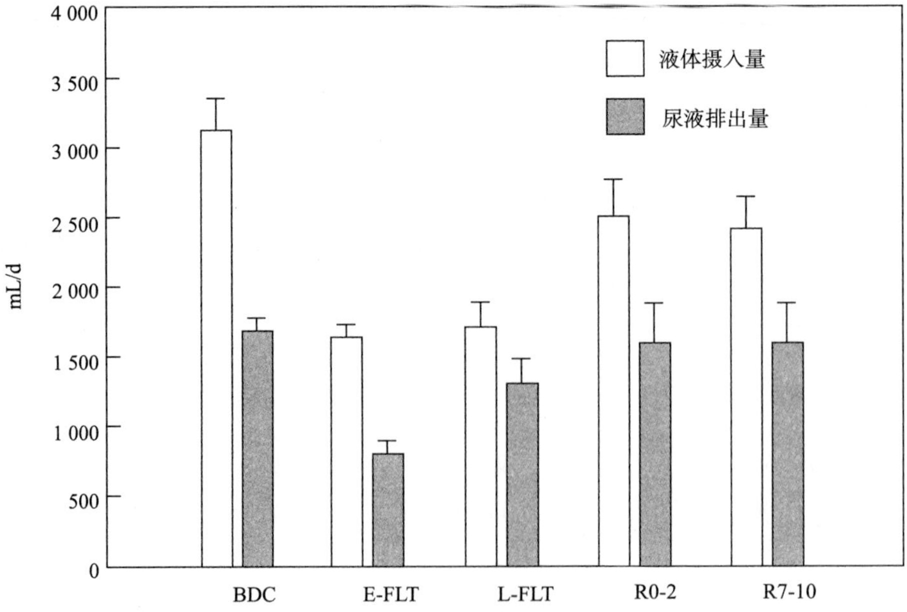

图 13－2　在短期航天飞机飞行任务期间，6 名航天员液体摄入量和尿液排出量。BDC（采集基础数据）：发射前 10 天的数据；E－FLT：在轨 3～4 天；L－FLT：在轨 12～13 天；R0－2：着陆后 2 天；R7－10：着陆后 7～10 天。数据代表平均值加标准差。* $p<0.05$。

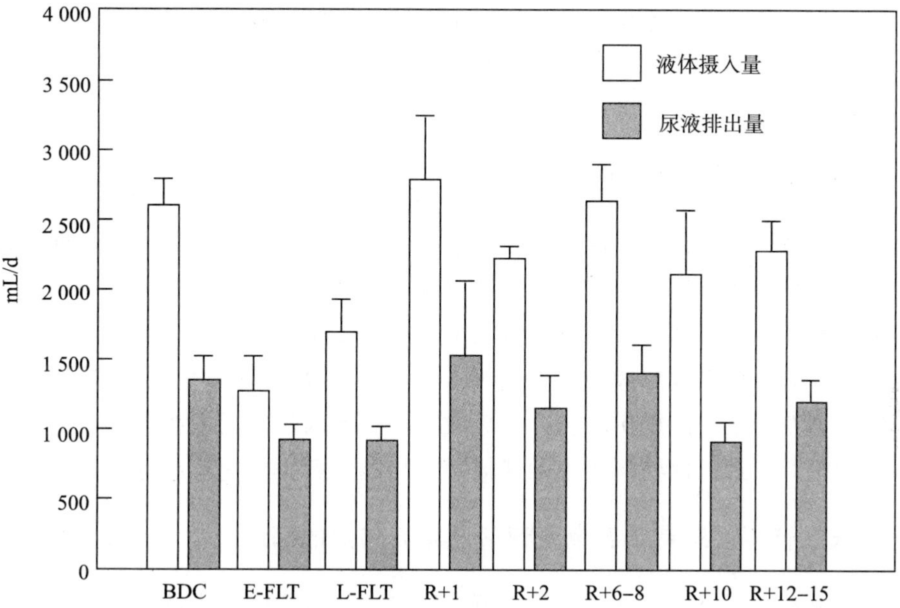

图 13－3　航天飞机-和平号长期飞行任务期间 11 名航天员液体摄入量和尿液排出量。BDC（采集基础数据）：飞行前的数据；E－FLT：在轨＜60 天；L－FLT：在轨＞100 天；R＋d：着陆后天数。数据代表平均值加标准差。* $p<0.05$

13.2.6　结石病的典型症状和体征

结石病发作时常常出现典型症状，有助于对其进行诊断。最常见症状之一为腰部绞痛，常常位于肋下，并传递到前腹部。其疼痛严重程度及特点与结石位置有关。结石位于肾盏、肾盂时可能出现从最轻到中等程度的不适。结石经过输尿管颈口时导致严重甚至不能工作的疼痛，这常常是因为输尿管部分或全部阻塞，或因尿液收集系统出现急性尿潴留。结石经过输尿管颈口时，疼痛牵涉到腹股沟区域，且常常发生。然而，当结石经过输尿管颈口时，也可能快速通过，这是因为部分阻塞或者尿潴留导致输尿管及黏膜激惹，引起强烈蠕动。疼痛可能为非特异性，可能产生腹内压增高的类似感觉。结石在肾盏和肾盂时，不适症状最轻或无症状。

结石在尿液收集系统阻塞的部位常见于输尿管与膀胱的连接处（UVJ），其次为输尿管与肾脏的连接位置（UPJ），第三为输尿管的中段，此处是输尿管经过髂嵴进入骨盆的位置。在输尿管与肾脏的连接处阻塞时，引起腰痛向腹部两侧放射。在输尿管中段阻塞时，疼痛出现在腹部两侧，向腹部下 1/4 部分放射，常常与阑尾炎、肠炎、生殖系（睾丸、阴唇）疾病相混淆。在输尿管与膀胱的连接处阻塞时，除了腹股沟区域的疼痛外，可能还出现典型的泌尿系疾病（膀胱炎）症状，即出现尿急、尿频。

进行体格检查时，靠近腰腹部的三角区域可能有压痛，在结石侧叩击时有痛感。双侧疼痛预示着有其他疾病的可能，如感染等。除了偶尔的假性破裂和伴随尿性囊肿，不应出现腹膜症状，但是症状是局灶性的。疼痛常常放射到同侧的腹股沟及生殖器区域，但是直接检查时，这些区域无触痛，直肠检查也无触痛。重要体征表现出肾上腺素样活动亢进，如心动过速、收缩压升高、呼吸短浅急促、出汗等。皮肤可能苍白潮湿，发热时预示着存在感染。由于疼痛诱导的血管反应，或长时间恶心、呕吐可能致脱水使血压偏低。有时出现血尿，但是大多在显微镜下可见。

13.2.7 肾结石在航天飞行中的严重性

在航天飞行中，肾结石的形成不仅影响航天员的健康及生活，更影响了航天员成功执行飞行任务。严重疼痛致使航天员不能成功驾驶飞行器或在轨其他操作。远离地面的航天环境致使病情复杂化，尤其令人担忧。而飞行中的问题还包括：1）输尿管破裂暂时缓解了严重的绞痛，但是易导致腹膜后尿性囊肿、腹膜内感染和弥漫性肠梗阻；2）由于增加了压力，增加了发生泌尿系疾病的风险，导致一定程度的阻塞后发生感染；3）由于绞痛，乘员不能维持正常饮水。这些问题中的任何一个均能导致提前终止任务。

13.2.8 航天飞行中泌尿系结石风险评估及结石病史的回顾

除了上述提及的环境风险外，航天飞行伴随着已知适应微重力的生物力学变化以及返回时再适应地面环境，这些因素容易促使结石形成[21,22]。表 13-1 统计了短期飞行中 332 名航天员的尿液数据。在发射前 10 天及着陆当日，收集乘组航天员 24 h 尿液进行分析，从尿液分析数据中发现部分航天员已经表现出结石形成的风险。高钙尿标准为每天尿钙超过 250 mg，每天尿柠檬酸盐低于 320 mg，尿镁低于 60 mg；草酸钙与尿酸的过饱和值则大于 2.0。正如前面所述，立即着陆后期，由于化学成分改变以及相对脱水，这段时间容易导致航天员肾结石形成。

表 13-1 航天飞行前后航天员肾结石形成的风险评估

化学成分	飞行前	飞行后
高尿钙	20.8	38.9
低尿柠檬酸盐	6.9	14.6
低尿镁	6.0	15.8
过饱和草酸钙（CaOx）	25.6	46.2
尿酸	32.6	48.6

注：这里数据为这些化学成分超过已设置风险阈值的乘员（$n=332$）百分比。

在美国航天历史中，在 332 名执行过航天飞行任务的航天员中，12 名发生 14 例肾结石。其中，4 例发生在飞行前，10 例在飞行后 2 年发生，2 名航天员发生了多次肾结石。从时间上来看，6 例发生在 1990 年之前，8 例在 1990 年之后。

在俄罗斯航天历史中，3 名航天员在飞行后出现了尿路结石，而在飞行前、中并未出现症状，飞行前也未探查到结石。随后对这些航天员进行分析评估显示：这些航天员既无解剖结构的异常，也无代谢问题，不能解释结石形成的原因。在长期飞行中 1 名航天员由于肾结石导致严重的疼痛，严重影响了在轨飞行计划。这种情况持续了好几天，直到任务结束。

在 20 世纪 70 年代 3 次天空实验室任务中，采集了 9 名航天员在飞行前 6 日及返回前的数据，人体代谢研究显示：液体摄入和日排尿均明显下降。此外，飞行中尿液生物化学变化包括尿渗透压增加，钙、钠、钾、磷、镁、氯等排泄增加，而尿酸明显下降。这些变化表现在每日尿量减少而形成结石的矿物盐浓度增加，这对结石形成至关重要。再与飞行后前 6 日数据对比，一些结果呈相反变化，即钠、钾、氯、磷、镁、尿酸等排泄显著减少，而尿钙水平超过飞行前水平，未发现尿肌酐存在变化[3]。飞行后变化也反映了人体生理对重力的适应，也许受到了在着陆前摄入盐溶液的影响，从而使立位不耐受最大程度降低。除了尿钠外，在着陆 14～18 天后，所有尿成分均恢复到了飞行前水平[7,9]。

正如表 13－1 中飞行着陆后前几个小时采集的数据显示：尿化学的变化，增加了钙化物及尿酸结石形成的风险。特别针对飞行前后肾结石风险的数据显示：飞行乘员尿盐浓度增加，结石形成的抑制物减少，进而增加钙化物及磷酸结石形成的风险。表 13－2 评估了飞行前（发射前 10 日）后（着陆当日）24 h 肾结石形成的风险因素。在不同航天飞行任务阶段，即暴露于微重力环境中和飞行返回后重力再适应等不同阶段，不同机制促进了肾结石的形成。

表 13－2　飞行前后肾结石形成的风险评估

化学成分	飞行前	飞行后	p 值
尿液总量/（L/d）	2.08（0.06）	1.98（0.06）	0.076
pH	6.02（0.02）	5.71（0.03）	<0.001
钙/（mg/d）	188.4（5.34）	236.5（6.48）	<0.001
磷酸盐/（mg/d）	1 043.8（24.56）	868.4（18.53）	<0.001
草酸盐/（mg/d）	36.7（0.92）	35.8（0.87）	0.365
钠/（mEq/d）	163.1（3.56）	119.6（3.63）	<0.001
钾/（mEq/d）	67.1（1.28）	52.7（1.10）	<0.001
镁/（mg/d）	114.3（2.36）	100.8（2.18）	<0.001
柠檬酸盐/（mg/d）	707.9（16.46）	623.2（17.66）	<0.001
硫酸盐/（mmol/d）	22.4（0.41）	24.9（0.48）	<0.001
尿酸/（mg/d）	655.0（12.20）	570.7（13.56）	<0.001
肌酐/（mg/d）	1 724.0（23.2）	1 769.3（28.81）	0.106
尿液中相对过饱和度			
草酸钙	1.56（0.06）	2.26（0.08）	<0.001
磷酸氢钙	1.30（0.07）	0.98（0.06）	<0.001
尿酸钠	2.62（0.13）	1.48（0.08）	<0.001
磷酸铵镁	2.27（0.49）	0.60（0.08）	<0.001
尿酸饱和度	1.88（0.09）	2.54（0.10）	<0.001

注：1. 在航天飞机低于 18 天的飞行任务中，与飞行前数据对比，这些影响尿路结石形成的参数在飞行后发生了显著的改变。

2. 数据代表飞行前后平均值（±SEM），统计分析采用配对 t 检验（$n=330$，排除了草酸盐和草酸钙外，$n=329$）。

尽管航天飞行中的实际数据有限，但已知多种因素可以增加结石形成的风险。这些因素包括：在航天飞行中，由于食欲不佳、工作负荷增加以及飞行入轨前几日出现的空间运动病，引起水摄入减少，进而尿液排出量降低。航天飞行中的微重力可能引起骨钙丢失，过多骨钙随尿液排出。鉴于肾结石成分中钙质约为70%，尿液中过多钙质增加了肾结石形成的风险。研究显示：航天员尿液中钙盐常为饱和状态。同样，在飞行早期和飞行后着陆即刻，一种抑制结石形成的物质——柠檬酸盐降低，因此，增加了肾结石形成的风险[21,22]。表13-3对比了一名执行长期飞行任务的航天员飞行前、中、后尿液成分。进一步的研究也支持这些数据，航天飞行明显增加了结石形成的风险。

表13-3 一名执行长期飞行任务的航天员飞行前、中、后尿液成分
（化学成分、容量、pH及过饱和度）

参数	PRE	FD<20	FD<30	FD<100	FD>100	R+0	R+7	R+10−14
TV/（L/d）	1.79	1.043	0.973	1.109	1.038	0.54	0.73	1.85
Ca/（mg/d）	211	255	245	436	338	224	113	161
Ox/（mg/d）	35.7	13.1	17.7	38.6	39.9	20.5	27.2	35.5
UA/（mg/d）	676	376	632	659	571	355	523	518
Cit/（mg/d）	691	610	962	1 119	765	618	895	1 043
pH	5.93	6.14	5.97	5.49	5.34	5.22	6.18	6.28
Na/（mEq/d）	221	141	183	269	158	136	211	119
SO_4/（mmol/d）	25.0	25.6	22.4	34.3	25.4	23.5	14.6	10.3
P/（mg/d）	802	881	1 110	1 409	1 163	544	797	694
Mg/（mg/d）	139	175	132	199	169	109	87	142
K/（mEq/d）	79	80	73	96	80	64	57	101
Cr/（mg/d）	1 701	1 841	1 910	2 160	1 946	1 408	1 507	1 717
相对过饱和度								
CaOx	1.60	1.24	1.61	4.02	4.53	4.46	1.69	1.19
CaP	1.09	4.14	3.44	2.59	1.57	1.25	2.20	0.97
UAS	2.66	1.11	2.77	5.48	6.11	8.31	2.02	0.67

注：PRE—飞行前；FD—飞行时间；TV—总容量；Ca—钙；Ox—草酸盐；UA—尿酸；Cit—柠檬酸盐；Na—钠；SO_4—硫酸盐；P—磷；Mg—镁；K—钾；Cr—肌酐；CaOx—草酸钙；CaP—磷酸钙；UAS—尿酸饱和度。

NASA通过天基试验研究和地基临床研究，积累了大量结石形成风险和干预措施的数据资料。最容易降低风险的实施措施为通过增加液体摄入，使尿液量达到每天2 L以上。在这种情况下，尿液中超量矿物盐可以保持溶解状态，不会形成晶体，也不会形成结石。然而，不解决由于钙质丢失导致的钙质过量排泄问题，这只能是“头痛医头，脚痛医脚”的方法，不是解决过高尿盐的根本措施。此外，在飞行早期，许多航天员出现了空间运动病，由于食欲下降及恶心，减少了液体摄入，这段时间内生成的尿结晶会在后续任务中形成肾结石。

13.2.9　干预措施及风险评估

调整饮食及适当药物干预可以降低肾结石形成的风险。饮食中建议摄入低草酸盐和低动物蛋白食物，对于易患结石的高风险飞行乘员，可以补充一些抑制性物质。

临床上，柠檬酸钾可以使晶体生成和结石形成最小化，尽管不常用，但可能的副作用包括轻微消化道反应，例如腹部不适、恶心、呕吐、腹泻、上消化道刺激等，发生率估计为 $1/10^5$ 人·年。高钾血症容易出现在肾脏疾病患者（在航天员选拔时排除其发病的可能性）中，或者使用保钾利尿剂或急性脱水的患者中。这些风险可以通过以下措施来降低，如：口服缓释蜡质胶囊，或添加药物到食物中，或口服药物时不能咀嚼而采用顿服，限制钠盐摄入，多饮水等。当前 NASA 约翰逊航天中心正在进行一项研究，以观察柠檬酸钾在航天飞行中作为对抗措施预防尿结石形成的效果。在短期飞行中，柠檬酸钾被易患结石的航天员使用，作为预防性用药已经得到了认可。柠檬酸钾镁合剂正在进行临床试验，一旦获准使用，其将是更为强效的结石形成抑制剂[23-27]。

在微重力下抑制骨骼吸收，也可以降低肾结石形成的风险。从理论上，这可以通过增加体能负荷（运动干预）或给予药物来预防。双磷二酸盐类药物作为一类经典药物，通过抑制骨丢失，可以有效治疗老年性骨质疏松症。这类药物能有效预防航天员骨丢失，并且可以避免形成吸收性高钙血症。国际空间站计划进行试验，以检验双磷二酸盐类药物降低肾结石风险的效果。

13.2.10　肾结石风险评估

美国对航天员的易发肾结石特质风险进行了评估，尽管尿液特点并不能直接显示是否有肾结石形成的风险，但是其可以向乘组医生和飞行乘员提供当前的尿化学状态[28-31]。图 13-4 和图 13-5 显示了个体航天员在飞行前后结石形成的风险特点。这些图示向乘组医生和飞行乘员提供了简单易理解的结石形成风险特点。我们回顾了结石病例以及飞行后结石风险评估指数（RSRI）后，发现肾结石形成与 RSRI 关联度达到 93%。只有一名个体例外，其显示轻微异常。在前瞻性分析中，由于尿液收集误差，存在一些假阳性，但是尚未发现假阴性。

个体结石形成的风险因素结合生活方式、饮食习惯观察与矫正可能是一项有价值的监测和教育工具。只有对高风险者及以前患过结石的人群进行追踪，评估其顺应性，才能决定其干预效果。在临床上，结石形成风险因素预测作为一种病因分组工具已被证实具有一定的价值[17,27,30,32]。表 13-4 显示了注册医师/病人关于肾结石形成风险因素的信息，可以依据表中重要数据提供指导。

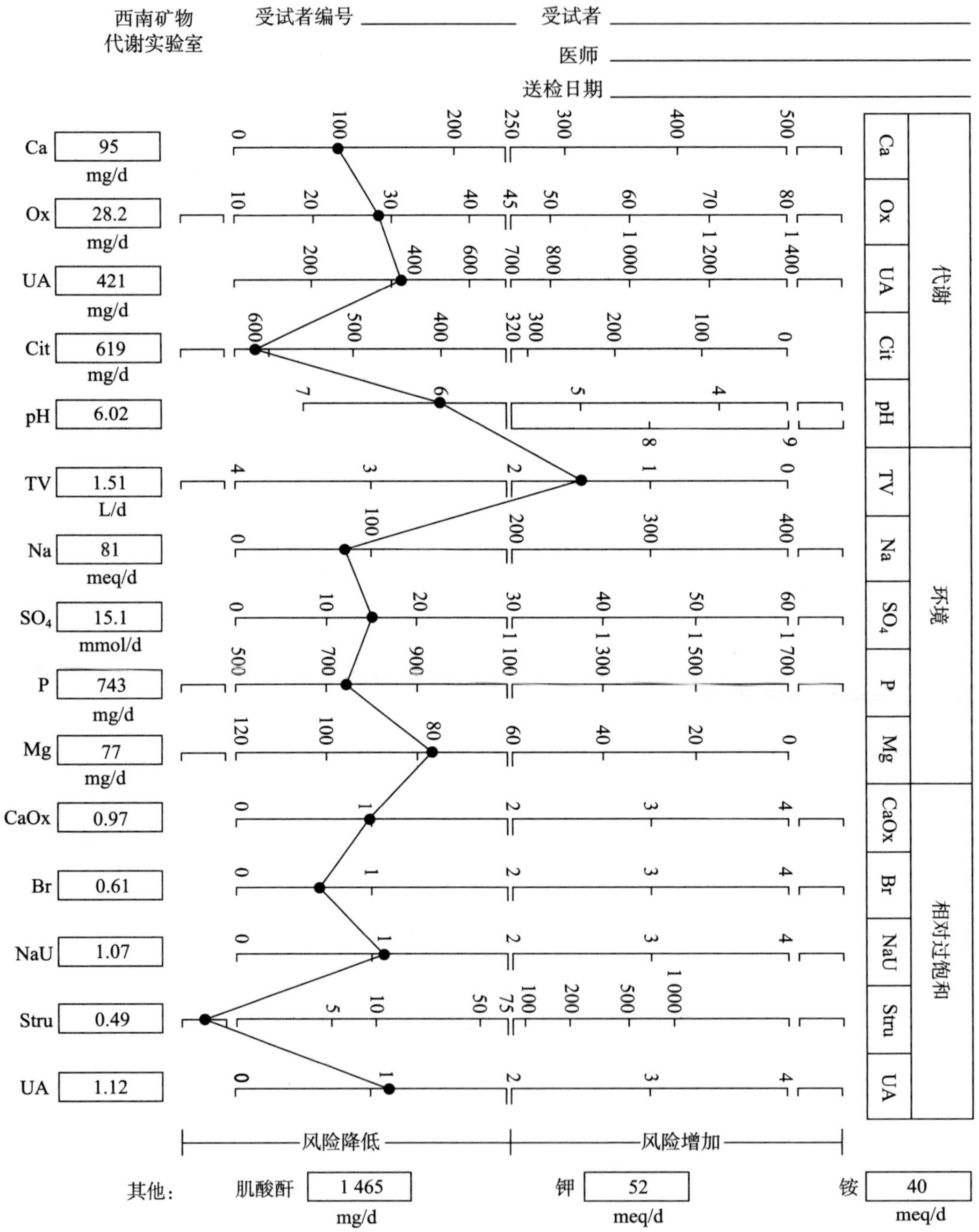

图 13-4　在航天飞机发射前 10 天收集 24 h 乘员尿液，分析形成结石的风险特点图示

注：此图已取得达拉斯的得克萨斯西南医学中心大学授权

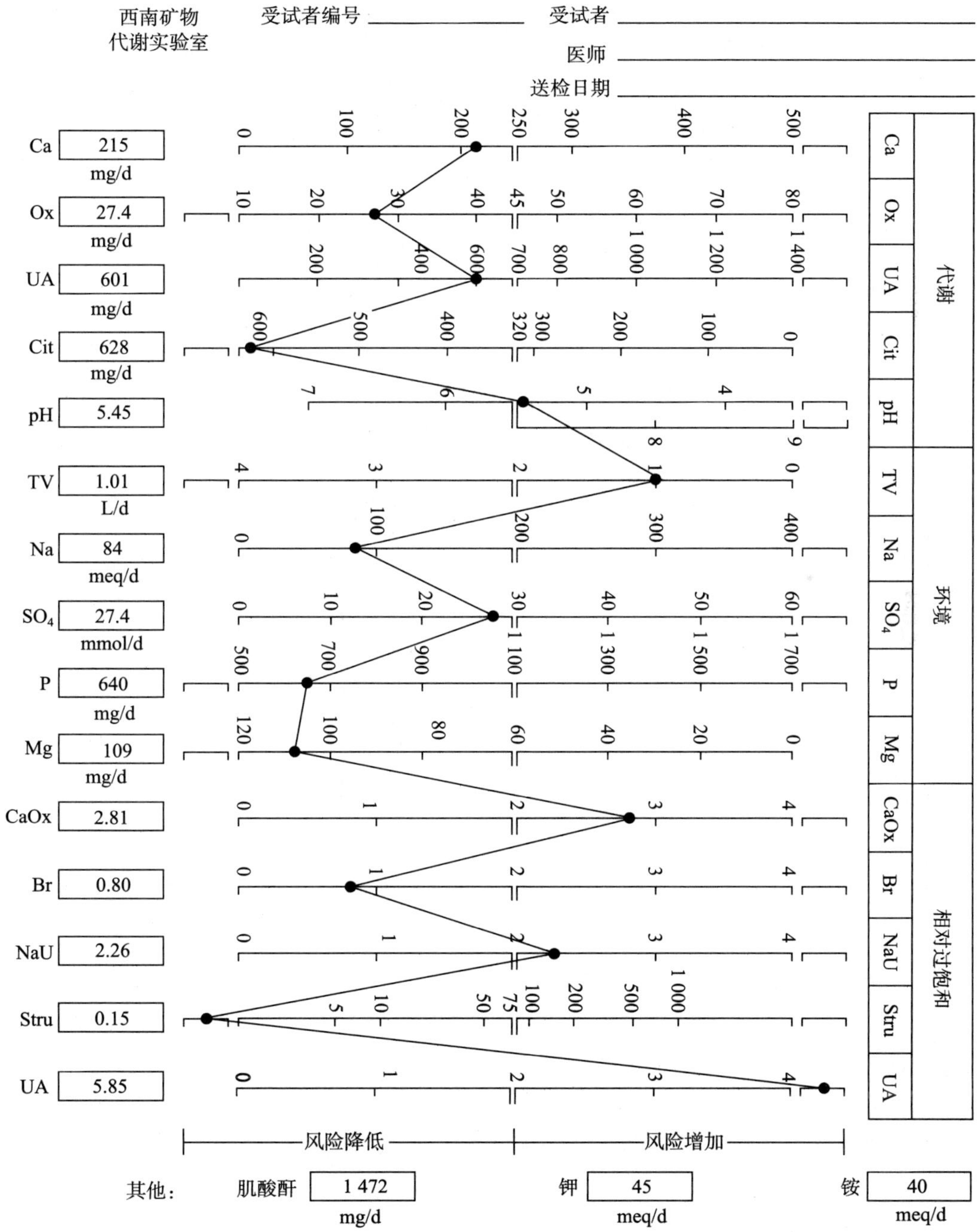

图 13－5　一个乘员个体在着陆后即刻开始收集 24 h 尿液，分析形成结石的风险特点图示

注：同飞行前对比，多个参数升高。此图已取得达拉斯的得克萨斯西南医学中心大学授权

表 13-4　肾结石形成风险报告，显示了依据高于风险阈值而采取的措施

肾结石形成风险评估

医生-患者信息

评估内容包括：患者病史、处置前的病情、治疗过程及生活方式

尿化学

◆高尿钙[a]［F 条件下＞4 mg/（kg·d）或＞250 mg/d，M 条件下＞300 mg/d］

飞行前

- 检测血液钙离子
- 如果升高，评估代谢，包括 PTH
- 液体摄入增加[b]
- 钠盐摄入减少
- 对尿结晶进行显微镜下尿分析
- 考虑代谢负荷，包括钙负荷试验（Pak）
- 吸收（Ⅰ或Ⅱ型—50%～60%），对肾脏过滤—5%～10%
- 依据 Dx[d] 治疗（如骨磷类、噻嗪类、磷酸纤维素、饮食等）

飞行后

- 液体摄入增加[b]
- 钠盐摄入减少
- 随访尿分析——对尿结晶进行显微镜下检查

◆高尿草酸尿症（＞45 mg/d）

- 饮食辅助，减少草酸摄入[c]
- ＞100 mg/d，考虑代谢评估

◆高尿酸尿症（F 条件下＞600 mg/d，M 条件下＞750 mg/d）

- 饮食辅助，减少嘌呤（肉）摄入
- 增加尿量
- 血尿酸水平（别嘌呤醇，KCit[1]）

◆低柠檬酸盐尿症（＜320 mg/d）

- 增加碱性食物摄入（水果/蔬菜）
- 增加尿量[b]
- 给予柠檬酸钾片[d]

◆低镁尿症（＜40 mg/d）

- 增加碱性食物摄入（水果/蔬菜）
- 补充氧化镁[d]

◆低尿量

- 液体摄入增加[b]

尿过饱和

◆高草酸钙/磷酸氢钙（＞2.0）

- 液体摄入增加[b]
- 饮食辅助——避免钙过量，减少钠盐摄入
- 考虑补充氧化镁[d]
- 如果草酸钙高，考虑 KCit、KMgCit

◆尿酸过饱和（＞2.0）

- 液体摄入增加[b]
- 复核蛋白摄入，如果过量（＞12 oz. 牛肉/猪肉/家禽每天），考虑减少
- 检查尿 pH（＞7.0，形成磷酸氢钙；＜5.5，产生尿酸）

考虑碱化尿液

- （给予柠檬酸钾）
- 如果血尿酸升高，或出现痛风，或形成尿酸钙
- 可能给予别嘌呤醇治疗

评估尿化学成分和在 6 周内再次评估

◆高尿酸钠尿症（＞2.0）

- 饮食辅助，减少钠盐摄入
- 液体摄入增加[b]

◆高磷酸铵镁尿症（＞75.0）

- 检查尿 pH（＞7.0）
- 评估尿道感染和给予合适抗生素治疗
- 可能给予醋羟胺酸
- 液体摄入增加[b]

注：这个信息用于预防措施和乘员咨询，收集所有排出的结石并分析。

[a]不建议限制饮食中钙量，否则将影响骨骼形成和草酸吸收。所有患者从饮食中摄入 800～1 000 mg/d 比较合适，不需要补钙。

[b]建议保持最小尿量为 2.5 L/d。

[c]一旦有需求，所有含草酸的食物均可补充。

[d]治疗建议：

KCit—给予 20 mEq，每日 2 次，调整 pH 值到 6.5（KMgCit 在临床上作为预防措施）。

草酸钙—300～450 mg/d。

别嘌呤醇—300 mg/d。

正磷酸盐—1.5 g 磷元素/d 一个体剂量。

双氢克尿噻—25 mg 或 50 mg，每日 2 次。

评估结石形成风险因素对于肾结石患者来讲，是一种低成本方法，如果在飞行中乘员肾结石病发作，成本很高，这种方法可以减轻其对飞行任务的影响。临床经验已经表明：监测尿液成分和评估结石形成风险总体上可以控制肾结石疾病，通过排出结石可以减少对有效性预防措施的需求。正如在美国航天任务中，对个体健康进行监测能提供几个明显好处。在飞行前乘员具有结石形成的高风险，其暴露于微重力下，可能产生反应性骨丢失、高钙血症，尿钠升高，同时，尿液排出减少，进一步增加肾结石形成的风险。在飞行前进行 RSRI 评估，确认结石形成风险，并给予合适的药物治疗，可以降低飞行前、中、后结石形成的可能风险。

在开展 RSRI 评估中，所有航天员每年进行一次检测，检测 24 h 收集的尿液。另外飞行乘组航天员在飞行前增加一次检测，尤其是具有高钙血症或高 RSRI 指数的乘员。所有航天员在着陆后 3 天内，应进行全面医学检查。帕克等人[18]的研究结论是：对于地面的结石病患者，在重复尿样本分析后认为尿结石风险因素分析的可重复性良好，单份结石形成风险分析足以对尿结石进行简单的评估。结石生成和抑制的物质可通过调整分析中的基质成分、尿蛋白、尿类粘蛋白、糖胺聚糖等，检测精度明显改善[20]。尿结石分析的其他指标包括：血尿素氮、血电解质、肌酐、血钙、尿酸和血磷等。

13.2.11　肾结石的治疗

尿路结石的治疗方法取决于结石大小、位置以及成分。鉴于大多数结石成分是草酸钙或草酸钙混合物，因此，在 X 线或荧光透视下容易被发现。单纯钙磷酸盐结石不常见，但是其不透 X 线。单纯尿酸结石只占总结石数的 10%～15%，且完全透光，其需要通过超声或 CT 扫描才能发现。

直径小于 5 mm 的表面光滑结石通过饮水及使用止痛剂后经过尿道自然排出，因此，除了止痛外，不需要治疗性干预。直径大于 5 mm 表面不规则的结石不可能自然通过尿道排出，需要医疗干预才能排出体外。

体外冲击波碎石术（ESWL）是治疗肾盏、肾盂及上尿路中结石的方法，尽管为了达到较好的体外碎石效果，有时治疗上尿路中结石需要先使其逆行。大多数在实施情况下，在实施体外冲击波碎石术前需要放射透视定位，可以使用超声定位，但是单纯的尿酸结石不太适合这种技术。使用超声探测大于 3 mm 的所有结石均可以经体外冲击波碎石术治疗。胱氨酸或其他来自代谢紊乱物质形成的结石在航天员选拔阶段可以排除，对于飞行乘员来讲不是问题。

对于位于输尿管中段的结石，体外冲击波能量不容易达到，需要其他处理方式。输尿管下端的结石可以使用体外冲击波振动仪器进行俯卧位治疗。体外冲击波碎石术不是有创性技术方法，取决于所需能量以及聚焦发射器的大小和形状，通过静脉注射镇静剂，可以使用或不使用局部麻醉。如果结石直径≥1.5 cm，为了防止碎石在输尿管阻塞，在实施体外冲击波碎石术之前，大多数外科医师通过膀胱镜在输尿管安装一个“支架（stent）”。

位于肾盏、肾盂的大结石，或者阻塞于上输尿管的结石，可以使用或不使用内窥镜实施经皮肾碎石术治疗。结石位于输尿管中下段时，需要输尿管镜进行干预，即使用输尿管导管到达结石位置，扩张输尿管直径。在直视下可以直接取出结石，或者使用几种体外冲击波碎石术，如超声、电动水压、激光以及当前正流行的钬激光技术等[16]。

13.2.12　航天员肾结石的处置

一旦航天员肾结石确诊后，其将不能执行航天或航空飞行任务。如果在发射前几周出现了结石，航医局可以选择推迟发射或者替换乘组航天员进行飞行任务。经过治疗后，对肾脏、输尿管、膀胱进行为期 3 个月的 X 线透视、造影、螺旋 CT 检查等，以确保清除所有结石。此外，实施全面干预计划，降低结石病复发风险。鼓励乘员多摄入液体（如饮水、含复合碳酸盐的矿物水、柠檬水、其他柑橘类果汁、苏打水等）；同时，限制钠盐摄入，根据个体饮食风险指数进一步调整饮食，包括减少动物蛋白摄入，以降低尿液中尿酸浓度，减少摄入含草酸食物，如甜菜、菠菜、巧克力、草莓、咖啡、瑞士甜菜、可乐、茶、坚果、麦芽糖、大黄等。乘员进行柠檬酸钾试用试验，以检验其对药物的耐受性。其他可能的医疗干预包括：可以给予用于高尿酸和痛风治疗的别嘌呤醇、柠檬酸钾镁复合物，具有排泄钙质作用的噻嗪类利尿剂。建议乘员避免饮用含咖啡因类物质的产品，如咖啡、茶、可乐等。

如果乘员患有结石，但并未疼痛发作，则需要实施代谢性结石干预计划，包括重复收集 24 h 尿液，进行结石风险分析，消除结石病形成的治疗性因素。由于在选拔阶段进行了严格筛查，故大多数航天员结石是环境因素继发的。在这些案例中，结石风险指数的评估可以确定特异性结石易感因素，进而给予干预，以预防结石的形成。在一些个体中，添加一些特异性物质，以预防结石复发，如果据查这些结石的抑制物含量较低，可以补充柠檬酸钾镁复合物。

如果乘员持续存在无症状结石，也无潜在代谢因素存在，航医局则对其病史进行分析，考虑取消航空飞行或 2 周左右的短期航天飞行。在飞行前 12 周进行透视检查，以确认是否存在无症状结石。如果发现小结石，给予足够时间进行治疗。如果具有易感因素的航天员要执行短期航天飞行任务，可在飞行中采取一定干预措施，进一步防止结石的形成。此外，航天医生需保证在航天飞行任务中具有固定的在轨医疗主管，其属于非职业医生，但精通在轨尿液分析，遇到在轨紧急医学事件时，能够实施医学处置。即使在单个环境性结石长时间无其他易感因素的情况下，该航天员也不适合于长期航天飞行（超过 30 天）。因此，所有执行长期航天飞行任务的乘员在飞行前 6 周应进行腹部或盆腔超声检查，以排除结石的可能。

13.2.13　飞行中结石的预防和处置

在航天飞行中，飞行乘员可以采取一定的干预措施，以预防结石的形成。特别是，鼓励多摄入液体，以保证身体处于足够的水化状态。如果在飞行早期航天员发生了严重的空间运动病，为了防止脱水，可以考虑静脉补充液体。同时，在飞行中，限制钠盐摄入。正如前面所述，对于明确的高风险易感个体，使用柠檬酸钾或柠檬酸钾镁复合物对抗结石的形成有效。在航天飞行中常规影像技术不能用于诊断结石，但是，在国际空间站上超声可以进行结石诊断。如果在飞行中形成了结石，乘员应采取特别措施，以进一步降低发作风险。

在轨飞行期间，在轨医疗主管在地面远程医学专家的指导下，监测患结石航天员的重要体征、水化状态以及临床表现。此外，在轨医疗主管跟踪和分析尿量、尿比重、尿化学物质，同时，采用彩色试剂比色法，监测尿液中的白细胞和血红蛋白。但主要措施是通过饮水补充液体防止脱水，必要时采用静脉补充液体。

在轨医疗主管有职责实施必需的医学处置。最重要的是疼痛管理，可以采用胃肠外给药治疗，药物包括哌替啶、吗啡、酮咯酸等。口服给药包括氧可酮、对乙酰氨基酚（含或不含可待因）以及非甾体类消炎药。其他用于处置结石的有效医学方法包括止吐药物等，如异丙嗪。在轨医疗主管在进行医治时评估疼痛缓解程度，挤捏尿袋，观察排出的结石，评估乘员工作状态。

在国际空间站上，超声是有用仪器，在轨医疗主管可以在地面远程专家的实时指导下，实施超声检查。目前已经在轨进行了应用，证实其可以提供合格的诊断图像，可以探查到位于上输尿管、肾盏或肾盂的结石。如果输尿管扩张时间够长，则超声可以探测到疼痛侧尿液收集系统的扩张，也可以发现在疼痛侧膀胱内输尿管射流消失。

在疼痛处置和水化过程中，期待在飞行中形成的结石能自然排出。然而，有可能发生并发症，如阻塞潴水型肾脏病、败血症或难治性恶心/呕吐，这些并发症可能促发撤离事件。在入轨或着陆阶段，根据返回飞行器的状态，需要对航天员进行水化和镇痛处理。通过美国航天飞机或苏联联盟号飞船，乘员被运送到专职的医疗机构给予合适治疗。

13.3　临床泌尿系统异常的问题

13.3.1　检查

当选择航天飞行乘组时，需要考虑许多因素，涉及泌尿系统的一个重要因素是航天员长期健康记录，包括家庭病史（肾脏病史、肿瘤、结石）、个体病史（感染、肾病、癌症）、个体手术记录（泌尿道、腹部及腹股沟手术记载）。筛查航天员主诉症状、体征，如当排尿、便时出现在背部、下腹部、生殖系或直肠等部位的疼痛或不适。

排尿症状涉及尿量问题，要么降低（尿少），要么增加（尿多）。激惹症状包括发作频率、紧张程度、排尿困难、遗尿症等。阻塞性症状包括尿流变细无力、尿流喷射或迟缓、滴漏，当排小便时感觉尿流变形或尿潴留，或者尿失禁。

选拔乘组时需要进行详细肾脏或泌尿系统检查，还包括在腹部、腹股沟及生殖系等部位的检查。在实验室进行血液检查，包括电解质、血尿素氮、肌酐、尿酸、钙及磷等。同时，进行必要尿化学分析，包括尿 pH 值、尿比重、蛋白、葡萄糖、白细胞、亚硝酸盐、血红蛋白、尿胆原、胆红素等。如果检查胱氨酸，其值大于 75 mg/L 或 250 mg/24 h 时，还应补充硝基氢氰酸盐。尿液显微镜检查项目包括红细胞、白细胞、管型碎片、常规移行上皮细胞。

一些国际航天项目，如俄罗斯在航天员初选阶段进行的静脉肾盂造影（IVP），候选航天员使用超声仪器进行肾超声扫描。候选航天员的双肾必须位置正常，组织形态及尿液收集系统无异常，超声发现肿块后需要进行进一步影像检查，单个光滑晶体不需要进一步检查评估。CT 适合于检查固态物质或不规则晶体，而尿结石形态异常或者潴水型肾脏病不适合 CT 检查。

按照标准检查评估技术发现异常时，需要进行进一步的试验检查。对于无症状的血尿或脓尿，也需要进行进一步的试验检查。经过静脉肾盂、尿道造影可以探查肾脏系统的功能解剖状态，进行膀胱尿道镜检查可以排除膀胱输尿管反流及尿道结构的异常。

当临床或一线诊断证据显示尿结石时，NASA 航天医生常用 X 线肾脏造影及静脉肾尿道造影进行确诊。然而，10%～12%的结石属于 X 线射线可透型，或者只在静脉肾尿道造影填充后显现。对于候选的航天员，需要使用更为先进的影像技术评估其是否存在异常。经静脉肾尿道造影或超声发现的肾内固体物质，CT 扫描可以提供更为清晰的解剖信息。一些 CT 能提供高质量的轴位、矢状位、冠状位图像。具有良好分层的螺旋 CT 可以仔细检查肾脏的结石，在缺少对照介质的情况下，观察射线可透的或透明的结石具有优势。螺旋 CT 对于评估泌尿系统的恶性肿瘤可以提供详细信息，同时，当腹部疼痛原因不明确时，螺旋 CT 也可以探查多个腹部脏器。这类 CT 可以产生 0.5 雷姆（rem）的电离辐射。磁共振成像（MRI）也可以提供高质量的轴位、矢状位、冠状位图像，而不产生电离辐射。对于可疑区域的异常，许多 MRI 可以提供三维重建。尽管钆可以增强肿瘤的成像效果，但是在不需要对照的情况下，MRI 的 T1 信号结合 T2 加权对于固态组织能提供高分辨率的效果。MRI 产生的强磁场可能对植入人体的金属装置造成影响，然而，任何体内保留金属的个体均被排斥在航天员之外。

在男性候选航天员中存在血尿、无症状感染或者泌尿道影像异常时，需要泌尿专家进行膀胱镜检查，给予评估，即通过尿道口放置一根发光的导管进入膀胱。当在门诊麻醉下实施膀胱镜检查时，要求严格操作，进行柔性内镜操作时需要局部麻醉。

评估排尿功能时需要进行尿动力检查，检查的项目有：尿动力、膀胱压力、尿流压力等。尿动力测量为受试者进入一个标准的尿流测量池排尿时，测量尿流的速度。膀胱压力测量为当膀胱充满时，测量其内部的压力，需要内置一个小导管进入膀胱内，膀胱内填充的介质可以是水、含增强剂的水、二氧化碳等。尿流压力测量常常结合尿动力测量和膀胱压力测量，可以鉴别来自逼尿肌（膀胱肌）功能紊乱导致的尿液排泄障碍。泌尿专家进行尿流压力测试时，能评价阻塞性或激惹性症状或尿失禁。这些项目通过定量尿流和检测排尿过程，能够客观评价受试者的排尿特点。对于大多数复杂病例，在视频记录下进行这三种检测，同时结合测试后的 X 线透视、解剖与生理功能关联度来分析。

13.3.2 年度检查

航天员年度医学检查包括详细的临床病史、体格检查以及血、尿实验室检查等。临床病史特别强调询问受试者疼痛不适、排尿症状、生育情况、阳痿等病史，体格检查和筛除以下脏器（前列腺、肾脏、膀胱、生殖器、子宫颈、肾上腺等）的肿瘤、性传播疾病、尿路感染、腹股沟区域的疝等。年度检查还包括在初选阶段的血、尿化学检查分析项目。假如需要临床检查项目，如血尿或脓尿，需要进行影像检查或有针对性的实验室检查。

每年进行的血浆前列腺特异性抗原（PSA）检测，已经成为重要的筛查项目。前列腺特异性抗原是前列腺分泌的蛋白酶，作为精液组成部分能够液化黏性的精子。通常，前列腺特异性抗原保存在前列腺管内，少量释放进入人体循环系统，可以在血清里检测到。在以下几种病理条件下前列腺特异性抗原可能升高，如良性前列腺增生（BPH）、前列腺炎、前列腺阻塞、强力手法按摩（尤其是取生物标本时），最明显升高为癌症。随着年龄增加，前列腺特异性抗原水平也慢慢升高，反映了与年龄相关的前列腺肥大，因此，年龄特异性参照标准用来确认其增加是否需要进行进一步诊断试验[33]。前列腺特异性抗原密度（使用经直肠超声检测每单位前列腺组织中的前列腺特异性抗原总量）、前列腺特异性抗原增加速度（在过去 12 个月内其升高的速度，每年其增加大于0.75 ng/mL）、游离前列腺特异性抗原的比例增加，所有这些均增加前列腺肿瘤的阳性预测值[34]。

13.3.3 肾小球疾病

在航空医学筛查人群中，进行常规健康体检时，偶尔发现有血尿个体。在对其进行评估时，常规放射检查和直接影像检查可以排除下尿道病变，这提示存在肾小球疾病的可能。肾脏病如 IgA 肾病（血栓闭塞性脉管炎疾病）或者医源性肾血尿，是常见肾小球性血尿的原因，大约占肾小球肾炎的 10%～40%。少于 15%的 IgA 肾病患者在 15 年内逐渐发展为肾功能衰竭，30%～40%的 IgA 肾病患者在一生中逐渐发展为肾功能衰竭。预后指标包括：年龄、高血压、前期存在肾功能衰竭、男性以及高尿蛋白（在肾脏疾病范围内）。在肾小球膜样本上发现 IgA 沉积才可以确诊。

对于肾功能正常，又存在明显肾小球肾炎的航天员，无法确诊。不能确诊有几个理由：偶发典型症状，无严重肾小球疾病的证据，通常这种情况持续许多年，也未发现有肾功能衰竭的趋势，除非肾功能开始恶化，否则尚无特殊治疗方法；对乘员一生健康的影响不大，对职业活动的影响也很小；最终进行肾标本活检会带来不小的风险。

相反，我们建议实施监测计划，在这个过程中，其训练项目不受限制。IgA 肾病属于渐进性疾病，因此，在乘员健康受到影响之前，每半年进行一次检测，以确认其肾功能下降程度。在每年体检时，收集 24 h 尿液进行检测，肾结石形成风险评估报告见表 13 - 4。

此外，在年度体检之间，每 6 月进行一次尿液化学检查，尽管这项测试不如 24 h 尿液测试敏感，然而通过观察尿蛋白、血尿及管型碎片等，可发现肾功能加速恶化的迹象（蛋白尿、血尿）。在计划发射任务实施之前 1 年，期待 24 h 尿液测试未发现肾功能恶化的迹象。如果发射任务推延，在发射任务之前的 1 年，建议再实施一次 24 h 尿液测试。同时，长期飞行返回后 1 月再进行一次 24 h 尿液测试，在这次评估中，我们特别关注尿素氮(BUN)、肌酐、肌酐清除率以及总蛋白。参考乘员基础数据，在发射前 10 天尿液化学分析结果一般不能认为异常，除非在每个高倍显微镜视野下显示 10 个红细胞，或严重蛋白尿。

如果肾功能开始恶化，对于渐进性的 IgA 肾病，目前尚无特异性治疗措施。首要治疗方法即给予免疫抑制剂或硫唑嘌呤抑制其继续进展，减缓进一步治疗需求。如果这一步失败，作为下一步治疗策略，可以选择肾透析，经过筛选与配型，还可以实施肾移植。

进展性肾病和所有其他肾病，在不伴有其他严重病理改变后，表现出典型的严重肾功能紊乱，需要给予积极治疗处置，并且不再适合执行将来的航天飞行任务，见表 13－5。

表 13－5　IgA 肾病 24 h 尿液监测数值范围

参数	正常范围	非标准范围	异常范围
蛋白	＜1 g/24 h	1.5～2.5 g/24 h	＞2.5 g/24 h
CrCl（参照标准 1.3 M^2BSA）	95～120 cc/min	＜80 cc/min	＜70 cc/min
措施	持续监测	重复 1 次/周到 1 次/月，如果不在正常范围，进行病理检查	立即病理检查
血压			
血压参数		10～25 mmHg Δ，收缩压	＞25 mmHg，收缩压
		5～15 mmHg Δ，舒张压	＞15 mmHg，舒张压
措施	持续监测	监测 3 日—无改善则看肾病医生	立即看肾病医生
尿分析			
#RBCs/HPF	0～3	3～10	＞10
试纸蛋白	无	1～2+	3+或＞
在 L－10 时的措施	无	无，考虑与个体病理一致	在 24 h 内重复检测，若不在正常范围内，航天医生考虑标准血尿检测或 24 h 收集
在 6 个月监测的措施	持续监测	持续监测，考虑与个体病理一致	进行 24 h 尿检，若不在正常范围内，进行病理检查

注：CrCl—内生肌酐清除率；M^2BSA—每平方米体表面积；SBP—收缩压；DBP—舒张压；RBC—血红细胞；HPF—高倍视野。

资料来源于 J·琼斯，T·马什本，NASA 约翰逊航天中心，休斯敦，得克萨斯州。

13.4　航天飞行中泌尿系问题的处置

在航天飞行中，作为飞行乘组中的一员，在轨医疗主管也是航天员，可以是或不是医生，但是不管如何，其经过基本医疗训练，掌握了其他飞行乘员的相关病史资料。而且，在轨医疗主管对于发生于乘组中的疾病应能实施现场处置，如感染、尿路阻塞或尿潴留、尿结石以及其他医学问题。在轨医疗清单目录提供了详细治疗指导，且任何时候可以接受地面医学专家指导。除了肾结石和尿潴留外，航天飞行中大多数泌尿系问题为感染。这些常见疾病将在下面描述。

13.4.1　尿道炎/膀胱炎等感染

尽管在症状发作之前，患者存在一段细菌感染无症状的蜜月期，但是膀胱炎典型症状为炎症性排尿的激惹反应。排尿困难是最常见的不适主诉，但是患者也会表现出典型症状，如尿频、尿急、偶尔尿失禁，以及在耻骨联合区域、下腹部及两侧出现疼痛和不适，而且患者有时会出现血尿、发热或背部疼痛，耻骨联合区域或者尿道走行区域触痛。尽管感染早期无异常发现，但是尿液浑浊、气味异常是这类尿道感染的典型表现。膀胱炎可能不伴有发热或白细胞增多。一旦出现这两种反应的其中之一，预示着系统性感染的可能。上行感染很可能发展为肾盂肾炎或劳累性肾病。

尿液白细胞酯酶呈阳性和尿液试纸试验显示亚硝酸盐，符合临床膀胱炎指征，尿液化学分析最有助于诊断。尿液血红蛋白呈阳性反应并不罕见，但是对于诊断意义不大。当激发局部免疫反应，多形核中性粒细胞（PMN）进入尿液时，白细胞酯酶呈阳性反应，阳性亚硝酸盐预示着存在细菌感染，其能将硝酸盐转换为亚硝酸盐，通常是革兰氏阴性肠内细菌。尿液显微镜检查显示尿液内沉淀物增多，包括无组织的碎片、多形核中性粒细胞、细菌等。如果样本新鲜，在显微镜下可见细菌移动。在轨医疗主管将进行尿液试纸化学分析，将来显微镜也能用于开展这些试验。

细菌微生物可能是单个微生物集合，包括大肠杆菌（79%～90%）、克雷伯菌（5%）、肠杆菌（2%）、腐生性葡萄球菌或表皮葡萄球菌（高达 10%）和粪链球菌（肠球菌）。还可能含有其他非细菌微生物，包括衣原体、解脲支原体、念珠菌、腺病毒 11 和 21。上述两者均能导致出血性膀胱炎。容易引起上尿道感染的微生物有变形杆菌及假单胞菌。变形杆菌和克雷伯菌可能含尿素酶，能将尿素分解为氨，导致尿液碱化，进而形成有利于磷酸镁铵结石沉积的碱性环境。在国际空间站上不能实现在轨检测细菌样本，然而，在后续任务阶段计划增加此类项目。

膀胱炎简单处理包括：每天饮水 2～3 L、口服抗生素、给予缓解症状药物如盐酸非那吡啶等。尽管盐酸非那吡啶可以局部止痛，但是会改变尿液颜色，使其变成橙色。在使用之前，应向乘员简要介绍该药物情况。对于更为严重的症状，可以考虑给予抗痉挛药物(抗胆碱能药)，对于其副作用，应予以仔细关注。膀胱炎抗生素可以选择口服的呋喃妥因，结合磺胺类药物和甲氧苄氨嘧啶等，还可以使用有效的二代盘尼西林（青霉素）和头孢菌素，但是可能影响体内正常菌群。对于更为复杂或难治性上尿道感染，可以考虑使用最新一代 β-内酰胺类、氨基糖苷类和喹诺酮类抗生素。

在一次飞行任务中，对于已知有上尿道感染病史的乘员，采取干预措施，给予能使尿液保持为无菌酸性状态的泌尿道抗菌药扁桃酸扁桃胺或给予针对性抗菌药物如呋喃妥因，其副作用（如腹泄、阴道炎、药物的皮肤反应等）小。呋喃妥因对于获得性感染具有广谱抗菌作用，由于多位点作用，耐药性较低。在航天飞行或国际空间站医疗目录清单中，尚无这些药物，但是根据需要均可以增加上去。在轨飞行任务药箱（或医疗包）中配有磺胺甲恶唑/甲氧苄氨嘧啶，其副作用发生率稍高，但是还可以接受。

13.4.2 肾盂肾炎

在航天飞行中，上尿道感染为严重医学事件，对其处置十分依赖于飞行器和任务计划。如果出现典型症状，如腹部两侧疼痛、发热、寒战，应立即与地面泌尿系专家会诊。

飞行前、后乘员肾盂肾炎的治疗根据其所表现的系统症状严重程度而调整。如果系统症状轻微，可以进行密切跟踪，治疗上适当饮水、口服大剂量抗生素，如喹诺酮类。如果出现中到重度的系统症状，如血毒症（体温超过 38.5 ℃，白细胞高于 1.25 万或明显左移，或者出现寒战/强直反应等），应住院治疗，经泌尿系专家会诊后，静脉给予液体和抗生素。对泌尿系进行超声检查，排除尿路阻塞、结石或劳累性肾病的可能。

航天飞机在轨飞行期间，尿液试纸试验可以证实是否存在脓尿，但是除此之外，没有其他实验室检测项目可以实施。静脉给予抗生素和液体受到限制，很有可能提前返回终止任务，运送其到固定治疗机构处置。国际空间站在轨肾盂肾炎的治疗相对于航天飞机而言，更加积极主动，以防止进一步发展为尿脓毒症和强制撤离。在地面专家的指导下，对泌尿系进行超声检查，排除尿路阻塞、结石或劳累性肾病的可能。治疗方案包括静脉给予液体和抗生素，可以选择的抗生素有头孢曲松、亚胺培南、阿米卡星等。环丙沙星和喹诺酮类药物可以口服给药。在急性治疗期间可以安置一根福莱导尿管，密切监测液体的出入量。应用在轨实验室条件，检测尿素氮、肌酐、血浆电解质。目前，在国际空间站上，不能进行血白细胞计数，然而，在后续任务阶段计划增加此类分析仪器。

如果经过积极治疗，病情不能缓解，或者超声发现明显阻塞时，则需要进行严密监测，同时考虑医学返回。发展为尿脓毒症时，则需要稳定其病情到一定程度，返回到地面固定的医疗机构，以消除阻塞病变。

13.4.3 前列腺炎

正如前面描述一样，在长期飞行任务中，发生过 1 例前列腺炎，导致提前撤离。患者常常抱怨会阴部钝痛，或者排便时直肠前面疼痛加重，疼痛放射到龟头。典型表现为轻度发热，进行直肠指检时发现柔软海绵状腺体。一些患者伴有膀胱炎，通过尿液试纸试验检测到白细胞和亚硝酸盐，则可以支持前列腺炎的诊断，在航天飞机上不能实施影像检查。然而，在国际空间站上，在地面指导下可以进行医学超声检查，观察排出尿液后的膀胱残余尿、前列腺影像。

如果飞行中全身症状轻微，可以给予抗生素治疗，如磺胺甲恶唑/甲氧苄氨嘧啶或环丙沙星，连续口服 10 天。如果全身症状严重，每 24 h 进行静脉补液和肌肉注射头孢曲松，或者每 8 h 静脉给予阿米卡星。如果患者伴有尿潴留问题，应安置福莱导尿管 48～72 h，此外增加缓解症状的方法，如给予退烧药物、止痛药以及多休息等。

13.4.4　巴氏腺感染

通常在大阴唇下半部肿痛预示着巴氏腺感染，这个区域通常出现红斑、灼热的感觉，可以触摸到波动的腺体，尚无实验室和影像方法能够检查，以便进行诊断。

如果腺体无波动感，且小于 3 cm，可以给予口服抗生素（如头孢氨苄霉素）治疗，疗程为 7～10 天。如果腺体存在波动感，大于 3 cm，则需要切开引流。为此，需要给予局部麻醉，引流管进入阴道，放置临时导管 5 天或以上，利用国际空间站上的医疗资源在合适的地面指导下，实施这个操作。

13.4.5　附睾炎

附睾炎典型表现为阴囊逐渐肿胀和不适，常见于单侧，但是可以为双侧。通过提升试验可以缓解疼痛的普伦动作，在微重力下无任何意义。发生附睾炎时，出现发热，有时体温超过 38.5 ℃，在睾丸头尾触觉异常敏感，可以蔓延到精索、腹股沟或下腹部区域。附睾为海绵状，而且精索变粗，有时呈透明的反应性肿胀。

试纸试验为常用的实验室检查工具，当白细胞呈阳性时，在显微镜下尿化学分析将显示脓尿。同时，附睾炎时可能导致血白细胞升高。在国际空间站上，超声能证实附睾炎，也能探测到炎性区域的多普勒血流增加。

附睾炎必须仔细处置，如果感染和诊断能早期明确，可以给予口服抗生素治疗，如四环素、头孢菌素、带或不带克拉维酸的阿莫西林。晚期确诊后，尤其伴有全身中毒症状时，可能需要使用胃肠外给予抗生素。当尿液返流进入射精管，尤其在进行瓦尔萨尔瓦动作时，排尿压力升高，在这种情况下，容易发生化学性附睾炎。给予休息和止痛处理，同时也考虑给予非甾体类药物治疗。

13.4.6　尿路阻塞/尿潴留

尿路阻塞原因包括：下尿道感染、良性前列腺增生（BPH）、尿道紧缩、尿道内憩室、肉瘤、创伤以及膀胱尿道突出等。导致尿潴留的因素有：尿路阻塞、使用抗胆碱能药物或交感神经药物、高度紧张（增加肾上腺活动）、年龄增大或健康欠佳等。当处置空间运动病时，常常使用抗胆碱能药物或交感神经药物，但存在加重尿潴留的心理或生理反应趋势。尿路阻塞/尿潴留临床表现为长时间不排尿，或伴有滴漏或细流的尿失禁。患有尿路阻塞/尿潴留乘员的体格检查显示出耻骨联合上部或下腹部柔软，在航天飞机上无影像诊断设备，在国际空间站上，可以用超声来显示容量超过 400 cc 的膀胱，也能显示双侧输尿管尿潴留，双侧肾盂可能积水。

在轨处置需要对常规干预进行重新确认。尽管在航天飞行中身体因素是导致尿潴留的主要因素，但是通过恢复平静情绪和放松机体，能缓解一些焦虑/心理紧张。而且，乘员应放心，在需要时航天飞机或国际空间站上在轨医疗主管会实施导尿操作。处置项目包括：使用非弯曲导尿管、福莱导尿管、经皮吸管等。

如果需要进行膀胱引流，应使感染风险最小化，间歇性应用无菌导管是最佳的选择方法。每日一个体外物停留在尿路系统，尿路感染风险明显增加。当把尿潴留考虑为一种高风险时，至少 3 根 14～16 号法国非弯曲管和 2 根福莱导尿管需要带上空间站。考虑到前期潴留情况，导管配置应按照每日 3 根乘以飞行任务时间进行准备。

如果尿潴留原因为前列腺炎，或者膀胱潴留尿超过 500 cc，或者引流后伴有严重的血尿，考虑使用福莱导尿管引流。在遇到潴留尿超过 500 cc 或出现血尿时，膀胱急剧过度膨胀，直接损伤膀胱壁弹性纤维。内置导管在不产生重复损伤的情况下实施治疗，直到消除了尿潴留的潜在因素。在使用时，福莱导尿管应固定在左侧。如果乘员有 BPH 病史，其增加了损伤的风险，应向其提供非弯曲福莱导尿管（一种 C 形头的导管）。

如果导管不能从下端进入，只能尝试经皮吸出尿液这种方式，至少可以缓解尿阻塞。尽管到目前为止星际任务中未考虑这种方法，但是在航天飞机和国际空间站上能开展这种技术。在具体实施时，需要认真准备和进行耻骨联合区域无菌处理，很有可能需要地面专家实时远程指导。

由于膀胱内压力升高以及阻塞引起细菌迁移进入静脉或淋巴系统，发生尿脓毒症，这是尿路阻塞所致的感染并发症，具有高危险性，可能危及乘员生命。对尿脓毒症的处置，包括使机体水化、给予抗生素，正如临床一样补充液体和止痛。

13.4.7 睾丸扭转

睾丸扭转常常发生在 30 岁之前的年轻人，高峰期为从青春期到 18 岁这段时期。鉴于目前乘员构成，这不太可能发生在航天飞行中；然而，这仍然有一定的可能性。症状和体征包括单侧睾丸急性疼痛，常常伴随上腹部疼痛和恶心呕吐。在这种情况下，轻轻提升精索，使睾丸处于水平位置。在 1 *g* 环境下实施普伦动作，会使疼痛加重，或者无缓解。

实验室检测显示：尿化学分析和白细胞计数正常。而在超声检查时，可见受损区域的多普勒血流下降。在精索局部麻醉情况下，轻轻抬升和旋转，有可能去除扭转。如果不成功，需要立即返回地面，实施手术切开解除扭转，开展紧急救援，缓解疼痛。

13.5 结论

在航天飞行任务中，泌尿生殖系异常也是需要考虑的重要课题之一。一些泌尿生殖临床异常问题与长期飞行下微重力对人体的影响密切相关，如骨骼吸收增加和结石形成风险。在长期飞行任务中，严格进行体格锻炼和药物干预，以缓解骨矿物质丢失，以及预防其在尿路内沉积对于降低结石形成风险至关重要。在将来航天探索任务中遇到泌尿生殖系紧急医学问题时，提供影像诊断和微创技术十分重要。将来在处置现场，应提供特殊影像诊断技术，包括 3D 超声、低功率 CT 或 MRI 设备。同时，应积极开发在内窥镜下体外振动波碎石（微型钬激光、内窥镜或体外碎石术）的现场干预手段。

在飞向火星征途中，一旦乘员患上肾结石病，在轨治疗是唯一选择。对非通过性结石的处置应小心谨慎。面对这种情况时，一种处置方式为内窥镜手术干预技术，即在超声引导下，从尿道口逆行进入，经过膀胱放置输尿管支架。在 KC－135 飞机抛物线飞行中，微重力状态下这种操作已经成功完成[35]。

参考文献

[1] Reschke MF, Harm DL, Parker DE, et al. Neurophysiologic aspects: Space motion sickness. In: Nicogossian AE, Huntoon CS, Pool SL (eds.), Space Physiology and Medicine 3rd edn. Philadelphia, PA: Lea and Febiger, Inc.; 1994, pp. 228 - 260.

[2] Huntoon Charles JB, Bungo MW, Fortner GW. Cardiopulmonary function. In: Nicogossian AE, Huntoon CS, Pool SL (eds.), Space Physiology and Medicine. 3rd edn. Philadelphia, PA: Lea and Febiger, Inc.; 1994, pp. 286 - 304.

[3] Huntoon CS, Cintron NM, Whitson PA. Endocrine and biochemical function. In: Nicogossian AE, Huntoon CS, Pool SL (eds.), Space Physiology and Medicine. 3rd edn. Philadelphia, PA: Lea and Febiger, Inc.; 1994, pp. 334 - 350.

[4] Morukov B, et al. 120 - day head - down tilted bed rest study with participation of female subjects: Tasks and protocols of the studies. Aviakosm Ekolog Med 1997; 31 (1): 40 - 47.

[5] Zaichik Y, Morukov B. In vivo bone mineral studies on volunteers during a 370 - day antiorthostatic hypokinesia test. Appl Radiat Isot 1998; 49 (5 - 6): 691 - 694.

[6] Morukov B, et al. Changes in calcium metabolism and its regulation in humans during prolonged spaceflight. Fiziol Cheloveka 1998; 24 (2): 102 - 107.

[7] Smith M, et al. Bone Mineral measurement experiment M078. In: Johnson RS, Dietlein LF (eds.), Biomedical Results from Skylab. Washington, DC NASA SP - 377; 1997, pp. 183 - 190.

[8] Leblanc A, Shackleford L, Schneider V. Future human bone research in space. Bone 1998; 22 (5 Suppl.): 113S - 116S.

[9] Leach CS, Rambaut PC. Biomedical responses of the Skylab crewmen: An overview. In: Johnson RS, Dietlein LF (eds.), Biomedical Results from Skylab. Washington, DC NASA SP - 377; 1997, 204 - 216.

[10] Smith SM, Wastney ME, Morukov BV, et al. Calcium metabolism before, during, and after a 3 - month space flight: Kinetic and biochemical changes. Am J Physiol 1999; 277: R1 - R10.

[11] Salem ME, Eknoyan G. The kidney in ancient Egyptian medicine: Where does it stand? Am J Nephrol 1999; 19 (2): 140 - 147.

[12] Manthey DE, Teichman J. Nephrolithiasis. Emerg Med Clin North Am 2001 Aug.; 19 (3): 633 - 654, viii.

[13] Hwang TI, Hill K, Schneider V, Pak CY. Effect of prolonged bed rest on the propensity for renal stone formation. J Clin Endocrinol Metab 1988 Jan.; 66 (1): 109 - 112.

[14] Muller CE, Bianchetti M, Kaiser G. Immobilization, a risk factor for urinary tract stones in children. A case report. Eur J Pediatr Surg. 1994 Aug.; 4 (4): 201 - 204.

[15] Pak CYC. Medical treatment of renal stone disease. Nephron 1999; 81 (Suppl. 1): 60 - 65.

[16] Lingeman JE, Preminger GM. New treatment options for kidney stones. Fam Urol May 2001; 6

(2): 4 - 6.

[17] Rivers K, et al. When and how to evaluate a patient with nephrolithiasis. Urol Clin North Am 2000; 27 (2): 203 - 213.

[18] Pak CY, Peterson R, Poindexter JR. Adequacy of a single stone risk analysis in the medical evaluation of urolithiasis. J Urol 2001 Feb. ; 165 (2): 378 - 381.

[19] Pak CYC. Medical prevention of renal stone disease. Nephron 1991; 81 (Suppl. 1): 60 - 65.

[20] Batinic D, et al. Value of the urinary stone promoters/inhibitors ratios in the estimation of the risk of urolithiasis. J Chem Inf Comput Sci 2000 May - Jun. ; 40 (3): 607 - 610.

[21] Whitson PA, Pietrzyk RA, Pak CYC, Cintron NM. Alterations in renal stone risk factors after spaceflight. J Urol 1993; 150: 1 - 5.

[22] Whitson PA, Pietrzyk RA, Pak CYC. Renal stone risk assessment during space shuttle flights. J Urol 1997; 158: 2305 - 2310.

[23] Whalley NA, Meyers MN, Margolius LP. Long - term effects of potassium citrate therapy on the formation of new stones in groups of recurrent stone formers with hypocitraturia. Br J Urol 1996; 78 (1): 10 - 14.

[24] Sakhaee K, Alpern R, Jacobson HR, Pak CYC. Contrasting effects of various potassium salts on renal citrate excretion. J Clin Endocrinol Metab 1991; 72 (2): 396 - 400.

[25] Pak CYC, Fuller CF. Idiopathic hypocitrauric calcium - oxalate nephrolithiasis successfully treated with potassium citrate. Annals of Int Med 1996; 104: 33 - 37.

[26] Pak CYC. Citrate and renal calculi: An update. Miner Electrolyte Metab 1994; 20 (6): 371 - 377.

[27] Grases F, et al. Chronopharmacological studies on potassium citrate treatment of oxalocalcic urolithiasis. Int Urol Nephrol 1997; 29 (3): 263 - 273.

[28] Pak CY. Southwestern Internal Medicine Conference: Medical management of nephrolithiasis—a new, simplified approach for general practice. Am J Med Sci 1997; 313 (4): 215 - 219.

[29] Pak CYC, Skurla C, Harvey J. Graphic display of urinary risk factors for renal stone formation. J Urol 1985; 134: 867 - 870.

[30] Ryall RL, Marshall VR. The value of the 24 - hour urine analysis in the assessment of stone - formers attending a general outpatient clinic. Br J Urol 1983; 55: 1 - 5.

[31] Yagisawa T, et al. Metabolic risk factors in patients with firsttime and recurrent stone formations as determined by comprehensive metabolic evaluation. Urology 1998; 52 (5): 750 - 755.

[32] Lifshitz DA, et al. Metabolic evaluation of stone disease patients: A practical approach. J Endourol 1999; 13 (9): 669 - 678.

[33] Vashi AR, Oesterling JE. Percent free prostate - specific antigen: Entering a new era in the detection of prostatecancer. Mayo Clin Proc 1997; 72: 337 - 344.

[34] Overmyer M. Free PSA test granted FDA approval. Urology Times 1998; 26 (4): 498 - 501.

[35] Jones JA, Johnston S, Campbell M, Billica R. Endoscopic surgery and telemedicine in microgravity, developing contingency procedures for exploratory class space flight. Urology 1999; 53 (5): 892 - 897.

第 14 章　航天飞行骨骼肌肉的反应

琳达·C. 沙克福德（Linda C. Shackelford）

动物所处环境发生变化，其运动机能也相应发生改变。基因序列和环境共同决定了人类和动物的运动方式和能力。具有浮力的海水造就了鲸鱼巨大骨骼肌肉系统，同时，没有坚硬骨骼结构的水母伴随海洋潮流自由漂浮。基因表型决定了动物运动的基本结构，通过与环境相互作用强化了这些运动结构，从而影响其基因表型。反之，环境因素和运动会调节基因表型。脊椎动物骨骼肌肉系统包含了整合坚硬关节结构的基本生物力学系统（骨骼）和收缩运动引擎（肌肉）。两者受到机体生物力学的影响，同时也影响着机体生物力学。

骨骼肌肉系统产生的作用力满足运动和锻炼需要，反过来则直接改变其形态和运动能力，人们容易发现针对性运动锻炼对人体肌肉和外形有影响，如举重和长跑运动员在人体形态方面迥然不同。除了那些年轻时缺乏肢体肌肉运动的人，一般运动锻炼对人体骨骼的影响并不是很明显，比如，小儿麻痹症患者麻痹一侧肢体不可能与正常肢体一样长。在患小儿麻痹症的成人中麻痹一侧肢体骨骼变短，骨密度降低也不明显，而竞技举重运动员的骨骼负荷和质量处于另一极端情况。抓举举重世界记录保持者的脊柱骨密度高出正常人 13 个标准差以上[1]。

决定骨骼形态及密度、肌肉质量及功能、软组织力量及结构的因素不是运动与非运动、运动与悬吊、有重力与无重力。直接决定肌肉骨骼组织力量、密度、形态的因素是肌肉骨骼的负荷水平。因而，具有不同负荷水平的新环境可以改变这些参数。

理解这个相对负荷原理，对认识人体骨骼肌肉系统适应微重力变化相当关键。在微重力下人体生物力学的变化导致人体生物化学、激素一系列的级联反应，以及骨骼肌肉、连接组织结构的变化。在复杂反馈环路中，它们互相影响，因为在一个新环境中人体各个系统力求达到新平衡。在航天飞行中，不同个体之间、同一个体不同部位之间变化的程度不一样，活动状态和时间长度也不同。对于执行飞行任务的航天员，肌肉骨骼系统适应了微重力环境，一旦返回地面重新适应重力环境，骨骼肌肉系统必须保持活动，以维持在重力条件下身体的直立姿势和运动。在微重力环境下，人体运动控制的变化增加了返回地面后的跌倒风险，微重力导致肌肉、骨骼及其连接组织的力量降低，因此增加了航天员重新适应地面而受伤的概率。

在航天飞行中导致人体生理变化的主要因素为微重力或失重。鉴于功能负荷可以增加骨骼及肌肉质量，航天飞行后预期结果是骨骼肌肉整体功能的下降，因为在这种环境下人体负荷减少。在经过 5～16 天飞行后，观察到航天员的肌肉力量和体积减小。在短期飞行任务中，如双子星、阿波罗、航天飞机飞行任务，航天员尿钙监测显示骨骼吸收增强。在长期飞行的天空实验室和和平号空间站任务中，也探测到骨密度的变化。这些变化引起人们的关注，除非采取预防措施，否则肌肉萎缩和骨质丢失增加了长期飞行任务的风险，甚至达到不可逆的水平。

本章重点讨论微重力对骨骼、肌肉及其连接组织结构完整性的影响，同时也探讨生物力学的变化，两者是因果关系，还将讨论针对这些不良反应所采取的措施，并阐述适应微重力环境而导致的骨骼肌肉紊乱，以及返回地面后的不适反应。骨骼肌肉转换的生物化学标志物在第 13 章和第 27 章有进一步的讨论。

14.1　骨结构、功能及其生理

人体骨骼是高度分化的组织，是人体脊柱系统的组成之一，提供结构支撑以保持人体的形状。人体骨骼系统既有保护作用，又有生物力学功能。从静态观点来看，骨骼形成坚硬屏障，以保护容易受伤的组织，如大脑、胸部及盆腔内的器官。从动态观点来看，人体骨骼提供肌肉附着点和力臂，以将肌肉收缩力量传递到肺进行扩张、躯体运动和移动外在物体。人体肌肉骨骼是重要组织，其能自我生长、自我修复，为适应外在力量而改变形状，并保持其完整性。此外，骨骼是血细胞生成的重要部位，也是身体矿物质（如钙、磷）的主要储存库，为这些物质在循环血液中交换提供巨大交换面积。本节将回顾骨骼结构和调控的基础知识，以帮助理解航天飞行中的相关骨变化。

14.1.1　骨骼解剖和结构

人体骨骼主要支撑人体直立姿势，保障人体运动和承载负荷，因而可以分为中轴骨（头、颈和躯干）和附带骨（四肢）两部分。中轴骨包括脊柱和骨盆，其与下肢（附带骨）承担着人体最大抗重力负荷，因而成为微重力下卸载的主要部位。骨骼与肌肉、韧带、关节软骨连接，其结构和形状满足这些组织功能。肩胛骨为宽大、自由活动的平台，以固定大块肌肉并控制肩关节运动，而四肢长骨是中空管状骨，以承担轴性负荷并用作杠杆臂。长骨中间细窄、两端膨大，有利于优化关节端的应力分布。覆盖在骨骼外面的纤维连接组织为骨膜，由未分化细胞组成，位于骨骼中间的内壁细胞层为骨内膜。

所有骨骼的结构特点：光滑密实外层皮质骨、内在交错网状骨板以及松质骨。皮质骨厚度以及松质骨体积存在较大变异，常作为分类基础。依据骨骼结构特性，将骨骼分为两类，其以不同比例存在所有骨骼中。皮质骨大约占人体骨骼的 80%，骨质坚强且密实。皮质骨骨单位为哈弗系统，形状为长几毫米、直径 250 μm 的圆柱状，包含中心管道、血管、神经，还包含广泛而复杂的骨小管系统，它们穿过向心的圆柱状板层，形成一个小管样网状系统，在成人中面积达 1 000～5 000 m^2，供营养和矿物质交换。骨骼承担大量弯曲或剪力矩，如下肢骨骼主要由皮质骨组成。图 14 - 1 显示出成熟骨骼基本解剖结构特点。

松质骨占人体骨骼总量的 20%，围绕压力、张力线以一定模式形成格栅网络结构，以最小结构材料提供了坚实硬度，同时为骨髓提供了容纳空间，也是造血部位。承担轴性压

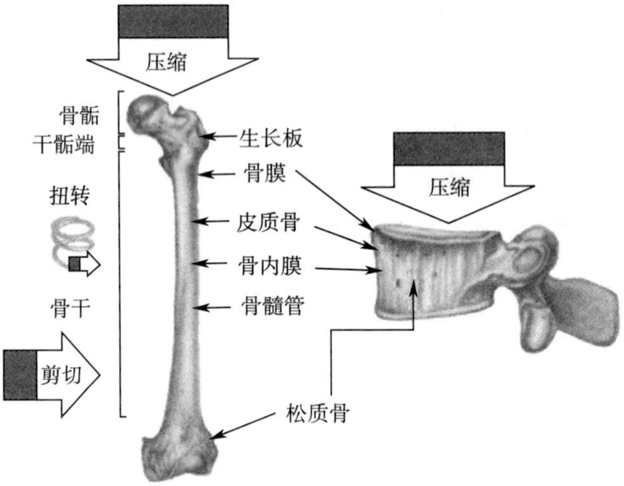

左侧长骨代表下肢典型的管状骨，能承受纵向、弯曲（剪切）、扭转负荷，其质量的90%为皮质骨，其余为两端的松质骨；右侧为椎体骨，主要承受压应力负荷，其皮质骨的质量占60%，松质骨占40%。

图 14-1　成熟骨骼基本解剖结构特点

应力负荷的骨骼为椎体骨骼，含有较大比例松质骨，利用松质骨结构承担负荷。

人体成熟骨骼由含有细胞的网络组成，主要是骨细胞，骨细胞之间参杂着矿物质晶体，主要成分为 $Ca_{10}(PO_4)_6(OH)_2$。骨骼硬度和压缩强度主要依靠这种晶体结构，但如果没有成骨细胞形成胶原纤维支撑，这种晶体结构必然会脆弱。这些纤维与有机基质一起称为类骨质，通常在骨骼形成和矿化时由骨细胞诱导产生。具有弹性和抗压缩性的胶原纤维与坚硬矿物质合成的复合材料使骨骼具有了自身特点。

14.1.2　生理和调控

骨骼塑形是基本过程，通过这种方式，成熟骨骼应对应力负荷时进行修复、再生、转换。尽管不是所有骨骼均同时进行，但这是一个持续过程，包括骨骼吸收和形成。在成人骨骼中，80%皮质骨和松质骨表面以及95%内皮质骨表面在一定时间内处于静止状态，无活动性塑形。骨骼吸收过程由特殊巨细胞主导，这种细胞称为破骨细胞，由多种单核血细胞形成。这些形成于皮质骨和松质骨表面的吸收单位，称为豪希普氏腔隙。局部骨骼吸收伴随着成骨细胞进入，形成新骨单位。随着类骨质分泌，成骨细胞逐渐被矿物质基质包围，分化成固有骨细胞。

骨塑形调控受到多种因素的影响，包括：生物力学刺激、血液中荷尔蒙分泌以及局部组织特性等。简单来讲，骨骼承受负荷越大，即承担力量越大、持续时间越长，对骨骼密度就会产生一个正向效应；相反，去负荷则会导致相反效应。这个机制目前尚不清楚，但是大多数人认为剪力作用于局部骨骼晶体而产生压电效应，进而形成局部电场。骨骼负荷来自外力，如重力和肌肉牵拉力，因此，骨密度与肌肉质量密切相关。在正常情况下，与年龄相关的骨丢失部分与肌肉逐渐萎缩有关。

荷尔蒙对骨骼和矿物质代谢调控通过两种途径实现，即快速（钙代谢）和长期效应（塑形）。特别是在低钙状态时，甲状旁腺素（PTH）释放促进骨骼吸收和增加肠道对钙质的吸收，血钙增加到正常水平时，过多血钙从尿液中排出。在甲状旁腺功能亢进时，甲状旁腺素持续升高，与骨质过度丢失有关。羟基骨化醇即维生素 D，可以促进肠道吸收钙和磷。在甲状旁腺素刺激下，肾脏生成活性维生素 D，破骨细胞活动下降导致血钙降低。其他荷尔蒙调控激素（包括睾酮）促进骨骼基质、糖皮质激素的形成，后者抑制纤维合成和骨骼形成。

人体骨骼在青壮年时达到高峰，在 40 岁开始逐渐下降，因此年龄是预测骨矿物质丢失的指标，任何外在干扰骨骼塑形的因素也可能导致骨质丢失。骨质丢失在临床方面表现为骨骼强度降低，骨折风险增加。骨质疏松症在所有年龄人群中，尤其是老年人中都值得关注。在过去几十年中，人们一直在研究定量测量骨骼技术，为干预和治疗提供评价指标，已经获得了几个参数。以世界卫生组织（WHO）推荐的最为常用，WHO 以年轻高加索女性人种为样本，以代表标准差的 T 值评定骨质疏松。T 值变化与临床骨折风险密切相关，当局部骨密度（aBMD）低于 2.5 个标准差时，即可诊断为骨质疏松；发生骨折时，表示严重骨质疏松；局部骨密度低于 1～2.5 个标准差时，提示骨质减少，预示在未发生骨折时，骨密度减少。在保持正常活动的情况下，个体骨质减少并不会增加骨折风险，但将来有可能发展为骨质疏松[2]。

14.2　卧床试验研究

长期以来卧床一直被当作研究航天飞行对人体骨骼肌肉系统影响的地面试验平台。在 20 世纪 40 年代，医生注意到：长期卧床可以治疗某些疾病和损伤，但很可能和某些并发症有关。因为很难区分是疾病还是卧床生理效应，为此开展了许多专门研究卧床效应的试验。在 1944 年和 1945 年，4 名受试者自愿参加了为期 2 周或 3 周的卧床试验。该试验发现尿钙排泄加倍，肌力和四肢周径减小[3]。在 20 世纪 60 年代，用卧床模拟航天飞行失重状态，开始应用于双子星飞行任务[4]，并一直持续至今。即使人体处于卧床时，身体也并不像在微重力环境下完全卸去负荷，因为存在一种和床上活动有关的反向力，在病理状态下抬起一条腿足以导致股骨颈部分应力骨折。因为固定不利于肌肉活动，“固定”卧床比单一卧床更容易引起骨丢失[3,5]。

尽管丢失程度不同，但人体卧床时骨骼与肌肉丢失和太空飞行时观察到的丢失相似。有研究观察了 13 名男性和 6 名女性志愿者水平卧床 17 周[6]的骨丢失与 15 名男性和 2 名女性航天员在和平号和国际空间站航天飞行 117～195 天（平均 156 天）后的骨丢失情况，发现卧床志愿者髋骨、脊柱和骨盆的骨丢失率大概为航天员骨丢失率的一半，而航天员跟骨骨丢失率为卧床志愿者的一半。此项试验要求航天员在太空飞行中每周锻炼 6 天，而卧床志愿者必须平躺在床上保持姿势不变。还有一项试验比较了采取俄罗斯对抗措施的和平号空间站航天员和卧床志愿者的骨丢失情况，结果发现两者骨丢失率相近，航天员骨丢失率稍高[7]。所有卧床志愿者（13 名男性和 5 名女性）都未采取对抗措施，在脊椎和下肢至少一个部位发生了显著的骨丢失。尽管卧床志愿者和航天员身体各部位的骨丢失率明显不同，但卧床试验在验证对抗措施效果方面发挥了重要作用[8-10]。

14.3 太空飞行中骨丢失

双子星任务首次观察了微重力引起的骨骼变化，尿钙排泄增加表明太空飞行期间骨吸收增加。但当时骨密度测量方法只有单光子吸收测量术。因为骨吸收单光子与放射穿透厚度以及吸收系数有关，所以骨密度值通过测定软组织变化较小的区域确定，如前臂和跟骨区域。因此，双子星和阿波罗飞行任务中骨丢失测量限定在跟骨、前臂和手腕。在双子星和阿波罗飞行任务期间，这项测量方法的变异率约为 2%，而现行测量方法的误差率为 1.0%～1.5%。实际上，天空实验室一名乘员飞行前跟骨的 3 次测量均值误差为－2.6%～1.5%[11]。双子星任务期间跟骨大量骨丢失引起关注，从安全方面考虑，这很可能是制约飞行任务时间长短的一个关键因素[12]。

阿波罗飞行任务期间的骨密度测量结果显示骨丢失远没有预想的那么严重。天空实验室研究结果表明，在飞行开始后一个月，钙丢失稳定增加，并在任务期间保持上升趋势，任务最长时间为 84 天[13]。在 59 天飞行任务后，3 名航天员中 1 名跟骨骨密度降低－7.4%，而在 84 天太空飞行后，天空实验室 3 名航天员中 2 名也出现跟骨骨丢失的情况，分别为 4.5%、7.9%[14]。84 天空间飞行后经过 90 天恢复，航天员跟骨没有完全恢复正常。目前还没有骨丢失和恢复情况的纵向研究报道，但认为骨恢复是一个长期的过程[15]。

此后航天飞行研究使用双能 X 射线吸收测定法（DEXA）评估骨密度。根据 X 射线在软、硬组织的吸收量不同，DEXA 能够扫描出软组织密度和骨密度。覆盖软组织的部位（如脊柱和髋部）只需最少限量的射线辐射，DEXA 扫描仪就能够准确测量骨密度。使用阵列扫描仪，进行一次全身 DEXA 扫描的有效剂量当量为男性 0.8 毫雷姆（mrem），女性 1 mrem。对航天员进行完整扫描，包括全身-腰椎、髋骨、跟骨和手腕，有效剂量当量为男性 1.4 mrem，女性 3.6 mrem。而一次胸部 X 射线有效剂量当量为 5～10 mrem，CT 扫描有效剂量当量为 100～500 mrem。

DEXA、定量计算机断层扫描（QCT）和外周定量计算机断层扫描（pQCT）三种技术变异系数在 1%～2%之间[16]。QCT 和 pQCT 提供 3D 成像，DEXA 提供二维成像，三种技术都可以进行骨结构分析。骨骼结构是力量和质量的重要决定因素，骨丢失造成结构变化的可逆性以及老年性骨丢失骨骼特点需要 3D 成像全方位观察。QCT 具有“能看见”腰椎和髋关节部位骨结构的优点，但是辐射剂量较高。腰椎 QCT 辐射暴露是腰椎 DEXA 剂量的 6 倍[17]，但 QCT 辐射剂量又明显低于 CT。由于外围扫描，pQCT 扫描胫骨部位每次所需的辐射剂量为 0.1 mrem（根据大腿体积，用 pQCT 成像的部位可达股骨中部）。为了评估肌腱附着端骨性能下降风险和潜在骨折风险，需要进行 DEXA 和 MRI3D 成像扫描。近年来有研究在探讨应用 MRI 分析骨结构，但由于伪像较多，不能以此诊断和评价骨质疏松症。在礼炮号和和平号空间站长期飞行时进行的研究发现，采用 QCT 测量显示脊椎体后部骨密度降低了。从 1990 年到和平号空间站任务结束，在 4～6 个月飞行前和飞行后，采用 DEXA 测量航天员骨密度变化情况，结果显示腰椎、股骨颈及转子、骨盆松质骨区域平均骨丢失率分别为每月初始值的 1.07%、1.16%、1.58%和 1.35%[18-20]。不同人和同一人不同区域间变化差异都十分巨大；上肢和头盖骨未发现明显变化。在一次为期 6 个月的航天飞行任务中，航天员身体骨密度总共减少 1.4%，而骨盆、腰椎、股骨颈和转子松质骨区域平均骨丢失率分别为初始值的 12%、6%和 8%[21,22]。然而，某些个体股骨颈平均骨丢失率高达 20%。所有人都存在骨丢失，只是丢失区域不同。

图 14－2 显示了 18 名俄罗斯航天员和 5 名美国航天员在和平号空间站上完成为期 4～14 个月任务后，身体各部位骨丢失变化情况，和 8 名卧床志愿者的骨丢失情况相似。即使同一部位，不同个体之间骨丢失存在显著性差异。通过比较 2 次任务飞行前数据，评估航天员骨丢失恢复情况。大多数航天员恢复部分骨丢失，但极少见到所有部位骨密度都完全恢复的情况。因为长期航天飞行加上老化因素导致骨丢失，航天员可能早发骨质疏松症，这一点已经引起关注。衰老和停经后骨丢失是否与早期骨丢失有关联，还没有定论，但早发骨质疏松症可能是长期航天飞行带来的职业危害[23]。

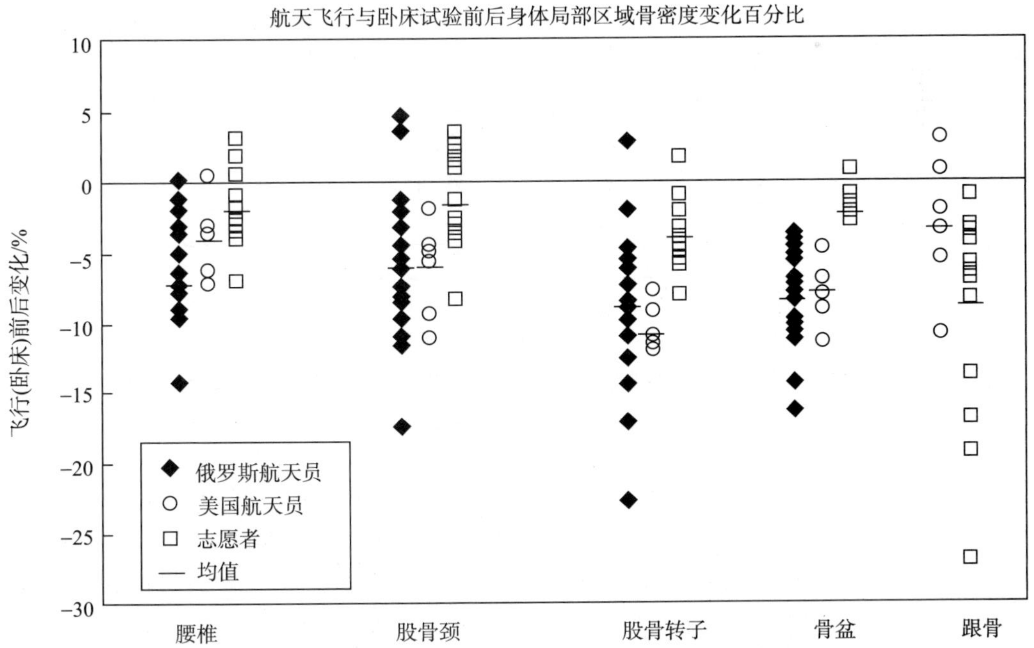

图 14－2　18 名俄罗斯航天员和 5 名美国航天员在和平号上完成为期 4～14 个月任务后身体局部区域骨密度的变化情况。这些数据点代表乘员在执行任务后，与卧床 17 周的志愿者骨密度变化情况进行对照

7 名美国航天员在和平号空间站停留 4～6 个月，任务结束后 3 年，骨丢失基本上都能恢复。大多数航天员在任务结束后 6 个月到 3 年，所有部位骨密度完全恢复正常。极少数航天员某个或某两个部位虽然没有完全恢复，但指标仅比飞行前少了不到 5%。部分航天员长期航天飞行后骨丢失没有完全恢复，可以通过骨密度测量获取正常退化曲线，预测骨

质疏松症开始年龄，评估其骨丢失。在航天飞行前对在和平号空间站工作的 7 名航天员进行评估，在飞行结束后经过长达 5 年恢复，再次评估，结果发现：只有 1 名航天员没有恢复到预测水平；在 3 年时间内 2 个部位存在部分骨丢失。股骨颈和转子区域比预测时间早 6 年出现骨质疏松，即在 97 岁出现，根据飞行前数据预测为 103 岁；或早 8 年，即在 125 岁出现，预测为 133 岁（这些预测假定在 75～85 岁之间，骨丢失率随着年龄增长保持不变）。这些区域骨密度测量值在飞行前和恢复后都在正常的骨密度范围内。NASA 和平号空间站骨恢复研究提示，骨质疏松早发风险远低于预期。

根据国际空间站早期经验，第一批 NASA 航天员中，9 名男性和 2 名女性腰椎骨骨丢失明显少于之前的和平号俄罗斯航天员，髋部股骨转子区域骨丢失显著少于和平号俄、美航天员。每一次任务和在轨每一天骨丢失不同可能归因于 NASA 航天员在任务早期就开始了抗阻训练，并且在整个飞行期间一直保持。国际空间站美国航天员髋部和腰椎骨丢失少于国际空间站的俄罗斯航天员，虽然呈不显著趋势。图 14－3 比较了最初 8 次国际空间站任务和先前和平号空间站任务乘员的骨丢失情况。

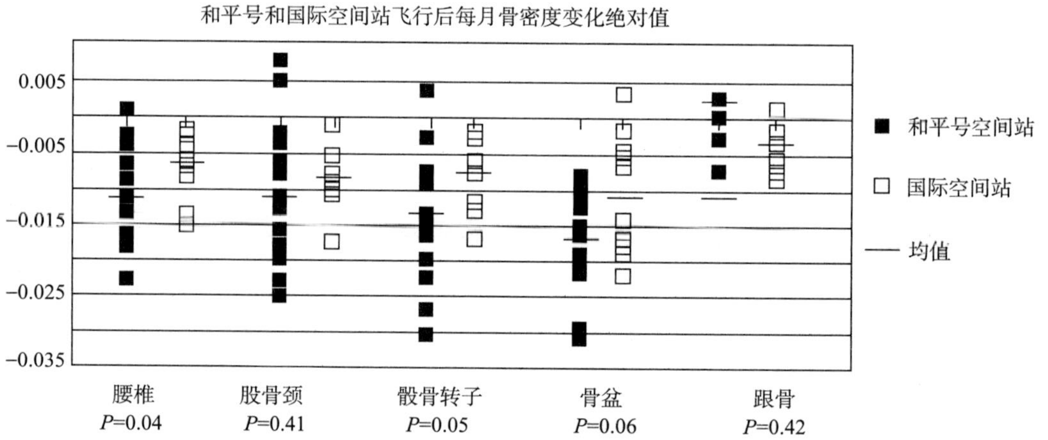

图 14－3　在和平号和国际空间站飞行后乘员身体骨密度的变化情况（变化绝对值/月）
国际空间站数据来自美国航天员的前 8 次飞行任务

综合俄、美航天员在国际空间站任务期间的信息，发现国际空间站（ISS）骨丢失情况和和平号空间站报道的骨丢失情况类似，但和平号空间站俄罗斯航天员骨丢失的标准差较大。在国际空间站考察任务（探险）2～6 号中，俄、美航天员（13 名男性和 1 名女性）的报告显示：从测量原始骨密度百分比来看，国际空间站和和平号空间站航天员骨丢失无显著差异。采用 DEXA 测量腰椎区域骨矿物质密度丢失 0.9%，髋部丢失 1.4%～1.5%，与 QCT 测量的丢失数据相似，即腰椎骨矿物质密度丢失 0.9%，髋部丢失 1.2%～1.6%。尽管实际丢失率最高处为髋部骨内皮质骨，但测量时髋部小梁区域丢失百分比最高达 2.2%～2.7%。髋部皮质骨丢失率为原始皮质骨的 0.4%～0.5%[24]。综合考虑俄、美乘组信息，NASA 乘组开展较多抗阻训练是原因之一。俄罗斯生物医学问题研究所一直以来注重跑台训练，以此作为防止肌肉骨骼丢失的重要措施，在国际空间站上也重视跑台应用[25]。

每次任务腰椎 T 值变化平均值为－0.33，股骨转子变化平均值为－0.43，股骨颈变化平均值为－0.45。最初参加国际空间站 8 次考察任务中 11 名航天员执行太空飞行任务的平均时间为 171 天，从 128～195 天不等。国际空间站上美国航天员骨密度变化（按时间标准化）用 T 值表示，股骨转子变化平均值为－0.08，标准差为 0.04/月；股骨颈变化平均值为－0.08，标准差为 0.04/月；腰椎变化平均值为－0.06，标准差为 0.04/月。

个人各部位的骨丢失不可预测，近十年被观察人群包括几乎所有欧洲和欧亚人种。到目前为止，1 名俄罗斯女性航天员和 3 名美国女性航天员参加长期航天飞行的天数为 167～188 天不等，她们骨丢失情况和男性航天员相似。和平号空间站最长飞行时间为 438 天，航天员骨丢失程度和执行 4～6 个月飞行任务的骨丢失情况相似，尽管股骨颈区域骨丢失超过平均值，但仍然少于或等于飞行时间为 6.5 个月和 10 个月的 2 名俄罗斯航天员。国际空间站执行 6 个月飞行任务的骨丢失与在和平号空间站上待 4 个月的骨丢失相比，无显著性差异。

一般采用运动负荷递增的方法治疗飞行后骨丢失。如果股骨颈骨丢失 20%，航天员必须避免撞击负荷，直到骨丢失得到充分恢复[26]。针对不同部位骨丢失，还没有研制出与之对应的运动恢复方案。卧床和非卧床研究结果显示：在促进骨形成时，最大负荷重复 5～11 次的抗阻运动最为有效[6,27-30]。蹲式复合运动训练和硬拉练习有利于提高腰椎骨密度。已有研究证明，卧床期间提踵运动对于保持或提高足跟骨密度非常有效，且已作为飞行后提升骨密度的一种措施。目前还没有制定出防止髋骨丢失的合理运动。单腿站立轻压，股骨转子似乎可获得最大负荷。17 周卧床试验发现：这个动作容易使臀中肌疲劳，使转子骨丢失最小化。尽管进行这种运动的卧床受试者数量太少，不可能得出任何结论，但卧床试验体图表和趋势表明单腿站立轻压对保护转子最为有效[31]。非卧床试验表明：蹲式复合运动训练能促进股骨颈的骨形成，帮助恢复骨密度。张开的蹲式复合运动训练机增加杠杆臂对股骨颈的影响，让定量负荷运动更加有效。跳跃等体育活动可提高髋骨密度，对飞行后恢复也许有益[32]。

14.4　航天飞行中骨骼代谢概况

尽管尿结石不是一个骨骼肌肉疾患，但是与飞行中伴随骨丢失而发生的骨骼代谢改变有关。在所有卧床试验志愿者中尿钙均升高，在 3～4 周时达到一个平台期。同样，在航天飞行中，航天员尿钙排泄增加，形成尿结石风险也增加，值得关注。有报道称飞行后航天飞机乘员中存在尿结石（见第 13 章），飞行后立即检测尿钙，发现尿钙升高。在飞行着陆瞬时，飞行乘员相对血容量不足导致其立位耐力不良，着陆几小时后醛固酮分泌增加，尿液减少，这也可能导致结石形成。在飞行后最初几小时，高钙尿液可能沉淀在输尿管颈部，在此后几天到几周，可能出现尿结石症状。

钙平衡测试是确定骨丢失的可靠方法之一，对理解钙代谢也是重要的手段，直到研制出更精确的骨密度检测仪。通过计算在大便和尿液中排出钙和食物中吸收钙之间的差异，估计人体钙平衡。由于肠道钙吸收降低，导致大便钙排出增加。钙平衡和钙代谢检测评估对于阐释骨丢失的机制，研制相应对抗措施有意义。钙代谢研究显示在骨密度仪检测到骨丢失之前，骨丢失速率增加。尿钙排泄也与骨吸收有关，骨吸收导致骨胶原排泄增加。在航天飞行中和卧床试验中证实：存在于骨、肌肉和连接组织内的胶原脱氧吡啶诺林和吡啶诺林以及特异骨联结胶原-n端肽增加[33-35]。

14.5 肌肉萎缩

长期进行力量训练的短跑运动员，在运动减少时，肌肉横截面面积迅速下降，肌肉力量以及相应肌电活动均降低，离心肌力和运动功率也受到影响[36]。同样，在航天飞行中肌肉质量/体积、力量也相应减少。人体伸肌变化迅速，但是在长期飞行任务中，航天员伸屈肌等速力矩丢失达到30%以上[37]。Ⅱ型纤维比Ⅰ型纤维丢失得更严重[38,39]，伴随着航天飞行中肌肉萎缩，尿液中脱氧吡啶诺林和吡啶诺林排出增加，这两种物质是肌肉胶原蛋白丢失的标志物。

在和平号和国际空间站驻留过的航天员，不论是短期飞行还是长期飞行，在飞行后都检测到肌肉力量下降。飞行后乘员膝关节伸肌力矩下降12%，但是在60 (°)/s的等速测试时，其没有明显变化。在经过和平号空间站117～189天航天飞行后，乘员伸肌力矩下降31%，屈肌力矩下降27%[40]，通过MRI检测肌肉体积发现：腰大肌下降4%，腓肠肌和比目鱼肌下降17%，下肢股四头肌、腘绳肌、腰部肌肉达到中等程度的丢失。在4个月飞行时腰部肌肉达到一个新的稳定状态，飞行返回后30～60天恢复到正常状态，而颈部肌肉没有明显的变化[41]。

在飞行后恢复期间，飞行乘员腘绳肌、股四头肌、腓肠肌和腰部肌肉出现酸痛非常常见，因为这些肌肉处于长期不用状态，据报道航天员飞行后在正常活动时腰背痛明显，常常推迟等速肌力测试。

14.6 肌肉骨骼的其他异常

在航天飞行中脊柱及连接组织长度增加4～7 cm[42,43]，在卧床试验中单个腰椎间盘高度增加1 mm[44]。椎间盘高度增加、人体姿势变化导致腰椎前凸角度减小，进而导致脊柱延长。在飞行任务入轨后的前几天，航天员常常报告腰痛，其病因尚不清楚。一种解释是在微重力适应阶段，航天员椎旁肌不平衡导致生物力学性腰背痛（常常涉及椎体后关节的过度负荷或激惹）。另一种解释与脊柱延长导致后面韧带拉伸有关，当去负荷时髓核吸收液体，增加体积，导致椎间盘高度增加，由于连接组织拉伸而产生疼痛。同样，在卧床试验的第一周，志愿者也报告腰痛。

在正常情况下，飞行后骨骼肌肉损伤的发生率比其他异常疾患发生率高。一名俄罗斯航天员在飞行后恢复期间跌倒，发生骨折，但是俄罗斯航天医生并不认为骨丢失是骨折的一个主要因素，而认为跌倒时受力大小才是主要因素。然而，在飞行后航天员足部和背部常见软组织伤，发生足底筋膜炎，需几天到几周才恢复。同样情况出现在 17 周的卧床试验志愿者中，卧床中其没有进行运动和站立活动[6]。总体而言，椎间盘突出在航天员人群中增加，暂时与航天飞行没有关联[45]。在启动返回地球的活动后，一名航天员在固定于返回座椅之前进行舱内移动时出现腰背痛，随后证实是椎间盘突出导致。不只一名航天员报告在飞行中及飞行后出现坐骨神经痛。在飞行后航天员发生椎间盘突出的概率比正常人群高，一种可能病因是飞行中膨胀髓核对纤维环产生了异常的张力，加之返回地面后重新增加负荷，这也增加了纤维环在椎间盘承受负荷（如弯腰及旋转等）时撕裂的风险。

14.7　疼痛综合征的治疗

航天飞行后肌肉疼痛处理包括：逐渐增加运动强度、运动后冰敷以及应用非甾体类药等。在卧床试验志愿者和飞行后航天员中，其腘绳肌腱和腓肠肌表现出紧张状态或肌肉酸痛，通过背部和下肢肌肉力量训练促进恢复。

在飞行中航天员腰痛常常通过调整姿势来缓解。周期性地弯曲躯体呈蜷曲状态几秒钟能缓解疼痛，在睡眠状态时，将睡袋足端绑上防止完全伸展或固定在飞行器座椅内也可以缓解疼痛。在航天医生认为这种方法有益之前，飞行过的老航天员教导新航天员应用该方法来对抗。坐骨神经痛的处理通过调整活动以及物理治疗、抗炎治疗等来减轻脊柱负荷。无论在飞行中或飞行后，在航天员发生坐骨神经痛直到完全缓解期间，应定期检测其肌肉力量和脊髓反射并且记录。诊断性测试（如肌电图和神经传导速度检测）在监测神经变化方面有价值。肌电图在神经损伤后几周才可能出现神经变化，所以不能依赖肌电图变化来诊断进行性运动缺失，这非常重要。飞行后进行性运动缺失提示需要看神经科医生，任何肠道和膀胱症状都需要立即进行医疗处置。

足底筋膜炎在飞行后航天员和卧床试验后志愿者中常见，几名执行过和平号空间站飞行任务的航天员也发生过。在 17 周卧床试验中，没有进行运动锻炼和半数进行抗阻运动锻炼的志愿者在恢复性活动期间均出现了足底筋膜炎。尽管 1 名没有进行运动锻炼的志愿者几周后才恢复，1 名志愿者在 1 个月后痊愈，但是进行抗阻运动锻炼的志愿者在重新活动后几天恢复，而大多没有进行运动锻炼的志愿者在 1～2 周内恢复。在这个试验中两名志愿者足底筋膜炎持续不缓解，每日走几小时会加重，其中一人为送货销售员，另一人在进行国际旅行时加重。对患足底筋膜炎的航天员和试验志愿者的处置包括：在行走前牵拉足弓，或将毛巾重叠成圆框状放置在地板上进行趾短屈肌练习。应用具有良好足弓支撑的运动鞋有助于降低卧床试验后足底筋膜炎的发生。在飞行中跑台上进行运动的航天员没有出现足底筋膜炎，同样航天员在能施加低于体重负荷的设施上进行特殊运动，也没有发生足底筋膜炎。

在卧床试验中经过 6 周以上运动训练后，志愿者肌肉力量测试并没有出现明显的肌肉酸痛。在卧床试验中进行运动锻炼的志愿者，其整体肌肉功能接近于正常。一名短跑运动员在卧床前进行锻炼，在卧床结束后第一周能进行接近正常速度的跑步，在卧床试验第二周后其参与了半职业足球运动，除了协调性外，其余能力与其他足球运动员相当，但他也报告以运动员速度进行障碍赛时有难度。在服用阿仑膦酸盐组和卧床对照组中发生了过劳损伤（如髌股关节痛和腰痛），而在运动锻炼组却没有发生。在卧床所有非运动锻炼者中都发生了足底筋膜炎，一半运动锻炼者也发生了，但很快消失，并不复发。

14.7.1 物理对策

针对微重力去负荷而导致的骨丢失，最有效的措施是施加人工负荷。在首次载人飞行前，人工重力已经被诸多学者推荐，这其中包括在 20 世纪末受人尊敬的俄罗斯科学家康斯坦丁·齐奥尔科夫斯基。在地面模拟微重力是不够的，因为卧床试验在重力场中开展并导致骨丢失。以骨塑形的力度和方向对骨骼施加负荷进行主动锻炼，以保证骨骼密度不下降。在 1996 年，NASA 在约翰逊航天中心进行了试验，以评估用于探测月球和火星的高级生命保障系统，4 名正常志愿者被限制在密闭舱内 90 天，尽管使用功率自行车和液压传动锻炼设备，但还是发现股骨颈骨密度降低了。除了使用功率自行车和液压传动锻炼设备外，应用跑台锻炼后进行了一系列舱内测试，显示其骨骼密度没有变化。从而证实，维持肌肉骨骼状态必须依靠维持骨骼的正常负荷，相对而言，跑台能发挥良好作用。

在长期航天飞行中，航天员可以把体验运动锻炼设备和技术方法当成一种经历。天空实验室 4 任务将特氟龙平板当成“跑台”，和平号空间站使用动力驱动跑台，有自动和被动两种模式。天空实验室和和平号空间站分别应用阻力绳和 80 lb 弹簧进行抗阻锻炼；尽管如此，从空间站返回的航天员中，大便和尿液中钙增加，骨丢失仍然明显。在卧床试验中，每天使用拉力绳牵拉 80 min 和以 80%的体重纵向施压，对缓解骨丢失效果不明显[9]。同样，尽管在和平号空间站飞行中使用了弹簧抗阻锻炼，以及全体重负荷服——从肩部到腰部、从腰部到大腿都有弹簧加压，航天员骨丢失仍存在[21]；这与 17 周卧床试验形成对比，卧床试验志愿者进行了 1～1.5 h 高抗阻锻炼，而尿钙正常，骨骼密度也正常[6]。在卧床试验和航天飞行中，持续加压和轻到中等程度抗阻锻炼似乎都不是有效的方法，而地面反作用力和肌肉收缩力的高负荷沿着骨小梁线作用，保证骨小梁结构完整，防止骨密度降低，并预防骨丢失。

在维持和增加骨密度方面，骨转换速率是一个需要考虑的重要因素[46,47]，因此，为了维持骨骼状态，保持肌肉力量必不可少，但并非唯一。无论在航天中或在地面，骨骼适应性由 C. H. 特纳提出的 3 个原则来控制：1）骨骼适应由动态负荷驱动，非静态负荷；2）启动骨骼适应反应，只需短期力学负荷；3）骨骼细胞对常规力学负荷环境适应，因而对常规负荷信号产生较小反应[48]。

在 17 周卧床试验中，采用抗阻锻炼来对抗骨丢失，结果显示：9 名志愿者中 2 名没有出现骨丢失，且所有志愿者均出现了正钙平衡。抗阻锻炼志愿者通过高代谢状态保持了良好的骨密度，在这个过程中，骨形成超过骨丢失[31]。17 周卧床试验允许用足够时间检测大多数区域骨骼变化。在过去 13 年进行的 5～36 周水平卧床试验显示：尿钙在卧床第 17 周时呈稳定状态[9]。在 5 周卧床试验中，人体腰椎并不会发生明显骨丢失[5]。在 20 世纪 80 年代由约翰逊航天中心主导实施了 17 周卧床试验，使用 DEXA 扫描骨骼以检测骨密度变化[7]。这个时间长度与和平号空间站 115 天和国际空间站 128 天飞行相对应，因此提示卧床是航天飞行骨丢失的模拟平台，只是骨丢失程度不同而已。通过对超过 17 周卧床试验和航天飞行数据进行推理分析，结果提示存在误差倾向。在早期双子星和阿波罗飞行任务中，超过 9 个月的航天飞行可能带来骨丢失，导致严重危害[49]。

按照配置在天空实验室、和平号空间站、航天飞机以及国际空间站的设备，航天飞行中对抗措施有限。由于受到发射质量、体积和负荷的限制，致使在太空中只能选择有限的锻炼设备。在航天飞机（都少于 18 天）和和平号空间站任务中，运动对抗措施包括跑台运动、划桨运动、功率自行车运动等。跑台通过模拟地面行走和施加于下肢的重力相关离心负荷，以改善飞行后步态[50]，同时使用功率自行车和跑台运动可提高机体耗氧能力。在和平号空间站上使用弹簧以维持肌肉张力，在天空实验室上应用绳子抗阻牵拉。这两个措施对于预防骨丢失的效果不大，与卧床试验没有进行对抗干预的结果相似。

俄罗斯在轨对抗措施系统包括功率自行车、跑台、抗阻锻炼的弹簧，在任务末期增加了体能训练。在长期飞行的前几个月，和平号空间站航天员为了保障空间站维护需求以及科学试验，常常错失或减少运动锻炼项目，应用俄罗斯对抗系统的航天员发生骨丢失程度等同或轻微超过 17 周卧床试验对照组志愿者[7]。

在国际空间站上，标准配套对抗设备包括：跑台、功率自行车、弹簧。然而，由于地面卧床志愿者令人欣慰的数据，增加了力量更大的抗阻锻炼设备。国际空间站从首次考察任务开始，已经应用配有弹簧且能产生 3 000 lbf 作用力的抗阻锻炼设备（如图 14 - 4 和图 14 - 5 所示）。

在轨抗阻锻炼包括蹲起、抬小腿、用力起立以及上肢锻炼等。由于硬件限制，每天重复次数低于期望值，因此，虽然增加重复次数可以补偿负荷不足，但在轨未进行过试验。此外，频繁的设备故障限制了有效锻炼的一致性。尽管存在设备限制，抗阻锻炼仍是有意义的对抗措施，将来会研制更大负荷的设备。

在 17 周卧床试验的前期，每天进行 1～1.5 h 抗阻锻炼，以维持和增加肌肉力量，足以保持骨骼密度。同样，与和平号空间站的航天员相比，国际空间站航天员对抗能力提高的部分原因是早期更加严格坚持和执行锻炼计划，同时增加了抗阻锻炼的强度。只要计划允许以及在飞行第一周运动病症状减退后，国际空间站航天员就开始强化运动训练。

在国际空间站长期飞行中，尽管由于计划限制和设备故障，错失了一半抗阻运动，但结果显示航天员身体机能有适度提高。此外，由于硬件不能满足当初设计标准，限制了增加负荷的能力，进一步限制了抗阻锻炼的效果[31]。抗阻锻炼的成功实施取决于产生足够负荷，按照正常生物力施加于受影响的骨骼区域。在微重力环境中，采用抬举方法对抗身体重力消失，增加了外在负荷，足以训练肌肉骨骼系统。在卧床试验中，只有一名女性志愿者下肢水平应力未超过 300 lb，在试验末期两名男性最大用力重复 5 次时，应力超过 500 lb。

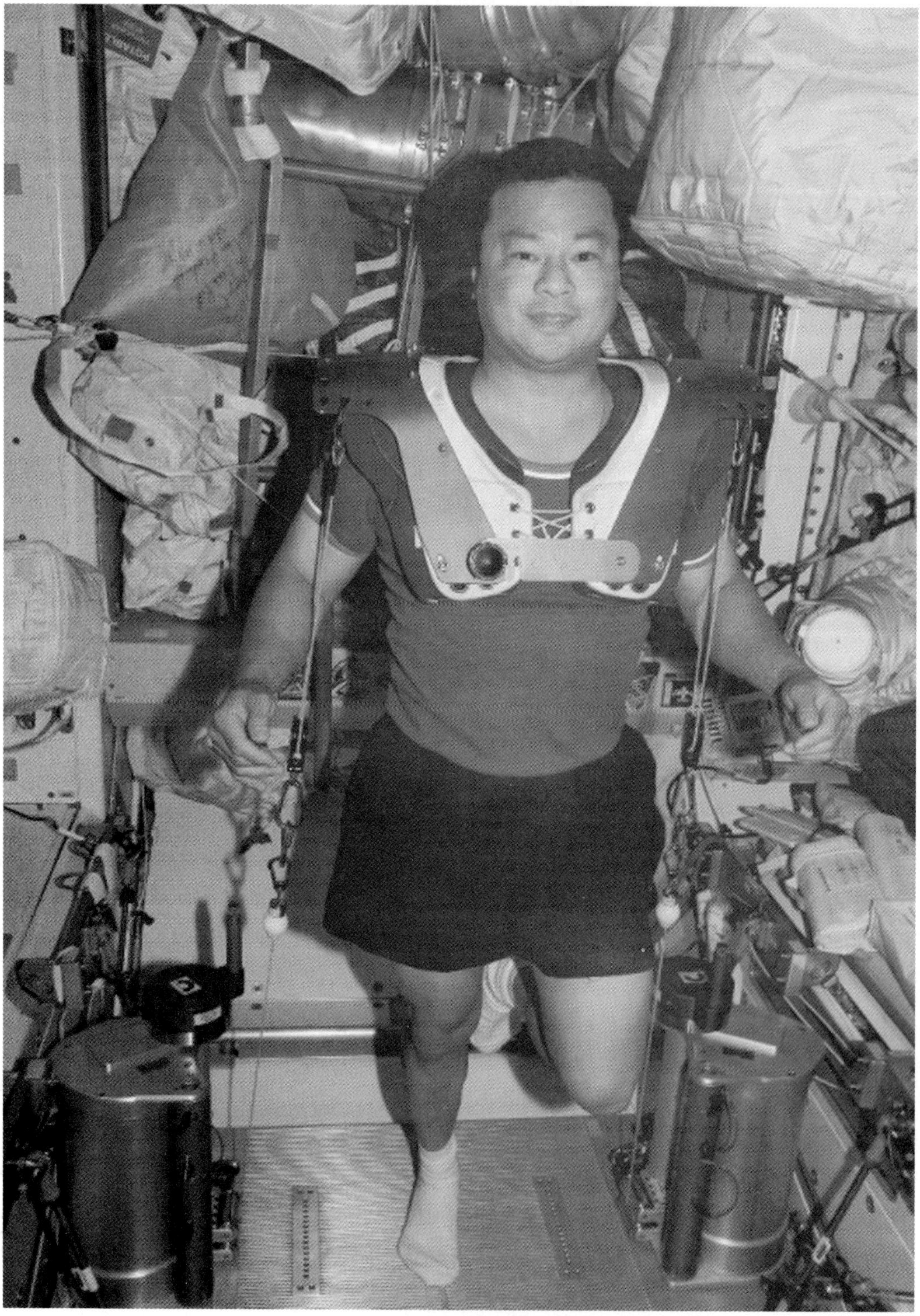

图 14 - 4　航天员勒罗伊·乔在国际空间站间歇性抗阻运动装置上准备进行深蹲运动。当其从深蹲膝弯曲到直立位时，需要铠甲经过肩关节传递来自两个负荷罐的作用力到脊柱（照片由 NASA 提供）

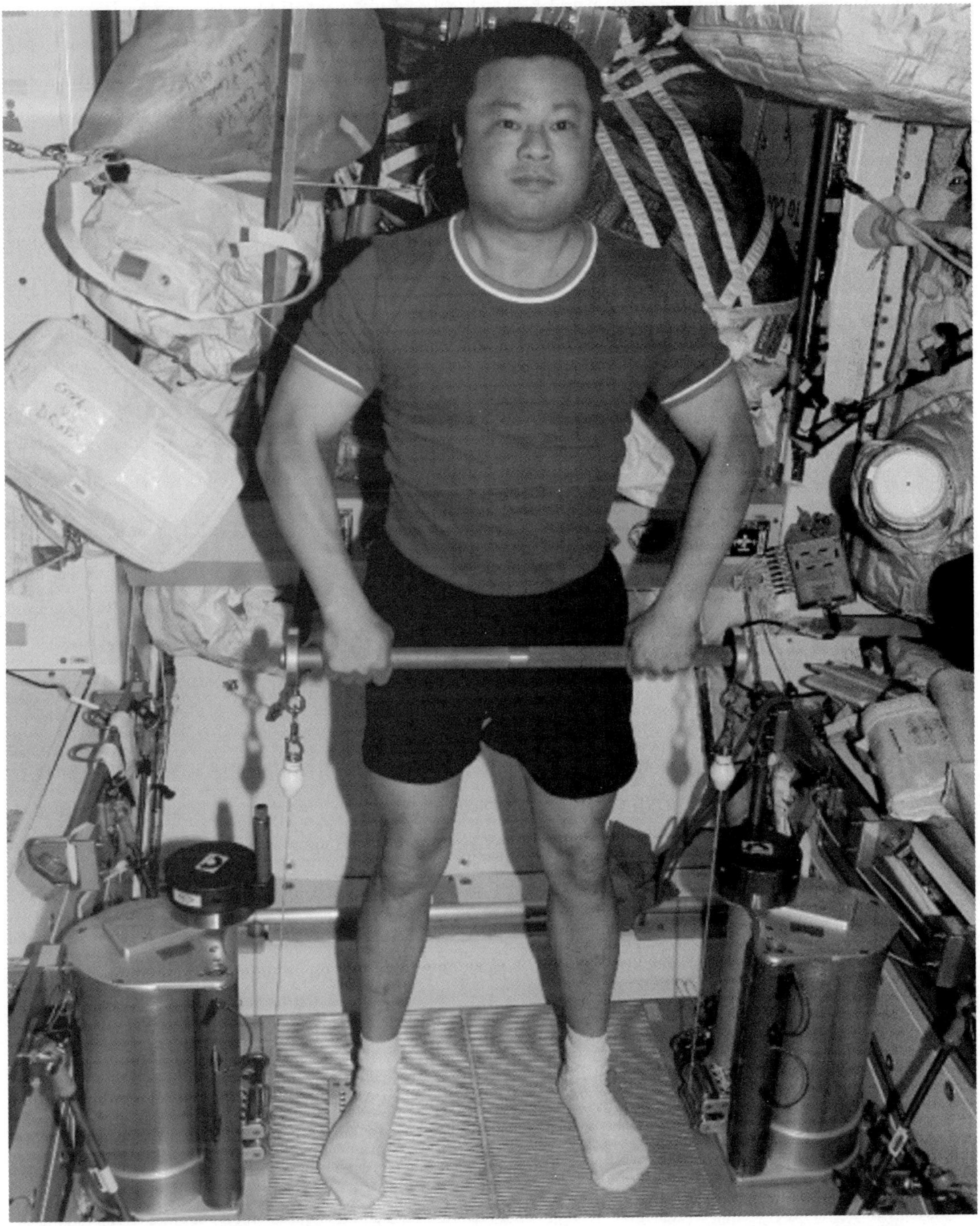

图 14－5　应用连接到间歇性抗阻运动装置负荷罐两端的刚性杆进行传统举升运动
（照片由 NASA 提供）

许多提高骨骼密度的抗阻运动锻炼研究表明：诱导骨形成需要 5～11 次最大负荷训练。在年轻人群中，15 次低负荷或更多无效负荷训练在增加骨骼密度方面不成功，而且在运动锻炼志愿者中，不同试验骨密度增加部位也有差异。这也许是由于锻炼方案的小幅调整，导致个体运动时产生明显不同的锻炼负荷，这在实施抗阻锻炼的卧床试验中有体现，某些个体进行适度屈髋关节和抬小腿活动，其股骨颈骨密度没有丢失或丢失很少，然而，那些未进行屈髋关节活动的志愿者骨丢失等同于对照组。

在和平号空间站和天空实验室上采用运动锻炼措施并不能完全防止骨丢失和肌肉萎缩。发生骨丢失的航天员在航天医生和训练教员指导下康复，逐渐恢复正常活动。正如上述，在飞行后乘员中，除了椎间盘突出外，还未发现其他损伤。在执行过和平号空间站任务的大多数航天员中，经过长期飞行后骨丢失完全恢复约需要 3 年时间。大多数航天员在飞行后康复中没有发生损伤而完全康复，可见长期飞行中对抗措施有效，可以防止返回地球后发生再适应损伤。在遇到紧急返回着陆时，飞行中肌肉力量丢失，导致航天员执行紧急出舱活动能力下降。然而，在飞行前穿着发射/再入航天服时，并不是所有航天员都能完成紧急出舱活动。目前，在和平号空间站任务飞行后，航天员肌肉萎缩和骨丢失并没有对任务及健康产生影响。

然而，在飞往火星探索任务中，需经历长达 6 个月的微重力适应，对航天员是一个新挑战。如果不采取预防措施，在探索火星任务中航天员肌肉萎缩和骨丢失将限制其活动并影响考察火星任务。由于不需要钻孔，能直接观察和测量多种沉积物和火山岩层，在大多数区域地质考察富有成效。在复杂地形地带，人类可以实施考察，而机器人则有难度。在长达 4～6 个月火星探索任务中，如果不能维持机体骨骼肌肉和心血管功能处于正常状态，则会限制人类探索火星任务。

由于航天飞行对人体多个生理功能产生影响，因此重新考虑将人工重力作为对抗措施，预示着在飞行中持续施加生物力将有助于骨骼维护[51]。然而，航天器设计可能对人工重力作用于肌肉骨骼系统的效应产生重要影响。如果航天器的设计符合人体工效学，在维护和操控航天器和开展日常活动期间减少工作负荷，则人工重力的效应不明显，骨骼和肌肉机能会下降，除非加强运动锻炼措施。必须研发能施加 500～600 lb 负荷而不会对航天器产生机械力和振动的设备，以验证对骨骼肌肉的对抗效应，应保证航天员在经过4～6 个月密闭飞行后仍具有探索火星的能力。

14.7.2 药物对抗措施

由于双膦酸盐类药物能抑制破骨细胞的骨吸收，因此应用于微重力环境中对抗骨丢失具有良好前景。这类药物以羟磷灰石结晶形式附着在焦磷酸钙盐部位，正常吸收以及参与抑制破骨细胞活动。在美国上市的第一个双膦酸盐类药物为依替膦酸，曾在长期卧床中进行试验，证实高剂量服用有效[9]。治疗骨软化病的中毒剂量非常接近于治疗剂量，因此，该药不适合航天飞行应用。随后，应用氯膦酸盐进行卧床试验证实具有良好效果，除了一名志愿者的跟骨出现骨丢失外[10,52]。因为氯膦酸盐在临床试验阶段存在副反应，已从美国市场下架，但是在欧洲市场仍在使用。最新一代双膦酸盐类药，包括阿仑膦酸盐和利塞膦酸盐，属于氨基二膦酸盐化合物。这类药物在当前市场上是最有效抗骨吸收的口服药物，在预防骨质疏松导致的骨折方面应用广泛。

双磷酸盐类药在卧床试验中产生的效果，与 1981 年报告的氯膦酸盐[53]以及在 2000 年超过 17 周卧床试验采用阿仑膦酸盐的效果相近[52]。总钙平衡呈正性，除了跟骨外，其余部位骨丢失微不足道。试验志愿者口服阿仑膦酸盐能保持骨骼在高代谢状态下的骨量，在这个过程中骨吸收大大低于骨形成。

尽管双磷酸盐类药物能降低或预防卧床试验中的骨丢失，但是正常肌肉骨骼功能仍然不能维持。在卧床试验中没有采取措施对抗骨丢失的 5 男、3 女志愿者以及 9 名使用阿仑膦酸盐作为对抗措施的志愿者，都表现出不稳慢步态和有限行走距离。一旦离床活动后，他们均表现出小腿、大腿以及腰部区域酸痛不适。而没有实施肌肉力量训练的志愿者，在 1 日或 2 日内进行最大单次肌肉力量测试后产生肌肉酸痛。作为对照，9 名运动锻炼志愿者除了快速转身或转头时表现出不平衡的趋势外，一般情况下可以正常步态行走。有趣的是，在飞行后的航天员出现同样转弯不平衡，因为微重力导致了前庭/感觉/运动整体功能改变[54]。

14.8　关注星际探索任务的骨骼问题

探索月球和火星任务的启动激发出强烈探索热情，在部分重力环境中生活和工作对人体骨代谢的影响成为生物医学专家关注的焦点，对其进行风险评估，确定需要的试验和对抗措施，以满足星际探索任务。在最近美国国家航天生物力学研究所举办的会议上，在骨骼生理学和生物力学方面具有专业知识的生理学家和教授已经明确了航天飞行中骨质疏松的风险，风险来自于部分重力环境的骨变化或往返火星的失重飞行与肌肉骨骼系统相关的骨变化。特别在 6 个月飞往火星的征途中，加上在火星表面停留 1.5 年，以及返回地球的 6 个月旅程中，如果人体骨丢失不降低，那存在一种可能，即由于骨骼结构的变化，骨丢失到不能完全恢复状态。决定任务的关键问题之一就是改进推进方法或优化星际路线或时间周期。

在超过 8 个月飞行任务期间，目前，尚无足够数据推测在这个时间段内骨丢失的速率。然而，航天员骨矿物质在国际空间站 400 天微重力飞行中以同样速率丢失，这可能是最糟糕事件，可以反映离开地球和飞行过渡期的状况。在火星表面上存在 0.38 g 的重力，加上运动锻炼和地质考察的体力负荷，预计人体骨丢失不会超过地面卧床锻炼志愿者。火星上最糟糕事件是与卧床 117 日类似的骨变化，由这些数据可推演出 547 天（1.5 年）的变化。应用最糟糕事件的数据加上 1.7 倍标准差可得到每个个体 95％的置信区间，估计腰椎 T 值为－2.7，在股骨颈，男性为－2.4，女性为－3，在股骨大转子，男性为－2.8，女性为－3.5（在髋关节男性标准差基础数据比女性大，同一骨密度数据的 T 值存在标准差变化不一致，而腰椎标准差基础数据男女都一样）。

依据骨折风险，白人女性跟骨脆性骨折的骨密度阈值为低于正常年轻人 2.5 个标准差。值得注意的是这些数值可能估计过高，这在于：1）他们假定骨丢失并未随着时间而减少，与以脊髓损伤为基础的地面证据数据相反；2）他们假定持续性骨丢失，由于在火星上没有对抗措施以及与考察相关的负荷而导致骨骼废用性骨丢失；3）他们依据卧床锻炼志愿者以及没有采用足够对抗措施的飞行乘员获得较大标准差值，在95%置信区间内纳入了最大骨丢失值，同时，在飞行抗阻锻炼设备中特别增加一半的负荷。不可逆骨丢失风险对探索火星不是难以逾越的障碍，这种风险随着减少微重力过渡时间而降低，比如应用先进推进动力系统，期待在相当于微重力的火星表面提供全负荷运动锻炼措施。

14.9 结论

总之，在和平号空间站和天空实验室飞行任务中应用运动锻炼措施的乘员出现肌肉骨骼机能下降，与地面进行卧床试验没有采取对抗措施的变化相似。尽管出现了这些变化，但大多数航天员还是完全恢复了，飞行后损伤概率非常小。但有一个例外是，椎间盘突出发生率轻度上升，其似乎不取决于飞行时间的长短。目前，飞行4～6个月后肌肉骨骼的变化对航天员并未导致严重危害。然而，在火星表面考察任务中，伴随4～6个月微重力飞行，航天员肌肉力量和耐力出现下降，可能严重限制其活动，甚至可能发生危险。

国际空间站飞行的初步结果证实对抗骨丢失的效果有所提高，而且航天医生报告，尽管飞行后肌肉力量和质量下降，其体能活动没有明显受到限制。需要对在轨硬件和国际空间站锻炼方案进行优化，以评估和研发运动锻炼措施。在预防骨骼肌肉废用性变化和维持运动协调性方面，人工重力仍然是最佳选择，尽管目前还没有这种技术的试验平台。

当务之急是开发体能训练方法和仪器，确保航天员以训练调整到位的骨骼肌肉系统着陆在火星表面，满足在恶劣环境中开展地质考察的需要。科学家、教授级医师以及航天工程师们有职责研发技术或方法，使受伤和过度应用性损伤风险减少到最低水平（这些伤害可能会限制或减少有用的科学工作），同时使载人探索任务效益最大化。人类已经进行了月球地质考察任务，在其驻留时间等同于飞往火星时间。安全完成火星探索任务是一项富有成就的目标，在实现这个目标的过程中，我们已经掌握了一些技术和方法，将继续深入认识肌肉骨骼系统对微重力的适应，以及探讨肌肉骨骼系统产生的生物力学变化。

参考文献

[1] Dickerman RD, Pertusi R, Smith GH. The upper range of lumbar spine bone mineral density? An examination of the current world record holder in the squat lift. Int J Sports Med 2000; 469－470.

[2] WHO Study Group; Assessment of fracture risk and its application to screening for post－menopausal osteoporosis. WHO Technical Report Series 843, WHO, Geneva; 1994.

[3] Dietrick J, Whedon G, Schor E. Effects of mobilization upon various metabolic and physiologic functions of normal men. Am J Med 1948; 4: 3－36.

[4] Mack PB, LaChance P. Effects of recumbency and space flight on bone density. Am J Clin Nutr 1967; 20 (11): 1194－1205.

[5] LeBlanc A, Schneider V, Krebs J, Evans H, Jhingram S, Johnson P. Spinal bone mineral after 5 weeks of bed rest. Calcif Tissue Int 1987; 41: 259－261.

[6] Shackelford L, LeBlanc A, Driscoll T, Evans H, Rianon N, Smith S, Spector E, Feeback D, Lai D. Resistance exercise as a countermeasure to disuse－induced bone loss. J Appl Physiol 2004; 97 (1): 119－129.

[7] LeBlanc AD, Schneider VS, Evans HJ, Engelbretson DA, Krebs JM. Bone mineral loss and recovery after 17 weeks bed rest. J Bone Miner Res 1990; 5 (8): 843－850.

[8] Hantman DA, Vogel JM, Donaldson CL, Friedman R, Goldsmith RS, Hulley SB. Attempts to prevent disuse osteoporosis by treatment with calcitonin, longitudinal compression and supplementary calcium and phosphate. J Clin Endocrinol Metab 1973; 36 (5): 845－858.

[9] Schnieder V, McDonald J. Skeletal calcium homeostasis and countermeasures to prevent disuse osteoporosis. Calcif Tissue Int 1984; 36: S151－S154.

[10] Schneider V, LeBlanc A, Huntoon C. Prevention of space flight induced soft tissue calcification and disuse osteoporosis. Acta Astronaut 1993; 29 (2): 139－140.

[11] Tilton FE, Degioanni JC, Schneider VS. Long－term follow－up of Skylab bone demineralization. Aviat Space and Environ Med 1980; 11 (Suppl.): 1209－1213.

[12] Rambaut PC, Smith MC, Mack PB, Vogel JM. Skeletal response. In: Richard S. Johnston, Lawrence F. Dietlein, and Charles A. Berry (eds.), Biomedical Results of Apollo. Chap. 7, pp. 303－322, NASA SP－368; 1975.

[13] Leach CS, Rambaut PC. Biochemical responses of the Skylab crewmen: An overview. In: Richard S. Johnston and Lawrence F. Dietlein. Biomedical Results from Skylab. Chap. 23, pp. 204－216, NASA SP－377; 1977.

[14] Vogel JM, Whittle MW, Smith MC, Jr., Rambaut PC. Bone mineral measurement—Experiment M078. In: Richard S. Johnston and Lawrence F. Dietlein. Biomedical Results from Skylab. Chap. 23, pp. 183－190, NASA SP－377; 1977.

[15] LeBlanc A, Schneider V. Can the adult skeleton recover lost bone? Esp Gerontol 1991; 26 (2－3):

189－201.

[16] Sievanen H, Koskue V, Rauhio A, Kannus P, Heinonen A, Vuori I. Peripheral computed tomography in human long bones: Evaluation of in vitro and in vivo precision; J Bone Miner Res 1992; 13: 871－882.

[17] Njeh CF, Fuerst T, Hans D, Blake GM, Genant HK. Radiation exposure in bone density assessment. Appl Radiat Isot 1999; 50 (1): 215－236.

[18] LeBlanc A, Schneider V, Shackelford L, West S, Oganov V, Bakulin A, Veronin L. Bone mineral and lean tissue loss after long duration spaceflight. J Bone Miner Res 1996; 11: S323 (abstract).

[19] LeBlanc A, Shackelford L, Schneider V. Future of bone research in space. Bone 1998; 22 (5) Suppl. : 113S－116S.

[20] Schneider V, Oganov V, LeBlanc A, Rakmonov A, Taggart L, Bakulin A, Huntoon C, Grigoriev A, and Veronin L. Bone and body mass changes during space flight. Acta Astronaut 1995; 36 (8－12): 463－466.

[21] Oganov VS, Grigoriev AI, Veronin LI, Rakmonov AS, Bakulin AV, Schneider VS, LeBlanc A. Bone mineral density in cosmonauts after 4.5－6 month－long flights aboard orbital station Mir. Aero Environ Med 1992; 26 (5－6): 20－24.

[22] Grigoriev AI, Oganov VS, Bakulin AV, Polyakov VV, Voronin LI, Morgun VV, Schneider VS, Marachko LM, Novikov, VE, LeBlanc AD, Shackelford LC. Clinicophysiological evaluation of bone changes in cosmonauts after long－term space missions. Aerosp Environ Med (Russia) 1998; 32 (1): 21－25.

[23] Harm DL, Jennings RT, Meck JV, Powell MR, Putcha L, Sams CP, Schneider SM, Shackelford LC, Smith SM, Whitson PA. Genome and Hormones: Gender differences in physiology. Invited review: Gender issues related to spaceflight: A NASA Perspective. J Appl Physiol 2001; 91: 2374－2383.

[24] Lang T, LeBlanc A, Evans H, Lu Y, Genant H, Yu A. Cortical and trabecular bone mineral loss from the spine and hip in long duration spaceflight. J Bone Miner Res 2004; 19 (6): 1006－1012.

[25] Kozlovskaya IB, Grigoriev AI. Russian System of Countermeasures on Board the International Space Station (ISS) . The First Results. American Institute of Aeronautics and Astronautics, Inc. 54th Annual Astronautical Congress of the International Astronautical Federation and the International Academy of Astronautics, and the International Institute of Space Law, Bremen, Germany; 29 Sept. to 3 Oct. 2003.

[26] Oganov VS, Personal communication; 1996.

[27] Dornemann TM, McMurray RG, Renner JB, Anderson JJB. Effects of high－intensity resistance exercise on bone mineral density and muscle strength of 40－50－year－old women. J Sports Med Phys Fitness 1997; 37: 246－251.

[28] Kerr D, Morton A, Dick I, Prince R. Exercise effects on bone mass in postmenopausal women are site－specific and load dependent. J Bone Miner Res 1996; 11: 218－225.

[29] Tsuzuku S, Shimokata H, Ikegami Y, Yabe K, Wasnich RD. Effects of high versus low－intensity resistance training on bone mineral density in young males. Calcif Tissue Int 2001; 68: 342－347.

[30] Vincent KR, Braith RW. Resistance exercise and bone turnover in elderly men and women. Med Sci

sports and Exerc 2002; 34 (1): 17－23.

[31] Shackelford, LC, Feiveson A, Smith SM, Feeback D, and Greenisen M. Exercise countermeasure to disuse osteoporosis. J Bone Miner Res, 2001; 16 (1): S485 (abstract).

[32] Heinonen A, Sievanen H, Kyrolainen H, Perttunen J, and Kannus P. Mineral mass, size, and estimated mechanical strength of triple jumpers' lower limb. Bone 2001; 29 (3): 279－285.

[33] Smith SM, Nillen JL, LeBlanc AD, Lipton A, Demers LM, Lane HW, Leach CS. Collagen cross－link excretion during space flight and bed rest. J Clin Endocrinol Metab 1998; 83: 3584－3591.

[34] Smith SM, Heer M. Calcium and bone metabolism during space flight. Nutrition 2002; 18: 849－852.

[35] Smith SM, Wastney ME, O' Brien KO, Morukov BV, Larina IM, Abrams SA, Davis－Street JE, Oganov V, Shackelford LC. Bone markers, calcium metabolism, and calcium kinetics during extended－duration space flight on the Mir space station. J Bone Min Res 2005; 20 (2): 208－218.

[36] Mujika I, Padilla S. Muscular characteristics of detraining in humans. Med Sci Sports Exerc 2001; 33 (8): 1297－1303.

[37] Greenleaf JE, Bulblian R, Bernauer EM, Haskell WL, Moore T. Exercise training protocols for astronauts in microgravity. J Appl Physiol 1989; 67: 2191－2204.

[38] Fitts RH, Riley DR, Widrick JJ. Microgravity and skeletal muscle. J Applied Physiol 2000; 89: 823－839.

[39] Widrick JJ, Knuth ST, Norenberg KM, Romatowski JG, Bain JL, Riley DA, Karhanek M, Trappe SW, Trappe TA, Costill DL, Fitts RH. Effect of a 17 day spaceflight on contractile properties of human soleus muscle fibers. J Physiol. 1999; 516 (Pt. 3): 915－930.

[40] Lee, S. M. C., M. E. Guilliams, S. F. Siconolfi, M. C. Greenisen, S. M. Schneider, and L. C. Shackelford. Concentric strength and endurance after long duration spaceflight. Med Sci Sports Exerc 2000; 32: S363.

[41] LeBlanc A, Lin C, Shackelford L, Sinitsyn, V, Evans, H, Belichenko O, Shenkman B, Koslovsyaya I, Oganov V, Bakulin A, Hedrick T, Feeback D. Muscle volume, MRI relaxation times (T2), and body composition after space flight. J Appl Physiol 2000; 89 (6): 2158－2164.

[42] Ledsome JR, Cole C, Gagnon F, Susak L. Wing, P; Long term stability of somatosensory evoked potentials and the effects of microgravity. Aviat Space Environ Med 1995; 66 (7): 641－644.

[43] Hutchinson KJ, Watenpaugh DE, Murthy G, Convertino VA, Hargens AR. Back Pain during 6 degrees head down tilt approximates that during actual microgravity. Aviat Space Environ Med 1995; 66 (3): 256－259.

[44] LeBlanc A, Evans HJ, Schneider VS, Wendt RE3rd, Hedrick TD. Changes in intervertebral disc cross－sectional area with bed rest and space flight. Spine 1994; 19 (7): 812－817.

[45] Johnston SL, Wear ML, Birzele JA, and Hamm PB. Incidence of herniated nucleus pulposus among astronauts and other selected populations. Aviat Space Environ Med 1998; 69 (3), abstract.

[46] O' Conner JA, Lanyon LE. The influence of strain rate on adaptive remodeling. J Biomech 1982; 15: 767－781.

[47] Turner CH, Owan I, Takano Y. Mechanotransduction in bone: role of strain rate. Am J Physiol 1995; E438－E442.

［48］ Turner CH. Three rules for bone adaptation to mechanical stimuli. Bone 1998；23（5）：399－407.

［49］ Whedon GD，Lutwak L，Rambaut P，Whittle M，Leach C，Reid J，Smith M. Effect of weightlessness on mineral metabolism. Metabolic studies on Skylab orbital flights. Calcif Tissue Res 1976；21（Suppl.）：423－430.

［50］ Convertino VA，Sandler H. Exercise countermeasures for spaceflight. Acta Astronaut 1995；35（4/5）：253－270.

［51］ Lackner JR，DiZio P. Artificial Gravity as a Countermeasure in Long－duration Space Flight. J Neurosci Res 2000；62：169－176.

［52］ LeBlanc，A. D.，L. Shackelford，T. Driscoll. H. Evans，N. Rianon，S. Smith. Alendronate as a potential countermeasure to microgravity induced bone loss. J Bone Miner Res 2001；16（1 Suppl.）：S285.

［53］ Schneider VS，McDonald J. Prevention of disuse osteoporosis：Clodronate therapy. In：H. F. DeLuca，H. M. Frost，W. S. Lee，C. C. Johnston，and A. M. Parfitt（eds.），Osteoporosis—Recent advances in pathogenesis and treatment. Baltimore，MD：University Park Press；1981：491.

［54］ Black FO，Paloski WH，Reschke ME，Igarashi M，Guedry F，Andersen DJ. Disruption of postural readaptation by inertial stimuli following space flight. J Vestib Res 1999；9（5）：369－378.

航天科技图书出版基金资助出版

航天飞行医学原理与实践（下）

Principles of Clinical Medicine for Space Flight

[美] 迈克尔·R. 巴勒特（Michael R. Barratt）
[美] 萨姆·L. 普尔（Sam L. Pool）
编著

冯金升　廖　苹　崔　彦　等　译

中国宇航出版社

·北京·

目　录

第1部分　航天医学的独特属性

第 2 部分　航天飞行医学实践

第 15 章　免疫问题

克拉伦斯·F. 萨姆斯（Clarence F. Sams）
杜安·L. 皮尔逊（Duane L. Pierson）

15.1　太空飞行中免疫系统功能及意义

人体免疫系统由一组复杂的、专门的细胞、化学物质和器官组成，它们相互作用，以保护机体免受致病性攻击和异常组织生长的困扰。免疫系统由两大部分组成：先天性免疫和获得性免疫。先天性免疫或非特异性免疫包括吞噬细胞、自然杀伤细胞以及化学因子（溶菌酶、补体等），它的作用是控制细胞外病原体。先天性免疫对病原体的抗性不是后天获得的，也不会因反复暴露而增强。获得性免疫本身由两个功能成分组成：体液免疫和细胞介导免疫，它们重复暴露于病原体时，变得更敏感。体液免疫系统包含结合和中和其抗原靶点的蛋白质因子（抗体），以及产生抗体的特殊细胞（B 细胞）。细胞介导的免疫系统包括 T 细胞，调节整个免疫应答的多个方面，并直接区分自我和非我。细胞介导的免疫系统对控制细胞内病原体（如病毒）以及抑制和清除恶性细胞起着关键作用。这些因素相互影响，以保护机体免受各种医学威胁。

免疫功能缺陷会导致 3 种后果：1）免疫缺陷，免疫系统无法控制感染；2）自身免疫，对自体抗原不恰当的免疫应答反应导致主体自我损害；3）超敏反应，免疫系统对无害外来抗原过度反应。太空飞行时任何一种免疫缺陷都会对航天员健康造成影响。免疫系统的精确调节十分关键，因为过分活跃的免疫系统和不应答的免疫系统一样具有破坏性。最后，在太空飞行中，免疫变化与环境暴露（例如辐射、化学暴露）相互作用也会导致乘员长期健康风险。

免疫介导的疾病可直接影响飞行乘组的操作，其影响取决于所涉及的具体任务活动。对任务有潜在影响的疾病包括：1）感染；2）过敏反应；3）自身免疫问题；4）潜伏病毒再激活；5）患癌风险增加。还有一个问题，在地球上微不足道的疾病，在太空飞行时有可能成为影响航天员空间操作的主要因素。简单的上呼吸道感染可能使任务延误，产生巨大的规化费用。疾病会降低航天员的舒适度和幸福感，影响航天员的工作绩效，使航天员不能圆满执行飞行任务，导致任务提前终止，更极端的后果是航天员因此而失去生命。鉴于免疫失调可能造成严重后果，航天飞行各个阶段都必须注意把风险降到最低。

15.2　与航天器飞行相关的免疫疾病风险因素

飞行乘组发生免疫相关疾病的风险代表了太空环境带来的挑战和免疫系统应对这些挑战之间的平衡。航天器环境具有一系列独特之处，在对乘组人员进行医学风险评估、诊断和治疗时，都必须考虑这些特点。这些因素能增加发作频率、暴露等级、暴露途径，以及治疗选项。

毫无例外，航天器乘员舱都是体积受限的密闭生态系统。例如，航天飞机加压体积（乘员舱）大约为～2 700 ft^3。然而，轨道舱可利用居住空间要小很多。船舱中部大约为 9 ft×11 ft×7 ft，驾驶舱大约为（7～8）ft×11 ft×6 ft，有一个弯曲顶部，在外部边缘下降到 3～4 ft 的高度。座位和装载物品（机柜和设备）也会占用部分空间。多达 7 名乘组人员同时在这个有限的空间居住、吃饭、工作 5～16 天。物理隔离有限，厨房和厕所设施便是很好的例子。这种拥挤条件可能会通过直接接触增加病原体传播的危险，此外，有限空间增加了通过气溶胶传播疾病的风险。

航天器的大气环境限制也会加剧化学物质释放或者燃烧事件的后果。这类事件会刺激黏膜或使乘组人员暴露在潜在敏感的化学物质或过敏原中。为此，所有加压体积的项目都会进行毒理学评估。这就限制了可携带化学物品的数量和种类，也决定了太空飞行期间特定化学试剂的防范等级。随着 NASA 在国际空间站继续执行更长时间的航天飞行任务，已开始考虑乘组人员对航天器大气中化合物的过敏问题。航天器舱内大气和水中都有已知的过敏原，如甲醛和镍。长期暴露于这些过敏原，可能导致身体对这些化合物产生过敏反应。

载人航天器飞行环境的另一个显著特征是重力缺失，这对航天员身体和操作上都有很多影响，与免疫相关疾病的一个主要问题是较大微粒不能沉降。重力缺失导致航天员都暴露在微粒（尤其是大于 100 μm 的大颗粒）中，而在地球环境空气中没有这些微粒。这些微粒会增加眼睛和鼻腔的刺激，这种刺激又能通过粘膜途径增加感染的可能性。气溶胶、皮肤以及衣物微粒不沉降，可能产生新的疾病传播途径。例如，如果一个航天员飞行期间因为潜伏疱疹病毒再激活，发生单纯疱疹病变，这种病毒就可能通过唾液或感染部位皮屑脱落到空气中。这种病毒通常通过直接接触传播，飞行中可能通过空气传播感染眼睛和鼻腔。眼部疱疹病毒感染后果相当严重，说明微重力环境下操作不当容易引起额外的并发症。乘员舱中，需要使用过滤装置来清除空气中的颗粒。

在长期飞行的载人航天器（如国际空间站或探险飞行器）的密闭环境中，空气和水必须循环使用。这严重限制了居住系统的设计，采用的方案或大气（饮用水）处理系统故障很可能对乘员健康造成影响。生命保障系统发生故障可能给乘组带来显著的环境影响。在美-俄联合执行 NASA 和平号任务期间，生命保障系统出现故障，导致航天器舱内超过 40 ℃ 的高温和高湿度。热负荷造成乘组热应激，同时也导致真菌和霉菌一类的微生物生长加速，释放的孢子或者接触含有微生物的液体都可能增加感染的潜在风险。

空气和水处理系统的局限性限制了个人清洁卫生的选择。因为微重力对液体处理、水循环和所需能源的影响，目前空间站还未配备个人洗浴和洗衣设备。乘组人员只能使用海绵擦身浴来解决个人卫生问题，而衣物不能洗涤，只能使用多天后丢弃，增加了发生轻微皮肤刺激和皮疹的可能性。皮疹、擦伤和其他皮肤问题在太空飞行时很常见，因此，治疗皮肤病的药膏是常用在轨药。虽然这些皮肤问题对身体没有明显的健康威胁，但可能降低航天员人体舒适度和工作绩效。卫生条件不达标可能引起皮肤擦伤部位的感染或破损，限制航天员在太空的活动，如太空行走。

诸如出舱活动（EVA）的特殊空间活动也有独特的医疗问题，可能引发感染性损伤。在出舱活动时，由于穿着航天服，航天员一般会出现擦伤、水泡，或其他皮肤问题。加压航天服上有不少“热点”，航天员身着加压航天服活动时，身体与这些硬点相互摩擦而产生擦伤，这些擦伤会影响航天员连续执行出舱活动的能力。另外，航天员太空飞行期间，需要不断接触飞行器上的传动装置，进行例行维护，增加了手部擦伤、割伤和挫伤的发生率。据非官方报道，太空飞行时这些轻微的皮肤损伤恢复缓慢，增加了感染可能性。虽然有抗生素可供选用，但因飞行期间无法培养和识别这些微生物，限制了疾病的明确诊断和治疗。在一些案例中，因为缺乏来自感染组织的微生物基本信息，采用了不恰当的治疗方法。

鉴于长期载人航天器的规模和复杂性，在居住空间里建立一个稳定生态系统具有非常现实的潜力。航天器内不同部位的湿度和气流变化导致局部高湿和凝露长期存在，支持了微生物生态系统的建立，这个生态系统包含从简单到复杂的各种各样微生物。和平号空间站存在这个具体问题，即在设备后面冷水管上覆盖着来自大气的冷凝水。尽管这些冷凝水得以定期清除，但仍然形成了从单细胞到多细胞的稳定微生物群，这些微生物包括藻类、细菌、纤毛虫和原生动物（见表 15－1）。航天员在进行设备例行维护时，会反复暴露在这种微生物环境中，必要时，需要提供防护装置，以限制暴露。太空中连续辐射暴露可能引起航天器稳定的微生物生态系统的微生物发生基因突变。迄今为止，虽然在收集的样本中尚无报告，但必须考虑其毒性或其他特征发生改变的可能性。

表 15－1　从和平号空间站内表面冷凝物中分离的微生物

真菌	细菌
吉利蒙念珠菌	粪产碱杆菌
溶脂念珠菌	环状芽孢杆菌
分枝孢子菌	凝结芽孢杆菌
镰刀菌	地衣芽孢杆菌
汉森酵母菌	短小芽孢杆菌
青霉菌	芽孢杆菌
胶红类酵母菌	CDC Group IVC2 菌
深红类酵母菌	柠檬酸杆菌
	弗氏柠檬酸杆菌
	食酸丛毛单胞菌
	棒杆菌
	脑膜炎脓毒性黄杆菌
	假性军团病杆菌
	荧光假单胞菌
	鸟氨酸脱羧酶阳性菌

续表

真菌	细菌
	黏质沙雷氏杆菌
	未确认的革兰阴性杆菌（3）
	费氏耶尔森氏菌
	中间耶尔森氏菌

在长期航天飞行中，航天员必定长期暴露在太空辐射环境中。在高倾角地球轨道飞行或在辐射带防护之外执行飞行任务，航天员连续暴露高能量谱所产生的生物反应目前还不被人们所知。然而，造血组织是对辐射敏感的器官系统，航天员免疫功能可能发生改变，细胞基因突变的发生率有可能增加。这些因素共同作用增加了航天员在职业生涯中的患癌风险。辐射带防护之外的太阳活动急性照射剂量可以导致灾难性后果，可能引起造血和免疫功能衰竭，增加发病率和死亡率。

总的说来，上面讨论的与航天飞行有关的物理和操作因素对环境有显著影响，这些挑战是航天员免疫功能必须要应对的。航天器环境本身可能引起人体免疫系统变化，其中一些是微重力所特有的，其他是和适应新环境应激造成的。

15.2.1　慢性应激和隔离

15.2.1.1　模拟人群研究

在航天飞行中，躯体和心理应激可能是引起免疫改变的重要原因。鉴于经历太空飞行的人数有限，地面模拟研究在评估应激引起免疫紊乱的潜在影响方面发挥着重要作用。学生考试期间和军校学员训练期间的研究数据显示，心理应激对免疫功能有显著影响。潜艇工作人员、南极探险船员和隔离舱研究数据表明：除了微重力暴露，与太空飞行有关的众多因素也都能改变免疫系统，将受试者置于危险境地。

15.2.1.2　细胞因子和免疫功能

一系列病理生理条件（包括急性和慢性应激）下的人体免疫反应已被广泛研究。细胞介导（CMI）和体液介导（HI）的免疫组分用来应对各种形式的内外抗原挑战。CMI 主要由胸腺依赖性淋巴细胞（T 细胞）和自然杀伤（NK）细胞介导，主要负责机体细胞内病原菌与肿瘤转化的防御。HI 由协调 B 细胞特异性介导，合成免疫球蛋白的，主要负责机体对大多数细胞外病原体的防御。因此，CMI 功能异常的感染病人，对于细胞内病菌，如病毒、真菌以及分枝杆菌易感性增加，而 B 细胞功能异常的感染病人，对于细胞外病原体，如细菌和寄生虫易感性增加。T 细胞和 B 细胞的功能都依赖于被称为辅助性 T 细胞（TH 细胞）的 T 细胞亚型，TH 细胞通过产生被称作细胞因子的可溶性糖肽类物质发挥其功能。这些细胞因子主要负责免疫反应特异分支的功能（细胞与体液免疫）。1 型细胞因子支持细胞应答，包括白介素 IL－2 和 IL－12 以及 IFN－γ；2 型细胞因子支持体液应答，包括白介素 IL－4、IL－5 和 IL－10（如图 15－1 所示）[1]。

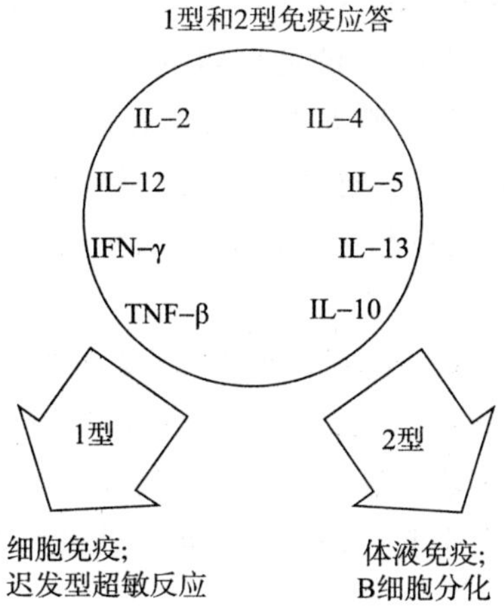

图 15-1　1 型和 2 型细胞因子平衡的简单示意图以及不同免疫功能体系的调节。尽管在体内的情况比这简化表达更为复杂，但是通常 1 型细胞因子支持细胞介导免疫，2 型细胞因子调节 B 细胞分化和体液介导免疫 IL—白介素，IFN—干扰素，TNF—肿瘤坏死因子

当抗原被遇上并处理时，TH 细胞产生的特定细胞因子会影响该抗原相对的细胞或体液免疫应答。如果宿主需要细胞反应防御病原体（比如病毒），有利于体液反应的细胞因子失衡在临床上表现与总体免疫应答缺点相同。最近，基于不同的细胞因子产生图谱，将 TH 细胞分成多个亚群。TH1 细胞（产生 1 型细胞因子的 T 辅助细胞）主要支持 CMI，TH2 细胞促进 HI。这在临床上，无论对感染性疾病还是过敏性疾病都很重要。当对特定抗原的免疫反应，造成宿主生病，会发生临床上的过敏症。临床上一个显而易见的例子就是过敏原特异性 IgE 结合肥大细胞引发的过敏性鼻炎。已经证实，在过敏原特异性的 B 细胞中，从 IgM 到 IgE 的同型转换由 2 型特异性细胞因子（即 IL-4）所引导，由 1 型细胞因子（即 IFN）拮抗[2]。因此，这种疾病是易感人群的一个或两个 TH 亚群异常活动引起的免疫功能障碍。细胞因子之间的平衡对免疫系统正常运转发挥着重要作用，否则容易产生不良的临床后果。

太空飞行为航天员提供了一个太空居住和工作环境，航天员面临独特应激源，其中也包括地球上经历过的应激源。这些应激源影响中枢神经系统（CNS），导致神经内分泌的变化，继而导致细胞因子失衡，诱导免疫功能差异化表达。这一类应激源具体例子包括密闭、隔离、恐惧、焦虑、心理压力、睡眠剥夺和身体不适。由于神经内分泌变化对免疫系统的影响，任何一种或多种应激源都可能导致免疫调节异常。CNS 和免疫系统之间的双向交流已得到很好的研究，人们对躯体和心理应激如何影响人类免疫应答已经有很多的了解。

免疫系统的神经内分泌调节通过下丘脑-垂体-肾上腺（HPA）轴的糖皮质激素和交感神经系统的神经递质进行[3]。糖皮质激素类是有效的抗炎剂，影响着特异性细胞因子和其他促炎介质（如前列腺素）的分泌。糖皮质激素抑制 IFN-g、IL-1、IL-2、IL-6、IL-8、IL-12、TNF-A 和 GM-CSF，以及与 TH1 有关的所有促炎细胞因子的分泌；

糖皮质激素还可上调 TH2 细胞因子 IL－4 和 IL－10，有效改变 TH1/TH2 细胞因子平衡。这使免疫系统从支持细胞介导的免疫系统的巨噬细胞、NK 细胞以及毒性 T 细胞的分化，朝向支持抗体介导反应的嗜酸细胞、肥大细胞以及 B 细胞分化偏移。糖皮质激素还可上调淋巴细胞的 B2 肾上腺素受体的表达。这些受体是交感神经递质去甲肾上腺素的主要免疫靶点。去甲肾上腺素通过与 B2 受体相互作用，抑制淋巴细胞功能，但这些反应随免疫细胞类型和组织部位的不同而有差异。

从以上讨论可以明显看出，CNS 通过糖皮质激素和交感神经激素的作用调节免疫功能，而免疫系统通过细胞因子的作用调节自身免疫和 CNS 功能。这种复杂的双向相互作用将免疫反应和神经机能紧密耦联。这一反馈系统使免疫功能保持平衡，以确保身体最佳健康。这种平衡一旦被破坏，会引起免疫系统过度刺激或抑制，造成严重临床后果（如图 15－2 所示）。

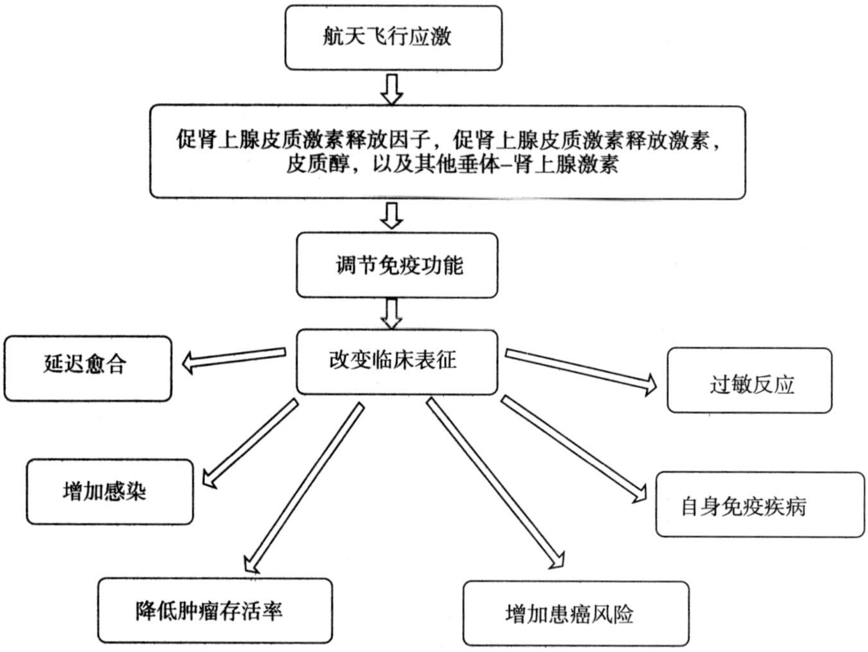

图 15－2　航天飞行对任务乘员健康产生的严重临床后果

15.2.1.3　密闭舱免疫研究

最近约翰逊航天中心在一个密闭的大气再循环系统的长期测试中，检查了受试者在体细胞介导的免疫功能[4]。受试者在密闭实验舱里生活 90 天，这期间，利用复合生物（植物）和化学的再循环系统，从呼出的二氧化碳（CO_2）中再生出氧气。要求受试者维护和修理实验舱硬件。这个实验舱是将最终用于国际空间站或其他探索任务中的系统的实验平台。受试者在进舱前接受了迟发型过敏症（DTH）的测试（DTH 皮肤测试）。另外，进舱后 45 天、出舱前 2 天（第 88 天）以及出舱后 30 天分别进行了测试。几位没有进舱的工作人员作为对照组受试者。

根据引发皮肤反应（最小 2 mm 的硬结）的抗原数目和反应面积作为 DTH 测试评分。结果显示试验期间实验舱内受试者反应的抗原数目有所减少，而对照组没有出现这一现象。反应数目和面积的综合评分（CMI 评分）结果表明：进舱 90 天后，实验舱内受试者 DTH 反应降低（如图 15－3 所示）。在正常受试者数据变异之内，样本量（4 名进舱人员，4 名对照组成员）不足以达到统计学差异。然而，无论从单个评分还是 CMI 评分结果来看，舱内环境降低了所有舱内受试者细胞介导的免疫功能，而对照组无此反应。

免疫系统失调的一个潜在后果是潜伏病毒的再激活。既往已广泛研究了急性和慢性应激对 EB 病毒激活的影响[5]。跟踪研究了为期 8～9 个月隔离的南极考察对象，考察前、考察期间和考察后 EB 病毒活化模式。EB 病毒激活增加伴随着细胞介导的免疫功能降低[6]，后者由 DTH 皮肤测试发现。多种应激模型得到了类似的结果。Glaser 等人对健康医学院学生进行测试，结果表明：学生考试期间 EB 病毒多肽抗原的增殖反应降低[7]。进一步研究关注了军校学员考试和基础训练期间的情况，结果显示：考试应激导致潜伏的 EB 病毒激活，而单纯疱疹病毒 HSV－1 或 HSV－6 则没有显著变化[8]。

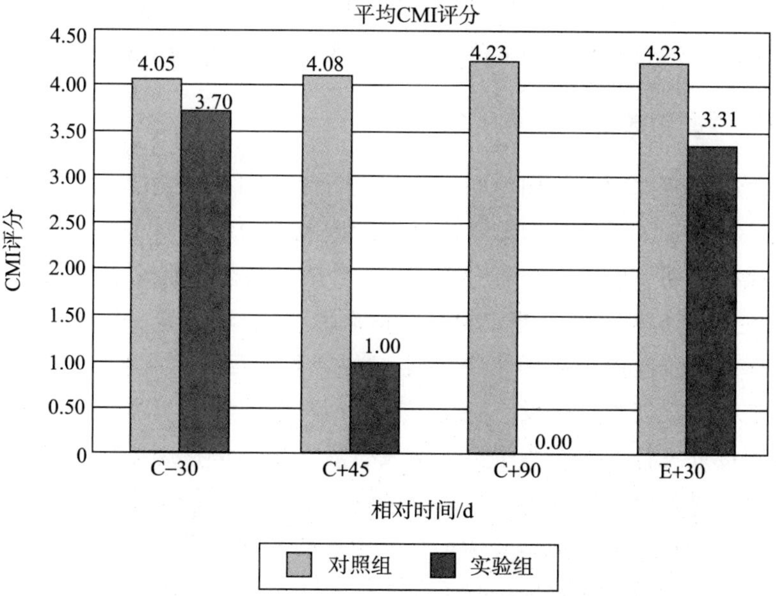

图 15－3 4 个舱内受试者和 4 个舱外对照成员在相对舱内时间的平均细胞介导免疫（CMI）评分。C－30 代表进舱前 30 天，C＋45、C＋90 分别代表舱内 45、90 天，E＋30 代表出舱后 30 天。在整个研究期间对照组平均 CMI 评分几乎无变化[4]

15.3 航天飞行期间的免疫功能变化和医学事件

有证据表明：航天飞行会引起免疫系统失调。美、俄航天医学专家从 20 世纪 60 年代末开始关注航天飞行后人体免疫功能变化[9]。俄罗斯科学家报告：太空飞行 140 天后，航天员淋巴细胞减少伴体外增殖反应降低[10,11]，NK 细胞毒性和离体干扰素生成均降低[10,11]。法、俄科研工作者也报告了在俄罗斯和平号空间站停留 26～166 天的 5 名航天员离体免疫功能失调的证据[12]。研究发现：经刺激培养 48 h 后，表达的 IL－2 受体的细胞数目减少，而 T 抑制细胞/细胞毒性细胞（CD8＋）或辅助/诱导 T 细胞（CD4＋）数目没有变化。培养上清液 IL－1 水平正常和 IL－2 水平升高。Taylor 和 Janney 研究表明：与飞行前数据相比，10 名航天员在飞行的第 3 天、第 5 天和第 10 天，对一组内皮适用的回忆抗原所产生的迟发型过敏反应降低[13]。这表明在人体内细胞介导的免疫功能确实发生了变化，证实了航天飞行中免疫功能发生变化的假说。

与航天飞行相关联的免疫变化增加了飞行乘组患感染性疾病的风险。对早期阿波罗飞行任务的医学记录分析表明，大约 50%～60%的乘组人员在飞行前或飞行中有过感染性疾病的一些症状。为了尽量减少这些事件对任务的影响，在阿波罗 14 号飞行任务之前，实行施了健康稳定方案（HSP）（后续会有进一步讨论）。此方案限制了乘组人员与潜在感染性疾病人员接触，在后续阿波罗任务中，显著降低了疾病的发生率。如今，HSP 方案仍然是航天飞机和国际空间站飞行任务医疗支持的要素，有效地将航天员的发病率降到最低。然而，即使有了 HSP，在航天飞机即将起飞前和飞行过程中，还是有不少关于发生感染性疾病的报道。这表明免疫功能降低与准备或执行航天飞行任务的应激有关。

15.3.1 乘组飞行后的免疫学评估

在最近一项初步研究中，我们检测了航天飞行之前和飞行之后 3 个时间点（飞行前 10 天、返回当天、飞行后 3 天）的即刻不同淋巴细胞亚群的细胞因子产生以及血清和尿应激激素。采集了执行近期 4 次航天飞行任务的 27 名航天员全面的全血样品。这几次飞行任务的持续时间从10～18 天不等。测定项目包括血清/尿应激激素、细胞亚群表型、有丝分裂后细胞活化标志物及胞内细胞因子产生等。太空飞行后外周血粒细胞绝对值显著提高，但循环淋巴细胞和单核细胞水平没有变化。在返回正常重力环境 3 天后，大部分受试者外周细胞配比回到接近飞行前基线水平。太空飞行后，循环单核细胞水平没有显著改变。淋巴细胞亚群分析结果显示：T 细胞百分比呈下降趋势，而 B 细胞百分比呈上升趋势。几乎所有美国航天员的CD4∶CD8 值都有增加，其中有些人变化异常明显[14]。

尽管微重力环境下细胞活化标志物 CD69 和 CD25 的表达无显著变化，针对特定亚群的促有丝分裂活化，细胞因子的产生发生了显著变化。在返回当天 T 细胞（CD3＋）分泌的 IL－2 量显著降低，大部分受试者的 CD4＋和 CD8＋ T 细胞亚群分泌的 IL－2 变化也是如此［如图 15－4（a）所示］。太空飞行后，无论是总 T 细胞还是CD8＋T 细胞亚群干扰素（IFN）分泌都无变化。但在返回当天，发现 CD4＋ T 细胞亚群的干扰素（IFN）分泌下降［如图 15－4（b）所示］。血清和尿液应激激素分析表明：太空飞行后航天员出现了显著的生理应激。以上研究结果表明，航天员经历了 10～18 天的太空飞行后即刻，外周免疫系统发生了改变。然而，由于着陆物理应力，飞行后测量结果受到混淆变量影响，使得航天飞行相对返回效应难以评估。尽管飞行期间存在取样延迟，但这些检验结果仍真实反映了太空飞行对人类免疫系统的影响。

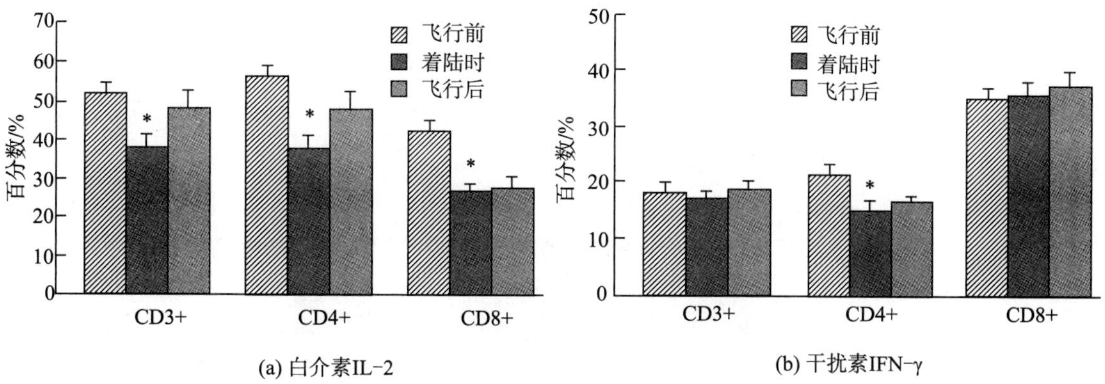

图 15-4　T 细胞（CD3＋）和 T 细胞亚群（CD4＋和 CD8＋）响应刺激产生（a）白介素 IL-2 和（b）干扰素 IFN-γ 的平均百分率。样本采集分别在发射前 10 天、着陆当天、着陆后 3 天[13]。
* 表示差异显著（$p<0.05$）和平均值的标准误差

15.3.2　循环免疫细胞群在飞行中和飞行后的变化

飞行乘组从太空返回后即刻采集的数据能否反映飞行期间身体发生的变化或回到地球的重力环境后身体的急性反应？这个问题还没有答案。显而易见，因为立位耐力降低和其他身体变化，重返地球和再次行走是乘组人员太空飞行结束后的重要应激源。在 MIR 18/STS 71 任务期间，3 名航天员在和平号上经历了 4 个月的太空飞行后返回地面，我们检测了飞行期间（着陆前 24 h 之内）循环白细胞亚群，并与飞行前以及着陆后即刻采集的样本数据分析结果进行比较。飞行期间的样品通过静脉穿刺获得，并在飞行过程中使用全血染色装置进行染色[15]。所有在地面采集的样品也用同样的装置染色。从返回当天 3 名受试者的样本数据分析中，观察到明显的血细胞群再分布（如图 15-5 所示）。和飞行前比，飞行期间循环细胞没有显著变化。飞行结束后 9 天之内，循环细胞也恢复到飞行前的分布状态。在轨飞行 115 天的航天员数据分析中，也观察到了这些变化。这些数据表明：重返地球重力环境对飞行乘组免疫细胞有显著影响，并且在解读飞行前后免疫研究相对于飞行中的免疫变化时，必须考虑这一点。显然，应该对地球重力环境诱发急性反应的影响进行评估，因为这种反应可能影响航天员飞行后的健康。

15.3.3　太空飞行中的病毒再激活

太空飞行期间免疫失调引发的另一个潜在风险就是潜伏病毒的再激活。大部分人都携带多种潜伏病毒，且这些病毒不能通过检疫剔除。免疫功能降低时这些病毒可能被再激活并表达。因此，外部顾问小组已经确认，航天员飞行前、飞行中以及飞行后的潜伏病毒是一种传染病风险。目前，已发现 8 种感染人类的疱疹病毒。这个双链 DNA 病毒家族包括 1 型单纯疱疹（HSV-1）、2 型单纯疱疹（HSV-2）、巨细胞病毒（CMV）、EB 病毒（EBV）、水痘带状疱疹病毒（VZV）、人疱疹病毒 6（HHV-6）、人疱疹病毒 7（HHV-7）、人疱疹病毒 8（HHV-8）。首次感染之后，这些病毒能与其人类宿主建

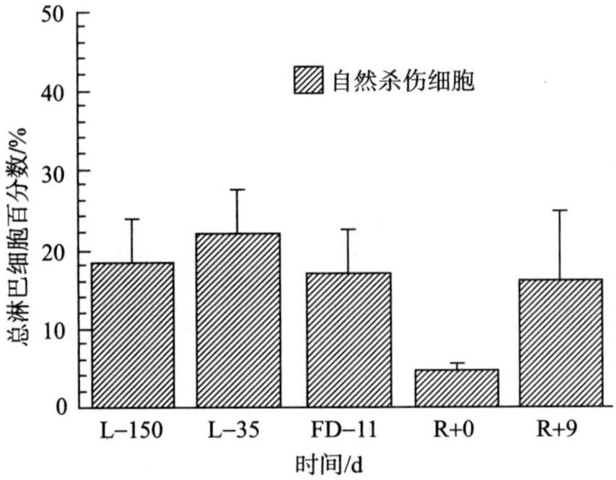

图 15-5 在循环外周淋巴细胞群中自然杀伤（NK）细胞的相对百分数。NK 细胞用流式血细胞计数仪确认，为 CD16/56 阳性和 CD3 阴性细胞，图中数据为标记细胞在总淋巴细胞中占的百分数。样本在发射前 150、35 天（L-150，L-35）、着陆前 24 h（FD-11）、着陆当天（R+0）以及返回后第 9 天（R+9）采集

立起终生的关系。一般情况下，它们以潜伏状态存在于宿主体内，检测不到，也无任何症状。然而，面临不同应激源以及免疫功能降低（尤其是细胞介导的免疫系统）时，这些病毒可能被再激活，并脱落在唾液、尿液或其他体液中。其中一些病毒在活化之前可能潜伏几十年（如 VZV）。

在近期的航天飞行任务中（$n=11$），对飞行期间潜伏的 EB 病毒再激活和脱落进行了分析[16]。采集唾液样本，提取 DNA，用聚合酶链式反应法（PCR）检测特定的疱疹病毒。每天唾液样本中，EB 病毒的出现频率是：飞行前（发射前 6 个月开始持续 1 个月）为 29%、飞行期间为 16%、飞行后前两周为 16%，而对照人群的 EBV 脱落频率介于 2%～5%之间。飞行后，EB 病毒壳蛋白抗原的 IgG 水平显著高于飞行前。

为了确定 EB 病毒是与其他疱疹病毒一样，还是具有独特性，Mehta 和同事研究了航天员 CMV 脱落模式[17]。71 名航天员作为飞行乘组参与了此项试验。55 名航天员（75%）对 CMV 血清反应阳性。在血清反应阳性的航天员尿液样本中，有 25%左右含有 CMV-DNA；而对照组的 61 名受试者中，只有 1 名（1.6%）的尿液中含有 CMV。55 名血清反应阳性的航天员，从发射前 22 个月左右一直到返回着陆期间，其 CMV IgG 水平并未升高。但是，15 名 CMV 脱落的航天员，其 CMV 抗体滴度显著升高。VZV 检测结果表明：航天员唾液样本中病毒再激活和脱落增加，而对照组没有发生再激活。航天员 VZV 阳性发生在飞行期间和飞行后，飞行之前没有。没有症状与 VZV 脱落相关，这一点很重要，因为先前无人报道过 VZV 亚临床脱落。VZV IgG 滴度增加与 VZV 脱落数据一致。在航天员唾液中，HSV-1 和 HSV-2 激活和脱落没有显著增加。

应激激素的增加、病毒再激活和病毒抗体滴度的变化表明：航天飞行期间（飞行前、飞行中以及飞行后）的应激通过下丘脑-垂体-肾上腺（HPA）轴影响免疫系统，使潜伏的病毒再激活、繁殖并释放到体液中，并且飞行期间脱落的病毒拷贝数大于飞行前和飞行后（如图 15-6 所示）。这表明免疫系统控制病毒再激活和脱落的能力发生了变化。病毒脱落

增加可能危及航天员的健康。因此，必须检测病毒特异性免疫应答的变化，以确定介导病毒释放增加的机制。

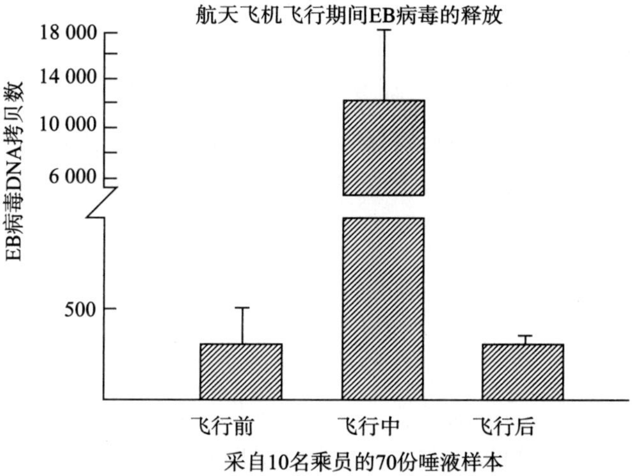

图 15 - 6　航天飞机飞行期间 EB 病毒的脱落。
在飞行前、中、后采集样本，随后采用聚合酶链式反应检测

15.4　感染性疾病

感染性疾病的发生是宿主暴露与应对感染挑战相互作用的结果。航天员采取一系列措施将接触病菌的可能性降到最低，将抵抗病菌的能力调整到最强。飞行乘组的选拔条件是身体健康以及在典型的地面暴露情况下具有足够强大的防御机制。人体正常防御机制包括呼吸道、胃肠道和生殖泌尿管道的皮肤及黏膜层。除非有外伤、穿刺或切口损伤，否则皮肤是防御微生物入侵最有效的屏障。黏膜上覆盖的分泌物含有溶菌酶和免疫球蛋白，也能有效抵抗微生物的入侵。而且健康人群携带有自身共生的菌群。正常菌群由细菌和真菌组成，也能部分防止其他种类病原的侵袭。对可能感染的病原体适当疫苗接种能进一步增强飞行乘组的抵抗力。在飞行中，对免疫接种史的管理、乘组人员综合健康水平以及接触管理机制是将健康风险降到最低的最好办法。

接触机制的控制涉及很多方面，包括健康稳定方案：限制乘组人员在飞行前一周接触潜在感染者；对飞行器进行多次检查，尽量减少乘组人员接触感染介质。微生物在飞行乘组和飞行器之间的双向传输已有多次记录，在和平号等空间站建立稳定的微生物生态系统的问题也进行过讨论。因此，为了管理这一问题，就要对飞行器进行定期采样和清洁，以便监测和管理微生物菌群。

每次航天飞机飞行之前，都会对飞行器内的空气和地面进行两次采样：飞行前 4 周和飞行前 2 天各进行一次。着陆之时再进行一次采样，有时也在飞行期间采集样品。结果显示：飞行期间微生物数量有适量增加，而这些菌群通常来源于飞行乘组。飞行乘组消耗的

水来自燃料电池，其低温氢和氧气反应产生电并供给航天飞机。然而，储水箱在发射之前充满水，并且每次飞行之前都会进行 4 次检查。飞行期间产生的水必须流经一个含有抗菌碘化树脂的微生物止回阀后，才可饮用。最近，增加了第二种树脂，以提取纯净水中的碘，防止碘在航天员体内蓄积。

国际空间站采用了类似的策略：对空气、物体表面、水系统进行定期采样。环境监测、持续乘组健康维护以及飞行中药物保障等措施为保障航天员健康提供一个系统，管理飞行期间发生感染的潜在风险。尽管不能完全杜绝接触潜在的感染源，但这些措施可以将影响飞行乘组和在轨操作的不利因素降到最低。

15.5　超敏反应和过敏反应

控制飞行期间乘组人员发生过敏性、自身免疫性、超敏反应的策略与控制感染性疾病的措施非常相似。第一道防线是预防。选拔航天员时排除有明显临床过敏、哮喘和自身免疫问题的人。乘组人员最常用的药会在飞行之前测试，以确定乘组人员是否出现任何特异性反应、过敏反应或其他不耐受。乘组人员在飞行器上实施的必须进入体内的食品和化合物（通过摄入或注射）在飞行之前都会测试，以确保其不会引起副作用。虽然这些措施将飞行期间发生过敏反应的可能性降到最低，但仍有可能发生。目前，在轨已有治疗过敏性疾患的药物。然而，飞行期间过敏事件的处理将极度困难，已得到大家的公认。

最近，在飞行过程中，用肺炎球菌疫苗进行了免疫接种。大约 30％的飞行受试者出现了注射部位酸疼并伴有发炎和发红症状，对照组仅有 5％的受试者报告感觉酸疼（21 名受试者中有 1 名），对照组受试者没有出现注射部位发红或明显炎症，反应时间线与 Arthurs 反应或免疫复合物反应一致。尽管报告称这是这种疫苗可能出现的反应，但令人惊讶的是这种剧烈的反应几乎只出现在飞行乘组受试者，很可能是组织灌流或免疫调节的改变所致。

目前尚不清楚飞行期间免疫系统发生的变化是否会改变乘组对超敏反应或过敏反应的易感性。地面环境可以观察到：免疫调节变化能改变其他刺激引起的临床测试结果。飞行期间的超敏或过敏问题可能带来非常严重的后果。医疗人员必须意识到：飞行期间对摄入或注入物品的敏感性可能会改变，要做好可能发生任何不测的准备。

15.6　结论

尽管没有疾病或感染与太空飞行导致的免疫变化有关，但是很显然，飞行期间免疫改变对飞行乘组存在潜在的影响。无论是太空飞行引发的免疫变化的程度还是对乘员产生的影响，目前都还不完全确定。与太空飞行有关的身体或心理应激源等因素似乎是造成免疫变化的主要原因，但不能排除微重力对免疫系统细胞的直接影响或调节作用。为了将航天飞行操作的影响降到最低，必须更加全面地了解免疫变化与航天器内独特的航天环境之间复杂的相互影响。

根据经验得知，在短期航天飞行期间，与免疫系统变化有关的风险可以得到有效控制，因为几乎没有证据可以证明在低于 30 天的航天飞行时，免疫失调会引起乘组人员的身体不适。然而，随着飞行任务时间的延长，不良环境因素、辐射、病毒变化与免疫失调的相互影响随之增加，准确预测可能发生的不良后果愈发困难。需要有更多的研究来探讨航天飞行期间免疫变化以及健康受试者免疫调节和临床反应之间的平衡关系，以准确推断出长期航天飞行期间和飞行后飞行乘组可能遭遇的风险。地面进行的模拟研究、免疫失调与临床表现的相关性都有助于了解未知真相。这些研究将为飞行任务的策划者和医务人员提供参考，以设计系统尽可能减少不良事件的可能性并提高航天员飞行期间以及返回地球时的工作绩效、舒适度和安全性。

参 考 文 献

[1] Mossman TR, Coffman RL. TH1 and TH2 cells: Different patterns of lymphokine secretion lead to different functional properties. Ann Rev Immunol 1989; 7: 145.

[2] Del Prete GF, De Carli M, D' Elios MM, Maestrelli P, Ricci M, Fabbri L, Romagnani S. Allergen exposureinduces the activation of allergen - specific Th2 cells in the airway mucosa of patients with allergic respiratory disorders. Eur J Immunol 1993; 23: 1445 - 1449.

[3] Webster JL, Tonelli L, Sternberg EM. Neuroendocrine regulation of immunity. Annual Rev Immunol 2001; 20: 125 - 163.

[4] Sams CF, D' Aunno D, Feeback DL. The influence of environmental stress on cell mediated immune function. In: Lane HL, Saner RL, Feeback DL (eds.), In Isolation: NASA Experiments in Closed Environment Living. Advanced Human Life Support Enclosed System Final Report. San Diego, CA: American Astronautical Society; 2002; 357 - 368.

[5] Glaser R, Pearson GR, Jones JF, Hillhouse J, Kennedy S, Mao HY, Kiecolt - Glaser JK. Stress - related activation of Epstein - Barr virus. Brain, Behavior and Immunity 1991; 52: 219 - 232.

[6] Mehta SK, Pierson DL, Cooley H, Dubow R, Lugg D. Epstein - Barr virus reactivation associated with diminished cell - mediated immunity in Antarctic expeditioners. J Med Virol 2000 Jun; 61 (2): 235 - 240.

[7] Glaser R, Pearson GR, Bonneau RH, Esterling BA, Atkinson C, Kiecolt - Glaser JK. Stress and the memory T - cell response to the Epstein - Barr virus in healthy medical students. Health Psychol 1993 Nov; 12 (6): 435 - 442.

[8] Glaser R, Friedman SB, Smyth J, Ader R, Bijur P, Brunell P, Cohen N, Krilov LR, Lifrak ST, Stone A, Toffler P. The differential impact of training stress and final examination stress on herpesvirus latency at the United States Military Academy at West Point. Brain Behav Immun 1999; 13 (3): 240 - 251.

[9] Konstantinova IV. Problems of space biology. In The Immune System Under Extreme Conditions, Space Immunology Volume 59. Translated from Sistema V Eksytremai ' Nykh Usloviyakh, Problemy Kosmicheskoy Biologiya Vol. 56. Washington, DC: Natl. Aero. Space Admin. ; 1990.

[10] Konstantinova IV, Antropova EN, Legen' kov VI, Zazhirey VD. Study of reactivity of blood lymphoid cells in crew members of the Soyuz - 6, Soyuz - 7, and Soyuz - 8 spaceships before and after flight. Kosmi Biol Avikosmi Med 1973; 7: 35.

[11] Manie S, Konstantinova I, Breittmayer JP, Ferrua B, Schaffar L. Effects of long duration spaceflight on human T lymphocyte and monocyte activity. Aviat Space Environ Med 1991; 62 (12): 1153 - 1158.

[12] Taylor GR, Janey RP. In vivo testing confirms a blunting of the human cell - mediated immune mechanism during space flight. J Leukoc Biol 1992; 51: 129.

[13] Crucian BE, Cubbage ML, Sams CF. Altered cytokine production by specific human peripheral blood cell subsets immediately following space flight. J Interferon Cytokine Res 2000; 20 (6): 547 - 556.

[14] Sams CF Crucian B, Clift V, Meinelt E. Development of a whole blood staining device for use during Space Shuttle flights. Cytometry 1999; 37: 74 - 80.

[15] Payne DA, Mehta SK, Tyring SK, Stowe RP, Pierson DL. Incidence of Epstein - Barr virus in astronaut saliva during spaceflight. Aviat Space Environ Med 1999; 70 (12): 1211 - 1213.

[16] Mehta SK, Stowe RP, Feiveson AH, Tyring SK, Pierson DL. Reactivation and shedding of cytomegalovirus in astronauts during spaceflight. J Infect Dis 2000; 182 (6): 1761 - 1764.

[17] Mehta SK, Cohrs RJ, Forghani B, Zerbe G, Gilden DH, Pierson DL. Stress - induced subclinical reactivation of varicella zoster virus in astronauts. J Med Virol 2004; 72 (1): 174 - 179.

第 16 章　心血管疾病

道格拉斯·R. 汉密尔顿（Douglas·R. Hamilton）

长期和短期暴露在微重力环境中可显著改变心血管系统[1-9]。本章将介绍心血管变化，以及在航天实施医学中处理由这些变化所带来不良影响的解决方案。微重力对心血管影响的大多数阐述主要集中在促使心血管变化的生理机制。航天医生只有了解这些对人类心血管系统的重要生理影响，才能在航天飞行任务中做好充分的准备工作。飞行乘员也可能出现亚临床心脏异常，而这些异常可能在心血管系统对微重力的适应反应时加剧。

为帮助读者理解航天医生所面临的心血管问题，本章所关注的问题包括航天飞行中每个阶段：乘组选拔、发射过程、在轨活动、重返大气层和返回后的恢复。美、俄两国开展了广泛的研究，以探讨暴露于微重力环境中引起的心血管生理学变化，这些变化可能的最终表现为心血管功能受损，例如飞行后立位耐力不良、运动能力降低、在轨心律失常[8-10]。现有文献很少关注微重力对心血管不良影响所带来的各种临床并发症[11]。航天实施医学关注的两个首要目标是：1）防止航天飞行期间心血管疾病和心血管功能受损情况的发生；2）恢复或治疗受损的心血管功能，必须将其对任务的影响降到最低，同时最大程度地保证乘组的安全和绩效。

迄今为止，航天实施医学经验来自于对众多飞行乘组的临床观察以及心血管生理学领域的生命科学研究成果[7,12]。本章将阐述执行航天飞行任务中，乘组在心血管生理学方面所能承受的所有风险和挑战。

16.1　航空航天人群面临的心脏病风险

航天医生首要任务是通过预防心脏疾病来确保航天员心脏的健康和功能。在筛选和监测航天员心脏功能的试验中，该群体阳性和阴性预测值出现异常情况很常见，考虑到这一点，可以完成维持飞行乘组心脏健康的任务。在这种情况下，一级预防是指通过采取措施来防止以前没有这一类疾病的个体患心血管疾病；二级预防是指采取措施缓解临床上有心血管病症状的病人。对于航天员来说，心脏病需要二级防护常常是退出现役的原因。

在航天飞行期间，环境因素和作业因素都可能会影响心血管系统。这些因素引发的体征和继发症状必须和显性心脏病区别开来。通常把能降低这些风险因素所带来影响的方法称为对抗措施。尽管显性疾病不一定存在，但有时把对抗措施作为二级预防方法。

在人类航天飞行早期，航天医生依靠诱发试验（仅有少量阳性预测值）来确定航天员群体患心脏病的风险；研发预防措施的主要依据就是风险因素评估。令人遗憾的是，航天员群体的差异（例如年龄、性别、种族、职业，以及文化背景）使航天医生很难从这一群体获得心脏发病率和患病率的准确数据。因此，航天员群体的风险评估可以参考军用和民用飞行员的心脏病发病率，并推测出结果。

心脏猝死、心梗、不稳定型心绞痛、大部分心律不齐等临床病症将影响飞行乘组的工作或使其突然丧失工作能力[13-15]。在工业化国家，冠状动脉粥样硬化症或冠心病（CAD）是发病和死亡的最主要原因[13]。在美国，CAD 每年造成超过 1 000 000 人失去生命，将近一半患者是突然发病，之前没有任何 CAD 征兆[16-18]。动脉粥样硬化常常在 20～30 岁就已开始发生[19]，并且在同一解剖部位发现冠状动脉钙含量和腔体狭窄之间存在非线性相关[20]。冠状动脉粥样硬化在不知不觉间加剧，导致脂质和钙负荷斑块在内膜沉积，这在正常动脉内不存在[21,22]。引发急性冠脉综合征的主要机制是斑块破裂。急性冠脉综合征的引发事件是内皮细胞损伤，紧接着是促炎反应，其特征为内皮功能障碍、细胞损伤、白细胞积聚反应、单核细胞黏附增加、一氧化氮介导的舒张功能受损以及最终导致斑块破裂[23]。促炎反应致使内皮激活，产生组织因子介导的促血栓环境，进一步促使斑块破裂处血凝块的形成[24-26]。

脂质斑块钙化将最终导致破裂，之后因为血栓源性物质的大量释放而形成凝块。多数时候，凝块裂解后再凝结于斑块生成的地方。动脉粥样硬化非常显著之后才可能发生斑块钙化。令人惊讶的是，很多心梗似乎发生在狭窄程度低于 50％的血管[21]，这意味着在考虑临床冠脉问题发生的概率时，斑块结构是主要因素，而非管腔变窄。在绝大多数时候，斑块破裂和愈合一直都在进行，促使动脉管腔进一步变窄。不稳定且易破裂的斑块一般有一个较大脂核，其外面覆盖一层薄纤维；相反，稳定斑块脂核小，并且其外面覆盖着一层较厚的纤维层[21]。动脉钙化和“易破裂”斑块破裂概率之间的关系还不清楚[27-28]。有足够研究证据表明冠脉钙化程度与斑块堆积有关，然而“易破裂”斑块与冠脉钙化或斑块堆积之间的相关性还缺乏研究证据[21,29]。

预测急性冠脉事件的病理生理关键是能识别造成不稳定或“易破裂”斑块的原因[30,31]。里德克等人的研究数据表明了测量高敏 C-反应蛋白（CRP）在心脏病一级预防风险分层方面的作用，不依赖于弗雷明汉风险评分[32-37]。危险因素诸如高血压、高血脂、吸烟史、性别、年龄和 C-反应蛋白水平，有助于预测疾病或帮助筛选；然而，航天员如果存在冠状动脉钙化，则认为不正常。动脉粥样硬化性钙化是一种潜在加剧的病理预兆，可能需经过数十年才能在临床中表现出来。阿尔巴尼-弗雷明汉联合研究显示：在 CAD 引发突发性心脏死亡的所有病例中，50％在发病前没有预兆[38]。由于冠脉钙化无创成像以及血液检测准确性不断提高，动脉粥样硬化检查和预测在过去几十年发生了很大变化[39]。

尽管从 1970 年开始，CAD 导致的死亡率开始下降，但住院率从 1970 年到 1986 年上升了 25％，这表明早期治疗和干预对这种疾病有成效。如果单支病变冠状动脉的变窄程度达到或超过 50％[40]，在飞行员中，CAD 通常认为是临床上重度冠心病（SCAD）。变窄程度低于 50％被认为 CAD 症状很轻，即轻度冠心病（MCAD）。普劳德菲特等人[41]的长期研究结果表明：在超过 10 年时间内，MCAD 患者发生心脏病的比例为每年 1.5%～3.0%；运动平板试验或铊扫描结果不能预测飞行员群体未来心脏病的发生情况或存活情况。

很难识别航天员是否会在其职业生涯的某个时候患上重度冠心病（SCAD）。一项针对冠脉解剖结构正常（通过血管造影确定）患者的长期研究报道，在 10 年随访期间内，心脏病（心脏猝死、心梗、心绞痛和缺血性心律不齐）的发病率每年高达 0.65%[41]。在该试验中，病人在出现了运动试验阳性[42]或其症状[43]严重到足以需要临床医生排除其解剖异常之后，进行了侵袭性的心脏检查。这些病人是否和目前美国航天员群体的心脏风险因素一样，还不清楚，但可以推断两者没有明显的共病情形。

奥斯瓦尔德等人[15]认为：不少美国人口研究结果表明，35～54 岁之间健康男性每年心脏病的发病率为 0.5%，而同一年龄段军队飞行员每年发病率为 0.15%。造成这样显著差异的原因很可能是，军队飞行员在其职业生涯[44]要经历综合选拔体检和每年医学评估，能鉴别并控制明显的风险因素，如糖尿病、肥胖、高血压和吸烟[45]。军队飞行人员心脏病发病率较低也有可能归因于其较高的文化水平。频繁体检促使军队飞行员比普通人群更加注意防范这些危险因素。同时，军队飞行员强烈意识到他们的健康状况和职业生涯息息相关。

因为很难推断航天飞行相对于航空类似环境的独特性，所以很难由一次心脏事件来确定航天飞行期间航天员的风险因素。航天飞行期间可接受的心脏风险还没有量化数据。也许在航空群体中可以发现约束风险的目标，因为这一群体有一共识：职业飞行员失去资格的风险不应超过欧洲国家 60 岁老人心脏病的死亡率——每年约为 1%[14,46-49]。关于心血管认证的航空医学决策指标常常基于 1%这个标准来制定。1%规则原理很简单。飞行员每年 1%（10^{-2}）的心血管风险约等于每小时 10^{-6}的风险，而每年有 8 760 h。因为平均每次飞行大致持续 100 min，且不超过 10%飞行时间被认为是决定性的，所以 60～65 岁的飞行员在关键时刻（起飞或着陆期间）失去资格的风险为：飞行期间每小时约为 10^{-7}。45 岁飞行员发病率降低大约为其 1/10，30 岁的飞行员降低为其 1/100[14]。尽管理想个人心血管风险低于每小时 10^{-9}（对于 30 岁飞行员来说）超出了任何年龄段的水平，但仍然符合“飞机发动机、系统或结构极不可能发生意外的灾变失效”或者“极不可能发生机组人员失误以及机组人员失能”的适航标准[50]。

在指令舱增加 1 名机组成员，其每小时风险为 10^{-9}。模拟研究结果显示，监测飞行员可以检测并扭转 99%突发飞行员失能导致的坠毁。对于一位 60 岁飞行员来说，如果有 2 名机组成员，监控措施把突发失能导致致命事故的心血管风险降低到了每小时 10^{-9}。然而，该事故风险模型不能包括全因死亡率，对于一些群体（来自英格兰或威尔士 60～65 岁之间的男性飞行员）而言，其全因死亡率是心血管疾病死亡率（每年 1%）的 2 倍（每年 2.2%）[46]。

商业和军用航空飞行关键时段指这一时段飞行员失能可能造成任务失败。在航天飞机任务中，任务失败可以诠释为机组成员发生严重心脏病变，需要离开轨道接受治疗。再次心脏病变采用“1%规则”，在 16 天 6 人乘组飞行期间，任务失败机会变成了每次 0.3%。如果不考虑其他航天相关因素，乘员在国际空间站超过 1 年，其发生心脏失能极端事件的风险仍然是每人每年 1%。对于低地球轨道以外的飞行任务，这类严重医学事件的预期比率需要降低。

航天员心血管选择标准仅仅以心脏事件风险为标准，因此，采用这样标准来盲目降低总体任务风险可能不合适。与飞行员有关的事故率取决于飞行经验，因此，发生事故的概率在 60 岁之前稳步降低[51]。已观察到，60 岁以上飞行员的事故率有小幅增加，但是有正常飞行经验的 65 岁以上飞行员的事故率仍然低于 45 岁飞行员[51]。因此，不要仅仅基于心血管风险模型就把经验丰富的老飞行员排除在航天飞行乘组之外，除非确有显性或不能治疗的心脏异常。

当前国际空间站航天员的选拔标准以军用航空和民用航空“1%法则”为基准[52]。然而，一旦有任何严重心脏事件，长期航天飞行的医疗保障要求终止飞行任务。（潜艇船员的选拔和训练基于假定：任何船员发生任何心脏事件，任务都要继续实施。）目前医疗技术不能有效预测长期飞行期间心脏事件的发生情况，而现在航天员选拔标准根据“1%法则”来制定，可能不适合空间站的长期飞行任务。

绝大多数心血管异常个体失去了飞行资格，因为存在重大安全风险会影响任务顺利进行。航天医生可以作为机组人员帮助乘员保持飞行状态。然而，航天医生要负责识别心血管异常和执行航天医学的体检标准[44,53]。

16.2　航空人群的心脏患病率

在全世界航空人群的心脏患病率中，CAD 是让飞行员失去永久飞行资格的首要原因，同时也是军用和民用机组非事故过早死亡的首要原因[54-57]。伊诺斯等人[58]通过朝鲜战争伤员的尸检研究发现：73%受检心脏出现明显动脉粥样硬化，其中至少有 15.3%狭窄程度超过 50%。麦克纳马拉和他的同事[59]对 105 名在越南战争中牺牲的士兵（平均年龄 22 岁）进行尸检，研究发现：45%患有 CAD，5%有 SCAD。值得注意的是，尽管这些人 CAD 都没有临床症状，但他们吸烟比例非常高，并且显然他们没有经过和飞行员或者航天员同等级别的选拔筛选。

佩蒂约和麦基恩[60]查阅了武装部队病理学研究所的 6 500 份尸检报告（被检者死于飞机事故或灾祸）后发现，事故发生时，有 816 例（13%）被诊断为已有心脏疾病，在这 816 例中，89.1%患有 CAD。他们还比较了 CAD 的严重程度、死亡年份、乘员住址等。在 20～34 岁的军队人员中，86.6%有 CAD，中度和重度 CAD 占 17.1%。布兹和斯塔格斯[13]查阅了 710 名死于航空事故民用飞行员的尸检报告发现，61%有冠状动脉粥样硬化，其中 2.5%达到严重程度。安德伍德[61]研究了 288 名死于航空事故飞行员（军用、民用、私人飞机）和 132 名突然死亡的 18～62 岁健康男性，结果显示飞行员和对照组之间冠状动脉疾病的发病率没有显著差异。这 4 个组平均年龄不超过 40 岁，低于目前美国航天员人群平均年龄（44 岁）。另一项针对健康美国空军飞行员的研究报道：从 1988 年到 1992 年，心梗、心绞痛和心脏猝死的发生概率为每年 0.02%；患心脏疾病飞行员的平均年龄为 44 岁[15]。值得注意的是，在该研究中，61%心脏事件是心梗，21%是心脏猝死。而作为缺血性心脏病最明显表现——心绞痛，只占心脏事件的 18%。这些结果表明：在这类特殊人群中，否认或报告不全这一事实应该受到关注[15]。

塔勒加等人查阅了从 1996 年到 1999 年死于固定翼民用航空事故的 534 份（82%大于 40 岁）尸检报告后发现，一般心血管疾病和冠状动脉狭窄比例分别是 43.82% 和 37.64%[62]。他们还发现，534 例中有 41 例（7.6%）左冠脉有严重动脉硬化。尼森等人[63]用冠脉血管内超声[64]检测了一系列移植供体，结果显示 17%的 20 岁以下患者，37%的20～29 岁患者和 60%的 30～39 岁患者患有冠状动脉粥样硬化病，而 97%供体血管造影结果显示为阴性。尸检数据表明年龄相似者患病率相似，同时也表明在年轻的时候，动脉硬化风险因素很可能会促使病理发生改变。血管内超声显示冠心病表现出特征性的弥漫性，累及心脏动脉分支，呈隐匿性进展，逐渐形成多发性“疝型”斑块，不会形成血管狭窄[63]。这些研究结果表明，需要系统地早期干预风险因素，降低航天员群体的 CAD。

商业飞行员接受本国民用航空当局的常规体检，确定是否患有使其失去飞行资格的疾病和损伤。这些标准由国际民航组织和欧洲联合航空当局公布。阿尔瓦和瓦格斯塔夫近期的一项研究[65]观察了 275 名挪威飞行员 20 多年的基本情况，97 例（35%）存在心血管疾病，大部分集中在 40～60 岁年龄段，和现在航天员年龄段情况类似。在这 97 例心脏问题中，36 例（36%）为心梗，33 例（34%）为 CAD，18 例（19%）为心律不齐，3 例（3%）为心肌病，7 例（7%）为外周血管疾病。来自加拿大[66]、俄罗斯[67]、美国空军[68,69]，以及商业飞行员[70,71]的研究结果也显示，心血管问题最为常见。

正如前面所述，CAD 首发临床症状是心律不齐，表现为晕厥前症状、晕厥，甚至心脏猝死，这足以导致灾难性的航空事故。理查森等人[72]查阅了 430 份病历（428 名男性，平均年龄 40.3 岁），这些病人曾经被诊断为室上性心动过速（SVT），并于 10 年后再进行评估。在这些病人中，42 例（10%）被诊断为血流动力学变化显著的 SVT，21 例（5%）为无症状持续 SVT[72,73]。尽管 SVT 的特征、频率和成对出现无法预测未来持续性 SVT，但折返性快速心律失常或反复性 SVT 的存在可以预测后续反复性 SVT 发作。

弗拉林和同事[74]研究了 303 名病人 24 h Holter 数据（选自 1 575 名心导管术显示正常的患者），结果发现只有 36 名病人没有异位搏动；值得注意的发现有：孤立的心房（73%）和心室（41%）异位搏动、成对的心房异位搏动（14.5%）和心室异位搏动（4%）、非持续性 SVT（4%）以及非持续性室性心动过速（VT）　（1～7 次心跳）（0.7%）。该项研究结果表明，异位搏动非常普遍，即使是在无心脏疾病（CAD，瓣膜或传导障碍）的个体中。

另一项利用 Holter 监测 VT 病人的研究结果显示：在 98 例非持续性 VT 受试者中，92%在 24 h 内 VT 不超过 5 次，63%为 3 次，71%仅为 1 次[72]。在对 193 名无症状非持续性 VT 飞行员进行为期 10 年随访研究中，加德纳等人[75]发现 9 例有症状（1 例晕厥，5

例晕厥前症状，3 例猝死）。在这 193 名飞行员中，103 名没有心脏病（CAD、瓣膜病症、心肌症）迹象，但后来即被诊断为原发性、非持续性 VT。这些研究人员推断，咖啡因摄取、胆固醇水平以及 VT 特征等辅助因素并不能预测 VT 发生，并且非持续性 VT 不是未来持续性 VT 的先兆。

16.3　航天飞行中乘员的心脏病事件

在过去 40 年里，用于检测 CAD 的标准诊断工具已经从非侵袭性、诱发性试验发展成更为确切但具有侵袭性的诊断成像。成像技术的发展以及用血清标记物评估心血管疾病风险，使心血管疾病检测以及心血管风险预测更加准确。因为当时所使用的非侵袭性诊断工具敏感性和特异性较差，所以早期航天员 CAD 发病率数据不太可靠。一种主要以最新发病率数据为基础的心血管风险模型正在研制中，目的在于比较美国航天员和类似群体（如民用飞行员、军队飞行员、潜艇人员等）的相对心血管疾病风险[76]。

在美国航天飞行早期，心律不齐被认为是心脏失常的迹象。在航天飞行中，只有正在对乘组人员进行生理学监测时发生了心律不齐才能进行评估。心电监护仪局限于应激或高危活动期间使用；然而，航天飞行前心电监护数据显示，健康的航天员也出现了几种类型心律不齐。房性期前收缩、室性期前收缩、ST 段或 T 波变化一般与高强度活动有关，如出舱活动、运动或下体负压测试等。

阿波罗 15 号是美国第一次载人航天飞行中出现心血管事件，在此期间，除了偶尔出现阵发性室性心动过速（PVC）外，还观察到其他心律失常。飞行 178 h 后，登月舱从月球返回后不久停靠在指令舱，阿波罗 15 号登月舱的驾驶员经历了 5 次单源性室性期前收缩，间隔在 30 s 内，显著高于“地球-月球转移轨道”飞行阶段的每小时 1～2 次室性期前收缩。大概在 1 h 之后，该驾驶员又经历了 1 段 22 次心跳的结性二联律。在飞行后任务报告中，这名航天员回忆说，在二联律时刻，他感觉极度疲劳[6,77,78]。飞行结束后对所获得医学数据进行分析后发现，阿波罗 15 号的这名航天员可能患低血钾症；后来发现，月球上出舱活动为超负荷工作。在阿波罗 15 号飞行结束 21 个月后，该航天员出现心梗[6,77,79]。在飞行之前使用当时非侵袭性检测工具（运动心电图）没有检测到 CAD 证据，也无可用的侵入性冠脉诊断成像信息用以测定 CAD 的程度。

在天空实验室进行测试也显示，几名乘组成员有明显心律不齐，其中包括：运动时出现 1 次室性期前收缩三联律，下体负压恢复期出现 1 次房室传导阻滞，下体负压后休息时出现交界性节律 1 次，以及出舱活动之后出现 1 次多源性室性期前收缩[1]。

实施航天飞机在轨飞行试验计划的前 4 次飞行中，在发射和着陆时对飞行乘组进行了连续心电监护。14 名乘员中有 9 名出现了频繁室性期前收缩，其中 2 名在着陆期间出现了频繁室性期前收缩。在飞行前的低压舱暴露和水浸试验中，1 名偶尔出现了室性期前收缩，未超过每分钟 2～3 次异位搏动。尽管返回后血清电解质分析正常，但在返回大气层期间经历重力负荷后，这名乘员出现了均匀室性期前收缩，每分钟高达 16 次异位搏动[80]。

不过，这些心律不齐比较轻微，在执行后续航天飞行任务时不一定需要监护。

大概 1/3 航天员在出舱活动时出现了室性期前收缩。1 名乘员经历了长达 10 min 室性期前收缩二联律，另 1 名出现了频繁房性期前收缩。7 名乘员和试验对象在模拟和实际出舱活动时心电图分析结果显示：航天员和受试者异位搏动频率没有差别[81]。尽管受试者数量少，很难得出有意义的结论，但这些结果也许意味着，出舱活动时乘员心律失常不是因为微重力环境，早期航天飞行时乘员异位搏动可能由其他因素引起。汉密尔顿等人[82]查阅分析了近 20 多年 160 次出舱活动的 Holter 结果。从 1984 年到 2002 年，NASA 进行了 160 次出舱活动，每次持续时间为（300±42）min，累计时间为 42 天 16 小时 54 分，78%时间由航天医生在任务控制中心监护。每次出舱活动平均异位搏动为 0.31%，然而，一些出舱活动的异位搏动超过 10%。值得注意的是，研究还发现，77 次（48%）出舱活动出现了窦性心律不齐，而飞行前 Holter 数据表明只有 9 次（5%）出现类似情况。航天飞行和这些结果是否有因果关系还不明确，自主神经系统的副交感神经下调是假定原因之一[82]。出舱活动时平均心率是每分钟 82.9 次，平均年龄为（45.04±17.63）岁。考虑到前 6 h 二联律和三联律升高，出舱活动时间不要延长到 8 h。在出舱活动时，如果乘员完成了所有安排工作，航天医生基于前 6 h 收集的生物学数据，可以允许延长 EVA 时间。

俄罗斯太空任务已经积累了大量 ECG 数据[2,12,83]，因为俄罗斯航天员的健康维护需要很多例行监护。除了出舱活动期间 ECG 监护外，在发射和对接期间，所有航天员 ECG 和呼吸频率也都需要进行监护。在许多较长时间的俄罗斯飞行任务中，航天员在休息、运动、下体负压训练、出舱活动以及飞行结束后，需要每 2～3 周进行 ECG 监护[84,85]。俄罗斯航天员最常出现的心律不齐是期前收缩，更多的是室上性而非室性[2,9,86]。

俄罗斯太空计划曾报道，在飞行第二、三个月开始观察到 R 波、S 波、T 波波幅变化[87]。相对于胸廓结构，波幅增加可能仅仅是由于微重力引起的心脏解剖学变化。T 波波幅降低可能是因为钾代谢变化，这些变化也可能与室性异位搏动有关[87]。1987 年，在和平号出舱活动期间，1 名航天员出现了持续的快速性心律失常，导致任务从 11 个月缩短到 6 个月，这名航天员通过联盟号飞船安全返回[88]。有报道称，一名航天员在 49 岁时（第三次短期飞行结束刚 2 年）患上了严重心梗[85]。此外，俄罗斯医学联合会曾向 NASA 报告在过去 10 年，他们在和平号空间站上观察到大约 31 例心电图异常、75 例心律失常、23 例传导异常。

在俄、美联合飞行期间，采集到几名航天员 Holter 数据。发现 1 名和平号空间站上航天员结果显著异常，这名航天员之前没有心血管疾病史[89]。其飞行前 Holter 数据显示室性成对、多形室性期前收缩，以及 5 次室上性心动过速，不伴室性快速型心律失常。在轨第二个月的 Holter 数据显示了 1 段无症状的、非持续性 14 心跳室性心动过速（如图 16－1 所示）[89]。现已知道是心脏舒张晚期 PVC 造成了这一事件的发生，并且心律失常的峰值速率是每分钟 215 次。这些结果飞行后才发现，出现心脏异常的航天员成功地完成了飞行任务，并在规定时间返回地球。不幸的是，完成任务之后几个月，这名航天员被诊断为 CAD。

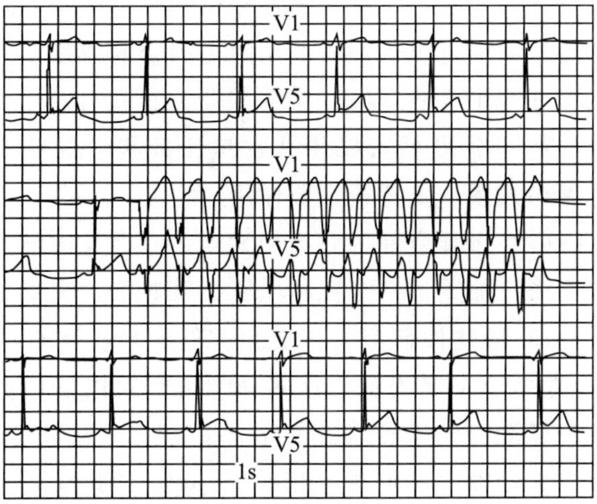

图 16－1　在长期航天飞行期间，双通道 Holter 记录的非持续性室性心动过速

注：14 心跳的室性心动过速由舒张晚期的期前收缩诱发，此后表现出非特异性 ST 段明显升高；该图经福利特斯克-耶尔[89]允许后使用。

在对健康成年人 Holter 结果进行研究后发现，异位搏动患病率在 40%～93%之间，并随着年龄的增加而增加，这表明在轨定期使用 Holter 记录，会发现更多心律不齐[90]。尽管没有采用常规血管造影术，但是为了排除任何明显异常，美国航天员选拔需经过严格的体检[53]。然而，航天员心血管选拔标准不一定完全有效，如果 Holter 数据[74,75,77,90-92]发现心律不齐，就会认为不正常。

这些心血管研究结果意味着现在飞行任务前的筛选检查不足以排除在轨心脏事件发生的可能。军用和民用航空在心血管危险分级方面较多地关注如何把在飞行关键时段发生的心脏事件降到最低。其他特殊环境如导弹潜艇任务，可能更多关注任务的成功，而不是乘员心脏的健康。对于军队和民用医疗方案来说，这个范围之外心脏事件带来的任务代价和风险可以接受。这并非对人类长驻太空这类情况也适用，因为当前任务要求国际空间站乘员如果发生心脏事件，必须送回地球。如果空间站没有航天飞机，那么乘坐联盟号离开轨道要花费 5 亿美元。因此现在的问题是，航天医生是否应该遵守心血管选拔标准？如果要减小心脏事件在轨发生率，这与我们预测或防止心脏事件的能力存在显著差距，这个标准比军用标准更为保守。

16.4　降低航天员心血管风险的措施

航天员心血管综合医疗保健需要在防护和治疗之间保持平衡。迄今为止，航天任务心血管保健最有效方法就是在选拔乘组之前通过医学筛选排除心脏异常，并且在飞行前、飞行中和飞行后采取一级预防、二级预防和对抗措施[53,93]。期望通过这些方法把对治疗的需求降到最低，同时也把医学干预对任务目标的影响降到最低。尽管航天医生采取了最先进的筛选和对抗措施，但是在航天飞行期间或飞行之后，仍然有心血管异常事件的发生。

在大多数短期航天飞行中，在不干扰主要任务目标的情况下，通过对航天员睡眠、饮食、任务相关活动、用药、运动、飞行前后活动的控制获取数据，无论是用于任务操作还是研究使用都比较困难。在以收集生理/心理学数据为首要任务目标的短期飞行任务中，已经解决了这个问题[1,7,93-95]。这些研究结果在水星任务和联盟号飞行任务中，对鉴别医学病史和描述性研究的因果关系，发挥了重要作用。

发生在飞行中和飞行后心血管事件可分为两大类：一类是由航天飞行引起的心血管生理学变化；另一类是航天飞行加重了已有亚临床心血管异常。大部分关于航天飞行心血管的研究可分为 3 大类[7]：1）描述性研究，主要报道航天员在飞行中或飞行后心血管反应（航天飞行引起心血管异常多为个案报道，这些异常可能对以后任务产生影响；对已经观察到航天飞行引起心血管异常的风险或患病率进行前瞻性研究或回顾性研究）；2）机理研究，常常用于控制多项变量，以便使用基于微重力的病理生理学模型解释航天飞行和心血管现象之间的因果关系；3）预防和对抗措施的有效性研究，通常在对心血管病理生理学机制充分了解并形成了降低心血管风险的假设后进行研究。

在评估航天飞行和心血管变化之间因果关系方面，可以使用系统方法有效降低心血管医疗事件。在大多数航天飞行任务中，采集医学数据极为有限，难以建立基于证据的在轨心血管医疗防护方法[96]。所以，航天医生不得不依靠有限经验和非官方数据来采取措施降低在轨风险，做出实时临床决策[97,98]。

航天医生必须谨慎权衡改变一种明显降低心血管疾病风险的方法，或探讨一种新的降低航天员[99]医学风险的方法两者之间的关系。在早期航天飞行中，为了保护适应能力和免疫力相对较差的航天员，在全面了解人类对微重力生理学反应的潜在机制后，美、俄航天专家采用了一套对抗措施。其中一个例子为将药物、液体负荷、运动（脚踏车或功率自行车）和下体负压联合使用来防止着陆时立位晕厥。这种联合对抗措施的成效还不明了，但同时使用这些方法可能会影响单一对抗措施的有效性。

美国太空计划在有效运用心血管对抗措施方面取得的临床经验，目前仅来自于短期暴露于微重力环境或少数在天空实验室、航天飞机-和平号空间站或者国际空间站长期驻留后完成着陆的乘员。期望能在国际空间站上开展更多前瞻性对照研究，为完成登陆火星或月球任务提供更完善的对抗措施[100]。

16.5 航天员心血管疾病的预防

在航天飞行和军事任务中，坚持医学标准严格选拔以及采取一级、二级防护措施是将医学事件对任务影响降到最低的主要方法。航天器上医疗资源必须按要求减小体积，降低能耗，减轻质量，在轨医疗资源受限，再加之航天员医学专业知识有限（他们中大多数不是医师)，降低在轨心血管疾病风险的关键是预防，而不是治疗。

在美国和其他一些发达国家，尽管 CAD 导致的死亡率和发病率有所下降，但它仍然是导致死亡和残疾的首要原因。如前所述，心脏病最初表现为一次突然失能事件（心绞痛、心肌梗塞、心律失常、晕厥），或者没有任何征兆的心源性猝死。大概 25％早发冠心病患者没有表现出任何公认的危险因子[101-103]。超过 200 个新危险因子或标志物（如 C-反应蛋白，同型半胱氨酸[104]、纤维蛋白原和一些感染因子）得到证实，并对其与 CAD 的相关性进行了测试[105-107]。血清胆固醇及其组成部分也可作为代表性风险因素。在一项对无症状 CAD 检测结果异常的飞行员研究中，250 份心脏导管检查结果显示，4％无 CAD 以及 88％血管造影显示有 CAD 的飞行员，其总胆固醇和高密度脂蛋白的比值高于 6.0[40,108]。

让人感兴趣的是，2002 年所有现役女性航天员（平均年龄为 44 岁）的胆固醇低于 165 mg/dL，平均值为 150 mg/dL。同一年所有现役男性航天员的胆固醇高于 164 mg/dL，其中 43％在 166～199 mg/dL 之间（均值为 188 mg/dL，平均年龄为 39.8 岁），57％高于 199 mg/dL（均值为 220 mg/dL，平均年龄为 48 岁）。2002 年，美国女性和男性航天员平均年龄分别为（44±6.7）岁和（44.5±6.5）岁。从第一次载人飞行以来，男女航天员选拔时的平均年龄分别为（35±3.5）岁和（36±3.5）岁，执行发射任务时的平均年龄分别为（41.2±3.8）岁和（44.3±6.2）岁。目前，男女航天员退役平均年龄分别为（60.5±9.3）岁和（48.7±5.3）岁。显然，基于弗雷明汉风险评分，美国女性航天员群体的心脏病风险低于男性。

以年龄为函数，使用威尔森等人预测方法，已经计算出 2002 年现役航天员和 2002 年已退役航天员心脏事件在 10 年内的风险[109,110]。让人感兴趣的是，从航天员群体弗雷明汉心脏风险评分（FRS）在 10 年内的分布情况来看：2002 年，40.1％男性航天员和所有女性航天员风险评分低于 3％，他们平均年龄分别为 39.6 岁和 44 岁。其余航天员群体中，51％男性 FRS 范围为 5％～9％（平均年龄为 46.6 岁），8％男性 FRS 大于 10％（平均年龄为 55.8 岁）。59％现役航天员在 10 年后心脏事件风险评分大于或等于 5％，如果国际空间站任务时间超过 1 年或者参加为期 3 年探险任务，他们可能需再次接受医疗检查。

从这些风险数据可以看出，目前航天员选拔标准更能够有效地从年龄和性别相匹配的普通人群中挑选出心脏疾病风险较低的人。但是，在飞行任务中和飞行后，这个航天员群体还是发生了心脏事件。只有大约 50％ CAD 病例可以用传统弗雷明汉风险评分来解释。对大约 85％～90％死于 CAD 的病人和 70％左右不是死于 CAD 相关疾病的人进行 21～31 年的跟踪观察，发现他们至少存在一项传统风险因素[111]。传统风险因素能很好地解释不同国家之间冠状动脉性心脏病（CHD）比率的差异，但不能很好地解释同一国家不同个体之间的差异。弗雷明汉风险评分对于评估航天员个体 CAD 风险可能不是很有用，但可用来评估航天员群体的总体心脏风险。此外，很难利用美国航天员群体和个人心脏风险数据来制定一套国际航天员的选拔标准，因为基于美国航天员的弗雷明汉数据并不适用于其他国家航天员。很明显，仅使用风险因素分析数据并不能够避免短期航天飞行和长期航天飞行期间疾病的发生。

继航天员选拔标准之后，改变或减少了心脏疾病风险因素，例如吸烟、胆固醇水平（总脂蛋白、低密度脂蛋白、高密度脂蛋白）[108,112]、高血压、肥胖、久坐不动生活方式[113]，以及对于女性来说观察停经后状态[114]，此项工作由约翰逊航天中心[115]飞行医学诊所实行的心脏健康计划来解决。其他风险因素，如高胆固醇血症和高血压，必须经过航天医学委员会评估。

已有多项研究探讨了降脂治疗法成本效益，以及何时在不同人群中开始这种治疗[116-121]。脂质研究诊所的冠脉初级预防试验结果显示，总胆固醇水平下降 1%，则 CAD 风险降低 2%[121]。拜因顿等人[122]研究发现，降脂药治疗期间血管造影变化不能预测心血管事件是否会降低。血管造影变化也许不能反映这些个体血管内膜脂质减少，脂质在目前疾病过程中稳定了易破裂斑块[21,23,39,123]。一名接受过系统训练的航天员也许知道一种有效预防方法，这种方法甚至比公开发行的降低风险指南更为有效[124-126]。

里德克等人[127]针对 27 939 名女性研究结果显示：高 CRP 受试者和高血脂受试者采用降脂药治疗，降低风险程度大小一样。此外，该研究还得出结论，他汀类药物对高 CRP 低 LDL 人群（美国有将近 3 千万）和高脂血症人群的治疗效果一样。已有证据表明，在 LDL 水平范围，CRP 可预测心血管风险，提供弗雷明汉风险评分所有等级的预测信息。当一名航天员 10 年弗雷明汉风险值为 5%，并且冠状动脉钙化积分为 200 时，风险就增加了。降脂药能否保证航天员顺利执行长期空间飞行任务呢？CRP 值低于1 mg/L、介于 1～3 mg/L、高于 3 mg/L 分别对应 CAD 低（<10%）、中（10%～20%）、高（>20%）风险，已经得到美国心脏协会和疾病控制预防中心的认同[128,129]。

2002 年，CRP 水平在 2～3 mg/L 和高于 3 mg/L 的现役航天员中，风险都为 11%；而退役航天员，风险值分别为 8.7% 和 7.7%。考虑到急性心梗有一半都发生在无高血脂症病人中，航天员心脏风险全面评估加上一项 CRP 评分，将提高其预测能力，这也许有助于降低任务风险。降低对三级预防的需求成为任务规划的一部分[129]。如果超过 CRP 值范围，需要预防性用药，如 HMG Co-A 还原酶抑制剂[130-132]。最后，应该记住：CRP 是肝脏在应激时产生的急性期反应物。然而，在危重病、感染以及肝功异常期间，可能不准确。

在俄罗斯和美国空间飞行任务初期，采用军用选拔标准和对抗措施，所做的修改主要基于：预测心血管对微重力独特环境的反应——后来证实这些预测极为准确[5]。健康航天员发生严重心脏事件的可接受风险阈值极难确定，因为没有可比较群体，也没有成套测试方法可以提供足够的阳性或阴性预测能力，以排除发生在为期 5 个月国际空间站任务或者为期 3 年火星探测任务期间发生的心脏事件。

尽管航天医学相关领域研究资料匮乏，但汉密尔顿等人[133]进行了一项回顾性研究，比较了发射前运动负荷试验以及国际空间站定期适应性检查（PFE）所采集的 12-导联心电图[134-144]。运动负荷试验在踏车测力计上进行，这些试验根据地面运动对抗措施专家的建议进行。数据来自于 26 次在轨运动负荷试验（每次运动持续 20 min），不超过最大有氧代谢能力的 80%，没有航天员出现心电异常，其中包括 ST 段或 T 波没有发生改变。另一项汉密尔顿等人[145]完成了 295 名航天员的回顾性研究，阐述了平板运动试验（ETT）和“塔里姆”跑步机（TT）作为 ACS 预测值在低风险人群中的不足之处。这项纵向研究总结了 1997 年到 2000 年间现役和退役航天员 2 069 次 ETT 和 TT 以及心脏导管术后心脏事件的发生率。现役航天员 ETT 中（n=1 330）：10 例阳性（心电图显示），29 例临界，2 例不确定，1 289 例阴性。在 23 年研究中，没有现役航天员发生心脏事件的报道。退役航天员 ETT 中（n=739），包括 40 例阳性（心电图显示），40 例临界，7 例不确定，652 例阴性。其中 40 例阳性结果的退役航天员，在 ETT 后 1 年之内，发生 1 例心源性死亡；而阴性结果的航天员中，发生了 4 例心脏事件（3 例猝死、1 例 MI）。对现役和退役航天员（n=295，2 240 人/年）进行联合随访，时间从 3 年到 23 年不等。1 941 例阴性 ETT 中，2 年内发生 2 例心脏事件，4 年内再发生 2 例。51 例阳性 ETT 中，1 年内发生 1 例死亡。此次研究中，现役和退役航天员的心脏事件总发生率为每人每年 0.22%；所有心脏事件都发生在最后一次 ETT 后 4 年之内，且 80% ETT 正常。很明显，使用 ETT 预测美国现役和退役航天员的心脏事件非常不可信。

16.6 心血管选拔标准

NASA 最初依照类似于美国空军或者联邦航空局三级体检标准来排除显著心血管疾病，从而选拔出飞行乘组[146]。筛选出来的航天员还要接受 NASA 心血管选拔医学筛查，选拔标准和美国空军一、二级体检有很多共同之处（如表 16-1 所示）[44,53,92]；此后，所有飞行乘组都参加每年的医学评估，以此确定他们的心血管是否适合航天飞行。体检项目都列入了 NASA 航天员医学评估要求文件[53]。

表 16-1　航天员心血管不合格标准及检查项目

不合格标准	检查类型	
	选拔	年度
临床显著性肥大或心脏扩张或在休息时<50%的射血分数	V	V
休息时未治疗的血压：收缩压>140 mmHg，或舒张压>90 mmHg	V	
休息时治疗后的血压：收缩压>140 mmHg，或舒张压>90 mmHg		V
反复发作的起立性低血压	V	V
心包炎、心肌炎、心内膜炎或患过这些疾病需要进一步评估	V	V
具有先天性心脏或大血管异常的病史		
• 不复杂的右位心及其他无症状的异常可接受		
• 具有房、室间隔缺损或动脉导管未闭的病史患者已成功进行手术并康复，术后 1 年进行心功能评估时均为阴性	V	V
冠状动脉疾病、心肌梗死或随时发作的心绞痛的任何临床证据	V	V
心电图检查结果如下：		
• 仰卧位休息状态下持续的心动过速，脉搏率大于 100 次/分	V	V
• 心律失常、传导阻滞、安静时异常或 Holter 心电图例如：	V	V
• 心房扑动、房颤、室性心动过速、心室颤动		

续表

不合格标准	检查类型	
	选拔	年度
对没有潜在心脏病的心房扑动和纤维性颤动的单次发作的历史进行个性化评估，也许是不合格的。心动过速的个体需要进一步评估，也有可能不合格。对没有潜在心脏病的三联律心动过速单个患者进行个性化评估，也有可能不合格		
• 传导缺陷，如一度房室传导阻滞，右束支阻滞；二度阻滞（Mobitz），除非单发，应评估其无心脏病		
• 左束支阻滞或二度及三度传导阻滞		
• 阵发性室上性心动过速		
• 在休息或应激时心电图显示心肌梗塞、缺血，或者心肌病		
• 极量运动试验诱发出严重的心律失常		
• 传导阻滞或心电图异常需要进行进一步的心脏评估		
反复发作的血栓性静脉炎、持续血栓存在的血栓性静脉炎、循环阻塞或者深静脉闭锁不全	√	√
超过轻微程度的静脉曲张，或者伴随水肿、皮肤静脉曲张、皮肤溃疡，或以前溃疡形成的疤痕	√	√
周围血管疾病	√	√
心脏肿瘤		
• 任何形式的心脏肿瘤	√	
• 心脏肿瘤，除非成功切除，6个月后没有遗留心脏病，否则均需要进行个性化复核		√
所有瓣膜性心脏病，包括二尖瓣脱垂，都需要做进一步的评估，并且可能是不合格的	√	√
不能满足NASA运动应激试验标准者	√	√

来源：NASA，空间与生命科学理事会[53]。

16.7 心血管筛查试验

如今基于证据的医学实践尝试通过筛选测试（集中有心血管风险因素的患者群体）查出心脏疾病。当特异性和敏感性心血管诊断测试用于患者人群时，结合他们的病史和症状，提示可能患有心血管疾病，测试的阳性和阴性预测值增加[19]。然而，如果用来筛查健康群体，如军队飞行员或航天飞行人员，结果都正常。尽管如此，定期评价方便了连续性变化的检测，这些变化可以反映显著异常的发展过程[19,147]。

航天员心血管部分的选拔体检是综合性医学检查的一部分。检查项目包括：24 h Holter监测、静息超声心动图、12 -导联心电图、跑台运动负荷试验（根据布鲁斯方案[148]，跑台级别和速度每3分钟匀速增加，直到受试者或主试人员中止试验）。

16.7.1 心电图

心电图不是检测健康人群CAD[90,149]的特异性工具，但是仍然作为军用飞行员和航天员的常规筛选工具[44,53]。乔伊等人研究了14 000名飞行员和航空调度员的16 000份心电图，在103名ST段和T波有轻微改变的受试者中，19人在运动负荷试验中出现了异常结果，只有 5 名有 SCAD[150]。一项美国空军开展的研究发现：由于异位搏动[73,90]，在 147 571 份静息心电图中，480 份需要用 24 h Holter 监测来重新评估，结果为 51% Holter 表现异常，其中 11%受试者在运动负荷试验之后健康归队或运动负荷试验心电图正常。美国空军航空医学咨询服务部对另外 41% Holter 异常结果开展研究，结果只有 4%永久取消资格。

对于年龄超过 35 岁的飞行员，美国空军只要求每 5 年采集一次静息心电图[90]。每年 NASA 航天员体检并不包括 24 h Holter 监测，而运动负荷试验只在 30、35、40 岁的时候重复进行，然后每隔一年重复一次，一直到 50 岁，50 岁之后，要求每年进行 ETT。如果每年体检不按照布鲁斯方案实施，至少进行亚极量的自行车或脚踏车测试。这一试验可以筛查出明显冠状动脉性心脏病和心律不齐。作为检出病例的工具，静息 12 -导联心电图可以反映出某些特定的异常情况，如预激综合征（WPW 综合征）、其他传导异常或者肥厚性心肌病[73,90,91,151]。

16.7.2　运动试验

利用平板跑台或踏车测力计开展分级运动试验和心电图分析是筛查 CAD 的常用工具。跑台运动试验筛查飞行员 SCAD，阳性预测值低于 25%[152,153]。一项针对 548 名军队飞行员长达 8 年的研究发现，分级运动负荷试验对临床表现明显的 CAD 敏感度为 16%，阳性预测值为 26%[92,154]。一项超过 5 年有 888 名男性和女性参与的跑台运动负荷试验研究结果显示，超过 40 岁 ST 段压低的男性 CAD 阳性预测值为 17%[155]。通过血管造影或临床检测排除 SCAD 的飞行员或航天员，参加跑台或踏车测力计运动负荷试验，结果显示异常但无症状，其阳性预测值大致在 20%～25%之间[92]。然而，美国心脏病学会和美国心脏协会的专家委员会对于从事职业可能危害公共安全且年龄超过 40 岁的男性和超过 50 岁的女性，心电图和运动负荷试验推荐为二级筛查[154]。根据运动负荷试验结果，对患 CAD 可能性较大的患者，使用诊断成像方法测量冠状动脉钙化程度应该比较理想[155-158]。

16.7.3　核素和冠状动脉钙成像

放射性核素显像不是筛查的首选工具，主要是因为其成本高和固有风险。845 名无症状的年轻男性航天员，冠状血管造影术的检查结果为阳性，针对 SCAD 的异常铊运动闪烁图阳性预测值仅为 25%[159]。目前，关于健康飞行员群体[160]使用较灵敏放射性核素显像技术的相关信息（如单光子发射计算机断层显像），确实非常少。

菲茨西蒙等人研究了经冠状动脉造影术诊断为 SCAD 的 759 名军事飞行员，计算了跑台试验、铊扫描和冠状动脉 X 线透视（CAF）敏感性、特异性、PPV 以及阴性预测值（如表 16 - 2 所示）[161]。这一群体 CAF 的阳性预测值（PPV）为 29.2%，表明 CAF 是目前军方用来筛查 SCAD 最好的无创诊断方法。

表 16－2 跑台试验、铊扫描和冠状动脉 X 线透视探查临床严重冠心病的预测值

测试项目	敏感性/％	特异性/％	阳性预测值/％	阴性预测值/％
跑台试验	54.5	48.8	15.9	85.8
铊扫描	55.1	62.0	20.5	88.6
冠状动脉 X 线透视	67.6	70.9	29.2	92.5

来源：菲茨西蒙等人[161]。

罗克尔和同事[162]使用 CAF 对 1 466 名飞行员进行筛查，613 名因 CAF 结果异常再次接受冠状动脉血管造影术、踏车试验或铊闪烁显像检查。在该项研究中，任何 CAD 病人 CAF 的 PPV 为 68％。斯莫利等人[54]在 1990—1995 年间检测了 220 名男性飞行员（平均年龄为 42.3 岁），对冠状血管造影和分级运动试验、铊闪烁成像以及 CAF 进行比较后发现，所有 CAD 人员 CAF 的 PPV 为 81％，SCAD 为 34％。尽管 X 线透视能检测到中度到重度钙化，但检测轻度钙化损害能力还有限。韦克斯勒等人[28]报道，EBCT 能检测到的钙化损害，通过 X 线透视发现的仅占 52％。这一结果表明：对于检测钙化病变，EBCT 较 X 线透视更敏感，但特异性稍差。这些研究虽然并非以医学筛查为目的，但 CAF 结果清楚表明：无症状 CAD 在军队人员中很普遍。

巴莱特查阅了 1979—1999 年间来自于军队无症状飞行员的 1 504 份冠状血管造影资料[163]。受试者分为 3 类：SCAD（n＝323），MCAD（n＝252），正常（n＝929）。SCAD 再进一步分为两个亚组：狭窄 50％～70％和狭窄超过 70％[63]。此外，还统计了血管造影术之后 2 年、5 年、10 年、15 年之内心脏事件的年发病率。需要注意的是术后头 2 年心脏事件的年发病率：狭窄超过 70％的 SCAD 患者为 9.1％；所有 SCAD 患者为 6.0％（如表 16－3 所示）。随访期间，只有 24％SCAD 患者报告他们有心绞痛症状。这是航天医生面临的重要挑战：他们必须检测疾病，并试图预防影响航天任务的心血管事件发生[163]。在 15 年随访期内，无症状 SCAD 患者心脏事件的发病率为每年 3.5％～6.0％，这和有症状的 SCAD 发病率相当。MCAD 受试者 2 年的发病率为每年 0.6％，5 年为 0.4％，10 年为 1.1％[164]。鉴于无症状非军事人群的冠状血管仅有极少患病证据，心梗却相对常见，试验所得的预测值虽微不足道，但值得关注[27]。

表 16－3 飞行员伴有轻微或严重冠心病的心脏病年发病率 （％/年/人）

诊断后时间	轻微冠心病狭窄＜50％	临床严重冠心病狭窄 50％～70％	临床严重冠心病狭窄＞70％
2 年	0.6	1.2	9.1
5 年	0.4	2.5	4.7
10 年	1.1	2.6	4.0
15 年	1.9	4.6	4.6

来源：巴莱特等人[163]。

航天医生更加棘手的是：发现一名训练有素、经验丰富的乘组人员有无症状 MCAD。另一项研究连续跟踪调查了 252 名军事飞行员中 44 名 MCAD 发展进程，其血管造影诊断为无症状 MCAD[165]。其中 11 名（25％）发展成为 SCAD；在这 11 名飞行员中，7 名在 3

年后行导管术无创性试验[166]，结果为阴性。发展为 SCAD 的一组人员，其总胆固醇和 LDL 胆固醇位于较高水平，而 HDL 胆固醇位于较低水平，提示这类乘员需注意脂质异常调整用药。

16.7.4　电子束计算机断层摄影术

施默蒙德等人[167]使用电子束计算机断层摄影术（EBCT）和血管造影术对 118 名病人（平均年龄为 57 岁）进行评估，这些病人都患有不稳定的心绞痛或急性心梗。其中 110 例被血管造影证实为 SCAD，EBCT 显示 106 例有钙沉淀现象。在 12 名 EBCT 结果为阴性的病人中，9 名发生过心梗；其平均年龄比 EBCT 为阳性结果和心梗组要年轻 12 岁。有趣的是，发生过心梗并且 EBCT 结果为阴性的 9 名病人，其 LDL 都显著增高且均为吸烟者。

如果冠状动脉钙化引起狭窄到了发生缺血程度，那么这种钙化可以直接检测出来[168]。连续测量冠状动脉钙化程度或许可以预测 CAD 和心血管病变的发展过程[39,54,169-172]，因此，CAF 和 EBCT 成为选拔飞行员和航天员的得力工具。然而，CAF 和 EBCT 都会涉及辐射暴露，如果筛查健康航天员，必须考虑到这一点。对于无症状受试者，EBCT 作为筛查工具还没有经过严格评估[20,39,173]，所以在证实飞行员确实存在 CAD 时，EBCT 或许可以最大程度地发挥作用[172,174-177]。

与其他诊断方式相比，EBCT 筛查冠状动脉非常划算，尤其是当患病可能性不大时[28,175]。基于心血管方面疾病，如果仅以冠状动脉钙化存在与否作为筛选标准，其是否合理还有待进一步研究。如果航天员钙化仅处于最低水平，其心血管风险又该如何确定[29,176-182]？

EBCT 预测无症状年轻人群 CAD 以及心脏事件发病率的相关信息，可以参考一项开始于 1998 年 10 月历时 5 年的军队人员冠脉钙化研究结果[172,180,183]。这项研究也阐明了 CAD 发病率[180]和发展过程，以及钙负荷与心脏事件风险的关系。因为 EBCT 对于检测症状发生前的 CAD 很敏感，且方便干预；还因为质地坚硬的纤维钙化斑块较质地柔软、钙化程度最低以及充满脂肪的斑块更不容易破裂，所以，EBCT 检测到钙化存在可以有效预测“软性事件”而采取相应干预，如冠状动脉重建术；但是不能很好地预测“硬性事件”[184]，如死亡或心梗[172]。

进行 EBCT 或颈动脉超声检查可以确定航天员是否存在 SCAD[185]，或者无症状中年男性和女性是否存在隐匿性 CAD[39,178,186-189]，也可以帮助航天医生筛查出患有 MCAD 的航天员，为美国无症状 MCAD[189]航天员参加 2～3 年短期飞行任务提供暂时飞行许可证明[190,191]。作为未来航天员的筛查、年长航天员疑似或无症状 MCAD 的随访以及参加月球或行星探测飞行任务航天员的选拔工具，负荷超声心动图、颈动脉超声检查、CAF、EBCT 等应该密切监测。

16.7.5　其他检测方法

负荷超声心动图特异性和敏感性优于分级运动负荷试验，和放射性核素显像相差无几[192]。其他非侵入性诊断成像模式让乘员暴露于辐射之中，而负荷超声心动图却不会。使用超声测量颈动脉内中膜厚度可以排除显著动脉粥样硬化，也可用来筛查 CAD。已有几项研究探讨了颈动脉和冠状动脉粥样硬化[107,193]之间的相关性，还有一项研究应用颈动脉内膜增厚程度预测心脏事件[194]。使用核磁共振测量冠脉钙化能力受到限制，因为 T1 和 T2 加权自旋回波信号强度低，这主要是因为钙化性病变的移动质子密度低[28]。

16.8 任务的相关检查

在航天员选拔、年度体检或任务准备期间，表现出大部分心血管异常使航天员失去了飞行资格，对于一些不严重的心血管情况，NASA 航天医学委员会认为可以不予考虑。委员必须衡量忽略航天员轻微心脏问题的风险和失去一名技术娴熟航天员的损失，孰轻孰重？尽管应用基于证据的检测结果做出影响职业生涯决定的相关能力有限，但是航天医生有责任确保每名航天员已做好了飞行医学准备。长期飞行的乘员心血管最终医学检测在发射前 30 天进行，检查项目有静息便捷式心电图、跑台运动试验、肺功能检测以及操作性倾斜试验。

操作性倾斜试验包括 6 min 平卧位、10 min 直立位及 80°倾斜。受试者处于其中两种姿势时，都有全程监护，包括二维超声、多普勒超声、3 -导联心电图、1 min 手动血压测量以及血压连续无创测量。该倾斜测试对象有：所有第一次参加航天飞行的乘员、第一次参加长期（大于 30 天）飞行任务的乘员、在之前任务中表现出功能性立位耐力不良的航天员[53]。着陆后即刻进行心血管检查，也包含航天医生体检、功能性倾斜测试以及着陆后几小时之内静息心电图。肺功能检测在着陆后 3 天内进行，另一项倾斜测试在着陆后 10 天内进行。对于飞行期为 3 个月或更长时间在国际空间站上的航天之旅，航天员返回后需要进行多方面长期随访，还会增加测试项目。

16.9 发射期间的心血管问题

发射前，航天员清楚地知道他们乘坐火箭将以 17 500 mile/h 的轨道速度进入太空。鉴于肾上腺素升高以及在航天器里面近仰卧位姿势引起的中心容量负荷，在此期间，乘组心率加快也就不足为奇。美、俄航天飞行期间监测结果显示：在发射、进入轨道、出舱活动以及返回过程中，乘组心率达到最高水平。俄罗斯在两次发射期间所获得数据表明，航天员在发射过程中心率高于他们在相同加速度离心机上的心率，尤其是在发射前 10 min 高出离心机训练 39％，刚进入轨道时高出 52％[69]。

16.9.1 热负荷

从航天医生角度来看，航天飞机发射程序开始于发射前 4～6 h 航天员穿上逃逸服（ACES）的时刻。ACES 采取液冷方式散热，液冷服中并排放着的塑料管循环着冷却剂，外连一个手提式冷却装置[195]。这种冷却方式不需要压力气流，而压力气流方法曾在双子星、阿波罗等早期航天飞行中用过。

飞行舱内高温有时考验着冷却装置有限的散热能力，这些装置把热量散发到飞行舱的效率不超过 20%；一名 70 kg 男性每小时散发到 ACES 的热量为 76 kcal，单个冷却系统散发到飞行舱的热量为每名航天员每小时 380 kcal。发射前总热负荷包括航天员舱室冷却装置、有效载荷热源以及在发射台上长期暴露于太阳下的火箭，将超过飞行舱散热能力。飞行舱温度逐渐升高，反过来会影响各个冷却装置的性能，进而逐渐降低其冷却能力，提升 ACES 的外部温度。乘员承受末梢血管扩张增加与体液丢失，在紧急情况下这可能损伤他们的立位耐力。航天医生必须知道这些情况，并且告知发射管理人员：飞行舱温度超过额定值时，乘员行动能力会受到影响。

16.9.2　发射姿势

一般情况下，预计在发射时间前大约 2.5 h，飞行乘组航天员将进入火箭上端飞行器。根据发射窗口以及发射前故障排除时间，参加任务的飞行乘组可能在飞行指挥中心下达发射指令或决定推迟发射任务前 4 h 进入火箭上端飞行器。座椅结构使乘员在发射时呈仰卧位，髋部和膝盖呈 90°弯曲，以便于应对 $+G_x$ 方向的加速度。

发射之前约 90 min，在俄罗斯联盟号飞船座舱内，乘组也是相对于加速度处于 $+G_x$ 方向。然而，航天员下肢比航天飞机上航天员下肢更弯曲，距离胸部更近。俄罗斯发射逃逸系统并不依赖大西洋彼岸的返回降落点；若在发射场或火箭上升期间出现故障，使用火箭推进式胶囊逃逸系统，可方便乘员紧急逃离。垂直配置火箭和太空舱以及紧急返回发射场地不受限制使联盟号飞船对不利气象条件不是很敏感。这意味着俄罗斯火箭与美国航天飞机相比，推迟发射的可能性小得多。所以，联盟号飞船乘员在一般情况下处于发射位置的时间不会超过 4 h。

发射时心血管系统的影响为长时间保持发射位置将导致大量静脉血进入心脏之上，因而心脏前负荷和输出量增加[196]。机体把这些生理学变化看作血管内血液急剧增加，并通过增加尿液、降低口渴感觉以及不易察觉的水分丢失来进行调节。在轨道飞行最初 48 h 内，通过这些调节机制，所损失的血管内血液可部分由来自下肢外渗体液流入血管来替代。4 h“高腿”发射姿势可导致腿部血管内体液和间质体液都明显地向头部转移。尽管暴露于微重力环境后，心脏前负荷增加可能会因为发射姿势得到部分缓解，但由于血管内血容量明显不足，可能发生立位晕厥；持续发射姿势造成体液转移，可能会影响航天员对发射场紧急事件的反应能力[197,198]。

航天飞机在发射场待飞期间，航天员在舱内必须进行一系列复杂操作，以在倒计时阶段正确地控制航天飞机。ACES 密闭特点、飞机方向控制以及座椅安排都不允许使用航天飞机垃圾控制系统。因此，航天飞机乘组贴身穿着一件含吸收液体材料的内衣，允许在需要时将尿排在 ACES 内。乘员有时更喜欢在发射前 12～24 h 内控制液体摄取；这种自身造成的飞行前血容量不足可能会加重敏感航天员的立位耐力不良，航天医生必须确保发射前所有乘员体液达标。

如前所述，俄罗斯因发射极少推迟，所以，在发射时间前后，立位耐力不良的问题在发射过程中并不那么重要。若发射异常终止，联盟号不会使航天员暴露于明显 $+G_z$ 加速度过程中，着陆后，航天员在协助之下离开飞船。俄罗斯航天医生偶尔在发射前几小时提供一种利尿剂，减少发射前体液，帮助航天员缓解进入微重力环境后体液头向转移。

16.9.3 发射期间紧急逃生

早期推进系统故障预测以及解决能力受到限制，发射时所穿着航天服灵活性较低以及飞行舱内空间极其狭窄，这些因素要求运载火箭设计含有乘员逃逸系统。该逃逸系统能够把整个乘员舱转移到安全地方，或者用弹射椅把乘员带离故障火箭。然而，航天飞机乘员舱和补给舱空间增加使之前发射逃逸设计原理更加复杂，并且耗资巨大。因此，航天飞机紧急撤离计划要求乘员根据飞行器所处任务阶段（发射或着陆）来选择是从侧面舱口逃离，还是从飞行甲板窗逃离。

乘员逃离需要考虑一个干扰因素是 41 kg 的 ACES，在发射或着陆阶段轨道舱泄压时，帮助航天飞机乘员呼吸到 100%氧气。航天飞机乘员安全系统要求乘员不管是在发射场还是在稳定飞行阶段，能快速离开火箭[191]。发射前乘组处于仰卧位姿势的时间长达 4 h，同时穿着 ACES，需要清楚乘员是否能够完成紧急撤离。

当发射前 30 min 发生紧急事件时，乘员必须能够在没有地面人员帮助的情况下离开火箭，因为此时不允许任何人停留在发射场附近。穿着 ACES 的乘员必须经过航天飞机舱口由步行通道进入发射塔，有序地呈一列纵队离开。出了火箭，乘员快速走到发射塔对面，使用乘员逃逸系统大吊篮，沿着垂直升降系统离开发射坪，到达地堡或装甲人员运输车。飞行中止时，乘组必须在起飞前 3 s 完成紧急撤离，并能够从航天飞机反向步行 380 m[199]。

在发射异常中止时，航天飞机也能及时从其中心燃料箱和固体燃料助推器中分离出来。在发射最开始时，有几个时段乘员不能选择逃逸；然而，根据飞行任务进展情况，航天飞机可能返回原来发射场或者几个横跨大西洋的临时着陆场。在发射方案中，如果航天飞机没有足够能源到达这些临时着陆场，乘员必须能够在平稳飞行期间通过侧舱利用降落伞到达安全地方[191]。身着 ACES 的受试者能够完成模拟逃逸，但同时观察到，以 5.6 km/h 速度行走5 min 后，衣服内二氧化碳平均浓度明显升高（4.5%），心率也明显增加（150 次/分钟）[199,200]。这些研究结果表明，如果航天员没有出现明显立位耐力不良现象，则说明现阶段 ACES 的配置能满足逃逸功能。

俄罗斯联盟号推进系统采用固体火箭动力发射逃逸系统，此系统把乘员舱提升起来离开故障或即将爆炸的火箭。在这种情况下，当联盟号还在发射塔架时，航天员不需要快速离开火箭。在联盟号 T-10 任务中，中止系统曾被启动。当时，联盟号飞船还在塔架上，需要紧急中止助推器点火。俄罗斯航天员暴露在（15～17）G_x 环境中，但最终安全着陆。

将来，如果再遇到联盟号 T-10 这种情况，航天医生必须保证航天员心血管能经受紧急逃逸的考验。美国航天飞机[201]航空医学飞行规则规定了乘员舱温度以及保持发射姿势的时间，因此，在发射任何阶段，航天员心血管状态不会影响其完成紧急逃逸。

16.10 在轨飞行期间心血管问题

从地球到微重力环境的转变会引起航天员心血管系统短期和长期变化，可能影响航天员在轨飞行期间的工作绩效。任何一次航天任务都是定向实施，尤其是在短期飞行时，所有日程安排都非常饱满。有时，要求航天员把计划用于心血管干预和个人活动时间都用来完成其他的关键飞行任务。俄罗斯航天员长期飞行经验是：任务中期没有按照预先计划采取心脏干预措施，而是开展其他工作，到了任务后期身体状况依然不错。

在日常生活等正常活动中，人们在站立、坐着和仰卧位几种姿势间迅速转换。这类转换要求心脏和血管能在前负荷和后负荷大范围内快速调节。这些姿势频繁变化要求心血管控制中枢反应敏锐，能在逐搏基础上影响心脏和血管的效应机理。这种心血管控制通过遍及心血管系统的神经感受器输入信号来提供。输出信号则来自于交感和副交感自主神经系统[202]。然而，航天飞行中微重力环境消除了重力刺激对系统影响的差异。因此，在建立新血流动力学平衡状态之前，前馈和反馈增益和调控点都被改变[203]。航天医生必须能够确定：在轨道飞行或返回地球时，心血管控制变化何时变得异常？什么时候表现为立位耐力不良？

16.10.1 体液转移

在地球上，当我们站立时，血管系统从头到脚存在一个压力梯度。健康人群头部平均动脉压为 70 mmHg，心脏为 100 mmHg，脚部为 200 mmHg。站立时，脚踝静脉压为 100 mmHg 左右，行走或坐着会降低，但永远不会低于 30 mmHg[204]。在日常生活中的正常活动期间，血浆容量调节变化在 25 mL 内，不会低于或高于总容量的 0.8%[205]。在微重力环境下，瞬即效应是静脉血管系统的流体静力学梯度消失，导致 1～2 L[206]的液体头向转移[205]，转移量超过地球上直立位变换成仰卧位或者头低位时的体液转移[207]。体液头向转移发生机理为：在重力缺失环境中，血液不会集中在下肢。

有研究进一步验证了头向体液转移的概念，该研究通过静脉切开术考察了坐位受试者总血容量转移 15%的影响，这些受试者被水浸到胸骨上切迹水平位置[208]。水浸引起体液即刻头向转移，这由动、静脉流体静力学梯度消失造成，下肢潴留静脉血出现等量消失。没有接受静脉切开术的受试者，其心脏输出增加了 22%，而通过静脉切开术降低血容量的受试者心脏输出没有增加。正常血量组尿量增加 368%，钠排泄增加 200%，而静脉切开术组分别增加 73%和 120%[208]。

当人暴露在微重力或浸在水中时，静脉血转移到头部，心脏容量传感器可能感知容量过载，但是依据地球标准，体液和血容量都正常。尽管微重力暴露导致血管外和血浆容量变化可能是微重力暴露的适应性反应，体液再分布和血容量损失依照地面标准，可认为是低血容量。航天飞行导致血容量损失可能是飞行后立位耐力不良最明显诱导因素[209]。

一进入轨道，在微重力状态下，航天员出现血容量降低。体液从全身容量血管转移到上身血管，这种转移促进了神经介质活动和血管紧张度变化，通过排尿、饥渴感降低、不显性丢失以及空间运动病的发生，导致血管内血容量快速降低[95,210-212]。体液转移更加重了空间运动病[213]。口渴感及食欲降低，以及可能发生的腹泻和呕吐，可能会矫正微重力引发的体液“过多负荷”[210,212,213]。

在微重力下，体液转移引起的体征和症状是人类在航天飞行中首先观察到的生理效应[5,214,215]。体液转移表现为面部浮肿、颈静脉扩张、腿明显变细[216]。航天员描述这类体液转移类似于感觉“头部发涨”或者鼻塞（慢性鼻窦充血）。

如前所述，不显性损失或通过尿液丢失的体液，可能会从下肢间隙液内渗得以补充。下肢血管和组织间隙体液总丢失量为 1～2 L，为总量的 10％[217]。阿波罗航天员在为期 6～12 天航天任务[218]中，体重平均降低 4.6％，天空实验室航天员在太空第一周，体重减轻1％～4％[219]。俄罗斯航天员在完成 4～19 天航天飞行之后，体重降低4％～8％[220]。

在地球环境下，体液丢失致使体重降低 4％属于明显临床脱水。如果俄罗斯和美国早期空间任务的航天员，其体重降低的 50％是由于体液丢失，那么按照地球上标准，这些航天员实际上已经属于临床脱水。俄罗斯最近使用放射性同位素方法观察了持续时间为 438 天的航天飞行，结果显示，飞行第 4 天和第 5 天，细胞外、血管以及间隙体液降低了 9％～10％；飞行第 434 天，降低了 18％[12]。细胞内液水平在试验期间没有变化。

“天空实验室生命科学”（SLS）任务 SLS－1 和 SLS－2 研究中采用同位素稀释法[221]，测量结果令人吃惊——尽管细胞外体液和血浆容量降低，但身体总水量水平没有变化[222]。在这些飞行任务中，发现航天员身体总水分飞行前占体重的 57.2％，飞行中占 57.1％。在微重力下，下肢细胞外液和血管内液体转移量超出预期。此外，航天员细胞外液飞行前占身体总水量的 41.1％，飞行中占 35％[222]。这些结果表明，下肢血管和细胞间隙“丢失”了 2 L 体液，并不是体液丢失了那么多或是部分在细胞内重新分布[223]。这类体液降低主要由血管内蛋白质丢失或运送以及体液转移到间质隔室引起，因为头颈部血管通常位于心脏上方，没有明显静脉压。在人体内，高于心脏位置的毛细血管结构更加利于血浆蛋白质渗透，从而导致蛋白质在静脉压长时间升高的情况下发生转移，离开血管空间[224]。SLS－1 和 SLS－2 试验结果显示，血液渗透压变化导致循环蛋白总量降低，进而引起血浆容量减少。

血容量降低之后[225-231]，血管内水合作用会达到一种新状态，这种状态表现为微重力环境中血容量合适，但如果处于地球环境就表现为严重缺水。到目前为止，人们还不清楚，暴露于月球 1/6 重力环境或火星 1/3 重力环境中，体液等量的航天员身体将产生何反应。航天飞行入轨后第 2 天到第 3 天航天员多尿一直备受争议，但是从 SLS－1 和 SLS－2 研究结果发现，在飞行开始后前 2 天，航天员尿量输出实际上减少了[222]。尿量减少不是肾小球滤过率降低所致，和血清中抗利尿激素水平有关。发射时航天员生理和心理压力可能会阻止中枢神经系统抗利尿激素的释放，尽管心脏容量传感器感受到体液超负荷。微重力环境下左心室血容量的增加在超声心动图中已经做了详细记录，与观察到的体液转移一致[196,216]。航天员血容量降到新微重力-血容量正常状态时，左心室血容量接近航天飞行前水平。

16.10.2　容量状态和中心静脉压

临床上，体检重要项目之一是测定心血管系统的容量状态。检查包括：肢体水肿或皮肤肿胀、颈静脉压、主动脉压、外周脉搏情况及血容量、听诊肺/心脏。在微重力环境中，这些指标变化幅度较大，相应标准也应该修改，修改方法则依据健康人群在微重力环境中的生理学变化情况。

临床上，中心静脉压（CVP）通过观察颈静脉脉搏活动情况来确定。这种简单易行的临床观察方法却因为在微重力环境下颈静脉的不断膨胀而行不通。在微重力环境下测量航天员 CVP 的方法应用了两种类型的传感器技术。第一种把开放式的、聚氨酯 4 -弗伦奇导管连接到一个差压传感器，参考孔固定在心房中心流体静力压水平位置[232]。发射前通过 X 线透视[196]来确定心血管导管头放置得是否正确。第二种系统使用中心静脉纤维光学导管，导管头部放了一个压力传感器[233]。航天飞机进入轨道之后，立即使用 X 线线照相术来测量传感器和心房中心水平位置的距离，所有压力值都能参考相同的流体静力压水平而得出。

有趣的是，进入微重力环境后，两种技术测量结果都显示 CVP 降低[196,233,234]。假设发射前仰卧“高腿”姿势导致 CVP 从 5～6 cm 水柱上升到 10～12 cm 水柱。在发射升空过程中，CVP 上升到 15～17 cm 水柱，可能是航天员面对周围独特火箭发射环境所产生的紧张意识，导致静脉系统承受 3.0 G_x 流体静力学负荷以及肾上腺素升高。进入轨道后“主发动机关闭”，航天员从 3.0 G_x 环境突然进入到微重力环境，其 CVP 从 15～17 cm 水柱降低到约－2.5～0 cm 水柱[196,233]（然而，不管是长期飞行还是短期飞行，航天员颈外静脉膨胀意味着 CVP 总是会高于 0 cm 水柱）。

在微重力时对 CVP 进行测量，通过超声心动图测量 LV 舒张末期内径，研究发现，在暴露于微重力环境 48 h 后，其平均值从 4.60 cm 升高到 4.97 cm。结合收缩末期内径测量结果，研究表明在飞行期间左心室搏出量从飞行前 56 mL 升高到了 77 mL[196]。抛物线飞行期间左心房直径大约增加了 13%，这表明一进入微重力环境，左心室前负荷增加非常快[235]。这出人意料，因为在地球上，心输出量和心脏舒张末期容积增加首先表现为 CVP 增加。

一般临床医师都清楚心脏前负荷变化和 CVP 变化之间的因果关系。在地面头低位卧床模拟失重效应期间，CVP 增加 3～4 cm 水柱，高于受试者仰卧位时的观察结果[236,237]。水浸试验研究结果表明，浸水后 CVP 立刻升高，比头低位卧床期间测量结果高出 5 cm 水柱[238]，这些结果明显不同于抛物线飞行[239]和航天飞行[196,233,240]的测量结果。这些结果和其他心血管变量[241]分析结果表明，地面心血管微重力模型还不能完全模拟太空微重力环境。

太空中 CVP 降低约 15 cm 水柱且心脏输出量增加，可能是由胸腔内压力降低引起心脏外在张力降低幅度大于 CVP 降低幅度所致，因为这样可以增加心室透壁压力[233,242,243]。针对这些结果公开发表的讨论还没有考虑心包膜作用[244-247]。然而，微重力引起横膈膜[248]位置变化以及它和心包膜解剖学的关系，有必要进行探讨。这一解剖学特征很重要，因为随着 LV 舒张末期容积增加、CVP 降低，意味着肺静脉压升高或者 LV 心包约束降低。临床研究结果表明，给予硝酸甘油时，LV 舒张末期血压升高伴随着肺楔压等量降低[245,249-251]。

在微重力环境中，因为 CVP 降低，高尔-亨利反射（心房膨胀引起抗利尿激素的抑制作用)[252]会减少，这表明心房膨胀等量降低[248]。暴露于微重力环境的 CVP 降低导致右心房跨壁压减少，然而自相矛盾的是，进入微重力环境后，LV 舒张末期容积突然增加。

右心室和心房舒张末期跨壁压非常接近[244]，结合 CVP 降低，观察结果与心房收缩降低相一致，导致 LV 舒张末期血容量[247]升高和心房增大[235,250]。这一推论表明，轨道飞行期间 LV 舒张末期内径增加可能由 LV 心室收缩降低所致，而 LV 心室收缩降低又由 CVP 降低或微重力下膈肌重排所致。

遗憾的是，右心房舒张末期血容量在入轨后 24 h 之内是否存在变化，到目前为止还没有超声心动图的证据。如果有，也许有助于解释 CVP 降低导致心输出量增加的悖论。人类右心室在舒张末期血容量正常输出时，跨壁压大约为 2 cm 水柱，同时 CVP 大约为 10 cm 水柱[244]。这意味着进入微重力环境后，CVP 降低与右室心包束缚减少非常类似，而右心房舒张末期血容量只轻微地降低。在相同或较低舒张末期压力下，如果降低心包束缚允许左心室舒张末期血容量上升，那么右心室后负荷将降低，从而允许右心室搏出量保持在稍低舒张末期的容积水平。为证实这一假设，需要在微重力下对右心室进行超声心动图研究[253]。

由于血容量减少与失重状态有关，因此在太空中经历过血量减少的航天员可能在返回地面时出现低血容量性休克，则不能以同样方式获得储存于体内的静脉血，他们需要呈特伦德伦堡卧位或抬高腿仰卧位[198,254]。另一方面，在太空飞行数天后，微重力下静脉血管内和间质液体降低引起静脉系统容量增加，相对于地面环境允许航天员能够忍受程度更重的心力衰竭（如急性心梗并发症)。

重要的是了解微重力引起明显的静脉容量变化起因于静脉系统处于较小容量状态。尽管如此，左心衰竭航天员是否能够在肺水肿症状出现之前恢复静脉潴留储备还有待观察。

16.10.3 心率和血压

有研究报道，航天飞行时，心率较飞行前可能会升高、降低或没有变化，甚至是同一航天员在同一次航天飞行中，心率也会有所改变[255]。基线水平、对抗方案以及飞行期间开展的心血管研究试验毋庸置疑地导致这一差异。与不同睡眠阶段有关的心率变异在长期航天飞行中也有变化[256]。大多数航天员发射时生理和心理应激会导致心率一定程度升高[93]。航天飞机在轨飞行期间，在没有其他诱发性心血管试验时，航天员心率和舒张压都会降低[255]。在短期航天飞行期间，心率和舒张压昼夜变化也降低了[255]。舒张压和心率降低以及心输出量[257]增加表明，在微重力下，人体在交感神经活动和外周血管阻力降低的情况下工作。

这些心血管控制中枢新的调定点导致航天员返回地面后立位耐力不良。地面上人们日常活动会涉及仰卧、坐和站立三种姿势的频繁转换。人体独特之处在于，在姿势变化时人类心血管系统会在各种前负荷和后负荷范围内调整状态。因此，心血管调节中枢受到刺激，不断调整外周阻力、静脉血管容量、变时性和变力性状态以及脉管体积，以防止晕厥。在轨飞行期间血压差异降低导致中枢心血管调节中枢紊乱或“失调”。

16.10.4　心脏节律

和普通人不一样，军事飞行员心律不齐不总是和心脏异常有关。在移动设备[74]内或任务模拟期间进行监测时，健康飞行员暴露于极限加速或其他诱导压力下时，监测结果显示：出现异位搏动现象。出现这些情况时，需要航天医生来确定心律失常或异位搏动是属于职业性的还是病理性的。在俄罗斯和美国早期航天飞行中，自始至终都在进行 ECG 监测，在航天医生操作台可以实时看到监测结果。随着飞行持续时间增加，发现微重力引起心律不齐或明显心律异常几乎没有危险，ECG 监测只用于航天飞行的几个关键时段。

在水星、双子星、阿波罗航天飞行期间以及前 4 次航天飞机发射和着陆期间，都进行了实时 ECG 监测。NASA 已经成功完成了 100 多次航天飞行任务，在发射、轨道飞行以及着陆期间，对航天员心血管状态都没有进行常规监测。然而，在进行出舱活动、下体负压、任何一种氧消耗量超过最大耗氧预测值 85%的活动，以及其他存在潜在危险的活动时，需要进行实时监测。俄罗斯航天任务飞行规则也要求，在进行联盟号对接活动或者任何一次出舱活动之前，需要收到航天员足量的 ECG 信号。虽然航天医生操作台上航天员 ECG 信号不足，但不会妨碍航天飞机任务中出舱活动的进行，对执行舱外活动航天员的要求在太空停留时间超过 21 天。

16.10.5　定期心血管评估

国际空间站上航天员心血管健康状况通过踏车测力计或跑台运动时的 ECG 和血压监测来定期评估。在这一类评估开始之前，每位航天员都获得了一份“运动处方”，防止运动期间氧消耗超过最大预测值的 85%。将四个电极连接到一个转换器，以提供标准的 10-电极、12-导联心电图，以此记录航天员 ECG。为简化操作，采用 4-导联 EASI 电极（E、A、I 导联组成弗兰克导联系统加上胸骨上端 S 导联），将获取数据进行储存、下传并进行回顾性分析[258-260]（如图 16-2 所示）。德鲁的一项研究[261]采用该 4-导联系统对 540 名病人进行测试，结果表明，与标准 12-导联心电图测试结果一致，心律不齐以及急性心肌梗死的符合率为 100%，血管成形术诱发的缺血符合率为 95%，短暂性局部缺血符合率为

89%。4-导联 EASI 电极尽管已经用于陆地环境[261-268]，但在微重力环境引发的体液或解剖转移情况下，EASI 4-与 10-导电极转换为完整 12-导联 ECG 的相关性无论在休息或运动时，都未曾得到验证。

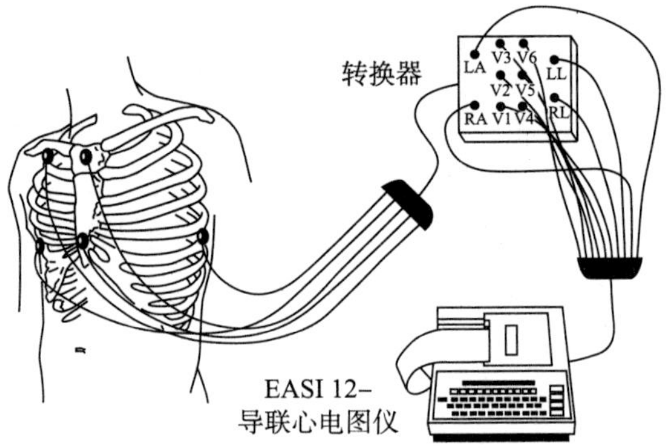

图 16-2　在国际空间站上应用 EASI 导联系统进行心脏监测

注：可以从该系统的 E、A、I 及胸骨 S 电极为 12-导联心电图导出 10 种信号；一种转换器可以将 10 个电极减少到 5 个，这使得在微重力下心电图仪设置和使用更加容易和可靠。

16.11　重返大气层时的心血管问题

航天医生非常关注航天员在结束航天飞行时，其心血管系统对于重返大气层、着陆、出舱是否已经准备充分。一系列微重力适应性变化导致心血管失调，航天员可能已经变得不适应返回地球，这些失调反应包括：血容量降低、异位搏动增加、压力感受器反应降低、心肌萎缩，单独或集中表现为立位耐力不良或运动能力受损。

在短期或长期航天飞行任务中，航天医生努力确保航天员处于最好状态，以便承受微重力和地球重力之间转换时心血管压力。重力转换包括返回大气层的加速度——暴露在（1.7～2.2）G_z 航天飞机约 20 min，或暴露在（1.3～1.8）G_x 联盟号飞船约 10 min（如图 16-3 所示）。联盟号飞船离开国际空间站，脱离轨道太空舱大约 21 h 后到达哈萨克斯坦；经历再入大气层的加速度峰值约为 $4G_x$。当遇到意外事故需要立即撤回地球时，要求在 45 min 内离开空间站，可能经历加速度变化更剧烈的返回轨迹。然而，可能使航天员在返回紧急着陆过程中暴露在高达 $8G_x$ 的环境中，且着陆场没有医疗救护设备。另外，联盟号飞船紧急脱轨时，航天员经历高 G_x 负荷，已经受到影响的心肺系统将再次受到应激。水星 9 号飞行 34 h 之后研究结果表明：在太空舱内位于仰卧位的航天员心率从每分钟 132 次上升到 188 次，返回地球站立 1 min 之后，有晕厥前症状。大概是因为心血管失调，联盟 9 号飞行 18 天后，在着陆时，2 名男性航天员不能完成出舱。

早期航天员在紧急着陆之后，发现有出舱困难以及飞行后立位耐力不良的问题，其行走能力受到航天专家的关注。挑战者号航天飞机失事之后，发射时穿着逃逸服增加了乘组重量和热负荷，导致飞行后直立位低血压的发生率上升。这吸引了更多研究者的目光。正

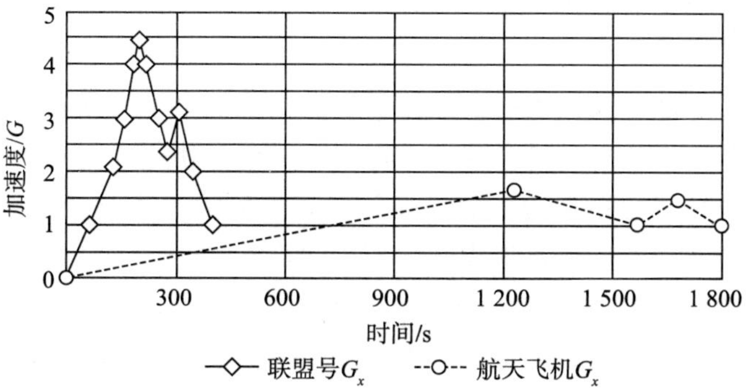

图 16-3　正常航天飞机和联盟号飞船再入地球加速度趋势图

注：曲线代表运载工具的＋X 轴的加速度值，联盟号飞船上航天员为仰卧位，航天飞机上则为直立坐位。航天飞机上直立再入加速度值（头足向，＋G_z）稳定增加 20 min 到达 1.65G_z。在最后着陆前 1 min 从 1.5G_z 下降到 1.36G_z，着陆时降至 1G_z。联盟号飞船航天员胸背向再入加速度值（＋G_x）在再入过程中稳定增加，从加速度开始直到 200 s 时达到 4.43G_x 峰值。

如本章前面所提到的，航天服造成热负荷增加，也许会降低乘组人员后负荷，增加隐形体液丢失，以及损伤迷走神经而影响立位耐力[269,270]。

液冷服引入以及压力服改进降低了逃逸服热效应。然而，航天员着陆后从航天飞机出来仍然不容易，因为航天服加上降落伞的总质量达 41 kg[199]（陆地着陆不要求航天员带着降落伞，质量减小到 27 kg）。在紧急情况下，快速脱离轨道的启动将会进一步加剧出舱的困难程度，使得体液在进入大气层之前不能完全恢复。在紧急情况下，航天飞机可能不得不降落在偏僻之地，那里没有培训过的救护人员来协助乘组出舱。处于这些环境中，航天员将在没有帮助情况下从侧面舱口展开一个 20 kg 充气滑道，或者爬出飞行甲板的顶舱，从侧面用绳索滑下来[195]。乘组也许需要在平稳飞行期间，使用降落伞下降到地面。已经在轨道中飞行数月，穿着 41 kg 航天服的航天员心血管储备也许不足以完成这些活动。

有专家提出，在太空任务整个过程中，保持心血管适应性是紧急着陆或其他紧急场合时减少动作障碍的一种方法。现行飞行条例规定，任何一位在轨飞行超过 30 天的航天员在返回地球时处于仰卧位，以降低进入大气层和着陆时立位耐力不良的发生。这一要求增加了人们顾虑：在完成长时间太空飞行之后，出现紧急情况时，航天员能否从舱内座椅中完成自我出舱。在非正常着陆的情况下，长期飞行乘员乘坐航天飞机返回地面出舱时，非常需要飞行时间少于他们的同伴帮助。在李[199]进行的一项研究中，健康受试者穿着 ACES 完成航天飞机模拟出舱，这些受试者认为在压力服膨胀到1.5 psi时，步行380 m 虽困难，但不是不可能。长期飞行后航天员直立反应可能会因为升高的体温[269]而加重，体温升高则受热调节影响所致，这在长期[271]和短期[272]飞行之后的研究都有报道。因此，在甲板上安排一名短期飞行航天员以协助长期飞行航天员在紧急情况时从飞行器出舱是合理的。

16.11.1 立位耐力不良

在进入大气层、着陆以及出舱时，航天员出现立位耐力不良是航天医生最关注的问题之一，可能对身心都健康的航天员存在严重影响。目前，还不能对立位耐力不良的敏感性进行筛选或测试。立位耐力不良造成的操作问题根据航天飞机及任务特点来决定。过去，航天飞机以弹道飞行路径返回，进入大气层期间乘员在$+G_x$加速时位于腿高仰卧位姿势，心血管表现并未引起业内专家重视。这类任务中，在$+G_x$极限值期间，航天飞行器几乎处于自动控制状态，需要航天员驾驶飞船的情况只发生过 4 次，即水星 9 号、东方 2 号、联盟 1 号、阿波罗 11 号。

航天飞机是一种独特航天器，航天员经历再入加速度为$+G_z$的身体向量，而非其他飞船内的$+G_x$身体向量。这种$+G_z$引起的负荷连同微重力引起的心血管去适应会产生有害作用，尤其是在关键着陆阶段由航天员控制飞行器。在进入大气层之前，充气压力服的使用以及等张体液的摄入降低了晕厥风险（如图 16－4 所示）。

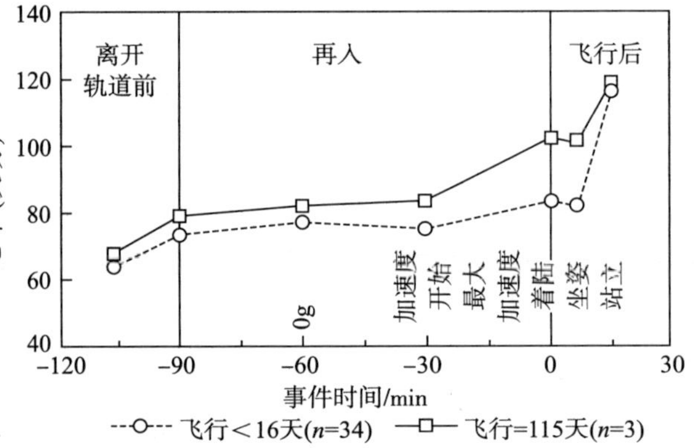

图 16－4 航天飞机乘员在再入和着陆时心率反应（短期与长期对比）

注：34 名短期飞行乘员直立坐位返回地面，在$+G_z$方向上产生加速度负荷（圆形表示），而 3 名长期飞行的乘员仰卧位返回地面，在$+G_x$方向上产生加速度负荷（正方形表示）。需要注意的是，仰卧位乘员在站立前心率出现明显升高。

迄今为止，在返回大气层和着陆阶段，立位耐力不良还没有表现出明显作业危害，主要是因为着陆已经规范化，主着陆场地面支持人员可以立刻给予帮助。然而，无论飞行时间长短，穿着 ACES 的航天员自主完成从航天飞机或联盟号飞船紧急出舱，依然是业内关注的问题[199,273]。

飞行后直立性低血压，伴随晕厥或晕厥前症状，很多返回地面的航天员都曾发生过；这种现象反映大脑灌注不足，类似于低血容量性休克，原因是受试者不能添补足够的静脉血容量，以适应压力感受器反射介导的交感兴奋和迷走神经抑制，这通常导致心跳加速，小动脉和静脉收缩[274]。晕厥和晕厥前兆由多种因素引起[275-278]，但最终表现为大脑血流灌注过少[279-280]，会导致意识受损，并伴随相应的姿态失控。8～10 s 脑血流供给停止或无动脉血压会导致意识消失，紧接着 12～14 s 之后脑电活动消失[278]。

有研究报道，脑循环能自动调节血管阻力，将大脑血流灌注压保持在一个较大范围。张等人[281]进行的卧床试验表明，卧床之后，脑部自动调节也可能受损，暴露于微重力之后，将加重立位耐力不良。尽管晕厥有不良影响，但脑部血流灌注不足的其他副作用，如意识模糊等，也会对任务有较大影响。

立位耐力不良根据受试者心率和动脉压的变化来划分等级。1 型立位耐力不良表现为心脏舒张压和收缩压降低且心率不升高，可能表现为心脏力学感受器和压力感受器对低血压反应过度迟钝。2 型立位耐力不良则表现为心率升高，舒张压正常或升高，出汗、心悸、虚弱以及不舒服感觉意味着交感神经反应明显增加。心血管系统交感神经活动的增加由压力感受性反射的过度刺激所致，而这种刺激由相关静脉容量储存不够而造成血容量严重不足产生，在微重力环境下因血容量降低而更严重。微重力暴露后返回 1 G 地球环境的航天员出现这些症状，意味着心脏力学感受器和压力感受器的功能未发生改变，但交感反应因之前微重力暴露变得迟钝。诱发的症状是心脏迷走神经兴奋引发的心动过缓和低血压，通常称为血管迷走神经性晕厥。

在航天飞机飞行 4 天之后，观察到航天员出现伴有晕厥前症状的直立性低血压[282,283]。还有研究报道，在 1988 年到 1990 年间，液冷服还没有大量使用之前，参加航天飞行的航天员中，有 15%～20%的航天员也出现这些症状[284]。弗里特斯科-耶鲁及其同事进行的一项研究观察到，因为立位耐力不良，29 名航天员中有 8 名不能完成 10 min 的站立测试；这些航天员中大部分为女性[285]。对 91 名（17 名女性，74 名男性）参加航天飞机飞行的航天员进行观察，结果显示，6 名女性和 5 名男性航天员在着陆当天出现晕厥前症状。沃特斯及其同事[286]研究了飞行时间持续为 5～16 天的 35 名航天员站立时的心血管反应，结果发现：100%女性航天员和 20%男性航天员在着陆后出现了晕厥前症状。作者将这些发现归因于内在低全身血管阻力、容量负荷强烈依赖以及对直立性挑战的低肾上腺素反应的三者联合作用。这些研究同时发现，在站立测试期间，高血管阻力以及高肾上腺素活动对晕厥前症状有预防作用。

巴克等人[209]进行的另一项研究发现，经过 10～14 天航天飞行后，2/3 航天员经历了立位耐力不良，表现为着陆 4 h 后，不能坚持站立 10 min。在 SLS－1 着陆后，发现 1 名航天员出现立位耐力不良，而心率变化不明显[275]（在为期 16 天的短期航天飞行期间，飞行开始 24 h 之内[275]，尽管体液无显著降低，但重力缺失导致血浆容量［17%］和细胞外液［占到总体液的 41%～5%］降低[222,287]）。

心肺、大动脉以及颈动脉的压力感受器监控着心脏压力波动，可以引起心脏交感神经和迷走神经活动的变化。库克和他的同事[288]研究了在太空停留 9 个月的 3 名航天员在飞行前、飞行中和飞行后的心电图特征，结果发现：心脏迷走神经传出降低和迷走神经压力反射敏感度迟钝一直到任务结束后 2 周才恢复正常。另一种常用测量颈动脉反射敏感度的方法是给颈部施加外部压力，从测量或计算相同流体静压水平的颈动脉压力减去施加的外部压力，得出颈动脉跨壁压。颈部外正压力将降低颈动脉压力感受器跨壁压，从这一变化得出：通过降低传出迷走神经活动，稳态反射机制促使心率增加。当颈部外部压力测量值与心率变化有关时，可推断出刺激-反应关系如图 16－5 所示[255,283,289-293]。

头低位卧床休息[236-237,294-297]或航天飞行后[255,283]的研究结果表明，轻微直立应激能促使很多受试者对颈动脉体跨壁压特定变化产生迟钝的心率反应。太空中航天员颈动脉压力感受器反应的降低表现为曲线斜度降低以及 R－R 间期对颈动脉压模拟变化的反应范围降低，如图 16－5 所示[298,299]。

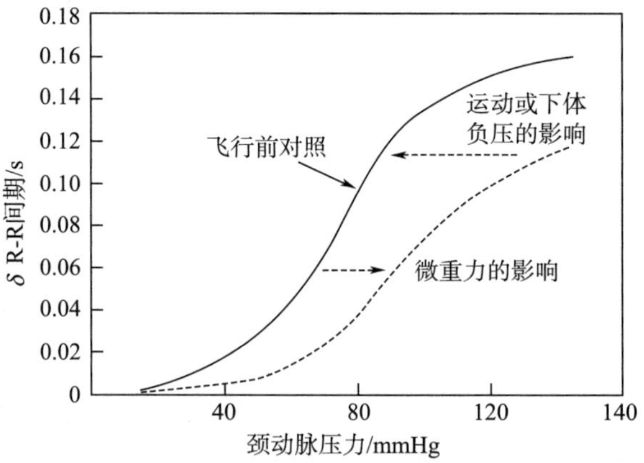

图 16－5　微重力对颈动脉压力感受器响应关系的影响

注：图示颈动脉压力感受器微重力反应（微重力效应）曲线的右移，微重力导致颈动脉压力感受器反应失调，导致颈动脉跨壁压剧烈变化，与 1－G 对照组相比，心率出现同样变化（所谓的 R－R 间期反应）。运动和/或下体负压提供了一种促使颈动脉压力反应曲线回到正常 1－G 重力对照曲线的方法。

有趣的是，当单独研究[298,299]或同时考虑着心肺压力感受器容量变化带来的刺激时，颈动脉压力感受器看起来并没有明显改变动脉血管阻力。这些研究也揭示了：尽管主动脉血压、脉搏压和动脉血压变化率 dp/dt（压力随着时间的变化速率）都比较稳定，但 CVP 大幅变化可以改变前臂动脉总阻力。暴露于微重力后，乘员站立时血压控制可能不仅仅依赖于血管容量状态[292,298,300]。对充血性心力衰竭病人在血容量过多或正常时的研究表明，颈动脉压力感受器反射功能[290,301,302]受损是造成这类病人晕厥或晕厥前兆的原因。从太空返回之后，颈动脉压力感受器反应迟缓可能是引起立位耐力不良的主要因素[209]。孔韦尔蒂诺[302]提议，针对长期飞行后立位耐力不良，更加有效的对抗措施可能应该包括提高压力感受器反射敏感度的方法。如果在轨飞行期间，航天员压力感受器反射敏感度因心血管刺激降低而减少，LBNP[216,241,303]或运动[304,305]一类的干预措施可能刺激压力感受器，不管心脏-迷走神经反射敏感度是否变化，这和地球上日常生活中发生的立位耐力不良类似[84]。

还有研究揭示了儿茶酚胺在飞行后发生立位耐力不良时所发挥的作用。在一项研究[306]中，一名 52 岁俄罗斯航天员在飞行 438 天后，穿着 LBNP 太空服时连续 4 天测量了肾上腺素和去甲肾上腺素水平；暴露于 LBNP 后，显著升高的儿茶酚胺在返回后 90 天才恢复到正常水平。这些研究结果指出，航天飞行后，儿茶酚胺类激素受体的敏感性下调或受损。

“长期在轨飞行医学项目”的研究结果显示，在持续超过 10 天航天飞行之后，神经激素对飞行后直立位挑战的反应变得迟缓，具体表现为站立时维持动脉压和心率的能力降低[7]。飞行后血浆去甲肾上腺素和肾上腺素测量值（受试者位于仰卧位）分别高于飞行前对照值 34%和 65%；受试者站立时，这些测量值高于对照值 65%和 91%[307]。值得注意的是，返回地面 3 天后，仰卧位和站立时肾上腺素水平恢复正常，但去甲肾上腺素保持较高水平[285]。这项研究还表明，仰卧位时心率和收缩压分别比飞行前对照值高 18%和 9%，而站立时分别高 38%和 19%。着陆当天，29 名航天员中有 8 名出现晕厥前兆，不能完成 10 min 的站立测试任务，他们不得不坐下以防晕厥。研究人员还发现，这 8 名航天员动脉压和心率反应类似于肾上腺素衰竭的病人。同时，晕厥前兆组站立时的去甲肾上腺素水平显著低于能完成站立测试任务的航天员。两组血浆容量没有不同，然而，晕厥前兆的机理可能是去甲肾上腺素的交感释放受损导致外周血管阻力降低。外周阻力降低也可能是因为感受器下调导致血管平滑肌对肾上腺素刺激的反应受到影响，或者对自主效应器神经功能的变化反应迟缓[300]。飞行前，晕厥前兆组仰卧位和站立时的外周血管阻力值要低于非晕厥前兆组[285,286]。这些研究结果可帮助航天医生确定哪些航天员在重返大气层时更加需要心血管方面的干预。

米多君是一种末梢神经激动剂，有助于产生足够的动脉和静脉收缩，以帮助容易产生立位耐力不良的航天员在返回地面时不容易出现晕厥前兆[308,309]。已有试验测试了肾上腺素、麻黄碱、伪麻黄碱、麦角胺、米多君和吲哚美辛等药品对由自主性障碍导致容易发生体位性低血压的病人所产生的影响，这些药物中一些药品可以缓解航天飞行后站立位晕厥。

在地球上，大部分存储于下肢的血液都集中在深静脉血管中，这里交感神经分布稀少且几乎没有平滑肌[310]。因此，静脉容量受血管顺应性以及周围肌肉、间质体液的影响显著，肾上腺素能活力变化可能不会引起深静脉管腔容量的变化。外部骨骼肌质量和张力可能改变下肢静脉系统容量。微重力造成腿部肌肉萎缩以及张力下降也可能使静脉容量增大，进而加重飞行后立位耐力不良[311]。

16.11.2 运动能力下降

在早期双子星和联盟号任务中，许多航天员返回地面后运动能力下降，表现为定量工作负荷期间心率反应变化以及耗氧量降低。阿波罗 7 号任务前后及阿波罗 11 号整个任务期间，踏车测力计设定为 120、140 和 160 次/分[312]，观察结果显示：飞行后设定为 160 次/分时，运动能力（尤其是工作负荷极限、氧消耗量、收缩压以及舒张压）显著下降[206]。

天空实验室飞行作务的航天员返回地面后，同样表现为运动能力下降，大约 3 周以后心血管反应恢复正常。和这些结果相反，飞行期间进行的运动研究表明，航天员能够完成亚极量运动（飞行前最大耗氧量的 70%），与飞行前结果无显著差异。事实上，一些天空实验室飞行任务的航天员心率反应下降，意味着在轨时可增加运动量。天空实验室的观察结果很难直接和长期暴露于微重力环境中的结果进行比较，因为天空实验室舱内的大气压力为 5.0 psi，氧浓度为 70%。氧分压防止了缺氧的发生，但大气压的减少降低了航天员在运动期间的热调节能力。

俄罗斯关于运动研究的结果却稍有不同：运动能力显著降低取决于任务持续时间。礼炮 6 号飞行 140 天，礼炮 7 号飞行 237 天后，与飞行前相比，航天员心率提高了 17%，搏出量下降了 30%，尽管任务后期每天有 150 min 的运动[313-315]。格里戈里耶夫及其同事[12]观察了持续飞行 366 天水星号上的 18 名航天员，报道了相似的观察结果。

微重力诱导血管内血容量不足是引起返回地面后运动能力下降的原因之一。一项关于参加 SLS-1 和 SLS-2 任务 6 名航天员的研究发现，飞行期间最大摄氧量和飞行前 2 周最大摄氧量相比无统计学差异；然而，飞行后最大摄氧量降低了 22%。这与航天飞行后 9 天最大摄氧量的降低幅度和天空实验室飞行 84 天后的降低幅度相似。使用模拟微重力模型在地面进行的研究表明，最大氧摄取量的降低和血浆容量的下降有直接关系。值得注意的是，一项 10 名健康受试者参加的试验结果显示，最大氧摄取量和血浆容量平均降低 16%，而非健康受试者最大氧摄取量和血浆容量仅降低 6%[223]。

莱文等人[146]发现，头低位卧床 2 周后显著降低的指标有：血浆容量下降 17%、肺毛细血管楔压值下降（PCWP）18%、搏出量下降 12%、LV 舒张末期容量下降 16%、LV 压力容积下降 33%、反映立位耐力不良的指标下降 24%，结论为卧床导致心室顺应性降低造成了心脏对立位应激反应受损。心脏质量降低 5%以及 PCWP、血浆容量和搏出量[146]的降低，也符合“工作心脏较小时，心包压力-容积关系顺应性也越少”这一概念[247]。佩尔霍宁等人[316]进行了 14 天头低位卧床研究，通过 LBNP 或利尿剂使志愿者经历模拟立位 G 负荷，并报道：LV 舒张末期功能曲线出现了类似左向移动。

心脏 LV 压力-容积关系受心包压力-容积关系的影响。假定 LV 跨壁压只是 PCWP 的一个函数，不考虑心包膜对 LV 压力-体积关系的影响，得出关于 LV 跨壁压力-容积函数曲线[247]的错误推论。泰伯戈等人[247]研究表明，从 PCWP 减去右心房平均压，可以较准确地预测 LV 跨壁压的变化；LV 跨壁压可以比单一 PCWP 更准确地计算出前负荷。莱文等人[146]只用 PCWP 测量跨壁压的变化。尽管这些研究表明，PCWP-LV 舒张末期容积关系左移，但真正 LV 舒张末期透壁压力和 LV 舒张末期容积之间的关系曲线移动并不显著。

飞行后使用仰卧 LBNP 或快速利尿模拟站立位 $+G_z$ 负荷，可能导致和微重力环境一样的血液转移，但心脏外部结构是否以同样的方式改变，人们还不得而知。卧床试验或微重力暴露结束后，在立即直立期间，心室前负荷机制还需要进一步研究[253]。

李及其同事[317]对 30 名航天员进行了观察，他们完成了为期 9～16 天的航天飞行，并在飞行前和飞行中进行了各种不同强度的运动。研究发现：在飞行期间完成中等到高等强度运动的航天员，在飞行后 10 min 站立测试中，立位耐力不良症状较轻。另外，飞行中完成较高强度运动，似乎对所有航天员返回地面后经历心率升高以及脉压降低有防护作用（如图 16-6 所示）。还需要后续深入研究来验证这一防护作用是否是因为颈动脉-心脏压力感受器反射调定点[275,318]变化、内脏血管收缩改变[319]、血浆量增加[315,320]或者是下肢肌肉肌张力和间隙体积增大导致静脉容量降低所致[321,322]。这些研究结果表明：无论是长期还是短期航天飞行，运动[317,323]或许是对抗立位耐力不良的有效措施之一[324]。

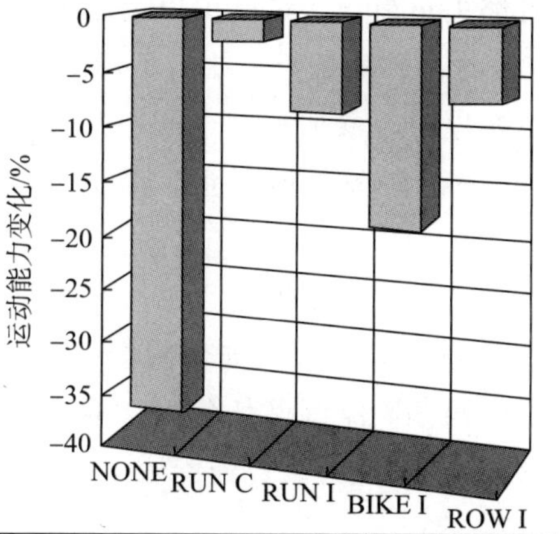

	NONE	RUN C	RUN I	BIKE I	ROW I
变化/%	−37.1	−1.8	−8.3	−17.5	−6.4

图 16－6　在航天飞行中各种运动措施诱导的运动变化

注：检测飞行后运动能力并与飞行前对比，结合在轨各种运动措施，显示其下降百分率。NONE，在轨没有运动；RUN C，在轨有规律跑台运动；RUN I，在轨间隙性跑台运动；BIKE I，在轨间隙性功率自行车运动；ROW I，在轨间隙性划船运动。

出舱活动是作业负荷最重的工作项目之一，航天员身着受限舱外航天服可能持续工作 6 h 或更长时间，平均代谢消耗大约为 200 kcal/h（800 BTU/h），且有 5～10 min 代谢峰值超过 380 kcal/h（1 500 BTU/h）。美国现行舱外航天服配置状态可以向航天员提供 947 mL 液体；而俄罗斯“奥兰德”舱外航天服则没有提供饮用水。经测量俄罗斯航天员出舱前后的体重发现：在标准出舱活动期间，航天员丢失 0.7 ～2.2 kg 的体液。出舱活动导致航天员脱水以及血浆容量降低，可能加重长期微重力暴露导致的运动能力下降。因此，航天医生应确保航天员在出舱之前饮用足够的水。

16.11.3　重返大气层时的对抗措施

在航天员完成短期航天飞行任务即将返回地面时，补充液体和盐等措施能有效降低晕厥和晕厥前期症状的发生和严重程度[7,93]。联合药物[325]和机械性[7,241]对抗措施比单一机械性对抗措施（如下体负压训练、跑台和自行车运动、压力服的使用等）在预防飞行后体位性低血压更加有效。作为对抗措施使用的药物，尚不清楚其生物学效率、半衰期、分布容积以及清除率[326,327]，因此同时使用几种对抗措施，可能会对每项措施的独立评价造成干扰。

“长期航天飞行医学项目”的研究结果表明，在短期航天飞行中，绝大部分航天员处于能量负平衡状态，体重下降多数由肌肉质量下降所致[7]。电解质平衡观察结果差异较大，而且没有证据表明水分和营养都充足的航天员，其血清电解质会出现危险极值。

不幸的是，航天员大多时候发现自己无法吃好、喝好。在航天飞行入轨前几天，航天员可能会患上空间运动病，表现为不适、疲劳、食欲不佳、恶心和呕吐。有时，航天员活动计划时间也使其不能摄取足够液体，相对于地面标准，这可能加重其低血容量程度。在航天飞行中，微重力导致骨骼去负荷、尿量减少以及尿液中钙排泄量增加，这两者是肾结石形成的关键因素[328-330]。因此，鼓励航天员饮用足量的水，保持定期运动[328,331]。

当飞船和国际空间站对接以后，参加长期飞行任务的航天员能够每天使用国际空间站上运动设施。对于执行长期飞行任务的航天员，航天飞机也能提供事先设计好的运动方法。

国际空间站上运动训练设备至少包括跑台、踏车测力计以及抗阻训练设施。其他对抗设施还有下体负压装置、全身弹性加载服（如俄罗斯的“企鹅”服）、大腿套带、药物以及肌肉电刺激系统。航天员结束国际空间站任务后，乘坐航天飞机返回地面时，对抗措施和训练设备包括：液体/盐负荷、抗重力服、液冷服、仰卧座椅以及药物制剂等。

16.11.4 飞行中的运动

在航天飞机和国际空间站上，定期运动是航天飞行计划项目的一部分，在航天员重返大气层和着陆时可保持生理功能。“航天飞机飞行操作规则”[201]要求着陆支持的指挥官、指令长以及任务专家（或飞行工程师）在太空飞行超过 3 天时，每隔一天必须进行运动。国际空间站上航天员也安排了日常体能运动训练（1.5 h 抗阻训练和有氧运动）。每位航天员的训练方案都量身定制，以满足不同个体需要，但都必须遵循一个基本时间表。剧烈运动（强度超过飞行前最大 VO_2 的 85%）在运动前体检期间和运动后整个恢复阶段，都需要 ECG 遥测技术以及连续“空对地”语音通信支持。从规定上来说，恢复期至少持续 5 min，但是航天医生可以根据具体情况延长恢复时间。在航天飞行时，如果飞行器上没有培训过的医生，或没有实时 ECG 监测能力[332]，运动强度不能超过最大 VO_2 的 85%。如果国际空间站上有培训过的医生，当运动强度大于最大 VO_2 的 85%时，其能连续监测航天员的心电图。如果研究项目需要航天员进行剧烈运动，那么必须予以监测，常规日常运动则不需要。

执行研究计划或紧张作业活动（如出舱活动）时，若发生下列任何一种心脏节律失常或其他异常反应，都需要停止剧烈运动：持续性室上性心动过速、室性心动过速、运动导致的束支阻滞、R－on－T 室性早搏、不明原因的心动过速、多源性室性早搏、开始出现Ⅱ度或Ⅲ度心脏传导阻滞、室性期外收缩增强、出现超过运动刺激引发的最高心率、胸痛、眩晕或其他不能忍受的症状等。如果航天员请求停止剧烈运动，也应终止。

16.11.5 体液补充

早期卧床研究表明：口服盐水溶液可以使受试者血浆容量暂时升高，防止在下体负压[303,333]或 $+G_z$ 加速度[334]时出现立位性低血压应激反应。美国和俄罗斯都将口服盐水溶液作为重返大气层的一种防护措施。普里斯克及其同事[242]开展了 17 天卧床研究，试验结束后站立测试结果表明：体液补充可以防止心输出量和搏出量急剧下降。SLS－1 任务返回大气层时航天员没有补充体液，结果发现心搏量和心输出量分别下降了 27%和 14%。在 SLS－2 任务和神经科学实验室进行的研究显示：体液补充可以有效防止心脏输出和搏出量的降低[209]。巴克等人[209]注意到：仅靠体液补充不能彻底有效地预防立位耐力不良；适度提高心脏前负荷也能防止飞行后出现晕厥和晕厥前期症状。

因为离子物提供人体大约 95%的血浆渗透压，所以，使用富含水和电解质的口服溶液以提高血浆容量似乎也符合逻辑[335]。有人开展了单独和联合使用下体负压训练和口服盐水溶液补充体液的研究，以探寻提高血浆容量的最佳方法。结果发现：单独使用口服溶液可以最大程度地提高血浆容量[333]。邦戈等人[80,336]的研究结果表明：口服盐水溶液后，航天飞机航天员飞行结束后处于正常压力时，其心率比预测值降低 29%，平均血压反而升高。格林利夫及其同事[335]也发现，脱水受试者在休息时，补充体液中阳离子渗透性更强，在提高血浆容量方面比其他成分更有效。有趣的是，在该研究中，受试者以最大耗氧量（VO_2）峰值 70%的强度运动 70 min，其最终血浆容量并不受摄取溶液中电解质的影响[335]。

这些研究结果直接确定了在重返大气层和着陆之前，使用普通盐水（0.9%）补充体液作为作业防护措施。弗雷等人[337]的试验结果显示：尽管较高浓度的盐水可用于腹泻治疗，但在返回大气层后维持血浆容量方面，1.07%口服盐水可能比 0.9%口服盐水更加有效（如图 16－7 所示）[338]。“航天飞机任务”作业要求是：着陆前 1～2 h 采用口服补充液体，摄取标准为飞行前体重每千克 15 mL 的普通盐水溶液（0.9% NaCl）。

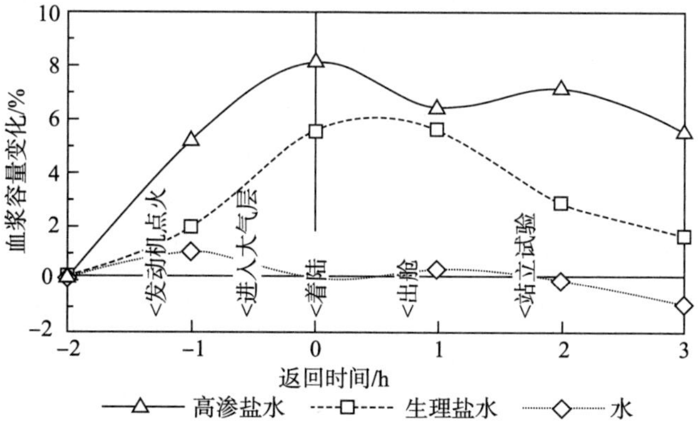

图 16－7　相对于着陆时间口服各种液体对血浆容量变化的影响

注：在着陆前摄入 910 mL 的水、生理盐水（0.9%）、高渗盐水（1.075%），着陆时根据血液稀释程度计算血容量变化。

基于飞行前体重计算出等渗溶液的容积，可以确定补充的液体量，这对于不同体重的航天员比较合适，不至于小个子航天员的体液超量（如表 16－4 所示）。嘉康利饮料以及其他风味等渗溶液与补充盐水溶液的功能一样，可以提高血浆容量，部分航天员可能更喜欢其口感。航天医生在飞行前必须核实选用的液体。在离开轨道之前 1.5 h 之内，所有航天员都需要开始补充等渗溶液[201]，所有航天员都必须口服8 盎司的水与 2 片盐，或者经同意的 8 盎司替代液体，每 15 min 1 次，直到达到规定剂量为止。

表 16－4　航天飞机返回地面的航天员需要补充的液体

液体负荷			
飞行前体重磅/lb(kg)	8 盎司(237 mL)饮水量	盐片	或批准的等量替代液体/盎司(mL)
＜120 (＜54)	3	＋6	24(710)
120～155 (54～70)	4	＋8	32(946)
155～190 (70～86)	5	＋10	40(1 183)
＞190 (＞86)	6	＋12	48(1 420)

来源：摘自 NASA 国家空间运输系统。

为预防胃刺激以及血浆渗透压的不恰当升高（可使脱水更加恶化），使用盐片来消耗掉足量的水显得重要。关于摄取盐和液体的适合量，在飞行前对航天员给予了指导，在着陆当天内部医学讨论会上也会给予提示。如果主着陆场禁止着陆（因为着陆场天气原因，这种情况很常见），且脱离轨道前液体补充已经完成，那么还需重复补充，则口服补充量为原处方量一半。如果延期继续（超过 3 h），还需要启动完整的液体补充计划，由于肾脏清除或体液损失，之前补充的液体已经不能发挥防护作用。

16.11.6　抗重力服方案

"航天飞机重返大气层方案"规定航天员在返回期间需要承受稳定上升的$+G_z$加速度，持续时间超过 20 min，峰值达 1.65 G_z，在飞行器消耗掉大部分动能后快速下降到 1 G。在最后转向操作时，航天员也会面临加速度从$+1.36G_z$快速上升到$+1.5G_z$。在驾驶员手动控制下，飞行器斜下飞行，调整自身姿态，沿着跑道方向最终着陆。这时如果驾驶员或指挥长出现任何晕厥前期或晕厥症状，将是灾难性的。

航天飞机的指挥长、驾驶员或航天任务专家都有驾驶高性能战斗机的经验，知道如何预防$+G_z$导致的意识丧失。高$+G_z$操作时，现在战斗机飞行员使用带增压气囊的抗重力服[339]预防这些不良影响；在返回大气层时，所有航天员都使用同样的 5 囊式抗重力服。抗重力服下肢气囊充气可预防静脉血淤积在下肢，促使更多血液流向心脏[339,340]。在航天飞机进入大气层时，$+G_z$加速度作用力开始逐渐增加，一般情况下，最终达到约$+1.5\ G_Z$的平稳阶段，并持续 5 min。

除了使用抗重力服，战斗机飞行员也使用一种抗重力动作，这是一种重复修正过的瓦尔萨尔瓦动作，伴随肢体等长收缩动作，可在高$+G_z$期间帮助维持主动脉根部压力和脑灌注。如果航天飞机进入大气层的加速度持续时间较长，这种长时间使用抗重力动作预防晕厥前期症状或者$+G_z$导致意识丧失的方法并不可行。航天飞机抗重力服需要的充气时间较战斗机抗重力服的充气时间更长。

克鲁茨等人[341]进行的离心研究结果表明：在$+G_z$开始上升前 10 min，将航天飞机抗重力服充气至 1.5 psi 能有效保护暴露于径向加速度上处于脱水状态的受试者，而这种加速度类似于航天飞机返回大气层的$+G_z$，这些受试者在试验前服用利尿剂模拟着陆后的血容量不足。这项研究还发现：抗重力服较早充气可以将眼压保持在较高水平，并能降低血压峰值。这项研究取得的成果纳入到航天飞机的飞行规则中，要求所有乘员在返回大气层界面之前给抗重力服充气，标志着航天飞机加速度的开始。抗重力服提供的抗立位防护作用超过 30 s 会下降，当超过 $+3.0\ G_z$ 加速度时，不能维持 LV 舒张末期容量[342]。

航天飞机抗重力服气囊以 0.5 psi 递增到最大值 2.5 psi[195]。"航天飞机飞行操作规则"[201]要求，飞行超过 11 天返回大气层之前，抗重力服充气到 0.5 psi，处于 1 *G* 时至少充气到 1.0 psi，抗重力服必须保持充气状态直到航天飞机停稳。抗重力服在症状出现之前必须保持充气状态，这对长期飞行之后预防出现立位耐力不良尤其重要。乘员在重返大气层期间，可以根据需要增加抗重力服的压力。着陆后气囊逐渐放气也能减轻血液淤积的症状。如果航天员决定在出舱前给气囊放气，完成放气需要的时间会超过 10 min。

如前所述，在长期飞行后返回时，航天员在飞行器内使用仰卧座椅系统，其脚抬高放进中甲板箱，这和发射位置不一样。在这个位置，抗重力服腹部气囊可能让乘员非常不舒服，尤其是采用全套体液补充对抗措施时。在某些情况下，这个压力增加了航天员在着陆之前呕吐补充液体的风险。因为这一姿势能在返回大气层 $+G_z$ 应激时保护乘员，航天医生通常建议此刻航天员仅将重力服充气到 0.5 psi——刚好将充气囊褶皱充开。当需要时可以增加压力，同时提前告知乘员：气囊压力增加会带来腹部不适。

16.11.7　下体负压（LBNP）

下体负压（LBNP）是指对下肢施加小于飞行舱内气体压力的压力。把受试者髂嵴以下部位封入一个密闭舱，达到给下体减压的目的[84]。这种减压使血液以类似于 1 *G* 环境站立时状态血液流向下肢。下体负压（LBNP）已经作为对抗措施以及筛查飞行前和飞行中立位耐受不良的一种方法[304,343]。

在俄罗斯航天任务中，产生下体负压的设备为"Chibis"，它是一种能产生 1.0 psi 的波纹充气裤[2,12,84,344,345]，"Chibis"以不同方式给身体施加负荷，而天空实验室和航天飞机施加负荷的方式较少。俄罗斯"Chibis"包括内置的足底支持平台，能使航天员站立于其中，通过足底支持平台和密封靴给骨盆施加负荷。相反，美国 LBNP 系统采用鞍座或座椅支撑身体，使双脚悬挂，从力学方面使下肢去负荷。如果美国 LBNP 系统的目的是使心血管系统对立位耐力挑战最大化，这一系统可能比俄罗斯"Chibis"系统更有效。然而，如果目的是为骨骼肌肉和心血管系统施加等同于飞行后站立位负荷，那么俄罗斯"Chibis"可能更胜一筹[346]。在应用下体负压训练过程中，施加于下肢的负荷可以增加肌肉张力，降低静脉顺应性和容量，因此，由下体负压引起体液向下肢转移，可以提供保护作用。

俄罗斯在使用下体负压设备"Chibis"方面，积累了丰富经验，除了一次礼炮号任务和和平号空间站任务外，其余航天飞行任务都使用了该设备系统。通常航天员乘坐联盟号飞船返回地面，在轨最后一次应用 LBNP 与着陆之间的时间通常不超过 24 h。俄罗斯研究人员发现，在轨使用 LBNP 可以有效预防立位耐力不良。另一方面，如果国际空间站航天员搭乘航天飞机返回地面，那么最后一次使用 LBNP 的时间与着陆时间可能相隔好几天，具体时间根据飞行器与国际空间站分离的飞行计划而定。还有研究证实，LBNP 需在着陆前 4 h 内使用才有效[7]。

在国际空间站完全建成后，期待进行更多科学研究，以便更好地了解操作程序和应用规律，如联合应用 LBNP 训练和补充液体的对抗措施，这一措施对航天员来讲是强制性的。然而，对于所有驻留在国际空间站的乘员来说，它是可选的，因为还没有标准化。

鉴于正常情况下使用 LBNP 训练存在导致晕厥和晕厥前期反应的风险，在 LBNP 变压测试期间，当减压低于 0.5 psi 时，需要实施心电监护（ECG）和连续空地语音通信。当第一位乘员位于 LBNP 系统时，要求第二位航天员必须全程位于其旁边[201,347]。第二名航天员作为试验操作员，如果需要，结束时应协助同伴并帮助同伴从设备里面出来。当到达一个或以上终止标准（如表 16－5 所示）时，必须停止递增变化，LBNP 必须再重新调整到环境压力。俄罗斯 "Chibis" 和美国 LBNP 都有一个紧急按钮开关，允许受试者发生晕厥时，启动按钮快速增压至飞行舱内大气压。孔韦尔蒂诺等人[348-350]研究发现一个有趣现象：受试者在进行 LBNP 时，使用 "设置阻抗域值设备"（ITD），每搏量增加。"设置阻抗域值设备"（ITD）使胸内平均压为负值（相对于局部大气压）来快速增加躯体中心血容量。该设备使用被动阀门控制吸入气体的流量，致使胸腔内形成负压。有专家正在建议将 "阻抗域值设备"（ITD）用于治疗地面失血性休克以及预防长期和短期飞行后的立位耐力不良。

表 16－5　下体负压递增变化操作终止标准

终止标准		
g	s	在 1 min 内心率下降＞15 次/分钟
g	s	血压下降(在 1 min 内收缩压下降＞25 mmHg 或舒张压下降＞15 mmHg)
g	s	收缩压≤ 70 mmHg
g		下列任一严重的心律失常： • 心率＜40 次/分钟，而休息时心率＞50 次/分钟 • 连续三次或以上的室上或室性心动过速 • 非Ⅰ度的心脏传导阻滞 • 满足下列标准的期前收缩 ◆ 在 1 min 内期前收缩≥6
		◆ 期前收缩配对出现(qr/qt ＜0.85) ◆ 期前收缩落在前一次收缩的 T 波上 ◆ 期前收缩成对或连续出现 ◆ 多种形式的期前收缩
	s	严重恶心，皮肤湿冷，大量出汗，轻度头痛，麻刺感，眩晕
	s	乘员任何时候请求
g	s	在低于 30 mmHg 减压(－40 mmHg 和－50 mmHg)过程中，医生监测台的心电图不能显示，或不能进行语音下传
g	s	在飞行前诱发晕厥的 LBNP 试验中，休息时心率大于最大心率

简写词：g，地面发起；s，乘员发起。

16.12　低轨道航天飞行心血管疾病的处理

国际空间站近期将完成建设工作，航天医学部门负责人正在考虑下一步工作，那就是低轨道以外的太空探索任务。不管是长期飞行还是短期飞行，依据“病症发生率及其对任务和乘员健康的影响”报告，心血管事件一直是太空探索面临的最大风险之一[351-353]。NASA 医学政策委员会认为，心血管异常是在探索任务中可能遭遇的医学问题，委员会已提出一项医学救治设计要求，内容包括稳定病情、给予及时有效处理以及撤离病重或重伤航天员[93,305]。这项医学事件管理策略类似于一项紧急医学支持项目，包括如何处理海洋石油平台受伤员工或者如何应对其他偏远地区发生的职业环境危害等。

急性心肌梗塞是代表性的心血管疾病，已明确其医疗能力要求。在地面上，因为急性心梗需要转运到医院住院治疗的患者，有大约 7%出现了心源性休克[354]。其中 50%在入院时处于休克状态，其余在 48 h 出现症状[355]。急性心梗后出现心源性休克时，通常由左心室（79%）或右心室（3%）心肌梗塞/乳头肌功能障碍（7%）或室间隔破裂（4%）所致[355,356]。急性心梗病人随机对照试验结果表明：如果在医院紧急应用口服阿司匹林[357,358]、溶栓疗法[359-361]、血管紧张素-转换酶抑制剂[362-364]、早期经皮冠状动脉血管成形术[365,366]或 β-受体阻断剂[367]等方法，能降低其死亡率。此外，研究结果还显示：低分子肝素和血小板糖蛋白 IIA/IIIB 抑制剂能有效治疗急性冠状动脉综合征[368-373]。在航天飞行期间，这些治疗也许是有效治疗缺血性综合征和心肌损伤的唯一方法，因为目前在飞行器上权威治疗方法还不可行。对在实施紧急转运时治疗所需的设备和操作进行回顾分析，已经超出了本章的范围，然而，目前国际空间站上医疗系统还没有要求设置这种能力。研究结果评价表明：如果能在急性心肌梗塞发生的 4～24 h 之内，给予患者上述治疗，则急性心梗的死亡风险能够降低[357-367]。对于执行国际空间站任务的航天员，如果要降低心血管死亡率和年患病率风险，那么唯一办法是 24 h 之内快速把这些患者乘员转运到地面三级医疗机构救治。

国际空间站上医疗资源能够治疗轻微疾病，如果需要高级医疗救护，则需要撤离。目前国际空间站集成医疗系统（IMedS）由两部分组成，即美国乘员健康保健系统和俄罗斯医疗系统。IMedS 设计包括通过运用类似于美国心脏协会“心脏生命支持”训练时的高级操作程序和硬件，促使航天员苏醒。“心脏生命支持”功能大部分包含在 IMedS 的“乘员健康保健系统”中，包括 1 台起搏除颤器、1 台输送 100%氧的呼吸机、1 个高级生命支持包，其内有治疗心脏病的药物以及心脏复苏设备。配置了这些医疗资源，在必要时候可以对失去意识的航天员实施插管和胸外心脏起搏。然而，针对有意识的严重呼吸窘迫病人，如果是非专业人员实施这些操作，将是一次严峻挑战[374-380]。

独特微重力环境以及国际空间站驻留舱设计，在启动心脏除颤之前，要求使用乘员医疗束缚系统将生病航天员与飞行舱进行电隔离。这种束缚系统在第 4 章进行了阐述，该系统已经在航天飞机和 KC－135 抛物线飞行中得到验证。试验结果表明：非专职医生的航天员以及测试人员能够在 2 min 之内进行第一次心脏除颤。鉴于在航天飞行期间，人体心血管和其他生理系统发生巨大变化，在地面上广泛使用治疗心脏病的药品[381]，在航天飞行中用于心肺复苏是否同样有效还有待于验证[325,326]。IMedS 救护措施基于地面急救医生和医院使用的高级“心脏生命支持”系统而设计。在地面上，“心脏生命支持”能力的设计围绕着及时把患者转运到权威的救治机构，并给予紧急医疗救护[382]。

病情严重的航天员必须在 24 h 内转运到能提供完善医疗服务的医疗机构，虽然在运送过程中 IMedS 的“乘员健康保健系统”发挥稳定航天员病情的作用，但在乘员生病状态下转运乘员飞行器的有效性还有待进一步验证。新型乘员转运返回飞行器（现仍处于规划阶段）的设计包括能提供高级生命支持能力，类似于地面上大多数救援直升机。现在国际空间站的“生命之舟”是俄罗斯联盟号飞船，在脱离轨道后任何阶段都不能提供更多医疗支持服务。联盟号飞船不能提供起搏器、不能补充氧或不能提供任何通风支持，这对运送危重病人存在着严重局限性。同时还应关注返回大气层时加速度峰值达 $+3.8G_x$，这也挑战生病航天员的心肺储备。在地面航天医生指导下，在轨医疗主管（CMO）转运生病航天员进入联盟号飞船之前，使其断开国际空间站上 100%纯氧系统。

在大多数心血管突发事件中，生病航天员的多项体检数据（循环血容量、生命体征、意识状态等）都很重要。在实施紧急医疗救治的心肺复苏和稳定阶段，任务期间负责保障的航天医生实时监测生病航天员的能力受到限制，因为其与国际空间站的通信时断时续，通信平均畅通时间只有 50%[332]。这种通信可能仅限于单一空-地语音链路通话以及除颤器数据的节律性输出。航天医生将无法获取生病航天员的血压、血氧饱和度以及其他重要医疗信息数据，除非通过语音回路将这些信息语音传回。

如前所述，由于微重力引起生理变化及在轨医疗主管（CMO）缺乏临床经验和培训不足，因此，对太空生病航天员血容量状态的评估变得困难。由于缺乏具有代表性的临床数据结果，即使对于熟悉微重力环境的危重病专家，体液状态评估也是一项挑战，更不用说非职业医生的航天员，其只接受了 12 h“心脏生命支持”培训。因此，航天医生必须将传统医学培训和经验与航天飞行生理学和病理生理学结合在一起。例如，在运用心脏病理学原理治疗飞行期间急性心梗时，患者急促呼吸增多以及肺弥散性湿性啰音的出现表明：肺静脉压力急剧升高以及心脏舒张功能衰竭继发于心脏收缩功能明显异常或乳头肌功能障碍。微重力环境中等血容量概念与地面环境中的不同，体检生理指标预示体液状态异常，尚不清楚。在右心衰竭症状出现之前，微重力暴露导致静脉系统容量增加，使病人能明显地“缓冲”体液负荷。从航天医学临床方面来看，这意味着左心房压力增加到能诱发肺水肿水平时，微重力环境下需要的中心静脉血容量大于地面环境，因此可能对肺有保护作用。

然而，这一潜在生理学优势可能被否认，事实上，在微重力环境中，因为肺部液体容易积聚的静脉区域消失，肺部所有区域对水肿同时变得敏感。按照地面环境的检诊分类法，如基于听诊时检测到湿啰音，对心力衰竭严重程度进行分类，这在微重力环境中不可能实现。在地面环境中，当病人由于慢性心脏衰竭导致高压性肺水肿，听诊出现基底湿啰音时，中肺压力大约为 20 cm 水柱，这意味着肺基底压力大约为 30 cm 水柱。而在微重力环境中，肺静脉压可能需要上升到 30 cm 水柱，才能产生大面积的湿啰音。然而，如果在微重力下出现这种情况，在胸腔内任何地方听到湿啰音，可能是爆发肺水肿的先兆，这时肺水肿的发生不像在地面上缓慢出现，而是在没有征兆的情况下突然发生。

在微重力下，发现肺水肿早期征兆和症状对于治疗效果很重要，因为一旦发生就很可能威胁生命[383-385]。在微重力下肺静脉压为 30 cm 水柱时，尚不清楚病人会出现什么症状。微重力环境中体液头向转移以及下肢血管内体液变化，在治疗肺水肿[249,251]时使扩张静脉药物（如硝酸甘油）不能立竿见影。静脉切开术、下体负压或使下肢静脉血液潴留、降低左心室舒张末期压力的静脉加压套带[215,386]，这些措施对治疗在轨充血性心力衰竭也许更有效。在暴露于微重力几天后，充血性心力衰竭的症状也许不是水肿（下肢体液过多），按地面标准看起来正常，但下肢明显大于微重力下的“鸡腿”。一般而言，在微重力下紧急救治心脏病患者，方法应该与地面环境一样，应将患者放置于头向下倾斜 6°的危重症监护床[387]。

也许航天医生需要测量小腿周径来评估循环容量状态急性变化。国际空间站使用一种仪器在小腿上几个点来测量人体小腿周径。通常每两周测量 1 次小腿周径，以跟踪小腿肌肉损失情况，这些测量结果可以作为观察充血性心力衰竭时小腿部血容量急性变化的基础值，也可以通过体重变化来计算循环血容量状态变化，因为体重变化可以间接反映静脉容量变化。

在轨航天员发生急性心肌梗塞，并继发呼吸窘迫，经积极处理后必须返回地面继续救治，在联盟号飞船再入大气层期间所采用的姿势是腿高仰卧位，$+G_x$ 加速度可能加剧其充血性心力衰竭。在飞船着陆、航天员出舱后其通过面罩获得 100%纯氧，采用直立位坐姿坐在衬垫椅上，充血性心力衰竭会得到大幅改善。单独使用这个简单操作方法，可以利用长期微重力暴露诱发血容量降低的特点；尽管微重力下急性心肌梗塞导致了充血性心力衰竭，但当航天员首次站立时，容量降低会使心脏前负荷剧烈降低。在这种情况下，微重力导致心脏功能失调以及到达地面后其静脉系统所承受 1 G_z 负荷，与地面急性心肌梗塞患者服用硝酸甘油和温和 β-受体阻断剂的治疗效果相同。

航天医生必须根据有限遥测信息以及 CMO 所报告的非专业观察信息，做出实时临床决定。根据航天医生决定，指导 CMO 把生病航天员转移到联盟号转运飞船，并离开轨道。关于生病航天员的诊断结果和预后，航天医生也要与飞行控制指挥员以及任务管理部门进行沟通。

联盟号飞船从国际空间站转运生病航天员返回到在哈萨克斯坦或俄罗斯的几个主要着陆点之一，每 24 h 仅有连续 3 条轨道可供使用。根据航天员病情，如果在这段时间飞船上有足够医疗资源使生病的航天员维持稳定，该如何选择还不得而知。下一个主要着陆时间周期也要求在发病后 1 h 之内快速将生病航天员转移到联盟号飞船；否则下一个着陆机会将会推迟 24 h。

位于莫斯科的任务控制中心控制着联盟号飞船的着陆飞行过程。所有通信都在高频率地进行，这与美国空-地控制系统不一样。所有医疗通信都由俄罗斯医疗支持小组来负责管理。所有和医疗有关的语音通信将由俄罗斯医疗支持小组传递给美国任务控制中心的航天主管医生。一旦联盟号飞船离开国际空间站，在重新进入大气层和在哈萨克斯坦内着陆-回收场着陆之前，必须“巡游”在 2 条轨道之间（约 3 h）等待。联盟号飞船在轨期间，俄罗斯地面医生和航天员之间通信畅通时间低于总语音通信的 20%。

如果返回地面时间非常紧迫，联盟号飞船能够在 45 min 之内离开轨道着陆于分布在世界各地的几个紧急着陆场，包括美洲大陆，但是，以这样速度离开轨道会使航天员暴露于＋8 G_x 的加速度过载负荷，加重心肺系统负荷。航天医生需要仔细判断并做出决定：选择一，为了能在发生心脏疾病后 8～12 h 到达地面医疗救治场所，生病航天员加速离开轨道，暴露于 8 G_x 的环境；选择二，或许要等待 24 h，然后暴露于 3.8 G_x 的环境，可能降落在哈萨克斯坦偏远地区，这期间死亡风险增加[388]。影响选择决定的因素很复杂，在没有专家顾问的帮助下，可能需要飞行主管、航天医生和任务指挥员实时做出决定。

16.13 探索任务中心脏病的治疗

在太空探索任务中，转运突发疾病的航天员返回地面接受更好医疗服务时，转运能力受到明显限制。对于急性心脏病紧急救治，存在另一个问题是结果不可预知性。在地面上，遇到致命性呼吸疾病或心律紊乱时，能成功治疗恢复；尽管航天员这一群体身体素质好于常人，但对于生病航天员仍然需要采用积极强有力的救治方法。

在实施远距离探索任务时，提供先进心脏和创伤重症监护时，面临另一个问题可能是：患病航天员度过危险期后，可能需要长期综合医疗服务。在探索任务中用于治疗心脏病的设备，在设计配置时必须基于航天任务设计者愿意接受的医疗风险总体水平[76,389]。显而易见，在选拔飞行任务乘组时，疾病预防以及健康维护是首要目标。然而，在长期探索任务中，慢性心脏疾病的处理可能对任务首要目标造成影响。

在太空探索任务中配置医疗保健设备时，设计者必须考虑到任务期间慢性病所需资源。在考虑需要紧急救治心血管疾病疗法（溶栓剂[350-361,390]、呼吸机支持或其他[391]）或长期治疗疾病疗法（抗凝[357,358,392]或抗高血压药）[362-364,367,393,394]时，在体积、重量以及补给保障方面必须保持平衡。与微重力（也许 1/3 或 1/6 重力）有关的心血管失调和体液损失可能削弱航天员对血容量减少的反应，如失血性休克[254]。机体不能对休克做出及时恰当的反应，可能会减少个体极端环境下的生存机会。针对不同类型的航天任务，需要认真考虑心源性休克、失血性休克以及感染性休克的新治疗理念[198,254]。

飞往火星为首次长期远距离探索任务，航天员发生急性心梗度过危险期后，按计划需要有一名医疗主官和其他航天员照料，航天员不能进行有效载荷操作活动，对完成最初任务目标有影响。根据时间计划，这种情况可能需要提前结束任务并快速返回地球。如果是高风险心血管疾病，需要给予综合治疗和调用乘员人力资源，任务计划部门必须决定是降低风险，还是接受可能后果[389]。这一决策过程将确立医学原则（如航天医生和乘组需要进行训练，培训选拔标准等）和任务需要资源（如设备质量、体积、功耗等），以此降低心血管疾病对探索任务的潜在影响。

对于执行探索任务的航天员，心血管选拔标准必须排除存在异常的不合格候选者，同时利用现有技术筛选出有可能出现异常的航天员。这对航天医生在预防和治疗心血管异常方面提出了严峻挑战。大多数冠状动脉血管性疾病直到血管堵塞程度达到 70%或 80%时，才会出现症状。

未来 10 年内，在选拔执行为期 3 年火星探索任务的航天员时，冠状动脉狭窄到什么程度会没有资格？在飞行乘组最终选拔时，航天医生将如何制定判断标准？需要考虑的一个重要因素为侵入性检查和诊断程序（如血管造影术等）所带来的风险。依据冠状血管造影术检查结果，航天医生是否应该建议评估候选乘组其他器官的动脉粥样硬化？航天医生是否可以用侵入性检查方法来选拔登陆月球任务的乘组？从月球撤回地球只需 2 天时间，但耗资和风险都会较大？

除非未来 10 年心血管疾病诊断和预测技术获得长足发展，否则航天医生将会很难排除作为飞行任务候选航天员发生心脏疾病的可能；执行深空探索任务，中途不可能快速返回地球，且飞行时间持续 3 年。使用更新无创性技术，如电子束扫描技术及精细螺旋 CT，在测量钙负荷及排除未来明显心血管异常时，其在医学诊断检查中的预测价值高于目前侵入性诊断方法。

为探索任务选拔航天员时，航天医生关注问题集中在：对任务而言，显著心脏血管异常包含哪些内容？尽管新技术在检测冠状钙负荷、可能存在狭窄等方面更加敏感，但对于亚临床的冠状动脉性心脏病（CAD）发展成为明显心脏疾病的过程还不清楚。如果我们决定在 2015 年之前飞往火星，预测在为期 3 年飞行任务期间发生显著心血管事件的能力和现在比，不会有任何提高。除非能采集到亚临床心血管异常及其历史上相关数据。

火星任务乘员心血管选拔和筛除将需要长期探讨。选拔参加任务的候选人群可能在任务开始之前几年着手进行。选拔过程中表现出来的任何心血管异常，即便不是立即取消该候选人资格，也应该做相应随访跟踪。因为没有现成可用数据来指导航天医生做出诸如此类诊断，可能需要根据侵入性诊断手段来推断疾病的发展过程，并且可能有候选人因并发症而失去参加任务资格。为预防此类情况，有关专家正在积极探索新型无创伤性诊断方法。

16.14　结论

对航天医生而言，在太空飞行中航天员心血管疾病的预防、检测以及治疗是其真正面临的挑战。在低地球轨道以及未来探索任务中，心血管保健需要采用强有力的医学预防方法[395]。由于国际空间计划进入一个星际探索的新纪元，太空中诊断和治疗能力对于降低乘员严重心血管失调、疾病或者微重力诱发心血管异常所带来的风险尤为关键。这类问题在长期航天飞行任务中很有可能会出现，而长期（远距离）航天飞行常常具有如下特征：

不可预测的任务参数、通信延时以及发生紧急事件时不可能返回地球，求助于先进医疗设备等。

在航天员或飞行员人群中发现亚临床、无症状的心血管异常，其预后或自然病程与普通临床人群不一样。这些差异赋予了航天医生一项重要的责任：努力维持人数不多、经过大量训练的航天员处于待飞状态，他们可能是执行飞行时间持续为 10～100 天低轨道任务以及飞行时间持续为 1 000 天探测任务的候选人。鉴于现在心血管诊断技术有限的阳性和阴性预测值，对于实施选拔和维持持续性待飞状态，航天医生必须采用非常保守的标准。一项关于使用未来无创性心血管筛查方法检测亚临床异常的长期研究可以提供方法解决这样的困境——不得不对一个非常健康的群体过度保守。现代诊断技术在这一特殊群体中预测和预防心血管疾病能力有限，要求在进行短、长期任务设计时，应该考虑采用治疗方式来降低风险。确定几种心脏疾病的治疗方法不足以缓解心血管疾病的发生，也不能将这类疾病对任务造成的影响降到最低。因为太空中心血管疾病的诊断、预后以及恰当治疗不能完全预测，在太空中用于治疗生病航天员的医学知识及系统设备必须进行创新性改进。

人类在地球上经过数百万年进化，其心血管系统不但变得强健而且已经高度适应。国际空间站提供了一个独特平台以观察重力变化对生物系统的长期影响。期待着人类在探索比地球轨道更遥远的太空之前，将利用这一宝贵资源解开心血管系统的重力谜题[396]。

参 考 文 献

[1] Hoffler GW, Johnson RL, Nicogossian AE, et al. Vectorcardiographic results from Skylab medical experiment M092: Lower body negative pressure. In: Johnston RS, Dietlein LF (eds.), Biomedical Results from Skylab. Washington, DC: US Government Printing Office; 1977: 313 - 323. NASA SP - 377.

[2] Grigoriev AI, Bugrov SA, Bogomolov VV, et al. Medical results of the Mir year - long mission. Physiologist 1991; 34: S44 - S48.

[3] Nicogossian AE, Huntoon CL, Pool SL. (eds.), Space Physiology and Medicine. 3rd edn. Philadelphia, PA: Lea & Febiger; 1994.

[4] Egorov AD, Alferova IV, Poliakova AP. Condition of cardiodynamics during prolonged exposure to weightlessness. Kosm Biol Aviakosm Med 1988; 22: 19 - 26.

[5] Link M. Space Medicine in Project Mercury. Washington, DC: US Government Printing Office; 1965. NASA SP - 4003.

[6] Johnston RS, Dietlein LF, Berry CA. (eds.), Biomedical Results of Apollo. Washington, DC: US Government Printing Office; 1975. NASA SP - 386.

[7] Sawin CF, Taylor GR, Smith WL. (eds.), Extended Duration Orbiter Medical Project. Final Report 1989 - 1995. Houston, TX: NASA - Johnson Space Center; 1999. NASA SP - 1999 - 534.

[8] Nicogossian AE, Charles JB, Bungo MW, et al. Cardiovascular function in space flight. Acta Astronaut 1991; 24: 323 - 328.

[9] Leach Huntoon CS, Antipov VV, Grigoriev AI. (eds.), Humans in Spaceflight. Vol. 3. Reston, VA: American Institute of Aeronautics and Astronautics; 1996. Nicogossian AE, Mohler SR, Gazenko OG, Grigoriev AI (series eds.), Space Biology and Medicine.

[10] Grigoriev AI, Egorov AD. Mechanisms of homeostasis formation during prolonged exposure to weightlessness. Aviakosm Ekolog Med 1998; 32: 20 - 26.

[11] McGinnis PJ, Harris BA. The re - emergence of space medicine as a discipline. Aviat Space Environ Med 1998; 69: 1107 - 1111.

[12] Grigoriev AI, Bugrov SA, Bogomolov VV, et al. Main medical results of extended flights on space station Mir in 1986 - 1990. Acta Astronaut 1993; 29: 581 - 585.

[13] Booze CF, Staggs CM. A comparison of postmortem coronary atherosclerosis findings in general aviation pilot fatalities. Aviat Space Environ Med 1987; 58: 297 - 300.

[14] Tunstall - Pedoe H. Cardiovascular risk and risk factors in the context of aircrew certification. Eur Heart J 1992; 13 (Suppl. H): 16 - 20.

[15] Oswald S, Miles R, Nixon W, et al. Review of cardiac events in USAF aviators. Aviat Space Environ Med 1996; 67: 1023 - 1027.

[16] Marenco JP, Wang PJ, Link MS, et al. Improving survival from sudden cardiac arrest: The role of

the automated external defibrillator. JAMA 2001；285：1193 - 1200.

[17] Zipes DP，Wellens HJ. Sudden cardiac death. Circulation 1998；98：2334 - 3251.

[18] Gillium RF. Sudden cardiac death in the United States 1980 - 1985. Circulation 1989；79：756 - 765.

[19] Adams MR，Celermajer DS. Detection of presymptomatic atherosclerosis：A current perspective. Clin Sci（Lond）. 1999；97：615 - 624.

[20] O'Rourke RA，Brundage BH，Froelicher VF，et al. American College of Cardiology/American Heart Association Expert Consensus document on electron - beam computed tomography for the diagnosis and prognosis of coronary artery disease. Circulation 2000；102：126 - 154.

[21] Marz W. Electron - beam computed tomography of the heart：What do we see and what is concealed? Eur J Clin Invest 2001；31：469 - 470.

[22] Janowitz WR. CT imaging of coronary artery calcium as an indicator of atherosclerotic disease：An overview. J Thorac Imaging 2001；16：2 - 7.

[23] Cybulsky MI，Gimbrone MA Jr. Endothelial expression of a mononuclear leukocyte adhesion molecule during atherogenesis. Science 1991；251（4995）：788 - 791.

[24] Bonetti PO，Lerman LO，Lerman A. Endothelial dysfunction：A marker of atherosclerotic risk. Arterioscler Thromb Vasc Biol 2003；23（2）：168 - 175.

[25] Ross R. The pathogenesis of atherosclerosis：A perspective for the 1990s. Nature 1993；362（6423）：801 - 809.

[26] Ross R. Atherosclerosis—an inflammatory disease. N Engl J Med 1999；340（2）：115 - 126.

[27] Falk E，Shah PK，Fuster V. Coronary plaque disruption. Circulation 1995；92：657 - 671.

[28] Wexler L，Brundage B，Crouse J，et al. Coronary artery calcification：Pathophysiology，epidemiology，imaging methods，and clinical implications. A statement for health professionals from the American Heart Association. Writing Group. Circulation 1996；94：1175 - 1192.

[29] Rumberger JA，Simons DB，Fitzpatrick LA，et al. Coronary artery calcium area by electron - beam computed tomography and coronary atherosclerotic plaque area. A histopathologic correlative study. Circulation 1995；92：2157 - 2162.

[30] Falk E，Shah PK，Fuster V. Coronary plaque disruption. Circulation 1995；92：657 - 671.

[31] Wexler L，Brundage B，et al. Coronary artery calcification：Pathophysiology，epidemiology，imaging methods，and clinical implications. Circulation 1996；94：1175 - 1192.

[32] Ridker PM. Clinical application of C - reactive protein for cardiovascular disease detection and prevention. Circulation 2003；107（3）：363 - 369.

[33] Ridker PM. Connecting the role of C - reactive protein and statins in cardiovascular disease. Clin Cardiol 2003；26（4 Suppl. 3）：III39 - III44.

[34] Ridker PM. High - sensitivity C - reactive protein and cardiovascular risk：Rationale for screening and primary prevention. Am J Cardiol 2003；92（4B）：17K - 22K.

[35] Ridker PM，Bassuk SS，Toth PP. C - reactive protein and risk of cardiovascular disease：Evidence and clinical application. Curr Atheroscler Rep 2003；5（5）：341 - 349.

[36] Ridker PM，Rifai N，et al. Measurement of C - reactive protein for the targeting of statin therapy in the primary prevention of acute coronary events. N Engl J Med 2001；344（26）：1959 - 1965.

[37] Ridker PM，Rifai N，et al. Comparison of C - reactive protein and low - density lipoprotein

cholesterol levels in the prediction of first cardiovascular events. N Engl J Med 2002; 347 (20): 1557 - 1565.

[38] Doyle JT, Kannel WB, McNamara PM, et al. Factors related to sudden cardiac death from coronary artery disease: Combined Albany - Framingham study. Am J Cardiol 1976; 37: 1073 - 1078.

[39] Shaw LJ, O'Rourke RA. The challenge of improving risk assessment in asymptomatic individuals: The additive prognostic value of electron beam tomography? J Am Coll Cardiol 2000; 36: 1261 - 1264.

[40] Lavallee PJ, Fonseca VP. Survey of USAF flight surgeons regarding clinical preventive services, using CHD as an indicator. Aviat Space Environ Med 1999; 70: 1029 - 1037.

[41] Proudfit WL, Bruschke VG, Sones FM Jr. Clinical course of patients with normal or slightly or moderately abnormal coronary arteriograms: 10 year follow - up of 521 patients. Circulation 1980; 62: 712 - 717.

[42] Radice M, Giudici V, Marinelli G. Long - term follow - up in patients with positive exercise test and angiographically normal coronary arteries (syndrome X) . Am J Cardiol 1995; 75: 620 - 621.

[43] Lichtlen PR, Bargheer K, Wenzlaff P. Long - term prognosis of patients with anginalike chest pain and normal angiographic findings. J Am Coll Cardiol 1995; 25: 1013 - 1018.

[44] US Secretary of the Airforce. Medical Examination and Standards. Nov. 15, 1994. Air Force Instruction 48 - 123.

[45] Stamler J, Stamler R, Neaton JD, et al. Low risk - factor profile and long - term cardiovascular and noncardiovascular mortality and life expectancy. JAMA 1999; 282: 2012 - 2018.

[46] Chamberlain D. Second European Workshop in Aviation Cardiology. Attributable and absolute (polymorphic) risk in aviation certification: Developing the 1% rule. Eur Heart J 1999; 1: D19 - D24.

[47] Tunstall - Pedoe H. Risk of a coronary heart attack in the normal population and how it might be modified in flyers. Eur Heart J 1984; 5: 43 - 50.

[48] Frost L, Engholm G, Johnsen S, et al. Incident stroke after discharge from hospital with a diagnosis of atrial fibrillation. Am J Med 2000; 108: 36 - 40.

[49] Bennet G. Pilot incapacitation and aircraft accidents. Eur Heart J 1988; 9: 21 - 24.

[50] Chaplin JC. In perspective: The safety of aircraft, pilots and their hearts. Eur Heart J 1988; 9 (Suppl. G): 17 - 20.

[51] Bennett G. Medical - cause accidents in commercial aviation. Eur Heart J 1992; 13: 13 - 15.

[52] Tunstall - Pedoe H. Acceptable cardiovascular risk in aircrew. The concept of risk. Eur Heart J 1988; 9 (Suppl. G): 13 - 15.

[53] NASA, Space and Life Sciences Directorate. Astronaut Medical Evaluation Requirements Document. Houston, TX: Lyndon B. Johnson Space Center; 1998. JSC - 24834 Rev A.

[54] Smalley BW, Loecker TH, Collins TR, et al. Positive predictive value of cardiac fluoroscopy in asymptomatic U. S. Army aviators. Aviat Space Environ Med 2000; 71: 1197 - 1201.

[55] McCall NJ, Wick RL, Brawley WL, et al. A survey of blood lipid levels in airline pilot applicants. Aviat Space Environ Med 1992; 63: 533 - 537.

[56] Whitton RC. Medical disqualification in USAF pilots and navigators. Aviat Space Environ Med 1984; 55: 332 - 336.

[57] Van Leudsen AJ, Prendergast PR, Gray GW. Permanent grounding and flying restrictions in

Canadian forces pilots: A ten year review. Aviat Space Environ Med 1991; 62: 513 - 516.

[58] Enos WF, Holmes RH, Beyer J. Coronary artery disease among United States soldiers killed in action in Korea. JAMA 1953; 152: 1090 - 1093.

[59] McNamara JJ, Molot MA, Stremple JF, et al. Coronary artery disease in combat casualties in Vietnam. JAMA 1972; 216: 1185 - 1187.

[60] Pettyjohn FS, McMeekin RR. Coronary artery disease and preventive cardiology in aviation medicine. Aviat Space Environ Med 1975; 46 (10): 1299 - 1304.

[61] Underwood - Ground KE. Prevalence of coronary atherosclerosis in healthy United Kingdom aviators. Aviat Space Environ Med 1981; 52: 696 - 701.

[62] Taneja N, Wiegmann DA. Prevalence of cardiovascular abnormalities in pilots involved in fatal general aviation airplane accidents. Aviat Space Environ Med 2002; 73 (10): 1025 - 1030.

[63] Nissen SE. Who is at risk for atherosclerotic disease? Lessons from intravascular ultrasound. Am J Med 2002; 112 (Suppl. 8A): 27S - 33S.

[64] Nissen S. Coronary angiography and intravascular ultrasound. Am J Cardiol 2001; 87 (4A): 15A - 20A.

[65] Arva P, Wagstaff AS. Medical disqualification of 275 commercial pilots: Changing patterns over 20 years. Aviat Space Environ Med 2004; 75 (9): 791 - 794.

[66] Van Leudsen AJ, Prendergast PR, Gray GW. Permanent grounding and flying restrictions in Canadian forces pilots: A ten year review. Aviat Space Environ Med 1991; 62: 513 - 516.

[67] Vlassov VV. Number of chronic conditions and professional longevity of aviators. Aviat Space Environ Med 1997; 68 (5): 373 - 377.

[68] McCrary BF, Van Syoc DL. Permanent flying disqualifications of USAF pilots and navigators (1995 — 1999). Aviat Space Environ Med 2002; 73 (11): 1117 - 1121.

[69] Whitton RC. Medical disqualification in USAF pilots and navigators. Aviat Space Environ Med 1984; 55 (4): 332 - 336.

[70] Holt GW, Taylor WF, Carter ET. Airline pilot disability: The continued experience of a major US airline. Aviat Space Environ Med 1985; 56 (10): 939 - 944.

[71] Holt GW, Taylor WF, Carter ET. Airline pilot medical disability: A comparison between three airlines with different approaches to medical monitoring. Aviat Space Environ Med 1987; 58 (8): 788 - 791.

[72] Richardson LA, Celio PV. The Aeromedical Implications of Supraventricular Tachycardia. Mallorca, Spain: NATO— AGARD; 1994. Human Factors and Medicine.

[73] Kruyer W. Cardiac Arrhythmias: Aeromedical Implications. Galveston, TX: University of Texas Medical Branch; 2001.

[74] Folarin VA, Fitzsimmons PJ, Kruyer WB. Holter monitor findings in asymptomatic male military aviators without structural disease. Aviat Space Environ Med 2001; 72: 836 - 838.

[75] Gardener RA, Kruyer WB, Pickard JS, et al. Nonsustained ventricular tachycardia in 193 U. S. military aviators: Long term follow - up. Aviat Space Environ Med 2000; 71: 783 - 790.

[76] Hamm PB, Nicogossian AE, Pool SL, et al. Design and current status of the Longitudinal Study of Astronaut Health. Aviat Space Environ Med 2000; 71: 564 - 570.

[77] Rowe WJ. The Apollo 15 space syndrome. Circulation 1998; 97: 119 - 120.

[78] Dietlein LF. Spaceflight and the telltale heart. Am J Surg 1983; 145: 703 - 706.

[79] Rowe WJ. To Mars before 30. Spaceflight 1998; 40: 287.

[80] Bungo MW, Johnson PC. Cardiovascular examinations and observations of deconditioning during the Space Shuttle Orbital Flight Test program. Aviat Space Environ Med 1983; 54: 1001 - 1004.

[81] Rossum AC, Wood ML, Bishop SL, et al. Evaluation of cardiac rhythm disturbances during extravehicular activity. Am J Cardiol 1997; 79: 1153 - 1155.

[82] Hamilton DR, Mcculley PA, et al. Holter analysis of 160 EVA's from the Shuttle and ISS. Aviat Space Environ Med 2003; 74 (4): 397.

[83] Egorov AD, Anashkin OD, Itsekhovskii OG, et al. Results of medical research carried out in 1985 on prolonged spaceflights (in Russian) . Kosm Biol Aviakosm Med 1988; 22: 4 - 7.

[84] Charles JB, Lathers CM. Summary of lower body negative pressure experiments during spaceflight. J Clin Pharmacol 1994; 34: 571 - 583.

[85] Romanov EM, Artamonova NP, Golubchikova ZA, et al. Results of long - term electrocardiographic examinations of cosmonauts (in Russian) . Kosm Biol Aviakosm Med 1987; 21: 10 - 14.

[86] Grigoriev AI, Bugrov SA, Bogomolov VV, et al. Review of the major medical results of the one - year flight on the Mir space station. Kosm Biol Aviakosm Med 1990; 24: 3 - 10.

[87] Gazenko OG, Shul'zhenko EB, Grigor'ev AI, et al. Medical investigations during an 8 - month flight on Salyut - 7/Soyuz - T (in Russian) . Kosm Biol Aviakosm Med 1990; 24: 9 - 14.

[88] Newkirk D. Almanac of Soviet Manned Space Flight: A Revealing Launch - by - Launch History of the Red Star in Orbit. Houston, TX: Gulf Publishing Co. ; 1990.

[89] Fritsch - Yelle JM, Leuenberger UA, D'Aunno DS, et al. An episode of ventricular tachycardia during long - duration spaceflight. Am J Cardiol 1998; 81: 1391 - 1392.

[90] Dionne MV, Kruyer WB, Snyder QC Jr. Results of Holter monitoring U. S. Air Force aircrew with ectopy in 12 - lead electrocardiograms. Aviat Space Environ Med 2000; 71: 1190 - 1196.

[91] Rayman RB, Hastings JD, Kruyer WB, et al. Cardiology. In: Rayman RB (ed.), Clinical Aviation Medicine. 3rd edn. New York, NY: Castle Connolly Graduate Medical Publishing, LLC; 2000; ISBN 1 - 883769 - 86 - 8: 143 - 270.

[92] Charles JB, Frey MA, Fritsch - Yelle JM, et al. Cardiovascular and cardiorespiratory function. In: Leach Huntoon CS, Antipov VV, Grigoriev AI (eds.), Humans in Space Flight. Vol. 3, Book 1. Reston, VA: American Institute of Aeronautics and Astronautics; 1996: 63 - 88. Nicogossian AE, Mohler SR, Gazenko OG, Grigoriev AI (series eds.), Space Biology and Medicine.

[93] Alfrey CP, Driscoll TB, Haley WS, et al. Blood volume and hematopoiesis. In: Leach Huntoon CS, Antipov VV, Grigoriev AI (eds.), Humans in Space Flight. Vol. 3, Book 1. Reston, VA: American Institute of Aeronautics and Astronautics; 1996: 105 - 115. Nicogossian AE, Mohler SR, Gazenko OG, Grigoriev AI (series eds.), Space Biology and Medicine.

[94] Leach Huntoon CS, Cintron NM. Endocrine system and fluid and electrolyte balance. In: Leach Huntoon CS, Antipov VV, Grigoriev AI (eds.), Humans in Space Flight. Vol. 3, Book 1. Reston, VA: American Institute of Aeronautics and Astronautics; 1996: 89 - 104. Nicogossian AE, Mohler SR, Gazenko OG, Grigoriev AI (series eds.), Space Biology and Medicine.

[95] Kumar KV, Powell MR, Waligora JM. Early stopping of aerospace medical trials: Application of

sequential principles. J Clin Pharmacol 1994; 34: 596 - 598.

[96] Rosenberg WM, Sackett DL. On the need for evidence - based medicine. Therapie 1996; 51: 212 - 217.

[97] Sackett DL, Straus S. On some clinically useful measures of the accuracy of diagnostic tests. ACP J Club 1998; 129: A17 - A19.

[98] Muir Gray JA, Haynes RB, Sackett DL, et al. Transferring evidence from research into practice: 3. Developing evidencebased clinical policy. ACP J Club 1997; 126: A14 - A16.

[99] Gazenko OG, Grigoriev AI, Egorov AD. Physiologic effects of weightlessness on man under spaceflight conditions (in Russian). Fiziol Cheloveka 1997; 23: 138 - 146.

[100] Pasternak RC, Grundy SM, Levy D, et al. 27th Bethesda Conference: Matching the intensity of risk factor management with the hazard for coronary disease events. Task Force 3. Spectrum of risk factors for coronary heart disease. J Am Coll Cardiol 1996; 27: 978 - 990.

[101] Vaccarino V. Risk factors for cardiovascular disease: One down, many more to evaluate. Ann Intern Med 1999; 131: 62 - 63.

[102] Ridker PM, Stampfer MJ, Rifai N. Novel risk factors for systemic atherosclerosis. JAMA 2001; 285: 2481 - 2485.

[103] Eikelboom JW, Lonn E, Genest J Jr, et al. Homocysteine and cardiovascular disease: A critical review of the epidemiological evidence. Ann Intern Med 1999; 131: 363 - 375.

[104] Harjai KJ. Potential new cardiovascular risk factors: Left ventricular hypertrophy, homocysteine, lipoprotein (a), triglycerides, oxidative stress and fibrinogen. Ann Intern Med 1999; 131: 376 - 386.

[105] Lonn EM, Yusuf S. Evidence - based cardiology: Emerging approaches in preventing cardiovascular disease. BMJ 1999; 318: 1337 - 1341.

[106] Grundy SM. Primary prevention of coronary heart disease. Circulation 1999; 100: 988 - 998.

[107] The lipid research clinics coronary primary prevention trial results. II. The relationship of reduction in incidence of coronary heart disease to cholesterol lowering. JAMA 1984; 251: 365 - 374.

[108] Navas - Nacher EL, Colangelo L, Beam C, et al. Risk factors for coronary heart disease in men 18 to 39 years of age. Ann Intern Med 2001; 134: 433 - 439.

[109] Wilson PW, D'Agostino RB, et al. Prediction of coronary heart disease using risk factor categories. Circulation 1998; 97 (18): 1837 - 1847.

[110] Grundy SM, Balady GJ, et al. Guide to primary prevention of cardiovascular diseases. A statement for healthcare professionals from the Task Force on Risk Reduction. American Heart Association Science Advisory and Coordinating Committee. Circulation 1997; 95 (9): 2329 - 2331.

[111] Greenland P, LaBree L, et al. Coronary artery calcium score combined with Framingham score for risk prediction in asymptomatic individuals. JAMA 2004; 291 (2): 210 - 215.

[112] Steinberg D, Gotto AM Jr. Preventing coronary artery disease by lowering cholesterol levels: Fifty years from bench to bedside. JAMA 1999; 282: 2043 - 2050.

[113] Mazurek K, Wielgosz A, Efenberg B, et al. Cardiovascular risk factors in supersonic pilots in Poland. Aviat Space Environ Med 2000; 71: 1202 - 1205.

[114] Stefanick ML, Mackey S, Sheehan M, et al. Effects of diet and exercise in men and postmenopausal women with low levels of HDL cholesterol and high levels of LDL cholesterol. N Engl J Med 1998; 339: 12 - 20.

[115] Locke J. Cardiovascular Risk Assessment and Mitigation Program. Unpublished NASA document, JSC Flight Medicine Clinic. Houston, TX: NASA - Johnson Space Center; 2000.

[116] Ansell BJ, Watson KE, Fogelman AM. An evidence - based assessment of the NCEP Adult Treatment Panel II guidelines. National Cholesterol Education Program. JAMA 1999; 282: 2051 - 2057.

[117] Lauer MS, Fontanarosa PB. Updated guidelines for cholesterol management. JAMA 2001; 285: 2508 - 2509.

[118] Gotto AM Jr. Lipid lowering therapy for the primary prevention of coronary heart disease. J Am Coll Cardiol 1000; 33: 2078 - 2082.

[119] Knopp RH. Drug treatment of lipid disorders. N Engl J Med 1999; 341: 489 - 511.

[120] Khan MA, Amroliwalla FK. Lipid lowering therapy and military aviators. Aviat Space Environ Med 1996; 67: 867 - 871.

[121] The lipid research clinics coronary primary prevention trial results. I. Reduction in incidence of coronary heart disease. JAMA 1984; 251: 351 - 364.

[122] Byington RP, Jukema JW, Salonen JT, et al. Reduction in cardiovascular events during pravastatin therapy. Pooled analysis of clinical events of the Pravastatin Atherosclerosis Intervention Program. Circulation 1995; 92: 2419 - 2425.

[123] O'Rourke RA, Brundage BH, Froelicher VF, et al. American College of Cardiology/American Heart Association Expert Consensus document on electron - beam computed tomography for the diagnosis and prognosis of coronary artery disease. J Am Coll Cardiol 2000; 36: 326 - 340.

[124] Arad Y, Spadaro LA, Goodman K, et al. Prediction of coronary events with electron beam computed tomography. J Am Coll Cardiol 2000; 36: 1253 - 1260.

[125] Beck LH, Kumar SP. Update in preventive medicine. Ann Intern Med 1999; 131: 681 - 687.

[126] Stamler JS, Daviglus ML, Garside DB, et al. Relationship of baseline serum cholesterol levels in 3 large cohorts of younger men to long - term coronary, cardiovascular, and all - cause mortality and to longevity. JAMA 2000; 284: 311 - 318.

[127] Ridker PM, Rifai N, et al. Comparison of C - reactive protein and low - density lipoprotein cholesterol levels in the prediction of first cardiovascular events. N Engl J Med 2002; 347 (20): 1557 - 1565.

[128] Pearson TA, Mensah GA, et al. Markers of inflammation and cardiovascular disease: Application to clinical and public health practice: A statement for healthcare professionals from the Centers for Disease Control and Prevention and the American Heart Association. Circulation 2003; 107 (3): 499 - 511.

[129] Willerson JT, Ridker PM. Inflammation as a cardiovascular risk factor. Circulation 2004; 109 (21 Suppl. 1): II2 - II10.

[130] Braunwald E. Shattuck lecture—cardiovascular medicine at the turn of the millennium: Triumphs, concerns, and opportunities. N Engl J Med 1997; 337 (19): 1360 - 1369.

[131] Albert CM, Ma J, et al. Prospective study of C - reactive protein, homocysteine, and plasma lipid levels as predictors of sudden cardiac death. Circulation 2002; 105 (22): 2595 - 2599.

[132] Ridker PM, Rifai N, et al. Measurement of C - reactive protein for the targeting of statin therapy in the primary prevention of acute coronary events. N Engl J Med 2001; 344 (26): 1959 - 1965.

[133] Hamilton DR, Mcculley PA, et al. Analysis of periodic fitness exercise ECG's on the ISS. Aviat Space Environ Med 2003; 74 (4): 397.

[134] Dower GE. EASI 12 - Lead Electrocardiography. Point Roberts, Washington, DC: Totemite Inc. ; 1996.

[135] Dower GE, Machado HB. XYZ data interpreted by a 12 - lead computer program using the derived electrocardiogram. J Electrocardiol 1979; 12 (3): 249 - 261.

[136] Dower GE, Yakush A, et al. Deriving the 12 - lead electrocardiogram from four (EASI) electrodes. J Electrocardiol 1988; 21 (Suppl.): S182 - S187.

[137] Drew BJ, Adams MG, et al. Value of a derived 12 - lead ECG for detecting transient myocardial ischemia. J Electrocardiol 1995; 28 (Suppl.): 211.

[138] Drew BJ, Koops RR, et al. Derived 12 - lead ECG. Comparison with the standard ECG during myocardial ischemia and its potential application for continuous ST - segment monitoring. J Electrocardiol 1994; 27 (Suppl.): 249 - 255.

[139] Edenbrandt L, Pahlm O. Vectorcardiogram synthesized from a 12 - lead ECG: superiority of the inverse Dower matrix. J Electrocardiol 1988; 21 (4): 361 - 367.

[140] Feild DQ, Feldman CL, Horacek BM. Improved EASI coefficients: Their derivation, values, and performance. J Electrocardiol 2002; 35 (Suppl.): 23 - 33.

[141] Feldman CL, MacCallum G, Hartley LH. Comparison of the standard ECG with the EASI cardiogram for ischemia detection during exercise monitoring. Computers in Cardiology. Piscataway, NJ: IEEE Computer Society Press; 1997: 343 - 345.

[142] Horacek BM, Warren JW, et al. Statistical and deterministic approaches to designing transformations of electrocardiographic leads. J Electrocardiol 2002; 35 (Suppl.): 41 - 52.

[143] Rautaharju PM, Zhou SH, et al. Comparability of 12 - lead ECGs derived from EASI leads with standard 12 - lead ECGS in the classification of acute myocardial ischemia and old myocardial infarction. J Electrocardiol 2002; 35 (Suppl.): 35 - 39.

[144] Welinder A, Sornmo L, et al. Comparison of signal quality between EASI and Mason - Likar 12 - lead electrocardiograms during physical activity. Am J Crit Care 2004; 13 (3): 228 - 234.

[145] Hamilton DR, Wear M, Murray J. Longitudinal study of treadmill tests of active and inactive NASA astronauts. Aviat Space Environ Med 2002; 73 (3): 303.

[146] Levine BD, Zuckerman JH, Pawelczyk JA. Cardiac atrophy after bed - rest deconditioning. Circulation 1997; 96: 517 - 525.

[147] Chen G, Redberg RF. Noninvasive diagnostic testing of coronary artery disease in women. Cardiol Rev 2000; 8: 354 - 360.

[148] Dehn MM, Bruce RA. Longitudinal variations in maximal oxygen uptake with age and activity. J Appl Physiol 1972; 33: 805 - 812.

[149] Sox HC Jr, Garber AM, Littenberg B. The resting electrocardiogram as a screening test: A clinical analysis. Ann Intern Med 1989; 111: 486 - 502.

[150] Joy M, Trump DW. Significance of minor ST segment and T wave changes in the resting electrocardiogram of asymptomatic subjects. Br Heart J 1981; 45: 48 - 55.

[151] Barrett PA, Peter CT, Swan HJ, et al. The frequency and prognostic significance of

electrocardiographic abnormalities in clinically normal individuals. Prog Cardiovasc Dis 1981; 23: 299 - 319.

[152] Borer JS, Brensike JF, Redwood DR, et al. Limitations of the electrocardiographic response to exercise in predicting coronary - artery disease. N Engl J Med 1975; 293: 367 - 371.

[153] Schlant RC, Blomqvist CG, Brandenburg RO, et al. Guidelines for exercise testing. A report of the Joint American College of Cardiology/American Heart Association Task Force on Assessment of Cardiovascular Procedures (Subcommittee on Exercise Testing). Circulation 1986; 74: 653A - 667A.

[154] MacIntyre NR, Kunkler JR, Mitchell RE, et al. Eight - year follow - up of exercise electrocardiograms in healthy middle - aged aviators. Aviat Space Environ Med 1981; 52: 256 - 259.

[155] Allen WH, Aronow WS, Goodman P, et al. Five - year followup of maximal exercise stress test in asymptomatic men and women. Circulation 1980; 62: 522 - 527.

[156] Schmermund A, Baumgart D, Sack S, et al. Assessment of coronary calcification by electron - beam computed tomography in symptomatic patients with normal, abnormal or equivocal exercise stress test. Eur Heart J 2000; 21: 1674 - 1682.

[157] Shavelle DM, Budoff MJ, LaMont DH, et al. Exercise testing and electron beam computed tomography in the evaluation of coronary artery disease. J Am Coll Cardiol 2000; 36: 32 - 38.

[158] Gibbons RJ, Balady GJ, Beasley JW, et al. ACC/AHA guidelines for exercise testing: Executive summary. A report of the American College of Cardiology/American Heart Association Task Force on Practice Guidelines (Committee on Exercise Testing). Circulation 1997; 96: 345 - 354.

[159] Schwartz RS, Jackson WG, Celio PV, et al. Accuracy of exercise 201Tl myocardial scintigraphy in asymptomatic young men. Circulation 1993; 87: 165 - 172.

[160] Fleg JL, Gerstenblith G, Zonderman AB, et al. Prevalence and prognostic significance of exercise induced silent myocardial ischemia detected by thallium scintigraphy and electrocardiography in asymptomatic volunteers. Circulation 1990; 81: 428 - 436.

[161] Fitzsimmons P, Palm - Leis A, Thompson W, et al. Comparison of noninvasive cardiac testing in 759 military aviators; angiographic correlation and clinical follow - up. Presented at the 72nd annual meeting of the Aerospace Medicine Association, Reno, NV; May 2001.

[162] Loecker TH, Schwartz RS, Cotta CW, et al. Fluoroscopic coronary artery calcification and associated coronary disease in asymptomatic young men. J Am Coll Cardiol 1991; 19: 1167 - 1172.

[163] Barnett S, Fitzsimmons P, Thompson W, et al. The natural history of minimal and significant coronary artery disease in 575 asymptomatic male military aviators. Presented at the 72nd annual meeting of the Aerospace Medicine Association, Reno, NV; May 2001.

[164] Leding C, Fitzsimmons P, Kruyer W. Coronary artery disease and aerospace medicine: Summary, applications and future directions. Presented at the 72nd annual meeting of the Aerospace Medicine Association, Reno, NV; May 2001.

[165] Zarr S, Gee M, Fitzsimmons P, et al. Angiographic and clinical follow - up of military aviators with minimal coronary artery disease and serial coronary angiography. Presented at the 72nd annual meeting of the Aerospace Medicine Association, Reno, NV; May 2001.

[166] Gee MR, Kruyer WB. Progression of minimal coronary artery disease in USAF aviators followed with serial cardiac catheterizations. Aviat Space Environ Med 2000; 71: 312, (Abstract).

[167] Schmermund A, Baumgart D, Gorge G, et al. Coronary artery calcium in acute coronary syndrome: A comparative study of electron - beam computed tomography, coronary angiography, and intracoronary ultrasound in survivors of acute myocardial infarction and unstable angina. Circulation 1997; 96: 1461 - 1469.

[168] Budoff MJ, Georgiou D, Brody A, et al. Ultrafast computed tomography as a diagnostic modality in the detection of coronary - artery disease: A multicenter study. Circulation 1996; 93: 898 - 904.

[169] Wong ND, Hsu JC, Detrano RC, et al. Coronary artery calcium evaluation by electron beam computed tomography and its relation to new cardiovascular events. Am J Cardiol 2000; 86: 495 - 498.

[170] Agaston AS, Janowitz WR, Kaplan G, et al. Ultrafast computed tomography - detected coronary calcium reflects the angiographic extent of coronary arterial atherosclerosis. Am J Cardiol 1994; 74: 1272 - 1274.

[171] Aldrich RF, Brensike JF, Battaglini JW, et al. Coronary calcification in the detection of coronary artery disease and comparison with electrocardiographic exercise testing. Results from the National Heart, Lung and Blood Institute's Type II Coronary Intervention Study. Circulation 1979; 5: 1113 - 1134.

[172] O'Malley PG, Taylor AJ, Gibbons RV, et al. Rationale and design of the Prospective Army Coronary Calcium (PACC) study: Utility of electron beam computed tomography as a screening test for coronary artery disease and as an intervention for risk factor modification among young, asymptomatic, active - duty United States Army personnel. Am Heart J 1999; 137: 932 - 941.

[173] Watkins SP, Andrews TC. Guidelines for Interpretation of electron beam computed tomography calcium scores from the Dallas Heart Disease Prevention Project. Am J Cardiol 2001; 87: 1387 - 1388.

[174] Nallamothu BK, Saint S, Bielak LF, et al. Electron - beam computed tomography in the diagnosis of coronary artery disease: A meta - analysis. Arch Intern Med 2001; 161: 833 - 838.

[175] Teng W, Wong ND, Abrahamson D, et al. Relation of electron beam computed tomography screening for coronary calcium to cardiovascular risk and disease: A review. Coron Artery Dis 1996; 7: 383 - 389.

[176] Bild DE, Folsom AR, Lowe LP, et al. Prevalence and correlates of coronary calcification in black and white young adults: The Coronary Artery Risk Development in Young Adults (CARDIA) study. Arterioscler Thromb Vasc Biol 2001; 21: 852 - 857.

[177] Rumberger JA, Schwartz RS, Simons DB, et al. Relation of coronary calcium determined by electron beam computed tomography and lumen narrowing determined by autopsy. Am J Cardiol 1994; 73: 1169 - 1173.

[178] Rumberger JA, Sheedy PF 2nd, Breen JF, et al. Electron beam computed tomography and coronary artery disease: Scanning for coronary artery calcification. Mayo Clin Proc 1996; 71: 369 - 377.

[179] Rumberger JA, Sheedy PF 3rd, Breen JF, et al. Coronary calcium, as determined by electron beam computed tomography, and coronary disease on arteriogram. Effect of patient's sex on diagnosis. Circulation 1995; 91: 1363 - 1367.

[180] Feuerstein IM, Brazaitis MP, Zoltick JM, et al. Electron beam computed tomography screening of the coronary arteries: Experience with 3, 263 patients at Walter Reed Army Medical Center. Mil Med 2001; 166: 432 - 442.

[181] O'Malley PG, Taylor AJ, Jackson JL, et al. Prognostic value of coronary electron - beam computed

tomography for coronary heart disease events in asymptomatic populations. Am J Cardiol 2000; 85: 945 - 948.

[182] Raggi P. Coronary calcium on electron beam tomography imaging as a surrogate marker of coronary artery disease. Am J Cardiol 2001; 87: 27 - 34.

[183] Taylor AJ, Feuerstein I, Wong H, et al. Do conventional risk factors predict subclinical coronary artery disease? Results from the Prospective Army Coronary Calcium Project. Am Heart J 2001; 141: 463 - 468.

[184] Secci A, Wong N, Tang W, et al. Electron beam computed tomographic coronary calcium as a predictor of coronary events: Comparison of two protocols. Circulation 1997; 96: 1122 - 1129.

[185] Arad Y, Spadaro LA, Goodman K, et al. Predictive value of electron beam computed tomography of the coronary arteries. Circulation 1996; 93: 1951 - 1953.

[186] Hoff JA, Chomka EV, Krainik AJ, et al. Age and gender distributions of coronary artery calcium detected by electron beam tomography in 35, 246 adults. Am J Cardiol 2001; 87: 1335 - 1339.

[187] Raggi P, Cooil B, Callister TQ. Use of electron beam tomography data to develop models for prediction of hard coronary events. Am Heart J 2001; 141: 375 - 382.

[188] Guerci AD, Arad Y. Electron beam computed tomography for the diagnosis and prognosis of coronary artery disease. Circulation 2001; 103: E87 - E87.

[189] Achenbach S, Moshage W, Ropers D, et al. Value of electronbeam computed tomography for the noninvasive detection of high - grade coronary - artery stenoses and occlusions. N Engl J Med 1998; 339: 1964 - 1971.

[190] Mitchell TL, Pippin JJ, Devers SM, et al. Age - and sex - based nomograms from coronary artery calcium scores as determined by electron beam computed tomography. Am J Cardiol 2001; 87: 453 - 456, A6.

[191] Achenbach S, Ropers D, Mohlenkamp S, et al. Variability of repeated coronary artery calcium measurements by electron beam tomography. Am J Cardiol 2001; 87: 210 - 213, A8.

[192] Fleischmann KE, Hunink MG, Kuntz KM, et al. Exercise echocardiography over exercise SPECT? A meta - analysis of diagnostic test performance. JAMA 1998; 280: 913 - 920.

[193] Crouse JR, Craven TE, Hagaman AP, et al. Association of coronary disease with segment - specific intimal - medial thickening of the extracranial carotid artery. Circulation 1995; 92: 1141 - 1147.

[194] Hodis HN, Mack WJ, LaBree L, et al. The role of carotid arterial intima - media thickness in predicting clinical coronary events. Ann Intern Med 1998; 128: 262 - 269.

[195] NASA. Crew Escape Systems. Unpublished NASA document. Houston, TX: NASA - Johnson Space Center; 1996. Space Flight Operations Contract Document SFOC - FL0236.

[196] Buckey JC, Gaffney AF, Lane LD, et al. Central venous pressure in space. J Appl Physiol 1996; 81: 19 - 25.

[197] Gotshall RW, Yumikura S, Aten LA. Effect of prelaunch position on the cardiovascular response to standing. Aviat Space Environ Med 1991; 62: 1132 - 1136.

[198] Kirkpatrick AW, Campbell MR, Novinkov O, et al. Blunt trauma and operative care in microgravity: A review of microgravity physiology and surgical investigations with implications for critical care and operative treatment in space. J Am Coll Surg 1997; 184: 441 - 453.

[199] Lee SMC, Bishop PA, Schneider SM, et al. Simulated shuttle egress: Comparison of two space shuttle protective garments. Aviat Space Environ Med 2001; 72: 110 - 114.

[200] Lee SMC, Bishop PA, Schneider SM, et al. Simulated shuttle egress: Role of helmet visor position during approach and landing. Aviat Space Environ Med 2001; 72: 484 - 489.

[201] NASA National Space Transportation System. Space Shuttle Operational Flight Rules. Houston, TX: NASA - Johnson Space Center; 1996; 12820: A: Section 13, Aeromedical; PCN 10; Aug. 3, 2000.

[202] Mitchell JH, Victor RG. Neural control of the cardiovascular system insights from muscle sympathetic nerve recordings in humans. Med Sci Sports Exerc 1996; 28: S60 - S69.

[203] Eckberg DL, Fritsch JM. Human autonomic responses to actual and simulated weightlessness. J Clin Pharmacol 1991; 31: 951 - 955.

[204] Pollack AA, Wood EH. Venous pressure changes in the saphenous vein at the ankle in man during exercise and changes in posture. J Appl Physiol 1949; 1.

[205] Blomqvist CG, Stone HL. Cardiovascular adjustments to gravitational stress. In: Shepard JT, Abboud FM (eds.), Handbook of Physiology, section 2 (the Cardiovascular System), Vol. III. Bethesda, MD: American Physiological Society; 1983: 1025 - 1063.

[206] Thornton WE, Hoffler GW, Rummel JA. Anthropometric changes and fluid shifts. In: Johnston RS, Dietlein LF (eds.), Biomedical Results from Skylab. Washington, DC: US Government Printing Office; 1977: 330 - 338. NASA SP - 377.

[207] Thornton WE, Hedge V, Coleman E, et al. Changes in leg volumes during microgravity simulation. Aviat Space Environ Med 1992; 63: 789 794.

[208] Simanonok KE, Bernauer E. Blood volume reduction counteracts fluid shifts in water immersion. Aviat Space Environ Med 1993; 64: 139 - 145.

[209] Buckey JC, Lane LD, Gaffney FA, et al. Orthostatic intolerance after spaceflight. J Appl Physiol 1996; 81: 7 - 18.

[210] Davis JR, Jennings RT, Beck BG. Comparison of treatment strategies for space motion sickness. Acta Astronaut 1993; 29: 587 - 591.

[211] Davis JR, Vanderploeg JM, Santy PA, et al. Space motion sickness during 24 flights of the Space Shuttle. Aviat Space Environ Med 1988; 59: 1185 - 1189.

[212] Graybiel A, Lackner JR. Space motion sickness: Skylab revisited. Aviat Space Environ Med 1980; 51: 814 - 822.

[213] Simanonok KE, Charles JB. Space sickness and fluid shifts: A hypothesis. J Clin Pharmacol 1994; 34: 652 - 663.

[214] Engle E, Lott A. Man In Flight: Biomedical Achievements in Space Flight. Annapolis, MD: Leeward Publications; 1979.

[215] Busby DE. Cardiovascular adaptations to weightlessness. In: Space Clinical Medicine. Dordrecht, Holland: Reidel Publishing Company; 1968.

[216] Charles JB, Lathers CM. Cardiovascular adaptation to spaceflight. J Clin Pharmacol 1991; 31: 1010 - 1023.

[217] Moore PT, Thornton WE. Space Shuttle inflight and postflight fluid shifts measured by leg volume

changes. Aviat Space Environ Med 1987；58：A91－A96.

[218] Leach CS，Alexander WC，Johnson PC. Endocrine，electrolyte，and fluid volume changes associated with Apollo missions. In：Johnston RS，Dietlein LF，Berry CA（eds.），Biomedical Results of Apollo. Washington，DC：NASA；1975：163－184. NASA SP－368.

[219] Thornton WE，Ord J. Physiological mass measurements in Skylab. In：Johnston RS，Dietlein LF（eds.），Biomedical Results from Skylab. Washington，DC：US Government Printing Office；1977：175－182. NASA SP－377.

[220] Grigoriev AI，Popova IA，Ushakov AS. Metabolic and hormonal status of crewmembers in short－term spaceflights. Aviat Space Environ Med 1987；58（Suppl. 9）：A121－A125.

[221] Schoeller DA，van Santen E，Peterson DW，et al. Total body water measurement in humans with 18O and 2H labeled water. Am J Clin Nutr 1980；33：2686－2693.

[222] Leach CS，Alfrey CP，Suki WN，et al. Regulation of body fluid compartments during short－term spaceflight. J Appl Physiol 1996；81：105－116.

[223] Convertino VA. Clinical aspects of the control of plasma volume at microgravity and during return to one gravity. Med Sci Sports Exerc 1996；28：S45－S52.

[224] Hargens AR. Critical discussion of the research issues in body fluids metabolism and control of intravascular volume. Med Sci Sports Exerc 1996；28：S56－S59.

[225] Alfrey CP，Rice L，Udden MM，et al. Neocytolysis：Physiological down－regulator of red－cell mass. Lancet 1997；349：1389－1390.

[226] Alfrey CP，Udden MM，Huntoon CL，et al. Destruction of newly released red blood cells in spaceflight. Med Sci Sports Exerc 1996；28：S42－S44.

[227] Alfrey CP，Udden MM，Leach－Huntoon C，et al. Control of red blood cell mass in spaceflight. J Appl Physiol 1996；81：98－104.

[228] Udden MM，Driscoll TB，Gibson LA，et al. Blood volume and erythropoiesis in the rat during spaceflight. Aviat Space Environ Med 1995；66：557－561.

[229] Udden MM，Driscoll TB，Pickett MH，et al. Decreased production of red blood cells in human subjects exposed to microgravity. J Lab Clin Med 1995；125：442－449.

[230] Kimzey SL，Ritzmann SE，Mengel CE，et al. Skylab experiment results：Hematology studies. Acta Astronaut 1975；2：141－154.

[231] Fischer CL，Johnson PC，Berry CA. Red blood cell mass and plasma volume changes in manned spaceflight. JAMA 1967；200：579－583.

[232] Buckey JC，Goble RL，Blomquvist CG. A new device for continuous ambulatory central venous pressure measurement. Med Instrum 1987；21：238－243.

[233] Foldager N，Andersen TA，Jessen FB，et al. Central venous pressure in humans during microgravity. J Appl Physiol 1996；81：408－412.

[234] Kirsch KA，Rocker L，Gauer OH，et al. Venous pressure in man during weightlessness. Science 1984；225：218－219.

[235] Videbaek R，Norsk P. Atrial distention in humans during microgravity induced by parabolic flight. J Appl Physiol 1997；83：1862－1866.

[236] Nixon JV，Murray RG，Byrant C，et al. Early cardiovascular adaptation to simulated zero gravity. J

Appl Physiol 1979; 46: 541 - 548.

[237] Gaffney FA, Nixon JV, Karlsson ES, et al. Cardiovascular deconditioning produced by 20 hours of bedrest with headdown tilt (－5 degrees) in middle - aged healthy men. Am J Cardiol 1985; 56: 635 - 638.

[238] Norsk P. Gravitational stress and volume regulation. Clin Physiol 1992; 12: 505 - 526.

[239] Norsk P, Foldager N, Bonde - Pertersen F, et al. Central venous pressure in humans during short periods of weightlessness. J Appl Physiol 1987; 63: 2433 - 2437.

[240] Gerzer R, Heer M, Drummer C. Body fluid metabolism at actual and simulated microgravity. Med Sci Sports Exerc 1996; 28: S32 - S35.

[241] Lathers CM, Charles JB. Comparison of cardiovascular function during the early hours of bed rest and spaceflight. J Clin Pharmacol 1994; 34: 489 - 499.

[242] Prisk GK, Fine JM, Elliot AR, et al. Effect of 6° head - down tilt on cardiopulmonary function: Comparison with microgravity. Aviat Space Environ Med 2002; 73: 8 - 16.

[243] White RJ, Blomqvist CG. Central venous pressure and cardiac function during spaceflight. J Appl Physiol 1889; 85: 738 - 746.

[244] Hamilton DR, Dani RS, Semlacher RA, et al. Right atrial and right ventricular transmural pressure in the human and dog: Effects of the pericardium. Circulation 1994; 90: 2492 - 2500.

[245] Tyberg JV, Smith ER. Ventricular diastole and the role of the pericardium. Herz 1990; 15: 354 - 361.

[246] Tyberg JV, Keon WJ, Sonnenblick EH, et al. Mechanics of ventricular diastole. Cardiovasc Res 1970; 4: 423 - 428.

[247] Tyberg JV, Belenkie I, Manyari DE, et al. Ventricular interaction and venous capacitance modulate left ventricular preload. Can J Cardiol 1996; 12: 1058 - 1064.

[248] Sandler H. Things may not be the way they seem. Aviat Space Environ Med 1993; 64: 247 - 248.

[249] Smith ER, Smiseth OA, Kingma I, et al. Mechanism of action of nitrates. Role of changes in venous capacitance and in left ventricular diastolic pressure - volume relation. Am J Med 1984; 76: 14 - 21.

[250] Smiseth OA, Kingma I, Refsum H, et al. The pericardium hypothesis: A mechanism of acute shifts of the left ventricular diastolic pressure - volume relation. Clin Physiol 1985; 5: 403 - 415.

[251] Kingma I, Smiseth OA, Belenkie I, et al. A mechanism for the nitroglycerin - induced downward shift of the left ventricular diastolic pressure - diameter relation. Am J Cardiol 1986; 57: 673 - 677.

[252] Gauer OH, Henry JP. Circulatory basis of fluid volume control. Physiol Rev 1963; 43: 423 - 481.

[253] Gibbons Kroeker CA, Shrive NG, Tyberg JV. Pericardiummediated equalization of left and right ventricular outputs. Circulation, in press.

[254] Kirkpatrick AW, Dulchavsky SA, Boulanger BR, et al. Extraterrestrial resuscitation of hemorrhagic shock: Fluids. J Trauma 2001; 50: 162 - 168.

[255] Fritsch - Yelle JM, Charles JB, Jones MM, et al. Microgravity decreases heart rate and arterial pressure in humans. J Appl Physiol 1996; 80: 910 - 914.

[256] Gundel A, Drescher J, Spatenko YA, et al. Changes in basal heart rate in spaceflights up to 438 days. Aviat Space Environ Med 2002; 73: 17 - 21.

[257] Prisk GK, Guy HJ, Elliott AR, et al. Pulmonary diffusion capacity, capillary blood volume and

cardiac output during sustained microgravity. J Appl Physiol 1993; 75: 15 - 26.

[258] Dower GE. EASI 12 - Lead Electrocardiography. Point Roberts, Washington, DC: Totemite Inc. ; 1996.

[259] Dower GE, Machado HB. XYZ Data interpreted by a 12 - lead computer program using the derived electrocardiogram. J Electrocardiol 1979; 12: 249 - 261.

[260] Dower GE, Yakush A, Nazzal SB, et al. Deriving the 12 - lead electrocardiogram from four (EASI) electrodes. J Electrocardiol 1988; 21: S182 - S187.

[261] Drew BJ, Pelter MM, Wung SF, et al. Accuracy of the EASI 12 - lead electrocardiogram compared to the standard 12 - lead electrocardiogram for the diagnosing multiple cardiac abnormalities. J Electrocardiol 1999; 32: 38 - 47.

[262] Drew BJ, Adams MG, Pelter MM, et al. ST segment monitoring with a derived 12 - lead electrocardiogram is superior to routine cardiac care unit monitoring. Am J Crit Care 1996; 5: 198 - 206.

[263] Drew BJ, Adams MG, Pelter MM, et al. Comparison of standard and derived 12 - lead electrocardiograms for diagnosis of coronary angioplasty - induced myocardial ischemia. Am J Cardiol 1997; 79: 639 - 644.

[264] Drew BJ, Adams MG, Wung SF, et al. Value of a derived 12 - lead ECG for detecting transient myocardial ischemia. J Electrocardiol 1995; 28: 211.

[265] Drew BJ, Koops RR, Adams MG, et al. Derived 12 - lead ECG. comparison with the standard ECG during myocardial ischemia and its potential application for continuous ST - segment monitoring. J Electrocardiol 1994; 27: S249 - S255.

[266] Drew BJ, Pelter MM, Adams MG, et al. 12 - Lead ST - segment monitoring vs single - lead maximum ST - segment monitoring for detecting ongoing ischemia in patients with unstable coronary syndromes. Am J Crit Care 1998; 7: 355 - 363.

[267] Drew BJ, Tisdale LA. ST Segment monitoring for coronary artery reocclusion following thrombolytic therapy and coronary angioplasty: Identification of optimal bedside monitoring leads. Am J Crit Care 1993; 2: 280 - 292.

[268] Tisdale LA, Drew BJ. ST segment monitoring for myocardial ischemia. AACN Clin Issues Crit Care Nurs 1993; 4: 34 - 43.

[269] Lind A, Leithead CS, McNicol GW. Cardiovascular changes during syncope induced by tilting men in the heat. J Appl Physiol 1976; 25: 268 - 276.

[270] Crandall CG, Zhang R, Levine BD. Effect of whole body heating on dynamic baroreflex regulation of heart rate in humans. Am J Physiol Heart Circ Physiol 2000; 279: H2486 - H2492.

[271] Fortney SM, Mikhaylov V, Lee SMC, et al. Body temperature and thermoregulation after 115 - day spaceflight. Aviat Space Environ Med 1998; 69: 137 - 141.

[272] Lee SMC, Williams WJ, Greenleaf JE, et al. Exercise thermoregulation after 13 - day bed rest. Med Sci Sports Exerc 1999; 31: S309.

[273] Gazenko OG, Genin AM, Egorov AD. Summary of medical investigations in the USSR manned space missions. Acta Astronaut 1981; 8: 907 - 917.

[274] Fritsch - Yelle JM, Charles JB, Jones MM, et al. Spaceflight alters autonomic regulation of arterial pressure in humans. J Appl Physiol 1994; 77: 1776 - 1783.

[275] Smith ML. Mechanisms of vasovagal syncope: Relevance to postflight orthostatic intolerance. J Clin

Pharmacol 1994; 43: 460 - 465.

[276] Schraeder PL, Lathers CM, Charles JB. The spectrum of syncope. J Clin Pharmacol 1994; 34: 454 - 459.

[277] Davrath LR, Gotshall RW, Tucker A, et al. The heart is not necessarily empty at syncope. Aviat Space Environ Med 1999; 70: 213 - 219.

[278] Schraeder PL, Pontzer R, Engel TR. A case of being scared to death. Arch Intern Med 1983; 143: 1793 - 1794.

[279] Bondar RL, Kassam MS, Stein F, et al. Simultaneous cerebrovascular and cardiovascular responses during presyncope. Stroke 1995; 26: 1794 - 1800.

[280] Levine BD, Giller CA, Lane LD, et al. Cerebral versus systemic hemodynamics during graded orthostatic stress in humans. Circulation 1994; 90: 298 - 306.

[281] Zhang R, Zuckerman JH, Pawelczyk JA, et al. Effects of headdown - tilt bed rest on cerebral hemodynamics during orthostatic stress. J Appl Physiol 1997; 83: 2139 - 2145.

[282] Lathers CM, Charles JB. Use of lower body negative pressure to counter symptoms of orthostatic intolerance in patients, bed rest subjects, and astronauts. J Clin Pharmacol 1993; 33: 1071 - 1085.

[283] Fritsch JM, Charles JB, Bennett BB, et al. Short - duration spaceflight impairs human carotid baraoreceptor - cardiac reflex response. J Appl Physiol 1992; 73: 664 - 671.

[284] Pool SL, Charles JB, Beck B. Physiologic deconditioning subsequent to short duration spaceflight. Presented at the 9th International "Man in Space" Symposium, International Academy of Astronautics, Cologne, Germany; June 20, 1991.

[285] Fritsch - Yelle JM, Whitson PA, Bondar RL, et al. Subnormal norepinephrine release relates to presyncope in astronauts after spaceflight. J Appl Physiol 1996; 81: 2134 - 2141.

[286] Waters WW, Ziegler MG, Meck JV. Postspaceflight orthostatic hypotension occurs mostly in women and is predicted by low vascular resistance. J Appl Physiol 2002; 92: 586 - 594.

[287] Leach CS, Inners D, Charles JB. Changes in total body water during spaceflight. J Clin Pharmacol 1991; 31: 1001 - 1006.

[288] Cooke WH, Ames JE, Crossman AA, et al. Nine months in space: Effects on human autonomic cardiovascular function. J Appl Physiol 2000; 89: 1039 - 1045.

[289] Sprenkle JM, Eckberg DL, Goble RL, et al. Device for the rapid quantification of human carotid baroreceptor - cardiac reflex responses. J Appl Physiol 1986; 60: 727 - 732.

[290] Sopher SM, Smith ML, Eckberg DL, et al. Autonomic pathology in heart failure: Carotid baroreceptor - cardiac reflex. Am J Physiol 1990; 259: H689 - H696.

[291] Convertino VA, Adams WC, Shea JD, et al. Impairment of carotid - cardiac vagal baroreflex in wheelchair - dependent quadriplegics. Am J Physiol 1991; 260: R576 - R580.

[292] Thompson CA, Ludwig DA, Convertino VA. Carotid baroreceptor influence on forearm vascular resistance during low level lower body negative pressure. Aviat Space Environ Med 1991; 62: 930 - 933.

[293] Ludwig DA, Convertino VA. A statistical note in the redundancy of nine standard baroreflex parameters. Aviat Space Environ Med 1991; 62: 172 - 175.

[294] Pannier B, Slama M, Guerin SA, et al. Further study on the carotid baroreflex system in the cardiovascular deconditioning induced by head down tilt. Aviat Space Environ Med 1998; 69: 904 - 910.

[295] Convertino VA, Doerr DF, Eckberg DL, et al. Head - down bed rest impairs vagal baroreflex

responses and provokes orthostatic hypotension. J Appl Physiol 1990；68：1458 - 1464.

[296] Greenleaf JE，Bernauer EM，Juhos LT，et al. Effects of exercise on fluid exchange and body composition in man during 14 - day bed rest. J Appl Physiol 1977；43：126 - 132.

[297] Pannier BM，Lacolley PJ，Gharib C，et al. Twenty - four hours of bed rest with head down tilt：Venous and arterial changes on limbs. Am J Physiol 1991；260：H1043 - H1050.

[298] Tripathi A，Mack G，Nadel ER. Peripheral vascular reflexes elicited during lower body negative pressure. Aviat Space Environ Med 1989；60：1187 - 1193.

[299] Zoller RP，Mark AL，Abboud FM，et al. The role of low pressure baroreceptors in reflex vasoconstrictor responses in man. J Clin Invest 1972；51：2967 - 2972.

[300] Zhang L - F，Ma Z - B，Mao Q - W. Peripheral effector mechanism hypothesis of postflight cardiovascular dysfunction. Aviat Space Environ Med 2001；72：567 - 575.

[301] Zucker IH，Wang W. Modulation of baroreflex and baroreceptor function in experimental heart failure. Basic Res Cardiol 1991；86：133 - 148.

[302] Convertino VA. Carotid - cardiac baroreflex：Relation with orthostatic hypotension following simulated microgravity and implications for developing of countermeasures. Acta Astronaut 1991；23：9 - 17.

[303] Hyatt KH，West DA. Reversal of bedrest induced orthostatic intolerance by lower body negative pressure and saline. Aviat Space Environ Med 1977；48：120 - 124.

[304] Convertino VA. Effects of exercise and inactivity on intravascular volume and cardiovascular control mechanisms. Acta Astronaut 1992；27：123 - 129.

[305] Convertino VA，Montgomery LD，Greenleaf JE. Cardiovascular responses during orthostasis：Effect of an increase in VO_{2max}. Aviat Space Environ Med 1984；55：702 - 708.

[306] Hinghofer - Salkay HG，Noskov VB，Rossler A，et al. Endocrine status and LBNP - induced hormone changes during a 438 - day spaceflight：A case study. Aviat Space Environ Med 1999；70：1 - 5.

[307] Whitson PA，Charles JB，Williams WJ，et al. Changes in sympathoadrenal response to standing in humans after spaceflight. J Appl Physiol 1995；79：428 - 433.

[308] Piwinski SAE，Jankovic J，McElligott MA. A comparison of post space - flight orthostatic intolerance to vasovagal syncope and autonomic failure and the potential use of the alpha agonist midorine for these conditions. J Clin Pharmacol 1994；34：466 - 471.

[309] Ramsdell CD，Mullen TJ，Sundby GH，et al. Midodrine prevents orthostatic intolerance associated with simulated spaceflight. J Appl Physiol 2001；90：2245 - 2248.

[310] Buckey JC，Peshock RM，Blomqvist CG. Deep venous contribution to hydrostatic blood volume change in the human leg. Am J Cardiol 1988；62：449 - 453.

[311] Thornton WE，Hoffler GW. Hemodynamic studies of the leg under weightlessness. In：Johnston RS，Dietlein LF（eds.），Biomedical Results from Skylab. Washington，DC：US Government Printing Office；1977：324 - 329. NASA SP - 377.

[312] Rummel JA，Michel EL，Berry CA. Physiological response to exercise after spaceflight. Aerospace Med 1973；44：235 - 238.

[313] Atkov OY，Bednenko VS，Fomina GA. Ultrasound techniques in space medicine. Aviat Space

Environ Med 1987; 58: A69 - A73.

[314] Georgiyevskiy VS, Lapshina NA, Andriyako LY, et al. Circulation in exercising crew members of the first main expedition aboard Salyut - 6. Kosm Biol Aviakosm Med 1980; 14: 15 - 18.

[315] Vorobyov EI, Gazenko OG, Genin AM, et al. Main medical results of Salyut - 6 manned spaceflights. Aviat Space Environ Med 1983; 54: S31 - S40.

[316] Perhonen MA, Zuckerman JH, Levine BD. Deterioration of left ventricular chamber performance after bed rest. Circulation 2001; 103: 1851 - 1857.

[317] Lee SM, Moore AD, Fritsch - Yelle JM, et al. Inflight exercise affects stand test responses after spaceflight. Med Sci Sports Exerc 1999; 31: 1755 - 1762.

[318] Engelke KA, Doerr DF, Convertino VA. Application of acute maximal exercise to protect othorstatic tolerance after simulated micrograviry. J Appl Physiol 1996; 40: R837 - R847.

[319] Rowell LB, Detry JMR, Blackmon JR, et al. Importance of the splanchnic vascular bed in human blood pressure regulation. J Appl Physiol 1972; 32: 213 - 220.

[320] Greenleaf JE, Vernikos J, Wade CE, et al. Effect of leg exercise on vascular volumes during 30 days of 6 (degree) head - down bed rest. J Appl Physiol 1992; 72: 1887 - 1894.

[321] Convertino VA, Doerr DF, Flores JF, et al. Leg size and muscle functions associated with leg compliance. J Appl Physiol 1988; 64: 1017 - 1021.

[322] Green HJ, Thomson JA, Ball ME, et al. Alterations in blood volume following short - term supramaximal exercise. J Appl Physiol 1984; 56: 145 - 149.

[323] Siconolfi SF, Charles JB, Moore AD, et al. Comparing the effects of two in - flight aerobic exercise protocols on standing heart rates and VO_{2peak} before and after spaceflight. J Clin Pharmacol 1994; 34: 590 - 595.

[324] Pawelczyk JA, Kenny WL, Kenney P. Cardiovascular response to head - up tilt after an endurance exercise program. Aviat Space Environ Med 1988; 59: 107 - 112.

[325] Lathers CM, Charles CB. Orthostatic hypotension in patient, bed rest subjects, and astronauts. J Clin Pharmacol 1994; 34: 403 - 417.

[326] Tietze KJ, Putcha L. Factors affecting drug bioavailability in space. J Clin Pharmacol 1994; 34: 671 - 676.

[327] Srinivasan SR, Bourne DWA, Putcha L. Application of physiologically based pharmacokinetic models for assessing drug disposition in space. J Clin Pharmacol 1994; 34: 692 - 698.

[328] Whitson PA, Pietrzyk RA, Sams CF. Urine volume and its effects on renal stone risk in astronauts. Aviat Space Environ Med 2001; 72: 368 - 372.

[329] Hoyer JR, Pietrzyk RA, Liu H, et al. Effects of microgravity on urinary osteopontin. J Am Soc Nephrol 1999; 10: S389 - S393.

[330] Whitson PA, Pietrzyk RA, Pak CYC, et al. Alterations in renal stone risk factors after spaceflight. J Urol 1993; 150: 803 - 807.

[331] Pak CYC, Sakhaee K, Crowther C, et al. Evidence justifying a high fluid intake in treatment of nephrolithiasis. Ann Intern Med 1980; 93: 36 - 39.

[332] Medical Operations Branch. Space and Life Sciences Directorate. ISS Medical Operations Data and Communications Concepts and Requirements. Houston, TX: NASA - Johnson Space Center; 2000 JSC 28289.

[333] Johnson PC. Fluid volume changes induced by spaceflight. Acta Astronaut 1969; 6: 1335 - 1341.

[334] Greenleaf JE, van Beaumont W, Bernauer EM, et al. Effects of rehydration on $+G_z$ tolerance after 14 days of bedrest. Aerospace Med 1973; 44: 715 - 722.

[335] Greenleaf JE, Jackson CGR, Geelen G, et al. Plasma volume expansion with oral fluids in hypohydrated med at rest and during exercise. Aviat Space Environ Med 1998; 69: 837 - 844.

[336] Bungo MW, Charles JB, Johnson PC. Cardiovascular deconditioning during spaceflight and the use of saline as a countermeasure to orthostatic intolerance. Aviat Space Environ Med 1985; 56: 985 - 990.

[337] Frey MB, Riddle J, Charles JB, Bungo MW. Blood and urine responses to ingesting fluids of various salt and glucose concentrations. J Clin Pharmacol 1991; 31: 880 - 887.

[338] Nicogossian AE, Pool SL, Sawin CF. Status and efficacy of countermeasures to physiological deconditioning from spaceflight. Acta Astronaut 1995; 37: 393 - 398.

[339] Burton RR, Krutz RW. G - tolerance and protection with anti - G suit concepts. Aviat Space Environ Med 1975; 46: 119 - 124.

[340] Convertino VA, Reister CA. Effect of G - suit protection on carotid - cardiac baroreflex function. Aviat Space Environ Med 2000; 71: 31 - 36.

[341] Krutz RW, Sawin CF, Stegmann BJ, et al. Preinflation before acceleration on tolerance to simulated space shuttle reentry G profiles in dehydrated subjects. J Clin Pharmacol 1994; 34: 480 - 483.

[342] Tripp LD, Jennings TJ, Seaworth JF, et al. Long - duration $+G_z$ acceleration on cardiac volumes determined by two dimensional echocardiography. J Clin Pharmacol 1994; 34: 484 - 488.

[343] Güell A, Braal L, Gharib C. Cardiovascular deconditioning during weightlessness simulation and the use of lower body negative pressure as a countermeasure to orthostatic intolerance. Aviakosm Ekolog Med 1990; 33: S31 - S33.

[344] Egorov A, Anashkin O, Itsehovsky O, et al. Results of medical investigations obtained during a 125 - day flight on Salyut - 7/Mir Orbital Stations. Physiologist 1988; 31: S - 1 - S - 3.

[345] Gazenko OG, Shulzhenko EB, Turchaninova VF, et al. Central and regional hemodynamics in prolonged spaceflights. Acta Astronaut 1988; 17: 173 - 179.

[346] Watenpaugh DE, Ballard RE, Breit GA, et al. Self generated lower body negative pressure. Aviat Space Environ Med 1999; 70: 522 - 526.

[347] National Space Transportation System. ISS Generic Operational Flight Rules. Houston, TX: NASA - Johnson Space Center; 2000; 12820: B: Section 13, Aeromedical.

[348] Convertino VA, Cooke WH, Lurie KG. Inspiratory resistance as a potential treatment for orthostatic intolerance and hemorrhagic shock. Aviat Space Environ Med 2005 Apr. ; 76 (4): 319 - 325.

[349] Convertino VA, Ratliff DA, et al. Effects of inspiratory impedance on hemodynamic responses to a squat - stand test in human volunteers: Implications for treatment of orthostatic hypotension. Eur J Appl Physiol 2005; 94: 392 - 399.

[350] Convertino VA, Ratliff DA, et al. Hemodynamics associated with breathing through an inspiratory impedance threshold device in human volunteers. Crit Care Med 2004; 32 (9 Suppl): S381 - S386.

[351] Billica RD, Simmons SC, Mathes KL, et al. Perception of medical risk of spaceflight. Aviat Space Environ Med 1996; 67: 467 - 473.

[352] Committee on Space Biology and Medicine Space Studies Board, National Research Council. (A

Strategy for Space Biology and Medical Science.) Washington, DC: National Academy Press; 1987.

[353] Task Group on Life Sciences, Space Studies Board, National Research Council. Space Science in the Twenty - First Century, Imperatives for the Decades 1995 to 2015. Washington, DC: National Academy Press; 1988.

[354] Goldberg RJ, Samad MA, Yazebski J, et al. Temporal trends in cardiogenic shock complicating acute myocardial infarction. N Engl J Med 1999; 340: 1162 - 1168.

[355] Hasdai JS, Califf RM, Thompson TD, et al. Predictors of cardiogenic shock after thrombolytic therapy for acute myocardial infarction. J Am Coll Cardiol 2000; 35: 136 - 143.

[356] Hochman JS, Buller CE, Sleeper LA, et al. Cardiogenic shock complicating acute myocardial infarction: Etiology, management and outcome: A report from the SHOCK Trial registry. J Am Coll Cardiol 2000; 36: 1063 - 1070.

[357] Mant J, Fitzmaurice D, Murray E, et al. Long term anticoagulation or antiplatelet treatment. inclusion criteria determine results of review. BMJ 2001; 323: 233 - 234; discussion 235 - 236.

[358] Randomized trial of intravenous streptokinase, oral aspirin, both, or neither among 17, 187 cases of suspected acute myocardial infarction: ISIS - 2. (Second International Study of Infarct Survival) Collaborative Group. Lancet 1988; 12: 3A - 13A.

[359] French JK, Hyde TA, Patel H, et al. Survival 12 years after randomization to streptokinase: The influence of thrombolysis in myocardial infarction flow at three to four weeks. J Am Coll Cardiol 1999; 34: 62 - 69.

[360] Collins R, Peto R, Baigent C, et al. Aspirin, heparin, and fibrinolytic therapy in suspected acute myocardial infarction. N Engl J Med 1997; 336: 847 - 860.

[361] An international randomized trial comparing four thrombolytic strategies for acute myocardial infarction. The GUSTO investigators. N Engl J Med 1993; 329: 673 - 682.

[362] Indications for ACE inhibitors in the early treatment of acute myocardial infarction: Systematic overview of individual data from 100, 000 patients in randomized trials. ACE Inhibitor Myocardial Infarction Collaborative Group. Circulation 1998; 97: 2202 - 2012.

[363] Domanski MJ, Exner DV, Borkowf CB, et al. Effect of angiotensin converting enzyme inhibition on sudden cardiac death in patients following acute myocardial infarction. A meta - analysis of randomized clinical trials. J Am Coll Cardiol 1999; 33: 598 - 604.

[364] Latini R, Tognoni G, Maggioni AP, et al. Clinical effects of early angiotensin - converting enzyme inhibitor treatment for acute myocardial infarction are similar in the presence and absence of aspirin: Systematic overview of individual data from 96, 712 randomized patients. Angiotensin - Converting Enzyme Inhibitor Myocardial Infarction Collaborative Group. J Am Coll Cardiol 2000; 35: 1801 - 1907.

[365] Weaver WD, Simes RJ, Betriu A, et al. Comparison of primary coronary angioplasty and intravenous thrombolytic therapy for acute myocardial infarction: A quantitative review. JAMA 1997; 278: 2093 - 2098.

[366] Cucherat M, Bonnefoy E, Tremeau G. Primary angioplasty versus intravenous thrombolysis for acute myocardial infarction. Cochrane Database Syst Rev 2000; 2: CD001560.

[367] Freemantle N, Cleland J, Young P, et al. Beta blockade after myocardial infarction: Systematic

在再入地面再适应阶段，这些现象也可能发生。这对于安全返回后航天员参加日常活动和在活动前需要进行的客观体能测试具有重要意义。

这些发现对探索月球和火星任务具有实际价值，因为在经历微重力环境后，这些感觉将出现在大多数航天员中[9]。涉及人体复杂控制系统的活动，如操作漫游车和机器人时，出现延迟反应，直到乘员有时间完全适应新环境。

17.4.3　平衡评估

对返回后乘员实施神经功能评定需要标准和客观的平衡评估方法。神经动态姿势平衡控制测试台是一种定量评价平衡功能的医学设备，临床上广泛应用于评价前庭功能紊乱。通过测试前庭、躯体感觉及视觉系统在平衡功能下降时对特殊感觉扰动的反应，评价其相互作用和整体性。平衡是保持身体重心在支撑地基上的一种能力，通过平台上力传感器测试进行评估，通过计算机计算得分。这个系统包括计算机控制的动力平台和全景视觉视野，与正常对照组姿势摇摆的理论上限比较，得出前后向最大峰值力矩。平衡功能得分（也称平衡计分）以 0～100 的百分率计算，0%表示跌倒，100%表示稳定性良好。一种姿势控制测试平台——感觉信息重组测试（SOT），是在 6 种不同测试条件下采用实时或冲突的躯体感觉、前庭及视觉刺激，评估受试者为了保持平衡将动态视觉、前庭和本体感觉输入信息组织为有用信息的能力。在感觉重组测试 1 时，受试者睁眼，平台和视觉环境稳定。在感觉重组测试 2 时，受试者闭眼（无视觉信息输入），固定稳定信息输入（正常躯体感觉输入），评估其前庭和躯体感觉系统的完整性。在感觉重组测试 3 时，受试者睁眼，平台稳定，视线伴随身体移动（摆动参考），周围视觉环境也移动，使受试者得到不精确视觉信息输入。在感觉重组测试 4、5 和 6 时，平台伴随身体移动（摆动参考）。在感觉重组测试 4 时，受试者睁眼，平台移动，而视野稳定。在感觉重组测试 5 时，受试者闭眼，不稳定平台支持，摆动界面提供不精确本体感觉信息输入，而视觉输入缺失；因此，不依赖本体感觉和视觉输入而评价前庭系统。在感觉重组测试 6 时，受试者睁眼，平台和视野均移动。在进行感觉重组测试 5 和 6 时，要求完整前庭系统功能以保持平衡。

正常受试者需要找出精确定位信息并忽视不精确信息——保持其平衡，在所有 6 个测试项目中均不跌倒，尽管他们平衡得分总体偏低，在缺失感觉输入或感觉输入冲突时，他们身体的摇摆幅度偏大。异常平衡得分模式预示着感觉系统功能异常。感觉重组测试 3 和 6 异常时，显示倾向于精确视觉信息（视觉主导）。当受试者得到异常视觉暗示，视觉主导的受试者不能抑制不精确信息时，意味着平衡遭到破坏。感觉重组测试 5 和 6 异常时，意味着前庭功能紊乱，感觉重组测试 2 异常时预示着本体感觉异常。在进行难度大测试且平衡得分与预期下降不一致时，表明存在异常生理反应。当在稳定平台睁眼比在摇摆平台闭眼测试受试者的平衡得分较低时，这预示着部分受试者仅能胜任最大行为操作。受试者操作水平之所以出现下降，是因为指导不够、练习不足、疲劳或自主用力下降。

神经动态姿势平衡仪得到了美国食品药品管理局（FDA）批准，NASA 使用该仪器追踪航天员飞行后前庭-脊髓反射的完整性和空间定位准确性的恢复情况。对于飞行几天后的航天员，其有精确视觉、前庭及（或）躯体感觉输入，在进行测试时能进行正常操作；但是，在某些情况下，感觉会存在效能明显下降，甚至会出现感觉冲突，如行走在一个移动平台或乘电梯时，容易发生危险情况。这种临床试验可模拟感觉冲突现象，使乘组成员可能出现定位障碍和跌倒情况[6]。在 6 组动态姿势控制测试项目中，分别进行每组 20 s 的 3 组随机测试。在每一组中，依据身体摇摆峰值对乘组成员的行为进行评估。与正常人体数据进行比对和解释，低于正常人体数据 5%的数值作为正常下限（正常人体指无症状正常人或比较活跃的航天员）。不能进行测试者为平衡计分低于正常人群平均值 5%的人，这个标准已在临床应用，作为前庭紊乱者恢复后能否继续驾驶的判断依据[49]。

前庭功能紊乱者能否驾驶汽车，其体能判断部分依据其症状和预后[50]。国际空间站已经实施了上述测试项目，对飞行后乘员工效进行了客观评价。在飞行再适应期间，乘员个体中存在明显差异。一名国际空间站长期飞行后航天员在着陆后 18 h，乘坐小汽车突然刹车时报告出现了剧烈翻滚感觉；作为对照，另一名航天员在飞行着陆 20 天后作为副驾驶乘车，报告无任何感觉异常问题。

长期飞行航天员在飞行后 30 天进行测试时，其已经恢复到飞行前高水平状态。一名长期飞行后航天员对恢复高水平任务的状态表示担忧，所以进行了姿势控制的医学评估，在飞行后 30 天时进行头部矢状面翻滚运动，与飞行前相比，测试结果显示其已恢复到飞行前正常状态。至于能否驾驶汽车？推荐实施马路测试，以评估其前庭功能的稳定状态[51]，推荐将眼睛稳定性作为能否驾驶的判断标准[52]，从国际空间站返回的航天员在飞行后一般 5～7 天恢复到能驾驶汽车，未感觉到任何问题，常常先开始在低危险路面行驶，然后在有挑战性城市路面行驶。在飞行后 5 天采用姿势评估仪器评估航天员，作为一种评估视觉前庭完整性的方法，推荐在驾驶前测评，航天员平衡功能应好于正常人群 5%下限[49]。

17.4.4　对眼睛运动的评估

在正常行走时，头上下运动伴随眼睛垂直运动以协同方式保持眼睛的注视稳定性。在航天飞行后，航天员尤其保持头相对于其躯干的位置固定，以消除前庭系统复合运动的影响，尽管有一部分与航天员颈项后部肌肉萎缩有关[47,53]。这种头固定策略导致头与躯干之间协调运动的改变。

在航天飞行后地面运动中，运动协调测试已经证实头-躯干运动协调能力发生了变化。头-躯干运动协调变化破坏了运动中注视稳定性，可能导致运动控制重组。已经证实，飞行后下肢运动学和肌肉激活模式发生了变化，尤其是跟骨着力方式发生了变化。在短期飞行（小于 30 天）后几天，这些变化依然存在。在运动中维持眼睛注视稳定性，需要保持许多感觉系统和运动系统功能正常性和完整性，包括前庭-眼睛反射、前庭-颈椎反射、下肢运动模式以及足跟骨着力调节系统。在运动中这些系统的任何破坏均会改变视觉敏锐性和损害头对移动的调节，显示航天飞行后感觉运动控制遭到破坏[53]。

飞行后乘员行走时，运动控制受损结果是注视稳定性降低，增加了肌肉骨骼损伤概率。用表示临床前庭功能的可靠敏感指标即动态视敏度，来评估在运动中动态视觉敏锐性，比如乘员以 6.5 km/h 速度在运动跑台上行走，大声阅读在眼睛前面 2 m 计算机屏幕上不断变化的数字，依据阅读数字的准确性评估其绩效。为了评估跟骨着力方式，乘员以自由选择步速行走在 6～8 m 地面跑道时，测试其足传递到头的振动波幅。

当行走和运动时，头眼协调有助于保持视觉敏锐性，并简化头–躯干之间信息传送，以保持有效的运动控制。头眼协调功能障碍导致在搜索运动目标时出现视觉模糊和目标捕获延迟。在短期飞行返回后，动态视觉敏锐性在着陆当日下降 70%，几天后仍未恢复到正常状态（如图 17 - 4 所示）。航天飞行后静态视觉敏锐性没有发生明显变化。（长期飞行中在抗阻锻炼设备上进行蹲起后，航天员立刻出现短暂色觉和视觉敏锐性下降，推测可能是由于视网膜血流减少所致。）

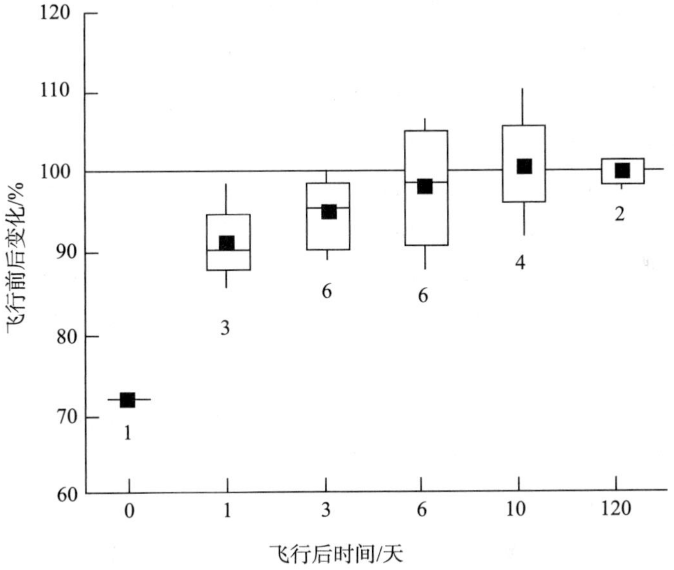

图 17 - 4　在航天飞行后运动时视觉功能恢复情况。黑框代表均值，白框代表标准误差，线条代表标准差，每一数据下端为志愿者人数

17.5　航天任务中神经功能紊乱的临床意义

在航天飞行中物理环境和航天环境变量包括微重力、空气压力变化、有害气体、振动、噪声、温度变化、电磁辐射、前庭视觉刺激变化、在轨碎片撞击等。航天飞行与各种环境密切相关，影响飞行中以及飞行后航天员中枢及外周神经系统[54]。航天飞行中微重力环境直接影响神经突触。在空间生命科学 1 和 2 航天飞行任务中，在飞行中和飞行后发现黄斑细胞突触明显增加[55]，飞行试验结果显示神经系统对微重力的适应并不局限于中枢神经系统，外周感觉器官可塑性可作为重力丢失的补偿。需要关注长期飞行诱发中枢神经系统的不良结果，比如神经细胞过早死亡或凋亡。

17.5.1 前庭功能紊乱

与航天飞行微重力相关重力矢量变化及其对前庭功能的影响，对诊断和治疗人体前庭功能紊乱具有重要意义[56]。使用地面监测神经前庭功能紊乱的技术方法同样可以在航天飞行中应用：询问眩晕感觉、不平衡姿势症状、眼球震动不适、昏睡、胃部不适、恶心、呕吐等。无论是生理变化还是病理功能障碍，神经前庭功能异常症状是一样的。生理性神经前庭症状包括：空间定位障碍、与乘坐交通工具（飞机、小汽车、船）相关运动病以及视觉运动病（模拟器运动病）。

病理性前庭功能障碍致病原因包括：外周、中枢神经异常和系统性病变。外周前庭功能障碍包括发作性前庭性眩晕、前庭神经炎、美尼尔氏病、酒精性姿势眩晕、中毒性前庭神经病等。中枢性前庭功能障碍包括偏头痛、脑干损伤或小脑损伤。偏头痛相关前庭功能紊乱类似于于空间适应综合征，尤其类似于飞行后前庭神经紊乱综合征[57]。25%～70%偏头痛患者存在眩晕，25%～60%有运动病病史。任何前庭系统和视觉系统的刺激均可能激发偏头痛，前庭神经性偏头痛治疗药物有钙通道阻滞剂、氨基酸拮抗剂、碳脱水抑制剂等。碳脱水抑制剂对于飞行后神经前庭综合征，尤其是在早期 1/3 乘员报告眩晕时，也许是有效治疗方法（除了苯二氮卓类药和前庭抑制剂等常规治疗外）[9,24,58]。

在航天飞机和天空实验室飞行任务中开展微重力对前庭影响研究，观察航天员自我定位感觉，4 名航天员在 7 天飞行期间进行了全身旋转。在矢状面运动试验中（头绕 0.5 m 直径的 Y 轴旋转），志愿者在持续 60 s 旋转时头部承受 $-0.22\ G_z$ 持续作用力，足部承受了 $+0.36\ G_z$ 作用力。这些志愿者在体验逐渐递增施加于躯干和下肢 $+G_z$ 时，头部承受 $-0.22\ G_z$ 刺激，不能提供垂直作用力[59]。

外周和中枢前庭系统可能影响正常人体自主（神经）节律，因为在前庭诱导自主（神经）节律反应可能出现在前庭测试中、乘车时、模拟试验时、微重力环境中以及临床患者中[60]。对于正常个体，前庭-自主节律反应可能影响到诊断测试、临床诊断、前庭紊乱的治疗。对前庭心血管功能的控制通过前庭系统和脑干神经之间直接和间接联系来实现，而脑干控制人体心率、血压和呼吸[61,62]。一些有前庭功能紊乱患者，其前庭-自主节律反应可能导致焦虑、惊恐、环境恐惧，也可能导致前庭诱导的立位耐力不良[63]。

航天飞行后立位耐力不良由下肢血液动力学、压力感受器反射、运动耐力下降、低血容量、β 肾上腺受体敏感性变化导致[64]。在地面上，耳石器官对人体姿势变化时调节血压具有重要作用。同样，在航天飞行中耳石器官可塑性通过前庭对心血管控制的影响而使飞行后出现立位性低血压。

17.5.2 体液头向转移

微重力导致体液头向转移也可能与急性神经紊乱有关。这引起了研究大脑肿瘤、阿诺德-基亚里畸形以及脑疝形成学者的关注，其考虑将大脑影像用作航天医学领域的筛查项目。用经颅多普勒观察大脑中的动脉显示：在飞行首日，空间运动病发作的航天员与无空间运动病者相比，其大脑中的动脉血流速率上升。从飞行第 2 日到第 5 日，反映血管膨胀和大脑血管阻抗的血流加速度下降。大脑血管阻抗下降可能与运动病有关，颅内血流动力学变化可能影响血管瘤和动静脉畸形。体液转移通过耳蜗管导致神经前庭反应，该耳蜗管将颅内压力传递到内耳。所以，中枢神经系统影像不能作为单独医学筛查工具，主要是由于临床价值限制和可能出现假阳性影像（详见第 3 章）。

17.5.3　眼球运动影响

从 1996 年开始，航天医生应用神经功能评估技术对飞行前后航天员实施了一系列标准的临床神经评估，这些结果总结见表 17－1。

表 17－1　神经功能评估结果（1996 — 2000 年 112 名航天员）[a]

	无不适		轻微		中度		严重	
	R+0	R+3	R+0	R+3	R+0	R+3	R+0	R+3
头痛	94%	97%	3%	3%	2%	0%	1%	0%
头晕/衰弱	83%	98%	14%	2%	3%	0%	0%	0%
眩晕/旋转性眩晕	88%	99%	9%	1%	2%	0%	1%	0%
凝视/眼球运动（眼球震颤）	45%	93%	51%	7%	4%	0%	0%	0%
用指摸鼻（闭眼摸鼻和睁眼摸手）	81%	99%	19%	1%	0%	0%	1%	0%
位移试验（闭眼、伸展手臂、手掌向上）	90%	99%	9%	1%	0%	0%	1%	0%
从椅子上起立（不用手）	86%	99%	11%	1%	1%	0%	2%	0%
站立/龙贝格试验（足并拢、伸展手臂、闭眼）30 s	78%	97%	21%	3%	0%	0%	1%	0%
下肢提起/跳跃（闭眼、提腿、跳跃 3 次，交替）	60%	99%	26%	1%	9%	0%	3%	0%
前后直排/趾跟步行（5 m）	43%	98%	37%	1%	18%	0%	2%	0%
动态平衡（闭眼行走 9 m，转 180°返回）	53%	93%	41%	7%	3%	0%	4%	0%

注：R —返回日期。

[a]对航天飞机返回乘员在着陆当日（R+0）和着陆第三天（R+3）进行评估。

众所周知，航天飞行对眼球运动、步态、姿势有影响，但是其中相关性尚未确定。由于再适应不良或者不能适应，可能存在长期飞行对神经功能的影响，只是尚未发现而已。在一篇关于眼动反应的综述报告中，在执行短期飞行任务的 19 名航天员中选取了 7 名，以及执行长期飞行任务的 27 名航天员中选取了 24 名，观察了他们自发性眼动反应，并与飞行前眼动反应对比。当眼球持续震动时，注视不可能固定，并且特征性剧烈眼球震颤发展为搏动性眼球震颤[65]。在飞行后航天员中 37%存在注视搏动性震颤；尽管有 11 名航天员到 75 天时未恢复到正常状态，3 名航天员在 3～4 年后仍未恢复到正常水平，但是在短期飞行后大多数航天员在 8～10 天内恢复正常，长期飞行后到 14 天时一般能恢复正常。

一名长期飞行后航天员表现出周期性的波动性眼球震颤，这种眼球运动是由于中枢神经系统功能改变所致（如图 17－5 所示）。波动性眼球震颤认为是扫视扰动（快速眼球运动分离），其偏离原来中心频率大约 200 ms，为非周期性，在黑暗中发作频率低于 20 次/分[66]。尽管在飞行前航天员出现了这类波动性眼球震颤，但是在飞行后发作数量显著增加，且在飞行后超过 4 个月仍然更频繁，无不适症状和振动幻视。航天飞行后姿势不稳类似于乘车后晕车表现，乘车后晕车反应在几个世纪前均已证实，长时间航海着陆后仍有这种感觉。乘车后晕车反应常常表现为功能失调[67]。

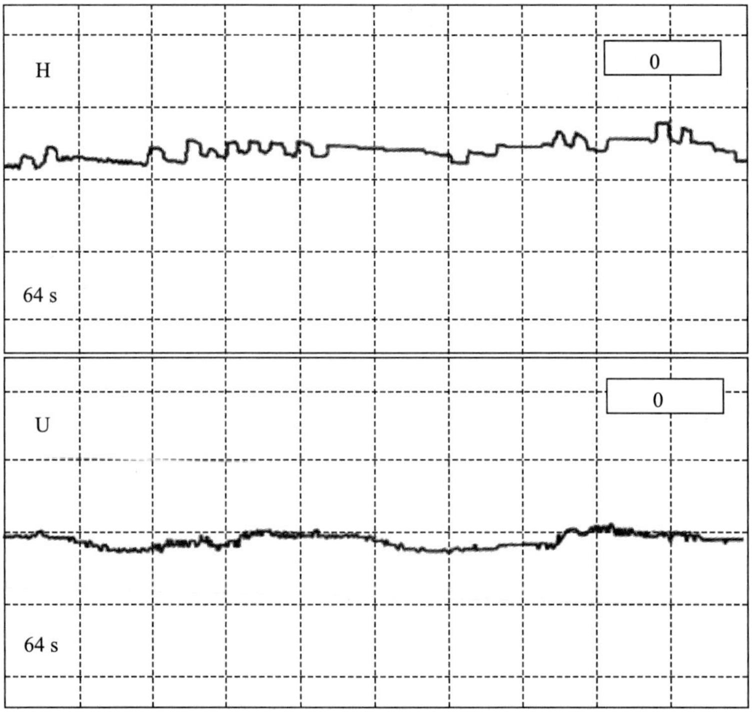

图 17-5　上线（H）为在长期飞行后一个乘员眼睛视频追踪水平运动，下线（U）为眼睛垂直运动，证实存在水平眼球震颤。尽管在飞行前变化最小，但是水平眼球震颤在飞行后明显，并持续存在。这次跟踪在飞行后 5 个月实施。标度：在 Y 轴上 10°/单元，在 X 轴上 1 s/单元

17.5.4　头痛

头痛是航天飞行中常见主诉症状，据 NASA 一项航天员健康纵向研究数据显示，在 89 次累计 4 443 天的航天飞机飞行中调查了 508 名飞行乘员，439 名男性航天员中有 304 名（69%）报告过出现头痛，69 名女性航天员中 38 名（55%）也报告有过头痛。头痛多发生在入轨后早期，由于体液头向转移所致。在本书中，认为是空间运动病的表现之一，其他可能导致飞行中头痛的原因包括局部二氧化碳水平升高、暴露有毒物质、减压病等。在和平号和国际空间站的交会对接任务中，一些乘员出现头痛、恶心、血管扩张等不适症状。这种典型复合症状（头痛、恶心、血管扩张等）在其他航天飞机任务中未见发生，可能原因包括：局部二氧化碳升高、缺氧、空间运动病再发、过热或过湿、一氧化碳或其他污染物、其他因素联合作用等。

例如，当往和平号空间站转移时，在一个指定试验舱工作期间，一名乘员发生了头痛，并且随着工作进行，不适症状仍未消失。这名乘员头痛加重时，出现恶心、呕吐症状，乘员在航天器内短暂休息一会后，不适症状缓解。尽管空气采样技术有一定缺陷，但在那个时间段内获取的所有样本均未显示出污染物或人体内代谢物积聚。这些症状不同于乘员空间运动病，其主要表现为恶心或呕吐，不伴有剧烈头痛不适。在其他交会对接任务中的乘员，如在航天飞机-和平号交会对接任务中偶有呼吸窘迫感、呼吸困难、头痛等不适症状。出现不适的乘员在和平号空间站过渡舱时不适症状会加重，在航天飞机上短暂休息后缓解。尽管研发的便携式二氧化碳探测仪能用于监测局部二氧化碳浓度，以发现环境中二氧化碳的异常，但是尚未在和平号空间站或国际空间站中发现空气环境异常与这种不适复合症状有关联。

尽管高浓度二氧化碳引起不适症状在特征和强度上，不同个体之间表现出一些差异，但是总体上个体之间症状一样。对执行国际空间站出舱活动的乘员在飞行前进行有控制地暴露在较高浓度二氧化碳环境中，使其熟悉这种特殊不适综合征。尽管疲劳和头痛在二氧化碳高于 2%（15 mmHg）时多发，但是在海平面水平二氧化碳低于 1%（分压低于 7.5 mmHg）时，个体未发生不适表现。在地面，一个标准大气压状态下，二氧化碳浓度百分比通常为 0.03%（0.2 mmHg），然而，在一个特制房间中正常人体活动可以产生 0.13%（1 mmHg）二氧化碳。在正常航天飞行活动中，飞行器内平均二氧化碳百分比大约为 0.26%（2 mm Hg），但在空气稀薄地区这个浓度偏高（详见第 22 章）。头痛不是热应激常见首要表现，而出汗、恶心、呕吐才与热应激密切相关。经历过头痛和其他与二氧化碳相关不适症状的飞行乘员报告：在国际空间站过渡舱环境中没有感到不适。

在飞行中，存在其他可能情况，把头痛作为一个症状进行诊治。急性缺氧症状包括头痛、疲劳、视觉变化以及皮肤发红等。头痛、恶心、呕吐在急性高原病中常见，也可能在低压环境中暴露 24 h 内发生，但是在暴露前几小时内通常不会发生。在航天飞行中后期空间运动病几乎不会发生，除非乘员因视觉定位刺激而发生定位错觉或受到明显重力矢量异常刺激。可以想象到，在乘员已经适应开阔视觉环境后，其视觉强化的前庭眼球反射会发生变化，其面对航天飞行中封闭狭小环境时，也可能诱导空间运动病发生。尽管这些是空间运动病的发病原因，但是需要对其进行进一步研究，在诊断时排除部分其他影响因素。

17.5.5　腰背痛与神经卡压

腰背痛在航天飞行中很常见，表现为脊柱周围疼痛，当向前蜷曲为防守体位时能明显缓解。发病原因怀疑为脊柱延长，因为乘员座高比飞行前增高了几厘米，但是腰背痛与航天员飞行后身高增加的关系尚不明确。飞行中腰背痛航天员几乎不存在感觉丢失。在短期飞行中有一名航天员发生了上肢麻木（双上肢近段和胸部），飞行后还持续了几周。这名航天员执行长期飞行任务时在飞行中发生了下肢鞍区麻木，飞行后也持续了几个月。经大量神经影像检查，未发现头枕结构、脊柱神经根管和脊髓的病理异常。另外一名航天员长期飞行后发生双侧远端手指和足趾麻木，并持续了几个月。这些症状与飞行后下肢受到振动和本体感觉减少相关，症状仍然持续几个月。一名航天员在航天飞机短期飞行后期报告下肢出现针刺样感觉。在航天飞行任务中，这名航天员使用过弹性套带垂直（$-G_z$）向下牵拉 15 cm 产生模拟重力（0.33 g，0.67 g，和 1 g）[68]。

17.6 维持神经功能的对抗措施

在约翰逊航天中心，NASA 组织了由临床专家和学术专家参与的前庭功能干预小组进行研发和实施相应的对抗措施，以减少或缓解不良反应，这些不良反应常发生在航天飞行神经功能适应以及返回地球再适应过程中。需要优化利于人体健康和安全的神经功能干预措施，必须认识到维持和提高人体一个生理系统的干预措施，也可能导致或加重其他生理系统的问题。尽管如此，这些干预措施也应该细致研发。这些干预措施的研发过程包括：1）基础科学和试验研究；2）临床效果研究；3）成本和风险评估；4）实践效果评估；5）对其他干预措施干扰的评估；6）经过操作合理性评估后作为一项可靠干预措施。对干预措施的评估应该建立生理功能紊乱与实际操作缺陷之间的联系。

由临床专家和学术专家参与的前庭功能干预小组已经解决和归类了几个由航天飞行导致的神经感觉紊乱问题：1）空间运动病；2）再入或着陆综合征；3）长期飞行后严重紊乱。NASA 干预措施分为已经得到认可的一类和正在研发中的另一类，即研究尚未完成，效果尚未确认的一类。

对抗空间运动病已获认可的措施包括：1）乘员训练，任务前动员，时间调整；2）药物治疗，防止副作用和相互作用；3）研发个性化预测因子；4）研发干预程序等。

对抗再入或着陆综合征的措施包括：1）乘员任务前动员教育和认识；2）飞行前训练以及飞行中着陆任务模拟训练，比如应用便携式着陆操作训练模拟仪器；3）模拟操作需求和程序，以产生最佳前庭干扰环境；4）运动方案，以预防抗重力肌肉功能下降。

对抗措施，包括：1）乘员在入轨或着陆后即刻控制头运动；2）乘员生病或受伤时紧急撤离训练；3）药物干预；4）应用飞行前训练技术拟定再入方案。

针对长期飞行任务后发生的大多数神经感觉紊乱，如持续感觉异常、麻木、不能行走直线（共济失调）、眩晕，唯一认可的对抗措施为辅助性出舱。需要进一步分析的确定性因素包括：1）再入地球前补液对飞行后呕吐的影响；2）飞行中运动锻炼、飞行前旋转耐力与飞行后姿势控制的关系；3）在再入地球期间，半躺位对神经功能的影响；4）来自乘员口述的信息资料。另一方面需要分析不同神经感觉紊乱及正常再适应时间过程与症状之间的关系。

使用投影或便携式头戴实时环境虚拟系统模拟实际状态的方法，研发地基项目来训练乘员，使其达到在航天飞行中不需要参考身体位置就可以定位和航天飞行。有一种轻巧微型头动监测系统可以用作一种对抗方法，用于乘员训练以适应头运动策略，以减少运动病发作、视觉定位紊乱、再入及飞行后定位障碍。通过中枢神经系统感觉运动反应模式可以预测，经过适当训练的航天员能保持双重适应能力，即维持地面和微重力状态，最大限度减少在着陆和撤离时出现医学问题。

双重适应训练可以在地面大半径离心机上实施，伴随视觉显示允许乘员在微重力状态下完成主动翻滚和旋转头颈的运动，可以减少或避免科里奥或交叉运动效应。在天空实验室 M131 椅子和航天飞机内神经生理试验椅子上进行训练，相当于在轨小半径离心机训练，有助于乘员返回时适应地面环境。乘员可以应用调整后的太空跑台，通过触觉和虚拟现实装置提供本体感觉和视觉信息，以保持飞行后姿势和运动策略适应 1 G 状态。

据报道，一名国际空间站乘员在独立振动跑台上进行 1～2 h 运动的同时，观看距离 1.5～2 m 计算机屏幕上的数字电影，这对乘员通过前庭系统维持眼睛稳定功能提出了挑战，这相当于在跑台上进行动态敏锐性测试。这名航天员飞行后只出现了轻微神经前庭症状，在长时间国际空间站飞行后，不用辅助能从飞船内撤离。在跑台上跑步保持对固定目标注视，是对抗神经前庭适应反应的有效措施，需要进一步评估，尤其依据观察发现：采用飞行中运动锻炼对抗飞行后神经/前庭症状如麻木、不能直线行走等，似乎有预防效果，尽管飞行中运动锻炼与飞行后关注度不高有关[9]。

人体空间定位需要视觉、听觉、前庭以及躯体感觉系统输入信息的正常维持，共同提供丰富和协调一致的信息。人体触觉认知系统已经证实空间定位依靠本体感觉对参考界面的定位提示来实现，比如在飞行器内倒置位对飞行员的提示或水下一个固定舱口位对潜水员的提示[69]。人体触觉认知系统上有一个适合人体的保护层，依靠安装在上面的小型机械传感器提供皮肤振动提示，且乘员能及时更新位置触觉和移动速率信息。在诸如国际空间站的大型设备上，执行出舱活动的航天员需要获取位置和运动信息，从而减少定位障碍和错觉[70]。在遇到发射终止等异常情况时，航天飞机指令长可以看到最近着陆场异常的 3D 视景，或在无可视化仪器时能够发出再入、着陆指令，航天员不必观看视觉指示，即执行飞行再入和着陆。在遇到紧急出舱情况时，由于视觉下降和异常姿势，如果能提供对逃逸通道方向感知的提示，航天飞机飞行乘员可以感知其位置。

为预防与微重力相关生理功能失调，应用人工重力设备训练是一种可行的对抗措施[71]。国际空间站部分项目用于研究长期飞行中人体发生的医学问题，进而评估用于探索火星任务对抗措施的效果。然而在此项技术得到认可之前，需要评估旋转的人工重力设备导致神经前庭的不适反应。产生人工重力的一个主要问题是考虑达到预期重力的旋转半径和旋转速率之间的平衡，这种平衡可能影响旋转速率和重力变化梯度。如果能保证间歇性的重力，如应用短臂离心机，那么在重力和微重力环境之间转换时可能存在感觉异常的问题。此外，在短半径旋转时重力变化梯度较大，同时身体外部比内部承受更大的作用力。

另外一个根本任务即确定构成足够重力水平的要素，以及是否持续或间歇性地施加既定的重力水平（如暴露时间等）。如果航天员采用双重适应训练方法，即足量人工重力刺激，结合主动头颈运动，可能避免飞行返回再入时定向障碍和着陆后姿势不稳。当进行头部多个界面的运动时，科里奥加速度相关的前庭紊乱程度与旋转速率成比例，可能产生感觉冲突，导致发生空间运动病。1～2 r/min 旋转速率容易耐受，达到 6 r/min 可以增加耐受水平，在微重力环境中，相当于 10 r/min 旋转速率可能存在，在 10 r/min 旋转速率时，一个 10 m 半径离心运动能产生 1 G 作用力，5 m 半径可以产生大约 0.5 G 作用力。

间歇性暴露人工重力可以预防在微重力下眼-前庭系统反射的失调。在 1998 年空间飞行神经生理试验中（STS－90 任务，1998 年 4 月 17 日—1998 年 5 月 3 日），4 名航天员在半径 0.5 m 离心机上旋转，持续头部运动，产生 0.5 G 和 1 G 加速度作用力。采用两种离心旋转方式，坐位时纵轴与旋转轴平行，且旋转方向经过胸部，躺着时旋转中心接近身体中心（肚脐处）。在飞行前、后以及 16 天在轨飞行中航天员实施此项工作。航天员坐位时定位于离心机的左或右侧，躺着时头远离旋转中心。飞行前离心旋转产生 0.5 G 和 1 G 加速度作用力，以达到 27°～45°实际重力矢量刺激梯度，诱发 20°～34°滚动倾斜刺激。飞行前 0.5 G 和 1 G 加速度作用力分别产生 5°～15°向后压迫的感觉。在早期飞行离心运动中，低估了倾斜刺激感觉，但是 16 天在轨飞行后，其接近于重力矢量加速度。在轨离心运动时滚动倾斜刺激在 1 G 时从 45°增加到 83°，在 0.5 G 时从 42°增加到 48°。飞行前和飞行中倾斜刺激的差异显示，非前庭输入信息——如身体内在质点和躯体感觉——在倾斜感觉中可能应用。

克莱门特等人报告，在微重力中耳石重力感受对线性速度反应的不确定性可能导致人体将倾斜刺激当成姿势转换。因为在飞行离心运动中的线性速度总是产生倾斜感觉而非姿势转换感觉，这种发现并不支持其耳石倾斜移位重释假设理论[72]。在飞行中和飞行后保持眼球运动测试，其能显示眼球运动和耳眼定位反射，与前期飞行后数据对比，眼球运动测试研究显示眼球运动降低。间歇性应用人工重力可以作为一种对抗措施，对抗航天飞行任务中耳眼反射的失调。

与这种保护性效果一致，在空间神经生理试验中 4 名首次执行任务的乘员在飞行后显示立位耐力正常，据报道在飞行后首次执行任务的乘员中立位不耐受的发生率为 64%，这突显了飞行后神经前庭系统和心血管系统影响之间的联系。

在采用间歇性离心人工重力作为一种长期飞行任务的对抗措施之前，需要进一步评估飞行后耳蜗功能失调和立位不耐受。在卧床模拟实验中使用短臂离心机进行试验，以确定离心机的半径、重力水平以及旋转速率，最大可能提供公认的间歇性模拟重力效应，以预防航天飞行中骨骼丢失、肌肉萎缩以及心血管功能失调。应用慢速旋转离心运动进行试验也有必要，可以评估人体因素的影响和适应周期等问题。我们在进行了地基试验研究之后证实：小半径人体离心机可以适用于国际空间站，提供间歇性模拟重力。如果能取得可喜成果，那么在国际空间站使用长距离（1 km）、可变重力的试验设备可以开展长期飞行防护技术研究。

短臂离心运动是一种有效对抗措施，可以提供飞行中足够的地面感觉运动功能，同时模拟重力环境，保持人体适应。航天飞机指令长操作行为测试结果（倒置速率和垂直速率）与飞行前着陆模拟器（飞船训练模拟器）测试结果不一致，有可能发生再入/着陆综合征。在飞行后人工着陆时，由于空间定位紊乱和飞行对神经前庭功能的影响，预防再入/着陆时可能出现的灾难性操作事件，离心训练技术是有效的方法。航天飞机具有自动控制功能，可以用来降低这种风险。

参考文献

[1] Clement G, Vieville T, Lestienne F, Berthoz A. Modifications of the gain asymmetry and beating field of vertical optokinetic nystagmus in microgravity. Neurosci Lett 1986; 63: 271 - 274.

[2] Clement G, Wood SJ, Reschke MF. Effects of microgravity on the interaction of vestibular and optokinetic nystagmus in the vertical plane. Aviat Space Environ Med 1992; 63: 778 - 784.

[3] Clement G. Alteration of eye movements and motion perception in microgravity. Brain Res Rev 1998; 28: 161 - 172.

[4] Young LR. Vestibular reactions to spaceflight: Human factors issues. Aviat Space Environ Med 2000; 71 (Suppl.): A100 - A104.

[5] Reschke MF, Bloomberg JJ, Harm DL, Paloski WH. Spaceflight and neurovestibular adaptation. J Clin Pharmacol 1994; 34: 609 - 617.

[6] Black FO, Paloski WH. Computerized dynamic posturography: What have we learned from space? Otolaryngol Head Neck Surg 1998; 118: S45 - S51.

[7] McCluskey R, Clark JB, Stepaniak P. Correlation of space shuttle landing performance with cardiovascular and neurovestibular dysfunction resulting from space flight. In: Human Systems 2001: The International Conference on Technologies for Human Factors and Psycho - Social Adaptation in Space and Terrestrial Applications. Houston: NASA; 2001.

[8] Merfeld DM. Effect of spaceflight on the ability to sense and control roll tilt: Human neurovestibular experiments on Spacelab Life Sciences 2. J Appl Physiol 1996; 81: 50 - 57.

[9] Bacal K, Billica R, Bishop S. Neurovestibular symptoms following space flight. J Vestib Res 2004; 13: 93 - 102.

[10] Graybiel A, Miller EF, Homick JL. Experiment M131, Human Vestibular Function. In Johnston RS, Dietlein LF (eds.), Biomedical results from Skylab (NASA SP - 377); 1977: 74 - 103.

[11] Homick JL, Miller EF, II. Apollo flight crew vestibular assessment. In: Johnston RS, Dietlein LF, Berry CA (eds.), Biomedical Results of Apollo. Washington, DC: US Government Printing Office; 1975: 323 - 340. NASA SP - 368.

[12] Guedry FE. Relations between vestibular nystagmus and visual performance. Aerosp Med 1968; 39: 570 - 579.

[13] Grose VL. Deleterious effect on astronaut capability to vestibular ocular disturbance during spacecraft and roll acceleration. Aerosp Med 1967; 38: 1138 - 1144.

[14] Harm DL, Parker DE. Perceived self orientation and self motion in microgravity, after landing and during Preflight Adaptation Training. J Vestib Res 1993; 3: 297 - 301.

[15] Howard IP. Human Visual Orientation. Toronto: Wiley; 1982.

[16] Howard IP, Childerson L. The contribution of motion, the visual frame, and visual polarity to sensations of body tilt. Perception 1994; 23: 753 - 762.

[17] Howard IP. Visual reorientation illusions as a function of age. Aviat Space Environ Med 2000；71 (Suppl.)：A87 - A91.

[18] Harm DL，Reschke MF，Parker DE. Visual - vestibular integration：Motion perception reporting. In：Sawin CF，Taylor GR，Smith WL (eds.)，Extended Duration Orbiter Medical Project (Vol. NASA/SP - 1999 - 534，pp. 5. 2 - 1 - 5. 2 - 12). Houston：NASA Johnson Space Center，1999.

[19] Held R，Dichgans J，Bauer J. Characteristics of moving visual areas influencing spatial orientation. Science 1975；141：722 - 723.

[20] Muller C，Wiest G，Kornilova L，Deecke L. Visuo - vestibular interaction in determination of orientation behavior in weightlessness. Wien Med Wochenschr 1993；143：630 - 632.

[21] Reschke MF，Bloomberg JJ，Paloski WH，Harm DL，Parker DE. Neurophysiologic aspects：Sensory and sensorimotor function. In：Nicogossian AE，Huntoon CL，Pool SL (eds.)，Space Physiology and Medicine，3rd edn. Philadelphia：Lea & Febiger；1994：261 - 285.

[22] Benson AJ，Kass JR，Vogel H. European vestibular experiments on the Spacelab - 1 mission：4. Thresholds of perception of wholebody linear oscillation. Exp Brain Res 1986；64：264 - 271.

[23] Reschke MF，Anderson DJ，Homick JL. Vestibulospinal response modification as determined with the H reflex during the Spacelab 1 flight. Ex Brain Res 1986；64：367 - 379.

[24] Bikhazi P，Jackson C，Ruckenstein MJ. Efficacy of antimigrainous therapy in the treatment of migraine associated dizziness. Am J Otol 1997；18：350 - 354.

[25] Young LR，Oman CM，Merfeld D，Watt DGD，Roy S，Deluca C，et al. Spatial orientation and posture during and following weightlessness：Human experiments on Spacelab - Life - Sciences - 1. J Vestib Res 1993；3：231 - 240.

[26] Morgan C. NASA - 5 Mike Foale：Collision and Recovery. In：Shuttle—Mir NASA SP - 2001 - 4225 NASA Johnson Space Center，Houston，Texas，2001，pp. 104 - 117，and accompanying CD ROM：Foale CM. NASA Mir Oral History. Session 1，16 June 1998；Session 2，7 July 1998；Session 3，31 July 1998.

[27] BBC Television HORIZON. Mir Mortals segment，April 23，1998，Random Postproductions，1 Golden Square，London.

[28] Oman CM，Lichtenberg BK，Money KE. Space motion sickness monitoring experiment：Spacelab 1. In：Crampton GH (ed.)，Motion and Space Sickness. Boca Raton，FL：CRC Press；1990：217 - 246.

[29] Clark JB，Rupert AH. Spatial disorientation and dysfunction of orientation/equilibrium reflexes：Clinical evaluation and aeromedical considerations. Aviat Space Environ Med 1992；63：914 - 918.

[30] Vieville T，Clement G，Lestienne F，Berthoz A. Adaptive modifications of the optokinetic vestibulo - ocular reflex in microgravity. In：Keller EL，Zee DS (eds.)，Adaptive Processes in Visual and Oculomotor Systems. New York：Pergamon Press；1986：111 - 120.

[31] Uri JJ，Linder BJ，Moore TP，Pool SL，Thornton WE. Saccadic Eye Movements during Space Flight. NASA TM - 100475，NASA，Washington，DC；1989.

[32] Kornilova LN，Goncharenko AM，Godo G，Elkan K，Grigorova V，et al. Pathogenesis of Sensory Disorders in Microgravity. Physiologist 1991；34：S36 - S39.

[33] Thornton WE，Uri JJ，Moore TP，Pool SL. Studies of the horizontal Vestibulo - ocular reflex in spaceflight. Arch Otolaryngol 1989；115：943 - 949.

[34] Kornilova LN，Grigorova V，Bodo G. Vestibular function and sensory interaction in space flight. J

Vestib Res 1993; 3: 219 - 230.

[35] Kornilova LN, Grigorova V, Bodo F, Chernobyl'skii LM. Neurophysiological patterns of vestibular adaptation to microgravity. Aviakosm Ekolog Med 1995; 29: 23 - 30.

[36] Mergner T, Rosemeier T. Interaction of vestibular, somatosensory and visual signals for postural control and motion perception under terrestrial and microgravity conditions—a conceptual model. Brain Res Rev 1998; 28: 118 - 135.

[37] Von Baumgarten R, Benson A, Berthoz A, Brandt T, Brand U, et al. Effects of rectilinear acceleration and optokinetic and caloric stimulations in space. Science 1984; 225: 208 - 212.

[38] Oman CM, Balkwill MD. Horizontal angular VOR, nystagmus dumping, and sensation duration in Spacelab SLS - 1 crew members. J Vestib Res 1993; 3: 315 - 330.

[39] Clement G, Lestienne F. Adaptive modifications of postural attitude in conditions of weightlessness. Exp Brain Res 1988; 72: 381 - 389.

[40] Lackner JR, Levine MS. Changes in apparent body orientation and sensory localization induced by vibration of postural muscles: Vibratory myesthetic illusions. Aviat Space Environ Med 1979; 50: 346 - 354.

[41] Grigoriev AI, Yegorov AD (eds.), Preliminary medical results of the 180 day flight of prime crew 6 on Space Station Mir. Presented at 4th meeting of the US USSR Joint Working Group on Space Biology and Medicine. San Francisco, CA; 16 - 20 Sept 1990.

[42] Homick JL, Reschke MF. Postural equilibrium following weightless space flight. Acta Oto - Laryngol 1977; 83: 455 - 464.

[43] Kerwin JP. Skylab 2 Crew Observations and Summary. In: Johnston RS, Dietlein LF (eds.), The Proceedings of the Skylab Life Sciences Symposium, Vol. 1, Washington, DC: National Aeronautics and Space Administration; 1974: 55 - 59.

[44] Bryanov II, Yemel' yanov MD, Matveyev AD, Mantsev EI, Tarasov IK, Yakovleva IYa, Kakurin LI, Kozerenko OP, Myasnikov VI, Yeremin AV, Pervushin VI, Cherepakhin MA, Purakhin YuN, Rudometkin NM, Chekidra IV. Characteristics of statokinetic reactions. In: Gazenko OG, Kakurin LI, Kuznetsov AG (eds.), Space Flights in the Soyuz Spacecraft: Biomedical Research. Leo Kanner Associates, Redwood City, CA. Translation of Kosmicheskiye Polety na Korablyakh 'Soyuz' Biomeditsinskiye Issledovaniya. Moscow: Nauka Press; 1976: 1 - 416.

[45] Kenyon RV, Young LR. MIT/Canadian vestibular experiments on Spacelab - 1 mission: 5. Postural responses following exposure to weightlessness. Exp Brain Res 1986; 64: 335 - 346.

[46] Kozlovskaya IB, Kreidich YuV, Oganov VS, Koserenko OP. Pathophysiology of Motor Functions in Prolonged Manned Space Flights. Acta Astronaut 1981; 8: 1059 - 1072.

[47] Paloski WH. Vestibulospinal adaptation to microgravity. Otolaryngol Head Neck Surg 1998; 118: S39 - S44.

[48] Black FO, Paloski WH, Reschke MF, Igarashi M, Guedry FE, et al. Disruption of postural readaptation by inertial stimuli following spaceflight. J Vestib Res 1999; 9: 369 - 378.

[49] Black FO. Personal communication, 2001.

[50] Parnes LS, Sindwani R. Impact of vestibular disorders on fitness to drive: A consensus of the American Neurotology Society. Am J Otol 1997; 18: 79 - 85.

[51] Sindwani R, Parnes LS. Reporting of vestibular patients who are unfit to drive: Survey of Canadian

Otolaryngologists. J Otolaryngol 1997; 26: 104 - 111.

[52] Moser M. An objective testing method to determine driving ability. Acta Otolaryngol 1985; 99: 326 - 329.

[53] Bloomberg JJ, Reschke MF, Huebner WP, Peters BT, Smith SL. Locomotor head - trunk coordination strategies following space flight. J Vestib Res 1997; 7: 161 - 177.

[54] Fujii MD, Patten BM. Neurology of microgravity and space travel. Neurol Clin 1992; 10: 999 - 1013.

[55] Ross MD. Morphologic changes in rat vestibular system following weightlessness. J Vestib Res 1993; 3: 241 - 251.

[56] Minor LB. Physiological principles of vestibular function on earth and in space. Otolaryngol Head Neck Surg 1998; 118: S5 - S15.

[57] Neuhauser H, Leopold M, von Brevern M, Arnold G, Lempert T. The interrelations of migraine, vertigo, and migrainous vertigo. Neurology 2001; 56: 436 - 441.

[58] Baloh RW. Neurotology of migraine. Headache 1997; 37: 615 - 621.

[59] Benson AJ, Guedry FE, Parker DE, Reschke MF. Microgravity vestibular investigations: perception of self - orientation and selfmotion. J Vestib Res 1997; 7: 453 - 457.

[60] Biaggoni I, Costa F, Kaufmann H. Vestibular influences on autonomic cardiovascular control in humans, J Vestib Res 1988; 1: 35 - 41.

[61] Convertino VA. Interaction of semicircular canal stimulation with carotid baroreceptor reflex control of heart rate. J Vestib Res 1998; 8: 43 - 49.

[62] Yates, BJ, Miller AD. Physiological evidence that the vestibular system participates in autonomic and respiratory control, J Vestib Res 1998; 8: 17 - 25.

[63] Furman JM, Jacob RG, Redfern MS. Clinical evidence that the vestibular system participates in autonomic control. J Vestib Res 1998; 8: 27 - 34.

[64] Yates BJ, Kerman IA. Post - spaceflight orthostatic intolerance: Possible relationship to microgravity - induced plasticity in the vestibular system. Brain Res Rev 1998; 28: 73 - 82.

[65] Reschke MF, Kornilova LN, Harm DL, Bloomberg JJ, Paloski WH. Neurosensory and sensory - motor function. In: Space Biology and Medicine, Chapter 7: Vol. III, Book 1: Humans in Spaceflight. Reston, VA: AIAA Press; 1998.

[66] Shallo - Hoffman J, Petersen J, Muhlendyck H. How normal are "normal" Square Wave Jerks. Invest Ophthalmol Vis Sci 1989; 30: 1009 - 1011.

[67] Hain TC, Hanna PA, Rheinberger MA. Mal de Debarquement. Arch Otolaryngol Head Neck Surg 1999; 125: 615 - 620.

[68] Young LR, Oman CM, Watt DGD, Money KE, Lictenberg BK. Spatial orientation and weightlessness and readaptation to earth's gravity. Science 1984; 225: 205 - 208.

[69] Rupert AH. Tactile Situation Awareness System: Proprioceptive prostheses for sensory deficiencies. Aviat Space Environ Med 2000; 71 (Suppl.): A92 - A99.

[70] Rochilis JL, Newman DJ. A tactile display for International Space Station (ISS) Extravehicular Activity (EVA). Aviat Space Environ Med 2000; 71: 571 - 588.

[71] Sandler H. Artificial gravity. Acta Astronautica 1995; 35: 363 - 372.

[72] Clément G, Moore ST, Raphan T, Cohen B. Perception of tilt (somatogravic illusion) in response to sustained linear acceleration during space flight. Exp Brain Res 2001; 138: 410 - 418.

第 18 章　妇科和生殖系统问题

理查德·T. 詹宁斯（Richard T. Jennings）
埃伦·S. 贝克（Ellen S. Baker）

NASA 于 1959 年选拔了 7 名男性作为首批航天员参加美国水星号飞行任务。然而，开创人类太空飞行新纪元的不是美国航天员，而是苏联男性航天员——尤里·加加林，他于 1961 年 4 月乘坐东方 1 号宇宙飞船围绕地球飞行一周。之后苏联也开始选拔女性参加太空飞行。第一位参加太空飞行的女性航天员名叫瓦伦丁娜·捷列什科娃，她于 1963 年乘坐东方 6 号宇宙飞船飞行 3 天。19 年之后的 1982 年 8 月，另一名苏联女性航天员斯维特拉娜·萨维茨卡娅乘坐联盟- T7 飞船遨游太空。1983 年 6 月，第一名美国女性航天员萨莉·赖德加入了女性航天员这一精英队伍。

美国太空计划第一批航天员的选拔开始于 20 世纪 50 年代末。美国政府决定：第一批航天员只能从空军试飞员中挑选。尽管有几名女性参加了医学选拔测试（标准与男性相同），但是没有一位被选中，原因很简单，那时所有空军试飞员均为男性。这项政策使美国女性参与航天飞行的时间延后了 20 多年[1]。1978 年，美国首次出现女性航天员，这批航天员共有 35 名，其中 6 名为女性。迄今为止，美国太空计划已经选拔出至少 45 名女性职业航天员（驾驶员或任务专家），一名加拿大女性航天员和 3 名女性载荷专家参加过航天飞机的飞行任务。

萨莉·赖德博士，作为美国首位女性任务专家，于 1983 年参加了航天飞机飞行任务的 STS - 7 飞行。自赖德博士首飞之后，超过 40 名女性任务专家或驾驶员作为航天员参加了美国太空计划的绕地球轨道飞行任务（写这本书的时候，又有另外 4 名女性载荷专家和 1 名女性航天员正在执行航天飞机飞行任务）。航天飞机的首位女性驾驶员是艾琳·科林斯，她于 1995 年驾驶 STS - 63 航天飞机完成太空飞行。1999 年，她又作为航天飞机的首位女性指令长完成了 STS - 93 飞行任务。香农·卢西德博士作为 1978 年入选航天员中的一员，从 1996 年到 2002 年 5 月，是美国太空飞行时间最长的保持者。卢西德博士在俄罗斯和平号空间站一次 188 天（1996 年 3 月 22 日—1996 年 9 月 26 日）的飞行任务中，飞行距离长达 75 000 000 mile。她和另外 5 名女性航天员共同保持着参加航天飞行次数最多的记录（每人 5 次）。苏尼塔·威廉斯在国际空间站完成了 194 天的太空飞行任务，佩姬·惠特森成为国际空间站的第一位女性指令长。在惠特森博士的第二次国际空间站之旅结束时，她在太空驻留时间将累计超过 350 天。

尽管推迟了女性参与美国太空计划的步伐，但作为女性实际上具有一些优势。失重环境使男性失去了在体格和力量方面所拥有的优势。所有飞行器的密闭环境系统具有共同特点——有限的氧气、水、食物，需要处理固体、液体垃圾以及呼出的废气——这更适合体型娇小的个体。因为已有文献阐述了女性驾驶高性能战斗机和宇宙飞船的意义[2-5]，本书不详细介绍。尽管女性和男性在应对缺氧、减压、高低温、加速度、隔离、应力、撞击等情况时的能力不同，但这种基于性别的差异一般都比较小，而更多地体现在习服和个体差异上。

暂不考虑未来航天任务中男女航天员执行任务时有何性别方面的差异，乘员中应包括两种性别航天员。因此，应该考虑与女性航天员选拔、训练以及执行任务有关的生殖及妇科问题。本章将介绍女性航天员医学标准、选拔、训练、航天飞行期间生殖与妇科问题的处置，以及飞行后妊娠、长期航天飞行的妇科问题。

18.1 女性航天员医学标准和选拔

航天飞行中妇科或其他医学问题的预防开始于选拔阶段，并在航天员地面职业活动和训练期间依靠强有力的医学保健计划促使持续有效预防。航天飞机任务中女性航天员的医学选拔标准除了生殖系统标准和辐射暴露限值外，其余和男性航天员的选拔标准相同。

辐射暴露限值依据美国国家辐射防护和测量委员会发布的指导意见制定。这一限值最大允许所有航天员终生职业活动患癌风险不超过 3%[6]。随着航天飞行任务持续时间变长以及飞行距地球更远，必须定期审查辐射标准，保持 3%患癌风险的限值可能趋于保守。当前各年龄段女性职业辐射暴露限值都低于男性（见第 23 章）。航天员辐射标准以及其他医学选拔标准需要定期进行审查。女性和男性辐射限值的差异实质上反映了辐射暴露女性患乳腺癌和甲状腺癌的发病率高于辐射暴露的男性。另外，因为心血管疾病早期死亡风险的降低，女性寿命较男性大约长 15 年，飞行后患癌时间随之增加。

女性航天员选拔标准已经发生了变化，随着航天飞行经验的增多，执行标准大体上变得更宽松。例如，1978 年航天员标准规定女性若有子宫内膜异位症的病史，就会失去入选航天员的资格。因为考虑到微重力增加逆行性月经的可能性，腹腔经血暴露将进一步增加子宫内膜异位症的风险[7-10]。另外一项对猕猴的研究结果显示：空间辐射暴露增加了发生子宫内膜异位症的风险[11-15]。近期研究关注了太空飞行导致免疫抑制可能对子宫内膜异位症发病率的影响[16-18]。现在选拔标准没有因候选人子宫内膜异位症病史而剥夺其入选航天员的资格，除非伴有剧烈痛经，或者存在严重的盆腔粘连性疾病。进行过外科手术治疗子宫内膜异位症的候选人，需要经过约翰逊航天中心航天医学委员会针对具体病例的评估与鉴定。

经前综合征必然影响工作绩效，因此取消了患该病女性候选人入选美国太空计划航天员的资格。患有任何妇科恶性肿瘤都会失去选拔或参加太空飞行的资格，除了治愈的宫颈原位癌之外。针对前往月球或者火星的探险任务，鉴于任务持续时间长使得乘员治疗方案减少，远离地球，飞行器上治疗的局限性，无法提供实时的医学支持，以及不能及时返回地球等因素，航天飞机或国际空间站许多现行的医学标准可能将变得更严格。相反，对于近地轨道短期航天飞行的参与者或旅客，医学标准的执行就不如职业航天员那么严格。

训练中航天员患上可能丧失资格的疾病时，如果通过治疗可以治愈或缓解，则保留其资格。例如，有出血病史并需要手术干预的女性航天员可以口服避孕药，允许参加低轨道长期飞行任务。有症状或者经血过多的子宫平滑肌瘤可以通过手术成功治愈。女性航天员成功摘除了治愈率较高的妇科恶性肿瘤，如高度分化子宫内膜癌，可以参加短期航天飞行；然而不可参加长期航天飞行，如火星任务。能否参加飞行任务通常是由 NASA 和国际空间站多边航天医学委员会进行全面的评估，参考专业顾问的意见、成功的治疗干预，以及完全恢复之后，才能做出决定。在航天员候选人选拔期间，并未将暂时失去飞行资格的航天员拒之门外；实际上，一些候选人原本会丧失资格，但是手术可以改变这一结论（如子宫平滑肌瘤、良性卵巢瘤、胆结石或腹股沟疝）。成功治疗之后，一些原本丧失资格的候选者可能就有资格参加选拔。

在选拔乘组航天员时，综合医学评估和面试将持续一周，作为检测的组成部分，每一位进入定选阶段的女性航天员候选人需要进行骨盆和腹部的超声检查、直肠乙状结肠镜检查、妇科检查以及巴氏涂片检查，35 岁及以上的还要进行乳房 X 线检查。到目前为止，进入定选阶段的女性航天员候选人平均年龄为 32 岁。选拔期间的妇科检查结果，与同年龄段、同文化层次从事其他职业的女性检查结果相似。一篇关于 1994 年、1996 年、1997 年以及 1999 年进行选拔时妇科体检结果的综述提示：90 名女性中有 20 名存在或者曾经患过宫颈不典型增生。在 1991 年、1994 年、1995 年以及 1996 年进入定选阶段的 88 名女性候选人中，共有 5 名患卵巢肿瘤，需要进一步评估，9 名患有子宫平滑肌瘤。在选拔过程中，子宫内膜异位症较为常见；在 1999 年，进入定选阶段的 21 名女性候选人中，有 3 名接受过子宫内膜异位症的手术治疗。在定选阶段，没有女性因为妇科疾病被淘汰。然而，在初选阶段有几名申请者因此病症而失去了参选资格。几名进入定选阶段的女性候选人被要求接受外科手术或组织活检，以排除卵巢肿块、乳腺肿块或乳房微小钙化等组织的不合格病理病变。初选体检非常有效，迄今为止，没有一位美国现役女航天员在入选之后出现过妇科问题。

进入定选阶段的女性候选人在选拔周期怀孕比较麻烦。怀孕本身不能让候选人丧失资格，但是怀孕期间不能完成选拔测试。怀孕使几位候选人推迟其选拔测试，或者把整个选拔过程延迟到下一个周期。

18.2　训练期间生殖系统问题

航天员一般情况下大部分时间都在接受训练，为美国太空计划做好执行飞行任务的准备。不管是针对航天飞机的短期飞行，还是国际空间站的长期驻留，任务专项训练通常在指定任务前 1～2 年就已开始。要求航天员定期驾驶 T－38 飞机，进行潜水（SCUBA）资格训练，在低压舱进行生理训练，根据计划利用水下设备（得克萨斯州休斯敦的桑尼卡特中性浮力实验室，或者俄罗斯星城的水下实验室）练习出舱活动。

除了获得中性浮力水槽训练的经验之外，还安排执行出舱活动的乘员在美国试穿舱外移动服（EMU）或者是在俄罗斯的真空舱试穿奥尔兰太空服，获得额外体验机会。在训练期间，航天员在真空舱压力服减压到 29.6 kPa（4.3 psi）之前，在服装压力为 70.3 kPa（10.2 psi）或 101.3kPa（14.7 psi）时，完成吸 100%氧气的排氮程序。怀孕航天员不参加此项训练。

因为 T-38 训练飞机安装了弹射椅，不允许怀孕超过 3 个月的女性航天员驾驶。增压后 T-38 飞机的座舱高度可能达到 5 490m（18 000 ft），所有航天员呼吸供给的氧气。高海拔意外减压偶尔会发生，然而 NASA 的 T-38 飞机通常能到达 13 110 m（43 000 ft）的高度，必须考虑这一风险。到现在还没有航天员在驾驶 T-38 时患上高空减压病，但是，训练期间暴露在真空时曾出现过一些“不良反应”。因此，应将怀孕航天员排除在真空舱训练之外。如果在飞机训练之前，航天员在进行水下模拟 EVA 或 SCUBA 的训练时曾发生减压病，需特别注意避免产生与减压有关疾病的可能。

怀孕后的女性航天员不允许在中性浮力水槽实验室进行模拟 EVA 训练，也包括长达 8 h 的潜水训练。中性浮力水槽实验室深度为 12.2 m（40 ft），怀孕期间长期潜水训练的资料极为有限。另外，中性浮力水槽实验室空气中氧浓度较高，有关这种较高氧浓度空气、潜水、怀孕几种因素共同作用的数据极少。NASA 和许多权威机构规定：对于怀孕女性，应更多考虑事故、减压病、不慎暴露致畸，以及呼吸高分压气体等所带来的风险，而不是短期训练所带来的益处[19]。

NASA 高空生理训练包括：座舱模拟上升到 10 670 m（35 000 ft）的高度，以及在 7 620 m（25 000 ft）的高度有几分钟时间暴露于低氧环境。怀孕女性禁止参加此项训练。另外，出舱活动乘员利用再呼吸系统从吸入 100%的氧气开始，到海平面短暂暴露于 8%的二氧化碳结束，以体验高碳酸血症。怀孕女性航天员也不能参加这个项目，同时还不能参加水上逃生训练、航天飞机紧急逃逸滑道训练以及定期跳伞训练。

目前，在风险训练活动之前并不进行妊娠检测，尽管这项规定需要定期评估，期望航天员能自己报告怀孕情况。怀孕女性航天员常常不被允许参加抛物线飞行训练，因为在宽大机舱里极易发生外伤。在 KC-135E 或 DC-9 训练期间，重复 40～60 次的抛物线飞行，包括自由落体模拟微重力以及起飞时 2 *G* 加速，这些训练对胎儿有影响。

总之，鉴于怀孕航天员训练的多种限制，女性航天员一般都在第一次或第二次航天飞行之后才计划怀孕，致使女性航天员通常都在相对高龄的时候才怀孕生子。

18.3 航天职业活动中妇科问题

18.3.1 怀孕和避孕

目前参加航天飞机和空间站任务的女性航天员需要关注几个问题。因为辐射和有毒物质暴露、减压病、微重力对早期胚胎发育的影响，以及在轨怀孕的异常风险，如自然流产、异位妊娠或早产，所以怀孕后不能参加航天飞行任务。每一位女性航天员在发射前 10

天开始实施飞行前医学检查，包括妊娠检测，如怀孕将不能参加航天飞行。尽管航天员采用了各种避孕方法，但因为若怀孕就失去了参加航天飞行资格，所以她们飞行前都采用失败率低的避孕方法。鼓励航天员继续采用目前的避孕方法，或者训练和飞行期间采用的方法。在航天飞机任务期间，大多数避孕方法（如宫内避孕器、左旋炔诺孕酮埋植剂和口服避孕药）还在继续使用，还没发生过与避孕方法有关的不良事件或并发症。

因为医学原因，雌激素/黄体酮反向添加的长效亮丙瑞林也在航天飞行中使用过。在短期飞行任务中，口服避孕药可以减少月经量，改变月经周期，在轨飞行中避开月经。在长期飞行任务中，也常常连续抑制月经。每个月都使用低剂量口服避孕药抑制月经没有必要，事实上，连续服用可能带来一些其他与航天飞行有关的问题，如卫生学问题和骨质疏松问题。

18.3.2　月经和卫生保健

女性航天员在太空飞行时经历月经问题存在很多疑虑，但目前为止这还不构成麻烦。在第一批美国女性航天员参加太空飞行之前，航天医学顾问和 NASA 医学保健小组在休斯敦会面，讨论微重力下女性的月经问题。小组建议女性航天员在航天飞行期间服用长效醋酸甲羟孕酮、避孕药或者达那唑调理月经。口服炔雌醇 30～35 μg 大部分时候都非常有效。航天飞机任务数据记录证实：其月经量以及采取的卫生措施和地球上类似，没有发生月经逆行症状的报告。航天飞机上女性航天员使用多种经期卫生用品，包括普通版和除臭版护垫、迷你护垫以及棉塞。在发射、出舱活动或者着陆期间，不管是男性还是女性航天员都会穿一件吸水量最大的内衣服装，可以吸收多达 2 L 的尿液、血或粪便。这种服装使用锁尿设计时使用的超强吸收材料，代替了成人尿布类吸收材料。

在航天飞行时，女性航天员独特的差别是排尿。每一名航天员都有他/她自己的尿具，能够集中收集输送到航天飞机的污染物回收系统。为适应解剖学差异，女用尿具的形状和男用尿具不同。然而，有几位女性航天员反映：排尿后的干燥有难度。这可能是因为尿液表面有张力，使尿液进入阴道口或者停留在尿道末端。不管原因如何，只有少数几位女性注意到排尿后残留的一点潮湿让人稍感不适。在轨期间男性和女性航天员偶尔排尿困难，解决尿潴留的办法就是利用导尿管，女性已经开始使用。

18.4　航天飞行后怀孕

绝大部分进入定选阶段的女性航天员都没生过孩子。在 1989—1997 年之间的 5 次航天员选拔周期中，有 99 名女性候选人通过了定选。这 99 名中有 18 名生过孩子，孩子总数为 24 人。正如本章前面提到，推迟生育常常是教育培训和职业活动所致，涉及婚姻和孩子。因为怀孕时训练受限，许多女性航天员更愿意把第一次怀孕推迟到完成 1 次或 2 次太空飞行之后，这导致了她们在相对高龄时才生育。13 名美国女性航天员飞行后生育 15 个孩子时的平均年龄为 41 岁。飞行后怀孕自然流产 12 次，流产时平均年龄也是 41 岁。

因为女性航天员相对高龄才生育，对不孕服务和辅助生殖技术（ART）需求较多，良性妇科疾病随着年龄的增长也有所增加。在女性航天员中，辅助生殖技术成功率较低，但也与这一年龄段的其他 ART 病人一致。尝试 ART 的女性航天员数量太少，所以无法得出进一步结论。但有一点可以肯定，女性航天员受精能力弱，与其说与航天飞行有关，倒不如说与年龄的关系更密切。

18.5 长期航天飞行中的问题

18.5.1 子宫内膜异位症

重力对月经量的影响还不为人知，但是，逆行月经潜在风险以及与微重力、辐射暴露有关的子宫内膜异位症风险受到广泛关注。过去半个世纪多项研究把子宫内膜异位与经血在腹膜沉积相关联[7-10]。然而，航天飞机任务数据报告显示：在太空有月经的女性并没有出现肩痛和腹部症状增加，或者出现经血减少提示逆行子宫内膜异位症。

对暴露于高剂量单能质子、混合能质子、X 射线以及电子后的猕猴进行长期随访，结果表明：与对照组比较，在随后 20 多年时间里，发生子宫内膜异位症的比例增加。患子宫内膜异位症的这些猴子中，大多数有肿块状疾患，在先进诊断技术出现之前，猴子死亡率较高[11-15]。近期研究把子宫内膜异位症和免疫功能异常关联，这能部分解释辐射暴露后子宫内膜异位症风险增加的原因，可见免疫功能在太空飞行时受到抑制。辐射暴露、免疫功能下降，以及多数女性航天员未经产，几种因素共同作用，理论上增加了女性航天员患子宫内膜异位症的风险[16-18]。

人类子宫内膜异位症是一种良性病症，医学上容易控制，因此不会快速发展或者引起突然失能，当然不包括发生较大子宫内膜瘤突然破裂以及与肠道相关的并发症。然而，如果长期飞行中发生子宫内膜异位症，经过适当干预，不会干扰航天员的正常工作。且如果长期航天飞行中女性航天员出现了子宫内膜异位症，有许多非手术治疗法可供选择，其中包括口服避孕药、孕酮类药物、炔睾酮，以及长效绒毛膜释放激素（GnRH）促进剂，可以与低剂量雌激素/孕酮相结合使用。

18.5.2 月经周期

航天飞机最长飞行时间为 18 天，但没有研究探讨过微重力对女性航天员月经周期的影响，因为女性月经周期一般为 28 天。到写这一章节时，只有 4 名女性航天员参加了长期航天飞行［和平号任务：1 名美国航天员（香农·卢西德）和 1 名俄罗斯航天员（埃琳娜·康达科瓦）；ISS 两名美国航天员（苏珊·赫尔姆斯、佩姬·惠特森）］。这几次航天飞行持续时间大约为 6 个月。国际空间站提供了从群体采集数据的机会，这就不再涉及个人隐私。由于多种原因（详细讨论分析见 18.6 预防、诊断和治疗一节），许多女性航天员在轨期间更愿意服用激素类避孕药。因此，在太空中积累月经周期数据可能需要好几年。

18.5.3　生殖功能和骨质疏松风险

航天飞行导致骨钙丢失是关注的重点之一。越来越多来自天空实验室、和平号以及国际空间站任务的经验显示，尽管采用了对抗措施，但骨密度还是以每月大约 1%的速度下降。在更长时间的微重力暴露期间，是否会以这一速度持续下降，尚不清楚。绝经后女性临床上发生明显骨质疏松症的风险远远大于男性。尽管地球上某一年龄段女性更容易发生骨质疏松症，但还没有航天飞行的研究结果可以表明，该年龄段女性航天员在微重力下骨钙丢失风险高于男性。

女性在 40 岁之前，骨密度通常保持增加趋势。一旦女性进入绝经期，除非补充雌激素或使用双膦酸盐类药物，否则骨丢失会加速[20-24]。NASA 建议，长期航天飞行时，绝经后女性航天员采用激素替代疗法（特别是雌激素疗法），双膦酸盐类药物用于航天飞行的研究还在进行中。

除了进行合理雌激素疗法和对抗训练外，服用钙和维生素 D 对维持骨密度也很重要。长期关注的问题是：在微重力下，高强度训练可以防止骨丢失、肌肉萎缩以及心血管失调，但也可能导致较年轻女航天员停止排卵、低雌激素血症，并且会加速骨丢失[25-37]。多种因素和这种风险的升高有关，如基线激素水平、营养状况、体重、压力、飞行前锻炼水平、持续时间、训练种类以及训练强度。

不排卵、雌激素水平降低、钙丢失以及骨折发病率的增加，针对从事训练活动（如长跑或跳芭蕾舞）的女性，这些风险都有完备记录。营养缺乏更是增加了这些风险。和其他训练项目相比，高强度训练，如跑步、对抗性训练可能使低雌激素女性的钙丢失减少，但这类女性骨折风险增加。高风险类女性航天员在飞行前即可筛查辨别，所以在训练开始时应尽早采用恰当对抗措施。

航天员着陆后前庭神经问题表现在步态异常以及运动动作协调困难。因为骨密度降低，这些问题增加了航天员跌倒和骨折的风险。针对这个问题，NASA 已经为长期航天飞行任务返回后的航天员建立了一个强有力、监督有序的康复方案。该方案可加速人体功能的恢复，使航天员在受伤风险最小化的同时，身体机能恢复正常。针对女性航天员，通过口服避孕药、高强度训练、对抗性训练以及激素替代疗法，可以降低大部分风险[38-41]。选择性雌激素受体调节剂、降钙素以及双膦酸盐类（如阿仑膦酸盐）等化合物的研究结果可验证其能否维持人体骨含量[42,43]。选择性雌激素受体调节剂也可以降低女性航天员在长期航天飞行时患乳腺癌的风险，尽管目前只有他莫昔芬被指定为乳腺癌的预防药物。

当有伤病、设备硬件故障，或飞行器环境所限，航天员不能进行对抗训练时，甚至在短期航天飞机飞行期间以及长期和平号任务期间，不能进行对抗训练的情况也常常发生，其他药物可以提供医学支持。由于任务持续时间更长，国际空间站或其他探索任务期间遭遇同样问题的可能性更大。

18.6 预防、诊断和治疗

18.6.1 预防理念

因为在国际空间站或月球、火星探索任务中，航天飞行持续时间较长，快速返回地球是不可能的，这提出了一系列特殊问题。火星探索任务大约持续3年时间，飞行乘组在往返期间和在行星表面经历的变化重力环境。往返期间处于微重力状态，而火星表面重力是地球的38%[44]。月球表面重力是地球的1/6，国际空间站处于微重力环境。在飞往火星期间辐射暴露程度最高，而火星表面辐射防护物质以及二氧化碳大气层可以防止来自银河的宇宙辐射和太阳粒子辐射。

从妇科角度出发，几个理念对参加这类任务的女性航天员非常重要。此概念也适用于男性航天员，包括疾病预防、将手术疾病转化非手术医学治疗，并提供手术治疗能力。在飞行前和飞行中，必须防止怀孕。航天飞行中怀孕非常困难，这一点已经很清楚了[45-47]，但实际上，火星任务年辐射剂量将超过每年0.5 Sv (50 rem)，国际空间站预计年辐射量为0.25～0.4 Sv (25～40 rem)。美国国家辐射防护及测量委员会建议，怀孕妇女辐射暴露总剂量不得超过0.005 Sv (0.5 rem)[48]。国际辐射防护委员会规定怀孕极限为0.002 Sv (0.2 rem)。辐射暴露超过0.1 Sv (10 rem)，可能发生小头畸形和智力低下[49-54]。此外，由于有毒化学品暴露、大气压力降低、呼吸气体浓度改变，以及微重力对早期胚胎发育可能存在影响，常规和应急作业排除了计划怀孕女性航天员的参与。因此，不建议在航天飞行任务阶段怀孕。

在微重力环境中进行过几次动物繁殖的研究，但在航天飞机上开展动物繁殖的研究不多[55-59]。尽管在研究中更多地观察到可能是与发射振动或环境状况等因素有关，而不是与微重力有关，但已经引起人们对具体物种早期胚胎发育的特异性关注。在开展广泛研究后，未来可能考虑人类太空怀孕——当然前提条件是在月球或火星表面建立足够安全的辐射屏蔽，以保护孕妇或者发育中的孩童。在更加全面地了解怀孕风险以及能够提供全方位医疗保健之前，太空飞行中意外怀孕将一直是关注焦点。

长期航天飞行防护计划来自选拔标准以及保健方案。每名航天员每年的体检重点放在疾病预防。体检包括体格检查、综合血液分析、定期运动耐力测试、乳房X线或MRI检查、结肠镜检查以及骨密度分析等。重点关注健康风险评估、生活方式咨询以及早期医学干预。对参加探险级任务的航天员，飞行特异性检查将更有针对性，并且紧密结合任务需求。女性航天员最有可能接受腹部和骨盆超声检查，以便在发射前尽早发现异常。对参加长期航天飞行的航天员，还需进行肾结石以及冠状动脉检查。

许多基于地面的预防理念同样适用于航天飞行时的女性妇科保健。与地球上一样，口服避孕药的非避孕作用对身体有益，包括月经减少以及有关卫生需求降低，痛经、经期间痛及良性乳腺症状减轻等。月经量减少进一步降低了红细胞丢失以及与航天飞行有关的血量减少，(通常是约10%)。女性可以连续口服低剂量避孕药，将月经频率降低到每年3～

4 次。其带来的显著益处体现在以下几个方面：口服避孕药的女性出现卵巢囊肿的可能性更低，而卵巢囊肿也可能发生扭转；也可能降低其他需要手术治疗的病症，如黄体血肿、生殖道脓肿或子宫内膜异位症。口服避孕药能有效治疗功能异常性出血，降低发生子宫内膜增生症或者月经过多的可能性。最后，避孕药也将卵巢癌的风险降低 50%。

已经结婚生子的女性航天员在长期航天飞行之前可以考虑将子宫内膜切除。最新技术能提供几种在门诊即可安全进行子宫内膜消融的方法。子宫内膜消融较子宫切除有几个优势：降低术后粘连以及飞行期间并发肠梗阻的风险。尽管可能发生的粘连极少，但是在月球或火星任务之前可以要求男性和女性航天员选择性地进行腹腔镜下阑尾切除术。

飞往火星所受到的辐射暴露水平让将来选择孕育孩子的航天员面临矛盾困境。航天飞行遭遇的辐射包括宇宙射线辐射、太阳粒子辐射、俘获辐射以及高能粒子被屏蔽时产生的二次辐射。所以，在航天飞行期间，乘员暴露于混合粒子（带电 H2 核）、α 粒子（带电 He 核）、中子、高能转移粒子、γ 射线和 X 射线，这些辐射对人的影响还没有完全清楚。急性基因损伤的风险对女性没那么大，而且因为精原细胞连续不断、相对较快的分裂速度，因此男性承担的风险也不大。第 23 章有辐射暴露影响的详细内容。

航天飞行对男性和女性生殖的长期影响还不清楚。月球或火星任务之后还打算怀孕的女性航天员在飞行前可以刺激月经周期取卵，并低温储存卵母细胞或卵巢组织。因为 ART 技术的成功应用，所以自然流产比例以及胚胎遗传缺陷比例主要取决于采集胚胎时雌性配子的年龄。当女性航天员自然生育能力处在衰退中，而且选择推迟怀孕时，冷冻保存可加强受精能力。卵子或卵巢组织低温保存的前提是女性能保存将来受精并移植的配子。然而，在撰写此章节时，多细胞胚胎解冻成功率远远高于单细胞的卵母细胞。当然，有些讨论还没有结论，因为很多女性航天员将完成生育或者未来不再考虑怀孕。

18.6.2　长期航天飞行时避免外科手术

长期航天飞行的另一个重要问题是把需要外科手术的病例转化成能保守医学处理的病例，或者至少能延缓手术，待返回地面后再做处理。一个很好的女性案例是利用氨甲蝶呤成功处理早期宫外孕。

以前，宫外孕需要外科紧急处理。但如果能早期诊断并用氨甲蝶呤治疗，很多宫外孕病例能在门诊得到较好处理。另一种类似治疗方法是使用 GnRH 促进剂释放雌激素/孕酮治疗子宫平滑肌瘤、子宫内膜异位症、子宫腺肌病，或功能失调性子宫出血。在妇科病例中，GnRH 促进剂能短期降低月经过多和子宫大小，把需要腹部外科手术的病例转化成通过阴道手术即可解决的病例，并在术前提高红细胞比容水平。在某些情况下，对月经过多且对激素不敏感的病例，在子宫内膜腔放置 30 mL 球囊的福莱导尿管可以避免刮宫。

在航天飞行中，这些治疗方法可以治疗病人或将需要外科手术的病例推迟到返回地球之后进行。我们相信，诊断方法、妇科治疗以及其他外科疾患的处置技术会继续发展。同时，也希望研制出有效整合飞行器上医疗设备和资源的崭新治疗模式。

18.6.3 诊断、外科手术以及远程保健能力

迄今为止，人类还没有在太空中开展过外科手术，但完成了飞机抛物线飞行零重力时的外科手术。即使采取预防措施将外科手术的需求降到最低水平，但仍需要研发微重力下以及重力降低时的手术干预技术。有研究将身体健康状况尚可的个体置于模拟隔离环境2～3年，结果显示：4～8名年轻健康者通常不需要外科手术。虽然如此，但在航天飞行中外伤是面临的真正风险，微创手术（如腹腔镜检查）、腹部超声检查、实验室分析是处理太空严重钝伤的重要辅助手段[60-63]。在火星任务或月球基地中，超声检查和数字X线检查将是诊断成像的基本模式，必须弄清楚微重力对正常或非正常诊断结果的影响。另外，乘员的选拔和训练，包括医学处理训练，将是进行探测任务不可或缺的重要组成部分。

微重力外科技术处于研发阶段，飞机抛物线飞行期间已经开展过几次外科手术。在NASA微重力项目支持下，在重复进行20～25 s的抛物线飞行期间利用动物模型完成了腹腔镜检查、剖腹手术、胸腔镜检查、强化心脏生命支持、强化外科生命支持、超声诊断成像、经皮膀胱穿刺术和远程医学技术的验证试验[64-72]。1998年4月和5月，利用STS-90搭载的空间神经生理试验任务期间，获得了另外外科手术的经验，包括完成了首例动物在轨外科手术，术后存活。

失重飞机的使用有助于微重力下外科手术的合理分步研发发展，主要步骤包括利用动物模型研究束缚系统、消毒方法、剖腹手术液体和血液控制、腹腔镜检查法、胸腔镜检查法等。在研制期间，测试了手术隔离系统、手术空中遮篷、病人和医生约束系统、洗涤技术、隔离衣技术、戴手套技术以及覆盖技术，这些研究结果鼓舞人心。毛细血管和静脉出血可以采用局部止血的方法来控制，动脉出血血液可能呈喷洒状分散。遮篷可以用来包裹动脉出血，且使用有吸收力的海绵直接压住可将动脉喷洒出血变成血肿。因为表面张力，大部分出血区域形成的血肿覆盖在身体表面，故血液或液体通常不会释放到座舱大气中。然而，这些血肿必须定时处理，以便进行适当的手术。零重力飞行显示：传统抽吸设备不好用，分散血液偶尔会形成小凝块，进而可能污染环境。松散海绵比紧缩海绵更容易清除残留液体，使用海绵时动作要轻柔，避免断裂或挤成飞沫。

在KC-135E飞行中，轻松完成了动物剖腹手术试验。尽管在试验中，把动物腹部内脏放回腹腔没有问题，但进入腹腔时需谨慎。因为进入腹腔时，肠道没有离开手术切口。在KC-135E和DC-9飞行任务中，利用猪模型重复进行了腹腔镜检查。相比1 G 环境进行的同样手术，微重力下手术取得了令人欣喜的结果。用来创造腹部手术空间的手术气囊设备在KC-135E系列任务中成功使用，而传统腹腔镜检查的成功应用降低了对气囊设备的需要。然而，在KC-135E飞行研究中，飞行前在1 G 环境建成了气腹，很难在微重力下建立最初气腹，并且腹腔镜检查时需要开放技术。直接套针插入手术不太可能让人接受，因为微重力下缺少腹部内脏从腹部套针插入点的重力分离。

根据近期经验，飞行中用腹腔镜进行腹内手术或治疗妇科病症，具有很多优势，如：

减少对麻醉、止血的需求，可以使用（微创）手术技术。同时腹腔镜还将手术切口最小化，能更加快速地恢复，减少感染机会，降低对镇痛药的需求，尽快恢复工作。在微重力下，切口长度和手术暴露时间可能是重要因素，因为空中传播的粒子大小和数量远远大于 1 G 重力下的情况。根据传回的腹腔镜检查视频，地面专家可以提供实时或存储转发的二次意见。最终，通过远程遥控机器人，腹腔镜检查在低轨道国际空间站或月球基地可以发挥作用。但是，探索火星可能会有超过 20 min 的延时传输，导致实时咨询无法进行以及遥控机器人无法手术。飞行任务中在轨医疗主管（CMO）可能不是专业医生，他们必须接受医学培训，以便在不依赖地面的情况下能实施医学处理以及提供咨询服务。

尽管把腹腔镜检查发展成为人类航天飞行的医学处理技术还有许多工作需要开展，但早期动物试验数据显示，应用腹腔镜在妇科手术及其他腹部病症中的治疗中，是一种非常实用的技术方法。另外，随着多功能小型设备的不断发展，在地面专家指导不足的情况下，航天飞行中开展妇科内窥镜手术是一个不错的选择。

18.7　结论

国际空间站长期飞行任务以及月球、火星探索任务促使航天医学进入一个较过去 46 年更富挑战性、更激动人心的时代。尽管航天飞行在起始阶段只是男性的世界，但女性很快参与进来，并表现得非常出色。

迄今为止，在航天飞行中采集到的女性医学数据让人欣慰，还没有出现当今医学干预解决不了的妇科问题。尽管如此，针对深空探索任务，还需要新的、独立的医学保健能力。另外，面对长期飞行任务，还需要加强诊断医学、治疗医学、远程医学以及机器人技术和乘员使用这些技术的培训。

因此，需要进一步研究预防措施和微重力下的生理对抗措施，发展医学新技术，有能力成功处理女性航天员出现的妇科问题，以确保飞行任务的成功。在做好任务规划的情况下，医学问题将不会妨碍女性航天员参与太空探索任务。

参考文献

[1] Nicogossian AE, Pool SL, Uri JJ. Historical perspectives. In: Nicogossian AE, Huntoon CL, Pool SL (eds.), Space Physiology and Medicine, 3rd edn. Philadelphia: Lea and Febiger; 1993: 5-16.

[2] Lyons TJ. Women in the fast jet cockpit: aeromedical considerations. Aviat Space Environ Med 1992; 63: 809-818.

[3] Lyons TJ. Women in the military cockpit. Brooks Air Force Base, TX. Armstrong Laboratory Technical Report AL-TR-1991-0068.

[4] Santy PA. Women in space: a medical perspective. J Am Med Womens Assoc 1984; 39: 13-17.

[5] Rock JA, Fortney SM. Medical and surgical considerations for women in spaceflight. Obstet Gynecol Surv 1984; 39: 525-535.

[6] National Council on Radiation Protection and Measurements. Guidance on Radiation Received in Space Flight. NCRP Report No. 98, 1989.

[7] Merrill JA. Endometrial induction of endometriosis across Millipore filters. Am J Obstet Gynecol 1966; 94: 780-790.

[8] Sampson JA. Peritoneal endometriosis due to menstrual dissemination of endometrial tissue into the peritoneal cavity. Am J Obstet Gynecol 1927; 14: 422.

[9] Scott RB, Te Linde RW, Wharton LR. Further studies on experimental endometriosis. Am J Obstet Gynecol 1953; 66: 1082.

[10] Te Linde RW, Scott RB. Experimental endometriosis. Am J Obstet Gynecol 1950; 60: 1147-1166.

[11] Fanton JW, Golden JG. Radiation-induced endometriosis in Macaca mulatta. Radiat Res 1991; 126: 141-146.

[12] McClure HM, Ridley JH, Graham CE. Disseminated endometriosis in a Rhesus monkey. Histogenesis and possible relationship to irradiation exposure. J Med Assoc Ga 1971; 60: 11-13.

[13] Splitter GA, Kirk JH, Mac Kenzie WF, Rawlings CA. Endometriosis in four irradiated monkeys. Vet Pathol 1972; 9: 249-262.

[14] Wood DH. Long-term mortality and cancer risk in irradiated rhesus monkeys. Radiat Res 1991; 126: 132-140.

[15] Wood DH, Yochmowth MG, Salmon YL, Eason RL, Boster RA. Proton irradiation and endometriosis. Aviat Space Environ Med 1983; 54: 718-724.

[16] Braun DP, Dmowski WP. Endometriosis: abnormal endometrium and dysfunctional immune response. Curr Opin Obstet Gynecol 1998; 10: 365-369.

[17] Dmowski WP. Immunological aspects of endometriosis. Int J Gynaecol Obstet 1995; 50: S3-S10.

[18] Taylor GR, Konstantinova I, Sonnenfeld G, Jennings RT. Changes in the immune system during and after space flight. In: Bonting SL (ed.), Advances in Space Biology and Medicine, Vol. 6. JAI Press Inc. 1997: 1-32.

[19] Taylor MB. Women in diving. In：Bove AA (ed.)，Diving Medicine. 3rd ed. Philadelphia，PA：WB Saunders；1997：89－107.

[20] Andrews WC. What's new in preventing and treating osteoporosis. Postgrad Med 1998；104：89－97.

[21] Kohrt WM，Snead DB，Slatopolsky E，Birge SJ. Additive effect of weight－bearing exercise and estrogen on bone mineral density in older women. J Bone Miner Res 1995；9：1303－1311.

[22] Naessen T，Persson I，Adami HO，et al. Hormone replacement therapy and the risk for first hip fracture. Ann Intern Med 1990；113：95－103.

[23] Notelovitz M. Estrogen therapy and osteoporosis：principles and practice. Am J Med Sci 1997；313：2－12.

[24] Prince RL，Smith M，Dick IM，et al. Prevention of postmenopausal osteoporosis. N Engl J Med 1991；325：1189－1195.

[25] Cann CE，Martin MC，Genant HK，et al. Decreased spinal mineral content in amenorrheic women. JAMA 1984；251：626－629.

[26] Drinkwater BL，Nilson K，Chesnut CH，et al. Bone mineral content of amenorrheic and eumenorrheic athletes. N Engl J Med 1984；311：277－281.

[27] Jones KP，Ravnikar VA，Tulchinsky D，et al. Comparison of bone density in amenorrheic women due to athletics，weight loss and premature menopause. Obstet Gynecol 1985；66：5－8.

[28] Lane N，Bloch DA，Jones HH，et al. Long distance running，bone density，and osteoarthritis. JAMA 1986；255：1147－1151.

[29] Lindberg JS. Exercise induced amenorrhea and bone density. Ann Intern Med 1984；101：647－648.

[30] Lloyd T，Myers C，Buchanan JR，et al. Collegiate women athletes with irregular menses during adolescence have decreased bone mineral density. Obstet Gynecol 1988；72：639－642.

[31] Lloyd T，Triantafyllou SJ，Baker ER，et al. Women athletes with menstrual irregularity have increased musculoskeletal injuries. Med Sci Sports Exerc 1986；18：374－379.

[32] Marcus R，Cann C，Madvig P，et al. Menstrual function and bone mass in elite women distance runners. Ann Intern Med 1985；102：158－163.

[33] Myburgh KH，Hutchins J，Fataar AB，et al. Low bone density is an etiologic factor in stress fractures in athletes. Ann Intern Med 1990；113：754－759.

[34] Prior JC，Cameron K，Yuen BH，et al. Menstrual cycle changes with marathon training：anovulation and short luteal phase. Can J Appl Sports Sci 1982；7：173－177.

[35] Russell JB，Mitchell D，Musey PI，et al. The relationship of exercise to anovulatory cycles in female athletes：hormonal and physical characteristics. Obstet Gynecol 1984；63：452－456.

[36] Shangold MM，Levine HS. The effect of marathon training upon menstrual function. Am J Obstet Gynecol 1982；143：862－869.

[37] Shangold M，Rebar RW，Wentz AC，et al. Evaluation and management of menstrual dysfunction in athletes. JAMA 1990；263：1665－1669.

[38] Corson SL. Oral contraceptives for the prevention of osteoporosis. J Reprod Med 1993；38：1015－1020.

[39] Cummings DC. Exercise－associated amenorrhea，low bone density，and estrogen replacement therapy. Arch Intern Med 1996；156：2193－2195.

[40] DeCherney A. Bone - sparing properties of oral contraceptives. Am J Obstet Gynecol 1996; 174: 15 - 20.

[41] Lohman T, Going S, Pamenter R, et al. Effects of resistance training on regional and total bone mineral density in premenopausal women: a randomized prospective study. J Bone Miner Res 1995; 10: 1015 - 1024.

[42] Hosking D, Chilvers CED, Christiansen C, et al. Prevention of bone loss with alendronate in postmenopausal women under age 60 years of age. N Engl J Med 1998; 338: 485 - 492.

[43] Delmas PD, Bjarnason NH, Mitlak BH, et al. Effects of raloxifene on bone mineral density, serum cholesterol concentrations, and uterine endometrium in postmenopausal women. N Engl J Med 1997; 337: 1641 - 1647.

[44] Davis JR. Medical issues for a Mars mission. Texas Med 1998; 94: 47 - 55.

[45] Jennings RT, Santy PA. Reproduction in the space environment: Part II. Concerns for human reproduction. Obstet Gynecol Surv 1989; 45: 7 - 17.

[46] Santy PA, Jennings RT. Human reproductive issues in space. Adv Space Res 1992; 2: 151 - 155.

[47] Warren MP. Effects of space travel on reproduction. Obstet Gynecol Surv 1989; 44: 85 - 88.

[48] National Council on Radiation Protection and Measurement. Limitation of Exposure to Ionizing Radiation. Bethesda, MD: National Research Council; 1993. NCRP Report No. 116.

[49] Mole RH. Consequences of pre - natal radiation exposure for post - natal development. A review. Int J Radiat Biol Relat Stud Phys Chem Med 1982; 42: 1 - 12.

[50] Mole RH. Radiation risks to the individual in utero. Report of a scientific symposium: Radiation risks to the developing nervous system. Int J Radiat Biol Relat Stud Phys Chem Med 1986; 49: 183 - 189.

[51] Otake M, Schull WJ. In utero exposure to A - bomb radiation and mental retardation; a reassessment. Br J Radiol 1984; 57: 409 - 414.

[52] Otake M, Schull WJ, Lee S. Threshold for radiation - related severe mental retardation in prenatally exposed A - bomb survivors: a reanalysis. Int J Radiat Biol 1996; 70: 755 - 763.

[53] Reyners H, Gianfelic de Reyners E, Poortmans F, et al. Brain atrophy after foetal exposure to very low doses of ionizing radiation. Int J Radiat Biol 1992; 62: 619 - 626.

[54] Devi PU, Baskar R. Influence of gestational age at exposure on the prenatal effects of gamma radiation. Int J Radiat Biol 1996; 70: 45 - 52.

[55] Santy PA, Jennings RT, Craigie D. Reproduction in the space environment: Part 1. Animal reproductive studies. Obstet Gynecol Surv 1989; 45: 1 - 17.

[56] Snetkova E, Chelnaya N, Serova L, et al. Effects of space flight on Zenopus laevis larval development. J Exp Zool 1995; 273: 21 - 32.

[57] Suda T. Lessons from the space experiment SL - J/FMPT/L7: the effect of microgravity on chicken embryogenesis and bone formation. Bone 1998; 22: 73S - 78S.

[58] Suda R, Abe E, Shinki T, et al. The role of gravity in chick embryogenesis. FEBS Lett 1994; 340: 34 - 38.

[59] Wong AM, DeSantis M. Rat gestation during spaceflight: outcomes for dams and their offspring born after return to earth. Integr Physiol Behav Sci 1997; 32: 322 - 342.

[60] Kirkpatrick AW, Campbell MR, Brenneman FD, et al. Trauma laparotomy in space: a discussion of

the potential indications, conduct of operation, and technical support for the treatment of abdominal trauma during long - duration space exploration. Presented at the 28th International Conference of Environmental Systems, Danvers, MA, 13 - 16 July 1998. SAE Technical Paper Series 981601.

[61] Kirpatrick AW, Campbell MR, Novinkov OL, et al. Blunt trauma and operative care in microgravity: a review of microgravity physiological and surgical investigations with implications for critical care and operative treatment in space. J Am Coll Surg 1997; 184: 441 - 445.

[62] Smith RS, Fry WR, Morabito DJ, et al. Therapeutic laparoscopy in trauma. Am J Surg 1995; 170: 632 - 637.

[63] Townsend MC, Flanebaum L, Choban PS, et al. Diagnostic laparoscopy as and adjunct to selective conservative management of solid organ injuries after blunt abdominal trauma. J Trauma 1993; 35: 647 - 651.

[64] Campbell MR, Johnston SL. Surgical bleeding in microgravity. Surg Gynecol Obstet 1993; 177: 121 - 125.

[65] Campbell MR, Billica RD, Johnston SL. Animal surgery in microgravity. Aviat Space Environ Med 1993; 64: 58 - 62.

[66] Campbell MR, Billica RD, Jennings RT, et al. Laparoscopic surgery in weightlessness. Surg Endosc 1996; 10: 111 - 117.

[67] Campbell MR, Billica RD. A review of microgravity surgical investigations. Aviat Space Environ Med 1992; 63: 524 - 528.

[68] Markham SM, Rock JA. Deploying and testing an expandable surgical chamber in microgravity. Aviat Space Environ Med 1989; 60: 76 - 79.

[69] McCuaig K. Aseptic technique in microgravity. Surg Gynecol Obstet 1992; 175: 466 - 476.

[70] Rock JA, Hesla JS, Repke JT, et al. A surgical isolation system for gynecological and obstetrical surgery. Am J Gynecol Health 1989; 3: 126 - 129.

[71] Mutke HG. Equipment for surgical interventions and childbirth in weightlessness. Acta Astronautica 1981; 1: 399 - 401.

[72] Colvard M, Kuo P, Caleel R, et al. Laser surgical procedures in the operational KC - 135E aviation environment. Aviat Space Environ Med 1992; 63: 619 - 623.

第 19 章　行为健康和绩效问题

克里斯托弗·F. 弗林（Christopher F. Flynn）

本章回顾了太空飞行中影响乘组行为健康和绩效的应激源和对抗措施，内容基于俄、美航天任务中乘组经历，包括航天飞机持续 1～3 周航天飞行、和平号空间站持续超过 1 年航天飞行，以及模拟航天飞机、和平号空间站和国际空间站在轨驻留期间所取得的研究结果。

在任务训练、太空飞行和任务后恢复期间，身体机能变化和心理社会应激源对飞行乘组带来巨大挑战。在航天飞行之前，至少一名航天员因为相容性差而不能参加任务[1]。和平号空间站和 NASA -和平号飞行期间，乘员经历剧烈应激可能导致心律失常，以及航天员出现情绪激动反应[2,3]。疲劳和劳累过度对长期飞行的航天员也有影响。记者认识到以上情形是导致 1997 年和平号空间站减压事故的重要因素[4]。已知影响长期飞行乘员的心理应激源包括：家庭成员离世、人与人之间不和（乘组成员之间，以及飞行人员和地面乘员之间）、过度劳累和工作过少，飞行器上危及生命的“近距离疏散”事故（目前为止有火灾、泄压以及功能下降等）。俄罗斯空间站任务终止的确切原因有：难治疗性头痛、慢性前列腺炎以及心律失常；行为异常在提前终止任务的原因中同等重要[5,6]。

航天医生和航天员必须关注这些应激源，以及乘员保持行为健康和任务绩效的对抗措施。本章为航天临床医师提供了长期航天飞行中行为健康和绩效问题带来的风险，同时综述了长期飞行可能发生的行为健康（精神病学和心理学）和绩效问题，概述了对航天员可能有帮助的对抗措施。回顾了相关航天模拟试验和航天飞行数据后，航天实施医学专家认为，行为问题是影响任务成功最显著的因素之一[5,7]，意识到一旦出现行为异常，必须采取强有力措施来防止乘员发生行为健康和影响任务的绩效问题。

19.1　维持乘员绩效和行为健康

19.1.1　航天医生角色

航天医生和乘员之间关系对了解影响乘员绩效的航天飞行因素非常重要。有关心理学研究发现，很多职业飞行员非常不愿意被认为处于“次最适合”状态[8-11]。职业飞行员和航天员通常都能独当一面，努力工作，渴望成功[12-14]。这些特点非常有助于乘员在不利条件下圆满完成任务目标，但后果就是这些乘员极不情愿汇报身体的任何“不适”。事实上，航天员可能把任务饱和、过度劳倦、过度应激，或者注意力降低的临床抑郁当作是个人问题。航天员不愿报告这些情况以获取帮助，而是更愿意试着保持沉默，从而无法得到恰当支持。航天医生首先需要航天员汇报他们自身情况才能提供帮助，这特别令人遗憾，因为强有力干预很可能带来非常好的结果[15-19]。

航天医生必须做好准备，在聆听航天员倾诉烦恼时应以通常情况下完全不一样方式听取患者诉说。当自我意识更强时，人类以谈论方式来表现痛苦，或者当自我意识稍弱时，以行为变化来表现苦恼。有时，同时采用这两种方法[20]。由于这个原因，航天医生应该密切关注与航天员互动时明显细微特征，因为航天员能成功区分（即否认存在），并转移思维和情感，以至于有时他们不能完全意识到自己所处的应激水平。

明智的航天医生甚至不会忽略航天员遇到困难的间接迹象。然而，这并不意味着航天医生应该主动质询航天员，因为主动质询可能让航天员对这种“爱打听”产生一种强烈的防御反应[17,21]。相反，应该鼓励航天医生进一步交流讨论。他们应该时常把门打开，方便航天员来拜访，试着更好地了解航天员所关心的问题，关注航天员工作和休息的情况，方便时咨询行为专家，并且当这些信息可能支持某种结论时，和航天员共享并提出解决问题的方法。因为航天员具有较强综合素质、适应能力和解决问题的技能，相比普通人群，航天员和飞行员在改正行为健康问题方面都具有非常明显的优势。一旦他们清楚地意识到存在的问题，那么这些问题很可能会得到解决。飞行员酗酒致酒精中毒，经过治疗，职业得到恢复就是一个很好例子[15,18,19]。

最坏情况就是航天员出现精神方面的问题而不寻求帮助，在人格和行为方面发生消极变化。这样的航天员可能做出极端也许是冒险行为，似乎需要“证明某些事”，并且暂时性失去做出正确判断的能力。虽然侧面信息已经证实了危险行为的实际存在，当被询问时，这名航天员依然会否认存在任何明显应激源，而成为了“失败的飞行员”，这样的人不会“静静地离开”[22]。不幸的是，尽管需要帮助，一般情况下这名航天员拒绝别人帮助，直到有一名能对他产生影响的人迫使他改变。这名有影响力的人也许是管理者、配偶、牧师——他能给破坏性行为设一个底线并要求给予干预。

根据航天飞行对人体体格和情绪的要求，乘员健康似乎很容易受到损害，除非航天医生和乘组每一名乘员能合作成功。如果航天医生能够在飞行前赢得乘员及其家庭成员的信赖，他和这名乘员发展成为伙伴关系，这将有助于发现问题和解决问题。通过这种支持性伙伴关系，航天医生能了解每一位航天员对应激的惯常反应以及他们通常的应对方法。应激开始发生时，观察力敏锐的航天医生能在没有交流的情况下发现早期行为变化，并帮助航天员重新找回自己通常应对方法。为了航天员保持良好状态，航天医生必须清楚航天飞行时身体和行为应激源，能够和每一位航天员建立一种支持性的、值得信赖的合作关系。

19.1.2　家庭的作用

不考虑航天员独立性，家庭不稳定在维护健康和飞行安全方面是一个重要压力应激因素[23-26]。航天飞行压力甚至能使最和谐家庭关系变得紧张，尤其是飞行前训练可能使航天员离开家庭长达半年之久，接着是通常情况下因航天飞行而造成 4～6 个月彻底分离。在经历了飞行任务的压力和紧张之后，返回地球时，航天员充满期待回归家庭，此时其身心疲惫，可能给家庭带来额外负担。航天医生在评估是否做好为期 4～6 个月的飞行任务时，必须考虑到家庭关系的稳定。考虑的重要事项包括：可能离异的婚姻、易怒的配偶、病重的孩子，以及航天员及其家庭成员对长久分离的反应。在这些情况之下，和行为健康方面的专家进行交流，将有助于航天医生辨别任务风险。

19.1.3 任务的影响

航天飞行隔离和狭窄环境加上小团队高强度作业，可能营造一个具有独特特性的应激源环境。短期任务的时间限制让航天员日程安排详细到了每一分钟，有时工作负荷大到几乎无法完成。即使航天员之间的人际关系存在摩擦，因为在轨时间短以及高负荷工作，时间很快过去。尽管在返回之前完成太空任务的压力极大程度地影响了睡眠和训练时间，然而，飞行前训练时间较短以及飞行后恢复快，无疑是短期航天飞行的益处。

另一方面，长期飞行航天员通常经过 18～48 个月的飞行前训练。尽管这种训练在地面进行，有应对技巧，但参加训练的航天员常常与家人分离，不能以熟悉方式放松身心。训练中压力开始逐渐形成，除非得以释放，否则，长期飞行航天员会带着这种压力开始挑战严峻的航天飞行。一旦进入轨道，航天员与其独特的应对机制隔离，和乘组其他乘员驻留在狭小空间，面对微重力引起不可避免的身体机能衰退。着陆当天，虽然期待能放松心情，但他们又要面对众多医生和科学家体检、采血、注射、收集样本，并进行分析，然后才能真正算是航天飞行后返回地球。

19.2 保持绩效的途径

航天医生必须了解制约乘员绩效的行为问题。NASA 约翰逊航天中心关注了支持乘员行为健康和绩效的 4 个关键要素。这一方法来自建立的简单模型：绩效被定义为两个程序步骤——思考和行动。根据这一模型，乘员首先在认知上获取信息，基于前期训练、当前形势、预测任务的不利因素，决定一系列的行为（思考）。紧接着乘员必须有动机、有目标、有体力以及协同配合能力，执行一系列的动作（行动）。

从个体行为特点来考虑绩效时，有几个基本要素决定思考和行动的能力：睡眠/生物节律、行为健康、心理适应，以及人体系统与在轨工作界面的交互作用等。睡眠不足和生物节律波动严重影响人体思考和心理活动水平，可能产生睡眠和节律健康的问题[27-33]。一个健康个体的大脑既不能受伤，也不能遭受有毒物质的侵袭，同时也不能有精神方面的异常（行为健康）。当这个人与家庭隔离后，常见的适应反应、闭塞环境及小团队协作操作要求给予对抗措施以保持人体的动机和应对心理反应。这些对抗措施在下列条件下相当重要：当不完善工作计划未能预留足够时间完成分配的工作，不恰当任务程序可能阻碍高效地完成这些工作，不良工作界面设计和环境条件削弱动机的实现，在整个飞行过程中不能提供保持关键任务操作技术的工具，这些条件限制其工作效果（人机操作界面问题）。

这四个因素密切关联，比如睡眠不足和生物节律不同步（时差综合征）影响个体注意力和情绪，情绪低沉影响动机的发挥。在密闭航天环境中，小团队操作必须进行相应的适应性调整，团队协作配合有助于更加高效完成任务，减轻工作负荷，提升主动性。一份超负荷工作计划将导致工作时间延长，进而导致睡眠时间缩短。因此，航天医生应该考虑到这四个因素中的每一个——生理心理适应、睡眠及生物节律、人机交互、行为健康，努力保持乘员工作绩效。下面对每一因素进行详细描述。

19.3　在航天飞行任务中可能出现的行为问题

19.3.1　心理适应问题

在航天飞行中心理适应问题可能影响乘员凝聚力和主动性，这种变化已经在模拟航天环境中研究（如：极地团队、潜艇乘员、航空飞行员等），以及在俄罗斯航天员医疗保健系统对航天员的观察中得到了确认。飞行前重要应激因素包括：与家庭隔离、文化差异及误解[2]以及在紧张体能活动中受伤风险，尤其是在生存训练或出舱活动训练中受伤，可能阻碍其成为胜任航天飞行任务的乘员。在飞行后，乘员需要强烈意识和努力来应对重新适应家庭生活和工作的需求。

国际空间站飞行乘员在领导方式、沟通交流、飞行前训练、飞行中任务成功标准确定以及飞行后计划不同等方面存在文化差异，所有这些可能产生摩擦[34]。在工作现场中个体间文化差异有可能产生持续的摩擦或争执，可能中断团队沟通交流和协作配合[35]。尽管乘员具有最好意图，除非这些文化差异得到认识，并在任务准备阶段予以妥善处理，否则文化差异有可能影响任务成功[35-38]。在一项模拟研究中，在飞行前测试乘员的应激水平，结果显示：在飞行前训练和飞行任务高度紧张的前几周中，其应激计分并没有下降。这预示着飞行前应激相当重要，必须合理应对，防止将已经筋疲力尽的乘员送入太空[36]。

一旦飞行任务开始，航天员与正常应对机制隔离及密闭限制、在情感和工作支持方面依靠同事这一极小团队、体质下降、并且对远程协助或管理队伍的依赖性增加，这些因素导致乘员应激增加，限制了个人自主性。如果不能正确应对，应激对乘员个人或团队在任务开始、中间或后期都存在影响[3,39-43]。模拟空间环境中隔离团队应激的研究结果表明：通常心理适应主诉会在这些时段出现，内容包括轻微认知障碍、时间感觉受到干扰、动机降低、睡眠剥夺、身心症状、发怒、焦虑、压抑、社交矛盾，以及回避社交[42,44-46]。“症状”和“失常”之间的重要区分要搞清楚。尽管准备到南极过冬的小组成员在任务之前进行过心理学和精神病学的筛查，大约 12％人员出现了显著心理学适应症状，3％出现了精神问题[47]。在持续时间为 115～188 天俄罗斯和平号空间站的 7 次任务中，美国航天员中只有 1 名报告出现了显著的在轨抑郁症状，发病率为 14％[3]。

隔离群体通常出现问题还包括人与人之间关系紧张，出现小群体，与远程支持团队人员沟通降低。如果航天员由多国人员组成，在指挥官或外部管理者下达指令时，可能会出现根据国家而形成小团队来做出反应。隔离和限制会加剧小团队摩擦[46,48-50]，进一步分解小团队。乘员凝聚力下降在航天飞行中也曾出现[1,38]。

总之，空间模拟试验以及太空飞行任务的研究结果提示，乘员选拔以及专家作用都不可能完全阻止航天飞行中心理应激问题的发生。

19.3.2 睡眠和生理节律问题

航天飞行中乘员睡眠不足和节律不同步的发生有以下几种情况：过度繁重工作负荷打乱了“工作-休息”周期，紧急事件打乱了正常睡眠时间安排计划，任务需求（如出舱活动和对接活动）安排在正常睡眠期间。这些情况可能发生在飞行任务前、任务中以及任务后。随着飞行前训练开始出现睡眠和节律应激源，导致发生时差综合征，由此引发的关键问题是注意力降低和情绪变化。返回着陆时，航天员实际着陆场地点可能和在轨预期着陆场不一致。另外，在横越海洋回家时，他们可能再次经历非同步性睡眠。航天员与极地越冬队员出现的睡眠生理学变化相似，因为两种环境都涉及“白昼-黑夜”节律的转换。在针对南极越冬队员的一项研究中，受试者根本就没有出现Ⅳ级睡眠，Ⅲ级睡眠和快速眼动睡眠的时间也明显减少[51]。对航天员睡眠生理学变化采用睡眠脑电记录进行了研究，结果前后矛盾。例如，在一项研究中发现 δ 睡眠（Ⅲ级和Ⅳ级睡眠）显著减少，而另一项研究结果显示：快速眼动潜伏时间在数次睡眠中差别较大。然而，其他更多研究结果一致表明：节律影响极为轻微。目前，在飞行轨道上降低睡眠质量因素包括工作负荷、微重力影响以及不舒适的航天环境[52-54]。

因为工作需要，不考虑任务持续时间，航天员夜晚平均睡眠时间为 6 h 多一点[55,56]。航天医生应该识别中等程度的绩效降低，因为观察到空中交通管制人员（工作涉及认知机能）的睡眠时间少于 5 h，则睡意增加。正常睡眠时间如果少了 2 h，绩效和警觉水平会受损——美国太空飞行任务没有在飞行前测量过航天员正常睡眠时间。当睡眠时间减少，任务涉及的认知和警觉会首先受到影响。最为严重的是，疲倦的人极少意识到他/她因为过度疲乏而打瞌睡[27-33]。

简要地说，睡眠缺乏或节律不同步，可能给航天员长期或短期飞行绩效带来严重风险。

19.3.3 人机交互界面问题

本小节概述航天员、工作环境和其工作计划之间可能会遇到的问题。经历太空环境，个体反应存在差异，使得人机交互界面问题更加复杂——如空间运动病的持续时间，微重力环境证明精神/运动机能需要适应期，需要训练以及重新训练的时间，以及加强任务关键性技能的时间，个体工作负荷极限，任务饱和度，针对工作站和航天服的身体“调整适应”，与地面管理团队的工作关系，飞行后身体和情感恢复所需时间，航天员与航天局之间关于“任务成功包含哪些内容”的定义不同。航天医生必须保持警醒：在作业环境中，乘员受这些因素影响的表现方式。

飞行前每一位航天员学习方式独一无二，个性化准备和训练物品配置对航天员有益。可以理解为：尽管参加任务的每位航天员都是飞行乘组的一员，但可能在太空独特环境下感觉并不相同。隔离对认知能力和任务绩效有负面影响。有研究观察了在南极过冬的 16 人，复杂任务技能和预期记忆任务在任务期间没有得到改善[57,58]。因此，在飞行前训练后，航天员需要知道，如何长期保持关键的任务技能。因为飞行前训练距离完成轨道飞行任务有数月时间，必须防止潜在在轨操作失误，保持最佳状态。

执行长期飞行任务的航天员，工作单调会产生压力，与短期航天飞行不同，因为长时间压力也会产生应激[42,46]。日程安排限制工作时间少于 8.5 h，但是，加上训练、三餐和清洁活动时间，工作时间很容易达到 13 h。航天员太空飞行经历提示，尽管飞行活动安排人员尽了最大努力，但地面日程计划很少能够反映在轨活动真实性。这是因为基于地面工作时间的飞行日程在飞行前优化了，尽可能地适合乘组作业任务、作业项目和试验项目——并不是满足航天员个体工作极限，主要是因为日程安排人员期望经过充分训练过的乘员能够满足作业需求，而非其他事务。

在轨飞行中计划要用的设备可能很难安置到位，或设备故障可能延长完成任务所需时间。空间运动病会影响乘员效率，造成意外事故打乱日程安排。乘员绩效受到工作负荷和任务饱和度的影响，不能关注细节，从而增加失误风险[42,43,50,59,60]。当耗费体力任务所需时间超过日程安排时限时，可能导致身体过度使用损伤。另外，如果航天局关于任务成功的定义是完成所有安排工作，乘员可能面临一个困境——以较低绩效继续工作，还是冒着任务失败的风险减少工作。历史上，对完成工作的期望不同，使得地面指挥人员和任务乘组之间的关系变得紧张，增加了应激水平，妨碍了交流沟通[39,48,61,62]。地面支持团队在飞行前、飞行中以及飞行后的援助不到位，可能致使沟通和团队作业停止。这不仅是心理问题，而且也是工作计划的管理问题。

飞行后，只有少数人能与工作日程同步，这可能导致航天员的挫折感和愤怒情绪，因为很多管理人员和部分乘员认为飞行结束，任务就算完成了。然而，和任务相关的工作会持续数月，因为飞行任务结束后，有些生命科学试验会持续数年。这种“飞船一旦返回，乘员就没事”的误解，容易使乘组个体过早地关注航天局“基于地面的”工作责任[34]。乘员刚返回地面，由于经历微重力后疲惫不堪，同时和家人感情疏远，尽管他/她开始适应高强度工作负荷，但这样工作负荷更适合从未离开地球的工作人员。为成功应对飞行任务后期的体能不足以及和家人的情感疏离，精心管理和恰当支持必不可少。因此，航天医生必须极力主张乘员在此任务返回期间集中精力，俄罗斯要求空间飞行任务结束返回地面后工作时间持续 3～4 个月。

19.3.4　行为健康问题

影响绩效的行为健康问题包括精神异常和认知障碍。在飞行前、飞行中和飞行后，心理学适应问题、人机界面问题以及睡眠或节律应激问题，即使没有这些应激源刺激，如果十分严重，可能出现病症需要医学干预。因为这些医学问题会自然发生，航天员也可能出现新的行为疾病。一份关于极地模拟试验和潜艇研究的综述结果显示，尽管选拔时做过仔细精神病学和心理学筛查，在4～8个月任务期间，仍有1%～4%小组成员患上了精神疾病[47,63]。这一结果强调了选拔对降低任务期间负面行为健康问题影响的重要性，尽管选拔过程不能完全防止此类事件的发生。

对航天员及其家属，飞行后再适应都是一个重要应激源，因为他们都要应付飞行后医学数据的采集、任务报告以及公共事务需求。飞行前出现的任何家庭问题不会自动消失，任务期间又会出现新问题。家庭成员之间再联系有压力。军人家庭再适应问题的研究结果显示：高达5%家庭在团聚之后3个月内会出现明显问题，解决这些问题则需要更长时间[2,64-67]。

模拟人群中观察到的行为健康问题主要分为性格类（病态人格）和情感类（情绪、思想、身心，或焦虑症状）两类。一项150人参加的苏联隔离试验，持续时间为7～365天，古欣等报道受试者出现冷漠、焦虑、抑郁、错觉以及幻觉，尽管报道没有提到是否出现完全失常，或者因为这些问题使得任务提前终止[42]。同样，在轨飞行期间，尽管记录到外周儿茶酚胺和睡眠变化[46,52-56]及认知轻微改变[42,58,69-71]，使神经递质受到影响，但微重力引起神经生理变化没有明显表征。尽管动物研究结果显示，空间飞行可能导致压力相关神经元变化，在轨分子水平研究的局限性制约了针对人类的研究[72]。事实上，俄罗斯医生认为，如果飞行时间大于或等于4个月[73]，航天员有可能处于“虚弱”状态，这种情况描述为“神经质和精神虚弱、疲惫、力量下降、感觉阈低、情绪不稳定以及睡眠障碍”[46]。俄罗斯科学家也描述了其他一些意料中的“状态”，包括极度兴奋、消沉、神经官能症、消极人格改变增多[46]。目前并不清楚这些状态仅仅只是发生一些症状，还是会出现显著的行为健康问题，但有报告提示，行为健康问题足以严重致使3名长期飞行的航天员提前返回地面[6]。

认知改变必定对在轨乘员的绩效存在威胁。对神经系统或认知造成损伤的公认危险因素包括毒性物质暴露、头部外伤、缺氧、减压、电伤以及药物治疗的不良反应。长期飞行任务期间关于认知影响的无对照研究结果提示：经历过时空转换的乘员，随着时间的推移，表现出任务绩效降低、反应迟钝、难以集中精力、记忆出现问题、智力活动减慢[74]。然而，20世纪90年代的研究结果表明：只是出现了较轻但连续的认知改变，例如测试反应时间延长、反应准确率降低、双任务追踪绩效受到影响、视觉-空间认知能力改变[69,75,76]。在一项长期飞行研究中，这些改变在飞行开始的10～20天内更加让人担心，但随着任务的继续，并未持久[69,70,77]。

最后，航天医生必须基于乘员国籍的疾病发生率，考虑行为疾病的风险。例如，在美国人群中任何一年，至少8%男性和13%女性发生严重抑郁症[78]，这是年龄在25～64岁美国人中第三大常见疾病[79]。也应该考虑国际差异，如中国台湾，每年新诊断的抑郁症比率不超过美国1/3，不超过加拿大1/6[80]。然而，严重抑郁症、躁狂症、强迫症与行为异常，很可能首次在北美和西欧年龄在25～70岁之间群体中发生（见表19-1）[81]。有研究结果表明：美国超过30岁海军驾驶员中，将近一半无精神疾病者需要关注，选拔之后仍需对行为疾病保持警醒[16]。另一项研究提示：因精神病住院治疗的美国空军飞行员年龄在 30～45 岁之间[15]。因此，航天医生必须清楚认识到，即使没有出现过类似情况，太空飞行中乘员出现新的精神异常也是一项持续风险因素。

表 19－1　首发心理性疾病的年龄特点[a]（排序：年龄范围）

疾病	男性（25～64 岁）	女性（25～64 岁）
严重抑郁症	1：25～29	2：25～29
	4：30～34 和 35～39	4：30～34
		5：35～39
躁郁症（躁狂和抑郁症）	3：25～29 和 55～59	2：25～29
	4：35～39，45～49 和 60～64	3：30～34 和 35～39
		4：45～49 和 55～59
强迫症	1：35～39	3：25～29
	2：30～34	4：30～34
	3：25～29	5：50～54
	4：60～64	
	5：40～44 和 50～54	
惊恐症	1：30～34	1：25～29
	2：40～44	2：30～34
	4：35～39	4：35～39
	5：25～29	5：40～44
酒精滥用/依赖	3：25～29	3：25～29
	4：30～34 和 35～39	4：30～34
	5：45～49	5：35～39

注：[a]这里排序人群年龄段为 25～64 岁，覆盖了美国航天员人群。
资料来源于伯克等[81]。

19.4　对抗措施Ⅰ：监测和预防策略

认识清楚影响乘员的多重应激源后，航天医生最好能找到合适专家来帮助乘员监测行为健康和绩效，以防止发生任何严重问题。在约翰逊航天中心，支援航天医生的行为健康和绩效小组由多个方向专家组成，其中涉及航天心理学、职业和行业心理学、职业和航空精神病学、临床心理学以及临床精神病学。这个小组也和人体工效学、职业培训，以及航天医学等方面的专家紧密合作。尽管这个心理支持小组和俄罗斯心理支持小组不尽相同，但是这两个小组的支持方向非常相似，两个小组都关注乘员个人因素的易变性和工作环境的改善，涉及内容包括心理知识、经验、能力、工作负荷、工作日程、疲劳度、应对技巧、情绪以及动机[82]。

长期飞行乘员需要社会心理支持，以维持动机和处置能力。因此，需要注意的预防性措施包括：乘组初选、飞行前训练、飞行前/飞行中/飞行后乘员及其家人的心理支持。

19.4.1 监测

在美国空间飞行任务中，监测航天员是否适应太空飞行环境，很大程度依赖于乘员自己报告。乘员可通过几种途径报告自己适应性变化情况，这些途径包括每周和航天医生例行私人医学问询、电子信件，或者与行为健康和绩效小组每月 2 次例行私人心理交流。俄罗斯太空飞行项目还有一项额外工作——分析地面和乘组之间的通信内容——使用心理语言法评估航天员适应太空飞行的情况。

19.4.2 预防

（1）选拔阶段

在美国航天员候选者的选拔期间，行为健康和绩效小组需要识别出哪些人团队协作精神好及任务处理能力强（选入），哪些人面对太空飞行环境出现行为问题的风险可能增加（淘汰）[12,25,83-85]。总体上，对于参加国际空间站任务的航天员，心理测试和专家面试相似性大于差异性，但部分航天员还是推荐在评估过程中使用严格的计算机模拟、测试舱隔离以及野外训练练习[39,86-88]。

（2）训练

在选拔后，美国航天员候选者的心理适应技巧通过讨论会和野外训练方式得到强化，这可以让候选者学会如何处理隔离、限制和面临乘员文化差异带来的挑战、心理自我意识调整、小团队作业协作，领导能力以及“服从”意识的培养[85-90]。推荐训练包括预备航天员分组开展工作，每个小组由 2～6 名成员组成，同时有专家通过回顾极地考察和航天飞行的方式参与其中，参加艰苦和隔离环境的野外训练（例如：冬季和水中生存训练，限制性训练），可以让预备航天员有机会体验自身对挑战性作业的反应，增强对这些环境更富挑战性的自我意识，学习新的应对技能或者验证已经获得经验的实用性，也能增强团队协同作战的能力[85,88]。一旦组成任务乘组，通过观察任务训练可以鉴别乘员之间协作方面的潜在问题。如果出现协作方面问题[1,50,88,91]，并且在飞行前不能解决，这个乘组团队应解散——这种情况曾在国际太空飞行史上至少出现过一次[1]。

（3）通信

在轨乘员和家人通信仍然是重要的应对机制。保证乘员和家人的沟通能力是心理支持的重要目标。航天员报告：和家人联系是太空飞行中最令人高兴事件之一[2]。俄罗斯航天员利亚霍夫在参加礼炮 7 号任务时说，“家人来信对我们来说非同寻常，我们一遍又一遍地读信”。同一次任务中，航天员阿历山德罗夫说道，“我收到妻子通过电传打字机发来的信件，更加欢喜……”[89]。在飞行前训练期间，航天员每周有一次音频或视频联络，任务期间也会持续。与家人通话时间必须安排在任务日程表里，当前为每周至少15 min。随同航天员一同进入太空的“家庭影集”，包括电子照片、音频和视频以及家庭乘员的特殊事件留言——让他们能时常想到家人。即使没有双向连接，这些资料也可以帮助与家人之间保持“联系”。电子邮件成为乘员和他/她家人保持联系的重要手段，同时也方便飞行乘员和地面支持小组之间的联系。

（4）“积极休息”

飞行前，针对每一名乘员都制定了休闲娱乐支持计划，目的在于配置尽可能多的项目随他们一同进入轨道。休闲娱乐项目可包括喜欢的计算机软件游戏、音乐带、电子书和纸版书、电影或录像片。国际空间站休闲活动库有电子书和流行的电影。飞船大约每 3 个月运送 1 次大约 4.5 kg 特需食品、录像带、碟带以及信件给在轨航天员[86]。

（5）家人支持

家人不仅要忍受飞行前因训练带来的分离，也要面对自己爱人处于遥远航天环境所带来的恐惧和内心煎熬。当亲人返回地面时，他们还必须准备着给予特别支持。正如乘员需要很多支持来保持工作绩效，家庭成员也会从乘员与其地面远亲之间的沟通交流获得益处，了解他们预期应激源，以及他们将获得的支持以帮助他们满足家人意料之中和意料之外的需求。行为健康和绩效小组与乘员家人一起努力保持通信畅通，整合并提供乘员文化方面的信息材料，提供长期飞行任务期间应激源的信息。在飞行前，家人和心理辅导人员一起准备航天员将要带到太空的家庭影集，安排通信计划，在再补给时准备包裹。这些活动使乘员家人参与到任务中，使其认识到自身在保持乘员行为健康和绩效方面所发挥的重要作用。

19.5　监测和预防睡眠/生物节律健康问题

19.5.1　监测

航天员中有近 30%在轨使用安眠药[56,72,92]，这一结果显示乘员重视在轨睡眠是否足够。他们遭遇的主要问题是睡眠不足以及受生物节律影响时工作绩效降低。经验显示，监测睡眠不足和生物节律问题的硬件设施能使问题更加严重，即使有可用设备，乘员也不愿意采集数据。目前，睡眠时间和生物节律阶段都是根据基于地面的工作-休息时间表来间接监测，不准确也不足为奇。地面团队可能意识不到：按照日程安排本来是睡眠时间，但乘员还要继续工作。在乘员拥有便利监测器之前，自己汇报仍然是监测航天员睡眠和生物节律问题的唯一手段。

活动记录检查仪是一种手表大小的活动监视器，戴在手腕上监测活动和睡眠模式，其发展促进了睡眠监测技术的进步，在航天飞行中具有很好应用前景。相比于监测电极，活动记录检查仪的使用更方便一些，除了下载获取数据，不会增加其他任何额外负担。非航天飞行工作人员佩戴活动记录检查仪或使用睡眠脑电监测术的睡眠研究结果表明：志愿者大概可以多睡 1 h[28]。换句话说，受试者比实际记录睡眠时间多睡了 1 h，他们也希望能够比缺乏睡眠的预期表现更好。如果航天员因为工作日程计划导致睡眠减少或生物节律紊乱，航天医生汇报这些记录可能会带来其他问题。如果航天员汇报：他/她的工作安排不合理，那么，这名航天员将会受到批评；然而，由于没有确切报告，地面支持团队仍然期望在规定时间内完成更多工作[93]。

19.5.2 预防

航天飞行中预防睡眠和节律相关问题的最好方法之一就是严格遵从在轨和飞行后日程计划，包括睡眠-值班安排，制定乘员工作-休息日程的目的在于保证足够睡眠和有规律的节律周期。如果不受过度工作负荷的影响，睡觉前 1 h 放松是一项非常理想的睡眠卫生维护技巧。减少睡眠干扰的其他非药物方法包括避免睡前长达几小时运动、下午 3 点以后不喝含咖啡因的饮料、每晚固定熄灯时间、保持舒适气温。必要时安眠药也有帮助。

哪一时间段容易失眠决定了使用哪一种安眠药。睡眠时难以入睡或醒得过早，使用半衰期短的安眠药效果很好。如果在睡眠中期或末期出现睡眠困难，半衰期较长的安眠药效果更佳（见表 19 - 2)。长期使用安眠药需要注意的问题是失眠复发，尤其是停止使用半衰期较短药物时[98]。尽管安眠药对睡眠不足的航天员有帮助，但重要的是安眠药对重新建立节律周期并没有帮助。即使航天员可能睡眠够了，但节律期间工作绩效并不处在一个良好状态。飞行前和飞行后都可使用褪黑激素改善节律变化，但临床研究结果显示：其并不比使用安眠药有效[99]。因为在轨能源限制排除了使用光疗法治疗航天员节律转换困难，故首要措施为在他们习惯的睡眠时间安排转换，可以降低节律对绩效的影响。

表 19 - 2 在轨可选用的精神病药物

药物分类	俄罗斯提供	美国提供	半衰期/h	治疗剂量	给药计划
抗精神病药物	氯丙嗪		3～40	25～2 000 mg	1/日或 2/日
	氟哌啶醇	氟哌啶醇	15～30	1～100 mg	1/日或 2/日
镇静剂，抗焦虑药	二氮杂卓酮		10～18	0.5～1 mg	2/日或 3/日
	地西泮	地西泮	20～90	2～40 mg	2/日或 3/日
		劳拉西泮	10～20	1～6 mg	2/日或 3/日
镇静剂/催眠药		氟西泮	50～160	15～30 mg	1/日
抗抑郁药	阿米替林		9～46	100～300 mg/日	1/日
		舍曲林	26～66	50～200 mg/日	1/日
		诺垂普替林	18～56	50～150 mg/日	1/日
催眠药		唑吡坦	2～3	5～10 mg	1/日
益智药	吡拉西坦		5～7	400～800 mg	2/日或 3/日

注：资料来源于阿历山德罗夫斯夫和诺维科夫[94]，佩里等[95]，阿伯斯等[96]，詹金斯和汉森[97]。

19.6 监测和预防人机界面问题

一些人机界面问题（例如空间站内部颜色，或固定设备位置）不可改变，而另外一些问题是能够鉴别并给予校正。在一次 135 天模拟研究中，研究人员发现：在非关键性任务中，志愿者开始允许绩效稍微降低，但主任务中，志愿者不允许这样的事情发生[59]。如果应激（超负荷工作，隔离限制等）持续，那么下一步就不要进行非关键性任务，这种安排工作负荷量方法有助于减少主任务差错。然而，当航天员有多项操作任务时，并且所有作业对飞行任务都很重要，可能会导致在轨问题的出现。最好办法就是把任务交给另一名航天员，或者自己加倍努力，尝试着在所有任务中都保持良好状态，这对已经筋疲力尽超负荷工作的航天员很难达到。

这些研究结果强调：为降低复杂工作环境中的失误，个体任务饱和度差异能够调整。制定灵活工作计划，准确地预测工作负荷，使航天员保持完成关键任务的效率，限制过度噪声和温度，以及非标准装载负荷等，这些都是降低航天员能耗的有效方法。

回顾 25 年多次军事航空事故，研究人员认为，人为失误的发生不仅仅是因为休息不足和非同步性生物节律，还因为其他诸多问题共同作用。这些问题都妨碍了最适操作，这些问题包括视觉信号变化、节律低谷期间试图作业、累计疲劳度增加、过度集中于工作环境中的某一方面，以及不能恰当地把一系列需要完成的任务区分优先次序[100,101]。通过使用监视器，以及训练如何认识和正确应对这些问题，航天员工作绩效能够得以保持。然而遗憾的是，关于人机界面问题的研究，我们的认知水平和研究技术还赶不上航天飞行的其他领域[51]。

19.6.1　监测

（1）工作环境

关于工作环境的监测，装载是一个关键性问题，尤其是当装载项目干扰了所需设备快速存取时。如果设备定位很花费时间，工作进程计划很快就会失效。装载问题也可能致使场地不足，无法完成指派工作。亚历山大在其参加 150 天礼炮 7 号飞行任务期间发现了装载问题："在工作间走动变得越来越困难——到处都是食物和各种不同仪器。我们不能从生物卫星或者超过 10 个其他大型部件里取出装有额外太阳能电池的箱子[89]"。目前，飞行前通过估算在轨可利用的空间能够正确实行装载监测。

本书其他章节（第 22 章和第 24 章）讨论了其他环境特征（如噪声和温度）的监测和必要应对方法。然而，对乘员作业有重要影响的因素是认知和决策。当今，除了关注噪声和温度（能够监测和调节参数）引起生理伤害和精力下降的研究[102-104]外，能指导航天医生预防这些领域问题的研究很少。

（2）工作效率

使用各种不同方法监测工作能力，目的在于防止乘员因超负荷工作、过度饱和任务导致过度使用性损伤，防止任务单调导致注意力下降或执行重要任务的技能下降或退化等，造成工作效率低下[60,105]。一种方法是监测任务完成的准确性和适时性（例如实时监测反应时间输入或注意力减退）。这种实时评估的难点是需要附加仪器监测乘员当前绩效，并与这名乘员应有的反应进行比较，如不准确，不考虑使用当前数据。另一种方法是通过定期评估认知功能评分[59,71]或"代表性任务"反应时间变化[104]来预测工作绩效。这种代表性任务方法的缺点是使用这类设备预测绩效降低存在缺陷，以及给乘员本已忙碌的工作日程增加任务[106]。

观察生理参数变化（如语音参数[107]、血压、皮肤阻抵、心率[104,108,109]、眼活动、脑电图[110]、呼吸频率，以及诱发电位）[111]是监测工作效率的其他方法。这类方法需要个体化校准，预测值存在不足，增加了乘员携带和维护的硬件设备，要求观测任务必须具有代表性。另外，在微重力环境下，在轨生理参数参考飞行前参数，其有效性值得思考[112-115]。

一般主要通过自身报告结果对工作负荷和工作绩效进行监测，这种主观方法存在不足之处。超负荷工作时，人们一般不能准确判断自己的绩效问题。在一份关于工作负荷评估的文献回顾中，当飞行员工作已达饱和状态，并且绩效已经显著下降时，则把承担的工作负荷评定为其工作最大量的60％～70％[110]。这些监测方法的优势和不足引起了争论：在航天飞行中应如何最好地监测航天员工作负荷和工作绩效[116]。

19.6.2　预防

（1）依据隔离研究的建议

目前，航天飞行期间预防人机界面问题的措施以隔离研究成果为依据。推荐预防方法包括：1）作业开始前，清楚任务成功标准；2）清楚哪些任务因处理突发事件可以停止；3）有效分配乘员工作；4）保持工作日程灵活性，以应对任务变化；5）实施正常休息制度；6）乘员对日程安排可控性高；7）认识到飞行后作业具有重要意义，是任务的一部分；8）在乘员和地面支持团队之间建立一种紧密关系，以便乘员个人请求能够得到快速、准确回答[42,58,88,117,118]。

需要强调日程计划里需要安排无工作日，以便于恢复。实行休息制度是高负荷工作期间乘员保持绩效的一项重要措施[50,119]。因为如果不实行休息，繁重工作强度将使乘员工作超过其极限。

（2）航天飞行的建议

俄罗斯医学制度认为，训练航天员认识到自己应激最优水平对保持工作绩效有益。正如一些职业运动员，航天员也许可以使用运动心理学技巧，使他们的任务绩效保持在一个合适范围。俄罗斯专家建议参加长期航天飞行任务的航天员进行自我调节时，增强心理和身体自我意识。这种训练和东方瑜伽联系紧密，因而美国航天员不太熟悉，对他们而言，可能西方运动心理学技巧更加适合[50,120]。

基于地面工作日程是克服超负荷工作以及任务单一、提高工作效率的另一种重要措施。然而，还需要研究来确认这些工作日程是如何准确预测在轨工作时间，如何将单调乏味工作导致的绩效降低到最小化。

最后，如果可以早点识别绩效负面影响，则在轨所需任务技能再培训可能得以改善。能够快速识别这类负面影响的工具需要进一步研发和验证，这绝对必需。

19.7 监测和预防行为疾病

19.7.1 监测

在美国太空飞行任务中，飞行前、飞行中和飞行后行为疾病的监测很大程度上依靠航天员自己报告。在地面上，生理学方法已作为当前行为疾病的潜在指示器，以及新疾病的预报器[121-123]。然而，这些方法目前在轨道上应用并不容易，也未应用于筛选航天员[124]。取而代之，航天医生使用航天员调查问卷，和航天员进行交流讨论，或者对乘员与地面的交流进行评估，以此作为监测工具[78,125]。

俄罗斯在太空任务中研发了其他一些方法来评估航天员应激反应，这些方法包括：分析声音谐波，汇报自己情绪变化，观察脸部表情变化，内分泌水平[86]，分析语音通信[46]等。

目前，在国际空间站，航天员使用计算机自我认知评估工具来检测他们自己的认知健康。这种工具依靠飞行前获得基础分值，用于每月在轨测试，在神经系统受损时以维持最近基础值。这种认知评估工具也能直接显示乘组乘员和指挥员决策时重要生理信息的简要状况。

19.7.2 预防

（1）选拔

行为疾病自然史提示：生物（遗传和器官）和环境（心理和社会）因素是致病重要原因[126]。航天飞行中行为疾病的预防主要基于两个构想：第一个是精神病学选拔策略，试图通过辨识过去和当前风险因素来降低未来发生疾病的可能性；第二个是实施行为疾病干预，试图通过调整乘员的非正常应激水平来阻断其发生[127]。

航天飞行精神病学选拔和南极越冬队员选拔一致。这种方法自 20 世纪 50 年代末期开始实行，降低了极地考察小组精神病事件的发生次数，且目前在隔离限制小组作业中一直被管理人员认为极为有效[51,129]。

国际上，在航天员选拔过程中，精神病学评估是成功的，能够正确识别合格与不合格候选人。合格候选人的精神病学分类为 I 类（通常为候选人总数的 4%～9%）[132-133]。在过去 30 年中，精神病学“选拔”程序很大程度上依赖于精神病学专家的临床判断，这些专家具有评估飞行员或其他作业个体的丰富经验。这类精神病学评估集中关注能显著影响行为表现的个人品质，或者发生精神问题或行为疾病表现出低阈值范围[25,134,135]的个人品质。

（2）自我意识增强

第二套预防策略建立于乘员个人应对资源基础上，应降低环境中应激源，并在飞行前与行为健康专家建立良好关系，满足后续在轨需要。

行为健康专家能够教会航天员如何识别过度应激症状，改善个人自我意识，使用最佳个人应对技巧。航天员感受到的压力负荷偶尔会被专家监测到，这种监测方法通过客观测量乘员情绪和应激水平可以得到增强[86,94]。为保持完成任务的绩效，乘员必须在任务应激源负荷和可采用个人应对能力之间达成平衡。当这种平衡太多偏向于应激时，行为疾病的风险会增加。

一项支持这种观点的研究结果显示，患上严重抑郁的大多数个体在诊断前一年就已经出现许多抑郁症状。此外，抑郁症状急性发作个体比没有发病个体患严重抑郁的机会大4.4倍，而慢性发作个体比没有发病个体高5.5倍[136]。因此，通过早期识别疾病症状并降低累加应激来抑制症状，或者通过休息、放松、运动、交谈、咨询或药物治疗[137]，维持乘员之间良好社交关系，以及增加与家人和地面小组成员之间的沟通来提高应对能力[138,139]，航天员在航天飞行中发生行为疾病的概率能够降低。帮助乘员获得有效策略来应对过度应激的负面影响是行为健康和绩效支持小组的重要工作。

19.8 对抗措施Ⅱ：行为疾病诊断和治疗

无论是飞行前、飞行中，还是飞行后，行为健康和绩效问题的诊断都可以使用四因素理念（如图19-1所示）。这个理念第一步是评估航天员如何管理睡眠/生物节律、心理适应、人机界面和行为健康等4个因素。当症状显现，可能需要航天医生在这几个方面做出干预。尽管其他方面也同时需要调整，但这部分需要重点关注航天员行为疾病的诊断和治疗反应。

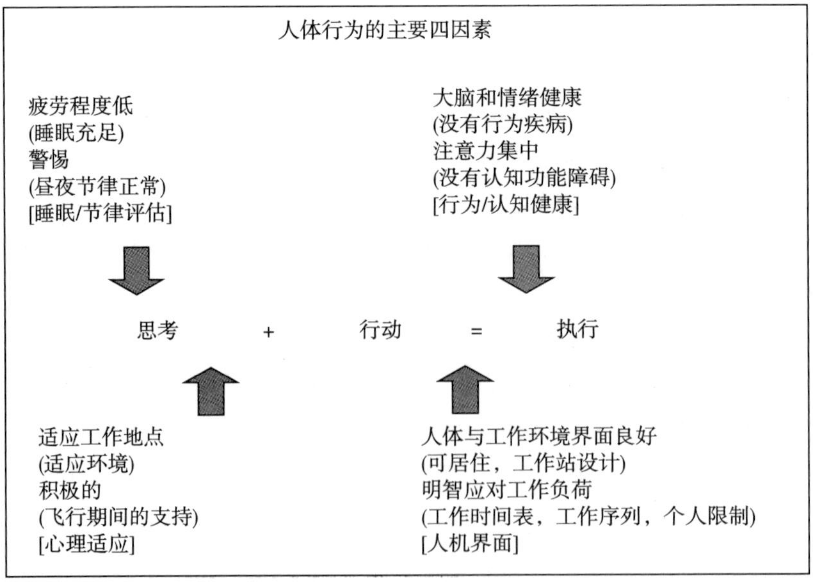

图19-1　人体行为四因素

据预测，在轨期间某些行为问题发生的可能性较另一些问题更大，其中包括虚弱、情绪障碍（狂躁和抑郁）、精神病（思维障碍、器官问题以及精神错乱）、焦虑症、适应障碍

(心身障碍和悲伤反应)[46,137]。以下内容涉及了这些问题的诊断，以及在轨期间可以使用的应对措施。表 19－2 列出了低轨道长期飞行期间可使用的精神调节类药物。

19.8.1　诊断挑战

尽管实验室结论和体检结果很重要，精神病学诊断的关键性工具为面谈，即在一名熟练的行为健康专家指导下进行（这位专家和患者在一起）。采集信息的标准方法是精神状态检查，表 19－3 显示了主要检查项目。

表 19－3　人体精神状态检查项目

检查项目	正常反应	发现可能的异常
警觉度	灵敏	嗜睡，24 h 警觉度的变化提示谵妄可能
定向力	连贯和正确确定自身方位和日期	24 h 其反应的变化提示谵妄可能
语言表达	在语速、用词及内容上正确	压抑、快速语言表达预示躁狂症 语无伦次提示精神病
情绪	平静稳定	不稳定，过度悲伤，幸福，焦虑
情感	协同性	恐惧或易怒提示精神病、抑郁症、焦虑症
思维方式	具有目的性	思维紊乱提示精神病、谵妄、严重焦虑症
注意力	在序列减法测试中少于 2 个差错	异常提示精神病、谵妄、严重焦虑症
关注度	能复述前后 6 个数字	异常提示精神病、谵妄、严重焦虑症
遵守语音命令	协同性及精确性	异常提示神经性损伤、精神病
记忆力	在 0、1、5 min 后能记住 3 个目标	异常提示谵妄、严重焦虑症
可靠性和洞察力	完整的逻辑推理	奇怪的行为或语言提示精神病
绘画能力	在要求的时间内无暗示情况下绘画出一个时钟	绘图能力的异常提示神经性损伤

注：资料来源于 Kaplan 和 Sadock。

航天乘员行为疾病诊断的可靠性很难判断，主要原因是行为健康专家不能面见乘员本人。远程医疗技术在地面精神病学方面已经作为诊断工具，但在这些情况之下，需要另一位医生陪在患者身边。作为单一工具，远程精神病学不适合用来评估和处理精神急症，如急性精神病和自杀[140,141]。然而，对于航天医生和在轨医疗主管，当一名乘员和行为健康专家在飞行前建立了良好关系，远程精神病学可能提供有效诊断辅助。飞行前或飞行后，地面行为健康专家可以做出诊断；然而，一旦乘员进入飞行轨道，在轨医疗主管是最重要的鉴别诊断者和治疗者。虽然在轨医疗主管对精神疾病辨识进行过短期培训，但在飞行任务开始之前获得更多培训和经验可发挥重要作用。

航天飞行中第二个和行为疾病诊断可靠性有关的问题为，在轨环境可能产生类似行为疾病的症状。短期航天飞行一般会引起乘员紧张、睡眠障碍，以及精神性感觉不适等症状。繁重工作负荷和压力使航天员像“旋转时停不下来的陀螺”[46]。在长期航天飞行任务期间，航天员一般都会出现虚弱、欣快、抑郁、人与人之间关系紧张、睡眠干扰、负面人格特点增强、焦虑、愤怒、厌倦、反应迟缓等[46,74,142,143]。然而，显著加重症状能够反映真实问题，下面将对特例进行描述。

19.9 特异性异常病症：其产生和应对方法

19.9.1 衰弱

（1）简介

衰弱或神经衰弱容易在单调乏味工作和疲劳蓄积的情况下产生，涉及身体虚弱、感觉无力、易激惹、注意力及记忆力下降、情绪不稳定、睡眠不好等。在空间站任务期间，在轨时间进入第 4 个月时，航天员出现衰弱表现，需要采取干预措施防止其慢性发展[2,46,144]。尽管目前美国没有“神经衰弱”的诊断，但在西欧精神病学界用得较多。实际上，对于严重抑郁症，其使用标准似乎和美国研究/诊断标准显著重叠[144]。

（2）应对方法

俄罗斯医学专家使用益智药物，如吡拉西坦和额外支持方法，治疗神经衰弱[145,146]。支持方法包括：晚间降低工作任务的难度，重视乘员工作-休息的日程安排，地面支持小组更加关注出现问题的航天员个人需求[2,46,94]。

19.9.2 欣快和狂躁

（1）简介

俄罗斯长期航天飞行任务的经验提示：在一般情况下，个人完成关键性任务后带来的欢欣心境持续时间不会超过 3 天[46,94]。当一名航天员情绪出现易怒和易烦躁时，当这名航天员对地面小组建议变得有抵触情绪时，或当他/她连续对飞船上事情进展作出过高评价时，这名航天员表现出来的症状很像轻度躁狂。这种轻度躁狂状态持续恶化，会出现至少 3 种症状表现，如夸大、思绪如潮、注意力分散、制定决策时缺乏判断力、言语急迫、活动过度、4 天或更长时间没有睡眠需求等，意味着已经发展成为躁狂状态[147]。

在美国人群中，躁狂症终生患病率约为 1%[80]，航天员首次发生的年龄范围参见表 19-1。在轨鉴别诊断包括：内分泌功能异常、有毒物暴露、中枢神经系统异常、药物治疗导致的情绪反应异常，尤其是尚未诊断的躁郁症患者对甾体类或抗抑郁药的反应[148]。

（2）应对方法

根据俄罗斯医学专家建议，对轻度躁狂的航天员，持续地观察其工作状态，严格执行休息制度，即可缓解[46,94]。严重躁狂症需要药物治疗才能有效控制其症状。最初使用苯二氮卓类药物可以非常有效地减轻精神性激动和易激惹症状[149,150]。失去现实思维时需要增加抗精神病药物。

通常使用不止一种药物来治疗躁狂症。第一，苯二氮卓类药物帮助躁狂患者缓解症状。第二，抗精神病药物用来治疗任何一种幻觉或严重思想错乱。躁狂症最佳应对方法是长期使用情绪稳定剂，如锂盐、抗惊厥药，或者长效苯二氮卓类药物。然而，使用这些药物之前，需要进行内分泌、心脏检查，以及血液化学分析。同时，也需要实时监控药量。因此，考虑到目前在轨医学评价水平，患躁狂症航天员需要立即返回地球接受正规治疗。

躁狂症在轨鉴别诊断范围较窄，包括暴露于毒性化学物质，或者药物治疗、肿瘤、感染以及甲状腺功能亢进症的异常反应[151]。

19.9.3 抑郁症

（1）简介

在长期航天飞行任务中，航天员抑郁症诊断难点为抑郁症的症状很常见，其表现形式多样。在美国成年人中，重度抑郁症终身患病率大约为 5%；且女性发病率是男性的 2 倍。航天员首次发生年龄范围参见表 19－1。表 19－4[46,80,152]比较了长期航天飞行任务航天员和 8 个国家严重抑郁症患者之间不同的症状表现。

表 19－4 长期航天飞行任务航天员和 8 个国家严重抑郁症患者之间不同的症状表现[a]

症状	长期航天飞行任务航天员	8 个国家严重抑郁症患者
抑郁情绪	变化	均存在
丧失正常兴趣和娱乐	存在	无[b]
动能不足，疲劳	存在	均存在
睡眠紊乱	存在	均存在
自杀倾向，绝望	无	8 个中 7 个存在
注意力不足	变化	8 个中 6 个存在
强烈价值感缺失或内疚	无	8 个中 5 个存在
食欲不佳，体重下降	存在	8 个中 3 个存在
过度激动或沮丧	无	无[c]

注：[a]严重抑郁症的诊断症状包括：两周抑郁情绪或正常兴趣和娱乐丧失，加上在列的其他任何 4 个症状。
[b]这里症状诊断标准在横向研究的国家中不能使用。
[c]沮丧在横向研究的国家中不用作症状诊断标准。
资料来源于米亚斯尼科夫等[46]，韦斯曼等[80]，以及美国精神病学会[147]。

由于长期飞行出现如此多症状，在轨医疗主管必须能够判断这名乘员是否患抑郁症，还是只是其他一些较小问题的联合反应。未经医学处理的抑郁症自然史提示：只有 50%成年人在发病开始后 12 个月内能恢复健康[152,153]。跟踪表现症状的持续性和严重性是在轨医疗主管和航天医生做出抑郁症诊断结果的最好方法。一名航天员出现情绪低落，或失去兴趣时间达 2 周且加上其他 4 种症状（见表 19－4），即达到地面上抑郁症的诊断标准。悲伤是抑郁症的一种特殊表现形式，如果一名航天员正经历着多种严重的、长期的症状，且满足抑郁症标准，必须予以诊断。在轨严重抑郁症的鉴别诊断简表中包括药物治疗副作用、中毒、肿瘤、内分泌功能异常，以及维生素缺乏[151]。

（2）应对方法

治疗抑郁症乘员常用的保守方法包括密切关注工作负荷和给予足够休息。重点评价其承担工作质量及其重要性，定期提供反馈，这是另一项重要干预技术。尽管采用简单数字计分对追踪症状的严重程度有用，但是最好不要反复询问乘员的情绪和整体状态[46,94]。

第二步需要采取的措施是给予医疗干预。与医疗干预有关的问题，尤其在长期飞行任务中是乘员接受医疗干预的顺应性及其带来的风险。在所有进行医疗干预的患者中，大约67％有效。然而，在轨医疗主管必须密切监测患病乘员，因为当其病情得到改善[155]后，自残风险相应增加，但是在早期恢复照料下这种风险逐渐减小[156]。因此，在轨医疗主管需要评估患者是否耐受医疗干预以及服药治疗。为了保持良好顺应性，在轨飞行至少预备2种抗抑郁药以提高乘员顺应性。

针对乘员可能出现的风险，必须考虑到自残风险。一旦抑郁患者开始服药治疗，自残风险也随之增加，因为抗抑郁药开始发挥作用，患者睡眠质量和体能得到逐渐恢复。遗憾的是尽管抑郁患者可能感觉到无望，但并不是没有一点希望，他可能具备足够体能实施自残。因为40％～60％自杀者患有严重抑郁症[157]，在轨医疗主管必须常常关注患者的自杀意念。

讨论自杀问题并不会导致自杀的发生，相反，不讨论自杀才是更为常见问题。实际上，50％自杀者在自杀前1月内看过医生，其中40％与其亲近人交流过这种想法[158-160]。因此，必须考虑到所有可能倾向，甚至在报道的自杀目的中一个受欢迎的变化也可能被误解。在一项住院自杀者的研究中，其中64％在即将自杀之前曾向同伴诉说没有自杀意愿[156]。在地面，口服抗抑郁药一个月才能达到良好效果，抗抑郁药在轨应用还未见报道。因此，为了保证患者在轨口服药物的全部剂量，在轨医疗主管的监督发挥着重要作用，因为在达到治疗剂量之前，需要增加剂量并应对可能的副作用。

19.9.4 精神病包括器质性精神异常和谵妄

（1）简介

在精神病诊断中，常用诊断依据为持续逻辑思维能力的缺失。因为严重情绪异常、严重思维紊乱、中毒、严重医源性损伤、严重睡眠剥夺、由应激及隔离密闭引起的严重心理适应失调等因素，均可能导致器质性精神异常和谵妄[42,47,74,161]。

隔离密闭环境中受试者和在轨乘员的体验已经证实在航天飞行中中毒能导致大脑损伤[7]。比如：在阿波罗任务中发生了四氧化二氮中毒事件，在NASA-和平号任务中发生了乙二醇、烟雾及氟利昂泄漏事件。另一个风险是精神病复发，发生于航天员年龄段的精神病包括躁狂症、严重抑郁或严重强迫症（见表19-1）。不论何种病因，对患病乘员不能给予信任，必须严密监督，甚至进行人身限制。

不论患者是否处于抑郁状态，精神病都应作为一项独立自残风险因素。研究显示：在住院精神病患者中50％发生了自杀[156]。在老年患者中精神病复发不常见，由疾病导致的谵妄预示着预后欠佳，提示死亡风险增加[162]。尽管精神病很有可能发生，但是在航天医学文献中还未见诊断过精神病的报道[143]。

精神病患者的一个重要症状为幻觉。尤其令人担忧的是命令性声音幻觉，因为具有这种幻觉的个体在听到这些命令后具有很高发作风险。命令性声音幻觉表现为特异性语音提示，在极端不能判断情况下，甚至发生破坏性行为，如自残或伤及别人，打开空间站舱门等。此外，精神病症状还包括：不低于 24 h 的意识错乱、情绪不稳、语无伦次、妄想、行为诡异[147]。在轨医疗主管对行为显著改变的乘员，必须高度怀疑其有幻觉或精神病的可能，因为精神病患者并不总是过度表现出症状。在一项对精神分裂症患者的研究中，40%为沉默寡言，88%不与社会交往，仅仅只有 34%在语言交流中表现出思维混乱[160]。在轨医疗主管需要仔细观察乘员荒谬行为以确定其是否患有精神病。观察项目包括：会话时分神、对话无逻辑、沉默寡言、交流时主题跳跃、缄默症、无视觉接触、不合适情感等[164]。

精神病的一种特殊类型是谵妄，其标志性特征为意识错乱超过 24 h。谵妄患者视幻觉出现频率比其他类型精神病更高。自始至终精神病患者的表现症状有多种，有时行为和思想完全错乱，有时能十分准确地报告真实的会话内容。在一般情况下，谵妄可能由多种原因引发，如一种严重疾病或外伤、停药引发异常反应、严重感染或发烧、内分泌功能异常、维生素缺乏、颅内压异常、或毒物接触[162]。表现症状包括：空间环境意识降低、注意力降低、记忆觉察力差，对时间、地点或人定向障碍[147,162,165]。失眠症常常发生在夜晚，而白天时间人不能保持警醒和觉醒。精神错乱者常常易激动。

器质性精神障碍可能表现为谵妄或精神病，化学药品可能使患者脑功能紊乱。一些有毒物质可能导致行为或认知快速改变，而长期暴露于汞、铜、铅等金属或化学物品可能导致认知缓慢改变。10%轻微头外伤患者存在神经系统后遗症，包括行为改变[166]。

（2）应对方法

一旦发现乘员有精神病，则有必要实行身体限制，直到药物控制成功。必须使用药物改善其精神病症状[46,132,161]。在轨飞行器上备有抗精神病药物，对精神病治疗效果很好，但其副作用也需要药物治疗。高效药如氟哌啶醇，其抗胆碱能药的副作用（如视力模糊、口干、心动过速、便秘）不太突出，但锥体外系反应（如帕金森症、张力失调、不能静坐）的发生更为频繁，服用抗精神病药物的患者发生率为 60%[167]。在服用抗精神病药物的患者中，发生药物恶性综合征致命副作用的概率为 0.2%。特异性症状如高热发生率为 98%，肌肉僵硬为 97%，意识错乱为 97%，这些症状在服药开始后一个月内出现，在出现后 24～72 h 快速发展[168]。

抗精神病药治疗幻觉、焦虑和思维障碍时，应采取肌注。长效苯二氮卓类用于镇定作用时也可以肌注。如有必要，60 min 后再给予相同剂量，务必谨慎考虑药物半衰期（见表 19 - 2）和蓄积量[96]。

谵妄或器质性精神障碍的治疗方法不同于单一精神病治疗方法。航天医生首先确定诱因是否为有害物质、药物，或疾病。如果出现发烧、高血压或脉率异常、白细胞增加或血液异常，航天医生应该开始治疗潜在疾病，同时给予抗精神病药物治疗。针对谵妄患者，需要确认患者是否有能力知晓药量。抗精神病药仍然用于治疗幻觉患者，但小剂量高效药物仍是最佳选择[161]。使用苯二氮卓类治疗谵妄不适合，因为任何一种镇静药均可能致使意识错乱或焦虑恶化。

19.9.5 焦虑症

（1）简介

焦虑症表现从轻微不适到严重症状，在轨医疗主管必须能判断乘员焦虑症状是否在正常范围之内。比如，在面对几乎死亡的威胁时，严重焦虑可以认为是乘员正常反应。然而，这种经历可能导致乘员出现异常和慢性反应。诊断焦虑的核心问题是将观察到的异常反应与正常情况对比。焦虑症状与焦虑疾病不是一个概念，为确保焦虑疾病诊断的合理性，患者在一特定时间内应表现出足够多且满足诊断的症状。

在轨飞行期间焦虑症鉴别诊断包括：精神障碍、药物反应（包括撤药反应）、有毒物质中毒、内分泌功能紊乱或其他医源性疾病等[169,170]。本小节对最有可能出现在航天员年龄段的焦虑疾病——惊恐障碍及强迫症进行回顾。

在美国成年人一生中，惊恐障碍发病率为 1.4%，作为一种新的航天疾病种类，在航天员年龄段常常发生（见表 19－1）。惊恐障碍诊断依据为出现反复发作的惊恐和忧虑症状，以及行为变化，这些异常反应至少出现一个月以上[147]；惊恐障碍可能表现出严重焦虑症状的不连续发作或突然发作，至少出现以下 4 个症状，如心悸、出汗、震颤、呼吸短促、哽咽感、胸闷、恶心、头晕/轻微头痛、虚幻感、担心失控、濒临死亡、感觉异常、寒冷感或热潮红[147]。惊恐障碍常常数月或数年得不到诊断，因为患者担心他们会发疯，不愿意向医疗工作人员报告不适症状。

在美国成年人一生中，强迫症发病率为 2.5%[79]，作为另一种新的航天疾病种类，在航天员年龄段常常发生（见表 19－1）。强迫症患者意识到自身担心及行为异常不合理，但是其不能克服。强迫意念指反复出现烦扰、令人苦恼的想法或冲动，属于自发产生，尽管尽力抑制但是仍不能控制。强迫行为是一个人为了减少可怕后果的担心而反复出现的行为[147]。强迫症经典案例为一个人担心感染会导致死亡，因而频繁冲洗双手，以至于双手出现损伤现象。

（2）应对方法

在轨医疗主管应对焦虑症予以识别及干预，应用苯二氮卓类治疗焦虑疾病起效快，有时抗抑郁药也有效。苯二氮卓类治疗焦虑疾病的主要后果是产生心理依赖和认知改变。尽管苯二氮卓类药物对所有焦虑患者均有效，但抗抑郁药在治疗惊恐障碍及强迫症方面也同样有效[95,171]。苯二氮卓类药物剂量依据其半衰期长短，剂量合理递加，才能维持临床效果。当抗抑郁药用于治疗焦虑疾病时，其给予剂量与抑郁治疗一样[46,94,96]（见表 19－2）。

19.9.6 应激性紊乱症

（1）简介

严重应激反应的身体不适症状包括：心动过速、呼吸过快、腹泻、恶心/呕吐以及出汗等。行为异常也可以作为应激反应的一部分。在面对突然灾难性事件时，一般而言，人们通常特征性表现为 3 种反应之一：相对平静（10%～20%）、惊愕（75%）、过度异常反应（10%～15%）[172]。严重应激反应的身体不适症状导致个体出现严重问题，或面对突如其来的应激事件时表现出过度反应，则称之为应激性紊乱[147]。在轨医疗主管必须认识到乘员在遇到应激事件时不愿意报告自身反应。应激性紊乱是最常见精神病学诊断之一，在任何年龄段均可能发生[173]。

在遇到突如其来应激事件时，一些个体表现出抑郁症状和工作动机下降，而其他一些人则表现出孤僻或易怒。如果发生自己亲人或亲密朋友逝去的严重事件，则表现出悲伤反应，正如发生在礼炮号和 NASA -和平号任务中的事件。另外一些表现出抑郁症状的个体也会产生新的身体不适症状，或者出现比平常更为严重的身体不适反应[137]。

在 1997 年 6 月 25 日俄罗斯进步号补给飞船与俄罗斯和平号空间站发生碰撞事件之后，对乘组指令长进行的例行身体检查评估，证实其心律发生了改变。俄罗斯医学小组认为这是碰撞之后严重心理应激导致身体改变的结果[2]。显而易见，应激不只是改变个体对疾病的感知，也能诱导出身体的改变。负性人格特质的增强也反映个体应激反应的增加。这使个体在飞行前表现出人格特质过度反应，包括情绪不稳定、个人能力过高估计、与地面乘员或其他乘员交流时不友好反应、对工作-休息制度表现出消极反应、情绪波动等。应激导致的这些负性反应将损伤其正常工作能力和人际关系，按照美国诊断标准术语，称之为应激性紊乱症。

（2）应对方法

针对应激性紊乱症，俄罗斯医学小组在与乘员交流中制定了有效应对方法，包括：鼓励广泛应用心理支持措施、建议严格遵守工作-休息制度，以及对乘员在工作中的失误、差错及违规予以正式告知[46,94]。应对措施是鼓励乘员讨论应激事件的体会，努力帮助乘员开发选择性策略以应对不良事件；与地面行为健康专家进行通话交流，这对乘员有帮助，但是这种帮助程度取决于乘员与地面行为健康专家在飞行前建立的关系[61]。

19.9.7　急性精神病的处置

因为在精神病急诊室所有患者中 40%需要住院[97]，一旦在航天飞行中乘员出现精神异常反应将是一个应重点关注的问题，所以在轨医疗主管和航天医生必须对可能发生的急性精神异常反应保持警觉。急性精神异常反应可能由疾病或药物治疗的副作用所致。在遇到这种情况时，在轨医疗主管应快速控制患者，防止对其他乘员造成损伤。然而，在这种“异常的事件”之前，在轨医疗主管应该制定控制这种病症的行动方案，而不是冒着不能预料发病乘员对其他乘员造成伤害的风险。采取控制措施时需要使用管带对乘员的躯干和四肢进行限制。表 19 - 5[158,159,164-167,174]列出了预计在轨发生急性精神病冲突行为的应对要求[95,96,161,162,167,168]。

表 19 - 5　急性精神病处置要求

表现症状	限制要求	医疗干预	观察
自杀倾向	最小间隔的持续观察	对于焦虑采用地西泮 2.5 mg/12 h； 给予抗抑郁药治疗	精力越充沛越危险； 精神异常越危险

续表

表现症状	限制要求	医疗干预	观察
暴力	给予化学/物理限制	氟哌啶醇 5 mg/12 h 肌注射； 地西泮 5 mg/12 h 肌注射	探查疾病、精神异常、中毒
张力失调 （2%～64%患者给予抗精神病药）	无	苯海拉明 50 mg 肌注射； 减少抗精神病药剂量（如果可能）或停药	反复发作
躁动不安 （21%～75%患者给予抗精神病药）	无	苯海拉明 25 mg，每日 3 次； 心得安 10 mg，每日 3 次； 地西泮 2.5 mg，每日 2 次 减少抗精神病药剂量（如果可能）或停药	反复发作
精神安定药诱发恶性综合征（约 0.2%患者给予抗精神病药）	身体因素	标准盐水 250 mL/h，静脉给予； 地西泮 5 mg/8 h，肌注射； 金刚烷胺 100 mg，每日 2 次； 停止精神安定药； 尽可能保持冷静	尿量下降，持续高热
谵妄	给予化学/物理限制	氟哌啶醇 1 mg/8～12 h，肌注射	疾病、中毒
精神病	给予化学/物理限制	地西泮 5 mg/12 h，肌注射； 氟哌啶醇 5 mg/12 h，肌注射	张力失调、躁动不安、帕金森症、安定药恶性综合征
严重焦虑症	如协同所示	安定 2～5 mg/8 h，肌注射； 地西泮 2.5 mg/12 h，口服	

注：资料来源于卡普兰和萨多克[161,162,167]，凯西[168]，佩里等[95]，阿伯斯等[96]，詹金斯和汉森[174]。

19.10　医疗处置

针对航天员在太空发生行为健康异常的医疗处置，关键点在于确定患者是返回地面治疗还是在轨治疗。航天医生应该协同应对 4 种影响行为健康及人体绩效的因素，使其优化对待。得不到合理治疗的精神病患者常常在工作环境中表现出中到重度功能障碍[175]。因为 50%抑郁患者在开始治疗后 6 个月内恢复，患者对抗抑郁药治疗的反应是决定“继续驻留还是返回地面”的关键因素[153]。给予苯二氮卓类药物治疗后，病情较轻的焦虑症患者很快缓解，而给予抗抑郁药治疗后通常需要 3～4 周才缓解。可以肯定的是给予药物治疗的患者，不是最优秀的乘员。

另一需要考虑的问题是航天医学标准排除了合格乘员在飞行中给予精神病药治疗。因此，决定乘员继续飞行和证实其恢复并赋予在轨职责，需要考虑几个步骤：首先，其他乘员必须能帮助或承担生病乘员的任务职责直到其完全恢复；其次，良好药物反应必须能消除疾病症状；最后，因为在轨评价认知功能可行，可以采用这种方法检验乘员是否已经恢复到基本精神活动水平。

在飞行前，针对可以自愈或快速恢复的乘员，不必将其从任务乘组中剔除。然而，如果乘员病情不允许其完成需要完成的训练，有可能将其从任务乘组中剔除。是否恢复飞行乘组乘员岗位取决于对药物治疗的反应，如果在停药后 6～24 个月能保持良好功能状态，可以给予恢复飞行岗位的机会。幸运的是，航天员具有优秀应对能力、超强适应能力以及动机，这对行为健康的治疗十分有利[176-178]。在一项对住院的精神异常军队飞行员研究结果（7 年）显示，65%患者恢复到能执行飞行任务的状态[15]。在飞行后，延迟换发飞行许可证是合理的，直到其预后良好。牢记 4 个能影响行为健康和人体绩效的因素，航天医生努力工作使这些因素最优化，对每一乘员创造一个积极结果。

19.11　结论

本章回顾了导致乘员行为健康和绩效问题的重要风险，包括：航天环境影响、行为异常反应、行为健康疾患，以及预防、监测、诊断和医疗处置策略。阐述的 4 种因素模型为航天医生认识这些问题和设计干预措施提供了一种有效的方法。在此模型中的 4 种因素，即心理适应、睡眠及生物节律、人机交互、行为健康，常常是可以区分的独立要素，但是为了保持乘员执行任务的绩效，有时需要综合应用。为了提高和维持乘员执行任务的绩效，需要良好工具来监测这些要素的变化，设计和确定干预措施并验证其有效性。从这个角度考虑，国际空间站是改善和提高这些能力的最佳试验平台。下一步必须在国际空间站上进行体验，因为在这 4 个要素领域，空间探索任务需要性能更加良好的工具来证实诊断、应用预防性措施，以及检验应对手段的不足。

在应对航天飞行任务的挑战中，已知存在许多明显应激因素，假如本章不能明确描述航天飞行对乘员行为健康的积极影响，则内容将不完整。在一项对执行航天飞行一年以上的航天员研究中，采集着陆后 2～3 年数据进行分析，结果显示：航天员情绪稳定性、自信心、自我评价以及人际间解决问题的能力均明显提高[46]。在经过南极冬季体验后的人群中，同样提高了自身健康状态，与对照组相比，很少出现生病/住院情况，在执行任务后更加自信、更加坚强[129]。航天医生和航天飞行乘员协同努力以应对已知的应激情况，不仅维持在轨乘员行为健康和良好绩效，而且能使航天任务的积极行为健康效益最大化。

参考文献

[1] Blagov D, Bogdashevskiy R, Myasnikov VI, Kozarenko O, Bronnikov SV. Experts discuss psychological support measures for cosmonauts. Moscow Literaturnaya Gazeta 4 Jan 1989.

[2] Kanas N. Psychiatric issues affecting long - duration space missions. Aviat Space Environ Med 1998; 69: 1211 - 1216.

[3] The Associated Press. Blaha candid about battling depression during early days aboard Mir. Gannett Publishing: Florida Today 3 Mar 1997.

[4] Isachenkov V. Psychologist says Mir is sweatshop. Isvestia 22 Oct 97.

[5] Davis JR. Medical issues for a mission to Mars. Aviat Space Environ Med 1999; 70: 162 - 168.

[6] Nicogossian AE, Pool SL, Uri JJ. Historical perspectives. In: Nicogossian AE, Huntoon CL, Pool SL (eds.), Space Physiology and Medicine. 3rd edn. Philadelphia, PA: Lea & Febiger; 1994: 3 - 49.

[7] Billica RD, Simmons SC, Mathes KL, et al. Perception of medical risk of space flight. Aviat Space Environ Med 1996; 67: 467 - 473.

[8] Adams RR, Jones DR. The healthy motivation to fly: No psychiatric diagnosis. Aviat Space Environ Med 1987; 58: 350 - 354.

[9] Fine PM, Hartman BO. Psychiatric strengths and weaknesses of typical Air Force pilots. 1968. SAM - TR - 68 - 121.

[10] Flynn CF, Sipes WE, Grosenbach MJ, Ellsworth J. Top performer survey: Computerized psychological assessment in aircrew. Aviat Space Environ Med 1994; 65: A39 - A44.

[11] Jones DR. Flying and danger, joy and fear. Aviat Space Environ Med 1986; 57: 131 - 136.

[12] Santy PA. Choosing the Right Stuff: The Psychological Selection of Astronauts and Cosmonauts. Westport, CT: Praeger; 1994.

[13] Picano JJ. Personality types among experienced military pilots. Aviat Space Environ Med 1991; 62: 517 - 520.

[14] Ashman A, Telfer R. Personality profiles of pilots. Aviat Space Environ Med 1983; 54: 940 - 943.

[15] Flynn CF, McGlohn S, Miles RE. Occupational outcome in military aviators after psychiatric hospitalization. Aviat Space Environ Med 1996; 67: 8 - 13.

[16] Bailey DA, Gilleran LG, Merchant PG. Waivers for disqualifying medical conditions in US naval aviation personnel. Aviat Space Environ Med 1995; 66: 401 - 407.

[17] Senechal PK, Traweek AC. The aviator psychology program at RAF Upper Heyford. Aviat Space Environ Med 1988; 59: 973 - 975.

[18] Russell JC, Davis AW. Alcohol rehabilitation of airline pilots. Oklahoma City, OK: FAA, Oct 1985; DOT/FAA - AM - 85.

[19] Flynn CF, Sturges MS, Swarsen RJ, et al. Alcoholism and treatment in airline aviators: One

company's results. Aviat Space Environ Med 1993; 64: 314 - 318.

[20] Horowitz MJ. Stress - response syndromes: A review of posttraumatic and adjustment disorders. Hosp Community Psychiatry 1986; 37: 241 - 249.

[21] Klein WB. A survey of the flight surgeon's rapport with pilots. Aviat Space Environ Med 1995; 66: 15 - 19.

[22] Raymond MW, Moser R. Aviators at risk. Aviat Space Environ Med 1995; 66: 35 - 39.

[23] Rigg RC, Cosgrove MP. Aircrew wives and the intermittent husband syndrome. Aviat Space Environ Med 1994; 65: 654 - 660.

[24] Sloan SJ, Cooper CL. Stress coping strategies in commercial airline pilots. J Occup Med 1986; 28: 49 - 52.

[25] Flinn DE. Psychiatric factors in astronaut selection. In: Flaherty BE (ed.), Psychological Aspects of Space Flight. New York, NY: Columbia University Press; 1961.

[26] Alkov RA, Gaynor JA, Borowsky MS. Pilot error as a symptom of inadequate stress coping. Aviat Space Environ Med 1985; 57: 244 - 247.

[27] Luna TD, French J, Mitcha JL. A study of USAF air traffic controller shift work: Sleep, fatigue, activity, and mood analyses. Aviat Space Environ Med 1997; 68: 18 - 23.

[28] Luna TD. Air traffic controller shift work: What are the implications for aviation safety? Aviat Space Environ Med 1997; 68: 69 - 79.

[29] Caldwell JA. Fatigue in the aviation environment: An overview of the causes and effects as well as recommended countermeasures. Aviat Space Environ Med 1997; 68: 932 - 938.

[30] Rosekind MR, Gander PH, Miller DL, et al. Fatigue in operational settings: Examples from the aviation environment. Hum Factors 1994; 36: 327 - 338.

[31] Mitler MM, Carskadon MA, Czeisler CA, et al. Catastrophes, sleep, and public policy: Consensus report. Sleep 1988; 11: 100 - 109.

[32] Dinges D, Kribbs N. Performing while sleepy: Effects of experimentally induced sleepiness. In: Monk T (ed.), Sleep, Sleepiness and Performance. New York, NY: John Wiley & Sons; 1991.

[33] Monk T, Buysse D, Reynolds C, et al. Rhythmic vs. homeostatic influences on mood, activation, and performance in young and old men. J Gerontol 1992; 47: P221 - 227.

[34] Williams D, Flynn C. Cross - cultural considerations for long - duration space flight. Presented at the 50th International Astronautical Congress, Amsterdam, 4 - 8 Oct 1999. IAF/IAA - 99 - G. 3. 01.

[35] Helmreich RL, Merritt AC. Culture at Work in Aviation and Medicine: National, Organizational and Professional Influences. Hants, England: Ashgate Publishing Ltd; 1999.

[36] Kanas N, Weiss DS, Marmar CR. Crew member interactions during a Mir space station simulation. Aviat Space Environ Med 1996; 67: 969 - 975.

[37] Gushin VI, Efimov VA, Smirnova TM, et al. Subjects' perception of the crew interaction dynamics under prolonged isolation. Aviat Space Environ Med 1998; 69: 556 - 561.

[38] Santy P, Holland AW, Looper L, et al. Multicultural factors in the space environment: Results of an international shuttle crew debrief. Aviat Space Environ Med 1993; 64: 196 - 200.

[39] Sandal G, Vaernes R, Bergan T, et al. Psychological reactions during polar expedition and isolation in hyperbaric chambers. Aviat Space Environ Med 1996; 67: 227 - 234.

[40] Harrison AA, Clearwater YA, McKay CP. The human experience in Antarctica: Applications to life in space. Behav Sci 1989; 34: 253－271.

[41] Reynolds RD, Styer DJ, Schlichting CL. Decreased vitamin B－6 status of submariners during prolonged patrol. Am J Clin Nutr 1988; 47: 463－469.

[42] Gushin VI, Kholin SF, Ivanosvsky YR. Soviet psychophysiological investigations of simulated isolation: Some results and prospects. In: Bonting SL (ed.), Advances in Space Biology and Medicine. Vol. 3, European Isolation and Confinement Study. Greenwich, CT: JAI Press Ltd; 1993.

[43] Miasnikov VI. Mental status and work capacity of crewmen at the Salyut 6 space flight base. Kosm Biol Aviakosm Med 1983; 17: 22－25.

[44] Palinkas L, Johnson JC, Boster JS, Houseal M. Longitudinal studies of behavior and performance during a winter at the South Pole. Aviat Space Environ Med 1998; 69: 73－77.

[45] Strange RE, Klein WJ. Emotional and social adjustment of recent U. S. winter－over parties in isolated Antarctic stations. In: Edholm OG, Gunderson EKE (eds.), Polar Human Biology: Proceedings of the SCAR/IUPS/IUBS Symposium on Human Biology and Medicine in the Antarctic. Chicago: Heinemann; 1974.

[46] Myasnikov VI, Zamaletdinov IS. Psychological states and group interactions of crew members in flight. In: Leach Huntoon CS, Antipov AA, Grigoriev AI (eds.), Humans in Spaceflight. Vol. 3, Book 2. Reston, VA: American Institute of Aeronautics and Astronautics; 1996: 419－432. Nicogossian AE, Mohler SR, Gazenko OG, Grigoriev AI (series eds.) Space Biology and Medicine.

[47] Rivolier J, Bachelard CL. Analogies between living conditions at Antarctic scientific base and on a space station. European Manned Space Infrastructure (EMSI) Program, unnumbered report from the European Space Agency; 1987.

[48] Kanas N. Psychosocial factors affecting simulated and actual space missions. Aviat Space Environ Med 1985; 56: 806－811.

[49] Sandal GM, Vaernes R, Ursin H. Crew compatibility and interaction. In: Bonting SL (ed.), Advances in Space Biology and Medicine. Vol. 5. Greenwich, CT: JAI Press Inc; 1996.

[50] Walford RL, Bechtel R, MacCallum T, et al. Biospheric medicine as viewed from the two－year first closure of Biosphere 2. Aviat Space Environ Med 1996; 67: 609－617.

[51] Palinkas LA. Psychosocial effects of adjustment in Antarctica: Lessons for long－duration spaceflight. J Spacecr 1990; 27: 471－477.

[52] Gundel A, Polyakov VV, Zulley J. The alteration of human sleep and circadian rhythms during spaceflight. J Sleep Res 1997; 6: 1－8.

[53] Monk TH, Buysse DJ, Billy BD, et al. Sleep and circadian rhythms in four orbiting astronauts. J Biol Rhythms 1998; 13: 188－201.

[54] Frost JD, Shumate WH, Salamy JG, et al. Experiment M133. Sleep monitoring on Skylab. In: Johnston RS, Dietlein LF, eds. Biomedical Results from Skylab. Washington, DC: NASA Scientific and Technical Information Office; 1977: 113－126. NASA SP－377.

[55] Stampi C. Sleep and circadian rhythms in space. J Clin Pharmacol 1994; 34: 518－534.

[56] Tobler I, Borbely AA. 24－hour assessment of rest/activity and sleep/wakefulness: Comparison of

subjective and objective measures. In: Bonting SL (ed.), Advances in Space Biology and Medicine. Vol. 3, European Isolation and Confinement Study. Greenwich, CT: JAI Press Ltd; 1993.

[57] Sauer J, Hockey RJ, Wastell DG. Performance evaluation in analog space environments: Adaptation during an 8 - month Antarctic wintering - over expedition. Aviat Space Environ Med 1999; 70: 230 - 235.

[58] Gushin VI, Efimov VA, Smirnova TM. Work capability during isolation. In: Bonting SL (ed.), Advances in Space Biology and Medicine. Vol. 5. Greenwich CT: JAI Press Inc; 1996.

[59] Sauer J, Hockey RJ, Wastell DG. Maintenance of complex performance during a 135 - day spaceflight simulation. Aviat Space Environ Med 1999; 70: 236 - 244.

[60] Jones DG, Endsley MR. Sources of situation awareness errors in aviation. Aviat Space Environ Med 1996; 67: 507 - 512.

[61] Gushin VI, Zaprisa NS, Kolinitchenko TB, et al. Content analysis of the crew communication with external communicants under prolonged isolation. Aviat Space Environ Med 1997; 68: 1093 - 1098.

[62] Hordinsky JR. Skylab crew health—crew surgeons' reports. In: Johnston RS, Dietlein LR (eds.), Biomedical Results From Skylab. Washington, DC: NASA Scientific and Technical Information Office; 1977: 30 - 34. NASA SP - 377.

[63] Gunderson EKE. Mental health problems in Antarctica. Arch Environ Health 1968; 17: 558 - 564.

[64] Blount BW, Curry A Jr. Family separations in the military. Mil Med 1992; 157: 76 - 80.

[65] Kelley ML. The effects of military - induced separation on family factors and child behavior. Am J Orthopsychiatry 1994; 64: 103 - 111.

[66] Rabb DD, Baumer RJ, Wieseler NA. Counseling Army reservists and their families during Operation Desert Shield/Storm. Comm Ment Hlth J 1993; 29: 441 - 447.

[67] Black WG Jr. Military - induced family separation: A stress reduction intervention. Soc Work 1993; 38: 273 - 280.

[68] Weybrew BB, Noddin EM. Psychiatric aspects of adaptation to long submarine missions. Aviat Space Environ Med 1979; 50: 575 - 580.

[69] Benke T, Koserenko O, Gerstenbrand F, Watson N. COGIMIR—a study of cognitive functions in microgravity. In: Proceedings of Satellite Symposium 4, Columbus 8 from the International Space Year Conference. Munich, Germany: 30 Mar to 4 Apr 1992.

[70] Manzey D, Lorenz B, Poljakov V. Mental performance in extreme environments: Results from a performance monitoring study during a 438 - day spaceflight. Ergonomics 1998; 41: 537 - 559.

[71] Eddy DR, Schiflett SG, Schlegel RE, Shebab RL. Cognitive performance aboard the Life and Microgravity Spacelab. Acta Astronautica 1998; 43: 193 - 210.

[72] Newbert AG. Changes in the central nervous system and their clinical correlates during long term spaceflight. Aviat Space Environ Med 1994; 65: 562 - 572.

[73] Grigoriev AI, Egorov AD. Medical monitoring on long - term space Missions. In: Bonting SL (ed.), Advances in Space Biology and Medicine. Vol. 6. Greenwich, CT: JAI Press Inc; 1997.

[74] Miner AC. The effects of confinement, social isolation, and diurnal disruption on crew adjustment and performance in longduration space missions. Washington, DC: NASA; Feb; 1989. T - 1082K.

[75] Leone G, Lipshits M, Matsakis Y, et al. Influence of weightlessness upon mental rotation and

detection of bilateral symmetry. Proceedings of the 5th European Symposium on Life Sciences Research in Space, Arcachon, France, 26 Sept - 1 Oct 1993.

[76] Ioseliani KK, Khisambeyev SR. Predicting mental performance of cosmonauts on long - term flights. Presented at the Scientific Council on Space Biology and Physiology, Moscow, Russia, 19 - 21 June 1990.

[77] Manzey D, Lorenz B, Schiewe A, et al. Dual task performance and space: Results from a single case study during a short - term space mission. Hum Factors 1995; 37: 667 - 681.

[78] Kessler RC, Mcgonagle KA, Zhao S, et al. Lifetime and 12 - month prevalence of DSM - III - R psychiatric disorders in the United States: Results from the national comorbidity survey. Arch Gen Psychiatr 1994; 51: 8 - 19.

[79] Robins LN, Helzer JE, Weissman MM, et al. Lifetime prevalence of specific psychiatric disorders in three sites. Arch Gen Psychiatr 1984; 41: 949 - 958.

[80] Weissman MM, Bland RC, Canino GJ, et al. Cross - national epidemiology of major depression and bipolar disorder. JAMA 1996; 276: 293 - 299.

[81] Burke KC, Burke JD Jr, Regier DA, et al. Age of onset of selected mental disorders in five community populations. Arch Gen Psychiatr 1990; 47: 511 - 518.

[82] Luczak H. Work under extreme conditions. Ergonomics 1991; 34: 687 - 720.

[83] Rose RM, Fogg LF, Helmreich RL, McFadden TJ. Psychological predictors of astronaut effectiveness. Aviat Space Environ Med 1994; 65: 910 - 915.

[84] McFadden TJ, Helmreich RL, Rose RM, et al. Predicting astronaut effectiveness: A multivariate approach. Aviat Space Environ Med 1994; 65: 904 - 909.

[85] Holland AW. NASA investigations of isolated and confined environments. In: Bonting SL (ed.), Advances in Space Biology and Medicine. Vol. 3, European Isolation and Confinement Study. Greenwich CT: JAI Press Ltd; 1993.

[86] Garshnek V. Soviet space flight: The human element. Aviat Space Environ Med 1989; 60: 695 - 705.

[87] Fassbender C, Goeters KM. Psychological evaluation of European astronaut applications: Results of the 1991 selection campaign. Aviat Space Environ Med 1994; 65: 925 - 929.

[88] Manzey D, Schiewe A, Fassbender C. Psychological countermeasures for extended manned spaceflights. Acta Astronautica 1995; 35: 339 - 361.

[89] Bluth BJ, Helppie M. Soviet Space Stations as Analogs, 2nd edn. Washington, DC: NASA Headquarters; Aug 1986. NASA Grant NAGW - 659.

[90] Manzey D, Hormann HJ, Fassbender C, Schiewe A. Implementing human factors training for space crews. Earth Space Rev 1995; 4: 24 - 27.

[91] Gazenko OG. Man in space: An overview. Aviat Space Environ Med 1983; 54: S3 - S5.

[92] Santy P, Bungo M. Pharmacologic considerations for shuttle astronauts. J Clin Pharmacol 1991; 31: 931 - 933.

[93] Nechaev AP, Myasnikov VI, Stepanova SI. Complex analysis of cosmonauts errors. Presented at the 46th International Astronautical Congress, Oslo Norway, Oct 1995. IAF/IAA - 95 - G. 3. 06.

[94] Aleksandrovskiy YA, Novikov MA. Psychological prophylaxis and treatments for space crews. In:

Leach Huntoon CS, Antipov AA, Grigoriev AI (eds.), Humans in Spaceflight. Vol. 3, Book 2. Reston, VA: American Institute of Aeronautics and Astronautics; 1996: 433 - 443. Nicogossian AE, Mohler SR, Gazenko OG, Grigoriev AI (series eds.) Space Biology and Medicine.

[95] Perry PJ, Alexander B, Liskow BI. Psychotropic Drug Handbook, 7th edn. Washington, DC: American Psychiatric Press, Inc; 1997.

[96] Albers LJ, Hahn RK, Reist C. Current Clinical Strategies: Handbook of Psychiatric Drugs. 1998 - 1999 edn. Laguna Hills, CA: Current Clinical Strategies Publishing, Inc; 1999.

[97] Jenkins SC, Hansen MR. A Pocket Reference for Psychiatrists. 2nd ed. Washington, DC: American Psychiatric Press, Inc; 1995.

[98] Kales A, Scharf MB, Kales JD, et al. Rebound insomnia: A potential hazard following withdrawal of certain benzodiazepines. JAMA 1979; 241: 1692 - 1695.

[99] Mendelson WB. Efficacy of melatonin as a hypnotic agent. J Biol Rhythms 1997; 12: 651 - 656.

[100] Shappell SA, Wiegmann DA. U. S. Naval aviation mishaps, 1977 - 92: Differences between single - and dual - piloted aircraft. Aviat Space Environ Med 1996; 67: 65 - 69.

[101] Knapp CJ, Johnson R. F - 16 Class A mishaps in the U. S. Air Force, 1975 through 1993. Aviat Space Environ Med 1996; 67: 777 - 783.

[102] Suter AH. The effects of noise on performance. Aberdeen Proving Ground, MD: US Army Engineering Laboratory; 1989. TM 3 to 89.

[103] Gomes LMP, Pimenta AJFM, Castelo BNAA. The effects of occupational exposure to low - frequency noise on cognition. Aviat Space Environ Med 1999; 70: A115 - A118.

[104] Razmijou S. Mental workload in heat: Toward a framework for analyses of stress states. Aviat Space Environ Med 1996; 67: 530 - 538.

[105] Fitts PM. Skill maintenance under adverse conditions. In: Flaherty BE (ed.), Psychological Aspects of Space Flight. New York, NY: Columbia University Press; 1961.

[106] Cohen D, Wherry RJ, Glenn F. The analysis of workload predictions generated by multiple resource theory. Aviat Space Environ Med 1996; 67: 139 - 145.

[107] Brenner M, Doherty T, Shipp T. Speech measures indicating workload in demand. Aviat Space Environ Med 1994; 65: 21 - 26.

[108] Jorna PGAM. Heart rate and workload variations in actual and simulated flight. Ergonomics 1993; 36: 1043 - 1054.

[109] Roscoe AH. Heart rate as a psychophysiological measure for inflight workload assessment. Ergonomics 1993; 36: 1055 - 1062.

[110] Hankins TC, Wilson GF. A comparison of heart rate, eye activity, EEG, and subjective measures of pilot mental workload during flight. Aviat Space Environ Med 1998; 69: 360 - 367.

[111] Wilson GF, Fullenkamp P, Davis I. Evoked potential, cardiac, blink and respiration measures of pilot workload in air - toground missions. Aviat Space Environ Med 1994; 65: 100 - 105.

[112] Leach C, Cintron NM. Endocrine system and fluid and electrolyte balance. In: Talbot JM, Genin AM (eds.), Space Medicine and Biotechnology. Vol. 3. Washington, DC: NASA Scientific and Technical Information Office; 1975. Calvin M, Gazenko OG (series eds.) Foundations of Space Biology and Medicine.

[113] Leach CS, Cintron NM, Krauhs JM. Metabolic changes observed in astronauts. J Clin Pharmacol 1991; 31: 921 - 927.

[114] Charles JB, Lathers CM. Cardiovascular adaptation to spaceflight. J Clin Pharmacol 1991; 31: 1010 - 1023.

[115] Nicogossian AE, Sawin CF, Huntoon CL. Overall physiologic response to space flight. In: Nicogossian AE, Huntoon CL, Pool SL (eds.), Space Physiology and Medicine. 3rd edn. Philadelphia, PA: Lea & Febiger; 1994: 213 - 227.

[116] Handcock P, Caird JK. Predicting effects of interactive stresses on human performance during long - duration space operations. Presented at the AIAA Space Programs and Technologies Conference, Huntsville, AL, 25 - 28 Sept 1990.

[117] Vaernes R, Bergan T, Warncke M, et al. Workload and stress: Effects on psychosomatic and psychobiological reaction patterns. In: Bonting SL (ed.), Advances in Space Biology and Medicine. Vol. 3, European Isolation and Confinement Study. Greenwich, CT: Jai Press Ltd; 1993.

[118] Vaernes RJ. Lessons learned from ISEMSI and EXEMSI. In: Bonting SL. Advances in Space Biology and Medicine. Vol. 5. Greenwich, CT: JAI Press Inc; 1996.

[119] Takla NK, Koffman R, Bailey DA. Combat stress, combat fatigue, and psychiatric disability in aircrew. Aviat Space Environ Med 1994; 65: 858 - 865.

[120] Gould D, Udry E. Psychological skills for enhancing performance: Arousal regulation strategies. Med Sci Sports Exerc 1994; 26: 478 - 485.

[121] Zorrilla EP, Redei E, DeRubeis RJ. Reduced cytokine levels and T - cell function in healthy males: Relation to individual differences in subclinical anxiety. Brain Behav Immunol 1994; 8: 293 - 312.

[122] Noponen M, Sanfilip M, Samanich K, et al. Elevated PLA2 activity in schizophrenics and other psychiatric patients. Biol Psychiatr 1993; 34: 641 - 649.

[123] Ribeiro SC, Tandon R, Grunhaus L, et al. The DST as a predictor of outcome in depression: A meta - analysis. Am J Psychiatr 1993; 150: 1618 - 1629.

[124] Kaplan HI, Sadock BJ. Laboratory tests in psychiatry. In: Kaplan HI, Sadock BJ (eds.) Synopsis of Psychiatry: Behavioral Sciences/Clinical Psychiatry. 8th edn. Baltimore, MD: Williams & Wilkins; 1998: Chapter 7. 2.

[125] Parsa BB, Kapadia AS. Stress and Air Force aviators facing the combat environment. Aviat Space Environ Med 1997; 68: 1088 - 1092.

[126] Engel GL. The clinical application of the biopsychosocial model. Am J Psychiatr 1980; 137: 535 - 544.

[127] Holmes T. Life situations, emotions, and disease. Psychosomatics 1978; 19: 747 - 754.

[128] Nardini JE, Herrmann RS, Rasmussen JE. Navy psychiatric assessment program in the Antarctic. Am J Psychiatr 1962; 119: 97 - 105.

[129] Palinkas LA, Suedfeld P, Glogower F, et al. Some historical and scientific considerations of the psychological issues about living in the Antarctic environment. Travel Medicine International 1995; 3: 99 - 106.

[130] Santy PA, Holland A, Faulk DM. Psychiatric diagnoses in a group of astronaut applicants. Aviat Space Environ Med 1991; 62: 969 - 973.

[131] Berry CA. Medical care of space crews (medical care, equipment, and prophylaxis). In: Talbot JM, Genin AM (eds.), Space Medicine and Biotechnology. Vol. 3. Washington, DC: NASA Scientific and Technical Information Office; 1975. Calvin M, Gazenko OG (series eds.) Foundations of Space Biology and Medicine.

[132] Endo T, Ohbayashi S, Yumikura S, et al. Astronaut psychiatric selection procedures: A Japanese experience. Aviat Space Environ Med 1994; 65: 916 - 919.

[133] Santy PA, Endicott J, Jones DR, et al. Results of a structured psychiatric interview to evaluate NASA astronaut candidates. Mil Med 1993; 158: 5 - 9.

[134] Flinn DE, Hartman BO, Powell DH, et al. Psychiatric and psychological evaluation. In: Lamb LE (ed.), Aeromedical Evaluation for Space Pilots. Brooks Air Force Base, Texas: USAF School of Aerospace Medicine; July 1963.

[135] Christen BR, Moore JL. A descriptive analysis of "not aeronautically adaptable" dispositions in the US Navy. Aviat Space Environ Med 1998; 69: 1071 - 1075.

[136] Horwath E, Johnson J, Klerman GL, et al. Depressive symptoms as relative and attributable risk factors for first - onset major depression. Arch Gen Psychiatr 1992; 49: 817 - 823.

[137] Santy PA. Psychiatric components of a health maintenance facility (HMF) on space station. Aviat Space Environ Med 1987; 58: 1219 - 1224.

[138] Artal M, Sherman C. Exercise against depression. Phys Sportsmed 1998; 26: 55 - 60.

[139] Byrne A, Byrne DG. The effect of exercise on depression, anxiety and other mood states: A review. J Psychosom Res 1993; 37: 565 - 574.

[140] Rothchild E. Telepsychiatry: Why do it? Psychiatric Annals 1999; 29: 394 - 401.

[141] Hilty DM, Servis ME, Nesbitt TS, et al. The use of telemedicine to provide consultation - liaison service to the primary care setting. Psychiatric Annals 1999; 29: 421 - 427.

[142] Christensen JM, Talbot JM. A review of the psychological aspects of space flight. Aviat Space Environ Med 1986; 57: 203 - 212.

[143] Connors MM, Harrison AA, Akins FR. Crises. In: Living Aloft: Human Requirements for Extended Spaceflight. Washington, DC: NASA Scientific and Technical Information Branch; 1985: Chapter VII.

[144] Lin TY. Neurasthenia revisited: Its place in modern psychiatry. Psychiatric Annals 1992; 22: 173 - 187.

[145] Gouliaev AH, Senning A. Piracetam and other structurally related nootropics. Brain Res Rev 1994; 19: 180 - 222.

[146] Neznamov GG, Morozov IS, Barchukov VG, et al. The therapeutic efficacy and the effect of gidazepam and fenazepam on the psychophysiological status and on the performance of operators with mental disorders at a neurotic level. Eksp Klin Farmakol 1997; 60: 17 - 21.

[147] American Psychiatric Association. Diagnostic and Statistical Manual of Mental Disorders. 4th edn. Washington, DC: American Psychiatric Association; 1994.

[148] Kaplan HI, Sadock BJ. Mood disorders. In: Kaplan HI, Sadock BJ (eds.), Synopsis of Psychiatry: Behavioral Sciences/Clinical Psychiatry. 8th edn. Baltimore, MD: Williams & Wilkins; 1998: Chapter 15.

[149] Horst WD, Preskorn SH. The role of benzodiazepines in the treatment of psychotic disorders. Psychiatric Annals 1993; 23: 317 - 324.

[150] Janicak PG, Levy NA. Rational copharmacy for acute mania. Psychiatric Annals 1998; 28: 204 - 212.

[151] Cassem NH. Depression. In: Hackett TP, Cassem NH (eds.), Massachusetts General Hospital Handbook of General Psychiatry. 2nd edn. Littleton, MA: PSG Publishing Company, Inc; 1987: Chapter 12.

[152] Kovacs M. The course of childhood - onset depressive disorders. Psychiatric Annals 1996; 26: 326 - 330.

[153] Keller MB, Lavori PW, Mueller TI, et al. Time to recovery, chronicity, and levels of psychopathology in major depression. a 5 - year prospective follow - up of 431 subjects. Arch Gen Psychiatr 1992; 49: 809 - 816.

[154] Pies RW. Medical "mimics" of depression. Psychiatric Annals 1994; 24: 519 - 520.

[155] Chan CH, Janicak PG, Davis J. Response of psychotic and nonpsychotic depressed patients to tricyclic antidepressants. J Clin Psychiatr 1987; 48: 197 - 200.

[156] Busch KA, Clark DC, Fawcett J, et al. Clinical features of inpatient suicide. Psychiatric Annals 1993; 23: 256 - 262.

[157] Clayton PJ. Suicide. Psychiatr Clin North Am 1985; 8: 203 - 214.

[158] Robins E, Murphy GE, Wilkinson RH Jr, et al. Some clinical considerations in the prevention of suicide based on a study of 134 successful suicides. Am J Public Health 1959; 49: 888 - 899.

[159] Barraclough B, Bunch J, Nelson B, et al. A hundred cases of suicide: clinical aspects. Br J Psychiatr 1974; 125: 355 - 373.

[160] Rich CL, Young D, Fowler RC. San Diego suicide study, I: young vs. old subjects. Arch Gen Psychiatr 1986; 43: 577 - 582.

[161] Kaplan HI, Sadock BJ. Brief psychotic disorder. In: Kaplan HI, Sadock BJ, eds. Synopsis of Psychiatry: Behavioral Sciences/Clinical Psychiatry, 8th ed. Baltimore, MD: Williams & Wilkins; 1998: Chapter 14. 5.

[162] Kaplan HI, Sadock BJ. Delirium. In: Kaplan HI, Sadock BJ, eds. Synopsis of Psychiatry: Behavioral Sciences/Clinical Psychiatry, 8th ed. Baltimore, MD: Williams & Wilkins; 1998: Chapter 10. 2.

[163] Andreasen NC. The diagnosis of schizophrenia. Schizophrenia Bulletin 1987; 13: 9 - 22.

[164] Kaplan HI, Sadock BJ. Schizophrenia. In: Kaplan HI, Sadock BJ, eds. Synopsis of Psychiatry: Behavioral Sciences/Clinical Psychiatry, 8th ed. Baltimore, MD: Williams & Wilkins; 1998: Chapter 13.

[165] World Health Organization. The ICD - 10 Classification of Mental and Behavioural Disorders: Diagnostic Criteria for Research. Geneva: World Health Organization; 1993.

[166] Kaplan HI, Sadock BJ. Mental disorders due to a general medical condition. In: Kaplan HI, Sadock BJ, eds. Synopsis of Psychiatry: Behavioral Sciences/Clinical Psychiatry, 8th ed. Baltimore, MD: Williams & Wilkins; 1998: Chapter 10. 5.

[167] Kaplan HI, Sadock BJ. Psychiatric interview, history and mental status examination. In: Kaplan HI, Sadock BJ, eds. Synopsis of Psychiatry: Behavioral Sciences/Clinical Psychiatry, 8th ed. Baltimore, MD: Williams & Wilkins; 1998: Chapter 7. 1.

[168] Casey DE. Neuroleptic drug - induced extrapyramidal syndromes and retardive dyskinesia. Schizophrenia Res 1991; 4: 109 - 120.

[169] American Psychiatric Association. Practice guideline for the treatment of patients with panic disorder. Am J Psychiatr 1998; 155 (Supplement).

[170] Kaplan HI, Sadock BJ. Panic disorder and agoraphobia In: Kaplan HI, Sadock BJ, eds. Synopsis of Psychiatry: Behavioral Sciences/Clinical Psychiatry, 8th ed. Baltimore, MD: Williams & Wilkins; 1998: Chapter 16. 2.

[171] Kaplan HI, Sadock BJ. Psychotherapeutic drugs. In: Kaplan HI, Sadock BJ, eds. Synopsis of Psychiatry: Behavioral Sciences/Clinical Psychiatry, 8th ed. Baltimore, MD: Williams & Wilkins; 1998: Chapter 35. 3.

[172] Leach J. Psychological first aid: a practical aide - memoire. Aviat Space Environ Med 1995; 66: 668 - 674.

[173] Kaplan HI, Sadock BJ. Adjustment disorders. In: Kaplan HI, Sadock BJ, eds. Synopsis of Psychiatry: Behavioral Sciences/Clinical Psychiatry, 8th ed. Baltimore, MD: Williams & Wilkins; 1998: Chapter 26.

[174] Jenkins SC, Hansen MR. A Pocket Reference for Psychiatrists. 2nd ed. Washington DC: American Psychiatric Press, Inc; 1995.

[175] Ormel J, VonKorff M, Ustun G, et al. Common mental disorders and disability across cultures: results from the WHO collaborative study on psychological problems in general health care. JAMA 1994; 272: 1741 - 1748.

[176] Tijhuis MA, Peters L, Foets M. An orientation toward helpseeking for emotional problems. Social Science and Medicine 1990; 31: 989 - 995.

[177] Ursano RJ, Hales RE. A review of brief individual psychotherapies. Am J Psychiatr 1986; 143: 1507 - 1517.

[178] Mackenzie KR. Principles of brief intensive psychotherapy. Psychiatric Annals 1991; 21: 398 - 404.

第 20 章　疲劳，睡眠及时间疗法

拉克希米·帕特查（Lakshmi Putcha）
托马斯·H. 马什本（Thomas H. Marshburn）

在人类载人航天历史上，科学家认识到几个航天环境因素可能对人体生理功能和绩效产生不利影响，其中主要关注问题包括昼夜节律紊乱及其导致绩效下降和航天员健康问题等[1]；除了环境因素，比如微重力和超短昼夜节律等外，几个作业因素在航天飞行中已被证实可能引起睡眠紊乱和疲劳[2,3]，包括长时间工作（高负荷效应）、在睡眠-觉醒计划周期内持续偏移（“转移白昼”效应）、相对于地基睡眠时间的阶段性转移睡眠时间（轮班-工作效应）以及周期性噪声干扰等。睡眠及疲劳诱发的安全性危害对美国、俄罗斯航天员以及其地面支持人员产生严重影响。

在当前航天飞行状态下，24 h 工作安排常常与乘员生理和心理节律存在冲突，因此，改变了其适应地面睡眠-觉醒周期的工作-休息周期。尽管这种变化的影响尚不清楚，但本章为评估睡眠/疲劳、航天飞行中行为异常、现场监测、应对睡眠及疲劳等方面的进展进行了概述，以及针对特殊航天飞行问题的风险因素评估进行了阐述，提供了目前和将来长期航天飞行睡眠和疲劳的应对策略。

20.1　睡眠

睡眠是人体极其重要生理功能，人体 24 h 睡眠-觉醒周期是一个复杂主动的生理状态，睡眠常常分为两种不同类型：非快速眼动睡眠（NREM）和快速眼动睡眠(REM)[4]。在人类中，非快速眼动睡眠依据通过多导睡眠记录的特征性人体脑电图又可分为 4 个不同阶段，第 1 阶段表现为最浅睡眠，第 4 阶段表现为最深睡眠。在这 4 个睡眠阶段中，个体睡眠阶段分布受到许多因素的影响，主要因素为年龄和生长发育状态，其他因素也会影响夜晚睡眠阶段的模式，这些因素包括使用药物或饮酒、运动、特殊睡眠干扰等。

通过测量个体脑电图可以将睡眠状态特征化，但是眼动图和肌电图模式也有助于确定睡眠状态。以脑电图确定的睡眠第 1 阶段为最浅睡眠，脑电图表现为 α 节律，特征性 α 波为 8～13 个/秒，显示闭眼放松觉醒状态[5]。睡眠第 1 阶段常常被认为是睡眠前放松过渡状态，其另一个特点表现为缓慢眼球转动。

在非快速眼动睡眠的第 2 阶段，脑电图模式表现出不同的“睡眠纺锤型”和“K 复杂型”。在第 2 阶段眼球不转动，与第 1 阶段的不同在于有较高刺激阈值，这预示着从第 2 阶段开始，需要超过较高刺激阈值才能唤醒。

非快速眼动睡眠的第 3、第 4 阶段统称为慢波阶段。第 3、第 4 阶段脑电图模式表现为 δ 波，与睡眠第 1、第 2 阶段相比，其波幅较高（>75 mV）、频率较低（0.5～2 个/秒）。慢波睡眠常常被认为是最深睡眠，无明显眼球转动。在有关睡眠和梦的百科全书[6]中详细描述了睡眠与脑电图的特点。

出现在非快速眼动睡眠期间的大多数生理性变化，部分原因是自主神经系统转换导致副交感神经占据优势地位。然而，快速眼动睡眠伴随着交感神经活动的增强。在非快速眼动睡眠期间，人体血压下降 5%～15%[7]。观察非快速眼动睡眠和快速眼动睡眠期间觉醒与睡眠状态下的自主神经活动，证实健康男女志愿者心率变异性存在差异。尤其是，由于迷走神经活动降低，导致快速眼动睡眠时交感神经活动增强[8]。在觉醒及睡眠期间的自主神经功能活动依据性别而不同，相对于女性，男性在觉醒状态下迷走张力下降而在快速眼动睡眠期间交感神经活动增强。其他受睡眠影响的生理功能包括：呼吸系统、消化系统、肾脏、内分泌及免疫系统功能，以及温度调节和记忆形成[7]。

人体睡眠和觉醒时间划分已经进化成具有最大灵活性，以保证人体从一种状态平稳过渡到另一种状态。在人体 24 h 昼夜节律期间表现出双节律特点，第 1 个节律为最高水平睡眠出现在凌晨 3～5 点，第 2 个节律为次强水平睡眠出现在下午 3～5 点，下午睡眠与食物消化无关联，但是进餐对其有影响[9]。

在一日 24 h 期间，大多数人需要大约 8 h 睡眠保持其生理功能平衡，而大多数成年人报告睡眠时间为 7～7.5 h/天[10]；睡眠恢复值取决于睡眠时间及其连续性[11]，睡眠需求以及睡眠和觉醒的时间划分随年龄不同而不同。年轻人比成年人需要更多睡眠，睡眠和觉醒的时间划分也有差异，例如老年人多见睡眠中断。

在工业化国家，人们睡眠不足较为常见。我们中大多数长期遭受睡眠剥夺[12,13]；单相睡眠模式即每天进行一个单独睡眠，这是工业化国家特点，纯粹是社会因素所致。双相睡眠节律的存在预示着在每日 24 h 期间至少增加一个睡眠阶段。越来越多证据显示，多相睡眠（如：在 1 天内有多个睡眠时相）更有助于成年人保持状态，而特征性单相睡眠则不能[14]。在一项由国家睡眠协会完成的调查报告[15]中，显示被调查人中 75%报告白天有睡意，其中 32%比较严重。尽管只有 32%报告有严重睡意，且其日常活动受到影响，但是所有被调查者中 82%都认为白天睡意对其工作效率存在负面影响。

一些证据显示人体内存在基本特质，其可以决定个体睡眠促进与觉醒恢复机制之间的平衡。目前，两种不同睡眠特点（睡眠模式）已经得到了确定：睡觉与警觉。具备“睡觉”睡眠模式者能很快入睡，而具备“警觉”睡眠模式者很难入睡，或者保持清醒状态。大量证据支持，睡眠需求少者常常处于警觉状态，夜晚睡眠少，白天也无睡意[16]。个体差异大小与“白天”及“夜晚”特点无关[17]。

睡眠剥夺或睡眠不足的“睡眠应激”对人体绩效的影响复杂，其中，睡眠剥夺损害人体警觉、认知行为和情绪[16]。睡眠剥夺者往往特征性地表现出总体绩效下降，尤其是依赖于前额皮质的认知操作绩效下降明显[18]；然而，单项心理活动行为、身体力量及耐力似乎不受睡眠剥夺的影响[19]。对于睡眠剥夺者而言，零星简短睡眠几乎对人体无恢复价值，实际上与不睡的影响一样[20]。

心血管疾病发病率和事故发生率的增加常常与工作轮班有关[21]。尤其在那些轮班工人中，昼夜节律相关的应激生物变量与工作-睡眠安排之间不一致，可能降低工作效率。在一项研究中，记录 24 h 轮班工人的心电图，结果显示：每周工作轮班［从首班（凌晨 6 点～下午 2 点）到次班（下午 2 点～10 点）再到末班（晚上 10 点～凌晨 6 点）］与 24 h 心脏交感和迷走神经自主调节波动变化有关[21]；在这个研究中，夜班工人心脏交感神经调节指数下降与其出现睡意或警觉降低有关，反过来会导致出现差错和事故[21]，这为夜班工人具有较高的心血管疾病发病率提供了证据[22]。

睡眠不足是航空从业人员的常见现象，也是国家运输和民航安全局关注的问题。通过脑电图、心电图以及主观评价证实了在民航飞行员中睡眠不足可能导致疲劳计分较高，尤其是在那些长途飞行或过夜飞行中[23,24]。自我报告疲劳程度与脑电图、心电图变量的变化一致，尤其在长时间值班或连续夜班飞行的飞行员中，这对其心理和生理活动提出了更高要求[25]。

尽管脑电图是监测睡眠的“金标准”，但是花费比较高，时间较长。调整自身线圈后的加速度传感器，称之为“活动变化记录仪（Actigraphs）”，像腕表佩戴在非常用手上，20 世纪 50 年代开始使用，以监测人体活动。从那以后，已经研制了几款活动变化记录仪，用于监测睡眠[26]。

活动变化记录仪可以连续监测个体的行为动态[26]。在原理上，可以将机体运动特点转换成模拟信号，并可以直接记录或转换成数字信号，长时间储存在电子记忆卡中[27]。活动变化记录仪的运动传感器在其每一次运动时都产生电压信号，这个信号能被各种设置条件过滤或放大，通过记录活动参数可以监测人体外在行为活动的特点。当一个人运动时，其手臂处于运动状态；而其处于睡眠状态时，这种活动相对较少。因此，记录活动参数作为一种间接监测手段，监测和记录其是处于睡眠状态还是清醒状态。现在活动变化记录仪被作为一种研究睡眠、精神行为及时间生物学的工具。

用于评价睡眠是活动变化记录仪的主要用途之一[28]。针对活动变化记录仪的使用，已经研制和改进了几种自主睡眠-觉醒监测算法，经观察显示：其与传统脑电监测密切相关，尽管关联程度取决于具体使用的算法。

在航天飞行中，活动变化记录仪被用作客观监测睡眠的手段。一份最近的研究显示：对于监测睡眠过程中的睡眠时间、效率、觉醒时间等参数而言，活动变化记录仪与多导睡眠记录监测高度相关[29]。然而，在此项研究中，活动变化记录仪不能监测记录到上床与入睡这段时间的时间间隔。

20.1.1 在太空中睡眠

尽管大多属于轶事趣闻，但是现存大量证据支持在微重力下乘员睡眠受到影响的观点。一些乘员描述在睡眠中常常觉醒，睡眠质量较差，所以其使用镇静药物以促进睡眠。即使这样也不能保证宁静的睡眠，导致工作效率下降。据报道在早期飞行任务中，存在睡眠时间持续减少，睡眠延迟增加[30]，据轮双班的乘员报道，存在明显睡眠紊乱[31-33]。

20.1.2　航天飞行及飞行环境

在航天微重力下保证达到宁静入睡的唯一条件是航天员维持仰卧位姿势。在一次飞行任务中，为了保持这样睡眠姿势，航天员使用睡眠束缚机构（如图 20－1 所示）将其固定在睡眠区域，防止其漂浮。在执行双班任务中，航天员睡在避光和隔离噪声的区域。在国际空间站上，航天员睡眠区域除了睡眠外，还可以用作休息和就餐场所（如图 20－2 所示）。

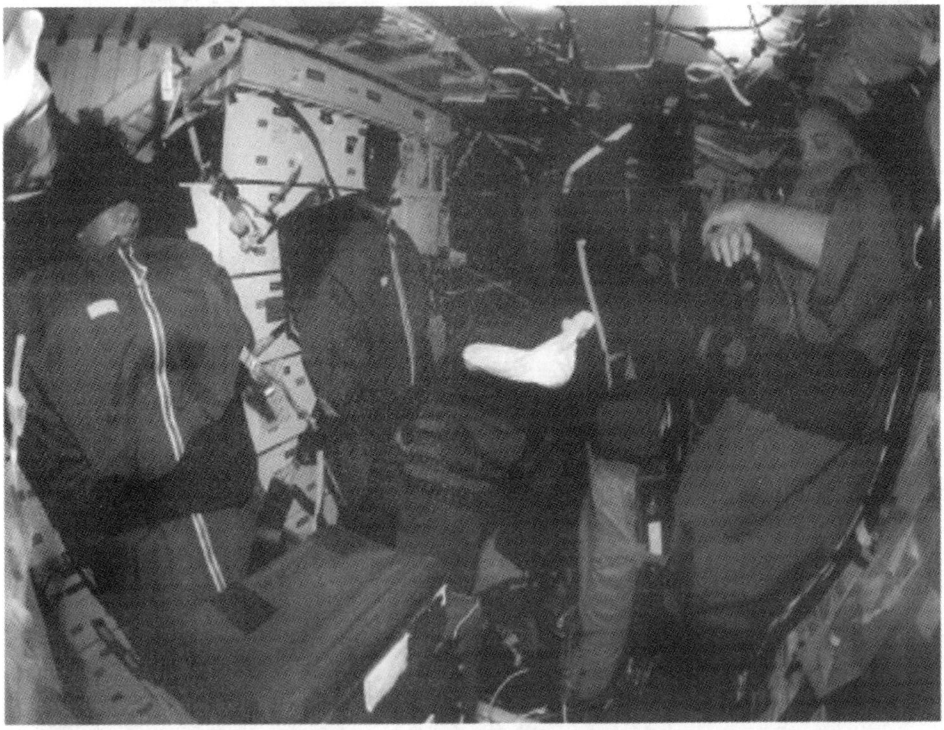

图 20－1　在航天飞机中间舱的睡眠束缚系统和睡眠单元。照片由 NASA 提供

在低轨道航天飞行中，最有可能干扰睡眠和影响操作行为的环境因素包括噪声、短昼-夜周期、温度、狭窄空间以及觉醒-睡眠周期的频繁转换等。在航天飞机任务中，噪声监测结果显示：噪声对任务操作绩效的影响不严重，但是在睡眠时航天员必须使用耳塞[34]。具有飞行经历的航天员在飞行中体会到噪声干扰其注意力、放松状态、睡眠以及语音通话，还有一些航天员报告噪声可能导致其疲劳和头痛。在飞行舱内噪声水平可能达到 63 dBA，认为是三个舱内驻留区中（飞行舱、中间舱、航天员居住舱）最大噪声接受值。在居住舱内即使是最小背景噪声水平，航天员均表示不能接受[34]。在航天飞行中噪声因素，以及其他环境因素如睡眠区域的物理因素等（如：过热、CO_2 聚集、姿势、睡袋舒适性等），共同造成了睡眠区域环境较差。

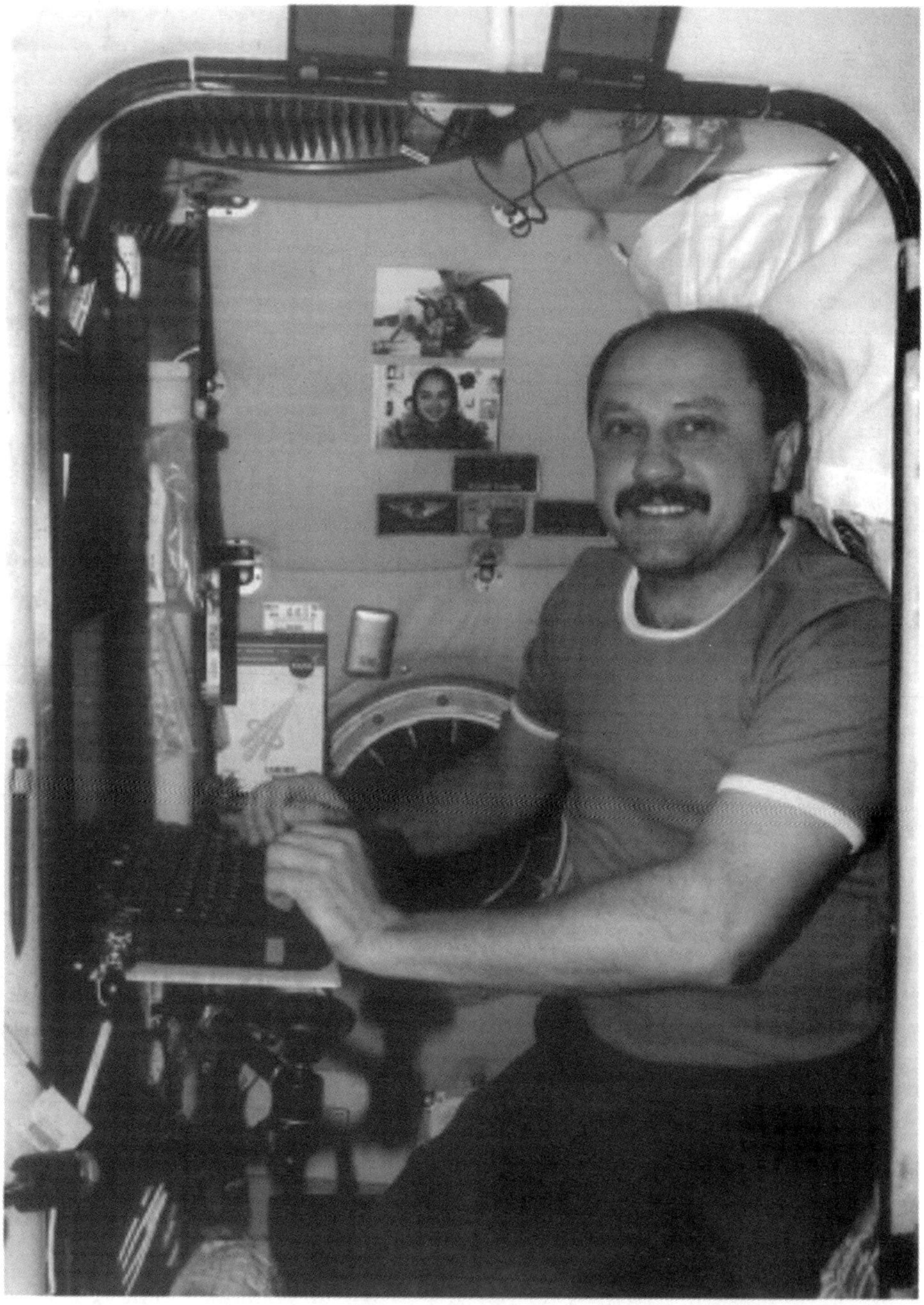

图 20-2　在国际空间站上俄罗斯节段舱内俄罗斯航天员尤里·乌萨乔夫在个人睡眠单元内放松休息。照片由 NASA 提供

模拟空间试验任务睡眠活动制度和工作-休息时间转换的研究结果显示：志愿者觉醒时间增加、睡眠效率指数下降以及昼夜节律不同步化[35,36]。依据这些研究发现，航天医学委员会建议在制定飞行中工作-休息制度时，为了防止睡眠紊乱，应考虑到昼夜节律的周

期性[37]。在一些航天飞行任务中，为了提高效率，航天员分成两组进行工作，按照轮班制度，每组航天员工作和休息交替几个小时分别执行。一项对航天飞行中乘员睡眠的分析表明：与单班工作相比，桑蒂与其同事在双班轮班工作中睡眠时间较短，应用促睡眠药物较多[38]。

在另一项研究中，蒙克及其同事监测了在轨航天飞机 4 名航天员的睡眠和昼夜节律[39]。尽管在飞行任务中 4 名航天员昼夜节律期间的体内核心温度、尿液褪黑素以及皮质醇没有发生明显变化，但与飞行前相比，飞行中总睡眠时间（平均为 6.1 h/d）和 δ 睡眠时间变短。戴克等人报告：在两次连续飞行任务中，5 名航天员睡眠时间（大约为 6.5 h/d）同样下降。

最近，对执行了 44 次飞行任务（飞行时间为 3～17 天）的 239 名航天员医学记录进行了回顾分析，评价了其工作-休息制度和睡眠特点。平均而言，在飞行任务的一天即 24 h 主观“一日”时间内，这些航天员平均睡眠时间为 6.19 h。在所有飞行任务中，执行单班工作制度为 28 次，执行双班轮班工作制度为 16 次。执行单班工作制度的航天员平均睡眠时间为（6.23±0.92）h，执行双班轮班工作制度的航天员平均睡眠时间为（6.13±0.97）h；这些航天员在飞行前进行了灯光辅助的睡眠转换诱导，将在本章后面讨论。

上述所有结果预示着航天员在航天飞行中存在着睡眠负债①，可能导致出现疲劳和工作绩效下降。然而，我们应该记住：飞行中睡眠制度复杂性以及其他因素，如睡眠药物的使用、噪声、睡眠环境不良、工作安排及飞行前每次采用不同的睡眠诱导方案等，限制了有意义的航天飞行睡眠评价。

20.2　疲劳

疲劳是伴随几乎所有疾病的主诉，无论是心理因素还是身体因素，都常常预示着机体出现一些异常反应[41]；疲劳是由于身体和心理综合作用而出现的一种感觉[42]，是个人的主观性自我感觉评价，表现出身体不适、运动和精神活动水平下降、执行任务意愿下降[43]。疲劳是身体机能的一种保护机制，提示人体需要进行休息。人体疲劳评价涉及广泛人体活动状态，包括体能、心理、认知以及精神活动等[41]。

疲劳可能影响人体对信息的处理和反应时间，导致出现误差，进而发生事故[9,44]。尽管确认疲劳为导致事故的关键因素比较困难，但是针对不同运输方式，在考虑发生事故概率时，已经把疲劳作为一种因素来评价。在所有交通运输事故中，疲劳诱发事故的概率从较低水平到较高水平不等，可以高达 1/3。比如，21％航空事故、3.6％严重交通事故、33％火车事故与人的因素有关，尤其是由于疲劳诱发[45]。交通运输业已经把疲劳作为诱发事故的一项主要因素。航空业以及美国空军正在进行系统研究，期望研制出能成功预测行为差错的疲劳模型[46]。

---

①　睡眠负债（Sleep debt），指由于主动限制睡眠时间而造成的睡眠不足。

在实际工作现场，疲劳视为一种单因素变量，即与花费在给定工作量上的总时间有关[47]。然而，最近认识到疲劳实际是来自几种因素的复合作用，这些因素包括睡眠时间及质量、工作轮班、周期性生物节律、药物与饮酒、白天时间等。实际上，周期性生物节律深深地影响了人体的睡眠、觉醒行为和警觉[48-51]。

疲劳也是一种应激反应，但是测试能量消耗（热量输出）和行为能力下降常常与个体疲劳主观感觉不一致，一个意志坚强的人能适当补偿疲劳不适[52]。应激与疲劳关系的复杂性反映个体在性格、应对方式、执行任务能力、精神状态、身体适应能力等方面有差异，同时还涉及到环境舒适性有关因素的影响，如噪声、灯光、温度、湿度等[52,53]。

在执行沙漠盾牌行动任务中，美国空军飞行员发生急性和累积性疲劳或其他应激事件的资料突出显示个体睡眠情况、近期值班周期、主观疲劳水平、计划安排模式、营养、居住环境设施均可能导致出现疲劳和低水平的警觉状态[54]。在该研究中还收集了经过短暂休息后连续两夜长途飞行的飞行员睡眠状态、任务负荷、疲劳及应激等资料。这些飞行员平均减少了 9.3 h 睡眠时间，导致疲劳评分增加，在返回当夜达到较高水平。对其运动水平、脑电活动状态、心率的监测显示：在两个夜晚尤其是第二个夜晚，飞行员表现出嗜睡和低警觉反应。这些结果预示着长时间值班任务安排对人体精神和生理活动提出了更高需求[23]。

在选择最适合研究目的的监测方法中，任何疲劳研究都必须考虑到概念的不同[55]。比如，生理指标包括血压、脉搏、血液学指标（如：全血检测、血液沉淀率等）等，对于早期疲劳不太适合，然而，使用非客观测量——应用问卷或其他主观评价方法对于早期疲劳研究更为有效[56]。

航空飞行医生常常负责对累计飞行时间超过标准限值水平的飞行员进行医学判别。对必须进行长时间飞行任务的飞行员进行疲劳警示和监测以确保执行飞行时的安全[56]。针对飞行员，通过监测其体温、褪黑素分泌、皮质醇水平、运动状态（通过活动变化记录仪监测）、主观感觉等来监测疲劳和周期性生物节律[57]。

20.2.1　航天飞行中疲劳

有关航天飞行中疲劳信息大多从飞行轶事趣闻记录中获取，无论短期还是长期航天飞行，尚未对航天员疲劳进行过系统研究。部分原因是缺乏敏感性监测技术和方法来评价航天飞行中疲劳。一些研究人员已经提出航天员长时间航天飞行的工作负荷与长时间进行运动试验的负荷相似，在这些试验中，运动员受到狭小空间的限制，同时需要保持高的操作绩效，将会出现疲劳和操作绩效下降[58]。如果该结论成立，也许航天员可以应用类似运动员使用过的干预策略和恢复技术来对抗疲劳，以避免出现严重功能障碍。

截止到目前，在美国航天飞行任务中，尚未发生过异常心理反应导致出现严重功能损伤事件。然而，据报道曾发生过短暂的定向障碍、位置错觉、视觉紊乱、失眠以及操作绩效下降等事例[59]。从国际空间站获取实际经验有助于对这类重要航天环境因素进行特征性分析。

20.2.2　周期性生物节律

人体许多内在生理功能都进行着周期性变化。人体生理功能周期性节律包括周期低于 20 h 亚昼夜节律、周期大约为 24 h 昼夜节律、周期超过 28 h 超昼夜节律[60]。

由于地球自转，人体周期性生物节律常常与 24 h/d 同步。白天与黑夜时间比值称为光照期，作为生物节律的主要外在同步因素。位于大脑视交叉上核的内在昼夜节律起搏点与各种生物节律同步调节[51]，每一生物节律具有特征性波形，可以根据波幅（平均值到最大值或最小值之间的距离）、位相（节律时间参考点）、峰值（时间最大值与最小值）以及中位数（平均值）来进行特征化。在一个生物节律周期内，位相转换指节律在其时间参考点的提前或延迟。无论是由于轮班工作或夜西昼东向的飞行，还是主观白天时间长度变化导致的周期性生物节律变化，都称之为去同步化、节律紊乱、时间紊乱以及时差综合征[61]。

20.2.3　周期性生物节律标志物

除了睡眠和警觉外，还有几个重要生理功能表征生物节律规律性，包括胃肠道、心血管、免疫功能、温度调节以及 DNA 的合成（见表 20－1）。甚至出生和死亡似乎也都存在周期性模式——高峰期发生在夜晚[45]。图 20－3 显示了用于监测人体周期性生物节律的生理和生物化学标志物的变化特点。比如，褪黑素和核心体温是反映人体生物钟的“帮手”，常常用来监测人体周期性生物节律的位相和波幅[51]。

表 20－1　人体周期性生物节律影响的器官/系统和功能

器官/系统	功能
肾脏	肾排泄 K^+、Na^+、Cl^-、Ca^{2+}、Mg^{2+}、H_2O、H^+
内分泌系统	皮质醇、生长激素、胰岛素、醛甾酮、泌乳激素、睾酮、促甲状腺素、黄体酮、性腺类固醇、褪黑激素等分泌
胃肠系统	胃酸分泌、肝功能
肺脏系统	支气管痉挛
心血管系统	血压、心输出量、心率、心肌梗塞、心肌缺血
血液系统	白细胞计数、凝血酶、凝血因子
免疫系统	速发型超敏反应、白细胞功能、细菌毒素的解毒作用
其他	温度调节； 水杨酸盐、苯丙胺、磺胺、阿片类、麻醉药、抗组胺和其他药物的代谢； 通过骨髓、肠道细胞合成 DNA； 对化疗和放射疗法的不敏感和敏感性

注：资料来源于克吕格等。

核心体温是监测内在生物钟的常用方法，其可以连续几天进行监测，得到可靠最小温度节律值。人体核心体温昼夜节律变化低值出现在凌晨 3：00 到 5：00 之间，而此时人体警觉、操作绩效及情绪活动均处于最低水平。因此，人体大多数生理系统活动低值出现在午夜 12：00 到凌晨 6：00 之间。

因为能收集和监测褪黑素，这种松果体激素的分泌节律成为内源性人体节律系统的重要标志。尽管褪黑素位相响应曲线没有表现出明显特征，但其位相似乎与核心体温位相大致相反。比如，夜间核心体温下降与褪黑素水平上升相对应，夜间褪黑素峰值与核心体温低值相关联。在灯光诱发位相转移[63]和正常状态下，观察到二者存在紧密关联。在人体周期性节律系统明-暗节律中，可以用褪黑素来监测其慢性和急性变化。

反映人体周期性生物节律的另一常见标志物为皮质醇。尽管人体皮质醇分泌节律在24 h中显示出一系列搏动变化，并未表现出周期性，但是血液循环中皮质醇水平呈现周期性变化，即其峰值出现在早晨，次高峰出现在中午，最低值出现在傍晚[64]；然而，对皮质醇水平的监测容易产生混淆误判，这是因为在应激条件下这种应激对应的荷尔蒙也升高[65]。

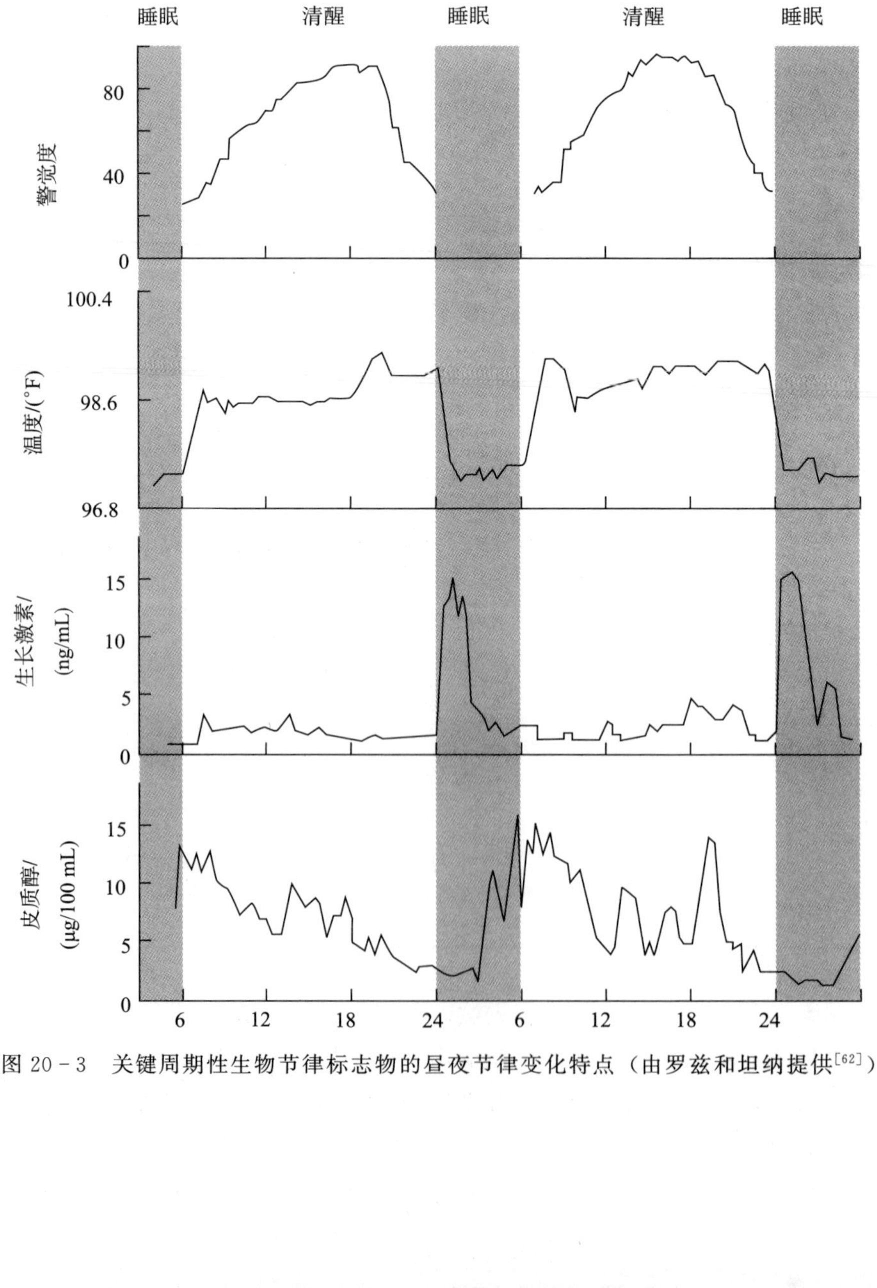

图 20-3　关键周期性生物节律标志物的昼夜节律变化特点（由罗兹和坦纳提供[62]）

20.2.4　航天飞行中周期性生物节律

早期实验研究了航天环境对灵长类动物睡眠-觉醒周期及其行为特点的影响，结果显示：不同参数的周期性生物节律仍然存在，但是微重力环境严重影响了温度调节和昼夜节律的时间[66-68]。地基模拟航天飞行研究（如：卧床试验、头低位卧床以及隔离等）证实了存在周期性生物节律位相转移[69-74]。然而，在大多数这些研究中，运动减少仍是导致这些变化的主要因素。

为了更好地理解在狭小密闭生命保障系统中工作-休息制度与生物节律的相互关系，NASA 进行了两组对照试验，即每组各 8 名健康志愿者在约翰逊航天中心独立舱内及舱外居住 60 或 91 天。在舱内工作时间的光照强度低于舱外基础值（1 000～1 500 lx）50～100 lx，尽管舱外组和舱内组睡眠参数变化没有表现出明显差异，但是舱内组褪黑素峰值还是延后 2～3 h。在这个研究中，光照对周期性节律的影响与航天飞行或其他地基模拟试验研究的结果相似[75]。

在天空实验室-1 飞行 9 天任务（STS-9，1983 年 11 月 28 日—12 月 8 日）前后，检测了两组航天员周期性生物节律参数：口腔温度、尿钙、尿钾以及羟皮质醇水平[76]。因为在这次任务中进行双班轮换，两名航天员在“夜晚”工作，而另外两名航天员在“白天”工作。参与试验的两组航天员在发射前进行了睡眠转换诱导。对飞行前后数据采用余弦方法分析每个 24 h 的峰值（研究变量处于其峰值时间）。飞行后检测结果显示：尿钙峰值在参与试验的两组航天员中都发生了转移，而尿钾在参与试验的一组航天员中发生了转移。两组航天员的皮质醇水平没有发生变化[76]，此外还诱导了昼夜周期的非同步化，在这次任务中双班轮换的工作-休息制度导致乘员出现疲劳。

随后进行的研究在飞行前时间-转换诱导期间、飞行前、飞行中、飞行后检测了 4 名航天员唾液中促肾上腺皮质激素、皮质醇、促泌乳素以及生长激素的水平[77]。结果显示：飞行前时间-转换诱导方案可以预防发生在飞行期间的时间生物节律紊乱，在飞行中所有检测的物质保持在较低合理水平。而且，在飞行中皮质醇周期节律没有发生明显变化。随后戴克及其同事[40]报告：相对于飞行前，在航天飞行中尿液中皮质醇水平似乎偏高，但是这种增加没有统计学意义。在这次任务的早期，尿液中皮质醇没有出现明显变化，但是在飞行中相对于睡眠制度，皮质醇节律似乎延后。在着陆后恢复了正常皮质醇节律。

关于航天睡眠研究，在 1965 年双子星Ⅶ任务中，航天员飞行前非眼动睡眠和眼动睡眠在飞行中继续保持[78]。其中一名航天员，在飞行中监测了其核心体温和主观警觉情况，显示在 8 天航天飞行中，其存在延迟现象和非眼动睡眠/眼动睡眠循环构成比改变[79]，后者表明自身睡眠结构并不适应航天飞行环境。然而这名航天员发生的这种变化是由于温度不适和睡眠体位不适应所致。

近年来，越来越多研究关注睡眠和周期性生物节律，贡德尔及其同事[80]报告：在俄罗斯和平号空间站长期飞行任务中，航天员体温昼夜节律位相与基础值相比，延迟 2 h 左右。作者认为，飞行中睡眠节律紊乱似乎不是由于体温昼夜节律位相延迟或者睡眠结构变化所致。

最后，4 名航天员在 17 天航天飞行期间的结果显示：航天员在轨周期性节律位相和波幅与地面非常相似，并与那次任务需求的工作-休息制度相匹配[39]。航天员在情绪、警觉性和表现方面的得分曲线趋势大致相同。在这次航天飞行前期和后期时间段内，这些得分变量没有变化。然而，飞行中总睡眠时间和慢波睡眠时间均比飞行前短。

20.2.5　光照和生物周期节律

光照对人体生物周期节律、睡眠及其行为特点具有广泛多种影响。这些影响可以由太阳光或人工光线诱发，取决于暴露时间和强度。人体每日暴露于阳光下会诱导内在生理节律适应环境周期，同时保持人体各种生理过程同步化[50,81-87]。明亮阳光是人体生物周期节律最主要授时因子[81,85]，但是其他环境因素对生物周期节律的影响知之甚少。

在主观夜晚中（指个体认为是夜晚时间），暴露于足够强光照下可以转移自由运行的生物周期位相，或者诱导进入生物周期节律。除了这些“时钟”效应外，光照对明显生物周期节律的参数和行为具有“屏蔽”效应。例如，光照暴露能严重抑制夜晚褪黑素合成，减缓夜晚体温和行为绩效的下降[56,88-92]。因此，光照暴露变化直接或间接地干扰生物周期节律、睡眠、行为和健康状态。

在地球上存在几种影响人体生物周期节律的情况，部分原因是由于光照变化。穿越时区、改变一个人工作制度或者生活在持续的或不习惯的光照条件下（如：洞穴或北极等），已经证实所有这些都将对人体生理节律和行为产生影响。航天飞行也会导致这样的效应，因为其缺少自然的 24 h 明-暗转换周期。在低轨道航天飞行任务中，航天员暴露于大约每 90 min 一次的“昼夜”周期中。这种非正常模式光照对医疗和操作结果可能产生不利后果，但是尚缺少航天飞机飞行中数据来证实光照作用。尽管有与地面隔离志愿者相似的“自由运行”生物周期节律曾出现于航天飞行中[93]，但是贡德尔等[80]在对和平号空间站任务研究后不认同上述结论，其认为航天飞行中航天员生物周期节律没有显示出自由运行模式，而是仅仅表现出了生物周期节律位相的延迟。

20.2.6　在轨航天飞行器内光照条件

一日 24 h 明-暗更替与人体生物周期节律一般同步化。光照强度［计量单位为勒克斯（lx）］及其诱导的生物学响应之间存在非线性关系。一个 lx 单位光照等同于一根蜡烛（1 个度量单位的蜡烛）从 1 m 距离观测到其发出的光，一份晚餐蜡烛能发出 12 lx 的光，一个小人造灯泡能发出 180 lx 的光，一个 60 W 白炽灯泡可以发出 855 lx 的光。在工作环境中光照强度的范围相当大，具体多大取决于工作条件，从 200～2 000 lx 不等。在户外日光充足的白天，取决于温度和地理环境不同，光照强度从 10 000～100 000 lx 不等。

在航天飞行中，光照强度和时间完全不同于地面光照模式。航天员暴露于两种光源：一是内在固定光源，其提供低强度人工照明；二是通过航天器强过滤层舷窗进入的直接或间接阳光，取决于航天飞行器轨道、高度以及定位（面向太阳或地球）。

尽管这种非正常模式的光照对医疗和操作可能产生不利后果，但是尚缺少航天飞行中数据来证实在轨光照作用。目前，单项系统研究项目包括使用一种移动式监测仪器(Actillumes)、数字监测系统，其具有线性加速度仪以记录运动和光度计以监测光线。这两种设备安装在飞行舱和中间舱内，在整个任务期间，两名航天员在非优势手上佩戴腕表。

在飞行舱低强度照明背景内，明亮光源来自不常见且短暂的峰值强光，每 88 min 一个循环［平均照明强度为（83.8±432）lx，范围为（0～18 479）lx］。尽管这种高强度峰值光源在强光暴露（即曝光）中占据大多数，但是其峰值时间非常短暂。在14 900 min的记录中，光照水平为 2 000 lx，或仅占总时间 0.4%。在中间舱内，光照水平更低，但是周期与飞行舱光照一致，平均值为（11±7）lx，没有超过 86 lx。飞行舱和中间舱记录周期为 88 min。因为在航天器中间舱内只有一个小舷窗，所以中间舱光照周期与来自飞行舱的间接照明有关。使用移动式仪器 Actillume 监测的光照强度高于固定监测设备监测的光照强度，但是使用移动监测设备和固定监测设备具有相同光照周期。总之，在轨工作时间的平均照明水平低于地面照明水平。

显然，在航天飞行中在轨航天员光暴露的时间和强度明显不同于地面，即在航天飞行中强光暴露的平均光照强度和时间均低于地面。较低光暴露时间和强度与睡眠和情绪不良有关，导致睡眠节律紊乱及其与光照耦合度下降[94]。在一项研究中，在轨光照水平与地面 40～64 岁成年人夜晚自然光照水平相似[95]，可以得出这样的结论，即在航天飞行中昼夜周期节律紊乱和睡眠不足与年龄相关睡眠变化相类似[96]。在航天飞行中常用辅助睡眠药物[97]支持了这样的推断，因此，在航天器飞行舱内光照时间和强度的变化以及中间舱照明不充分可能会干扰航天员昼夜周期节律、睡眠、行为操作以及健康状态。

另一方面，在单次飞行中记录的照明模式可能是或也可能不是大多数航天飞行任务的代表。最近一项两次航天飞机飞行研究[40]中，航天员报告在轨时主观上“白天”照明强度非常低，只能达到 5.0～79.4 lx 水平。然而，因为在轨光照水平不仅与在轨轨道高度和飞行器定位有关，而且与任务特殊活动有关，所以各任务光照水平一般不同。在航天飞行器内飞行舱照明条件可能与实验舱、其他载荷舱或国际空间站中间舱的照明条件不同。因此，在各项任务的出舱活动期间，光照状态存在明显不同。

目前进行的一项研究表明：为了保持昼夜周期节律或正常位相转移需要最小强度光照。与普通人工光源强度（大约 180 lx）相同的光照刺激能使血浆褪黑素和皮质醇的内源性昼夜周期节律发生位相转移[98]。尽管光照强度是屏蔽或改变内源性节律周期的必要因素，但目前尚不知道达到这样的效果需要多长光照时间。因此，在航天器飞行舱内记录到的高强度“峰值”可能影响、也可能不影响内源性昼夜周期节律。

20.3　改善航天飞行中睡眠和行为绩效的策略

目前在美国航天飞行任务中，应用光疗和药物来改善在轨航天员的睡眠和行为，以满足在轨轮班工作制度的需要[38,96,99,100]。NASA 航天员健康管理者认为在航天飞行中，即使没有参与轮班工作制度的航天员也应采用同样干预方法，有利于减少睡眠紊乱，并稳定昼夜节律周期。

目前根据收集到的有限信息建议：在发射之前应用诱导睡眠转换方案，可以预防个体时间生物节律紊乱[101]。贡德尔及其同事推荐其他改善方法，如短睡制度，这种方法可以缓解民航飞行员在座舱内自发打盹[102]。

另一种改善航天员在实际条件下睡眠和行为绩效的方法是应用药物。在美国军队人员中使用咪达唑仑（镇静）结合氟马西尼（用于恢复）可以促进其休息和维持良好操作绩效，这种联合用药可以消除行为能力下降[103]。当时间紧张不可能睡眠时，美国军队人员支持使用300～600 mg 咖啡因来保持警觉水平，在失眠 48 h 后，使用这种方法可以提高行为绩效 10～12 h[104,105]。在另一项研究中，在直升机飞行员失眠后使用右苯丙胺可以改善其操作绩效，且不产生副作用[106]。该药在维持飞行员行为绩效以及在减轻疲劳感觉、意识模糊、情绪低沉方面有效，不会产生明显副作用[107]。

20.3.1 航天飞机任务中航天员睡眠诱导策略

在飞行前预先使用光辅助制度诱导的目的是让航天员以良好状态准备应对发射期间工作和在轨工作-睡眠制度。目前，部分飞行前方案包括逐渐调整睡眠制度，以维持在轨工作制度。睡眠制度可能使睡眠位相提前，这样新的睡眠时间较早（与向东跨越时区相似），或者睡眠位相延后，这样新的睡眠时间较晚（与向西跨越时区相似）。在诱导新的睡眠制度时，睡眠位相延后特别有效，而通过使用合理光疗方法，可以提高这两种位相转移的成功率。目前，在航天飞行中尚没有额外增加光疗方法。

为了增加在轨航天员工作时间，NASA 实行双班轮换工作制度，即两组航天员在不同时间段工作。为了使航天员适应这种工作制度，在飞行前采用明亮光源治疗方法改变内源性昼夜节律周期，从而实现睡眠适应；目前这项工作开始于飞行前准备期间，直到飞行任务结束终止（如图 20-4 所示）。在 STS-40 到 STS-90 的 44 次飞行任务中，大约 28% 任务执行了双班轮换工作制度，其余飞行任务实行单班工作制度。所有任务单班和双班工作制度睡眠位相提前时间在 1.2～12.0 h 之间，睡眠位相延后时间在 0.3～14.5 h 之间（如图 20-5 所示）。

针对每次航天飞行任务，设计针对性诱导方案以保证满足该次任务在轨工作制度，目前没有标准的诱导方案可供参考。美国航天飞行项目执行的睡眠位相诱导和转换维持方案不同于地面轮班工作的睡眠转换诱导方案，部分原因在于在航天飞行器内尚无法提供实时持续性光源。这些试验性转换方案的另一个特点是在轨睡眠制度在没有额外增加光源的情况下实施。关于使用这些复杂方案促进航天飞行中睡眠和缓解疲劳的安全性和有效性，需要进一步进行定量操作绩效和疲劳水平的研究，才能保证设计和执行最有效的睡眠调整计划。

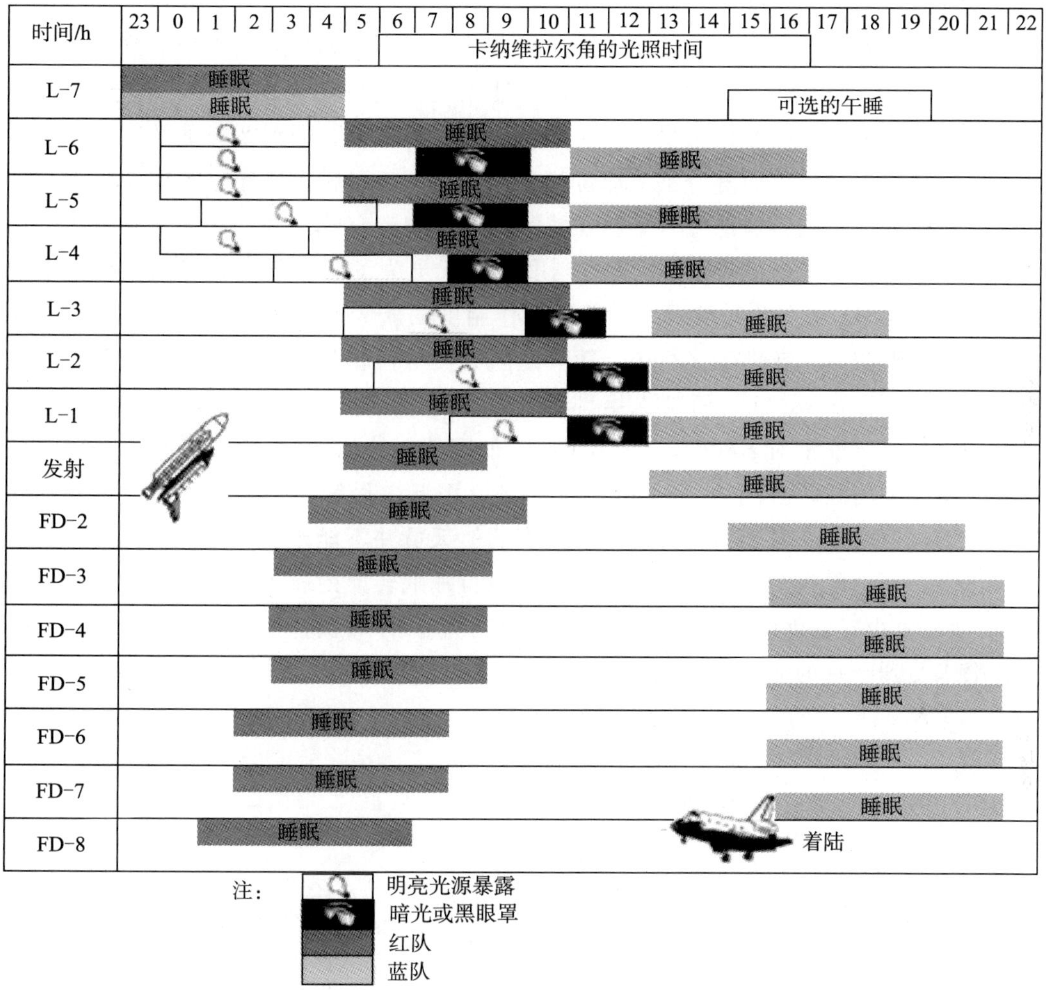

图 20-4　为双班轮换的航天飞机任务提供的具有代表性光照辅助诱导睡眠转换方案图示

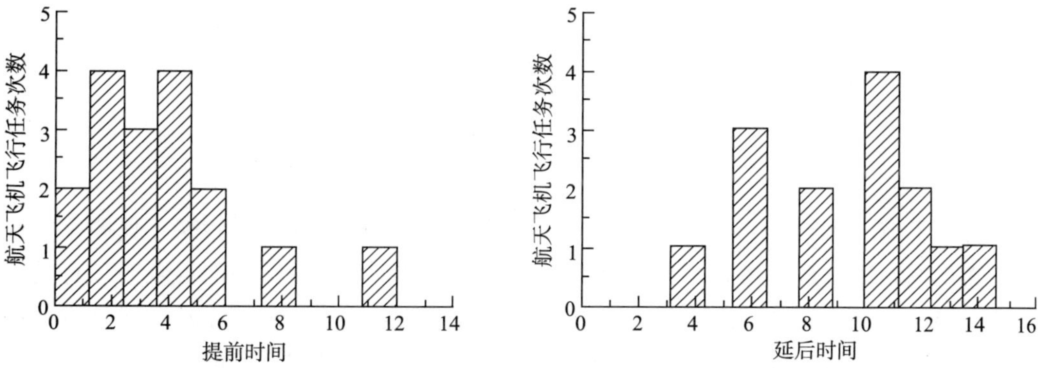

图 20-5　航天飞机任务睡眠转换位相提前和延后的频率分布。

Y 轴代表航天飞机飞行任务次数，X 轴代表时间（小时）

在飞行前使用睡眠转换方案促进航天飞行中睡眠和加强操作绩效有效性的资料比较有限。初步试验结果显示：飞行前睡眠转换诱导方案在预防航天员时间生物节律紊乱方面有效[101]。另一组人员观察双班轮换工作的航天员在飞行前应用光辅助睡眠诱导的有效性，检测了反映生理节律转换的标志物，如血液中分泌的褪黑素，尿液及唾液的皮质醇。结果显示：在引起褪黑素和皮质醇分泌节律位相延迟方面，睡眠转换诱导方案是成功的[108]。

飞行前航天员睡眠转换诱导方案和在轨睡眠制度调整有效性的资料来自乘员医学报告中轶事记录，9 名执行航天飞行单班工作制度的航天员为了延后其睡眠时间在飞行前执行了睡眠诱导，同时，7 名执行航天飞行单班工作制度的航天员为了提前其睡眠时间在飞行前也执行了睡眠诱导。在航天飞行中，第一组航天员（位相延迟组）在飞行中每天平均睡眠时间为（6.61±0.78）h，而第二组即位相提前组的航天员报告每天平均睡眠时间为（6.08±0.81）h（非配对 t 检验，$P<0.01$）（如图 20－6 所示），没有进行睡眠诱导的航天员报告每天平均睡眠时间为（6.06±1.01）h。因此，尽管飞行前的诱导对于延迟睡眠制度有帮助，但是似乎对于执行提前睡眠制度的航天员并不能改善其睡眠。而且，在所有航天飞行中，不论是执行分组轮换制度，还是执行睡眠转换的航天员，其总睡眠时间似乎均偏低，每 24 小时睡眠时间在 6.1～6.5 h 范围不等。针对执行了昼夜周期节律诱导且飞行中睡眠未受到干扰的航天员，仍然存在睡眠时间减少的现象。

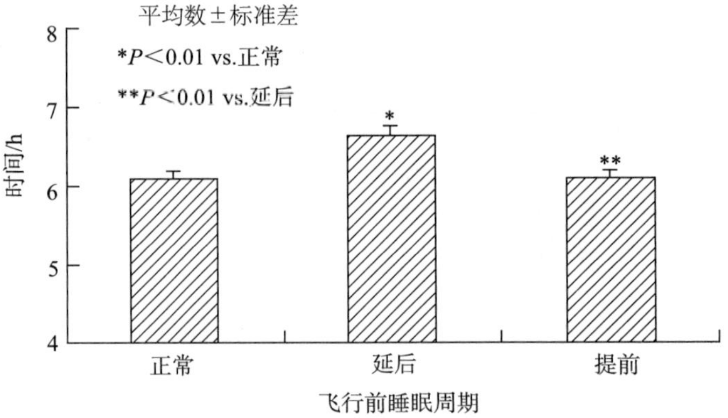

图 20－6　睡眠位相提前和延后对航天员睡眠时间的影响

20.4　结论

针对未来航天飞行任务，需要进行一定改变，确保睡眠模式进行转换，保障乘员睡眠模式不受影响，维持诱导模式。在航天飞行中从事夜班工作的乘员可能得益于飞行前的位相转换诱导，以致其位相反应曲线与在轨计划工作-休息制度一致，后者提高了飞行中睡眠质量。在航天飞行任务中，航天员处于夜晚期间限制其光暴露，可能使航天飞行任务中光暴露模式和强度变化导致的不良危害最小化。飞行任务设计者和医学保障人员应该设计航天飞行睡眠制度，除了满足其他计划的任务需求外，还应使其定期维持诱导模式。改进在轨飞行照明，尽管这种改进需要更新设备，但是使其在飞行器中间舱和飞行舱具有持续明亮的光源，有助于昼夜周期节律的诱导。在睡眠区域舱壁应给予填充层垫，以起到隔离噪声的效果。飞行中给予药物干预有利于加强这种改进效果——增加警觉而不是试图诱发睡眠。最后，着陆后干预可能有助于飞行后再调整，据报道有时这种调整很困难。

总之，根据目前我们实践中的观察得出以下结论；第一，即使在应用医学干预后，在轨轮班工作的乘员入睡及睡眠质量也不是十分理想；第二，通过检测褪黑素峰值水平发现，昼夜周期节律延迟时间长于飞行前光源辅助睡眠转换诱导的设定值，而且在飞行中持续保持这种睡眠转换；第三，在航天飞行中，轮班工作乘员在其工作时间内循环系统中褪黑素水平高于飞行前；第四，航天器内照明尤其是在航天飞机中间舱和国际空间站上，在飞行中暴露强度和暴露模式不是最优化水平。

综上所述，依据短期单班及双班轮班航天员在轨睡眠状态、光照情况及昼夜周期节律等有限的有价值资料，我们给予在航天飞行中有助于促进航天员健康和行为绩效的建议如下：1）在整个飞行中保持一致睡眠时间；2）如果在航天飞行中需要转换睡眠位相，则应该延迟而不是提前昼夜节律周期位相；3）睡眠转换方案和制度应该标准化，转换总量应该最小化；4）改善在轨飞行中照明条件；5）在睡眠区域应提供隔音防护方法（如：舱壁隔音填充层等）；6）提供在轨增加警觉的干预，而药物辅助睡眠应最小化；7）为诱导飞行后昼夜睡眠节律和加强休息，需要时给予相应干预。

最后，加强航天飞行中睡眠和疲劳课题的研究，有助于优化应对策略和揭示航天飞行的细微差别，进而研制关键性对抗措施。包括如下内容：1）收集航天飞行中全面实时睡眠资料；2）分析所有航天飞行中所有睡眠资料——包括短期、长期飞行，单班、双班转换制度的资料，提取昼夜周期节律和睡眠变量信息；3）测试和验证干预方案以促进睡眠和提高行为绩效；4）优化和标准化飞行前诱导方案；5）增加在轨诱导方案相关的飞行前诱导项目，为航天员执行在轨工作制度提供支持。

参 考 文 献

[1] Aschoff J. Timegivers of 24 - hour physiological cycles. In: Schaefer KE, (ed.), Man's Dependence on the Earthly Atmosphere. New York, NY: MacMillan; 1962.

[2] Shrughold H, Hale HB. (1975) Biological and physiological rhythms. In: Melvin Calvin (USA), and Oleg Gazenko (USSR) (eds.), Space as a Habitat. Vol. 1. Washington, DC: NASA Scientific and Technical Information Office; 1975: 535 - 547. NASA SP - 374. Calvin M, Gazenko OG, series eds., Foundations of Space Biology and Medicine.

[3] Alyakrinskiy BS. Current status of space biorhythmology. Kosm Biol Aviakosm Med 1977; 2: 1 - 13.

[4] Carskadon MA, Dement WC. Norman human sleep. In: Kryer M, Roth T, Dement WC (eds.), Principles and Practice of Sleep Medicine. Philadelphia, PA: W. B. Saunders Co; 1989: 3 - 13.

[5] Hauri P, Hawkins DR. Alpha - delta sleep. Electroencephalogr Clin Neurophysiol 1973; 34: 233 - 237.

[6] Carskadon MA (ed.), Encyclopedia of Sleep and Dreaming. New York, NY: Macmillan; 1993.

[7] Aldrich MS. Sleep Medicine. New York, NY: Oxford University Press; 1999: 53: 17 - 19.

[8] Elsenbruch S, Harnish MJ, Orr WC. Heart rate variability during waking and sleep in healthy males and females. Sleep 1999; 22: 1067 - 1071.

[9] Dinges DF, Broughton RJ (eds.), Sleep and Alertness: Chronobiological, Behavioral and Medical Aspects ofNapping. New York, NY: Raven Press; 1989.

[10] Carskadon MA, Roth T. Sleep restriction. In: Monk TH (ed.), Sleep, Sleepiness and Performance. Chichester, England: John Wiley & Sons, Ltd; 1991: 151 - 167.

[11] Bonnet MH. Sleep restoration as a function of periodic awakening, movement, or electroencephalographic change. Sleep 1987; 10: 364 - 373.

[12] Levine B, Lumley M, Roehrs T, et al. The effects of acute sleep restriction and extension on sleep efficiency. Int J Neurosci 1988; 43: 139 - 143.

[13] Webb WB. The cost of sleep - related accidents: A reanalysis. Sleep 1995; 18: 276 - 280.

[14] Broughton RJ. Chronobiological aspects and models of sleep and napping. In: Dinges DF, Broughton RJ (eds.), Sleep and Alertness: Chronobiological, Behavioral and Medical Aspects of Napping. New York: Raven Press; 1989: 71 - 97.

[15] National Sleep Foundation. Excessive daily sleepiness. Gallup Survey: Sleepiness in America, 1997. Available at http: //www. sleepfoundation. org/publications/SleepinessInAmerica. cfm (accessed October 15, 2003).

[16] Dinges DF, Kribbs NB. Performing while sleepy: Effects of experimentally induced sleepiness. In: Monk TH (ed.), Sleep, Sleepiness and Performance. Chichester, England: John Wiley & Sons, Ltd; 1991: 97 - 128.

[17] Lavie P, Segal S. Twenty - four - hour structure of sleepiness in morning and evening persons investigated by ultrashort sleepwake cycle. Sleep 1989; 12: 522 - 528.

[18] Horne JA. Sleep loss and "divergent" thinking ability. Sleep 1988; 11: 528 - 536.

[19] Haslam DR. Sleep loss, recovery sleep, and military performance. Ergonomics 1982; 25: 163 - 178.

[20] Horne JA. Dimensions to sleepiness. In: Monk TH (ed.), Sleep, Sleepiness and Performance. Chichester, England: John Wiley & Sons, Ltd; 1991: 169 - 196.

[21] Furlan R, Barbic F, Piazza S, et al. Modifications of cardiac autonomic profile associated with a shift schedule of work. Circulation 2000; 102: 1912 - 1916.

[22] Knutsson A, Akerstedt T, Johnsson BG, et al. Increased risk of ischaemic heart disease in shift workers. Lancet 1986; 2: 89 - 92.

[23] Samel A, Wegmann HM, Vejvoda M, et al. Two - crew operations: Stress and fatigue during long - haul night flights. Aviat Space Environ Med 1997; 68: 679 - 687.

[24] Samel A, Wegmann HM, Vejvoda M. Aircrew fatigue in longhaul operations. Accid Anal Prev 1997; 29: 439 - 452.

[25] Neville KJ, Bisson RU, French J, et al. Subjective fatigue of C - 141 aircrews during Operation Desert Storm. Hum Factors 1994; 36: 339 - 349.

[26] Stanley N. Actigraphy in psychopharmacology. In: Hindmarch I, Stonier PD (eds.), Human Psychopharmacology. Chichester, England: John Wiley & Sons, Ltd; 1987: 67 - 93.

[27] Sadeh A, Alster J, Urbach D, et al. Actigraphically based automatic bedtime sleep - wake scoring: Validity and clinical applications. J Ambul Monit 1989; 2: 209 - 216.

[28] Kripke DF, Mullaney DJ, Messin S. Wrist actigraph measures of sleep and rhythms. Electroencephalogr Clin Neurophysiol 1978; 44: 674 - 678.

[29] Monk TH, Buysse DJ, Rose LR. Wrist actigraphic measures of sleep in space. Sleep 1999; 22: 948 - 954.

[30] Frost JD, Shumate WH, Salmy JG, et al. (1974) Experiment M133. Sleep monitoring on Skylab. In: Johnston RS, Dietlein LF (eds.), Biomedical Results from Skylab. Washington, DC: NASA Scientific and Technical Information Office; 1977: 113 - 126. NASA SP - 377.

[31] Berry CA. Summary of medical experience in the Apollo 7 through 11 manned spaceflights. Aerosp Med 1970; 41: 500 - 519.

[32] Nicholson AN. Sleep patterns in the aerospace environment. Proc R Soc Med 1972; 65: 192 - 193.

[33] Nicholson AN. Rest and activity patterns for prolonged extraterrestrial missions. Aerosp Med 1972; 43: 253 - 257.

[34] Mount FE, Adam S, McKay T, et al. Human Factors Assessment of the STS - 57 SpaceHab - 1 Mission. Houston, TX: NASAJohnson Space Center; 1994. NASA TM 104802.

[35] Wegmann HM, Herrmann R, Winget CM. ASSESSII: A simulated mission of Spacelab (medical experiment). Nature 1978; 275: 15 - 19.

[36] Kuklinski P. Biomedical investigations on payload specialist during spacelab simulation ASESS II [abstract]. Presented at the Annual Scientific Meeting of the Aerospace Medical Association, Washington, DC, 14 - 17 May 1979.

[37] Klein KE, Wegmann HM. Significance of circadian rhythms in aerospace operations. Advisory Group for Aerospace Research and Development (AGARD) Conference Proceeding No. 247. London: NATO/AGARD Technical Editing and Reproduction; 1980.

[38] Santy PA, Kapanka H, Davis JR, et al. Analysis of sleep on shuttle missions. Aviat Space Environ Med 1988; 59: 1094 - 1097.

[39] Monk TH, Buysse DJ, Billy BD, et al. Sleep and circadian rhythms in four orbiting astronauts. J Biol Rhythms 1998; 13: 188 - 201.

[40] Dijk D - J, Neri DF, Wyatt JK, et al. Sleep, performance, circadian rhythms, and light - dark cycles during two Space Shuttle flights. Am J Physiol Regulat Integr Comp Physiol 2001; 281: R1647 - R1664.

[41] Hart LK, Freel MI, Milde FK. Fatigue. Nurs Clin North Am 1990; 25: 967 - 976.

[42] Potempa K, Lopez M, Reid C, et al. Chronic fatigue. Image: J Nurs Scholarsh 1986; 18: 165 - 169.

[43] Grandjean E. Fatigue in industry. Br J Industr Med 1979; 36: 175 - 186.

[44] Dinges DF. An overview of sleepiness and accidents. J Sleep Res 1995; 4: 4 - 14.

[45] National Transportation Safety Board. Evaluation of U. S. Department of Transportation efforts in the 1990s to address operator fatigue. Washington DC: NASA; 1999: 31 - 38. NASA SR - 99 - 01. Available at http: //www. ntsb. gov/publictn/1999/SR9901. htm. Accessed November 24, 2003.

[46] National Transportation Safety Board and NASA - Ames Research Center. Managing Fatigue in Transportation: Fatigue Symposium Proceedings. Beal J, Rosekind MR, chairs. November 1 - 2, 1995, Washington, DC. Available at http: //www. ntsb. gov/Publictn/gen _ pub. htm. Accessed November 24, 2003.

[47] McDonald N. Fatigue, Safety and the Truck Driver. London: Taylor & Francis; 1984: 104 - 115.

[48] Moore - Ede MC, Sulzman FM, Fuller CA. The Clocks That Time Us. Cambridge, MA: Harvard University Press; 1982.

[49] Minors DS, Waterhouse JM. Introduction to circadian rhythms. In: Folkard S, Monk TH (eds.), Hours of Work. Chichester, England: John Wiley & Sons, Ltd; 1985: 1 - 14.

[50] Minors DS, Waterhouse JM, Wirz - Justice A. A human phaseresponse curve to light. Neurosci Lett 1991; 133: 36 - 40.

[51] Kryger M, Roth T, Dement WC (eds.), Principles and Practice of Sleep Medicine, 2nd edn. Philadelphia: W. B. Saunders Co; 1994.

[52] Schreuder OB. Medical aspects of aircraft pilot fatigue with special reference to the commercial jet pilot. Aerosp Med 1966; 37: 1 - 44.

[53] Longmeire I. Fatigue: How does it tie in with stress? Patient Care 1981; 15: 238.

[54] Bisson RU, Lyons TJ, Hatsel C. Aircrew fatigue during desert shield C - 5 transport operations. Aviat Space Environ Med 1993; 64: 848 - 853.

[55] Aronson LS, Teel CS, Cassmeyer V, et al. Defining and measuring fatigue. Image: J Nurs Scholarsh 1999; 31: 45 - 50.

[56] Stoner JD. Aircrew fatigue monitoring during sustained flight operations from Souda Bay, Crete, Greece. Aviat Space Environ Med 1996; 67: 863 - 866.

[57] French J, Hannon P, Brainard G. Effects of bright illuminance on body temperature and human performance. Ann Rev Chronopharm 1990; 7: 37 - 40.

[58] Gillot G, Kane - Toure N, Mahiddine S. Similarities between sustained sport performance and behavior in extended spaceflights. Adv Space Biol Med 1996; 5: 331 - 339.

[59] Christensen JM，Talbot JM. A review of the psychological aspects of space flight. Aviat Space Environ Med 1986；57：203－212.

[60] Halberg F，Carandente F，Cornelissen G，et al. [Glossary of chronobiology (authors' translation)]. Chronobiologia 1977；4：1－189.

[61] Winget CM，DeRoshia CW，Markley CL，et al. A review of human physiological and performance changes associated with desynchronosis of biological rhythms. Aviat Space Environ Med 1984；55：1085－1096.

[62] Rhoades RA，Tanner GA (eds.)，Medical Physiology. Boston：Little，Brown，1995.

[63] Shanahan TL，Czeisler CA. Light exposure induces equivalent phase shifts of the endogenous circadian rhythms of circulating plasma melatonin and core body temperature in men. J Clin Endocrinol Metab 1991；73：227－235.

[64] Vining RF，McGinley RA，Maksvytis JJ，et al. Salivary cortisol：A better measure of adrenal cortical function than serum cortisol. Ann Clin Biochem 1983；20：329－335.

[65] Shibasaki T，Imaki T. Corticotropin releasing factor，opioid and arousal in stress. In Mornex R，Jaffiol C，LeClere J (eds.)，Progress in Endocrinology：Proceedings of the Ninth International Congress of Endocrinology，Nice，1992. Carnforth，UK：Parthenon Publishing；1993：185.

[66] Hanley J，Adey WR. Sleep and wake states in the Biosatellite III monkey：Visual and computer analysis of telemetered electroencephalographic data from earth orbital flight. Aerosp Med 1979；42：204－213.

[67] Hoshizaki T，Durham R，Adey WR. Sleep/wake patterns of a Macaca nemestrina monkey during nine days of weightlessness. Aerosp Med 1971；42：288－295.

[68] Fuller CA，Murakami DM，Sulzman FM. Gravitational biology and the mammalian circadian timing system. Adv Space Res 1989；9：283－292.

[69] Winget C，Vemikos－Danellis J，Cronin S，et al. Rhythms during hypokinesis. In：Ferin M，Halber F，Richart RM，et al.，(eds.)，Biorhythms and Human Reproduction. New York：Wiley & Sons；1974：575－587.

[70] Winget CM，Bond GH，Rosenblatt LS，et al. Quantitation of desynchronosis. Chronobiologia 1975；2：197－204.

[71] Winget C，Lymann J，Beljan J. The effect of low light intensity on the maintenance of circadian synchrony in human subjects. In：Holmquist R，Stickland A (eds.)，Life Sciences and Space Research，Vol. XV. Oxford：Pergamon Press；1976：233－237.

[72] Wegmann HM，Herrmann R，Winget CM. Bioinstrumentation for evaluation of workload in payload specialists：Results of ASSESS II. Acta Astronautica 1980；7：1307－1321.

[73] Wegmann HM，Herrmann R，Winget CM. Effects of irregular work schedules in a space mission simulation (ASSESSII). In：Reinberg A，Vieux N，Andlauer P (eds.)，Night and Shift Work：Biological and Social Aspects. Oxford：Pergamon Press；1981：117－124.

[74] Gander PH，Macdonald JA，Montgomery JC，et al. Adaptation of sleep and circadian rhythms to the Antarctic summer：A question of zeitgeber strength. Aviat Space Environ Med 1991；62：1019－1025.

[75] Putcha L. Assessment of sleep dynamics in a simulated space station environment. In：Lane HW，

Sauer RL, Feedback DL (eds.), Isolation— NASA Experiments in Closed - Environment Living (Advanced Human Life Support Enclosed System Final Report). San Diego, CA: American Astronautical Society, Univelt; 2002: 131 - 139. Science and Technology Series no. 104.

[76] Leach CS, Johnson PC, Jr. Fluid and electrolyte control in simulated and actual spaceflight. Physiologist. 1985; 28 (6 Suppl): S34 - S37.

[77] Strollo F, Strollo G, More M, et al. Space flight induces endocrine changes at both the pituitary and peripheral levels in the absence of any major chronobiological disturbances. In: Sahm PR, Keller MH, Schiewe B (eds.), Proceedings of the Norderney Symposium on Scientific Results of the German Spacelab D - 2. 14 - 16 March 1994. Koln: Wissenschaftliche; 1995: 743 - 750.

[78] Adey WR, Kado RT, Walter DO. Computer analysis of EEG data from Gemini flight GT - 7. Aerospace Med 1967; 38: 345 - 359.

[79] Gundel A, Nalishiti V, Reucher E, et al. Sleep and circadian rhythm during a short space mission. Clin Investig 1993; 71: 718 - 724.

[80] Gundel A, Polyakov VV, Zulley J. The alteration of human sleep and circadian rhythms during spaceflight. J Sleep Res 1997; 6: 1 - 8.

[81] Wever R. Bright light affects human circadian rhythms. Pfluger Arch 1983; 396: 85 - 87.

[82] Wever R, Boelens R, De Boer E, et al. The photoreactivity of the copper - NO complexes in cytochrome c oxidase and in other copper - containing proteins. J Inorg Biochem 1985; 23: 227 - 232.

[83] Wever R. Light effects on human circadian rhythms: A review of recent Andechs experiments. J Biol Rhythms 1989; 4: 161 - 185.

[84] Honma K, Honma S, Wada T. Phase - dependent shift of freerunning human circadian rhythms in response to a single bright light pulse. Experientia 1987; 43: 1205 - 1207.

[85] Honma K, Honma S, Wada T. Entrainment of human circadian rhythms by artificial bright light cycles. Experientia 1987; 43: 572 - 574.

[86] Czeisler CA, Kronauer R, Allan J, et al. Bright light induction of strong (Type 0) resetting of the human circadian pacemaker. Science 1989; 244: 1328 - 1333.

[87] Eastman CI, Miescke KJ. Entrainment of circadian rhythms with 26 - h bright light and sleep - wake schedules. Am J Physiol 1990; 259: R1189 - R1197.

[88] Lewy AJ, Wehr TA, Goodwin FK, et al. Light suppresses melatonin secretion in humans. Science 1980; 210: 1267 - 1269.

[89] Campbell S, Dawson D. Enhancement of nighttime alertness and performance with bright ambient light. Physiol Behav 1990; 48: 317 - 320.

[90] Badia P, Myers B, Boecker M, et al. Bright light effects on body temperature, alertness, EEG and behavior. Physiol Behav 1991; 50: 583 - 588.

[91] Edelson M, Tirney S, Gaddy F, et al. Effect of light intensity on oral, rectal, and tympanic temperature and full body activity (abstract). Sleep Res 1991; 20: 454.

[92] Gaddy JR, Edelson M, Stewart K, et al. Possible retinal spatial summation in melatonin suppression. In: Holick M, Kligman A (eds.), Biological Effects of Light. Berlin: Walter de Gruyter & Co; 1992.

[93] Weaver RA. The Circadian System of Man: Results of Experiments under Temporal Isolation. New

York: Springer - Verlag; 1979: 1 - 276.

[94] Kryger M, Roth T, Dement WC (eds.), Principles and Practice of Sleep Medicine, 3rd edn. Philadelphia, PA: W. B. Saunders Co; 2002.

[95] Espiritu R, Kripke D, Ancoli - Israel S, et al. Natural light exposure of adults 40 - 64 years old (abstract). Sleep Res 1992; 21: 374.

[96] Czeisler CA, Chiasera AJ, Duffy JF. Research on sleep, circadian rhythms and aging: Applications to manned spaceflight. Exp Gerontol 1991; 26: 217 - 232.

[97] Putcha L, Berens KL, Marshburn TH, et al. Pharmaceutical use by U. S. astronauts on Space Shuttle missions. Aviat Space Environ Med 1999; 70: 705 - 708.

[98] Boivin DB, Czeisler CA. Resetting of circadian melatonin and cortisol rhythms in humans by ordinary room light. Neuroendocrinology 1998; 9: 779 - 782.

[99] Stewart K, Eastman C. Circadian phase - shifting for manned spaceflight missions. Presented at the Fifth International Conference of Chronopharmacology and Chronotherapeutics, Amelia Island, Florida, 12 - 16 July 1992.

[100] Stewart KT, Hayes BC, Eastman CI. Light treatment for NASA shiftworkers. Chronobiol Int 1995; 12: 141 - 151.

[101] Strollo F. Hormonal changes in humans during spaceflight. Adv Space Biol Med 1999; 7: 99 - 129.

[102] Gundel A, Dresher J, Maas H, et al. Sleepiness of civil airline pilots during two consecutive night flights of extended duration. Biol Psychol 1995; 40: 131 - 141.

[103] Wesenten NJ, Balkin TJ, Davis HQ, et al. Reversal of triazolam and zolpidem - induced memory impairment by flumazenil. Psychopharmacology 1995; 121: 242 - 249.

[104] Penetar D, McCann U, Thorne D, et al. Caffeine reversal of sleep deprivation effects on alertness and mood. Psychopharmacology (Berl) 1993; 112: 359 - 365.

[105] Kamimori GH, Penetar DM, Thorne DA, et al. Effect of caffeine on cognitive performance, mood, and catecholamine response in sleep deprived males. Med Sci Sports Exerc 1994; 26: S213.

[106] Caldwell JA, Caldwell JL, Crowley JS, et al. Sustaining helicopter pilot performance with dexedrine during periods of sleep deprivation. Aviat Space Environ Med 1995; 66: 930 - 937.

[107] Caldwell JA, Caldwell JL. An in - flight investigation of the efficacy of dextroamphetamine for sustaining helicopter pilot performance. Aviat Space Environ Med 1997; 68: 1073 - 1080.

[108] Whitson PA, Putcha L, Chen Y, et al. Melatonin and cortisol assessment of circadian shifts in astronauts before flight. J Pharm Sci 1995; 18: 141 - 147.

第 21 章　舱内空气污染对健康的影响

约翰·T. 詹姆斯（John T. James）

在航天飞行中，飞行器内安全清洁空气是飞行乘员最迫切需求的资源。清洁空气参数包括温度、压力、O_2 张力以及水汽含量，必须保持在人体生理允许范围内。即使这些参数控制良好，暴露于包含污染颗粒物的空气中也会导致危及健康的风险。本章将阐述使危及乘员健康的中毒风险最小化的策略，强调如何识别存在于乘员和航天环境中的中毒风险，描述在意外暴露接触有毒物质后，乘员及其所处环境如何恢复到健康状态。

21.1　暴露于航天有毒环境中的基本处置原则

航天毒理学的一个原则是首先处置空气污染，其次考虑应对处置失败的后果。风险可以通过不期望发生的事件发生的概率乘以该事件发生时带来的严重后果来评估。比如，罕见严重事故的风险可能与极易发生的不严重事故风险相当。

从本质上讲，载人航天飞行是一项高风险活动，本章将讨论有关舱内空气污染风险管理内容。由于不能控制舱内危及健康的空气污染风险，因此不能消除对航天员的所有风险。然而，这种风险可控制在人类航天飞行中可以接受的水平。因为可以预计到一定风险事故（如：舱内着火或烟雾、飞行器系统泄漏、舱内过量 CO_2）发生，按照航天飞行制度管理这些事件，包括：空气监测、防止乘员暴露于有毒物质、排污程序、乘员中毒后治疗等。

航天毒理学的另一个原则为航天器内乘员和其内环境必须视为一个整合人机系统。因此，舱内患者必须首先给予救治处置，但是患者所处环境也必须积极“应对”（排出污染）。比如，如果一个乘员眼睛内存在异物，在经过及时处置后，航天医生还必须处置舱内环境，消除舱内任何多余颗粒异物。航天飞行器内空气污染的独特性在于：舱内空气中的颗粒在地面重力环境下可以沉淀下来，而在微重力下则不确定性地漂浮在空气中，这些颗粒对乘员眼睛和呼吸系统构成了长期威胁。

同样，在飞行器推进系统泄漏后，低挥发性液体（如乙二醇）产生的气雾剂能迅速凝聚在任何冰冷表面。如果凝聚在这些表面的液体没有及时清除，其缓慢蒸发时，产生的水蒸气会对乘员构成长期健康威胁。而且，凝聚在物体表面的液体为微生物提供了一个可供生长的培养基，可能产生有毒代谢物质。如果高浓度一氧化碳聚集在舱内空气中，很容易被乘员吸入。为了达到理想干预效果，乘员和环境必须同时进行处置。

21.2　一氧化碳

21.2.1　一氧化碳来源

在密封环境中，尤其在航天器内，其逃逸空间有限，舱内着火或舱内燃烧后烟雾弥散可能是最严重污染事件之一。在密封舱内，主要健康威胁来自燃烧后产生的毒性很强物质，会对乘员产生即刻和延迟的中毒危害。尽管一氧化碳不是主要的燃烧后物质，但已经证实是最危险物质之一，因为在大多数火灾后均产生大量一氧化碳。在微重力环境下，在着火区域附近没有空气对流输送氧气，导致氧化不足，比地面火灾产生更多的一氧化碳。此外，根据舱内一氧化碳总量判断火灾大小可能会造成误判。例如，在 NASA -和平号空间站航天任务中，发生在俄罗斯和平号空间站上两次火灾事故可以很好地证实这点。

发生在和平号空间站上关注度更高的火灾，是由于固体燃料 O_2 发生器所致，立即威胁到乘员健康和空间站整体。在和平号空间站上，当舱内 O_2 张力降低到 160 mmHg 以下时，应用固体燃料 O_2 发生器提供备份 O_2。燃料筒内装有高氯酸钾、锂、镁等物质，当其内温度达到 400 ℃时 O_2 发生器即刻产生 O_2[1]。由于尚不清楚什么原因，在 1997 年 2 月 23 日和平号空间站上一个乘员发现火情，燃烧了几分钟后扑灭。（对于着火时间存在争议，在火灾发生时，和平号空间站上有 6 名乘员，火灾阻塞了逃往联盟号飞船的通道。）和平号空间站上乘员很快打开了呼吸器，在火情扑灭 3 h 后，提取舱内空气样本储存于样本罐内。在几个月后，所有样本罐带回地面，并进行了分析。结果显示：带回样本中一氧化碳浓度达到 16～20 mg/m^3，具体取决于采集样本的位置[2]。一氧化碳并没有对乘员健康构成立即威胁，因为在这种条件下其 24 h 最大允许浓度为 20 ppm[3]。

1998 年 2 月 26 号，和平号空间站发生第二次火灾，关注度没有第一次那么高，这次火灾释放了高浓度一氧化碳，至少导致一名乘员出现症状。这次事故是由于低温催化氧化剂着火所致。（低温催化氧化器前端由可取代碳过滤层组成，在吸附单元内两个过滤层可以吸附空气中污染物，或者在热解吸模式下清除过滤层中污染物，底层催化氧化剂可以氧化 H_2 和 CO。）火灾发生于 Kvant - 1 舱内，在冷却之前再生过滤器转换到气流管道，因此点燃了单元内过滤纸。乘员观察到一点轻烟，但是认为火灾可以迅速控制，事故危害性微小，直到舱内便携式一氧化碳检测器读数达到400 ppm（为建议安全等级的 20 倍）时，才感觉到事件严重性（如图 21 - 1 所示）[4]。一氧化碳浓度下降趋势图反映出其舱内水平至少在 80 h 内升高。火灾发生后 28 h 采集的样本，随后带回地面实验室进行分析，显示样本中一氧化碳浓度达到 130 mg/m^3，而此时一氧化碳传感器读数为 95 ppm；预示舱内真正一氧化碳浓度高于便携式监测器测量的读数。在火灾发生后几小时，乘员感觉良好，但是在当晚及次日早晨，至少一名乘员报告出现头痛和恶心。

其他低频谱和更有效预测一氧化碳水平的方法包括：人体代谢分析法和人体内物质散发出的微小物质分析法。每人每天血红蛋白代谢产生的一氧化碳为 32 mg[5]。在航天飞行器内 3 名航天员的居住空间为 100 m^3，导致一氧化碳浓度每天增加 1 mg/m^3，大致相当

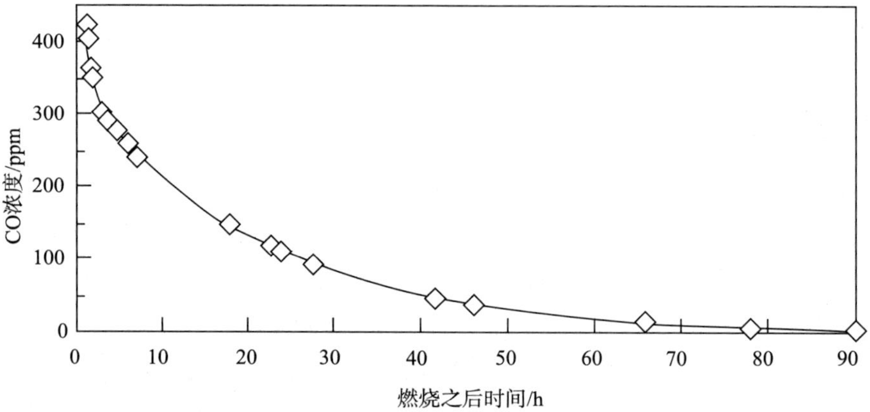

图 21－1　在和平号空间站低温催化氧化剂燃烧之后 CO 传感器测量到的 CO 浓度读数

于 1 ppm/d；催化氧化剂不能消除一氧化碳，在大约 20 天内则可以累积到威胁健康的浓度（浓度超过 20 ppm）。空间站舱内散发出的一氧化碳较少，这已经在检测国际空间站节点舱 1 的污染物浓度中得到证实，该节点舱内无人居住，也未进行空气清洁处理。在整个测试中，一氧化碳仅仅是微量水平[6]。

在航天飞行中，使用催化氧化剂控制一氧化碳，将其转换成二氧化碳，可以被替换性碱性储存罐吸附，或者被一个再生式吸收床吸附。常规配置这些系统的标准处置能力使其在安全允许范围内，保证一氧化碳以正常速率产生时，其浓度在 5 ppm 以下。遗憾的是，当火灾发生时一氧化碳浓度在几百个 ppm 范围，这些系统容易超负荷，正如 1998 年和平号空间站那次事故一样。在这些状态下，乘员必须与污染舱隔离几个小时，直到清除一氧化碳过程缓慢完成。在一些航天器内增强一氧化碳的清除能力是有用的。尽管在所有航天器内都可以使用呼吸器，但是其不能为长时间防止一氧化碳污染提供保障。

21.2.2　中毒机制

吸入人体内的一氧化碳取代氧气与血红蛋白结合，其与血红蛋白的结合能力为氧气的 250 倍。生成碳氧血红蛋白（COHb）分子严重抑制输送氧气到机体组织，尤其是这类组织（如心脏和肺脏），其自主发育有限且代谢水平高。因此，只要一氧化碳浓度达到 0.08％（800 ppm），或者为正常氧气浓度（21％）的 1/250 th，则 50％血红蛋白结合位点被一氧化碳占据。一氧化碳不仅竞争性地减少了肺中氧合蛋白的形成，而且通过促进氧气与血红蛋白的高度结合，抑制了氧气释放到组织。因为对于静坐者一氧化碳与血红蛋白的结合速率相当缓慢，中毒症状在几小时后才会出现。一氧化碳与细胞色素氧化酶和肌红蛋白结合是一氧化碳中毒的病理生理。

21.2.3　预警特点

一氧化碳中毒最重要特点之一为完全没有预警提示。CO 是无色、无味的气体，在高浓度聚积时也不能凭人体感觉发现。直到一氧化碳中毒症状出现时，人们才意识到呼吸空气中存在聚积的一氧化碳。人体在存在燃烧源的密闭环境中停留时，这种预警缺失导致许多人出现严重中毒事件[7,8]。

21.2.4　导致中毒反应的有毒气体浓度

一氧化碳中毒症状取决于环境空气中一氧化碳浓度、受害者活动水平、接触有毒气体时间。这些因素反映在 Stewart 公式中，可以预测血液中碳氧血红蛋白的浓度，作为短期暴露时反映中毒效应的指标

$$\text{COHb}\ (\%) = 3.317 \times 10^{-5} [\text{CO}]^{1.036} \times \text{RMV} \times t$$

式中　[CO] ——环境空气中 CO 的浓度（ppm）；

RMV——每分钟通气量（L/min）；

t ——接触 CO 气体的时间[9]。

暴露于高浓度 CO 超过 1 h 时，建议应用 Coburn - Foster - Kane 公式[10]。但是这个暴露时间不太可能在目前航天器舱内出现，因为其内有 CO 监测器和能够使用的呼吸器。Coburn - Foster - Kane 公式考虑到了肺动态吸收和释放的 CO 总量，因为血液和环境空气中 CO 达到平衡状态。然而，当受害者暴露于不同浓度 CO 中时，Stewart 公式和 Coburn - Foster - Kane 公式均不能准确预测 COHb 水平。表 21 - 1 列出了血液中碳氧血红蛋白处于不同浓度水平时的相关症状。因为中毒效应与碳氧血红蛋白之间的关联性存在变化，表 21 - 1 仅作为大概的指导。

表 21 - 1　根据非吸烟者血液中碳氧血红蛋白的浓度拟定中毒症状

碳氧血红蛋白浓度	中毒程度	症状
5%～10%	亚临床反应	运动能力下降，反应时间减慢
20%～30%	轻微	头痛、恶心、灵敏性和判断能力下降
30%～40%	中度	搏动性头痛、恶心呕吐、灵敏性和判断能力下降
40%～50%	严重	除了上述外，还可能晕厥
50%～60%	极严重	惊厥和昏迷
>60%		死亡

在实际情况下，可以使用 Stewart 公式和乘组医生立即进行的测量结果估计碳氧血红蛋白浓度，比如，如果一个乘员暴露于浓度为 1 000 ppm 的 CO 环境中持续 10 min，并进行中等强度活动（如 RMV 为 15 L/min），则其血液中碳氧血红蛋白浓度为

$$\text{COHb}\ (\%) = 3.317 \times 10^{-5} \times 1\,000^{1.036} \times 15 \times 10 = 6\%$$

根据表 21 - 1 推算，对于暴露于这个浓度环境中的乘员，不会出现任何明显症状。

21.2.5　临床表现

地面 CO 中毒患者表现出的症状包括虚弱、疲劳、昏迷、躁动、大小便失禁等，也可能表现为运动和感觉异常[11]。在航天乘员中，轻微 CO 中毒症状很难与体液头向转移和空

间运动病诱发症状区别。空间运动病症状包括：头痛、恶心和呕吐等[12]。空间运动病在大多数乘员身上都发生过。在航天飞机飞行早期，30%乘员报告出现了中到重度的症状[12]。尽管其飞行中症状持续 3 天时间，但是空间运动病症状常常发生于入轨后前 2 天内，CO 中毒症状列在表 21 - 1 中。如果症状出现在飞行 3 天后，预示着可能是 CO 中毒，而非空间运动病。

如果 CO 来源于火灾，那么同时可能接触到其他有毒气体［如氰化氢（HCN）］。这些有毒复合物产生的症状不同于碳氧血红蛋白形成诱发的症状。此外，由于环境空气中氧气在燃烧过程中消耗导致低氧血症，也发挥着一定作用。CO 与 HCN 联合中毒反应不仅仅是简单剂量叠加效应。吸入 CO 和 HCN 增加量与吸入 CO_2 每分钟通气量增加值成正比，这些 CO_2 来自火灾和舱内灭火器释放的气体。不同于 CO、HCN 暴露和缺氧导致的疾病，CO_2 暴露可能导致中枢麻醉反应[10]，CO 在相对低浓度水平时，与低氧作用似乎不重要。然而，暴露于高浓度 CO 环境中时，与 CO 诱发效应综合作用，低氧效应可能更加明显[10]。

21.2.6　鉴别易感个体

航天员身体条件良好，个体对 CO 暴露差异不大，但吸烟航天员除外。这是因为吸烟者相对于不吸烟者而言，其中枢神经系统比较容易出现 CO 抑制效应[13]；暴露于111 ppm CO 环境中 1～2 h，碳氧血红蛋白浓度水平达到 7%，这个水平可能导致非吸烟者的损伤，而对吸烟者则不会发生。暴露于一定浓度 CO 环境中，伴有肺功能异常和心血管疾病的个体更容易出现症状。然而，这些人无资格入选航天员。

21.2.7　采样和分析

在航天器内可以在轨实时检测 CO，或者使用舱内存储罐采集空气样本，以便后续进行地面分析。目前在国际空间站上，应用电化学传感器对燃烧产物进行特异性分析，以警示 CO 积聚或者火灾释放产物。这个商业性仪器（美国宾夕法尼亚州匹兹堡的工业科学公司）具有数据记录和下传功能，能提示舱内 CO 污染。（添加选择性传感器可以对燃烧产物进行特异性分析，包括 HCN、HCl 及 O_2 等。）对于监测航天器内由代表性硬件产生的氧化气体而言，这种仪器可以发挥作用[14]。有制造商制造的称之为 CO 呼吸样本采集的适配器，在撰写本书时还没有在国际空间站上应用，其通过监测呼出 CO 浓度，间接检测血液中碳氧血红蛋白的浓度[15]。考虑到多种因素综合作用，在国际空间站上还没有应用这类适配器的原因在于：使用者必须吸入一口无 CO 的空气，由于舱内空气受到污染，这只能在呼入气体来自呼吸器，并且呼出气体进入样本收集罐的条件下才能实现。

在国际空间站上，一旦发生火灾，可以使用 CO 探测管监测舱内 CO。使用气泵玻璃管吸入污染空气，玻璃管内含有化学物质，当与 CO 接触时，其能产生有色颗粒物质（玻璃管着色长度预示 CO 的浓度），这种方法不依赖于电化学传感器。可以应用这两种方法来监测 CO 浓度，突显其高风险性。在国际空间站寿命周期内发生火灾的风险相当高，如果没有合适措施来应对火灾后果，则火灾可能是灾难性的。

使用采样器将空间站采集样本带回地面用于进一步分析，已经多年。对于航天飞机和国际空间站的乘员，一种 SUMMA 处理罐可以采集 350 mL 空气样本。对于执行航天飞机任务而言，常常在临近任务结束时采集气体样本。在国际空间站上，当打开一个新单元舱，乘员将进入时，或者怀疑空气受到污染时，需要采集气体样本。但是只在事件解决很长一段时间后，这些采集后储存的样本对分析当时空气污染程度有用。

21.2.8　暴露于污染空气后防护和治疗

在飞行器上对出现 CO 中毒症状的乘员进行治疗，在轨治疗资源十分有限。因为 CO 的产生大多与发生火灾密切相关，最关键的是在发现火灾后尽快启用呼吸器，乘员迅速转移到舱内污染最轻的空间。如果火灾被扑灭，关闭发生火灾的舱门，在飞行器内其他可居住空间活动（这个行动不能监测隔离舱内 CO 浓度，很难重新启动火灾单元模块）。遗憾的是，尽管经过精心准备，也不能完全阻止乘员暴露于高浓度 CO 环境中的风险。吸入 100％纯氧将血液中碳氧血红蛋白的半衰期从 5～6 h 降到 0.5～1 h，对暴露于 CO 的乘员进行此类积极治疗，直到血液中碳氧血红蛋白浓度降到 15％～20％[11]。如果舱内 CO 浓度尚未降低到安全水平，不论血液中碳氧血红蛋白浓度高低，乘员必须一直佩戴呼吸器。

在美国飞行器舱内遇到 CO 聚集时，乘员使用便携式呼吸器提供立即供氧和眼睛保护。使用正性压力气筒以 15 L/min 速率大约供氧 15 min。当国际空间站上气筒压力达到 7 A 时，则便携式呼吸器可以连接到其氧气出口。便携式呼吸器可以采用正性压力供氧，或以需要压力模式供氧（然而，使用面罩供氧时，若航天员留有胡须则不能提供良好密封）。国际空间站上俄罗斯节段舱内可以通过调节通气速率，提供 20～120 s 供氧保护[1]。通过呼吸激活俄罗斯气体面罩内化学反应产生氧气，这意味着在面罩供氧之前，存在 20～30 s 延迟。

21.2.9　消除舱内环境中一氧化碳（CO）

在飞行器内使用各种催化氧化剂以控制舱内气体 CO 浓度在正常水平内，但是在火灾发生后，这些氧化剂不足以迅速消除大量聚集的 CO。对于一种混合良好的气体，若两次完全经过具有 100％吸附效率的过滤器过滤，则其内污染水平可以至少下降 80％。在航天器内使用温度敏感性催化氧化剂，其前端过滤层含有碳化铂，可以消除导致催化效应下降的其他有毒物质。通过过滤器的气流速率只有 1.7 m^3/h，然而，航天飞机内空间为 65 m^3，所以，混合气体两次完全通过过滤器的时间为 76 h。在航天飞机内一种替换选择是 LiOH 储存罐，这种 LiOH 储存罐含有肼吸收剂，能吸附在轨舱内气体中 CO_2，一种大体积温度敏感性催化氧化剂过滤器能在 1.5 h 内大约过滤 1 个舱体空气。

在国际空间站俄罗斯服务舱内使用一种钯催化剂的吸附罐，其依赖于舱内温度启动，吸附速率为 20 m^3/h[1]。这种服务舱空间为 100 m^3，混合气体两次完全经过催化氧化剂的过滤时间为 10 h。而在国际空间站美国服务舱内使用一种高温催化氧化剂，其吸附 CO 速率为 4.6 m^3/h[16,17]；实验舱和居住舱自由空间为 98 m^3，每个舱内混合气体两次完全过滤 CO 的时间均为 43 h。在紧急情况下，最终处置方法是将污染舱泄压，并将其与航天员舱隔离分离。大多数飞行器舱段至少可以进行部分泄压-复压循环。

21.3 甲醛

21.3.1　来源

甲醛是一种刺激性强物质，其来自载荷试验中固定液渗漏、硬件释放气体、某些聚合物降解、环境控制系统不完全氧化等。依据其对眼睛的刺激程度，如果其浓度在 0.25%～1.0%之间，在载荷试验中对甲醛释放风险评估至关重要。如果其浓度超过 1.0%，则会导致灾难性后果[18]。在和平号-18 任务中，作为基础生物试验的一部分，乘员进行固定液操作时，几滴甲醛释放进入舱内环境中，飞行后检测其污染包显示：其内甲醛水平已经超标[19]。而当时乘员尚不知道暴露其中的毒性反应，后期进行检测只是为了将出现这种事故的风险最小化。

在一次潜在危险事件中，约翰逊航天中心进行月球-火星生命支持试验时，试验硬件释放出的甲醛几乎导致试验失败[20]。出现这种事故由于没有消除硬件挥发性物质。在试验前几天采集空气样本测试，显示甲醛水平呈上升趋势，最终导致一名航天员出现呼吸系统刺激症状。大约在试验进行到第 15 天时，清除了任何可能挥发出甲醛的物质，在这之后甲醛水平明显下降，呼吸系统刺激症状消失，在没有甲醛危害的情况下，试验顺利完成（如图 21 - 2 所示）。

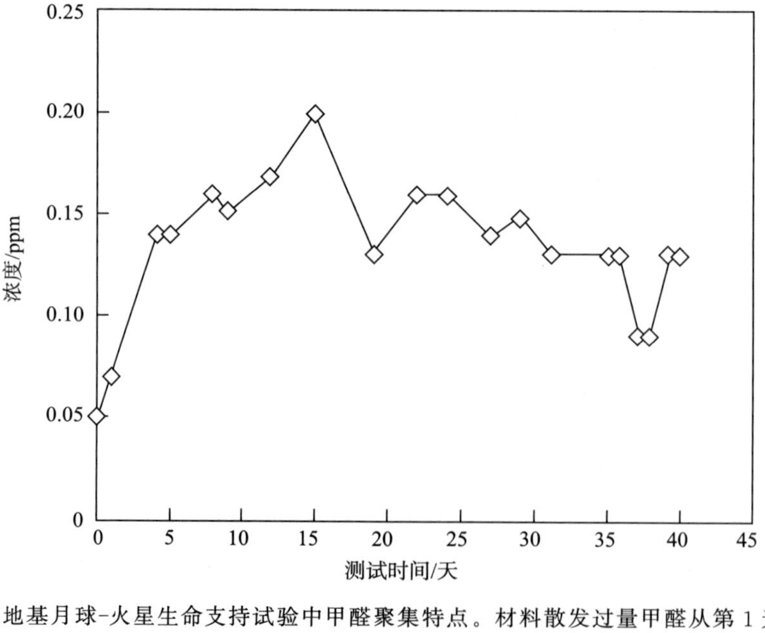

图 21 - 2　在地基月球-火星生命支持试验中甲醛聚集特点。材料散发过量甲醛从第 1 天到第 15 天逐渐增加。使用得到了第 28 届环境系统会议（于 1998 年 7 月 13～16 日在马萨诸塞州丹弗斯举办）的许可。SAE 论文序号 981738 © 1998 汽车工程师协会

在空间实验室 STS－40 任务中在轨发生了甲醛暴露事故，由于航天器中间舱冰箱主机过热，冰箱主机外壳由甲醛聚合物（Delrin）组成，过热后降解产生大量甲醛，导致乘员出现刺激性症状和恶心反应[21]；乘员应尽可能撤离中间舱，使暴露甲醛的危害最小化。直到拆除冰箱后事故原因才得以确定（如图 21－3 所示）。

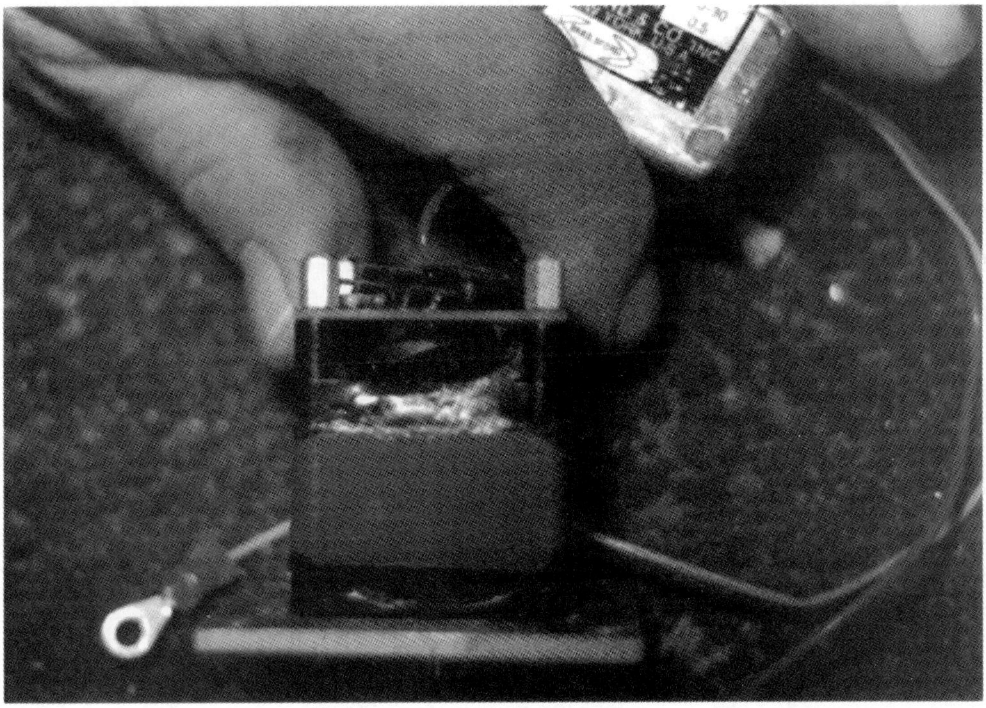

图 21－3　冰箱内小发动机在甲醛聚合物（Delrin）过热时释放出甲醛

最终，在试验结束后，对 90 天月球-火星生命支持试验中使用的催化氧化剂进行分析，结果显示：有毒催化剂可能促进了甲醇不完全氧化反应，导致释放甲醛进入空气中[22]。总之，这 4 次单独事件表明：航天器舱内甲醛存在许多来源途径，控制乘员暴露风险是面临的一项挑战。

21.3.2　中毒机制

甲醛是一种对人体组织具有两种高度反应特性的物质，即刺激人体眼睛和呼吸道。在长时间暴露后，对啮齿类动物具有致癌作用，也许对人类也有如此作用。这种物质直接刺激上呼吸道，刺激嗅觉和三叉神经末梢，致使人体屏住呼吸，而当不再屏气时，恢复正常呼吸。如果暴露浓度足够高、时间足够长，可能引发组织炎症、组织坏死，甚至最终形成肿瘤。

暴露在中等浓度时，吸入的甲醛主要停留在鼻腔，在鼻腔细胞胞液中与谷胱甘肽结合，并被甲醛脱氢酶氧化，然后被 S-谷胱甘肽水解为甲酸酯和 CO_2[23]。甲醛刺激鼻腔的分子机制目前尚不清楚。如果甲醛总量超过了甲醛脱氢酶代谢能力（大鼠大于 6 ppm），游离态甲醛可以进入鼻腔细胞的细胞核，其由 DNA（脱氧核糖核酸）组成。由于甲醛引起组织炎症诱发 DNA 复制异常，最终导致大鼠鼻腔肿瘤的发生[24]。同时，如果甲醛浓度足够高，或者每分钟通气量相当高，甲醛可能进入呼吸系统深部，引起肺炎。

21.3.3 预警特点

在大多数暴露条件下，甲醛预警比较明显。对于大多数人而言，甲醛气味刺激阈值为 0.5～1 ppm，中等刺激阈值为 2～3 ppm[25]；在不增加肿瘤风险的情况下，尽管人体能够耐受哪种水平暴露仍存在争议，但是对于 180 天暴露，预计患肿瘤风险概率为 1/10 000（95%的置信区间）对应的甲醛浓度估计大约为 1 ppm[26]。因此，甲醛刺激性气味以及一旦导致任何眼睛和呼吸系统刺激症状，都可以认为是一种预警，提示飞行器内空气必须进行过滤或者必须找到甲醛来源。

21.3.4 空气中导致中毒反应的甲醛浓度

受甲醛影响的人体器官和组织为眼睛和呼吸道，虽然人体对甲醛易感性个体间差异较大，但是，表 21-2 还是可以作为持续几分钟急性暴露的一般指南。

表 21-2 预计急性暴露甲醛蒸气的中毒反应[11,25,27,28]

甲醛浓度/ppm	受到的影响
<0.25	10%～20%的暴露者出现呼吸反应
0.25～0.5	超过 20%的暴露人群出现不舒适反应
0.5～1	大多数人嗅出甲醛气味
1～3	大多数人出现轻微的刺激症状
4～5	大多数人不能忍受这种环境
5～30	下呼吸道和肺脏出现反应，如咳嗽、胸痛、呼吸困难、哮鸣
50～100	肺脏水肿，炎性反应，肺炎

21.3.5 临床表现

急性轻微甲醛暴露将导致眼睛灼伤、上呼吸道刺激诱发鼻炎和喉炎等。因为这些症状是人体主要刺激反应，一旦出现毫无疑问预示着存在甲醛暴露。甲醛具有特征性气味，而且，一旦个体出现刺激症状，伴随空气中弥散着像醛一样的气味，则预示着空气中甲醛过量。空间实验室 STS-40 任务中乘员空-地原始记录显示：由于冰箱主机过热导致聚合物（Delrin）发生热分解，从而释放出有气味的甲醛。

嗅觉疲劳能否降低感觉甲醛气味的能力，尚无证据支持。如果空气中气味比起突然爆发而言只是缓慢增加，对于存在于空气中的甲醛，人体有可能不太敏感。但相反，对于长时间暴露，人体可能更容易不耐受。事实上，有一些证据支持个体存在呼吸道敏感的可能性。根据一个专家小组报告“甲醛作为刺激源和致敏剂，鼻黏膜首当其冲，一些个体对低剂量存在过度反应，导致衰弱……鼻炎、结膜炎和哮喘等”[29]。

21.3.6　鉴别个体易感性

在地面人群中，已经反映出一些值得关注的问题，具有哮喘病史患者暴露于甲醛后，出现哮喘症状。在一项研究中，230 名哮喘患者吸入 2 ppm 甲醛 30 min，其中 8 名患者立即表现出支气管反应[30]。目前按照美国航天员选拔标准，具有哮喘病史个体不能入选航天员。然而，将来美国标准有可能修改。

尽管在无哮喘病史个体中，一部分人群对甲醛气味也非常敏感。在回顾了甲醛相关资料后，美国国家工业卫生委员会阈值设置成员指出，“对空气中甲醛刺激反应而言，人群中个体易感性存在非常宽广范围”。其成员认为“对甲醛较敏感个体占 10%～20%，在甲醛浓度非常低时（小于 0.25 ppm），发生急性反应”。如果在航天器舱内发生甲醛暴露，因为个体在易感性方面存在差异，可能出现不同症状反应。

21.3.7　样本和分析

目前，还没有实时甲醛分析方法适合应用于航天器内，长时间暴露 0.04 ppm（已经修改为 0.10 ppm）SMAC 时能定量检测甲醛，在航天飞机、和平号空间站、国际空间站上使用采集袋采集空气样本，以便进行甲醛浓度检测。样本带回地面采用紫外线质谱仪进行电化学分析，定量检测甲醛浓度[31]。样本采集袋放在乘员服装内或者安放在舱壁上，而且，必须保持足够流通气流存在，否则采集不到合适样本。采集样本时间从 8～24 h 不等，探测限制浓度为 0.01～0.02 ppm，取决于取样时间和在空白区域取样分布点。尽管采集袋具有尺寸较小、容易操作等特点，使其适合在航天飞行中应用，但是一旦发生甲醛暴露紧急事件时，还需要进行实时甲醛检测，有助于航天医生和环境工程师进行分析和判别。

21.3.8　甲醛暴露后防护和处置

鉴于甲醛具有刺激性，一旦暴露于甲醛污染环境中，除非其不能撤离到清洁舱内或者不能佩戴呼吸器和眼睛防护罩，没有乘员能耐受其中毒性暴露。现场使用合适防护装备，暴露导致的症状会很快消失。如果甲醛来自于离散液体，则应戴上护目镜、呼吸器、无渗透性手套作为防护措施。应尽量避免皮肤接触，因为皮肤对所有甲醛溶液容易过敏。同时，应尽量避免重复暴露，因为可能导致对甲醛的敏感性增加。事实上，在礼炮号空间站 140 天和 175 天两次飞行任务中，发生了一例甲醛暴露事故，俄罗斯航天员因为对甲醛过敏导致返回地面，而在以前飞行任务中，航天员从未遇到过甲醛暴露[32]。

21.3.9　消除环境中甲醛

通过碳过滤器和湿性冷凝器可以清除环境空气中甲醛。虽然活性炭吸附甲醛的效率有限，但是通过这种方法，航天器内大量碳过滤器可以发挥部分清洁空气的作用。在航天器内，湿性冷凝器不能重复使用（如美国航天飞机），大量甲醛可以通过冷凝空气中水蒸气来清除。定期检查航天飞机内湿性冷凝器，发现其内存在一定甲醛，预示着一定量甲醛已释放入空气中，通过冷凝方法清除空气中甲醛有效。在航天器内，乘员通过对使用过的湿性冷凝器进行纯化，可以重新使用，空气中甲醛可能对舱内水质量构成一定风险。

21.4 乙二醇（EG）

21.4.1 来源

乙二醇是一种无色、无气味、水溶性液体，具有较低蒸气压力，尝有甜味。大多数人对它熟悉，因为它是汽车发动机冷凝系统的主要成分。在阿波罗飞船舱内曾使用过，对其渗透进入舱内空气十分关注，以至于培训航天员检测其在舱内空气中浓度[33]。在轨航天器内乙二醇唯一来源是热交换线圈（用来重新分配热量）。在 NASA -和平号航天任务中，和平号冷凝系统线圈中发生了几次泄漏，释放出大量乙二醇。释放出的物质很难清除，同时诱发包括呼吸系统在内的刺激性中毒症状。当大量微小水滴出现时，眼睛受到刺激。舱内水蒸气冷凝系统也可回收乙二醇，同时，这类冷凝水不能纯化成标准饮用水[34]。对于航天飞行中的乘员来讲，用于饮用和调制食物的循环水可能成为乙二醇暴露的来源。

因为存在毒性反应问题，在国际空间站俄罗斯节点舱内乙二醇已经被“三醇（triol）”取代，在国际空间站美国节点舱内不再使用。三醇由 30%～32%甘油水溶液和 8%可以控制腐蚀和微生物生长的添加剂组成。未来航天居住舱内需要进行热交换时，可能恢复使用乙二醇。

21.4.2 中毒机制

乙二醇毒性相对较低，但是当人体口服超过 100 mL 时，可能造成致命性危害。因为大多数吞服乙二醇为偶发事件，许多研究有助于我们理解吞服乙二醇导致的中毒反应。然而，在航天飞行中吞服乙二醇不是主要接触因素，因为通过观察水中总有机碳变化，能反映水中有无乙二醇。在航天飞行中，关注的主要问题是乘员吸入乙二醇水蒸气或气雾剂，以及皮肤和眼睛接触到乙二醇形成的微小水滴后出现的刺激症状。

当乘员吸入乙二醇水蒸气或气雾剂后，其可能刺激上呼吸道。一旦乙二醇进入人体内，可能影响到中枢神经或发生肾脏毒性反应。乙二醇及其氧化代谢产物的作用可能导致出现明显呼吸道症状，两者与呼吸道感受器发生作用。乙二醇及其氧化代谢产物乙醛可能导致中枢神经反应[35]。乙二醇另一氧化代谢产物——草酸，可增加肾脏草酸钙晶体形成，导致乙二醇诱发肾脏毒性反应。乙二醇氧化代谢产物对肾小管上皮的直接影响结果是出现组织坏死。

当乙二醇液体与眼睛直接接触后，眼睛可能出现刺激症状。在动物试验模型研究中，刺激反应程度取决于乙二醇在溶液中浓度以及接触时间长短。当乙二醇在平衡盐溶液中浓度达到 40%时，兔子眼睛重复暴露于其中，导致出现严重眼睛刺激反应。当乙二醇在平衡盐溶液中浓度降低到 4%时，刺激反应减轻。当乙二醇在平衡盐溶液中浓度降低到 0.4%时，无刺激反应发生[36]。重复暴露后经过简单处理，似乎不能诱发刺激反应[37]。这个观察结果与 NASA -和平号任务中报告一致，在这次任务中，其内的乘员重复接触空气中乙二醇微小水滴（40%浓度），导致其眼睛出现刺激症状。

21.4.3　预警特点

吸入乙二醇预警反应表现为上呼吸道刺激症状和口腔内甜味，吸入乙二醇不会发生急性中毒反应。短暂暴露于乙二醇中不可能导致损伤，可能会出现上呼吸道刺激症状。然而，如果暴露时间延长，即使乙二醇浓度低于刺激或品尝阈值，也足以增加组织损伤的风险。乙二醇刺激反应总结于表 21 - 3。暴露于浓度为 100 mg/m^3 乙二醇环境中时（大约为 40 ppm），可能不被乘员发觉。

表 21 - 3　乙二醇蒸气和气雾剂导致的刺激反应

乙二醇浓度 /(ppm[mg/m^3])	反应
25[60]	无反应
50[130]	常见咽喉刺激反应和嗅到甜味
73[190]	受试者不能停留 15 min
80[200]	末梢支气管出现疼痛反应
95[250]	仅仅只能耐受 1～2 min
120[300]	不能耐受呼吸

来源：翁（Wong）[38]。

21.4.4　空气中导致中毒的悬浮浓度

据估计，在长时间暴露于乙二醇浓度不高于 5 ppm 环境中时，不会表现出中枢神经系统抑制反应[38]。该估计基于一项研究结论：20 名男性志愿者暴露于乙二醇浓度为 12 ppm 环境中 30 天后，经过心理精神方面的测试，未见异常反应[39]。同样在这组志愿者中，未见肾脏毒性反应（测试尿动力、血尿素氮、血肌酐、肌酐清除率）。因此，长时间暴露于乙二醇浓度高达 5 ppm 环境中时不可能导致肾脏损伤，该 5 ppm 浓度远低于 12 ppm，因为考虑到安全因素，因此在进行统计设计时只选择了 20 名男性志愿者进行了 30 天暴露，由于志愿者数量限制，没有出现敏感性个体有其合理性。

21.4.5　临床表现

吸入乙二醇会导致一系列临床反应，可以分成四个阶段。在第一阶段，发生在吸入乙二醇后 12 h 内，中毒者有明显中枢神经系统反应，表现出醉酒状态；在第二阶段，发生在吸入乙二醇后 12～36 h 内，导致呼吸困难、心动过速、高血压、嘴唇发绀等心肺异常反应；第三阶段出现肾脏损伤，会出现蛋白尿，尿液中有白细胞、草酸钙晶体等；第四阶段出现神经症状，大约在吸入乙二醇两周[40]后出现。在吸入乙二醇蒸气或气雾剂后，在这四个阶段不可能发生如此严重的症状。一旦大量不能控制的乙二醇蒸气或气雾剂释放时，航天医生应该认识到乘员可能出现轻微中枢神经系统和肾脏毒性反应。

21.4.6 鉴别个体易感性

尽管个体之间对乙二醇中毒易感性差异尚未得到证实，但是也没有对这个问题展开研究。乙二醇初始代谢酶包括：乙醇脱氢酶、乙醛脱氢酶。根据对乙二醇代谢的研究，这两种酶催化活性依据人体代谢活动的不同而不同。在亚洲人群中，内在乙醛脱氢酶活性降低致使其对吸入乙二醇高度易感；对乙二醇高度易感性可能是乙醛累积的结果，其中，乙醛会引起许多毒性反应；因此，存在一部分人群对乙二醇暴露非常敏感。

21.4.7 样本与分析

地面工人暴露于乙二醇公认限定值为：在 20 ℃时，大约是 80 ppm 蒸气饱和浓度的一半。也就是在封闭环境中蒸发乙二醇液体达到其饱和浓度的一半。因此，除非气雾剂是由人工方法生产，否则在地面没有必要实时检测乙二醇浓度。考虑到这个原因，空气中乙二醇浓度快速检测分析方法没有特别研发。

在存在其他物质的情况下，一种采集和分析乙二醇方法是应用 Draeger 试管（这种方法在航天飞机与和平号空间站上使用过）。这些装置一直保存在和平号空间站上，因为空间站冷凝线圈存在持续渗漏乙二醇的可能，同时乘员长时间暴露于乙二醇中会危及其身体健康。Draeger 试管可以通过其产生粉红色试管长度来度量乙二醇浓度。和平号空间站上乙二醇渗漏后浓度计量如图 21－4 所示。

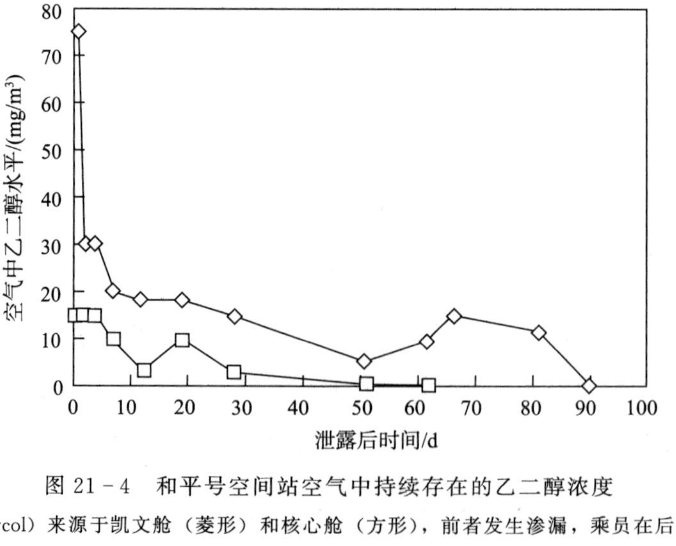

图 21－4 和平号空间站空气中持续存在的乙二醇浓度

（乙二醇- ethylene glycol）来源于凯文舱（菱形）和核心舱（方形），前者发生渗漏，乘员在后者度过大多数时光。

使用得到了第 28 届环境系统会议（于 1998 年 7 月 13～16 日在马萨诸塞州丹弗斯举办）的许可。

21.4.8 暴露后防护和治疗

如果大量乙二醇渗漏进入到航天飞行器内空气中，除非逸出乙二醇被清除干净，否则应进行眼睛和呼吸道防护。一个乘员可以耐受 24 h 暴露于 25 ppm 乙二醇空气中，但是更长时间暴露值限定在 5 ppm。因为乙二醇不能在飞行器内空气中迅速散播，将易感个体转移到浓度较低区域是一种较好选择。如果乘员眼睛重复受到乙二醇污染，必须使用在轨眼睛清洗装置进行眼睛清洗。

21.4.9 清除环境中乙二醇

乙二醇非常容易在航天飞行器环境中长期存在，常常冷疑在冰冷舱内表面以及其他皱褶层中，可作为存储源持续释放乙二醇进入空气，或者在压缩状态作为微生物生长源。应使用可吸附性毛巾来清除舱内表面明显聚集的乙二醇。当进行清除时，乘员应戴上防护手套以防万一（一些飞行器舱内具有手持式除湿真空器，可以吸附漂浮在空气中大乙二醇滴）。在正常情况下，存在于飞行器舱内大量乙二醇将通过舱内水-水蒸气冷凝系统清除，对舱内水净化系统是一个挑战[34]。

21.5 氟利昂和其他卤化碳

21.5.1 来源

氟利昂和其他卤化碳在现代航天飞行器内有三种主要用途。一部分氟利昂在飞行前用作硬件设备清洁剂，其余则在热交换线圈中使用，“哈龙”1301 在航天器内用作灭火剂。检测从航天飞行器硬件清除物中提取的空气样本，发现存在低浓度氯氟化碳氢化合物，但是其不可能在舱内空气中形成高浓度。相反，在国际空间站上一些 ISS 冷却剂回路中存在一溴三氟甲烷，在正常状态下通常不会被检测到，但是一旦偶然释放，就可以达到很高浓度。“哈龙”1301 常常在航天器内大量使用，一旦发生火灾，将会释放出来。在航天器内空气中常规检测到微量存在，但是从 1981 年航天飞机飞行开始，尚未发生过偶然或失火导致的泄漏。

21.5.2 中毒机制

这组卤化碳毒性非常低，从未怀疑过其导致乘员出现中毒反应。这类化合物主要反应是心脏敏感性增加，容易导致心脏节律紊乱；然而，这种反应只发生在其浓度超过 1%时，氟利昂和卤化碳通过肾上腺素作用使心脏敏感，因此，暴露于压力环境比暴露于一般环境时更容易导致心脏敏感。一些氟利昂和卤化碳可以导致中枢神经系统的抑制反应，但是只在其浓度非常高时。例如，人体暴露于 1%浓度“哈龙”1301 24 h 后，监测 13 个指标中的 2 个显示：中枢神经系统功能仅仅下降 5%[41]。氟利昂 21 常常在航天器内冷却剂回路中使用，可以间接释放进入舱内；一旦长时间暴露后，可以导致肝脏中毒。因此，其中毒限定值比这类其他物质要低得多，这种中毒反应是由于氟利昂 21 在肝脏代谢中产生高度活性的碳酰氯类复合物[42]。这类复合物中大多数物质可以消耗地球大气层中的臭氧，所以在地面上应该定量使用。

在航天飞行器内"哈龙"1301 主要用于灭火，其分解产生降解物会引起中毒反应。一旦暴露于火焰或表面温度超过 480 ℃时，"哈龙"1301 降解为氢溴化物和氢氯化物，这两种物质毒性比"哈龙"1301 强[10]。这些物质在浓度非常低时导致主要毒性反应为黏膜和上呼吸道刺激，伴随着辛辣刺激气味，可以构成内在预警系统——在其浓度达到危害健康之前，提示已经存在这些物质。只有当火灾需要长时间才能扑灭时，产生的这些物质才会出现问题。

21.5.3　预警特点和预防中毒指南

这类物质没有明显预警特点，预警可以鉴别对个体的中毒反应。因为这类物质中大多数物质中毒浓度较高，可以通过限制其进入舱内空气的总量实现控制。表 21-4 列出了对这类物质 SMAC 指南以及如何避免中毒反应的指导。通常，冰箱冷却系统常常使用氟利昂，因此，即使所有氟利昂释放进入航天器内环境中，也不会达到导致人体中毒反应的水平。

表 21-4　卤化碳化合物舱内允许最大浓度

常用名	化学名称	180 d-SMAC/ppm	预防产生的效应
"哈龙"1301	一溴氟甲烷	1 800	中枢神经系统抑郁症
氟利昂 11	三氯氟甲烷	140	心律失常
氟利昂 12	二氯二氟甲烷	95	心律失常
氟利昂 21	二氯氟甲烷	2	肝中毒
氟利昂 22	氯二氟甲烷	1 000	心律失常
氟利昂 113	1,1,2-三氟醚-1,2,2-三氯乙烷	50	中枢神经系统抑郁症
氟利昂 218	八氟丙烷	11 000	心律失常 中枢神经系统反应

简写词：ppm——百万分之一；SMAC——舱内最大允许浓度。

来源：NASA JSC-20584，舱内空气污染的最大允许浓度，1999 年 6 月 28 日。

21.5.4　氟利昂检测和定量

卫勤保障人员应该认识到如果乘员暴露于氟利昂污染空气中，最有可能提示是储存氟利昂的系统压力显示下降。在国际空间站 7A 飞行任务中，使用检测挥发性有机物的分析方法能定量检测氟利昂。这种方法可以用于周期性地监测空间站空气中微量污染物[43]。

21.6　暴露后治疗和环境净化

不可能有高浓度氟利昂化合物进入空间站环境中导致乘员出现中毒反应或症状，因此，乘员一般不需要治疗。在空间站上通过使用常规环境控制和生命保障系统设计来清除空气中氟利昂，非常困难。因此，在几天或几周时间内当氟利昂逐渐从空气中挥发性消失后，航天医生可以预计空气中氟利昂浓度缓慢降低。

21.7 飞行器舱内空气中致癌物

21.7.1 来源

尽管在飞行器舱内空气中发现了几种致癌物，但只有极少致癌物能通过化学反应在空气中形成超过 180 天暴露指南限定的化学性致癌物，其设定患癌症概率在 1/10 000 以下。表 21－5 列出了一些常见致癌物质及其来源。通过空间站上环境控制和生命保障系统可以将舱内污染物控制在合理稳定水平；但是一些物质过热或燃烧后产物包括：苯和呋喃等致癌物。

表 21－5　舱内空气中常见致癌物来源及限值

（单位：ppm）

化合物名称	来源	180 d－SMAC
乙醛	人体代谢，材料挥发的气体	2
苯	材料挥发的气体，聚合物裂解	0.07
1,2－二氯乙烷	设备挥发的气体	0.2
呋喃	设备挥发的气体，有机物质加热	0.025
异戊二烯	人体代谢，植物释放	1

简写词：SMAC——舱内最大允许浓度。

21.7.2 中毒机制和预警特点

一般来讲，可以通过人体基因或胚胎机制诱导肿瘤发生，在表 21－5 所有物质中，除了异戊二烯和呋喃外，其余均能直接作用于人体细胞 DNA，从而导致发生变异。这些物质均可导致基因变异致癌。暴露于已知浓度的致变风险可以通过线性模型来计算[44]。根据这个模型，如果由于一些因素导致暴露时间增加，同时暴露浓度下降，这时患肿瘤风险保持不变。对于长时间暴露而言，按照这个模型推算能达到患肿瘤的风险非常低。

呋喃和异戊二烯可以导致啮齿类动物患肿瘤，但是对于是否可以导致人体患肿瘤，尚无证据支持。大量证据证实呋喃及其代谢物通过间接机制影响人体 DNA；这个模型推理产生了根据暴露浓度阈值来估计患肿瘤风险的方法，即低于暴露浓度阈值，不论暴露多长时间，均不增加患肿瘤风险[42]。由于不同原因，异戊二烯是阈值依赖型致癌物。有关异戊二烯基因毒性资料大多与细胞遗传毒性活动一致（比如在细胞分化时纺锤体变异），异戊二烯可以内源性产生，啮齿类动物的癌症数据表明了阈值效应[45]。

在表 21－5 列出致癌物质中，只有乙醛具有明显预警特点。该物质在表 21－5 中的 SMAC 设定为人体黏膜刺激反应阈值。如果乙醛没有这种刺激性，为了防止增加患鼻咽癌的风险，180 天暴露 SMAC 值设定为 4 ppm[46]。将啮齿类动物暴露于高浓度乙醛环境中数月，观察其患鼻咽癌风险。在表 21－5 中，其余致癌物 SMAC 值非常低，以致没有预警反应，因此如果飞行乘员长时间暴露，对航天器内这些致癌物质需要加强周期性监测。

21.7.3　个体易感性差异

许多因素影响着人体对致癌物易感性。对于活性或非活性致癌物质而言，致癌物质代谢产物在基因致变性方面的差异影响到人体易感性，同时个体修复 DNA 损伤能力的差异也影响到人体易感性。年幼孩子最容易受到化学致癌物的影响。尤其值得关注的风险是，在航天飞行中，由于人体免疫功能变化以及暴露于非化学性致癌物中，可能增加患肿瘤易感性。人体对非宿主细胞免疫监测是防止人体患肿瘤的保护机制。但是航天飞行乘员在航天飞行中会发生免疫功能变化（见第 15 章）。航天环境存在较高剂量辐射，导致苯 SMAC 值相对于其他情况时较低，因为在诱导白细胞分化方面可能存在辐射和苯的相互作用[47]。

21.7.4　乘员防护和环境净化

通过观察表 21－5 可以得知大多数致癌物来自挥发性物体。因此，通过筛选致癌物质来控制乘员暴露于航天飞行中患肿瘤风险，对乘员和舱内环境具有高度防护作用。此外，空气再生系统净化能力增加了额外防护。在 1997 年和平号空间站发生严重固体氧气再生器火灾事故后，舱内空气再生系统在 32 h 内使苯浓度从高峰时 0.2 ppm 下降到 0.02 ppm[2]。在发生火灾后，戴上呼吸器可以为个体提供防护，直到飞行器内空气净化到一定水平——根据其 SMAC 值来判断可接受风险水平。

21.8　有害成分：含硫化合物

21.8.1　来源

随着飞行时间延长，航天器离地球越来越远，因此，废弃物和垃圾处理问题变得越来越关键。在航天器内，每人每天产生 1.1 kg 垃圾，其中，27％为液体[48]。当这些生物废弃物长时间储存后，细菌活动会产生高毒性化合物，即使这些化合物不会对健康造成危害，但是一定会影响乘员生活。细菌能消耗某些类型储存化学废物、人体废物以及废弃食物等。原本有轻微气味或根本没有气味的物质经过长时间储存后可以产生挥发性有毒化合物。最终，对废弃物和垃圾进行焚烧处理，产生挥发性化合物和灰烬，在密闭环境中进行回收，经处理后利用。研制清除二硫化物以及其他可能有毒化合物的系统是面临的挑战[49]。

含硫化合物是人体代谢产生的主要气体。在一项研究中[5]，大约三分之一志愿者以 0.1 mg/d 速率产生二甲基硫，但是几乎所有志愿者都产生了大量其他硫化物（平均 6 mg/d）。如果这些含硫化合物不能从空气中清除，它们就会在舱内形成有毒气味，尤其对于刚刚进入舱内还不能适应这种气味的乘员。

21.8.2　有毒化合物预警特点

根据定义，在刚开始接触时，这些有毒化合物具有良好预警提示。然而，随着持续接触会导致人体嗅觉疲劳，对察觉这些物质的敏感性下降。而且，这些有毒化合物缓慢积累不容易被乘员发觉。

21.8.3　临床表现和个体易感性

总之，乘员突然暴露于废弃物和垃圾产生的产物中会闻到难闻气味。乘员察觉这些物质的个体阈值变化很大，取决于有毒化合物是突然出现还是因为微小渗漏而缓慢积累。特别强调的是，乘员可以大概判断难闻气味来自何处，并使暴露于此处的时间最小化。

21.8.4　舱内气体样本采集和分析

人的鼻子对有毒气体非常敏感，因此，检测分析方法可能缺乏人类鼻子识别特定化合物的敏感性，即使这些化学物很容易被闻到。在航天飞行中，接近一半事故样本采集是由于乘员察觉到难闻气味，化学家可以确定产生气味的可能因素。发生在 STS－55 上一个案例，一个乘员使用应急废物收集袋储存生物废弃物。几天之后，乘员报告说，废物收集袋产生了难闻气味，必须定期压缩排空进入太空。使用样品采样罐采集了污染区域空气样本，随后使用色谱法和质谱法进行地面分析，结果显示：样本内有 3 种有毒甲基硫化物。在此次任务后，对废物收集袋内样本进行再次研究，结果表明，废物收集袋内生物废弃物可以产生同样硫化物和气味（这已经得到了乘员证实）。尽管废物收集袋内含有液体废物，但细菌产生的挥发性硫化物可以渗透收集袋壁层。鉴于这次事件和有毒空气轶事报道，在航天飞行中飞行器舱内存在难闻气味是无法改变的事实。尽管在航天飞行中受到资源限制——重量和体积限制，不能在轨进行分析以探查和确定特定有毒化合物，但广谱分析方法如色谱法和质谱法能确定和定量许多有毒物质。

21.9　乘员防护和环境净化

在航天飞行器内，乘员使用一种称之为含有气味-细菌过滤器的酸化碳过滤器吸附臭味，从而得到有效防护。该过滤器是航天员废物处理系统的一部分，它包含 2.3 kg 酸化碳和 0.45 μm 细菌的过滤器。在需要时候，使用一种备份过滤器来增强在轨飞行器内的清洗气味能力。由于含硫化合物能损害空气再生系统组件，在遇到紧急情况时，操作这些系统应尽量简化。

21.10　氨

21.10.1　来源

航天飞行器内氨主要来源于人体代谢，每个人每天产生氨总量大约为 300 mg，这取决于人体出汗和运动水平[16,50]。航天器舱外部冷却剂回路中氨有助于热能交换，而舱外冷却剂回路中氨渗漏进入内部回路，进入内部单独组件，进而释放到舱内空气中。此外，如果一个乘员在出舱活动中被氨污染，当其进入到气闸舱时，会将一些污染物带入舱内，但是出现这种情况可能性非常低。

21.10.2 中毒机制和预警特点

氨会刺激黏膜，致使人体眼睛、鼻子、咽喉出现烧灼感。不幸的是，如果长时间或反复暴露[51]，人体会出现疲劳感。在大剂量氨暴露时，生成氢氧化氨，导致人体组织损伤，会像碱性物质一样“溶解”在组织中，导致烧伤。当氨溶解在黏膜分泌的黏液性液体中时，氨释放热能，烧伤组织[52]。

氨暴露预警特点为其气味和对黏膜的刺激。对于一个非适应或非专家人员而言，可以通过氨气味强度和刺激程度粗略估计出空气中氨浓度。这些主观反应总结在表 21 - 6 中[52-54]。随着暴露时间延长，刺激强度增加，对于已经适应氨暴露的人而言，刺激强度会大大降低[55]。

表 21 - 6 短暂氨暴露导致刺激反应及其气味敏感性

氨浓度/ppm	刺激反应程度
5	敏感人群感知气味阈值
20～30	一些人群轻微刺激反应
50	非敏感人群感知气味阈值,中等强度刺激反应
80	明显感觉到刺激反应
110	出现不舒服刺激反应
140	厌烦、令人不快、不能忍受刺激反应

来源:翁,世界卫生组织和费尔贝克。

21.10.3 临床表现和个体易感性差异

由于大气中氨过量积累而导致的微量氨暴露可能难以识别。如果浓度缓慢上升，乘员适应浓度上升，不会表现出临床症状，除非浓度高于表 21 - 6 设置的阈值水平。因此，乘员最可能抱怨的是氨刺激性气味。在缺少探查分析仪器时，最常用方法是先期抵达乘员打开舱门，呼吸一口空气，报告是否有无氨气味。为了避免这种情况，在俄罗斯和平号空间站上，新乘员到达后不久，常常频繁开启空气净化系统。

由费尔贝克[54]完成的一项研究显示：氨个体易感性差异比较明显。在这个研究中，没有氨接触史个体在单次氨暴露后结果被质疑。在特殊情况下，一个“专家”志愿者暴露于 140 ppm 氨气中时间长达 0.5 h，未出现任何刺激症状；而一个非“专家”志愿者暴露于 50 ppm 氨气中时间长达 0.5 h，出现明显刺激反应。在航天飞行环境中，当空气中氨缓慢积聚时，乘员对氨敏感性下降，此时航天医生应该能察觉到个体对氨易感性差异。

21.10.4　舱内气体样本采集和分析

因为氨具有良好预警提示以及毒性极低等特点，在航天器舱内几乎不对其进行监测。在国际空间站上，使用俄罗斯专家提供的测试试管定期对氨进行监测。在地基进行密闭舱包含有 4 人的 90 天试验中，对氨进行了监测。在这个试验中，使用商用电化学传感器定量监测氨浓度，该电化学传感器使用渗透性试管在 6.4 ppm 浓度时校正。在试验开始时，试验舱内氨浓度不能察觉（<0.1 ppm），在试验第 87 天时上升到 1.2 ppm[56]。在此次地基试验中使用了监测仪器，因其体积大、质量大、功耗大，不能在航天飞行中使用，但一种小型电化学传感监测器可以考虑在国际空间站上应用。

21.10.5　乘员防护和环境净化

普通活性炭不能吸附舱内空气中的氨，但是用 10%磷酸处理后的活性炭，则可以有效清除空气中的氨。在空间站处理微量污染物时，使用这种能控制污染物的活性炭过滤器，但是这些活性炭过滤器内活性碳不能通过加热再生循环使用。因此，这类过滤器不能控制大量氨释放进入舱内。

21.11　空气中颗粒尘埃

21.11.1　来源

比起居家环境或办公室来，航天器舱内空气中漂浮着大量颗粒尘埃，尤其是直径大于 100 μm 的颗粒[57]。使用高效颗粒净化器清除舱内 99.97%直径大于 0.3 μm 的颗粒尘埃，进而大大改善国际空间站美国舱内空气质量[1]。一般而言，空气中颗粒尘埃包括：脱落皮肤表层、油漆脱落层、纺织物碎绒以及食物残渣等[58]；当舱内净化器不能工作时，其他来源的颗粒尘埃可能进入舱内空气中，褐色“尘埃”来自航天器内污染物处理系统，LiOH 尘埃来自航天器内二氧化碳清除罐，颗粒物质也可来自动物试验装置[50]。烟雾尘埃是聚合物高温分解后重要成分，可以以此来探测航天器内是否存在火灾。当合金物质在金属熔炉加热时，如果其容器装置不能达到三级标准要求，冷却金属蒸气会产生非常强的毒性尘埃和烟雾，释放进入舱内空气中[18]。在航天器内使用玻璃应受到严格控制，防止破碎玻璃进入舱内空气环境中。

在撰写本章内容时，NASA 正在考虑重返月球，并可能进行人类飞往火星任务。在阿波罗登月任务中，月球着陆器产生的尘埃，尤其是从月球起飞重新进入微重力环境时，造成了麻烦。阿波罗 12 登月任务乘员陈述在没有头盔保护下，月球尘埃使其呼吸困难，其视力受到漂浮颗粒尘埃的强烈影响[59]。尽管航天员在进入月球着陆器之前，尽力清除了其航天服外尘埃，但是牢牢粘附在航天服上尘埃还是被带入到着陆器舱内[60]。尽管这种尘埃不会导致严重健康危害，但是当长时间在月球停留吸入尘埃后，可能影响航天员健康。在一份俄罗斯研究报告中，通过对大鼠胸腔灌注尘埃溶液，可以导致大鼠肺脏出现中等程度纤维化[61]。近期模拟月球和火星尘埃的研究表明，两者均可导致大鼠肺脏产生纤维化，但是火星模拟物比月球尘埃的作用更强[62]。

21.11.2 中毒机制

尘埃力学性能、化学特性以及致感染性等会对人体健康构成威胁，因为所有尘埃颗粒“漂浮”在航天器舱内空气中，这些颗粒尘埃很有可能进入乘员眼睛和呼吸道。大尘埃可以诱发眨眼反应以保护眼睛。因为直径大于 10 μm 尘埃并不能通过上呼吸道，其危害较小。飘浮微小尘埃可以引起眼睛机械性刺激，出现不适反应。航天飞行器内二氧化碳清除罐的 LiOH 尘埃，意外释放进入舱内，致使眼睛出现强烈刺激反应，因为其内含有腐蚀性化学物质。航天员废物处理系统产生褐色“尘埃”，可以使人立即产生不适，但是如果不能彻底清除这些物质，还可能会增加眼睛感染风险。

21.11.3 预警特点和临床表现

乘员进入航天飞行器舱内后会立即意识到空气中颗粒尘埃是否会导致损伤或者威胁其健康。如果尘埃滞留在眼睛内，能及时发现其导致的机械性损伤（如擦伤等）。当化学性尘埃进入眼睛后，溶解在局部眼液中会导致眼睛发生明显化学性损伤，出现疼痛反应。如果火灾释放了超过危及健康阈值的烟雾，会对乘员健康构成明显威胁。因此，乘员应该具有预警意识，即应该佩戴呼吸器和眼睛保护装置，直到舱内尘埃颗粒和其他有毒化合物从航天飞行器舱内完全清除。

21.11.4 采样和分析

尽管对航天飞行器内颗粒尘埃特性进行检测，严格控制了其对人体健康的风险，但是除了监测烟雾外，没有必要对颗粒物质进行常规监测。在航天飞行器内进行的试验中，使用级联冲击取样器将粒子按大小分为 4 个部分[57]。取样器被带回到地面实验室后，对每一部分的相对质量进行了重量测试分析。可以使用空间站上携带的颗粒监测仪器，实时监测通过光柱的颗粒数。但是，该仪器不能检测颗粒大小[57]。

在一定条件下，烟雾探测器可以提供空气中颗粒浓度。比如，在 STS－28 任务中，一根长度约为 2 in（1 in＝2.54 cm）的聚四氟乙烯绝缘电传打印机电缆由于电路短路被烧毁时，烟雾探测器读数从 114 $\mu g/m^3$上升到 180 $\mu g/m^3$。航天器内烟雾探测器使用气体动力学来检测直径大于 2 μm 的颗粒，这类颗粒为吸入性颗粒。烟雾探测器根据其获取电荷以及降低的离子电流来计算粒子[63]。国际空间站上烟雾探测器通过红外线二极管发出光线来检测空气中直径大约 0.3 μm 的颗粒物，通过联合使用光衰减和光散射方法来检测烟雾浓度。

21.11.5 烟雾暴露后防护和治疗

当空气中存在颗粒时，可以戴护目镜和面罩进行保护，空间站上乘员均配置了这些装置。然而如果舱内空气中颗粒进入乘员眼睛内，可以使用眼睛冲洗装置（航天飞行器和国际空间站上配置了眼睛冲洗装置）将眼内异物冲洗出去。该冲洗装置类似于游泳护目镜，两端连接冲洗杯子，使用导管从密闭杯子中吸水进入到护目镜，清洗后的液体进入另一个密闭杯子。这种眼睛冲洗装置安放在厨房附近，容易连接到有轻微压力的出水口。此类冲洗装置可以冲洗一只眼[64]。

21.11.6　清除环境中颗粒

空间站舱内空气中颗粒通过舱内环境控制和生命保障系统中的过滤器予以清除，但是一个舱与另一个舱清除颗粒速率和大小存在明显不同。这些过滤器主要设计参数是通过过滤床速率和最小过滤颗粒尺寸。在航天飞行器舱内可以使用空气过滤器过滤空气中颗粒，该空气过滤器过滤网眼大小为 40～70 μm，过滤流量大约为 540 m^3/h[50]。这意味着在航天飞机飞行器舱内大约 65 m^3 自由空间内空气中较大颗粒能迅速清除。然而，吸入性颗粒（如直径小于 10 μm 颗粒）不能有效被清除。由于在航天飞机飞行器舱内存在微小有害颗粒，为减少空气中尘埃量，不得不增加在轨舱内空气净化器[65]。这种空气净化器安放在航天飞机飞行舱和中间舱通道口，并产生较大涡流通过污染区间。它具有 400 个不锈钢网眼（每孔大小为 38.5 μm)，有效过滤容积为 0.46 m^3，流量为 200～600 ft^3/min（7～21 m^3/min)。这种空气净化器在航天飞机飞行任务中能维持每天 50 人以上工作环境[65]。在遇到紧急情况时，使用手持真空过滤器吸附较大漂浮颗粒。

在国际空间站美国舱段，清除舱内颗粒能力比航天飞机上强得多。国际空间站要求舱内大于 0.5 μm 颗粒浓度低于 0.05 mg/m^3，舱内空气过滤器要满足清除 99.97%大小为 0.3 μm 或以上颗粒物的要求。这种过滤器的正常流量为 70 ft^3/min（2.5 m^3/min)，由硼硅酸纤维组成，采用 20×20 定期真空的网眼防护。6 个过滤器放置在美国试验舱内，4 个放置在节点舱。

21.12　结论

随着航天飞行任务向太空深入发展，乘员必须越来越独立于地面管制员。在这种情况下，将来检测分析空气污染的仪器必须能提供完整数据，能够很容易地被在轨非毒理学家或非医生的乘员解读。在远距离飞行任务中，乘员处于 100%密闭环境中，增加了他们处理空气污染的挑战。此外，在浩瀚天穹中，新污染源（例如，植物生长排出物、垃圾焚烧以及尘埃等）的增加要求采取新策略方法，为飞行乘员提供安全的呼吸空气。

参考文献

[1] Wieland PO. Living Together in Space: The Design and Operation of the Life Support Systems on the International Space Station. Volume I. NASA - Marshall Space Flight Center; 1998. NASA TM - 206956.

[2] James JT, Limero TF, Beck SW, et al. Toxicological investigation of Mir during NASA 4. Unpublished NASA - Johnson Space Center Memorandum SD2 - 97 - 543; September 1997.

[3] Wong KL. Carbon monoxide. In: Spacecraft Maximum Allowable Concentrations for Selected Airborne Contaminants. Volume 1. Washington, DC: National Academy Press; 1994: 61 - 90.

[4] James JT, Limero TF, Beck SW, et al. Toxicological investigation of Mir during NASA 7. Unpublished NASA - Johnson Space Center Memorandum SD2 - 99 - 500; January 1999.

[5] Shimoda T, Oikawa T, Miyake A. Sampling and analysis of human metabolites. Presented at the 28th Conference on Environmental Systems; 13 - 16 July 1998; Danvers, MA. Warrendale, PA: Society of Automotive Engineers Technical Paper No. 981739.

[6] James JT. Offgas test results from Node 1—Second test. Unpublished NASA - Johnson Space Center Memorandum SD2 - 98 - 551; October 1998a.

[7] Hampson NB, Kramer CC, Dunford RG, et al. Carbon monoxide poisoning from indoor burning of charcoal briquets. JAMA 1994; 271: 52 - 53.

[8] Centers for Disease Control and Prevention. Carbon monoxide levels during indoor sporting events - Cincinnati, 1992 - 1993. JAMA 1994; 271: 419.

[9] Stewart RD, Peterson JE, Fisher TN, et al. Experimental human exposure to high concentrations of carbon monoxide. Arch Environ Health 1973; 26: 1 - 7.

[10] Purser DA. Toxicity assessment of combustion products. In: DiNenno PJ, Beyer CL (eds.), The SFPE Handbook of Fire Protection Engineering. Section 1. Quincy, MA: National Fire Protection Association; 1988: Ch 14.

[11] Ellenhorn MJ. Respiratory toxicology. In: Ellenhorn's Medical Toxicology. 2nd edn. Baltimore, MD: Williams & Wilkins; 1997: Ch 66.

[12] Reschke MF, Harm DL, Parker DE, et al. Neurophysiologic aspects: Space motion sickness. In: Nicogossian AE, Huntoon CL, Pool SL (eds.), Space Physiology and Medicine. 3rd edn. Philadelphia, PA: Lea & Febiger; 1994: 228 - 260.

[13] O'Hanlon JF. Preliminary studies of the effects of carbon monoxide on vigilance in man. In: Weiss B, Laties G (eds.), Behavioral Toxicology. New York, NY: Plenum Press; 1975: 61 - 75.

[14] Delgado RH, Davis DD. Evaluation of Compound Specific Analyzer - Combustion Products. NASA - White Sands Test Facility; May 1998. Document TR - 915 - 001.

[15] Stewart RD, Stewart RS, Stramm W, Seelan RP. Rapid estimation of carboxyhemoglobin in fire fighters. JAMA 1976; 235: 390 - 392.

[16] Perry JL, Curtis RE, Alexandre KL, et al. Performance testing of a trace contaminant control subassembly for the International Space Station. Presented at the 28th International Conference on Environmental Systems; 13 - 16 July 1998; Danvers, MA. Warrendale, PA: Society of Automotive Engineers Technical Paper No. 981621.

[17] Tatara JD, Perry JL, Franks GD. Overview of the International Space Station System - level trace contaminant injection test. Presented at the 28th International Conference on Environmental Systems; 13 - 16 July 1998; Danvers, MA. Warrendale, PA: Society of Automotive Engineers Technical Paper No. 981665.

[18] Lam CW, Coleman ME, Garcia HD. Guidelines for Assessing the Toxic Hazard of Spacecraft Chemicals and Test Materials. Houston, TX: NASA - Johnson Space Center; 1997. JSC - 268957.

[19] Alexander RG. Mir - 18 containment bag failure. Unpublished NASA - Johnson Space Center Memorandum NS2 - 95 - 180; September 1995.

[20] James JT. Analysis of air during the 60 - day Lunar Mars Life Support Test. Unpublished NASA - Johnson Space Center Memorandum SD2 - 97 - 536; August 1997.

[21] Huntoon CL. Toxicological analysis of STS - 40 atmosphere. Unpublished NASA - Johnson Space Center Memorandum NASA - JSC SD4/91 - 362; October 1991.

[22] Graf J, Perry J, Wright J, et al. Systems upsets involving trace contaminant control systems. Presented at the 30th International Conference on Environmental Systems, 10 - 13 July 2000, Toulouse, France.

[23] ATSDR. Toxicological Profile for Formaldehyde. Washington, DC: US Department of Health and Human Services; July 1999.

[24] Morgan KT. A brief review of formaldehyde carcinogenesis in relation to rat nasal pathology and human risk assessment. Toxicol Pathol 997; 25: 291 - 307.

[25] Costa DL, Amdur MO. Air pollution. In: Klaassen CD (ed.), Cassarett & Doull's Toxicology: The Basic Science of Poisons. 5th edn. New York,: McGraw - Hill; 1996: 857 - 882.

[26] Wong KL. Formaldehyde. In: Spacecraft Maximum Allowable Concentrations for selected Airborne Contaminants. Volume 1. Washington, DC: National Academy Press; 1994: 91 - 120.

[27] American Conference of Governmental Industrial Hygienists. Formaldehyde. In: Documentation of the TLVs and BEIs. Volume 1. Cincinnati, OH: ACGIH; 1992: 664 - 688.

[28] IARC. Formaldehyde. Volume 29. International Agency for Research on Cancer (IARC) monographs on the evaluation of carcinogenic risk of chemicals to humans. Lyon, France: World Health Organization; 1982.

[29] Canadian Department of National Health and Welfare, Expert Advisory Panel Committee on Urea Foam Insulation. Final Report. Ottawa, Canada; 1981.

[30] Nordman H, Keskinen H, Tuppurainen M. Formaldehyde asthma— rare or overlooked? J Allergy Clin Immunol 1985; 75: 91 - 99.

[31] Pierson DL, James JT, Russo D, et al. Environmental health. In: Sawin CF, Taylor GR, Smith WL (eds.), Extended Duration Orbiter Medical Project. Final Report 1989 - 1995. Houston, TX: NASAJohnson Space Center; 1999: 4 - 1 - 4 - 12. NASA - SP - 1999 - 534.

[32] Petro PG. Results of Soviet - Hungarian Space Research. East Europe Report No. 699, 3 April 1981: 4 - 12. Cited in: Bluth BJ, Helppie M. Soviet Space Stations as Analogs. 2nd edn. Unpublished

document prepared for NASA Grant NAGW－659 by the Space Station Freedom Program Office，NASA Headquarters，Washington，DC；1986.

［33］ Harris ES. Inhalation toxicity of ethylene glycol. In：Proceedings of the 5th Annual Conference on Atmospheric Contamination in Confined Spaces，Dayton，OH，16－18 September 1969：99－104.

［34］ Pierre LM，Schultz JR，Sauer RL，et al. Chemical analysis of potable water and humidity condensate：Phase one final results and lessons learned. Presented at the 29th International Conference on Environmental Systems；12－15 July 1999；Denver，CO. Warrendale，PA：Society of Automotive Engineers Technical Paper No. 1999－01－2028.

［35］ Parry MF，Wallach R. Ethylene glycol poisoning. Am J Med 1974；57：143－150.

［36］ McDonald TO，Roberts MD，Borgmann AR. Ocular toxicity of ethylene chlorohydrin and ethylene glycol in rabbit eyes. Toxicol Appl Pharmacol 1972；21：143－150.

［37］ Cavender FL，Sowinski EJ. Glycols. In Clayton GD，Clayton FE（eds.），Patty's Industrial Hygiene and Toxicology. Vol. II，Part F. 4th edn. New York，NY：Wiley；1994：4645－4719.

［38］ Wong KL. Ethylene glycol. In：Spacecraft Maximum Allowable Concentrations for Selected Airborne Contaminants. Volume 3. Washington，DC：National Academy Press；1996：232－270.

［39］ Willis JH，Coulston F，Harris ES，et al. Inhalation of aerosolized ethylene glycol by man. Clin Toxicol 1974；7：463－476.

［40］ Chung PK，Tsuo P. Cerebral computed tomography in a stage IV ethylene glycol intoxication. Conn Med 1989；53：513－514.

［41］ Calkins DS，Degioanni JJ，Tan MN，et al. Human performance and physiological function during a 24－h exposure to 1％ bromotrifluoromethane（Halon 1301）. Fund Appl Toxicol 1993；20：240－247.

［42］ Garcia HD. Chloroform. In：Spacecraft Maximum Allowable Concentrations for Selected Airborne Contaminants. Volume 4. Washington，DC：National Academy Press；2000：264－306.

［43］ Limero TF，Trowbridge J，Taraszewski S，et al. Results of the risk mitigation experiment for the volatile organic analyzer. Presented at the 28th International Conference on Environmental Systems；13－16 July 1998；Danvers，MA. Warrendale，PA：Society of Automotive Engineers Technical Paper No. 981745.

［44］ National Research Council. Guidelines for Developing Spacecraft Maximum Allowable Concentrations for Space Station Contaminants. Washington，DC：National Academy Press；1992.

［45］ James JT. Isoprene. In：Spacecraft Maximum Allowable Concentrations for Selected Airborne Contaminants. Volume 4. Washington，DC：National Academy Press；2000：89－118.

［46］ Wong KL. Acetaldehyde. In：Spacecraft Maximum Allowable Concentrations for Selected Airborne Contaminants. Volume 1. Washington，DC：National Academy Press；1994a：19－38.

［47］ James JT. Benzene. In：Spacecraft Maximum Allowable Concentrations for Selected Airborne Contaminants. Volume 2. Washington，DC：National Academy Press；1996：39－103.

［48］ Grounds P. STS－35 trash evaluation report. Unpublished NASAJohnson Space Center Memorandum NASA－JSC－SP－90－2；December 1990.

［49］ Fisher JW，Pisharody S，Wignarjah K，et al. Waste incineration for resource recovery in bioregenerative life support systems. Presented at the 28th International Conference on Environmental Systems；13－16 July 1998；Danvers，MA. Warrendale，PA：Society of Automotive Engineers Technical Paper No. 981758.

[50] James JT，Coleman ME. Toxicology of airborne gaseous and particulate contaminants. In：Life Support and Habitability. Vol. 2 of Space Biology and Medicine. Nicogossian AE，Mohler SR，Gazenko OG，Grigoryev AI，series eds. Reston，VA：American Institute of Aeronautics and Astronautics；1994：37 - 60.

[51] Hatton DV，Leach CS，Beaudet AL，et al. Collagen breakdown and ammonia inhalation. Arch Environ Health 1979；34：83 - 87.

[52] Wong KL. Ammonia. In：Spacecraft Maximum Allowable Concentrations for selected Airborne Contaminants. Volume 1. Washington，DC：National Academy Press；1994：39 - 59.

[53] World Health Organization. Environmental Health Criteria. 54. Ammonia. Geneva，Switzerland：WHO；1986.

[54] Verberk MM. Effects of ammonia in volunteers. Int Arch Occup Environ Health 1977；39：73 - 81.

[55] Ferguson WS，Koch WC，Webster LB，et al. Human physiological response and adaptation to ammonia. J Occup Med 1977；19：319 - 326.

[56] James JT. Toxicological assessment of air quality during the lunar mars life support test：Phase III. Unpublished NASA - Johnson Space Center Memorandum SD2 - 98 - 522；May 1998b.

[57] Liu BYH. Airborne particulate matter and spacecraft internal environments. Presented at the 21st International conference on Environmental Systems；15 - 18 July 1991；San Francisco，CA. Warrendale，PA：Society of Automotive Engineers Technical Paper No. 911476.

[58] Matney ML，Boyd JF，Covington PA，et al. Air quality assessments for two recent space shuttle missions. Aviat Space Environ Med 1993；64：992 - 999.

[59] NASA. Apollo12 Preliminary Science Report. Washington，DC：Office of Technology Utilization；1970. NASA SP - 235.

[60] Lee LH. Adhesion and cohesion mechanisms of lunar dust on the moon's surface. J Adhes Sci Technol 1995；9：1103 - 1124.

[61] Belkin VV，Kustov MK，Kulakova，et al. Biological activity of lunar soil from the Sea of Fertility when injected intratracheally. Izv Akad Nauk Ser Biol 1983；3：461 - 465.

[62] Lam CW，James JT，McCluskey R，et al. Pulmonary toxicity of simulated lunar and Martian dusts in mice：I. Histopathology 7 and 90 days after intratracheal instillation. Inhal Toxicol 2002 Sep；14 (9)：901 - 916.

[63] Stesslinger HR，Hoy DM，McLin JA，et al. Comparison testing of the space shuttle orbiter and space station freedom smoke detectors. Presented at the 23rd International Conference on Environmental Systems；12 - 15 July 1993；Colorado Springs，CO. Warrendale，PA：Society of Automotive Engineers Technical Paper No. 932291.

[64] Schultz J，Fuhrmann K. DTO 635：Eyewash evaluation. In：Results of Life Sciences DSOs conducted Aboard the Shuttle 1991 - 1993. Unpublished NASA report. Houston，TX：NASA Johnson Space Center；July 1994：112 - 122.

[65] Marak RJ，Ouellette FA. Development，performance and flight test results of the cabin air cleaner for the shuttle orbiter. Presented at the 24th International Conference on Environmental Systems；20 - 23 June 1994；Friedrichshafen，Germany. Warrendale，PA：Society of Automotive Engineers Technical Paper No. 941253.

第 22 章　缺氧、高碳酸血症和舱内空气控制

基拉・巴卡尔（Kira Bacal）
乔治・贝克（George Beck）
迈克尔・R. 巴勒特（Michael R. Barratt）

地球外太空特点是缺乏空气、缺乏压力以及没有辐射防护，但是这些都是维持地球上生命活动必要的基本元素。冒险进入太空的航天员，迄今为止，可以说是人类进入最恶劣环境的英雄，他们不仅要携带食物和水，还有人造大气——生命保障系统。这些生命保障系统的设计非常复杂[1-3]。本章重点介绍载人飞行器设计者如何在载人飞行器中提供和维持可供人类呼吸、类似地球的大气。还介绍了发生紧急情况时，出现的主要生理效应。

尽管建造一个类似地球大气环境的载人飞行器具有挑战性，但环境控制系统设计师承担的任务更复杂，因为他们必须平衡操作需求（人机工效）与人类资源需求之间的关系，两者之间存在一些冲突。大气压力、大气组成、温度和湿度的选择和维持均必须保障航天员身体在健康范围内。在这些限制性指标中，大量可调节参数能够维持。举个例子，如果载人飞行器选择了较低适宜居住的大气压力，那么进行太空行走的航天员在适应压力递减过程中，发生减压病的风险更低一些（请参阅第 11 章）。选择较低气压也意味着飞行器舱体确实不需要承受更高内部压力，同时需要贮存气体（氧和氮）也较少。然而，这种较低大气压力的人工自然宜居环境可能会损害某些试验实用性和普遍性，这些试验通常在标准海平面大气中进行。此外，为了维持可接受的氧气压力，在总体气压较低条件下，氧浓度过高可能导致航天器发生不可接受的火灾。

所以，对于生命保障系统设计师来讲最重要任务之一是评估不同要素（群体）的竞争性需求。如何为航天员提供一个安全舒适的驻留环境，保证安全太空行走，提供良好科学试验环境，避免发生不必要安全事件？回答这个问题，一个基本设计挑战是，建立一个正常模拟操作环境条件，在更高层面进行系统故障模式分析。

航天飞行可能会暴露于低氧和高氧混合气体以及低压或高压环境中。任何这些要素导致的事故都非常危险，事故发生时需要航天员立即采取行动，尽管与这些条件相关生理变化可能会影响航天员操作能力。急性减压或压力损失导致联盟 11 号飞船发生了悲剧（1971 年 6 月），航天员格奥尔基・多勃罗沃尔斯基、弗拉季斯拉夫・沃尔科夫、维克托・帕查耶夫在返回过程中过早开启一个压力平衡阀，在返回大气层时牺牲。

为了避免类似悲剧，航天医学临床医生必须十分熟悉航天飞行环境的危害。他们必须预防、预测、识别和治疗那些与大气成分相关的疾病（如缺氧或高碳酸血症等）。为此，他们不仅要了解人体内在生理活动，还要了解航天器生命保障系统必须满足的大气标准。

本章回顾了大气标准，特别是异常情况下人体病理生理学以及与压力、温度、湿度和微量污染物相关的应对处理问题。接下来进行生理学讨论，主要讨论大气、氧气及二氧化碳及其相关条件下生理学问题（如缺氧和高碳酸血症）。本章还总结回顾了过去和现在载人飞行器的环境控制系统。

22.1　大气压力及其控制

国际民用航空组织定义地球标准大气是指，由 20.948% 氧气、78.084% 氮气、0.031 4%二氧化碳、0.934%氩气以及其他微量气体组成的干燥空气。干燥空气在持续重力加速度 9.8 m/s^2（32.2 ft/s^2）和海平面温度 15 ℃（59 ℉）情况下，其在海平面的压力为 760 mmHg（14.7 psi）、密度为 1.225 kg/m^3[4]。涉及主要生理学方面的气体成分是氧气、氮气、二氧化碳与水蒸气，这些气体需要在航天飞行中被监测。此外，一氧化碳（CO）等其他有害气体也需要监测控制。人造大气控制系统必须能够控制、调节航天器内温度、压力、湿度及气体成分。同时还必须能够去除二氧化碳，确保足够氧气量，能调节气体压力以及清除舱内空气中微量污染物。

在一个空间飞行器平台上，运输和储存补给可呼吸气体有两种基本形式：一种是补给由氮气和氧气混合而成的空气，另一种是氧气和氮气单独储存补给。前一种方法避免了混合气体时存在的潜在问题，且在常压下提供维修更为方便。（需要在补给空气中补充少量氧气以补偿航天员的耗氧量。）

相反，将氧气和氮气采取单独运输、分开储存的方式，可以更方便、更灵活地随着舱压变化而控制舱内大气成分。这样一个补给系统允许整个乘员舱分段减压，如航天飞机，或一个单独舱段，如国际空间站（支持出舱活动“预呼吸”操作）。在维持中间压力环境中，氧浓度会随着需要增加，从而提供足够氧分压。与混合气体系统相比，使用该系统可以更有效地管理多变的氧气消耗量和泄漏情况。航天飞机补给气源是低温储存的氧气和氮气，而国际空间站则为储备的空气、氧气及氮气。

22.2　理想气体定律

了解舱内大气控制动力学，最好是先理解理想气体定律的公式。因此，对熟悉相关方程及其生理作用十分有用。

波义耳定律（$P_2/P_1=V_1/V_2$，其中，P 代表压力，V 代表体积）描述了气体体积随环境压力变化而变化的情况。这与生理现象相关，因为随着周围环境压力的降低，气体会膨胀，当人体快速上升到一定海拔高度时，肠道内气体体积增加会导致腹部不适。

查理定律描述在恒压条件下气体体积与温度的守恒关系（$V_1/V_2=T_1/T_2$，其中，V_1 和 V_2 分别代表初始体积和最终体积，而 T_1 和 T_2 分别为初始和最终绝对温度）。作为一个推论，在体积恒定条件下，气体压力与绝对温度成正比。这种关系反映了随着温度增加，会产生更强分子运动和更高碰撞速率。高压氧舱内航天员在舱内压力上升时，会感到温度升高。

阿伏加德罗定律指出，在压力和温度保持不变条件下，相同体积气体含有相同数量分子。一克分子量（摩尔）任何气体在标准大气压和 0 ℃（32 ℉）条件下体积均为 22.4 L，其中包含 6.02×10^{23}个分子（被称为阿伏加德罗常数）。这种关系有助于将波义耳定律和查理定律统一到一般气体定律中（$PV=n\mathrm{R}T$，P、V、T 分别为气体压力、体积、绝对温度，n 为气体摩尔数，R 为导出气体常数）。

道尔顿定律（$P_t=P_1+P_2+\cdots+P_n$，其中，P_t 为总压力，是 P_1，…，P_n 各个组成气体分压力之和）描述了混合气体中各气体组分分压的关系，解释了高原缺氧现象。随着整体环境压力下降，混合气体中各组成气体的压力也随之下降。例如，在海平面气压（760 mmHg）或（14.7 psi），ppO_2 为 0.21×760 mmHg 或 160 mmHg。而在 5 486 m（18 000 ft），ppO_2 减半为 0.21×380 mmHg 或 80 mmHg。

亨利定律描述溶解在液体中气体总量与其分压的关系（$C_1=kP_1$，C_1 是溶液中气体浓度，k_1 是溶解度系数，P_1 是与液体接触气体的局部压力）。这个定律解释了暴露于高海拔和低压环境下溶液会产生气体的原因，同样解释了产生氮气气泡机理，这与减压病所见一样。

22.3　压力

正如气体定律所述，在平流层中大气压力会随着高度增加而降低，而大气组成成分的相对比例保持不变。气压变化呈非线性，但是，在低海拔地区，随着海拔高度增加，压力变化最显著；从海平面上升到 2 440 m（8 000 ft），环境压力值从 1 个绝对大气压（1 ATA）760 mmHg（14.7 psi）下降到 0.75 个绝对大气压 570 mmHg（11.0 psi），相当于下降了四分之一。另外，从海拔 3 050 m（10 000 ft）上升到海拔 5 486 m（18 000 ft）时大气压力又下降四分之一。因此，根据不同初始和最终绝对大气压力值，相同海拔高度变化可能会产生不同生理反应。

如表 22-1 所示，大气压力值随着海平面上升而降低，而另一方面，周围环境压力在水下会随着水深增加而升高。海水密度大，大约是空气的 1 000 倍，这意味着相对小垂直距离变化会产生较大压力变化。

表 22-1　不同海拔高度气压值

海拔高度		压力值			
m	ft	ATA	mmHg	mbar	psi
0	0.0	1.0	760	1 013	14.7
1 524.0	5 000	0.8	627	835	12.1
3 049.0	10 000	0.7	517	689	10.0
4 573.0	15 000	0.6	426	568	8.2

续表

海拔高度		压力值			
m	ft	ATA	mmHg	mbar	psi
6 098.0	20 000	0.5	352	469	6.8
7 622.0	25 000	0.4	291	388	5.6
9 146.3	30 000	0.3	240	320	4.6

注：ATA——绝对大气压；mbar——百万帕；psi——磅/每平方英寸。

根据人体几个不同阶段生理反应来确定人类对压力环境的需求。在人体正常体温下，水饱和蒸气压为 47 mmHg（0.9 psi）。低于该环境压力时，身体组织中液体会自发沸腾，这种现象称为体液沸腾（参见第 11 章），这将会导致体温快速下降，体内产生气泡，同时也会对肺和其他组织造成巨大损伤[5,6]。因此，保持正常体液状态至少需要最低47 mmHg（0.9 psi）气压值。这种压力值是海拔高度达到约 19 200 m（63 000 ft）的压力值，通常被称为阿姆斯特朗线。

空气中必须含有可呼吸气体，并有足够压力使肺泡交换氧气和二氧化碳。因此，环境压力或大气压力与氧气生理效应存在固有联系。在肺泡中同时存在着 47 mmHg 张力水蒸气和 40 mmHg 张力二氧化碳。在进行气体交换之前，环境压力必须超过这些综合压力。因此，在进行任何程度肺泡气体交换时，其大气压力临界值为 87 mmHg（1.68 psi），这相当于约 15 240 m（50 000 ft）高度的气体压力。在这个海拔高度以上，人类必须穿加压服来防止缺氧。在较低海拔，大约 10 668 m（35 000 ft），气压为 179 mmHg（3.46 psia），如果能呼吸纯氧，也可以维持人体正常生理功能。在这两个海拔高度之间上升时，需要逐步增加氧气压力。

虽然压力损失被认为是一个“不正常”（即不寻常或非计划）事件，如在 1997 年 6 月，进步号飞船与和平号空间站发生了碰撞。需要特别注意的是，任何航天器舱内环境压力都会因气体泄漏而不断下降，除非及时予以补充[7]。航天器储存了气体或通过再生气体，飞行乘组人员可以将这些气体引入到舱内，进而调节舱内压力。对于双氧-氮环境，每种气体必须保持适当比例。在实际应用中，这意味着该系统必须保证有足够氧气储存量，以维持足够肺泡氧分压（P_AO_2），同时必须保证足够氮气供应，以调节适当环境压力。很容易想到：由于氧气或氮气使用不当而导致航天器舱内密闭环境出现问题。过多氧气释放会增加发生火灾的危险性，而非正常增加氮气会导致缺氧或局部窒息。添加第二种气体到生命保障系统的复杂性，正是美国载人飞行器在早期采用单一气体供给的一个因素。

在航天飞行中，认识减压病风险对航天器环境系统设计的影响非常重要。执行任何一个在近地轨道飞行（例如国际空间站或航天飞机）或轨道外星体的空间探索任务，需要预先准备以方便在航天器外面进行理想装配、维修或科学活动。无论是实施常规探索任务还是计划外维修操作，从舱内环境过渡到太空真空环境所需时间应尽可能短，以尽量减少出舱活动整体消耗。由于目前舱外航天服在相当低压力（222～295 mmHg 即 4.3～

5.7 psia）下工作，较低座舱压力会减少氮气消耗时间。最大限度地减小座舱压力，也相应减小了所需舱体强度和航天器整体重量，因此，需要较少推进剂和能量消耗将航天器送上轨道或太空位置。

航天医学界已经描述了环境压力变化与人体机能的相关性，即长期暴露于低气压，特别是在低 ppO_2 条件下，可能会对人体产生有害影响。而低气压与高浓度氧结合应用，可以避免体内氧气不足，缓解紧张情绪，同时也增加了发生火灾的风险。1967 年 1 月 27 日，在阿波罗 1 号悲剧事故中，三名美国航天员（弗吉尔·格里索姆、爱德华·怀特和罗杰·查菲）在发射台测试时丧生火海中，此时在飞行前测试中，阿波罗飞船内 100%氧气加压至 827 mmHg（16 psia）。

22.3.1　压力单位

熟悉在不同操作和环境条件下使用的各种压力单位，有助于理解气压生理学。由于历史原因、使用者喜好习惯或便利性，经常使用特定单位。例如，在早期进行生理试验时，使用水银压力计去计量大气压力；将加压气体或液体连接到水银柱玻璃管上，很容易测量其垂直高度产生的变化。早期用高度间接表示压力变化，相应高度对应相应压力，单位以英尺或米来表示，而不是压力本身实际数值。同样，在第一次进行水下高压试验观察时，应用海水深度实际数值来表示其研究结果。

需要注意的是，必须使用绝对压力进行物理计算，绝对压力包括系统中大气压力。相比之下，表压压力是一个相对压力，没有考虑大气压力在内。比如，常见气瓶上显示常用压力单位为每平方英寸的压力磅值，简称为“磅/平方英寸”。当面临一个空气瓶时，其表读数为零，尽管外界压力不为零。就像米（或英尺）作为高度单位代表气压单位一样，海水压力也是相对于压力表的压力。

通常用于描述低压、常压、高压压力单位包括：毫米汞柱（mmHg）、磅/平方英寸（psia）、千帕（kPa）、巴（bar）、海水米或英尺（msw 或 fsw）以及 ATA 等。这些单位的换算关系如下

$$1\ \text{ATA}=760\ \text{mmHg}=14.7\ \text{psia}=101.3\ \text{kPa}=10.1\ \text{msw}(33\ \text{fsw})$$

$$1\ \text{bar}=0.987\ \text{ATA}=100\ \text{kPa}$$

例如，通过在一个平面高压氧舱加压至 18.3 msw（60 fsw）的绝对压力是［18.3 msw×（1 ATA/10 msw）］+1 ATA（当地大气压力）或 2.8 ATA。

22.3.2　吸入气体分压

在存在氧气/氮气的混合吸入空气中，每次呼吸吸入氧气量取决于氧气比例和环境压力。由这两个值可以得到生理意义的绝对压力或气体分压。因此，吸入气体分压（$P_I\text{Gas}$）为吸入气体浓度（$F_I\text{Gas}$）和当地大气压力（P_B）的乘积。

$$P_I\text{Gas}=F_I\text{Gas}\times P_B \qquad (22-1)$$

式中，F_IO_2 为吸入氧浓度；P_IO_2 为吸入氧分压。吸入氮气分压为 $P_IN_2=F_IN_2\times P_B$。根

据这一方程，海平面上吸入氧分压（P_IO_2）为海平面气压乘吸入氧浓度，海平面气压为 760 mmHg（14.7 psi），空气中氧气浓度为 21%（$F_IO_2=0.209$），计算结果为（760 mmHg×0.209）或158.8 mmHg（3.1 psi）。

国际空间站飞行规则规定，任何驻留舱内环境最低压力为 400 mmHg（7.7 psia），尽管存在这种压力值的概率很低，只在舱体泄漏等紧急情况下发生。依据上面等式，考虑到紧急情况下发生火灾的风险，飞行规则允许最高氧气浓度达到 32.1%，这使得吸入氧分压在这样低压力下只有 128 mmHg（2.47 psia）。

由表 22－2 可知，标准大气氧分压值随海拔高度上升而降低。虽然在大气中氧气百分比不随着压力降低而变化，但与海平面相比，氧气量相对会减少。因此，不能单独以氧浓度说明一个地区是否安全。如果周围环境气压足够低，即使 100%纯氧也不能维持生命。

表 22－2　随着海拔高度增加标准大气中氧分压变化

海拔	P_B	P_IO_2	等值
ft	mmHg	mmHg	等于海平面氧含量/%
0	760	159	20.9
5 000	627	131	17.4
10 000	517	108	14.4
15 000	426	89	11.8
20 000	352	74	9.6
25 000	291	61	7.8
30 000	240	50	6.2

注：P_B——空气压力值；P_IO_2——吸入氧分压。

22.3.3 肺泡气方程

在呼吸过程中，大气中气体进入肺泡后，通过呼吸系统加热到体温水平，并且浸透进入血液循环中。在吸入空气与末端肺泡气体混合稀释过程中，氧气浓度水平进一步降低，最终肺泡气含有较高二氧化碳。因此，吸入肺泡中 O_2 的氧分压即肺泡氧分压值 P_AO_2（这里的“A”代表肺泡），是吸入气体与水蒸气、二氧化碳混合后的结果。在这个混合方程中，肺泡气方程为

$$P_AO_2(\text{mmHg})=P_IO_2-(P_ACO_2/R)+\{P_ACO_2\times F_IO_2\times[(1-R)/R]\} \tag{22-2}$$

式中，P_AO_2 是肺泡氧分压（肺泡氧张力）；P_IO_2 是吸入氧分压；P_ACO_2 是肺泡中二氧化碳的分压；R 是换气比值（产生二氧化碳/氧消耗）；F_IO_2 是吸入氧浓度。

虽然这个公式准确，但是如果假设吸入空气中二氧化碳可以忽略不计，则它在实验室外应用非常有限。操作人员和临床医生很少对进入肺泡的 CO_2 张力或 R 进行测量，然而在上述方程中，括号内项目校正系数 $\dfrac{1-R}{R}$ 通常比较小。假设在一个过程不变的平均条件

下，当 R 是 0.8 时，F_IO_2 为 0.21，肺泡二氧化碳分压为 40 mmHg（0.8 psi），肺泡二氧化碳分压与动脉二氧化碳水平近似，括号内的项目乘积不大于 2 mmHg（0.04 psi），可以忽略不计。然后可以得出下面更实用方程

$$P_AO_2=(P_B-PH_2O)\times F_IO_2-(P_aCO_2\times 1.25) \quad (22-3)$$

式中，P_AO_2 是肺泡氧分压（肺泡氧张力）；P_B是大气压；PH_2O 是水蒸气压力（在温度为 37 ℃［98.6 ℉］时，压力为 47 mmHg 或 0.9 psi）；F_IO_2 是吸入氧浓度；P_aCO_2 是动脉血二氧化碳分压；1.25 是 R 的倒数，其中假定 R 为 0.8。

该方程在肺泡氧浓度不变条件下实用，其中，动脉血二氧化碳分压被假定为 40 mmHg（0.8 psi）。在可能导致过度换气活动中，比如低压操作，动脉血二氧化碳分压将偏离40 mmHg（0.8 psi），假设不再有效。此外，在生理应激时，代谢率增加，R 将趋向为 1。这种情况可能在空间操作时发生，特别是在涉及高代谢任务中（例如出舱活动）。

22.4 组成气体：氧气

当周围环境压力减小时，例如海拔高度增加时，大气中氧分压（ppO_2）下降，随之人体肺泡氧分压会降低，如道尔顿定律所描述。大多数人普遍能接受正常氧分压大约为 100 mmHg，尤其是氧气分压接近 160 mmHg（3.1 psi），相当于海平面氧气分压。对于一般生活在海平面或海平面附近人群，可以适应这样高度，当氧分压接近80 mmHg（1.54 psi）时，敏感生理机能开始下降，人的意识逐渐变差，当氧分压约为30 mmHg（0.58 psi）时，人的意识开始受损[8]。

在 3 050 m（10 000 ft）临界高度，环境压力为 523 mmHg（10.1 psi），环境空气氧分压为 109 mmHg（2.1 psi），肺泡氧分压为 60 mmHg（1.16 psi）时，该值不能满足人体组织器官供氧需要，并且身体会产生不适反应[9]。当人体处于该氧分压值时，即使健康人在静息状态也会发生呼吸急促，通常认为该值是缺氧阈值。美国空军飞行员在执行任务时，供给氧气条件为座舱高度超过 3 050 m（10 000 ft）；在特殊条件下，如夜间飞行时，这个限值可能会更低。其他组织采用不同临界值水平。例如，联邦航空管理局，将3 810 m（12 500 ft）作为供给氧气的高度标准。

在美国航天飞机计划中，乘员舱可以在气压上升到 527 mmHg（10.2 psi）的过程中实行分段减压，以增加氮气，为 EVA 做准备。如果氧浓度在这些时间保持在 21%恒定条件下，则乘员肺泡氧分压为 50.8 mmHg，可以用肺泡气方程计算

$$\begin{aligned}P_AO_2&=F_IO_2(P_B-PH_2O)-(P_aCO_2\times 1.25)\\&=[0.21\times(527-47)-(40\times 1.25)]\ \text{mmHg}\\&=50.8\ \text{mmHg}\end{aligned}$$

然而，美国国家航空航天局（NASA）认为这个氧分压值过低，不可接受。因此，将航天飞机舱内大气中氧气浓度在 527 mmHg（10.2 psi）压力水平下，增加到 23.8%，使肺泡氧分压变为 64.4 mmHg（1.25 psi），认为可接受。

除了控制座舱内大气中氧浓度，另一种在较低环境压力下，保持生理上可接受氧浓度的方法是佩戴氧气面罩，就像空军飞行员所佩戴的那种面罩。然而给予过多氧不利于健康，必须加以控制，氧的使用必须像使用其他对身体起作用的药物那样小心谨慎。虽然在紧急情况下短期使用高浓度氧气不大可能引起健康问题，但随着暴露时间增加，同样会导致氧气吸入超量或氧中毒的风险。

在海平面压力水平时，吸入 100%氧气会在一天内引起胸部不适和肺不张[5,10]。然而，如正性生理效应一样，氧中毒程度直接取决于氧浓度以及在这种氧浓度环境条件下停留时间的长短。在较低环境压力下，如 190 mmHg（3.7 psi），纯氧气（$F_{I}O_{2}=1$）将会保持一个可接受的肺泡氧分压：$P_{A}O_{2}=[1.0\times(190-47)-(40\times1.25)]$ mmHg = 93 mmHg，这接近于正常含氧量。

如上所述，高氧环境条件下的生理影响取决于氧分压。相反，高浓度氧气会带来不可接受的火灾风险。这两种特性会互相影响，如发生在阿波罗 1 号的火灾。如上文所述，舱内着火不仅是由座舱纯氧环境所致，还因为加压环境压力高于地面试验的海平面压力值。绝对分压和浓度这两个要素对于环境系统设计工程师不容易平衡，需要在预防火灾和生理需求之间达成永恒妥协。

22.5　氧气输送和氧合血红蛋白解离曲线

在正常通风和气体交换过程中，肺内氧气浓度控制向身体组织器官提供的氧气量。穿透肺泡-毛细血管接触面后，吸入氧气通过两种方式在体内循环系统流通：溶解在血浆中和血红蛋白结合。溶解在血浆中的氧气量通过肺泡氧分压反映吸入氧气分压大小。反之，动脉氧分压（$P_{a}O_{2}$）与肺泡氧分压成正比，这与氧气穿过肺泡-毛细血管膜持续扩散相关。每 100 mL 血浆中可溶解 0.003 mL 氧气。

氧气在体内输送的另一种方式是通过血红蛋白输送。绝大部分氧通过这种方式被输送到人体器官组织。氧与血红蛋白的结合是可逆的，两者在一起形成氧合血红蛋白。每个血红蛋白分子可携带四个氧分子，与之对应，每克血红蛋白可以输送 1.39 mL 氧气或者每 100 mL 血液可以输送 20.8 mL 氧气（假设每 100 mL 血液含 15 g 血红蛋白）。

为了提供更大氧气输送量，氧合血红蛋白还有其他几个生理优势，在解离曲线中能够体现出来（如图 22-1 所示）。首先，在高压氧稳定状态下肺泡氧轻微下降，但这对血液吸收氧气的影响很小。因此，举个例子，在海拔高度缓慢上升情况下，不会导致氧输送比例下降。如果没有这种特性，人类则无法离开沿海地区到其他地区定居。这种特性具有明显自适应效应。

其次，曲线陡峭部分表明，在器官组织中氧分压轻微下降伴随着大量氧缺失。当存在大量氧气（例如在肺部）时，血红蛋白仍然完好无损。当没有氧气供给时（例如在组织），血红蛋白分子解离后氧气提供给活跃身体组织。通过这种方式，血液中氧呈阶梯式扩散到组织中。

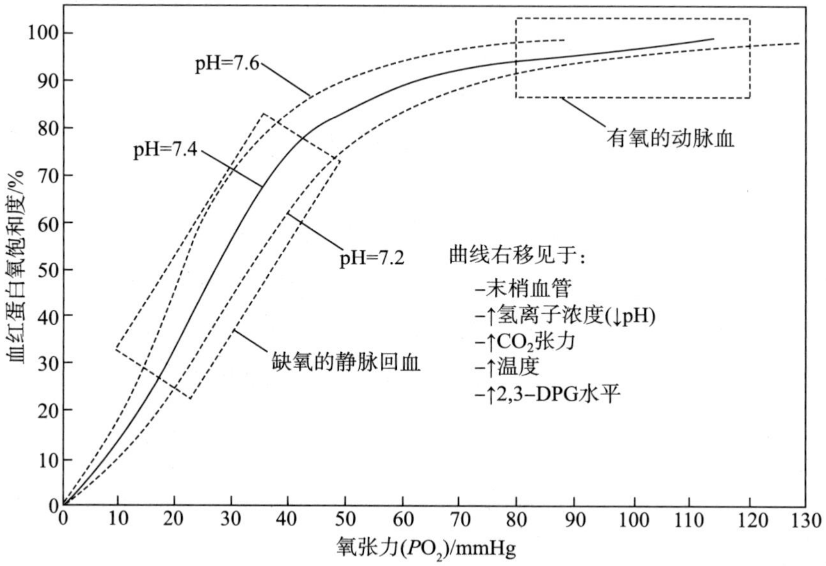

图 22－1　氧合血红蛋白解离曲线

CO_2：二氧化碳；DPG：二磷酸甘油酸

虽然曲线基本形状没有改变，但其位置在横向坐标上可以根据不同稳态变化情况而移动。从生理学上讲，这相当于血红蛋白与氧之间密切关系的变化。血液中二氧化碳和氢离子含量会影响这种关系。在末梢血管系统向右移动时，其较高二氧化碳水平降低了血红蛋白对氧的亲和力，促进氧合血红蛋白的分解，向组织输送氧气。在肺部，血液中二氧化碳水平减小量与扩散进入肺泡的二氧化碳量相当；曲线左移，有利于促进血液中氧气的增加。应对血液中二氧化碳和氢离子含量变化，血液中血红蛋白解离曲线发生的这种变化，称为玻尔效应。相反，氧与血红蛋白结合置换了二氧化碳，进而影响二氧化碳的输送，这种现象称为霍尔丹效应。在末梢血管系统中，血红蛋白氧解离致使二氧化碳结合增多；在肺部，氧含量增加会引起二氧化碳释放和呼出。

其他条件也可能会引起曲线右移变化，比如高温条件。一般来说，增加组织负荷或代谢率，需要增加缺氧组织氧气量，以满足代谢需求，应对二氧化碳增加。生化调节物质 2，3－二磷酸甘油酸（2，3－DPG）也会使氧合血红蛋白解离曲线右移。2，3－DPG 存在于红细胞中，在缺氧条件下浓度会升高。正如在高海拔地区生活的人类和动物中所发现，这种增加会使曲线移动，促使氧气得到释放，输送到缺氧组织。

如上所述，组织中实际可用氧含量取决于大气压力、氧含量百分比以及可用血红蛋白之间的相互作用。根据氧含量方程，这些参数中任何一个参数变化都会损害氧气在体内生理性运输情况。动脉血中氧含量（C_aO_2）用每 100 mL 血液中氧气的含量来测量，通常表示为体积百分比

$$C_aO_2(\text{vol}\%)=(P_aO_2\times 0.003)+(\text{血红蛋白}\times 1.39\times S_aO_2) \qquad (22-4)$$

式中，C_aO_2 是动脉血中氧含量，平均为 20.4 mL/100 mL 血液（体积%）；P_aO_2 表示溶

解在血中氧分子所产生的压力（平均值为 80～100 mmHg）；S_aO_2 是血液中被氧结合的氧合血红蛋白占全部可结合血红蛋白的百分比（血氧饱和度），一般在 95%～100%之间。血红蛋白用每 100 mL 血液中含有血红蛋白的克数表示。

海拔高度、大气压力、吸入氧分压和血氧饱和度之间的相互关系，如图 22－2 所示。

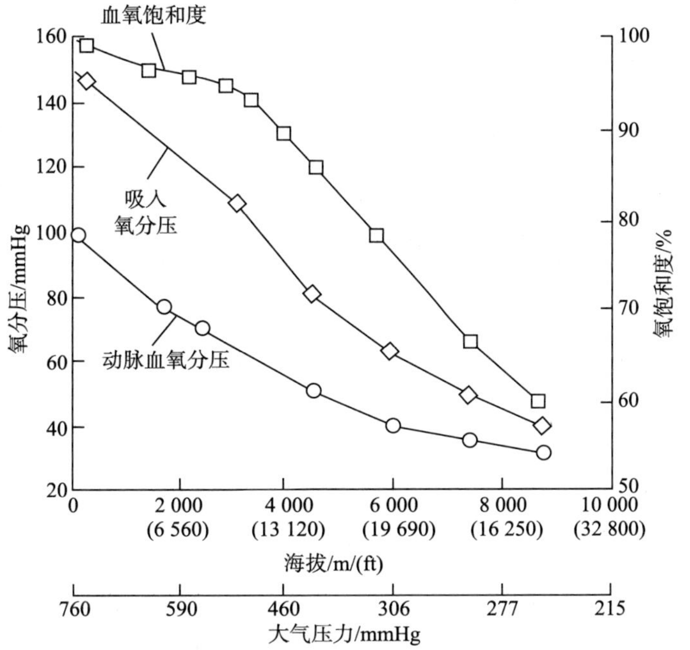

图 22－2 随着海拔高度增加，大气压、吸入氧分压与血氧饱和度之间的关系。
随海拔增高，吸入氧分压和血氧饱和度差异缩小是呼吸增强所致（哈克特，罗奇[11]）

22.6 急性低氧

本节讨论航天器舱内所呼吸空气中氧气不足导致的生理反应结果，这可能由于舱体泄漏（因低压缺氧而引起）或环境控制事故所致，在这类事故中舱体总压力能够得以维持，但舱内氧气含量不满足控制要求（常压下低氧）。

环境缺氧会导致人体组织和细胞中氧气不足，从而诱发功能性损伤。无论是暴露于高海拔，还是在海平面大气中，F_IO_2 小于 0.21，急性缺氧可以直接引起敏感靶组织发生非常明显的生理反应。这些反应的程度和实际影响取决于 P_IO_2。

为了确保在正常条件下国际空间站能维持人体足够肺泡氧分压，按照飞行规则要求，在驻留环境中氧分压应保持在 146 mmHg（2.82 psi）与 178 mmHg（3.44 psi）之间。在正常操作过程中，假设大气压力在 734～770 mmHg（14.2～14.9 psia）之间，则在国际空间站上，对大多数舱段结构而言，氧浓度相应上限值为 24.1%，对联合气闸舱而言，氧浓度上限值为 30%。航天飞机上限值也为 30%，这取决于环境大气压力。国际空间站气闸舱和航天飞机中的气体压力可以降到海平面大气压与出舱活动时舱外航天服内

222 mmHg（4.3 psi）的压力值之间，有利于在出舱活动前进行氮气冲洗。这个中间压力值通常为 526 mmHg（10.2 psia）。

在非标准情况下，这些限值在紧急情况时可以放松，即使在极端条件下，也必须维持一定肺泡血氧分压，以允许飞行乘员实施必要任务。例如，如果舱内压力下降到 400 mmHg（7.7 psia），为了确保氧分压不低于 122 mmHg（2.35 psi），氧浓度应增加到 32.1%。这个值可以维持 63 mmHg（1.22 psia）肺泡氧分压，NASA 认为这适用于飞行乘员在紧急情况下进行操作。需要特别注意的是，当气压降低时，由于水蒸气对呼吸气体的饱和以及 CO_2 对它的稀释，因此必须提高 ppO_2 和氧浓度的可接受下限，以维持肺泡氧分压值。表 22-3 列出了国际空间站在非标准状态下可接受的舱内压力和氧浓度。

表 22-3　国际空间站在非标准状态下可接受的舱内压力和氧浓度限值

舱内气压/mmHg [psi]	最小 ppO_2/mmHg [psi]	O_2 浓度/%
760 [14.7]	120 [2.32]	15.7
490～527 [9.5～10.2]	122 [2.35]	23～24.7
400 [7.7]	128 [2.47]	32.1

22.6.1　缺氧类型

依据向人体组织输送氧气过程中可能发生缺氧环节，目前普遍认为生理性缺氧有四种类型：乏氧性缺氧、血液性缺氧、循环性缺氧、组织性缺氧。

当肺泡-毛细血管界面的气体交换不足时，就会发生乏氧性缺氧，通常由 ppO_2 减小、气道阻塞、肺部疾病（如肺炎）或者是通气/灌注不匹配等导致。在乏氧性缺氧状态下，血液中氧气供应在某种程度上存在不足。这种形式的缺氧可见于海拔超过 3 050 m（10 000 ft）的“生理缺陷区”。某些诸如吸烟、贫血或者心功能欠佳的特定人群，当其表现为高碳氧血红蛋白的身体状态时，在较低海拔就足以产生明显反应。相反，对较低 ppO_2 适应将增加生理效应的阈值高度。一般来说，从事航天飞行任务的群体很少有人患这种缺氧性疾病，如果有，只是表现预先症状。

血液性缺氧由于血液携带氧气能力降低所致，包括贫血症、出血、一氧化碳中毒、低血红蛋白症等原因，在这些情况下，个体肺功能正常，但是血液不能将氧气从肺脏输送到组织中去，以保证氧气足量供给。

循环性缺氧或缺血性缺氧，顾名思义，缺氧是由血液流通不足所致。充血性心脏衰竭、血容量低、静脉淤积、血管堵塞以及加速度作用力（如在高性能航空器起飞落地、航天器发射和着陆过程中）均可导致该类型缺氧，这是由于其减弱了人体将富氧血液中氧气从肺泡运送到器官组织中的能力。

组织性缺氧是指氧气通过呼吸进入人体血液，通过心血管系统的血液循环输送到组织中去，但组织不能有效地利用氧气。遇到这样情况时，由于组织细胞被诸如氰化物或酒精等毒素中毒，导致细胞色素链受损，因此氧气利用在细胞水平中断。

虽然乏氧性缺氧在航空航天医学领域最常见，但伴随多种类型同时存在，并且具有累加效应。例如，当空间站遭到碎片或微小陨石撞击时，舱壁可能会被击穿，从而导致舱内气体泄漏（发生乏氧性缺氧）。同时，乘员可能会受到严重撞击伤，出现失血反应（发生血液性缺氧）。如果发生火灾，会产生 CO 和其他燃烧副产物，导致血液性缺氧和组织性缺氧。因此，航空航天医学临床医生必须对该环境条件下各种缺氧类型保持高度警觉性。

如上所述，肺泡-小动脉界面障碍导致氧气供应不足时会发生乏氧性缺氧，导致 ppO_2 降低。随着环境 p_aO_2 降低，脱氧血红蛋白和肺泡气体之间的氧分压梯度下降，从而减少了氧气从肺泡到血液的扩散（菲克方程）。

乏氧性缺氧在航空航天领域是主要危及人体健康的生理风险之一，这些风险存在于乘员舱或者压力服急速减压过程中。联盟 11 号悲剧就是一个例子，一个用来平衡舱内与外部环境压力的调节阀，在飞船脱离轨道进入大气层燃烧后最后下降阶段被震开，导致俄罗斯飞行乘组人员全部遇难。飞船在下降到 168 km（104.4 mile）时出现减压，这是一个生命不能存活的海拔高度。当时，在俄罗斯航天器操作程序中，飞行乘组人员既没有使用常规加压服，也没有及时补充氧气。同样，在挑战者号航天飞机事故中，美国航天飞机上航天员在发射和着陆时也没有穿加压服。

使用密闭环境控制系统存在另一种空间作业缺氧风险。在密闭系统内，氧气补充根据乘员新陈代谢的需求，舱内环境自动调节或者采用清除二氧化碳的方式调节，两者可以同时存在。如果舱内密闭系统补氧失败，吸入氧浓度与代谢消耗的氧气将持续下降。此外，由于人体缺氧时表现的症状存在隐匿性，个人可能不会有感觉；缺氧导致严重损伤，甚至无法采取补救措施。如果在氧浓度降低的同时，舱内密闭系统继续清除二氧化碳，这种情况甚至会更加危险，因为生理上没有反应（吸入二氧化碳）来警告乘员。考虑到这些因素，提出航天器监控系统冗余和可靠性设计需求。

22.6.2　急性缺氧生理效应

也许急性缺氧最严重后果是影响中枢神经系统。人如果要保持意识清醒，大脑需要足够氧气供应。大脑即使处于休息状态，也是氧消耗率最高组织之一。与人体其他组织不同，例如肌肉，大脑所需要最低限度的氧气补充量，通过静息状态下增加开放毛细血管床数量或增加血流量来实现。因此，其特别容易受到缺氧的影响。

由于大脑供氧不足，致使人体出现认知和运动障碍，无法完成有效工作，如果不及时予以补救，则会增加缺氧危害性。缺氧可直接损害神经元，也可间接地通过化学感受器对神经系统产生影响。

缺氧时人体大脑会产生特殊变化，既在脑电图上表现出惊人脑电活动，又在脑循环上表现出两相反应。在处于 4 570 m（15 000 ft）以下等效高度时，周围环境压力为 429 mmHg，由于间接过度换气和大脑血管收缩，导致动脉血液中二氧化碳分压降低，流向大脑的血流量减少。然而，在高于 4 880 m（16 000 ft）海拔高度时，动脉血液中氧分压降低，出现血管扩张，大脑血流量增加，增加了输送到神经组织的氧气量。这种反应变化对脑血管压力增加有限，可提高颅内压，（在慢性缺氧状态）容易促发高原性疾病。

缺氧也与血脑屏障通透性变化有关，为应对毛细管压力增加，大脑毛细血管床扩张，血脑屏障瞬时开启，促发血管源性水肿[12]。中枢神经缺氧时潜意识恢复进一步表明，缺氧改变了兴奋性和抑制性神经元的活动（吸收和释放），抑制性效应明显增加[13]。在严重缺氧时，这种抑制作用可能具有神经保护作用，因为通过减少运动神经元活动，来减少大脑新陈代谢需求（与有机体作为一个整体）。

在缺氧时神经系统影响非常明显，由于肺泡中氧气水平下降，心肺产生了代偿性活动。P_aO_2 下降引发颈动脉体刺激延髓呼吸中枢，增加了呼吸频率和每分钟通气量。这种通气量增加的现象，被称为低氧通气反应。通过调节颈动脉体，维持身体动脉血氧分压。这种反应可以与增加通气量来降低动脉氧水平同时作用。正如预期，任何钝化缺氧反应（例如抑制呼吸或慢性缺氧）的物质都会干扰人体在急性缺氧条件下的补偿能力。

在肺部，肺泡通气量减少引起肺血管收缩，肺部血液重新分配，血液分流到不通气的低氧肺泡。虽然这种反应对缺氧区域来说存在有益效果，但其在诸如高海拔地区缺氧环境条件下不利。在低气压下，由于所有肺泡腔内缺氧，缺氧引起血管收缩十分普遍。这种肺血管收缩会引起肺动脉压力增加。

同时，为了增大对组织氧输送量，伴随着心率增加增大了心输出量，尽管最初每搏量略有下降。虽然交感神经张力增加，但是平均动脉压一般不变。当在缺氧环境下运动时，这些变化会明显放大（如表 22－4 所示）。哈蒙德、瓦格纳及其同事研究了健康男性在 3 050 m 和 4 570 m（10 000 ft 和 15 000 ft）低压性缺氧下静息和有负荷自行车运动时的反应，结果表明，低压和常压缺氧下生理反应相似[14,15]。

表 22－4　在海平面和一定海拔高度运动时心肺生理参数

生理参数	海拔											
	海平面				10 000 ft(P_B=523 mmHg)				15 000 ft(P_B=429 mmHg)			
	运动负荷											
	休息	60 W	120W	180 W	休息	60W	120W	180 W	休息	60W	120W	180 W
V_e/(L/min)	10.7	28.5	49.1	76.5	10.7	31	52.9	86.5	12.7	35.3	67.2	101.9
HR/(beats/min)	89	121	146	165	91	131	153	173	102	143	164	172
VO_2/(mL/min)	380	1 170	1 950	2 660	370	1 160	1 800	2 530	370	1 130	1 750	2 270
P_aO_2/(mmHg)	95	98	97	94	56	48	47	48	39	33	34	35
P_aCO_2/(mmHg)	34	36	37	34	32	34	33	29	30	30	28	26

注：W——瓦；P_B——气压；V_e——耗氧量；HR——心率；VO_2——氧容量；P_aO_2——动脉血氧分压；P_aCO_2——动脉血二氧化碳分压。

在身体耗氧量方面，保持身体核心体温（T_b）起着重要作用。寒冷暴露和身体核心体温下降时，人体代谢率增加，进而增加人体缺氧时的反应。当环境温度低于适温范围

（在空气中 24 ℃［75 ℉］，在水中 28 ℃［82 ℉］）时，哺乳动物为了产生更多热量，提高自身温度，会出现颤抖和其他行为。对于大多数动物来说，其体温每下降 1 ℃，耗氧量（VO_2，mL/min）增加约 11%。除了低温对缺氧有累加作用外，缺氧本身也会因过度换气进一步使体温下降[16]。

大量证据表明：亚低温（T_b=25～28 ℃）和深低温（T_b=15～20 ℃）在缺氧时具有神经保护作用。在非常特殊条件下，如某些手术中，常常采用低温技术以减少组织长期缺氧所造成的破坏性损伤。遗憾的是，低体温个体对缺氧的抵抗力降低与航天飞行操作无关，这是因为低温本身使个体无法完成操作任务。

22.6.3　急性缺氧症状

缺氧不同生理反应的临床表现非常不一样。缺氧预兆和症状包括了从微观到宏观的表现。主观感觉十分宽泛，可以从模糊恐惧感到明显的气紧、视觉变化、麻木或感觉异常等。急性缺氧非特异性症状包括疲劳、恶心、头痛、头晕、忽热忽冷以及情绪紊乱，如无精打采、兴奋、好斗及嗜睡。还会出现颜色感觉递减变化、夜晚及外周视力降低、呼吸频率及深度增加、精细运动控制丧失、肌肉协调性降低以及紫绀等。也许在航天飞行环境中，航天员面临最危险的是其心理变化；当航天员出现这些变化时，自身不易察觉到，而同时要求予以确认，并加以纠正。这些变化包括注意力不集中、意识模糊、判断力差、缺乏洞察力、短时及长时记忆丧失，最终失去意识。

由于这些征兆和症状没有一种是缺氧特异性症状，工作人员和临床医生必须对缺氧事件保持高度警觉性。遗憾的是，迷糊、识别力欠佳以及其他精神上变化，经常在急性缺氧中占据着支配地位，使航天医生判断缺氧者的健康状态更加困难，同时也承受更大责任来识别出这些征兆。

虽然症状发生频率取决于个体对缺氧的敏感性，但是急性和慢性缺氧都很危险。在发生急性缺氧时，飞行乘员迅速丧失能力，以致其没有机会做出反应。在发生慢性缺氧时，症状会逐渐出现，以至于飞行乘员没有意识到发生了什么事故。许多病例报告称，在缺氧事件期间，受试者完全没有意识到自身精神状态的恶化。一些调查曾报道发生过几次退行性遗忘症[17]。

急性缺氧临床表现的不同取决于缺氧损伤程度及其伴随情况。缺氧症状严重程度以及带来的损害受到多种因素的综合影响，包括体力活动增加、环境温度、自身潜在疾病以及摄入药物，例如，吗啡、其他神经镇静剂或酒精等。

22.6.4　有效工作时间（有效意识时间）

暴露在急性缺氧条件下需要采取紧急措施。通常需要立即做出反应，既要正确判断情况，又不能影响逃生。采取必要补救行动，可能需要操作者不停工作，通过实施一套程序，或者采取一些非教条解决方法。所有这些行动内在本质是需要当事者思路清晰，并有效执行。然而，如上所述，缺氧对大脑的影响倾向于阻止人们实施有目的活动。

针对压力事件造成的损失，应尽力认识这些影响，并采取合适应对策略，目前已经提出了两种有效操作方法。有效工作时间（EPT）或有效意识时间（TUC）是指个体从暴露于缺氧开始，可以继续执行相关职责操作的时间。备用时间（RT）是指个体暴露于缺氧环境到工作能力完全丧失之间的时间。以个体在不同程度低氧环境下进行有目的工作的时间长短（如表 22 - 5 所示）反映缺氧生理影响程度，并将其与操作绩效联系起来。有效工作时间是针对训练目的和编写操作预案最具体、最实用的判别指标。虽然这些指标反映了一种高水平与一般水平操作能力之间的相互关系，但存在明显缺点，目前有效工作时间只与航天任务相关。有效工作时间反映了暴露在缺氧条件下个体之间的差异，同时也受到诸如减压速度等因素的影响（快速或爆炸性减压将减少 50%有效工作时间），体力活动及高代谢率会减少有效工作时间，个体存在潜在的身体疾患也会影响有效工作时间（较差身体条件也会减少有效工作时间）。

在航空航天生理学中，设计有效工作时间表所用数据在很大程度上采集于处在海平面休息室中健康年轻军事飞行员。航天医学对这些数据特别感兴趣，因为航天员往往比军事飞行员（对缺氧耐受性会随年龄增大而降低）年龄更大，并且长期停留在微重力环境后其身体机能状态会下降。这些差异可能导致航天员有效工作时间的变化。此外，逆转空间环境中应急事件通常需要进行积极工作，并且这些活动对有效工作时间产生的影响尚未有很好记录。

表 22 - 5　随着海拔增加人体有效工作时间值

海拔高度	有效工作时间[a]
5 500 m [18 000 ft]	20～30 min
6 700 m [22 000 ft]	10 min
7 600 m [25 000 ft]	3～5 min
8 500 m [28 000 ft]	2～3 min
9 100 m [30 000 ft]	1～2 min
10 700 m [35 000 ft]	30～60 s
12 200 m [40 000 ft]	15～20 s
13 100 m [43 000 ft]以上	9～12 s

注：[a] 指有意识时间。

来源：来自皮卡德[18]，得到使用许可。

在航空飞行环境中，发生减压时飞行员很少涉及更多体力活动：佩戴触手可及的氧气面罩，通过飞行程序控制飞机快速下降，向其他乘员或乘客发出指令，所有这一切都可以在很短时间内完成。相反，当太空中航天员在面临空间站泄漏时，不得不查找、转换至一个能供给氧气的地方，密封泄漏模块或者组件，撤离该舱段，及时与地面取得联系，并执行复杂故障排除程序，也可能需要转移到不同工作站和舱段。虽然有些任务在失重环境中更容易完成（例如，戴着一个便携式呼吸装置），但是其他任务（例如，移动物品），由于身体需要寻找支撑点而变得更加困难。最后，因适应失重状态下的生理变化可能会影响到对有效工作时间的估算。总之，航天临床医生在用有效工作时间表来设计航天飞行相关飞行限值和操作指南时，必须小心谨慎。迄今为止，应用保守限值数值范围比较谨慎。

22.6.5 过度通气

过度通气可以模拟缺氧或缺氧时发生的症状。无论是由缺氧、体力负荷，还是由呼吸设备异常所致，过度通气都会导致明显精神障碍。因为动脉血二氧化碳分压（P_aCO_2）会对人体呼吸系统产生强大影响，过度通气以及清除过量二氧化碳会产生深远的影响，过度通气产生的影响由血液中酸基介导。二氧化碳（CO_2）维持血液中碳酸氢盐平衡，可以形成碳酸。通过过度通气引起碳酸氢盐解离平衡的变化，有利于减少二氧化碳含量。在长期血液化学缓冲反应发生之前，会引发动脉血 pH 升高急性反应，还产生其他反应，例如，在血红蛋白氧解离曲线中结合能力下降，血红蛋白在末梢血管中释放氧左移（玻尔效应）、心输出量及血压下降、外周血管阻力同时下降。脑血管收缩引起中枢神经系统淤血性缺氧，致使认知能力受损和意识丧失。碱中毒也会增加外周神经的敏感性。当肺泡二氧化碳分压为 15～20 mmHg 时，四肢和面部肌肉发生痉挛。

在上升过程中，动脉血二氧化碳分压呈近似线性下降，从而引发过度通气。在珠穆朗玛峰的顶峰，即在 8 848 m（29 028 ft）的地方，一群登山者动脉血二氧化碳分压非常低，仅为 7.5 mmHg[19]。暴露在海拔超过 7 010 m（23 000 ft）的高度，估计会导致肺毛细管氧张力达到 28 mmHg。如果个体肺系统功能良好，缺氧促使其肺泡氧分压维持在约 35 mmHg。该计算值是通过模拟登顶珠穆朗玛峰者实际测量数值来证实的[20]。

为了识别缺氧真假，飞行乘组人员必须高度警惕，及时识别过度通气或呼吸模式的任何改变，并采取适当行动。当怀疑存在缺氧或过度通气时，应该立即予以补救和干预。

22.6.6 急性缺氧的识别和治疗

氧气除了满足人体基本代谢需要外，也可以视为一种药物。因此，应该以氧气产生的效应和生理性作用为指导。急性缺氧面临最大困难是早期发现和识别。在模拟高空训练时，对航天乘员进行培训，使其认识缺氧时自我感觉症状，有助于及早识别缺氧，并及早采取应对措施。

一旦发现缺氧，治疗很简单：解决氧气不足。从经验上看，解决缺氧方法取决于缺氧类型。针对暴露于高原而导致乏氧性缺氧，补充足够氧气。而因为氰化物毒所致缺氧，则需要更多强化治疗和支持。在航空航天任务中，飞行过程中缺氧方式唯一。例如，飞行员不必担心其所在环境缺氧，但由于气体混合不均匀和舱内通风不足导致的缺氧非常令人担忧。

为了提高航天员在模拟训练室或空间环境中缺氧耐受能力，航天员必须接受定期模拟高空训练（俄罗斯航天局每年进行，NASA 人员每 3 年进行），以培养其识别自身缺氧症状的能力（如图 22 - 3 所示）。考虑到缺氧发展过程的隐蔽性，同时需要提高其他团队成员识别缺氧的能力，因为在个体遭受缺氧时，自身可能尚未察觉，但一个未受影响的乘员可以察觉。乘组人员需要小心谨慎，注意不通风或通风不良情况，并时刻保持警惕，彼此监视异常表现或缺氧症状（如呼吸急促、注意力不集中、重复性操作错误，或情绪变化）。在国际空间站上，可以使用便携式氧检测分析仪对通风不良或可能缺氧的飞行器舱内环境进行优先检查。每当有乘员表现出缺氧症状时，应使用该分析仪进行检测。

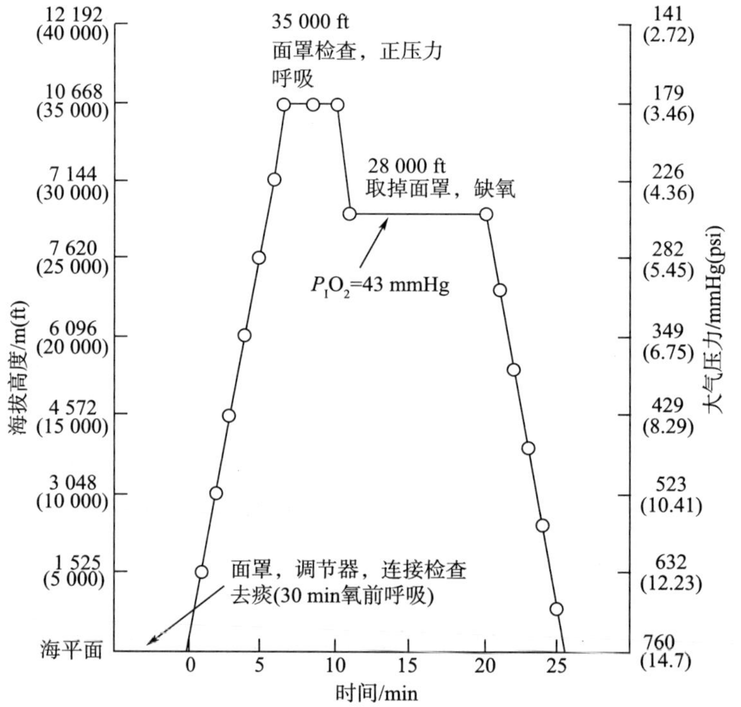

图 22-3　NASA Ⅱ型低压实验舱，用于航天员、飞行员以及其他空勤人员低压训练和缺氧论证。在 28 000 ft 的等效高度，受试者拿开氧气面罩，完成数学题和其他认知任务，直到出现缺氧症状，然后再戴上氧气面罩并进行自我恢复

当确认出现缺氧情况时，适当响应取决于飞行器状况。航天员在航天飞机上训练时使用快戴面罩，该面罩通过连接氧气端口的软管来供给氧气。在飞船舱内发生泄漏时，航天员身着发射和再入时穿着的舱内压力服作为一种保护方式。在国际空间站上，由于其体积较大，需同时使用快戴面罩和“便携式”氧气瓶。当氧分压下降到相当于在 2 440 m（8 000 ft）呼吸空气的压力时，飞行规则要求空间站乘员撤离并隔离国际空间站。如果舱内整体氧分压水平下降到相当于海拔 3 050 m（10 000 ft），且时间超过 24 h，乘员必须进行撤离。在这种情况下，美国国家航空航天局建立了上述水平限值，以避免发生相关高山病和高原肺水肿。

22.7　慢性缺氧

急性缺氧是航天飞行任务中一种固有风险。然而长时间暴露于轻微缺氧环境中，结果并不是那么严重。当一个人暴露于低氧环境时间超过 2 周时，其身体开始适应新环境条件。先前研究已经证明，人类可以适应高达 4 500 m（14 770 ft）的高海拔环境，而且能在这样海拔高度中进行比较剧烈的体力工作[21]。人类可以居住的最高海拔是 5 300 m（17 500 ft），证明了人类具有适应这种环境的能力。

通常适应一般有两类通用方式：一类是在末端部位增强氧气代谢利用，例如，通过改变细胞色素系统，以提高线粒体氧利用效率；另一类是增加携氧能力，包括增加心输出量，过度通气，增加肺循环，改变细胞膜，增加氧气跨膜扩散，增加红细胞量或血红蛋白与氧的亲和力，促进毛细血管形成（尤其是在易受缺氧影响组织中）。一些反应立竿见影，例如，心率增加、耗氧量及心输出量增加，而其他反应可能需要几周才变得明显。

朗伯进一步描述了适应慢性缺氧的复杂过程：1）持续增加呼吸频率和肺泡通气；2）调整血液和中枢神经系统的酸基物质关系；3）增加血红蛋白和红细胞生成速率，增加动脉携氧能力；4）增加心输出量[22]。下面将详细介绍这些过程。

在面临缺氧时，人体适应环境开始于低氧化学反射刺激导致肺泡通气的持续性增加。增加每分钟通气量，降低肺泡二氧化碳分压（P_ACO_2），提高动脉血氧分压（P_aO_2），进而提高肺泡氧分压（P_AO_2）。肺泡气方程可以显示反射的有效性。人体持续增加通气，使动脉血液及组织中二氧化碳与氢离子水平下降，导致呼吸性碱中毒。为应对这种反应，碳酸氢盐增加肾排泄，以便恢复正常酸碱平衡。由于重碳酸盐缓冲能力持续性下降，pH 值回归正常需要 4～7 天。碳酸酐酶抑制剂乙酰唑胺可以用作适应高原环境的辅助药物，它通过增加碳酸氢盐排泄来促进这个过程。对动脉血二氧化碳分压敏感的中央化学感受器最终可以重新设置以降低动脉血二氧化碳分压，这提供了一种检测适应环境程度的方式[23]。

随着这些变化发生的同时，由于血红蛋白水平增加和由呼吸性碱中毒引起的氧合血红蛋白解离曲线向左移动，动脉携氧能力也随之提高。缺氧能快速（2 h）刺激促红细胞生成素的升高，增加血红蛋白和红细胞质量[24]。缺氧也会刺激增加 2，3 - DPG 水平，降低血红蛋白与氧气的亲和力（氧合血红蛋白曲线向右移动），从而促进组织释放氧气，抵消碱中毒引起的曲线左移。

除了心血管对慢性缺氧适应外，体液平衡和调节也发生改变。在最初适应阶段，通常伴随着利尿，碳酸氢盐持续丢失。当暴露于高原时，低碳酸血症导致外周血管收缩，从而增加中心血容量，致使压力感受器抑制抗利尿激素的释放。其结果是，血浆容量减小，渗透压浓度升高，在慢性缺氧状态下促使血液浓缩。

适应时间代表了个体高原暴露能力或挑战缺氧的水平[25]。身体不同系统适应速率不同，尽管有些变化（例如静息通气增加）立即出现，而其他变化可以在最初几天内出现（例如血清去甲肾上腺素水平增加）[25]。

需要较长时间才出现的变化由生长因子和其他化学介质调节[24]。血管中氧感受器能激活血管内皮细胞生长因子 1，通过促进心脏和大脑血管生成，从而提高这些器官的血液灌注。在肝脏和肾脏，低氧应激促进红细胞生成素的表达，从而增加红细胞质量[26]、血红蛋白及血细胞比容水平，从而增强血液输氧能力。德伯特等证明了在氧分压为 91 mmHg 低氧常压环境中暴露 2 周后，受试者血红蛋白水平增加 11.3%[27]。

缺氧也诱发心脏增大，特别是右心室，几个器官（尤其是心脏和大脑）的蛋白质和核酸合成增加，而其他器官减少（如生殖器官）。与慢性缺氧有关的其他反应大多为适应不良，正如在 3 500 m（11 500 ft）以上高度环境所见，包括体重下降、睡眠不佳、睡眠模式改变、乏力、慢性头痛、吸收不良、肾脏功能下降、红细胞增多导致的微循环淤积，由于肺动脉高压导致右心脏负荷加重[28]。

22.8 缺氧环境适应性对空间操作的影响

在选择一个操作环境空间平台时，无论是在轨飞行器，还是水面驻留舱或者航天服，需要平衡几个操作因素。考虑到这些因素，并重点关注减压病的预防，一些科研机构已经提出使用模拟火星基地的缺氧环境。例如，火星基地环境压力最低（周围空气压力为 5 mmHg [0.6 kPa]，气体组成为二氧化碳 [95.7%]、氮气 [2.7%] 及氩 [1.6%]），康金推荐火星基地环境压力为 414 mmHg（8.0 psia）时，可以维持 77 mmHg 肺泡氧分压[29]。总体目标是将驻留地和舱外航天服之间的压差降到最低，减少出舱活动诱发减压病的风险。

除了使用低氧空气外，在应急情况下，如火灾或有毒气体释放导致可用气体消耗或稀释，此时迫使长时间使用低氧呼吸性气体。因为个体长期和短期整体性适应慢性缺氧，如果存在影响的话，没有任何一个器官系统不受影响。这种适应性变化对航天操作的影响取决于操作任务。国际空间站飞行规则严格限制飞行乘组人员在应急情况下，暴露在缺氧生活舱中。国际空间站飞行乘组人员不能暴露于低氧环境超过 24 h，如表 22-6 所示。如果这些最低压力和浓度不能保持，必须采取适当行动（包括佩戴便携式呼吸器、疏散等）。

表 22-6 国际空间站维持 24 h 的最低氧气限值

舱内气压	氧分压	氧浓度
760 mmHg(14.7 psia)	108 mmHg(2.09 psia)	14.2%
527 mmHg(10.2 psia)	111 mmHg(2.14 psia)	20.1%
490 mmHg(9.5 psia)	111 mmHg(2.14 psia)	22.5%
400 mmHg(7.7 psia)	114 mmHg(2.19 psia)	28.4%

有计划地将航天员暴露于慢性缺氧操作环境中，可能有帮助，但必须仔细设计。由此产生的生理变化以及低氧习服和微重力适应之间的关联（尚未研究），必须与可能实际效益（降低环境压力、减小火灾风险）相权衡。仍有许多问题需要回答，在缺氧导致血红蛋白增加和微重力适应性红细胞数量减少时，血液成分如何变化？肺动脉压力增加时右心如何变化？最后，在考虑长期航天飞行基本假设条件时，往往忽视了不可避免小病和可能发生重大紧急事件对任务的影响。

22.9 高氧

正如缺氧一样，高氧症不取决于身体暴露于氧气的浓度，而取决于其分压。在低压力环境中，这就是为什么在纯氧大气环境中不会引起氧中毒，但在适度高压环境中，甚至在氧气浓度低于21%的正常海平面环境中，会导致氧中毒发生。在海平面水平长时间吸入氧浓度大于0.4的混合气体时，可能会在不到一天时间内产生毒副作用反应。高氧意味着氧张力大，即当空气中氧分压（ppO_2）高于160 mmHg（3.1 psi）（相当于海平面水平）时，对应的肺泡氧分压水平（P_AO_2）超过100 mmHg。此外，其他小组确定了高氧的操作性界限值，指出氧压力从0.5 ATM上升到2.5 ATM时，出现肺脏氧中毒；当氧压力高于2.5 ATM时，中枢神经系统出现中毒症状[30]。马尔金确定了对目标组织产生影响的空气中氧分压范围值：对中枢神经系统产生影响的空气中氧分压为1 500～2 000 mmHg，对肺脏产生影响的空气中氧分压为400～1 500 mmHg，对呼吸道、血液及淋巴系统产生影响的空气中氧分压为280～400 mmHg[2]。

从广义上讲，氧中毒可分为长期的、中等强度高氧暴露后肺综合征（史密斯效应）和短时、高强度高氧暴露后中枢神经系统综合征（鲍贝尔特效应）。后一种综合征由高压暴露引起，在正常操作空间中罕见。相比之下，肺综合征可以发生在标准的氧气治疗和操作水平中，只是时间超出了合适范围。

从维持细胞正常生理来讲，细胞通常需要3～5 mmHg的细胞内氧张力，才能将二磷酸腺苷（ADP）转换为三磷酸腺苷（ATP），ATP作为基本基质来产生细胞能量。人体局部组织抗氧化水平是众多因素综合的结果，包括动脉氧张力、局部小动脉与毛细管流、组织代谢需求以及毛细血管扩散距离等。细胞暴露于超出其呼吸需求的氧气中时，导致自由基等活性氧分子形成，例如，自由基（超氧化物、羟基自由基）和以过氧化氢或单一态氧形式存在的活化氧分子。这些自由基可以改变细胞膜，抑制胞内酶、Ⅰ型肺泡细胞、神经递质以及吡啶核苷酸系统的活性，导致Ⅰ型肺泡细胞破坏与Ⅱ型细胞增殖[31]。

在航天任务中，航天任务不同阶段可能存在高氧情况，此时应使用不同的混合气体。航天飞机、联盟号飞船及国际空间站中采用的是氧氮混合气（21%氧气与平衡氮）。然而，众多突发事件会导致较高氧气浓度。在发生诸如火灾、大气污染或舱压力下降等环境突发事件时，飞行乘员必须使用便携式呼吸设备，供给100%纯氧。飞行乘员生病或受伤时可能需要长时间吸氧补充氧气，供给的仍然是100%氧气，除非有可用的携带含氧空气或混合气体。

在常规出舱活动之前，乘员通过吸氧排氮预防减压病。在出舱活动期间，在低压、单一气体航天服环境中，乘员继续呼吸纯氧。当出现减压病时，提供适度高压氧治疗，通过对航天服增压，使其内在压力超过222 mmHg（4.3 psi）。通过航天服增加周围环境压力，并为乘员提供总压力超过1 140 mmHg（22 psi）的纯氧。

随着暴露时间延长和分压增加，没有任何组织能免遭氧气的毒性作用。所述如下，根据暴露在低压、常压以及高压环境，将氧中毒的生理影响进行分类。

22.9.1 低压高氧

当气压降低时，健康人类可以呼吸100%的纯氧，维持肺泡氧分压为171 mmHg，可连续4周不会产生不良影响[32]。参加美国早期空军-NASA试验的受试者没有出现肺不张，表明氧分压比氧浓度更为重要。这些研究结果表明，美国在阿波罗任务期间执行纯氧计划，不会对乘员产生伤害。一项针对高压舱外航天服的调查结果也表明，在429 mmHg (8.3 psia) 纯氧环境中每天停留8 h，不会造成生理性损伤[30]。

22.9.2 常压高氧

虽然低压高氧可能相对没有危害，但呼吸海平面压力的高浓度氧可导致通气和心率在几分钟之内开始下降。由于血红蛋白与氧结合饱和，血液携带CO_2能力下降（霍尔丹效应）。二氧化碳在体内滞留，氢离子水平增加，直接导致依赖于氧分压的通气量增加[33]。增加的氧张力使脑血管收缩和肺血管扩张。高氧暴露超过24 h，眼也会受影响，心电图电压变低。

在常压高氧下，可用氧气增加，但是对氧的代谢需求没有增加，因此产生了病理性氧。细胞可通过使用自由基清除剂和其他保护机制来减轻氧毒性；在海平面长时间（>12 h）暴露于100%纯氧，会对大多数个体产生许多不良影响。首先表现症状通常是气管、支气管的刺激，出现干咳、呼吸困难等症状[34]。考德威尔及其同事记录了暴露6天后，肺功能、肺活量、肺泡-动脉压力差以及扩散能力进行性下降[35]。考德威尔通过比较人和动物（包括验尸）的研究，认为肺活量和扩散能力降低可能由肺泡水肿所致。

实际上，由于大气污染或医疗应急，使用补充氧气可能会导致高氧暴露。因此航天医生除了对高压氧毒性保持警惕外，还应该认真指导氧气在临床突发事件的使用。

NASA设定了常压氧呼吸暴露限值，目的是防止肺氧中毒。海平面环境中呼吸纯氧6 h被认为是引起氧中毒生理变化的最小允许暴露值。因此，不允许乘员通过快戴面罩来呼吸纯氧，也不允许在620 mmHg (12 psia) 的压力下超过6 h，或者在526～620 mmHg (10.2～12 psia) 压力环境中停留超过12 h。航天飞机和国际空间站也执行同样的规定，但以下情况除外：国际空间站规则也限制了每月加压舱段环境的暴露时间，当氧分压为200～250 mmHg时，每月不超过10天；氧分压为250～300 mmHg时，每月不超过1天。

目前，国际空间站和航天飞机上配置了医疗通风设备，如现场供氧仪，只能给生病乘员提供纯氧。受试者呼吸纯氧时，肺泡气体含有氧气、二氧化碳及水蒸气，容易扩散到周围组织。这种扩散促进了肺不张，并结合表面活性剂水平的降低，导致肺泡彻底崩溃。肺氧中毒也可能与分泌物增加有关。任何机械通气（大概在一个名义上舱压 [760 mmHg或14.7 psia] ）超过12 h，预计会产生某种程度肺中毒反应。因此有必要积极维护肺洁净，防止呼吸道分泌物积聚。残留分泌物将阻止气体流入和流出肺泡，导致吸收性肺不张。分泌物积聚可能取决于潜在病理反应。有毒气体吸入及热肺损伤与分泌物显著增加相关，需要定期吸痰，以保持呼吸道通畅[36,37]。

虽然高氧存在潜在致命性危害，通过给予正常氧气呼吸，常压高氧毒性反应可迅速消除，除非暴露太久导致不可逆病理变化，如诱发纤维化等。

22.9.3　高压氧

目前在航天飞行任务期间，在气闸舱泄压之前高压氧呼吸仅仅用于出舱活动短时间准备活动期间，这时航天服和舱内压力增加到 982 mmHg (19 psi)。为应对减压病应急处理，航天服可以超压至 1 140 mmHg (22 psi)。鉴于存在发生减压病的潜在风险，一些临床医生认为，国际空间站和任何在近地轨道之外飞行航天器都应该具有施加压力以供给氧气的能力。自由号空间站最初设计时，包括一个可以提供多达 6 个大气压的舱室。然而，这种设计没有在国际空间站上执行，部分原因是没有报道过与出舱活动相关的减压病。但是，除了与出舱活动相关压力事件外，也可能发生事故。

正如本章所述，高压氧操作期间氧气压力通常依据大气压量化，例如，乘员停留的高压舱加压至 14.7 psig (29.4 psia) 时，呼吸纯氧实际上是呼吸 2 个标准大气压的氧气，而个体在海平面呼吸 0.21 个大气压的氧气。氧分压增加高于海平面时，肺部症状发生率和严重程度增加，视觉影响更加明显，心电活动显著下降，在 2 个标准大气压氧环境中停留 8 h 后视野明显减小[30]。其实，最严重中毒发生在中枢神经系统，症状包括恶心、耳鸣、眩晕、头昏、干呕、感觉异常以及注意力差等。

治疗包括解除高压氧暴露，给予保守治疗。一旦中毒者返回到常压氧环境，氧中毒对急性中枢神经系统的影响通常可逆。

22.10　大气组成气体：二氧化碳

22.10.1　产生和控制

在地球上，二氧化碳 (CO_2) 占空气的 0.03%，在海平面水平其分压大约为 0.228 mmHg，即使环境中 CO_2 水平增加 10 倍，也不会导致生理机能下降。然而，如果 CO_2 水平上升幅度超过此水平，机体酸碱平衡、呼吸、循环以及中枢神经系统等将会发生变化[2]。为确保航天员安全以及工作绩效，NASA 明确规定 15 mmHg 为 $ppCO_2$ 非标上限，20 mmHg 为紧急状态。

每人每分钟产生 0.4 L CO_2 (600 L/d)，代谢速度跨度较大，可以从休息时 0.2 L/min 到重体力活动时 5 L/min。人体产生的 CO_2，大部分是在呼吸过程中以气体形式通过肺排出 (约 1 kg/d)，少部分通过尿液以碳酸根粒子的形式排出[5]。作为呼吸活动产物，CO_2 水平在密闭系统中将增高。当超过 12 mmHg 时，对人体生理产生影响。

因此，飞行器座舱必须设计成不仅满足人体对氧的需求，同时能将呼吸产生的 CO_2 去除。在密闭环境中，可使用不间断净化或闭合回路去消除 CO_2。航天飞行受资源限制，乘员不可能依靠空气净化系统，所以必须积极清除航天器内 CO_2。空气通过舱内再循环，通常以化学手段“清洗”航天器内空气。

因为微重力下缺乏对流，所以 CO_2 去除系统状态如何是航天飞行时面临的重要挑战。CO_2 比空气重，在重力环境下，呼出时将下沉，加上重力驱动对流、气流以及风，进一步驱散了 CO_2。在微重力环境下，需要通风系统将 CO_2 从口鼻带走，并通过机舱或航天服通风使空气流动。所以，微重力环境下 CO_2 清除很大程度上依赖通风系统。

航天器强制通风系统能保证大气各成分充分混合。若是空气不均匀，就不能有效去除其中的 CO_2、水汽、热量以及微小污染物。循环使温度变化最小，保证了气体成分均匀，并方便了早期烟雾检测[38]。通气量作为舱内大气环境的重要参数，也和大气增压紧密相关。密度较低大气需要增加通气量来获得相同制冷量，这和周围空气流量有关。宜居模型通风系统通常以 0.08～0.2 m/s 流速控制 CO_2 水平[39]。

如果通风能力不能满足需求，使气体分布不均匀，可能在乘员头部周围形成 CO_2 积聚。如果乘员正在专心工作，可能直到出现生理症状，他们才会意识到此问题。除了通风不良区域，其他如拥挤、人口密度大的空间也存在 CO_2 去除不良的问题。例如，如果几名航天员聚集在空间较小舱内，通风系统和 CO_2 去除系统负担将会较重。所以，通风系统必须满足各种需求。

尽管与 CO 不同，但 CO_2 并不是不可感知，需要达到相当高浓度才会被发现。例如，只有当某区域 $ppCO_2$ 超过 23 mmHg 时，大部分人才会选择离开此地，此时工作能力已经降低，通风也加强了[2]。基于这个原因，CO_2 浓度升高的确定更多地依据测量水平，而不是乘员所表现的症状。

失去通风功能的舱段（舱之间或舱内部）所允许停留的最长时间，主要根据容纳乘员数量、空间大小以及乘员进行“中等强度”工作消耗而定。根据国际空间站飞行规则，在通风系统维护期间，允许舱内 $ppCO_2$ 达到均值为 6 mmHg。当 $ppCO_2$ 水平达到 10～15 mmHg 时，必须采取措施，例如，增加大气“净化”。超过 20 mmHg 时，“净化”工作必须立即执行，否则出现副作用（头痛、呼吸急促或呼吸困难）的机率将非常高。飞行规则同时也要求，如果乘员出现症状或机舱维修所需时间超过飞行规则允许范围，为防止高碳酸血症，乘员必须佩戴氧气面罩。

假如通风系统满足需求，但是还可以通过几种方式中任何一种去除舱内空气中的 CO_2，这几种方式包括：吸收（利用吸附剂化学反应，如氢氧化锂）、吸附（利用吸附剂物理吸引，如沸石）、膜分离或通过植物生物消耗[1]。潜水艇生命保障系统面临同样问题，该系统使用有机胺（如一乙醇胺）与 CO_2 结合。利用电化学反应氢去极化装置也可去除大气中 CO_2，正如分子筛一样，其利用合成的硅酸盐来收集气体。

地球生态系统在很大程度上依赖于生物消耗，例如，植物从大气中吸收 CO_2，将其转换成氧气。在未来长期航天飞行中和地球外星球上，植物在去除 CO_2 中也可发挥重要作用。然而，到目前为止，长期飞行的天空实验室、和平号空间站以及国际空间站，已成功使用可再生的吸附剂。历时几天短期飞行则倾向于使用氢氧化锂吸附剂。后一种方法是氢

氧化锂与 CO_2 发生放热反应，产生碳酸锂和水：

$$2LiOH + CO_2 \longrightarrow Li_2CO_3 + H_2O \tag{22-5}$$

理论上氢氧化锂对 CO_2 的中和能力为：每公斤氢氧化锂可中和 0.92 kg CO_2，或另一种说法为，2 kg 氢氧化锂能去除机舱环境中 1 人产生的 CO_2[39]。

氢氧化锂因为其高吸附能力以及反应时产生较低热量，在航天飞行中是一个不错选择。氢氧化锂不足之处包括化学反应的不可逆性及储存罐周期性更换——这意味着对任务持续时间存在潜在限制并且有较大毒性。基于这些原因，较长时间航天飞行采取其他方式去除航天器内 CO_2。

为避免重新供给氢氧化锂，天空实验室使用分子筛技术去除 CO_2。可再生沸石基质为晶体结构，表面积很大。美国国际空间站轨道舱段也采用沸石分子筛。国际空间站航天服使用氧化银（也被认为是金属氧化物）以可再生形式去除 CO_2，而航天飞机上航天服则使用氢氧化锂。

未来载人飞行器环境控制系统也可以利用收集的 CO_2 来生产氧气——首先通过减少 CO_2，再通过水电解作用生成氢气和氧气。例如，“萨巴蒂耶尔”（Sabatier）过程包括如下化学反应：

$$CO_2 + H_2 \longrightarrow CO + H_2O \tag{22-6}$$

$$CO + 3H_2 \longrightarrow CH_4 + H_2O \tag{22-7}$$

$$CO_2 + H_2O \longrightarrow CO + O_2 + H_2 \tag{22-8}$$

22.11 高碳酸血症

缺氧开始症状可能渐进发生，也可能立即出现，与缺氧不同，高碳酸血症比较隐匿——由不间断代谢产物 CO_2 引发，刚开始没有任何症状。（CO_2 灭火器喷射除外，这种情况所有人都是受害者。）因此，在微重力环境下，通风系统不能满足要求时，如密闭环境中通风系统故障或使用受限，很可能会出现高碳酸血症。

1985 年，苏联航天员前往礼炮号空间站时，他们不得不在一个冰冷的、没有电源的平台工作。呼出的 CO_2 让他们头痛、嗜睡、倦怠，通风系统正常后，这些感觉很快消失。无论是国际空间站，还是其他载人飞行器，如果通风系统不正常，乘员在座舱停留时间必须受限。使用便携式风扇使空气流通，可延长乘员在没有电源的座舱所停留时间。

在航天飞行中，密闭环境若是通风不良，可导致轻微高碳酸血症。通常，乘员必须在仪表板后面或是狭小空间中工作，堆放物品影响空气流通，如图 22-4 所示。在航天飞机上，乘员睡觉空间狭小，通风受限，他们偶尔因头痛醒来，一旦打开舱段舱门通风条件改善，头痛就能缓解。

和组织缺氧一样，高碳酸血症最好防护措施是预防，而不是治疗。如果认识到高碳酸血症发生的可能性，在密闭空间工作期间出现症状可以通过以下几种方式缓解：定时在通风良好区域休息、使用小型便捷式风扇、使用软管送风。也可使用简便方式，比如利用手册定时扇风。

人体在密闭环境中休息时，O_2 减少和 CO_2 增加之间的关系如图 22－5 所示。体积为 100 L 时，CO_2 水平在 20 min 之内就会超过症状阈值。在没有重力对流和强制通风情况下，这样的空间是真正密闭系统。当然，体力活动会增加 CO_2 排出量，加速症状发展。

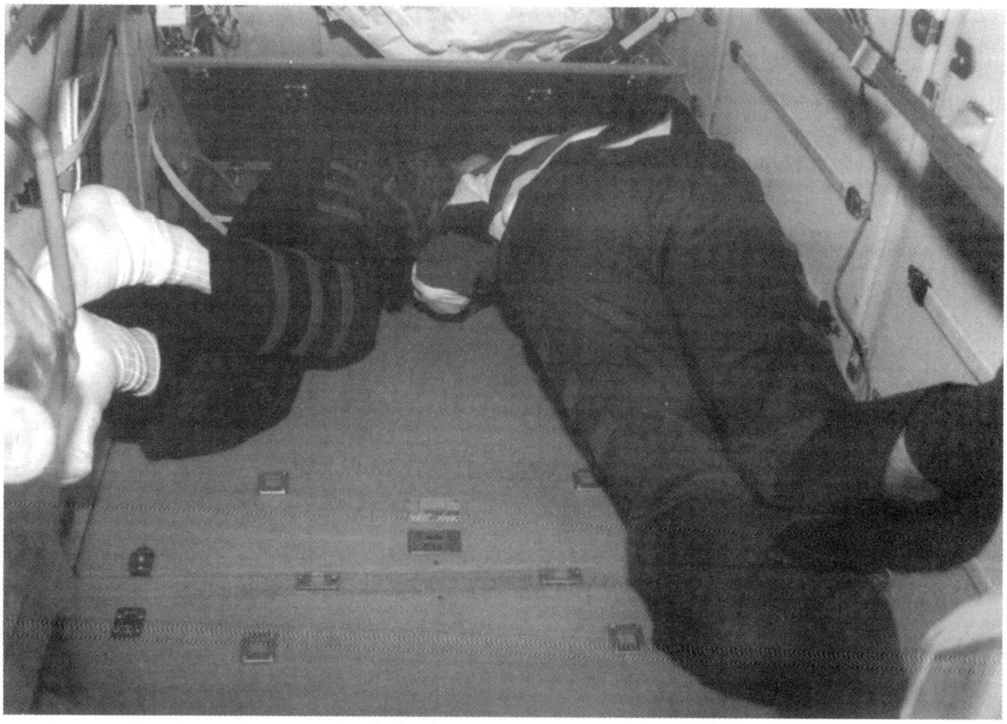

图 22－4　在密闭、通风条件差微重力环境中工作可能会导致高碳酸血症（图片由 NASA 授权使用）

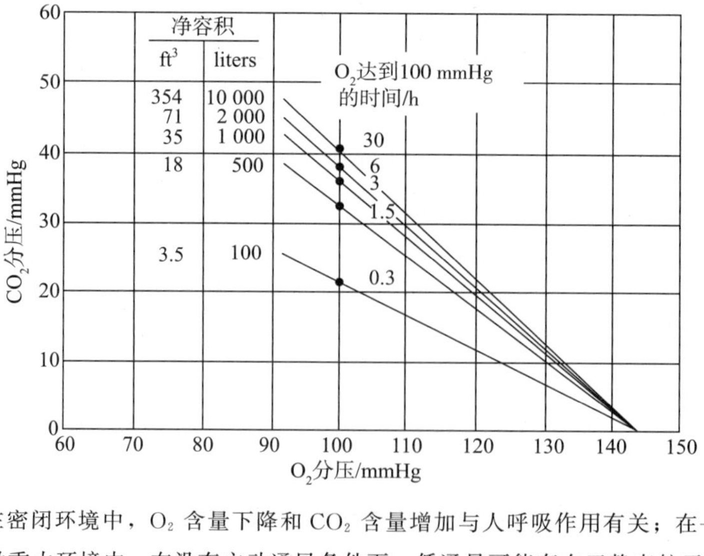

图 22－5　在密闭环境中，O_2 含量下降和 CO_2 含量增加与人呼吸作用有关；在一个“虚拟”密闭的微重力环境中，在没有主动通风条件下，低通量可能存在于静态航天员周围。来源：拉恩、芬恩[40]和比林斯[5]

基于上述原因，航天飞行乘员必须能识别 CO_2 暴露的症状。在受控训练时，利用换气装置，乘员暴露在海平面分压 CO_2 中，并逐渐增加到约 60 mmHg 分压。暴露时间限定在几分钟内，乘员需记录特定 CO_2 水平下生理症状。国际空间站上便捷式 CO_2 测试仪可用来评估周围环境 CO_2 水平，帮助辨别高碳酸血症和其他有害物质（例如，热解产物积累可能是由通风不足导致）暴露的症状。

暴露于富含 CO_2 大气中，其生理影响可预见。CO_2 的影响（包括呼吸道刺激和血管扩张）和药物一样，需根据剂量和暴露时间来确定，通过颈动脉体和中枢感受器的呼吸化学感受器刺激来介导。

在血液中，碳酸酐酶催化 CO_2 水合反应以及碳酸氢盐脱水反应，如下所示

$$CO_2 + H_2O \rightleftharpoons HCO_3^- + H^+ \tag{22-9}$$

通过增加 CO_2 的含量，促进氢离子形成，从而使 pH 降低。

当吸入诱发高碳酸血液的气体混合物后，组织和血液中 CO_2 增加产生过多酸，这促使通气量大幅增加。高碳酸血症也影响高氧效应。高氧暴露时，高碳酸血症与惊厥阈值降低有关，这可能是由 CO_2 引起血管扩张和大脑血流增加所致[41]。

22.11.1　高碳酸血症症状

高碳酸血症最初症状因人而异，包括气紧、呼吸短促、心动过速、血压升高、出汗、头痛、倦怠、焦虑、无力、头晕以及恶心。长时间较高水平 CO_2 暴露会导致呼吸困难、肌肉痉挛、颤抖、视觉模糊、抽搐、意识丧失、呼吸衰竭以及死亡。这些表现和症状以及对体力和脑力负荷的影响汇总在表 22－7 中。

表 22－7　大气中 CO_2 增加时出现的症状和性能影响

PCO_2/mmHg	暴露时间	症状	运动性能影响	精神状态影响
≤7.5	3～4 个月	没有感到不适，无功能障碍	可能（所有水平）	可能
＜15	达到 30 天	没有不适症状，每分钟呼吸量部分增加，轻微酸中毒	轻度及中等强度运动，重度困难	可能
25～30	达到 7 天	不适症状，呼吸困难（尤其用力时），休息时每分钟呼吸量增加 2～2.5，暴露超过 3 天由于酸中毒容易导致可逆的代谢变化	轻度运动可能，中度受限，重度非常困难	可能，假如很好识别
35～40	达到 15 h	呼吸困难（甚至在休息时），感到“头重”，眩晕，每分钟呼吸量增加 3～4，心血管功能参数相对稳定，呼吸性酸中毒，大脑功能受损，睡眠紊乱	轻度运动受限，中度非常困难	受到限制，甚至为熟悉的任务
＜50	达到 3～4 h	呼吸困难，头痛，眩晕，视力受损，睡眠紊乱，每分钟呼吸量增加 4～5，呼吸性酸中毒，心血管功能参数显著变化，心动过速，血压升高，中枢神经系统功能受损	轻度运动受限，中度和重度不可能	认知困难
＜60	达到 1 h	不适症状急剧加重	所有运动均不可能	不可能正常
＞60，＜75	不能忍受	不适症状急剧加重	不能运动	意识丧失

22.12 慢性高碳酸血症

尽管载人飞行器内 CO_2 水平显著高于地球，但目前没有证据表明如此高 CO_2 水平会导致短期或长期疾患。针对健康人群的研究结果表明，在 30～40 天内，吸入低等水平到中等水平（小于 11 mmHg）的 CO_2，对人体没有影响。但是，不管是持续还是偶然吸入高于这个水平的 CO_2，是否会影响人体健康，目前还不清楚[2]。较长时间 CO_2 暴露，使人体产生几种生理适应，包括：与碳酸氢盐代谢缓冲导致的代谢性碱中毒和呼吸性酸中毒以及进而导致的几种不同电解质与代谢变化。尤其是血液与骨骼中钙水平变化可能会增加肾结石[2]形成的风险，这一点在航天作业时要特别关注。

对不同程度高碳酸血症对应的 3 种不同症状进行描述：$ppCO_2$ 在 4～6 mmHg 之间，几乎没有适应性变化；大约从 11 mmHg 开始，酸碱平衡、电解质平衡发生轻微变化，随着时间推移，可能对身体产生危害；超过 22 mmHg 后，出现明显异常，包括绩效降低和主观抱怨不适。这些研究结果表明，密闭环境（潜艇、生物舱或空间站）中 $ppCO_2$ 保持低于 4 mmHg，并且只允许短时间内升高[2]。NASA 及其国际合作伙伴允许实际操作时 CO_2 水平略高，但飞行规则规定的水平较低，以避免潜在危险。

22.12.1 操作性限值

在空间站被认为是正常 CO_2 水平，在地球上却和毒理效应阈值惊人地接近。例如，在航天飞机上，CO_2 压力上限是 7.6 mmHg，该水平却是地球上正常水平值的 33 倍。如果通风系统不能使座舱 CO_2 水平维持在 15 mmHg 以下，则乘员必须戴上氧气面罩，并且航天飞机必须离开轨道返回最近着陆场。

与航天飞机一样，国际空间站也将 CO_2 水平上限值设定为 7.6 mmHg，超过此值就必须采取措施。$ppCO_2$ 超过 20 mmHg，乘员必须立即采取措施。特别是处理异常高 CO_2，需要恢复通风，紧接着是增加通过吸附床的空气气流。如果舱内空气净化不充分，需要使用个人呼吸器并撤离该区域。

尽管美国载人航天任务在早期广泛使用纯氧，但目前在出舱活动时穿的航天服与发射和着陆时身着的航天服内限制使用单一气体。对出舱活动时穿的航天服内 CO_2 限值规定和居住舱的有些区别，因为出舱活动较长时间隔离，对 CO_2 水平要求更严格，还因为舱外服传感器比载人飞船内压力服传感器更为精确。另外，因为头盔内传感器的放置位置致使脸部周围 CO_2 遥测值可能并不精确。因此，在出舱活动时，高碳酸血症状的自我识别更为重要。目前，美国出舱活动的舱外服对 $ppCO_2$ 以及心率、心电图和体温进行监测。在美国航天任务中，当 $ppCO_2$ 在 3～8 mmHg 范围内时，出现高碳酸血症状，乘员必须回到气闸舱室，连接脐带管，用氧气净化舱外服内环境。当 $ppCO_2$ 水平超过8 mmHg 时，即使没有症状，也必须终止出舱活动。

穿着俄罗斯奥兰航天服时，如果乘员处于休息状态或没有出现高碳酸血症，可允许

$ppCO_2$ 最高值达到 10 mmHg。如果不是休息状态，或出现症状，或 $ppCO_2$ 水平超过 20 mmHg，乘员需要停止出舱活动，返回气闸舱室。CO_2 极限值差别反映了美俄航天服在技术上差异。尽管双方目标都是防止乘员暴露在 $ppCO_2$ 超过 15 mmHg 的环境，但两种航天服使用的传感器轻微不同。由于美国 EMU 传感器的放置位置和反应时间所致，当测量值为 8 mmHg 时，而头盔内浓度接近 15 mmHg。俄罗斯奥兰舱外服传感器配置不同，测量值接近头盔实际 $ppCO_2$ 值，因此允许阈值为 10 mmHg（0.2 psi），而不是 8 mmHg。

22.12.2　高碳酸血症的治疗

高碳酸血症的治疗和暴露于其他有害物质的治疗方法一样，第一步是将人员送到安全环境中。由于化学感受器极为敏感，高碳酸血症状通常首先表现出来，但缺氧常常和 CO_2 暴露有关。

较高水平 CO_2 暴露之后转移到安全区域，立刻出现恶心/呕吐。这种“CO_2 撤退”综合征本身并不危险，随着正常大气暴露时间延长会自动消失。然而，如果穿着航天服发生这样的反应，可能带来严重问题，因为舱外服头盔内呕吐时，很容易吸入呕吐物或引发其他并发症。

22.13　其他因素：温度、湿度以及其他微量污染物

除了气压和气体成分，其他因素在建立和维持合格人工大气方面，也发挥着重要作用。

22.13.1　温度

航天器必须能保护乘员不受舱外高温以及其内蓄积热量的影响。航空电子设备和其他设备产生高热负荷，在不适环境温度下工作，会降低执行任务的效能。鉴于航天器周围环境寒冷，有理由认为航天员暴露于寒冷环境的风险大大高于暴露于热环境。然而，尽管这种风险取决于航天器相对于太阳的姿态，但总体上航天员面临冷环境风险。在航天飞行中，显著例外事件包括：在故障的阿波罗 13 号任务返回时，由于舱内电能供给较低，舱内温度下降到 9～13 ℃（49～55 ℉）；在抢救礼炮 7 号空间站时，航天员在低于冰点的空间环境中进行维修操作。

航天器必须采用一种方法阻挡太阳辐射热量和消除在轨系统产生的热量。在轨飞行制度针对性处理热量聚集的问题，航天飞机乘员舱内温度予以特别限定，必须保持在 24～27 ℃（75～80 ℉），这取决于飞行阶段。在再入和着陆时，其舱内温度比其他阶段低 3 ℃（5 ℉），这是由于在返回地面时，存在立位性低血压，此时伴随热应激容易使航天员出现不适反应。在国际空间站上，如果整个舱内温度和湿度分别超过 32 ℃（90 ℉）和 90%时，航天员必须立即采取措施，比如补充液体（避免脱水）、戴上供氧面具（促进人体呼吸系统降温）。如下所述，生命保障系统设计者依据航天器和任务参数，运用不同方法控制舱内温度。然而，在所有情况下，舱内温度控制主要取决于舱内循环空气，舱内二氧化碳的清除也一样。

22.13.2 湿度

航天器舱内湿度或水蒸气是与人体生理有关的空气要素。湿度伴随温度和水蒸气含量的变化而变化，在维持舱内热平衡和乘员舒适度方面发挥着关键作用。当环境温度上升时，空气湿度必须促进水蒸气冷却，而当温度降低时，高湿度能降低蒸发，利于保存热量。总之，湿度在舒适温度环境中的作用不明显，但是周围温度偏离正常范围时，在维持人体舒适性方面，保持相对湿度作用非常重要。比如，沙漠与丛林温热程度存在差异，在同样温度和湿度下，丛林温热相对于干燥沙漠更令人压抑不适。

通过使用除湿材料或者阶段性从空气中分离水蒸气，并予以冷凝处理，能清除航天器舱内的水汽。后者广泛应用于航天器中，这是由于其能回收和再利用。由于航天器内存在热空气，通过热交换，可以将空气冷却到露点温度，此时水蒸气从空气中冷凝出来。从空气中分离出来的水滴通过“维克”冷凝分离器收集，其采用毛细作用及表面张力作用输送水滴；或者使用疏水/亲水性分离器，通过疏水/亲水的表面排斥/吸引水滴。接着将回收回来的水滴输送到舱内水管理系统[1]。在航天服内广泛使用除湿材料，短期使用除湿材料回收航天服水滴没有必要。

在航天器舱内保持相对低湿度水平时，需要维持较高气流和冷却负荷（如图 22-6 所示），从工程角度考虑，维持舱内较高湿度，水蒸气压力维持在 10～14 mmHg（0.2～0.27 psi）为最佳选择。航天器舱内处于高湿度（＞70%）时，需要启动冷凝系统，因为其促进微生物生长，对舱内物质产生不利影响，比如腐蚀等。较低湿度（＜25%）导致口唇皲裂、眼睛干燥，并且会增加上呼吸道感染的机会[8]。在相对湿度和环境温度方面，人类舒适区如图 22-7 所示。

在俄罗斯和平号空间站上，航天员使用淋浴后不久，出现了一个关于控制湿度困难的例子。水资源不足首先归因于收集的冷凝水低于预期，但是最终确定，在舱内水回收系统工作之前，舱内材料吸附了空气中水蒸气，影响了从水蒸气中吸收水分，产生了临时性水短缺，影响到舱内温控系统（除湿功能异常），促进吸湿材料中细菌滋生。反过来，部分微生物产生绿色黏液物质，进而污染了舱内环境；同时其他微生物腐蚀了空间站上黏连性物质，致使其松散，形成颗粒碎片物质[44]。这一经验强调，在考虑舱内需求时，不仅要设置温度及湿度限值，而且要选择既能发挥正常功能，又要与其他系统兼容的材料。

22.13.3 微量污染物

在地面上，地球重力和气候环境消除了空气中大多数微量污染物，这些污染物大多以颗粒和气体形式存在。由于在航天器内既没有重力，又缺少“气候环境”，要求舱内环境系统能够消除颗粒物质（灰尘）和气体（包括一氧化碳、二氧化硫、乙醇、丁醇等）[1]，以防它们成为应激源或有毒物质。舱内污染物包括：舱内材料挥发、渗漏或溅出物质、食物准备时散发物质、燃烧产物、航天员代谢产物（粪便气味、尿液气味、汗液挥发等）、科学试验及清洁的残余物质。

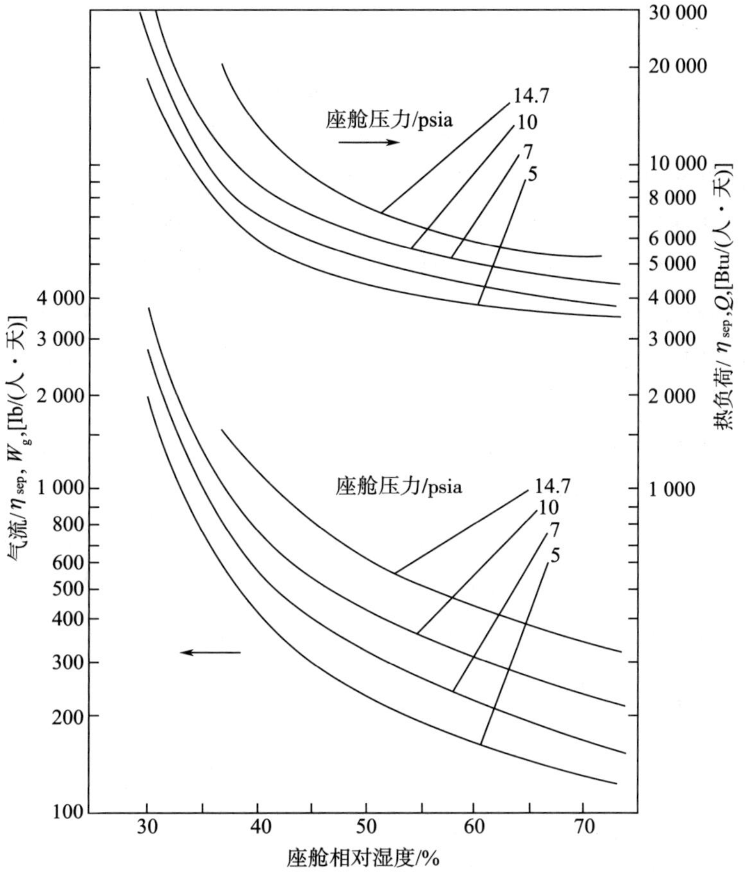

图 22－6　湿度控制的大气气流量要求和热负荷

来源：鲁索[42]与琼斯[1]

注：1. 冷凝器温度＝35 ℉

2. η_{sep}为水分离器效率

3. W_g 为气流［lb/（人・天）］

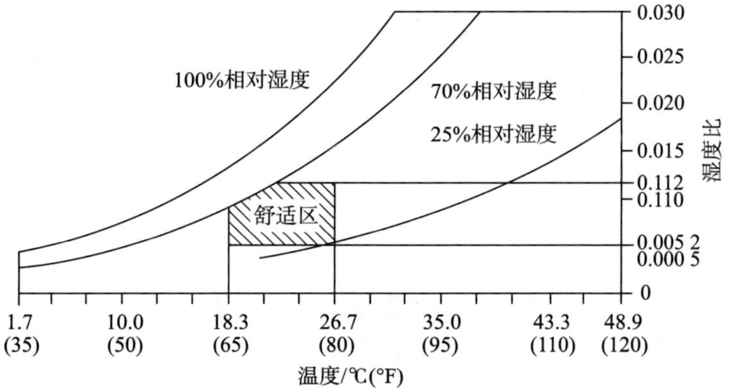

图 22－7　温度和湿度比的关系表明了适合人类的最佳“舒适区域”

来源：威兰[43]

直到20世纪70年代初，来自密闭舱环境（比如潜艇、地基试验舱等）的研究表明，舱内微量污染物在一定时间内可以累积到很高水平。在天空实验室计划之前，航天器只检测一氧化碳，并使用氢氧化锂过滤技术、滤波器以及吸附剂等方法消除任何可能的污染物[45]。除了一氧化碳外，在水星号任务、双子星任务、阿波罗任务或天空实验室之后航天飞机任务中，没有对其他微量污染物予以检测和分析，部分原因在于这些任务飞行时间较短。在这些任务飞行器着陆后，采集了航天飞行器内空气样本，并保存归档，但是没有进行在轨样本采集分析。为了应对应激事件，针对一定目标物质在航天飞机任务中已经可以进行化学比色测试分析。比如，依据色带上颜色变化形成“金色盐”可以检测出肼。

天空实验室是美国第一个执行长期飞行任务的空间站，在运行期间使用了各种传感器来监测舱内污染物。从天空实验室任务开始，研究人员使用气体色谱法、光谱测定法、紫外线及红外线光谱学以及单个传感器（监测一氧化碳、氰化氢物）来测试舱内空气样本、探测微量污染物。通常采用各种物理屏障方法清除这些微量污染物。

尽管环境控制系统设计者仔细选择航天器组件材料，采取其他预防措施将挥发性物质降到最低，但是仍然不可避免存在部分污染物，但暴露于这类污染物的生物学意义尚不清楚。尽管传统上对污染物的研究特别关注了高水平单个物质，但是近期转向研究低水平多个污染物质潜在相互作用[4]。

部分微小污染物是飞行器舱内正常生活产生的，但是异常情况时其水平大大增加。比如，在发射飞行器时，天空实验室的微流星体屏障遭到破坏，致使轨道舱内壁过热，导致其隔热的聚氨酯泡沫散发出超出水平的甲苯二异氰酸酯气味[46]。在第一个乘员入住之前，使用活性炭清除舱内污染物，后续观察其对乘员健康和安全没有危害。

在航天飞行中，航天器产生毒物的最严重事件为火灾，曾经在礼炮1号和和平号空间站上发生过[7]。在发生火灾后，燃烧产生的微小污染物种类和总量呈指数急剧上升。除了烟雾之外，燃烧产物还有氰化氢、硫化氢、一氧化碳以及颗粒等物质。火灾后产生的污染物并非均聚集在空气中，舱内表面可能受到污染，需要仔细清除。

在灭火时，灭火系统喷出灭火剂二氟二氯甲烷或二氧化碳泡沫进入舱内，污染了舱内环境。尽管在航天飞机上灭火剂二氟二氯甲烷-1301灭火效果非常显著，并且无毒，但是在使用时产生的心脏毒性副产物很难从舱内空气中清除。灭火时，使用的二氧化碳浓度高于二氟二氯甲烷浓度，但是二氧化碳更容易从舱内空气中清除。在火灾后，俄罗斯灭火系统使用泡沫或喷雾形式的水灭火，但是本质上能减少更多有毒物质。在飞行器舱内，依据火灾严重性和危害程度，比较好的选择为封闭舱内受到影响的区域，并进行通风孔通风。

未来空间探索任务包括在其他星球着陆，必须考虑尚不清楚的其他物质（如火星土壤或月尘）污染空气。可以预测未来乘员遭受毒物侵袭的风险非常高，这对空间探索飞行任务中生命保障系统设计者和医疗保健提供者是一种挑战。

22.14 环境控制系统

人类在航天器或者星际驻留时，舱内环境面临三种主要急性威胁：舱内压力损失（在联盟 11 号任务中发生过）、着火（在阿波罗 1 号地面试验中发生过）以及突发空气污染事件（在阿波罗-联盟号联合任务中阿波罗飞行器着陆时发生过）。这些威胁能单独发生或者联合发生，构成了航天飞行中三个主要威胁舱内空气的应急事件。在遇到这三种情况时，不仅要立即关注乘员的绩效，也应给予补充性呼吸支持，以防航天员受到舱内氧气减少或者危险物质的危害，同时在轨航天员应采取必要措施挽救航天器。因此，在航天器舱内每一驻留舱段内，必须安装应急氧源接口和便携式氧气瓶，以保护航天员，使其能采取补救措施。同时，必须冗余配置舱内清洁及其他空气净化系统，且能高效清洁舱内污染环境。为了人类实施航天飞行任务，必须建造多层面、相互支撑、可靠的复杂系统作为驻留基地。

简而言之，航天器生命保障系统的目的在于维持舱内合理压力和空气成分（如表 22-8 所示），循环舱内空气，清除舱内水蒸气、二氧化碳及空气中污染物，回收冷却纯化的空气，依靠舱内可用的清洁处理系统处理舱内二氧化碳或排除于舱外，采用吸引或其他技术，循环回收舱内空气中水蒸气。在航天飞行任务中，必须保障足够的空气或气体以弥补舱内失压丧失的气体，如：与任务相关的泄压活动如出舱活动中启用气闸舱，以及正常气体渗漏，或者发生意外事故如飞行器破口等。最终，飞行器自身结构必须保持完整以承纳内在有压力的空气。

表 22-8 生命保障系统变量及允许值

变 量	允许值
保持足够压力	维持最小值为 210 mmHg(对于纯氧)
足够的 pO_2	约 160 mmHg
允许火灾风险	$F_iO_2<0.3$
结构重量限制	降低 P=降低重量
可用补充气源	灌装、再生等
舱内空气成分	单气源为 O_2，双气源为 O_2+N_2
允许相对湿度	25%～70%
允许温度	22～24 ℃(72～75 °F)
允许通风速率	0.08～0.2 m/s
微量污染物以及异常气味消除系统	维持舱内浓度低于舱内最大允许浓度
二氧化碳消除系统	保持其分压低于 15 mmHg
发生减压病的风险	舱内压力与航天服内压力差减少，则减压病风险下降

注：F_iO_2(inspired oxygen fraction)为吸入氧气分数。

采用各种不同方法来实现这些变量或达到允许范围，根据任务参数、预算经费、重量限制以及可承受风险、安全性及可靠性来选择不同的实施方法。生理影响常常与航天工程或实现技术存在冲突，比如，在选择空气压力时，必须确保舱内空气保持足够浓度能为舱内乘员和电子设备降温，同时在出舱活动期间向低压舱过渡时，保持较低医学风险。前期飞行器舱内压力维持在259～760 mmHg（5～14.7 psi），ppO_2 高达260 mmHg（5 psi）。

早期航天飞行任务时间较短，通常只有几天，并且只有一名航天员参与，因此有必要使回收系统保持最小化。相比之下，国际空间站长期飞行任务则复杂得多，在轨飞行乘员人数不断变化，这是因为国际空间站上不断有搭乘航天飞机和联盟号飞船的美国和俄罗斯航天员加入，加入的航天员与国际空间站上航天员合作，待完成任务后再离开。国际空间站任务通常持续几个月，乘员接受命令在轨进行科学试验，通常必须尽可能保持站上舱内空气接近于地面。对于短期飞行任务，飞行器设计者发现更加经济，这是由于短期飞行只考虑乘员所需要的物品和所需带走的废物，而长期飞行任务需要投入较多经费研制和维护复杂再循环系统。国际空间站没有那么奢侈，只要有可能，就必须尽可能依赖回收系统再循环利用。

为了维持可呼吸气体，空间站上生命保障系统必须保证舱内维持一定空气压力和氧气，清除二氧化碳以及控制微小污染物。一种更加复杂密闭环境要求从二氧化碳中产生氧气（还原二氧化碳），在轨实现再生氧气（非供给）。为了最大限度地提高在轨乘员的舒适度，必须对温度及湿度予以控制，采取措施清除微小污染物、颗粒及异常气味。

空间站上舱内空气成分可以通过人工、自动或者两者联合控制。同时可以采用“按需”的方法，以通过周期性注入气体弥补空气渗漏。补充气体总量可以通过计算座舱内压力和 ppO_2 来得出（采用双路气源系统）。同样道理，如果空间站舱内空气压力太高，这是由于储存气体泄漏进入舱内所致。在航天器完整性遭受到损害之前，必须采取方法“排除”气体或者降低舱内空气压力。

用于恢复空间站上舱内空气压力的气体储存在高压容器内（美国从水星号任务到航天飞机任务均采用这种方式），而液态气体储存在低温存储器（如双子星任务、阿波罗任务、航天飞机以及国际空间站），或者采用其他新颖方法提供。比如，氮气能以储存无水肼（N_2H_2）的方式储存，后者作为航天器常规推进剂[47]。对于长期空间站驻留任务，部分气体（如氧气）在一定程度上可以再生利用，而不总是采取补给方式。

在航天器内双气体储存系统中，必须时刻注意保持气体分布均匀，避免气体在舱内形成富含氮气区域，以防局部存在窒息危险，或者局部氧气聚集，导致存在发生火灾风险。通常在设计时规避了这些情况，但是在气体通路上存在非故意障碍物，进而阻碍了可用气体的输送。除了可吸入气体的引入和扩散外，为了保持舱内空气均匀性，不断给予通风也非常关键。

温度和湿度控制与舱内压力控制密切相关，如果舱内压力下降得太低，则舱内冷凝能力就会受损。在航天器舱内存在多种热源，包括：电子设备发热、灯光、太阳能以及人体运动时代谢产热，因此，舱内温度控制受到这些热源的影响。俄罗斯航天飞行经验推荐航天器舱内理想温度为 22.2～23.9 ℃（72～75 ℉）、相对湿度低于 70%，低于此值航天员会感到寒冷不适[48]。过去和目前航天器舱内使用的空气控制系统将在本节余下部分讨论。

22.14.1 水星号飞船

水星号飞船乘员飞行时间相对较短，持续时间从 15 min 到 24 h 不等，只有一名航天员驻留于 1.56 m^3（55 ft^3）的钟形航天器内。因此，其舱内生命保障系统相对简单，单一系统为座舱和航天服提供了空气压力控制，按照 500 mL/min 氧气消耗速率以及 300 mL/min 标准舱内渗漏速率，水星号飞船能提供维持 28 h 的飞行能力[49]。

水星号飞船舱内压力较低（258 mmHg [5 psi]），供气系统单一。选择该座舱压提供了所需的 P_AO_2，在发生泄压紧急情况下，较小舱内压力容易与周围环境空气压力区别开来，同时发生减压病的风险也较低[49]。NASA 飞行任务设计者决定关闭航天器舱内环境来保存一定氧气，从而减少必需总量，减小重量。要求保存 4 磅氧气，但是在飞行中应保存足量氧气（达到 8 磅），以满足应急情况时的需求。

储存压缩氧气能维持舱内环境压力和足够的 ppO_2，从工程设计角度考虑，NASA 决定使用单一气源供气，这是因为单一供气系统简单、可靠以及重量最小。在航天器舱内出现泄压之后，航天服设计压力能维持在 238 mmHg（4.6 psi）水平。

最初航天器环境控制系统要求航天服内为纯氧，由于担心火灾发生，因此选择其内空气由 33% N_2 和 66% O_2（在发射时通过舱内气源提供纯氧）组成。在早期地面测试中，出现过航天服内 N_2 浓度过高问题，所以舱内使用纯氧。此外，重点考虑使用阻燃材料，以降低火灾风险。

氢氧化锂滤毒罐能清除二氧化碳，按照估算，航天员代谢产热速率为 126 kcal/h（500 Btu/h），航天器舱内理想热交换能保持舱内凉爽。预计在未来密闭舱内系统中，舱内理想热交换可以使用来自除湿系统的冷凝水来实现。

在航天飞行中，航天服可以作为替代舱内环境的备用设施，由电池驱动鼓风机将氧气吹入航天服内，可以降低航天服内温度，并将氧气、二氧化碳及水蒸气混合。这种混合气体从航天服头盔连接处输出，由航天服环境控制系统处理。活性炭吸附异常气味，氢氧化锂滤毒罐能吸附二氧化碳，水蒸气发热交换过程能降低舱内空气温度。通过需求调节按钮，多余氧气被吸入航天服，所设计的航天服系统处理二氧化碳能力可达 400 mL/min。

22.14.2 双子星号飞船

双子星号飞船舱内容积较大（容积为 2.26 m^3 [80 ft^3]），可以同时容纳 2 个人，飞行时间比水星号飞船长 10 倍（例如，可以维持 5 h～14 d）[44]，因此舱内环境控制系统应对能力必须升级，同时，部分 NASA 飞行任务设计者们希望尽可能多保留水星号飞船的技术，这是因为水星号飞船成功飞行记录。

正如水星号飞船一样，双子星号飞船采用单一供气气源（260 mmHg [5 psi]），尽管氧气主要气源为液态而非气态。开始时，关注纯氧环境对任务飞行时间的影响，但是地基研究已经证实：受试者持续 2 周暴露于双子星号飞船内不会对其生理机能产生不利影响，纯氧系统还是按计划运行[50]。

热交换器将液态氧加热到气态，通过舱内减压调节阀调解后输入到舱内，正如水星号飞船一样，在舱内泄压情况下，航天服作为航天员维持生存的一种备份，氢氧化锂滤毒罐能清除舱内二氧化碳及有关异常气味。

较长任务时间和较多乘员使水星号飞船基本温度控制系统不能有效支持其飞行任务，并采用新型液体冷却和散热系统来控制温度。航天服热交换器将内在循环氧气中热量和水蒸气输送到冷却系统管路；接着冷却剂（一种硅酸酯）进入过渡舱表面，将热量传递到太空中[51]。通过控制冷却剂流向散热器的流速，其散热速率可达 375 kcal/h（1 500 Btu/h）。同时，通过使用升华水增加冷却效应，也可以作为一个备份系统。

双子星号飞船也是首款能为出舱活动航天员提供环境控制的航天器，生命保障系统通过连接航天员和航天器的“脐带”来控制。

22.14.3 阿波罗号飞船

阿波罗号飞船生命保障系统比以前系统更加复杂，因为它涉及指挥舱和登月舱的分离系统。然而，已经被证实的水星和双子星飞船技术被广泛使用。

指挥舱为加压圆锥形状，容积为 5.9 m^3（210 ft^3），可满足 3 名航天员驻留，其中生命保障系统占据 0.25 m^3（9 ft^3）空间，最长可运行 14 天；服务舱供给便携式水和氧气。作为对比，设计的登月舱容积为 4.5 m^3（158.9 ft^3）[44]，可以容纳 2 名航天员。阿波罗任务飞行时间从 6 天（阿波罗 13 号）持续到 12.5 天。

在阿波罗计划初期，重点关注氧中毒和肺不张，要求航天器舱内空气中 O_2 和 N_2 各占 50%，压力维持在 362 mmHg（7 psi）。然而，由于双子星计划成功使用 100%氧气长达 14 天。因此，NASA 的工程师选择继续使用单一气源供给，压力维持在 260 mmHg。

最初阿波罗飞船在发射前检验时要求指挥舱压力增加到 827 mmHg（16 psia），不幸的是，在模拟发射过程中发生了火灾，牺牲了 1 名航天员。此后，在发射时航天器舱内空气构成为 60% N_2 和 40% O_2。在阿波罗任务中，航天器舱内空气环境几乎接近纯氧，这是因为在飞行中泄漏只能由氧气补充。

服务舱内低温贮存器提供氧气，这是在飞行中保持舱内压力唯一可用的气源，在月球表面活动时，航天服压力为 200 mmHg（3.9 psi），航天员吸入 100%纯氧。在科林斯回忆录中，记录了在阿波罗 11 号任务中可能发生了减压病，尽管这只是回顾性报道，但在阿波罗任务中，这是唯一已知事件[52]。

氢氧化锂滤毒罐能清除航天飞行器舱内空气中二氧化碳，$ppCO_2$设定在 3.8 mmHg 左右，最大值为 7.6 mmHg，应急情况时限值为 15 mmHg。在指挥舱和登月舱内传感器能记录二氧化碳水平，在飞行中任何时候均按照设计要求记录保存，而不是只在阿波罗 13 号任务中返回时才记录。在那次任务中，登月舱内氢氧化锂滤毒罐在启用 83 h 之后清除二氧化碳的能力用尽，舱内二氧化碳压力迅速升到 14.9 mmHg，直到指挥舱中氢氧化锂滤毒罐启用后才好转。一旦调整完成，配置新氢氧化锂滤毒罐，二氧化碳水平又迅速下降到 0.1～1.8 mmHg 水平。

阿波罗号飞船舱内散热器与双子星号飞船一样，能维持舱内温度在 21.1～26.7 ℃（70～80 ℉），相对湿度为 40%～70%[10]。在航天器舱内启用气体热交换器时，噪声太大，效率不高，则应用制冷散热器控制舱内温度。

22.14.4　天空实验室

相对于之前航天飞行器，天空实验室是美国第一个长期飞行驻留空间站，因此需要更加完善的环境控制系统。天空实验室舱内容积为 361 m^3（12 750 ft^3），可以容纳 3 名乘员驻留，支持了 28、59 及 84 天的飞行任务。以前很少关注舱内微小污染物蓄积，是因为飞行时间相对较短。但在天空实验室任务中，舱内微小污染物蓄积成为一个主要考虑因素，对可回收和可再生消耗品需求也是如此。最终，天空实验室生命保障系统并不能循环利用舱内所有物质成分，大大简化了系统设计，尽管需要补充大量消耗性物质，代价太大。

天空实验室舱内空气也不同于以前航天器。长期处于高氧环境可能导致中毒反应，针对这个问题，首次采用双源供气设计，舱内空气压力维持在 260 mmHg（5 psi），但是改变气体成分，使其为 30% N_2 和 70% O_2 混合气体，该体系使吸入氧张力为 182 mmHg，稍微高于地球，采用自动和手动方式控制该混合气体。在载人飞行任务期间，舱内气体可以泄压到 103 mmHg（2 psi），甚至可以下降到 26 mmHg（0.5 psi），可以防止火灾发生，清除舱内二氧化碳。

清除天空实验室舱内二氧化碳不使用前期任务应用的氢氧化锂滤毒罐，而是使用可再生分子筛，这些分子筛毛细小孔能吸附二氧化碳，允许氧气和氮气通过。将分子筛中沸石基质周期性加热，并暴露于真空中消除吸附的二氧化碳，分子筛床再生使用。通常使用两种能替换的分子筛。分子筛吸附二氧化碳相对于氢氧化锂滤毒罐而言，其压力水平高 5 mmHg，使天空实验室航天员相对于之前航天员暴露于较高二氧化碳中，但是暴露上限仍为 7.6 mmHg。

温度控制通常装备有被动系统，这种系统采用具有各种反射性和散射性的表面涂料，根据区域热量需求，吸收或反射太阳能。在对发射时损坏的太阳能帆板予以维修之后，非常有必要使用散热器或蒸发器[10]。

与阿波罗号飞船乘员一样，天空实验室航天员在出舱活动中穿着液冷服和能加压到 200 mmHg（3.9 psi）的舱外航天服；同时与阿波罗号乘员一样，航天员通过搭载阿波罗号飞船往返天空实验室，所以在航天员抵达 70/30 ATM 天空实验室之前进行了额外氮冲洗。

22.14.5　航天飞机

航天飞机需要新一代生命保障系统，尽管其飞行时间与阿波罗任务飞行时间一样，但是其搭载乘员明显增加，可以达到 8 人。另一个显著变化是航天飞机舱内气体组分构成和容量。

航天飞机环境控制及生命保障系统由相互连接系统组成，包括：空气净化系统、压力控制系统、主动式热控制系统、水供给系统以及污水处理系统，如图 22-8 所示。

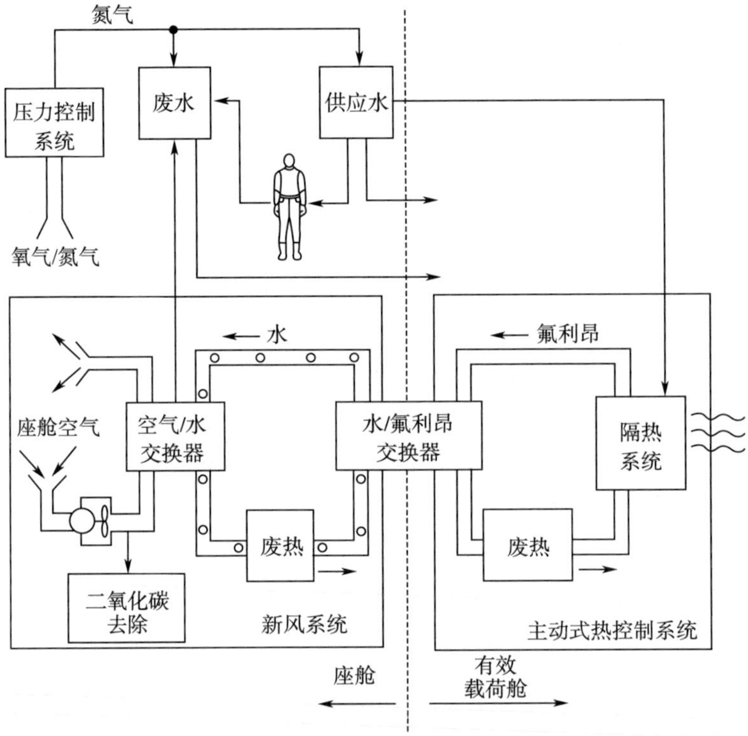

图 22-8　航天飞机环境控制和生命保障系统示意图

与美国之前航天器不一样，航天飞机舱内容积为 74 m^3（2 615 ft^3），其压力保持在海平面水平（760 mmHg [14.7 psi] ），舱内空气为 80%氮气和 20%氧气组成的混合气体，航天飞机上低温储罐补给氧气。航天飞机为美国航天飞行任务中独一无二的航天飞行器，这是由于其配置了氮气储存罐，这种双气源补给系统比阿波罗时代单气源补给系统更为先进。

补给气源氮气能将舱内空气压力维持在海平面压力水平，也能将水箱内压力维持在 879 mmHg（17 psi）水平。作为在轨燃料电池气源的气态氧也可以将舱内空气压力维持在海平面压力水平。在氮气/氧气控制面板上调节两种气源供给，或者调节正/负压开关阀，进而控制舱内压力。通过计算人体代谢消耗氧气量和渗漏气体量，推算出每日舱内气体正常损耗：氮气可达 3.5 kg（7.7 Ibs）、氧气可达 4.1 kg（9 Ibs）。当出现下列情况时，舱内警告灯发光：舱内压力达到 724～796 mmHg（14.0～15.4 psi），ppO_2 为 145～186 mmHg（2.8 ～3.6 psi）；或者氧气或氮气流失速率超过 2.27 kg/h（5 Ibs/h）。可以更改警告和提示限值以反映不同座舱压力，比如支持 EVA 的中间舱压力。

复杂主动式热控制系统采用氟利昂-21 冷却剂回路、冷却板网络、热交换机与散热器来控制舱内温度。在不同飞行阶段使用不同散热系统。例如，一旦航天飞机抵达预定轨道，则开启载荷舱门，舱门下面散热面板开始散热，在航天飞行中水升华器作为备份，在航天飞机发射和着陆时，其载荷舱门关闭，水升华器作为散热的主要系统。

航天飞机的通风系统使舱内湿度保持在30%～75%之间，能够清除二氧化碳及一氧化碳，为电子设备及乘员驻留区域通风，进行温度控制。通风系统通过清除舱内二氧化碳及异味进行散热和除湿，循环舱内空气。使用两个风扇中一个来驱动空气通过 300 μm 过滤器，进而清除舱内颗粒碎片。然后将舱内空气送入氢氧化锂活性炭罐以吸附二氧化碳和异味气体。氢氧化锂活性炭罐寿命为 24 h，要求每 12 h 更换一个罐；再将空气送入热交换机，使用水冷却剂回路进行冷却；对舱内空气进行除湿处理，并从中分离水蒸气。每小时从舱内空气中抽吸水可达 1.8 kg（4 Ibs），送入废水储存罐。净化后大部分空气均匀输送到舱内，小部分送入一氧化碳消除单元，将一氧化碳转化成二氧化碳，接着使用氢氧化锂活性炭罐吸附二氧化碳。使用通风系统每小时能净化舱内空气 8.5 次（即 330 ft^3/min）。

航天飞机舱内部分空气经过热交换机循环后，与净化后空气混合在一起维持舱内温度在 18.3～27 ℃（65～80 ℉）之间。该系统冷却舱内电子设备和 3 个惯性测量单元，尽管这部分空气独立于舱内空气管路运行。

航天飞机生命保障系统也能拓展到有效载荷的压力舱，如气闸舱，尤其能为航天员出舱活动减压和增压。由于在出舱活动中美国舱外航天服内压力为 222 mmHg（4.3 psi），在航天器和航天服之间存在压力差，从而导致减压病的发生。在使用纯氧气源时代，发射时发生减压病的风险最大，此时舱内压力从 760 mmHg 降到260 mmHg（14.7 psi 降到 5 psi）；双子星和阿波罗航天器乘员在发射前吸入 100%纯氧3 h，将减压病风险降到最小，当乘员出舱时，血液内形成氮气气泡的风险非常低。在阿波罗登月任务中，航天员在月球表面进行出舱活动的前几天，吸入高浓度氧气，且航天服内压力为 200 mmHg（3.9 psi）。所以舱内压力与航天服压力之间变化较小时，能降低减压病风险。

航天飞机上航天员从等同于海平面舱压转移到单气源 222 mmHg（4.3 psi）压力的出舱单元时，发生减压病的风险最高。因此，航天员在进行出舱活动之前 12～24 h 里，整体气闸舱压力从海平面压力水平降低到 527 mmHg（10.2 psi）。承担出舱活动的航天员吸入 100%氧气以净化组织中溶解氮气。在完成了这些步骤后，其佩戴内含 222 mmHg（4.3 psi）压力的 100%纯氧舱外移动单元（EMU），开始从航天飞机出舱。

EMU 航天服本质上为单人航天器，适用于长达 8 h 舱外操作任务。因此，它具有独立生命保障系统。使用氢氧化锂活性炭罐吸附二氧化碳，使二氧化碳浓度低于0.15 psi（7.75 mmHg）或者当舱内代谢速率超过 400 kcal/h（1 600 Btu/h）时，维持二氧化碳在 0.29 psi（15 mmHg）水平[13]。对于其他空间站 EVA，使用再生式金属氧化盒代替氢氧化锂活性炭罐，EMU 内液冷服有助于控制热应激效应，这种效应包括舱外服内仪器散热、吸收二氧化碳过程中产热反应以及代谢散热。由于 EMU 内真实环境如此，其内空气必须进行足够通风和严格监测。

尽管航天飞机是美国首款能提供类似地球空气环境的在轨航天器，但是俄罗斯航天器已经运行了多年，下面将介绍俄罗斯航天器的环境控制系统。

22.14.5.1 俄罗斯经验

尽管早期空间探索任务受到冷战影响，但是近几十年来国际航天合作逐渐增加。国际空间站是俄罗斯与美国国家航空航天局之间合作的最大项目，合作所需知识和技术来源于前期双方在航天飞机和和平号空间站任务中的合作。俄罗斯具有丰富的航天经验，尤其在长期航天飞行方面。从 1971 年开始，8 个苏联/俄罗斯空间站已经上天飞行（7 个礼炮号和 1 个和平号空间站），其他俄罗斯航天器包括苏联东方号载人飞船、上升号飞船和联盟号飞船。

俄罗斯与美国航天计划开始于小型航天器，其内配置开放环路的环境支持系统。苏联东方号载人飞船搭载航天员加加林首次进入太空，该飞船呈球形，容积为 2～3 m^3（71～106 ft^3）。与美国早期航天器不一样，俄罗斯早期航天器采用类似地球空气（80%氮气和 20%氧气，压力为 760 mmHg [14.7 psi] ）[53]。

苏联东方号载人飞船生命保障系统与美国早期航天器相似，而上升号飞船是在东方号载人飞船基础上改进的，在一个封闭环境中（比如不需要使用压力服）容纳 3 名航天员。经过多次不断升级改进而研制成联盟号飞船，在 1967 年首次飞行，目前仍然将它作为国际空间站往返的运载工具，其拥有两个压力舱能容纳 3 名航天员。在联盟 11 号 3 名航天员牺牲于失压事故后，搭载联盟号飞船的航天员限制为 2 名，并身着航天服。随后经过改进成联盟号 T，可以容纳 3 名身着航天服的航天员。与美国航天器不同，联盟号飞船设计为无气体渗漏，其舱内压力维持在海平面水平，空气为氧气和氮气的混合气体，压力维持在 708～847 mmHg（13.7～ 16.4 psi），氧气分压为 140～202 mmHg（2.7～3.9 psi）。

在阿波罗-联盟号飞行任务中，两个航天器实现交会对接，允许两国之间的航天员接触交流。由于在俄罗斯航天器与美国航天器之间存在上述差异，引起了双方关注。俄罗斯设计工程师关注阿波罗航天器正常渗漏速率 1 kg/d，而美国航天医生关注减压病的发生。在阿波罗-联盟号飞行任务中，阿波罗航天器舱内空气为 100%纯氧，压力为 260 mmHg（5 psi）；而联盟号航天器舱内为氧气和氮气的混合气体，压力为 517 mmHg（10 psi），尽管存在这些关注重点，但是目前尚没有发生过减压病的报道。

苏联航天器以碱性金属超氧化物形式储存固态氧，而 NASA 则以液态及气态形式使用氧气。由于这种固态氧吸收水蒸气，释放氧气和形成碱性物质，从而吸收二氧化碳。

有关人员计划对空间站生命保障系统进行升级改造，使其具有长期飞行功能，能满足长达几周或者几个月飞行任务。太空中第一个空间站为礼炮号，它设计成三舱构型，总体容积为 100 m^3（3 530 ft^3），能容纳 5 名乘员驻留。在 1971 年到 1982 年之间，发射了 7 次礼炮号空间站任务。在轨采用超氧化钾系统产生氧气，同时使用氢氧化锂活性炭罐和氧气再生器清除舱内二氧化碳。在礼炮 6 号空间站中，对其生命保障系统中水再生系统进行了改进。

在礼炮 7 号空间站任务之后，研制了新一代空间站即和平号空间站，其设计容量为 150 m^3（5 300 ft^3），可以容纳 6 名航天员，与后续空间站一样，可以向其核心舱增加节点舱。除了采用储存罐储存氧气和次氯酸盐发生系统产生氧气外，和平号空间站采用电解质制氧。正如天空实验室一样，和平号空间站通过舱内吸附系统吸收二氧化碳，并将其排到舱外空间。

22.15　国际空间站

国际空间站是一个国际合作项目，不仅体现在名称上，而且体现在合作伙伴上。国际空间站上许多系统由两个或多个国家设计建造，在国际空间站上俄罗斯和美国节点舱采用不同建造方法，甚至其内在环境控制系统和生命保障系统建造方法也不同。

国际空间站上大气控制和补给系统能维持舱内压力和空气组分，供给氧气及氮气，能维持舱内压力平衡，当压力过高时能减压处理。国际空间站与之前俄罗斯空间站一样，其舱内空气为 80％氮气和 20％氧气，压力维持在 760 mmHg（14.7 psi）。在国际空间站运行的最初几年，俄罗斯节点舱负责控制及补给气体。在遇到舱内压力下降时，国际空间站航天员能利用进步号补给飞行器供给气体，其携带了充满氮气、氧气或混合气体的储存罐。尽管国际空间站开始时能供给所有呼吸气体，但是也可以使用俄罗斯电解制氧器电解废水产生氧气。在美国节点舱内也计划使用氧气再生器。作为备份，在国际空间站上安装了固态燃料氧再生器，其依赖化学储存罐产热释放氧气。

在美国节点舱中空气控制及补给系统（如图 22－9 所示）利用 4 个高压储存罐（2 个氧气及 2 个氮气）供气，位于气闸门外侧，通过管路连接到舱内。航天飞机可以向储存罐补给气体，尽管航天飞机储存罐与国际空间站上储存罐之间存在压力差，但是使用转运泵，保证国际空间站上储存罐能充满。储存罐位于气闸门外侧，当其不能再用时，能允许完全替换。压力控制装置能将气体或空气导入舱内，监测站内空气中压力，并在需要时允许减压。可以使用人工压力调节阀以平衡国际空间站密闭舱和生命保障系统之间压力。

国际空间站上通风大气再生分系统能清除二氧化碳及其他污染物，采用质谱仪监测空气质量，进而保证呼吸空气的安全。美国二氧化碳清除装置与俄罗斯通风系统应用一系列吸附床吸收舱内二氧化碳，然后再排到舱外。为了达到最大效率，该系统需要冷却干燥空气，并直接与温度和湿度控制分系统相连接以接收回收的空气。氢氧化锂活性炭罐作为备份，在俄罗斯和美国节点舱中使用高效颗粒过滤器及催化剂控制舱内微量污染物。

在国际空间站组装完成后，二氧化碳洗涤可以回收氧气，否则将其当废物丢弃。使用俄罗斯萨巴蒂耶尔反应器利用在轨资源，将电解过程中产生的氢气与通风系统中二氧化碳气体在相对高温（480～650 ℃［900～1 200 ℉］）环境中反应生成水，再通过电解作用生成氧气。

与其他航天器一样，通风对于国际空间站温度和湿度控制非常重要，舱内空气循环在三个水平发生作用：分别在个人停留区域、单个节点舱或两个或以上节点舱区域。在个人停留区域，利用电子集合处理装置过滤空气，应用风扇和非冷凝热交换机冷却该区域内空气。该系统也与灭火器烟雾探测器和抑噪分系统连接。

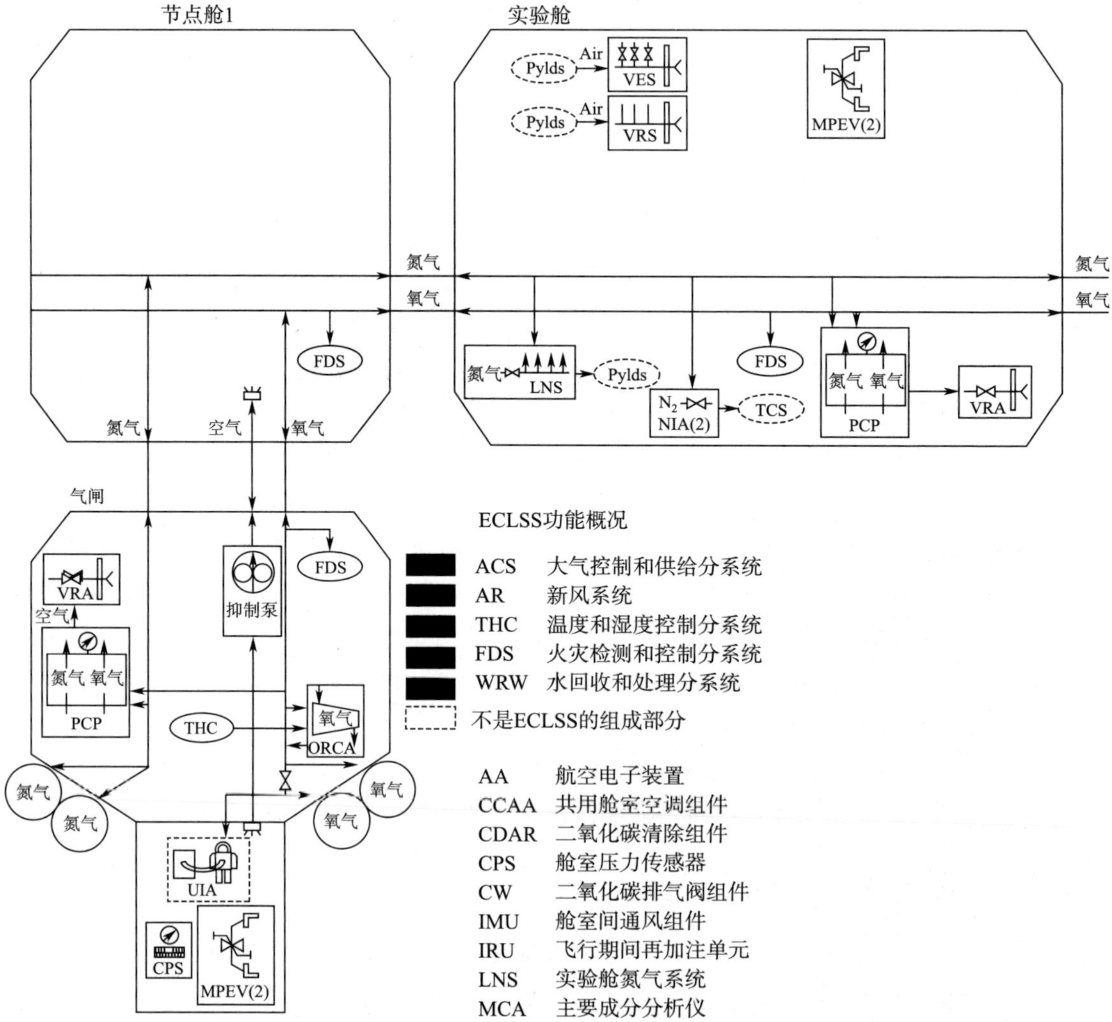

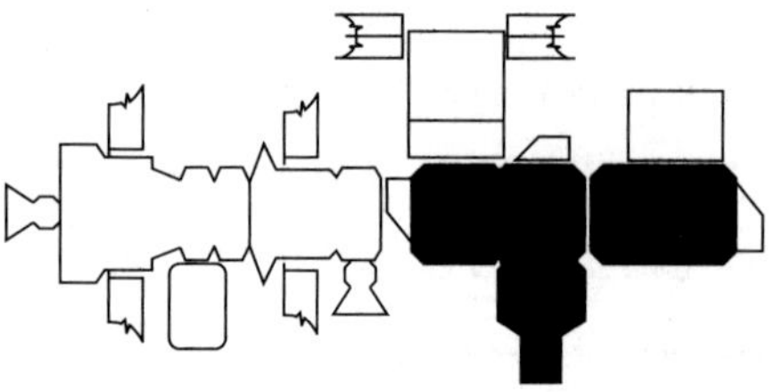

AA　航空电子装置
CCAA　共用舱室空调组件
CDAR　二氧化碳清除组件
CPS　舱室压力传感器
CW　二氧化碳排气阀组件
IMU　舱室间通风组件
IRU　飞行期间再加注单元
LNS　实验舱氮气系统
MCA　主要成分分析仪
MPEV　手动压力均衡阀门
NIA　氮气接口组件
ORCA　氧气补给压缩机组件
PBA　便捷式呼吸机
PCP　压力控制盘
PFE　便捷式灭火器
Pylds　有效载荷
SD　烟雾检测仪
SDS　样品传送系统
TCCS　微量污染物控制组件
TCS　热控制系统
UIA　脐带接口组件
VES　真空排气系统
VRA　排气救援组件
VRS　真空资源系统
WVA　排水组件

图 22-9　国际空间站美国节点舱的大气控制和供给分系统

相反，国际空间站舱内空气集合处理装置能实现航天器舱内通风，该集合处理装置驱动舱内空气通过高效颗粒气体过滤器，再由冷凝热交换机除湿。在这个过程中产生的水送入在轨水回收与处理系统，冷却干燥的空气首先进入二氧化碳清除装置，然后回到舱内。在俄罗斯节点舱内，使用柔软管道及两舱之间开放舱门实现舱内通风，而美国节点舱则应用系列风扇、真空管、铅管以及抑噪分系统。

在国际空间站进行出舱活动时，可以使用美国 222 mmHg（4.3 psi）压力的舱外服和俄罗斯（295 mmHg [5.7 psi]）高压力“海鹰”舱外服。尽管航天医生仍然担心国际空间站舱内与航天服之间压力差导致发生减压病的风险，但是在出舱活动之前将整个空间站舱内压力降低到过渡压力状态，如同航天飞机任务那样执行，不切合实际。航天飞机容积较小、飞行时间短，使它能够对整个乘员舱进行减压和复压。国际空间站气闸舱通过与空间站其余部分隔离并部分减压来发挥这种功能，尽管人们对航天员长时间隔离产生了新担忧。为了解决这个问题并保存国际空间站气源，近期开发了一种新出舱前呼吸程序，通过国际空间站联合气闸舱应用。在该程序中，鼓励乘员运动，增加氮气排出量，减少氧气预呼吸时间。

22.16　展望

随着在轨飞行时间延长、乘员数量增加以及未来计划实施在地球近地轨道之外探索任务，飞行乘员执行任务所需要健康舒适飞行空间环境将会越来越复杂。同时实施星际探索任务和在地球空气环境外永久驻留，都需要先进环境控制系统。需要使用新技术来提高水回收、氧气生成以及二氧化碳清除的能力。该系统基本要求是将功耗降到最低、完全自主操作以及采用密闭设计，对在轨储存资源消耗降到最低。一旦乘员飞离地球轨道，则与辐射相关风险增加，频繁补给能力降低，实施医疗救治和撤离机会也越来越少。在轨生命保障系统要更加“密环”、更加强大、更加高效、操作更加简化、更加自动化和可靠，同时也需要使用能量消耗较少、质量较小、花费较低的技术。

尽管目前国际空间站采用电解污水产生氧气，但是氧气也可以使用其他方法生成，例如，电解二氧化碳、水蒸气或者植物释放氧气等。在未来空间探索任务居住舱内，不仅仅只是再利用污水，而且固体废物也可以循环再利用。在密闭生命保障系统内，生长于这些回收固体废物的植物构成了重要资源，正如地球环境一样，星际飞行中生态环境形成了自身生命保障系统，外太空人类居住环境需要构建自身生态系统，包括生态中空气净化及水再生系统。

关键在于未来空间探索任务的定位将影响到航天器环境控制系统的设计。例如，登月或火星探索任务中的危险（尘土、碎片、可能的微生物等）在空间站微重力环境中不存在。然而，在登月或火星探索任务中可能有额外资源，包括富含氧气土壤、潜在冷源或辐射屏障。在研制未来生命保障系统时，应考虑到所有因素。

参考文献

[1] Jones W, Ingelfinger A. Atmospheric control. In: Parker J, West V (eds.), Bioastronautics Data Book. 2nd edn. Washington, DC: National Aeronautics and Space Administration; 1973: 807 - 846. NASA SP - 3006.

[2] Malkin V. Barometric pressure and gas composition of spacecraft cabin air. In: Sulzman FM, Genin AM (eds.), Life Support and Habitability, Vol. II. Washington, DC: American Institute of Aeronautics and Astronautics; 1993: 1 - 36. Nicogossian A, Mohler S, Gazenko O, Grigoriev AI, series (eds.), Space Biology and Medicine: Joint U. S. / Russian Publication in Five Volumes.

[3] Graf J, Finger B, Daues K. Life Support Systems for the Space Environment: Basic Tenets for Designers, Rev. A, June 27, 2002. Web page available at: http: //advlifesupport. jsc. nasa. gov. Accessed October 11, 2002.

[4] International Civil Aviation Organization. Manual of the ICAO Standard Atmosphere. 2nd edn. Montreal: ICAO; 1964.

[5] Billings C. Barometric pressure. In: Parker J, West V (eds.), Bioastronautics Data Book. 2nd edn. Washington, DC: National Aeronautics and Space Administration; 1973: 1 - 34. NASA SP - 3006.

[6] Busby D. Space Clinical Medicine, A Prospective Look at Medical Problems From Hazards of Space Operations. Dordrecht, Holland: D. Reidel Publishing Company; 1968.

[7] Harland D. The Mir Space Station: A Precursor to Space Colonization. Chichester, UK: John Wiley and Sons; 1997.

[8] Waligora J, Powell M, Sauer R. Spacecraft life - support systems. In: Nicogossian AE, Huntoon CL, Pool SL (eds.), Space Physiology and Medicine, 3rd edn. Philadelphia: Lea & Febiger; 1994: 109 - 127.

[9] Ernsting J, Nicholsen A, Rainford D. Aviation Medicine. 3rd edn. Oxford, UK: Butterworth - Heinemann; 1999.

[10] Nicogossian AE, Huntoon CL, Pool SL (eds.), Space Physiology and Medicine. 3rd edn. Philadelphia, PA: Lea & Febiger; 1994.

[11] Hackett PH, Roach RC. High - Altitude Medicine., In: Auerbach PS (ed.), Wilderness Medicine. 3rd edn. St. Louis, MO: Mosby Year Book; 1995: 3.

[12] Lataste X. The blood - brain barrier in hypoxia. Int J Sports Med 1992; 13: S45 - S47.

[13] Neubauer J, Melton J, Edelman N. Modulation of respiration during brain hypoxia. J Appl Physiol 1990; 68: 441 - 451.

[14] Hammond M, Gale GE, Kapitan K, et al. Pulmonary gas exchange in humans during normobaric hypoxic exercise. J Appl Physiol 1986; 16: 1749 - 1757.

[15] Wagner PD, Gale GE, Moon RE, et al. Pulmonary gas exchange in humans exercising at sea level and simulated altitude. J Appl Physiol 1986; 61: 260 - 270.

[16] Wood S. Interactions between hypoxia and hypothermia. Annu Rev Physiol 1991; 53: 71 - 85.

［17］ Yoneda I，Tomoda M，Tokumaru O，et al. Time of useful consciousness determination in aircrew members with reference to 22. Hypoxia，Hypercarbia，and Atmospheric Control 473 prior altitude chamber experience and age. Aviat Space Environ Med 2000；71：72 – 76.

［18］ Pickard JS. The atmosphere and respiration. In：DeHart RL，Davis JR (eds.)，Fundamentals of Aerospace Medicine. 3rd edn. Philadelphia，PA：Lippincott Williams and Wilkins；2002；Table 2. 7，p. 37.

［19］ West JB. Tolerance to severe hypoxia：lessons from Mt. Everest. Acta Anaesthesiol Scand Suppl. 1990；34：18 – 23.

［20］ Sutton J，Reeves J，Wagner P，et al. Operation Everest II：oxygen transport during exercise at extreme hypoxia. J Appl Physiol 1988；64：1309 – 1321.

［21］ Powell F，Huey K，Dwinell M. Central nervous system mechanisms of ventilatory acclimatization to hypoxia. Resp Physiol 2000；121：223 – 236.

［22］ Lambertsen C. Hypoxia，altitude and acclimatization. In：Mountcastle V (ed.)，Medical Physiology，14th edn. St. Louis，MO：Mosby；1980.

［23］ Hackett P，Rabold M. High – altitude medical problems. In：Tintinalli J，Ruiz E，Krome R (eds.)，Emergency Medicine：A Comprehensive Study Guide. 4th edn. New York，NY：McGraw – Hill Company；1996.

［24］ Scholz H，Schurek H，Eckardt K，Bauer C. Role of erythropoietin in adaptation to hypoxia. Experientia 1990；46：1197 – 1201.

［25］ Young AJ，Young PM. Human acclimatization to high terrestrial altitude. In：Pandolf K，Sawka M，Gonzalez R (eds.)，Human Performance Physiology and Environmental Medicine at Terrestrial Extremes. Carmel，IN：Cooper Publishing Group；1988.

［26］ Hochachka P. Mechanism and evolution of hypoxia – tolerance in humans. J Exp Biol 1998；201：1243 – 1254.

［27］ Bebout D，Story D，Roca J，et al. Effects of altitude acclimatization on pulmonary gas exchange during exercise. J Appl Physiol 1989；67：2286 – 2295.

［28］ Appenzeller O，Martignoni E. The autonomic nervous system and hypoxia：mountain medicine. J Auton Nerv Syst 1996；57：1 – 12.

［29］ Conkin J. The Mars Project：Avoiding Decompression Sickness on a Distant Planet. Houston，TX：NASA，Lyndon B. Johnson Space Center；2000. NASA TM 2000 – 210188.

［30］ Waligora JM，Horrigan DJ，Nicogossian A. The physiology of spacecraft and space suit atmosphere selection. Acta Astronautica 1991；23：171 – 177.

［31］ Fenton L，Beck G，Djali S，Robinson M. Hypothermia induced by hyperbaric oxygen is not blocked by serotonin antagonists. Pharmacol Biochem Behav 1993；44：357 – 364.

［32］ Robertson W，Hargreaves J，Herlocher J，et al. Physiologic response to increased oxygen partial pressure II：respiratory studies. Aerospace Med 1964；35：618 – 622.

［33］ Clark J. Therapeutic and toxic effects of hyperbaric oxygenation. In：Crystal R，West J，et al. (eds.)，The Lung：Scientific Foundation. New York：Raven Press Ltd.；1991：2123 – 2131.

［34］ Montgomery AB，Luce JM，Murray JF. Retrosternal pain is an early indicator of oxygen toxicity. Am Rev Respir Dis 1989；139：1548 – 50.

［35］ Caldwell PR，Lee WL Jr，Schildkraut HS，et al. Changes in lung volume，diffusing capacity，and blood gases in men breathing oxygen. J Appl Physiol 1966; 21: 1477 - 83.

[36] Nakae H, Tanaka H, Inaba H. Failure to clear casts and secretions following inhalation injury can be dangerous: report of a case. Burns 2001; 27: 189 - 91.

[37] Robinson L, Miller RH. Smoke inhalation injuries. Am J Otolaryngol 1986; 7: 375 - 80.

[38] Mission Operations Directorate, Space Flight Training Division. International Space Station Familiarization Manual. Houston, TX: National Aeronautics and Space Administration; 1998. NASA TD 9702A.

[39] Eckart P. Spaceflight Life Support and Biospherics. Torrance, CA: Microcosm Press; 1996.

[40] Rahn H, Fenn WO. The Oxygen—Carbon Dioxide Diagram. WADC - TR - 53 - 255, Wright - Patterson Air Force Base, Ohio 1953.

[41] Gelfand R, Lambertsen CJ, Beck G, et al. Dynamic responses of SaO2 and "CBF" to abrupt exposure to inhaled 10% O2/4% CO2 at rest, followed by 50 and 100 watts exercise. Undersea Hyperbaric Med 1995; 22 (Supp.): 70 - 71.

[42] Rousseau J. Atmospheric Control Systems for Space Vehicles. Report No. ASD - TDR - 62 - 527, AiResearch Manufacturing Division, Los Angeles California; March 1963.

[43] Wieland P. Designing for Human Presence in Space: An Introduction to Environmental Control and Life Support Systems. NASA Marshall Space Flight Center, Huntsville, AL. NASA Scientific and Technical Information Program; 1994: Page 25. NASA RP - 1324.

[44] Wieland PO. Designing for Human Presence in Space: An Introduction to Environmental Control and Life Support Systems. Marshall Space Flight Center, AL: NASA Scientific and Technical Information Program; 1994: Chapter 5. NASA RP - 1324.

[45] Churchill SE (ed.), Fundamentals of Space Life Sciences. Malabar, FL: Krieger Publishing Co.; 1997.

[46] Rippstein WJ, Schneider HJ. Toxicological aspects of the Skylab program. In: Johnson RS, Dietlein LF (eds.), Biomedical Results From Skylab. Washington, DC: U. S. Government Printing Office; 1977: 70 - 73. NASA SP - 377.

[47] Wieland PO. Designing for Human Presence in Space: An Introduction to Environmental Control and Life Support Systems. Marshall Space Flight Center, AL: NASA Scientific and Technical Information Program; 1994: Appendix C, C. 2. NASA RP - 1324.

[48] Wieland PO. Designing for Human Presence in Space: An Introduction to Environmental Control and Life Support Systems. Marshall Space Flight Center, AL: NASA Scientific and Technical Information Program; 1994; 2. 3. NASA RP - 1324.

[49] Link MM. Space Medicine in Project Mercury. Washington, DC: NASA Scientific and Technical Information Division; 1965. NASA SP - 4003.

[50] Johnston RS, Dietlein LF, Berry CA (eds.), Biomedical Results of Apollo. Washington, DC: NASA Scientific and Technical Information Division; 1975. NASA SP - 368.

[51] Hacker BC, Grimwood, JM. On the Shoulders of Titans: A History of Project Gemini. Washington, DC: NASA Scientific and Technical Information Division; 1977. NASA SP - 4203.

[52] Collins M. Carrying the Fire: an Astronaut's Journeys. New York, NY: Farrar, Straus, and Giroux, Inc.; 1974.

[53] Ezell, EC, Ezell LN. The Partnership: A History of the Apollo - Soyuz Test Project. Washington DC: NASA Scientific and Technical Information Division; 1978. NASA SP - 4209.

第 23 章　辐射性损伤

杰弗里·A. 琼斯（Jeffrey A. Jones）
法特希·卡洛亚（Fathi Karouia）

人类进行太空探索时，身处于一个独特辐射环境；从另一个角度来看，地球是人类生生不息、蓬勃发展的一个辐射避难所。辐射暴露可能仍然是限制人类探索近地轨道（LEO）以外空间的最重要因素之一，这主要是因为在为航天员提供辐射保护方面存在困难。将太空探索面临的辐射暴露限制在地面正常值时，涉及大量辐射性物质的屏蔽。此外，太空飞行会涉及大量的辐射类型与能量，其中有许多辐射可能会对生物和航天器的物理系统产生潜在不良影响。与基于地球的辐射暴露不同，太空飞行辐射暴露涉及外部来源，例如，太阳粒子事件或银河宇宙射线等，而非放射性污染暴露，并且大多数此类暴露接触会影响整个身体。

辐射对细胞（生物系统基本单位）的影响，相当于其对电子系统等效物（集成电路）的影响。在电子学术语中，照射性辐射可能导致一个“单粒子翻转”，可能完全被忽略，也可能引发不良的软件反应，关闭某元件或者通过短路、功耗骤增来毁坏硬件，这取决于被袭击元件的位置和功能。这与电离辐射作用于细胞一样。离子化分子可以立即被细胞质抗氧化分子中和，它也可以在细胞核非编码区基因组中产生脱氧核糖核酸（DNA）位点突变。它可能引发电离事件连锁反应或可能导致突变的 DNA 单链断裂（SSB）或导致细胞死亡的双链断裂（DSB），电离辐射对人体健康影响的不确定性及其风险仍然相当高。

本章将回顾太空环境与地球环境的不同，并回顾现有宇宙辐射知识。此外，还介绍了在降低与太空探索相关不确定性的研究成果，以及减小人体暴露于宇宙辐射固有风险的策略。

23.1　辐射物理学：概述

23.1.1　术语定义

用于描述辐射量和特性的术语定义如下：

电子伏（eV）是辐射能量的常用度量单位，常用千电子伏（keV）或兆电子伏（MeV）表示。1 eV 是电子在真空中通过 1 V 电位差加速所获得的动能；1 eV$=1.6\times 10^{-12}$ erg$=1.6\times 10^{-19}$ J。

辐射吸收剂量（rad）是每单位质量物质吸收的辐射能量。辐射吸收剂量国际单位（SI）是格雷（Gy）；1 Gy=100 rad=10 000 erg/g。相对生物学效能（RBE）是标准 X 射线剂量与另一种导致同等生物事件风险的电离辐射比值。顾名思义，相对生物学效能用于比较不同类型电离辐射的生物学效应。

剂量当量或生物剂量当量以人体伦琴当量（rem）表示，代表特定类型辐射产生生物学效应时的吸收剂量。剂量当量的国际单位是西韦特（Sv），100 rem＝1 Sv。剂量当量是吸收剂量和品质因子 Q 的积（见下文）。

品质因子（Q）是粒子线性能量传递（LET）的函数（见下文），而 LET 又由辐射粒子的电荷和能量决定。品质因子解释了不同粒子的生物学效应差异，并且正如上文所述，它们可以将吸收剂量转换为剂量当量。按照传统单位，rem＝rad× Q；按照国际单位，Sv＝Gy× Q。Q 的当前值范围是从 1（对于 X 射线）到 20（如表 23－1 所示）。随着进一步研究，对于某些极具破坏力的粒子，可以认为其品质因子高达 100。

表 23－1　不同类型辐射品质因子

辐射类型和能量范围	品质因子（Q）
光子，所有的能量	1
电子和 μ 介子，所有的能量[a]	1
中子，能量＜10 keV	5
10 keV～100 keV	10
100 keV～2 MeV	20
2 MeV～20 McV	10
20 MeV	5
质子（不包括反冲质子）的能量＞2 MeV	2[b]
α 粒子，裂变碎片，重核辐射	20

注：所有的值都与物体表面或者辐射源发出（内源性的）的辐射事件有关。

[a] 不包括从原子核边界向 DNA 发射的俄歇电子。

[b] 国际辐射防护委员会推荐这种类型的 Q 值是 5。

资料来源：美国辐射防护与测量国家委员会[1]和普拉萨德[2]。

线性能量传递（LET）量化了辐射粒子在其每单位轨迹长度所储存的能量，该因子随电荷平方而增加，与辐射粒子能量成反比。电力场感应取决于粒子速度。针对每单位路径长度而言，缓慢移动带电粒子比快速移动带电粒子产生更多电离。线性能量传递（LET）表明无论其传递机制如何，所有能量沿着粒子的路径传递。

生物加权当量剂量值（H）是吸收剂量、品质因子（Q）以及其他调节因子的乘积。H 以 rem 或 Sv 表示，目的是涵盖特定辐射暴露影响生物效应的所有因素。

剂量率效应因子（DREF）测量同类型同剂量辐射的急性暴露（即单次大量暴露事件）和慢性暴露（多次暴露）之间的区别。与相对生物学效能类似，DREF 以比率来表示，是认识剂量率对生物学效应影响的一种方式。实际上，该术语是一个比例因子，可以在急性暴露事件中做出有意义的比较，其中有历史证据表明剂量和结果之间存在联系，例如，原子弹爆炸幸存者的经历，长期太空飞行中发生的低剂量辐射事件等。

通量是发射粒子的密度，用每平方厘米的粒子数来测定。积分通量是发射粒子的速度，用每秒的粒子数来表示。

随机或概率效应被定义为有可能发生的效应；概率反映剂量的大小。一些躯体效应，特别是致癌作用，可以视为随机的，遗传效应也是如此。

从另一方面来说，确定性或非随机效应被认为是必然的影响结果，确定性效应与一些阈值剂量相关，其发生概率预计为 100%。按照生物学定义，大部分确定性辐射效应表现为细胞杀伤，可以很快发生（早期效应）或在辐射暴露后延迟发生（后期效应）。

关于辐射种类、辐射来源、穿透力及其相互作用类型，如表 23－2 所示[3]。

表 23－2 辐射种类及其可能的危险程度

辐射种类	符号	常见来源	外源性辐射穿透力	相互作用类型
X 射线 γ 射线	X γ	X 线机与加速器 大多数放射性同位素会在 β 衰减后发射 γ 射线	X 射线与 γ 射线穿透力强，只有一小部分射线与每层组织相互作用	通过增加电离作用使发射电子丧失能量，偏离的 X 射线或 γ 射线可能会在一定距离之外再次发生作用
中子		通常由临界装置、核反应堆或加速器产生	中子穿透很深，只有一小部分与每层组织发生作用	偏离的中子在一定距离也能发生作用，通过增加电离作用使反冲中子丧失能量
β 粒子	β	大多数放射性同位素通过释放 β 粒子后衰变，接着发射 γ 射线	穿透深度取决 β 粒子的能量，但是穿透组织的深度通常低于 8 mm	通过增加电离作用使发射电子丧失能量，偏离的电子或 β 粒子射线能增强电离作用
α 粒子	α	通过发射 α 粒子使大多数重放射性物质衰减	穿透力有限，仅仅限于表皮	通过增加电离作用使发射电子丧失能量，偏离的 α 粒子能增强电离作用
质子		只在临近粒子加速器部位存在质子	穿透深度取决于质子的能量	偏离质子能增强电离作用，通过增强电离作用使发射质子丧失能量

来源：安德鲁斯，克卢捷[3]。

23.1.2 电磁辐射

在近地轨道上飞行的航天器，其电磁辐射环境由电场、磁场以及舱载设备电磁场来决定；其他因素还包括航天器在地磁场中运动时产生极低频率的电磁辐射。

电磁波谱频率段（如图 23－1 所示）包括射频波、微波（300 MHz 至 300 GHz）、紫外线（750 THz 至 3 PHz）。当加速电荷（即电子）时就会发射电磁波。一旦电磁设备开始工作，变化的电场就会产生变化的磁场。电场和磁场方向彼此垂直，而电磁波传播方向垂直于两者。相邻波峰或波谷之间的间距称为波长（λ），在空间位置上每秒出现波峰或波谷的数量称为频率（f），用赫兹表示（Hz；1 Hz=1/s）。波长为 λ 的波峰以每秒速度 f 穿过某点，则波的速度为 $v=\lambda\times f$ 。该公式适用于任何波。然而，电磁波速度是现代物理理论的核心，它有自己的符号—— c 。因此，对电磁辐射来说，$c=\lambda\times f$ ，这里 $c=3.00\times10^{8}$ m/s。电磁波能量与其频率成正比；因此长时低频波具有低能量，短时高频波具有高能量。

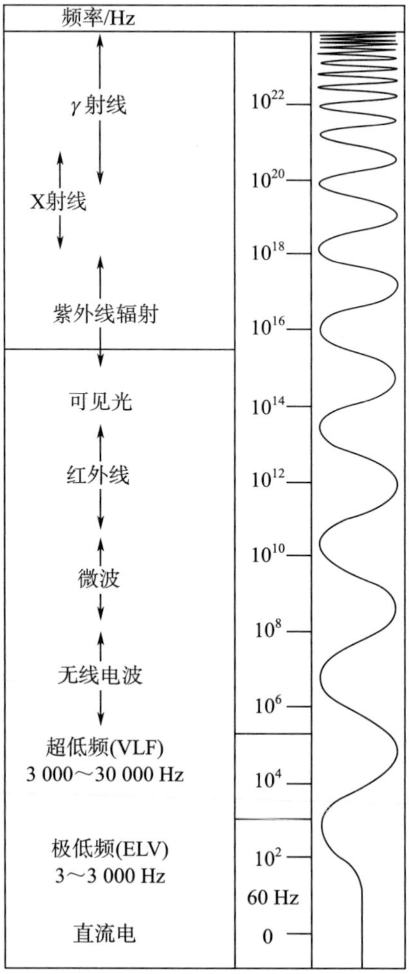

图 23-1　电磁波谱

23.1.2.1　电离电磁辐射

X 射线　在原子水平，两个过程可产生 X 射线。一个过程包括加速电子与靶原子轨道电子的碰撞。如果轨道电子能量大于特定电子壳的结合能，轨道电子就会脱离轨道，而原子则电离化。当其他电子移动以替代脱离电子（从外壳到内壳）时，释放特有 X 射线能量将不同于两层电子壳的结合能。X 射线的品质因子为 1，是其他辐射生物学效应的测量基准。

在另一个过程中，高速电子与目标原子核相遇时会产生一个连续光谱。如果一个电子在原子核附近，被原子核的强正电荷吸引，从而使其运动方向改变。这个过程导致电子能量衰减，而消耗能量转换为 X 射线（韧致辐射效应）。最大 X 射线能量产生于高速电子偶然与原子核的碰撞。在这种情况下，所有电子能量均以 X 射线形式释放。因为电子可以释放任何一点能量（取决于最大电子能量），并转换为 X 射线。在这个过程中产生的 X 射线不是一个确定的能量形式，而是以连续光谱形式分布。

伽马射线（γ）　因为原子具有超额能量，是不稳定的，因此它具有放射性。γ 射线产生于受激原子核 β 衰变发生后放射性衰变过程中。γ 射线属于电磁频谱，并具有典型电磁波性质；它可高度穿透物质，并与遇到的材料（例如组织）发生相互作用。如果将 γ 射线视为以光速传播的小束能量，其反应就更容易理解了，一束这样的能量被称为量子或光子。

23.1.2.2　非电离电磁辐射

由于非电离辐射能量主要以热量形式扩散，因而非电离辐射对目标的主要影响是热。热效应取决于辐射源强度、与目标之间距离以及暴露时间。另一个因素是目标物质的材料成分，因为不同类型材料可以不同程度吸收非电离辐射能量。非电离辐射的主要类型是紫外线辐射、可见光以及波长更长的电磁辐射。

紫外线（UV）辐射波长大约为 100～400 nm。波长小于 180 nm 的紫外线是太阳紫外线辐射中最具生物活性的成分，几乎完全被地球大气层吸收。大部分到达地球表面的紫外线波（320～400 nm，A 类紫外线）可以穿透空气、石英、玻璃和水。直到最近，才认识到它可以导致轻微生物学作用[4]。中间波长的紫外线（280～320 nm；UV－B）可以完全穿透空气和石英，但被大气臭氧层部分吸收，并被普通窗户（石灰）玻璃完全吸收。UV－B 辐射显著影响地面上生物和人体组织，并通过产生光化改变、自由基和二聚反应来发挥作用。短波紫外线（100～280 nm；UV－C）穿透空气和石英能力很弱，尽管它具有杀菌作用，但在地面上人类疾病中并不重要。波长小于 240 nm 紫外线与氧和氮氧化物反应生成臭氧；波长小于 180 nm 紫外线在氧气存在的条件下，可以氧化碳氢化合物。

可见光（780～400 nm）对地球上的生命来说极其重要。植物通过叶绿体进行光合作用，将可见光转化为能量。可见光也是哺乳动物眼睛能观测到的波长范围。

波长较长电磁波遍及整个宇宙，可以在地球上各个方向探测到。射频能量广泛应用于无线电通信和其他用途，例如，雷达和微波加热等。

23.1.3　微粒辐射

在几个已知原子和亚原子粒子类型中，将基本粒子归类为光子、轻子和强子（如表 23－3 所示）[5]。一个光子包含具有能量的单量子；X 射线和 γ 射线是短波形式的光子或电磁波。正如前面提到，γ 射线源于核相互作用，X 射线源于电子或带电粒子的碰撞。光子以光速移动，是电中性且没有质量，但它具有动能。轻子由三组粒子与反粒子构成，包括电子、电子中微子（e，ν_e，－e 和－ν_e）；μ 介子和 μ 中微子（μ，ν_μ，－μ 和－ν_μ）以及 τ 和 τ 中微子（τ，ν_τ，－τ，和－ν_τ）。强子是一种粒子，它通过强（核）相互作用或远距离电磁交感而产生；两种范例包括穿越质子的散射物质与电离能量损失。弱相互作用也能影响不稳定强子，导致各种相对缓慢的放射性核衰变过程。强子可分为两个亚组即重子与介子。重子，例如中子、质子和超子，是一种静止质量与质子相等或更大半自旋的粒子。介子是一个相当大的亚组，由八种元素构成，依据组成夸克基础成分予以区别。介子由相互作用强的粒子构成，例如，具有完整自旋的粒子 π 介子。具有剂量学意义的颗粒，其静止质量小于质子。

表 23-3　与宇宙辐射相关基本粒子的分类与特征

分类		电荷	静止能量/MeV	生命周期	典型的反应	品质因子	表现
光子							
X 射线		0	0	稳定的	$\gamma \rightarrow e^- + e^+$	1	范艾伦带，太阳辐射，电磁串级（电子对产生、轫致辐射），散射光子（康普顿和光电效应），湮没光子
5 MeV γ 射线		0	0	稳定的	$H_2O+\gamma \rightarrow H^+ + OH^-$	0.5	
轻子							
电子/正电子		$+/-e_0$	0.511	稳定的	$e^- + H_2O \rightarrow H_2O^-$	1.0	范艾伦带，GCR，太阳粒子事件，感生放射性，一级和次级射束，正向防护
正/负介子		$+/-e_0$	105.66	$2\times2\times10^{-6}$ s	$\mu^+ \rightarrow e^+ + \nu_e + \bar{\nu}_\mu$	1.0	GCR，辐射带，大气
强子							
重子	质子	$+e_0$	938.28	稳定的	$p \rightarrow n + e^+ + \nu_e$	2.0～10.0	范艾伦带，GCR，太阳粒子事件，一级和次级射束（δ 射线），放射治疗
重子	中子	0	939.57	925 s	$n + {}^{16}O \rightarrow 4He$	2.0～10.0	范艾伦带，太阳辐射，大气，屏蔽泄漏，放射治疗
介子	正/负 π 介子	$+/-e_0$	139.57	$2\times6\times10^{-8}$ s	GCR+N，O 大气→n，μ，π	1.0	大气，次级射束
高能重粒子							
Z>2 元素		$Z.e_0$	A×931.5	稳定的	$^{56}Fe+DNA \rightarrow DSB$	>10.0	GCR，太阳辐射

注：基本电荷 $e_0 = 1.602\times10^{-19}$ C 和原子质量数 A。
缩写：GCR——银河宇宙辐射；DSB——双链 DNA 断裂。
来源：改编自 ICRP 28，1978。

下面各节将重点介绍具有生物学效应的粒子种类和与载人航天飞行暴露相关的剂量测定意义。

23.1.3.1　光子

光子能量与其波长有关：

$$E = (hc)/\lambda$$

其中

$$h = 普朗克常数 = 6.6 \times 10^{-7}\ J \cdot s$$

例如，X 射线光子具有 1 keV 的能量，γ 射线具有 1 MeV 的能量。光子只能通过电磁感应来相互作用。与物质相互作用中，光子能量通过碰撞传递，通常与吸收介质的原子轨道电子碰撞。光子轻度电离，高度穿透，不在辐照材料中留下任何可持续的放射性。

23.1.3.2　质子

质子是氢原子的原子核，携带一个单位电荷。一个质子质量是一个电子质量的 1 825 倍。质子电离轨道是直的，因为其不会受小质量电子影响而发生偏转，但其运动方向可以通过偶尔与原子核相互作用而从根本上改变。质子电离密度介于相同能量的 α 粒子和电子之间。光子通常能穿透数厘米空气和数十微米的铝，能量在兆电子伏特的范围内[6]。

23.1.3.3　中子

中子质量与质子相仿，但中子不带电荷（故没有电磁感应作用），也因此很难停止。中子根据能量分为热的（<1 eV），中间的或快的（>100 keV）。与环境平衡的中子被称为热中子。

23.1.3.4　π 介子

在放射性测定中最重要介子是 π 介子。这些关键强子是在大量高能相互作用下产生的。根据不同介质，可以衰变为 μ 介子（例如在空气中和真空中）或处于静止状态（在与浓缩物质发生相互作用时）。

23.1.3.5　β 粒子：电子和正电子

β 粒子包括电子及其反粒子——正电子。由于其尺寸小和电荷少，β 粒子比 α 粒子更容易穿透物质，但其也更容易被偏转。它们的速度高（通常接近光速）意味着它们轻度电离。接近靶原子的电子可以与任何轨道电子或原子核相互作用。它们可以对轨道电子直接碰撞或发挥电作用力（通常是在轨道上进行替换），失去能量并改变飞行方向。当电子在原子核附近时，可能与核发生相互作用，电子运动减慢代表着能量损失，此时产生了 X 射线光子。这种 X 射线对组织有很强穿透性，对远离电子轨道的目标造成生物损伤。在电子与原子核碰撞产生辐射（韧致辐射效应）的过程中，最重要的是高速电子和高原子序数元素构成吸收体。因为活体组织由许多低原子序数元素构成（氢［H］、氧［O］、氮［N］、碳［C］），所以这个过程在生物体中不常见。然而韧致辐射在太空环境中很重要，高能电子与航天器的结构元素碰撞并相互作用，其中可能包含更高原子序数元素的材料。

由于电子轨道的扭曲属性，电子在物质中实际穿透将小于总轨道长度。这个穿透距离辐射范围为测量带电粒子从起点到消失的线性距离。在组织中不同 β 粒子辐射范围各异，包括从 ^{3}H 放射性核素发出约 6 μm β 粒子到用 ^{32}P 发出约 0.8 cm β 粒子。

23.1.3.6　α 粒子

α 粒子是一种氦（He）原子核，其原子质量为 4，电荷为+2。α 粒子是重型放射性核素（比如镭）放射性衰变的产物。通常携带高能量（在兆电子伏范围内），α 粒子与物质强烈地相互作用，并高度电离。它短而直的极高离子密度轨道失去了所有能量。在软组织中其穿透范围从一到数微米，其大量能量储存在行进短距离之中。α 粒子对活细胞具有很强破坏性，其品质因子（Q）为 20。

23.1.3.7　重核

所谓重原子核是一种由剥夺电子的普通高原子序数原子核产生的高电荷重粒子。这些核相互作用于吸收材料，产生吸收核碎片和次级粒子，并对生物系统造成高度破坏。在太空中，高原子序数、高能重粒子（HZE）主要来源于银河宇宙射线，产生的粒子电荷大于2，可穿透至少 1 mm 铝屏蔽（密度为 2.699 7 g/cm^3）。铁为最重要的高能重粒子（HZE），由于其对来自银河宇宙射线中剂量的相对贡献，也由于其具有高 LET 值。

23.1.4　辐射与靶原子的相互作用

入射辐射能与航天器元件或乘员身体部位通过多种方式发生相互作用。它可以不受干扰，也可以与一个原子成分（核、电子云或其他）发生相互作用，从而破坏产生次级辐射的入射辐射源、目标或两者；或者它可以与原子成分相互作用，从而改变靶原子并失能，作为辐射事件链式反应的第一步。在四个已知能量蓄积的重要过程中：核（强）、弱核力、电磁、引力。辐射发生基本相互作用可以涉及前三种（第四种类型，引力相互作用，在电离辐射事件中没有显著作用）。

核（强）相互作用只发生在强子之间，是最强烈的基本相互作用，核相互作用有着非常短范围（10^{-13} cm），导致原子核中质子和中子的结合。通过强相互作用，粒子衰变通常短暂存在，通常衰变小于 10^{-20} s。因为需要巨大能量来保持核心稳定，核相互作用是宇宙辐射产生生物效应的一个重要方面。

弱相互作用在强子相互作用时产生粒子衰变是最重要的。弱相互作用引起衰变是三种相互作用中最慢的，通常为 10^{-10} s。弱相互作用不参与导致生物损伤的各种过程。

电磁相互作用比起核和弱相互作用更容易理解。在电磁相互作用的第一种类型里，直接相互作用发生于带电荷或磁矩的长距离粒子之间。这种最重要直接相互作用取决于静电带电粒子之间的电磁力（库仑力）。在介质中，移动带电粒子与电子和原子发生连续电磁相互作用，进而发生电离和磁损耗，其中最大部分入射能量转移到吸收体。第二种电磁相互作用类型包括发射或吸收光子相互作用。衰变引起电磁波之间相互作用介于强和弱相互作用之间，一般在 10^{-16} s 的量级。光子与物质相互作用将在下文详细介绍。

23.1.4.1　光子相互作用

在光子与物质相互作用中，携带能量光子通过碰撞方式转移能量，通常伴随轨道电子在吸收介质原子中发生转移。电磁场光子与物质相互作用可能通过 12 个过程完成，与宇宙辐射最相关的是光电过程、康普顿过程以及电子对产生过程。

光电效应涉及轨道电子与低能量光子的碰撞。最有可能发生的情况是，光子把所有能量转移到电子后光子完全消失或被电子“吸收”。当光子失去自身能量时，部分用来克服电子结合能，并将它从轨道中释放出来，同时剩余部分给予电子作为动能。由于外层电子填充空缺，能量以 X 射线形式释放。这种能量变化由光子发射来平衡。在组织中，这种类型光子发射低能量，通常为 0.5 kV，几乎不会产生生物学影响。如果光子能量低于轨道结合能，在一个特定轨道的电子不会发生这个过程。

在康普顿散射过程中，其中高能量光子与物质相互作用，轨道电子吸收光子的一部分能量。最重要的是，光子与外层松散的边界电子发生有限相互作用。一部分光子能量传递到电子来作为动能，较低能量光子偏离原来路径。因此，在康普顿散射过程中，相互作用产物为分散波长降低的低能光子、高速电子以及离子化原子。射出电子会在物质上行进一定距离，沿其轨道产生电离作用。在这个行进过程中，光子可进行额外康普顿碰撞，直至把所有能量耗尽。因此，在这个能量范围的光子通过反复康普顿相互作用（链式反应）将能量释放到一个体积相对大的物质，最终可能产生显著生物效应。

光子能量也可以通过电子对产生与物质交换，不同于其他两个过程，因为它只发生在高能光子中，与原子核相互作用，而不涉及轨道电子发射。能量高于 1.02 MeV 光子可能与高电荷原子核电场相互作用，使光子能量传递到物质。光子变为两个粒子，一个正电子和一个电子。超过阈值光子能量将被两个新生成的粒子共享为动能。如果没有多余能量存在，那么这两个粒子重组（或相互湮灭），并转化为能量。当能量超过阈值时，正负电子对远离形成位点，穿过物质，同时与自身和物质中电离的其他原子相互作用，直到多余动能耗尽。通过这种方式，能量最终从光子转移到物质。最后，正电子与来自目标物质的电子相互作用以湮灭并产生两个光子，然后进一步进行散射，最终离开系统。

任何一个电离事件（光电效应、康普顿散射或电子对产生）的发生都是靶核与入射光子能量 Z 的函数[7]。一般而言，光电效应中低能量光子占主导地位，在高能光子中电子对产生的可能性更大。康普顿散射是所有吸收目标中光子能量传递的主要机制[8]。

23.1.4.2　轨道结构

轨道结构的描述仍然是一个需要深入研究的课题。一致认可的研究包括了具有一个核心和一个半影的轨道概念（如图 23-2 所示）。一个重离子能量沿轨道核心聚集，碰撞产生的电离事件相当密集，核心可以有几纳米宽。围绕核心是半影 δ 射线（电子），电离事件密度远小于核心，但可以扩展至相当长距离。这些特点允许一个单一的重离子影响很多细胞，在辐射组织中，这使得重离子生物效应不同于其他辐射现象。根据输出能量的频率分布，计算分子沿着高能重粒子（HZE）轨道“撞击”概率的确定模型，目前已发展到脱氧核糖核酸分子水平[9]。

23.1.4.3　中子相互作用

由于中子小而不带电属性，中子相互作用取决于与原子在材料中偶然碰撞。中子能在各种物质中穿透很远距离。快中子失去能量主要是通过与原子核碰撞，从而导致高度电离中高速质子的喷射。从屏蔽角度来看，中子可以被包含许多氢分子的材料有效缓解，因为快中子传递转移能量比任何其他核更多。水是一种特别有效的中子防护剂[10]。相比之下，慢中子主要是通过捕获来与物质发生反应。具体而言，慢中子在与氢碰撞时损失一半能量，最终达到热状态（即能量＜1 eV）。热中子继续分散，直到它们被氢原子核捕获，形成一个氘核。

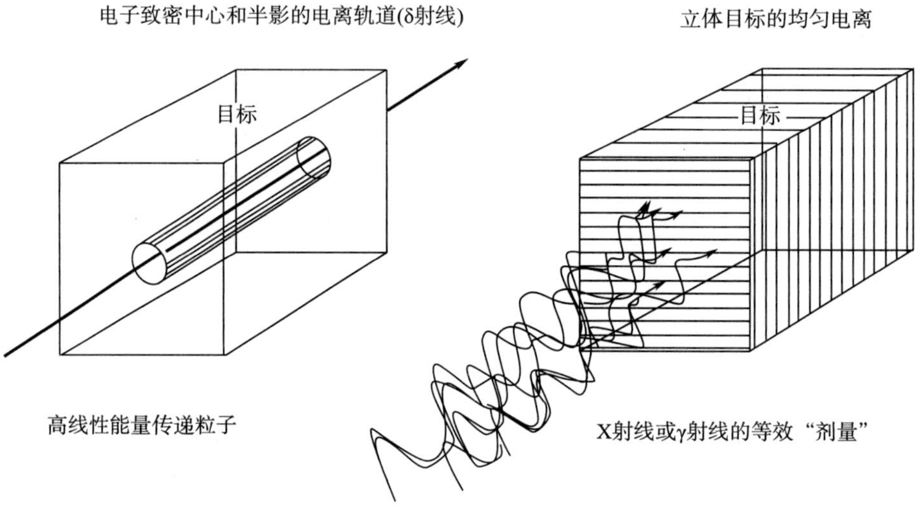

图 23－2　HZE 粒子轨迹和能量沉积模式（与电离电磁辐射的等效剂量相比），可能与银河宇宙辐射相关

23.2　电离辐射的天然来源

乘员遭受宇宙辐射的天然来源可以是地面或太空辐射源。在陆地自然暴露包括从太空到地球表面背景辐射与存在于地壳中不稳定同位素（如铀、钍、镭等）的放射性衰变。这些辐射风险因不同地域和不同海拔高度而存在差异。氡及其放射性产物是一个常见辐射源，影响健康[11,12]。高浓度氡以集群形式出现在整个地球中，趋向于集中在封闭空间空气中（例如，在闭式循环建筑地下室等）。美国航天员在美国得克萨斯州的休斯敦培训，虽然氡不是辐射的重要来源，但是氡辐射量达到普通人年辐射值的一半以上（2 mSv/年），其余辐射来自宇宙、人造及其他地面环境等。乘员在高空飞行中遭受辐射风险也较高，暴露量取决于飞行高度和航线（在陆地高空飞行辐射风险纳入航天员年度辐射剂量监测），与陆地和航天飞行相关辐射暴露值见表23－4 。

表 23－4　与陆地和航天飞行相关典型辐射暴露

遭遇事件时辐射暴露值或限值	辐射剂量水平
普通胸部 X 线透视辐射暴露值	0.000 1 Sv(0.01 rem)/次
跨大西洋飞行遭受的辐射暴露值	0.000 12 Sv(0.012 rem)/次
在国际空间站上遭遇最大太阳风暴时皮肤辐射暴露值	0.000 5 Sv(0.050 rem)/日
在国际空间站上遭遇最小太阳风暴时皮肤辐射暴露值	0.001 Sv(0.100 rem)/日
生活在得克萨斯州休斯敦(海平面)遭受的辐射暴露值	0.001 Sv(0.100 rem)/年
生活在科罗拉多州丹佛(海拔 1 524 m)遭受的辐射暴露值	0.002 Sv(0.200 rem)/年
一位从事辐射的相关工作的工人遭受的辐射暴露值	0.002 1 Sv(0.210 rem)/年

续表

遭遇事件时辐射暴露值或限值	辐射剂量水平
一次乳房 X 线照片遭受的辐射暴露值	0.003 5 Sv(0.350 rem)/年
在经过南太平洋异常辐射带出舱活动时遭受的辐射暴露值	0.004 5 Sv(0.450 rem)/次
美国公众辐射暴露值	0.005 Sv(0.500 rem)/年
1989 年 10 月发生的太阳风暴(没有地磁风暴、没有出舱活动)中,航天飞机乘员皮肤遭受的辐射暴露值	0.01 Sv(1.0 rem)/次
苏联地面从事辐射工作人员的辐射限值	0.02 Sv(2.0 rem)/次
十月 1989 次磁风暴期间估计的剂量,从和平号上乘员剂量计	0.03 Sv(3.0 rem)/次
美国地面从事辐射工作人员的辐射限值	0.05 Sv(5.0 rem)/年
美国航天员任何一月遭受的辐射限值	0.25 Sv(25 rem)/月
在经过辐射强化带时进行出舱活动乘员皮肤遭受的辐射暴露值	0.4 Sv(40.0 rem)/次
美国航天员一年遭受的辐射暴露限值	0.5 Sv(50 rem)/年

注:数值接近于人体造血器官承受的水平(除非标明)。

宇宙辐射源包括各种粒子，它们具有广泛能量以及时间和空间变化。这些变化由复杂事件及相互作用引起，例如，太阳粒子事件和存在的行星磁场等。在实际应用中，宇宙间辐射环境可以分为两类：近地轨道（LEO）与外太空。在航天飞机、和平号和国际空间站等场所上执行任务属于 LEO 辐射。其辐射暴露主要来源包括银河宇宙射线和地磁（捕获带）辐射两种类型。其中，地磁捕获粒子带主要由质子和电子组成。地球地磁场通过偏转带电粒子来保护地球表面免遭宇宙和太阳的辐射，但对于近地轨道任务中也会造成局部辐射风险。对于深空任务，例如，月球或星际空间飞行，超出了地磁场保护范围；在外太空任务中主要辐射来源包括银河宇宙辐射和太阳粒子事件的潜在风险等。当原生颗粒与航天器材料、航天员或稀薄大气层组分在近地轨道相互作用时，还会产生次级辐射。

23.2.1 近地轨道辐射环境

23.2.1.1 地磁捕获辐射带（范艾伦辐射带）

1958 年，美国发射了第一颗卫星——探险者 1 号，它携带了大盖革计数器，并首次检测到地球周围存在地磁捕获辐射带（范艾伦辐射带）。其存在被后来探险者 3 号所证实，并于 1960 年由范艾伦报告。电离层中被捕获的辐射粒子通过地球表面上长距离反射来传输调幅无线电波。范艾伦带跨越了广阔的区域——内部辐射带和外部辐射带（如图 23 - 3 所示）。根据地球纬度，范艾伦带开始于大约 300～1 200 km 的高度（约 1/5 地球半径），而外部辐射带从 10 000 km（大约 1.5 倍地球半径）开始到 55 000 km 上边界，这取决于太阳活动，但捕获带明显影响可以存在于海拔超过 75 000 km 的区域。两者之间“缺口”区域缺乏高能量的滞留粒子，并且充满了较低能量质子。

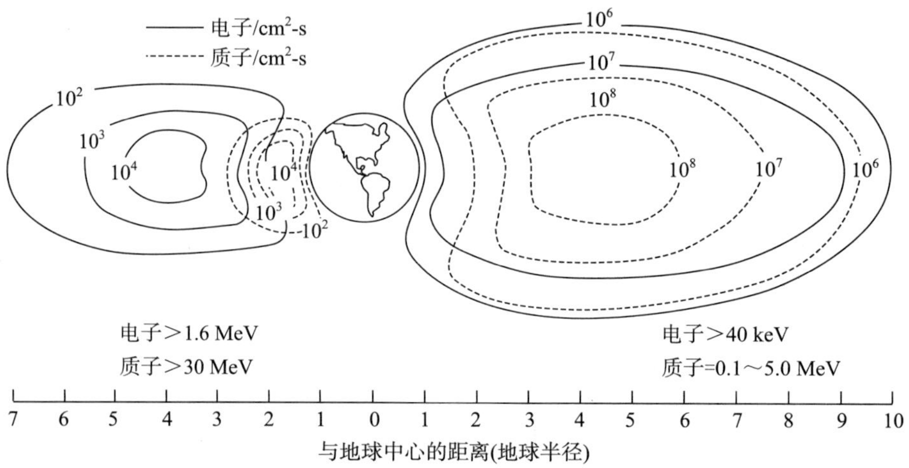

图 23－3　范艾伦辐射带显示了被捕获质子和电子沿地球磁场的分布情况

被捕获的粒子主要由质子和电子组成，但也观察到了其他元素（氦、碳、氧）存在。在低海拔地区，高能质子和电子最合理来源是反照中子衰变，其中，反照中子来源于银河宇宙射线、地球大气成分、电离层中的粒子与太阳风之间核反应产物。原子核释放的中子不稳定，其衰变半衰期为 10.6 min，衰变为一个质子、一个电子和一个反中微子 n ：

$$n \Rightarrow p + e + v$$

这些质子和电子被地球磁场捕获，并沿磁力线来回振荡（如图 23－4 所示）。在每一个区域，粒子围绕地磁场线螺旋分布，在磁极之间来回移动，即在反射点之间南北半球来回移动。同时，它们的电荷使电子向东漂移，质子和重离子向西漂移。

内部辐射带与地球上层大气相互作用形成丰富多彩极光，可以在高纬度南北极观察到。自古以来在北极就已观察到大面积扩散光，范围从磁极到天空 15°～30°的区域；航天员在近地轨道也目睹了壮观极光现象。当低能电子蓄积在内辐射区时，通过碰撞、激发和电离气体，以极光形式释放。太阳耀斑和地磁风暴会影响极光的出现和强度。

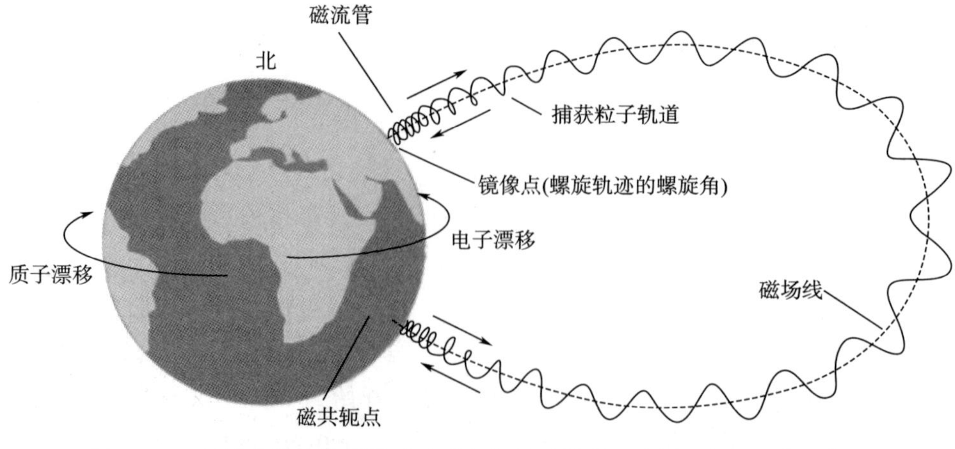

图 23－4　被捕获带电粒子沿地球磁场的运动情况。此图经 IEEE 许可使用

太阳活动引起的地磁风暴可能引起地磁捕获带潮涌，由于太阳辐射扭曲地磁场导致“弓形激波”出现。随着与这些风暴相关电子带的增强，地磁界限的纬度会发生变化。因此，地磁场现在被认为高度动态。遗憾的是，评估辐射剂量的电子装置依靠静态地磁场模型。由于目前已知地磁场高度动态，新模型预测辐射剂量时，必须考虑地磁场中粒子密度的频繁变化[13]。

相对于地磁场线的飞行高度与轨道飞行方向会影响到近地轨道航天器的辐射暴露。由于粒子沿着磁场线运动，从而使粒子流向呈东西向各向异性。当一个被捕获的质子在其螺旋路径底部时，质子向东移动；而在螺旋线顶部时，其向西移动。因此，在向东飞行航天器上时，其后缘被向东移动的粒子撞击，其前缘被向西移动的粒子撞击。向西移动的粒子从大气密度较大区域中出现（较低海拔）。其与大气相互作用的结果为磁通量减少。应考虑到粒子撞击飞行器前后缘的通量差异，例如，在 1984 年 4 月到 1990 年 1 月，一个在轨飞行试验平台长时间暴露于辐射环境中，其后缘遭受的辐射剂量比前缘高 2.5 倍[14]。

当航天器经过南大西洋异常区时，近地轨道活动容易遭受范艾伦带的大部分辐射暴露（例如，在航天飞机上）。这个区域代表地磁场线中断区域，即在地球地磁中心与地理学中心（质量中心）之间存在大约 500 km 的抵消区域。此磁性轴从旋转轴偏移 11°，随后磁场偏移量致使粒子滞留于相对于地球表面的低海拔磁场。在中纬度位置从西经 0°到西经 60°（如图 23－5 所示），滞留于海拔 161～322 km 高度、能量高于 30 meV 的质子，其强度相当于其他地方海拔为 1 287 km 的强度。在航天飞机上进行检测，发现在南大西洋异常区，每年在 300 km 处正向西移动大约 0.32°，且每年向北漂移 0.16°[15]。

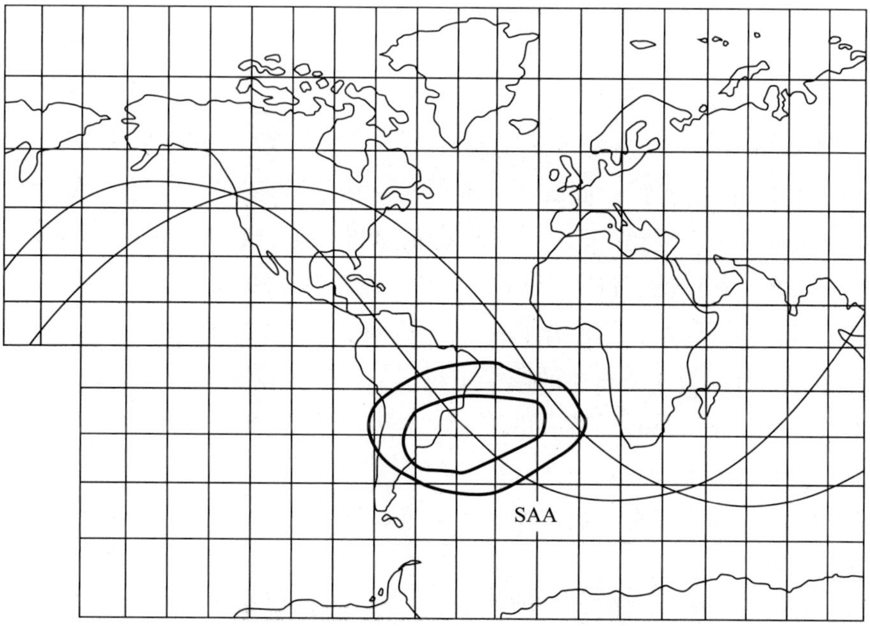

图 23－5　南大西洋异常区（SAA）与在轨航天器的飞行轨迹。实际形状和区域因海拔不同存在较大差异。低地球轨道总辐射暴露大部分来自于南大西洋异常区

近地轨道航天器在 24 h 内从 5 到 7 位点任何地方穿越南大西洋异常区，每次持续 15 ～20 min。近地轨道航天员所受到辐射剂量大部分通常发生在通过这一区域过程中，即使花费总时间大约只相当于总轨道飞行时间的 10%[16]（如图 23 - 6 所示）。低空飞行的航天飞机轨迹一般不经过最大强度区域，但在高空飞行时需要经过该区域，其穿越异常区域的总时间更少[17]。

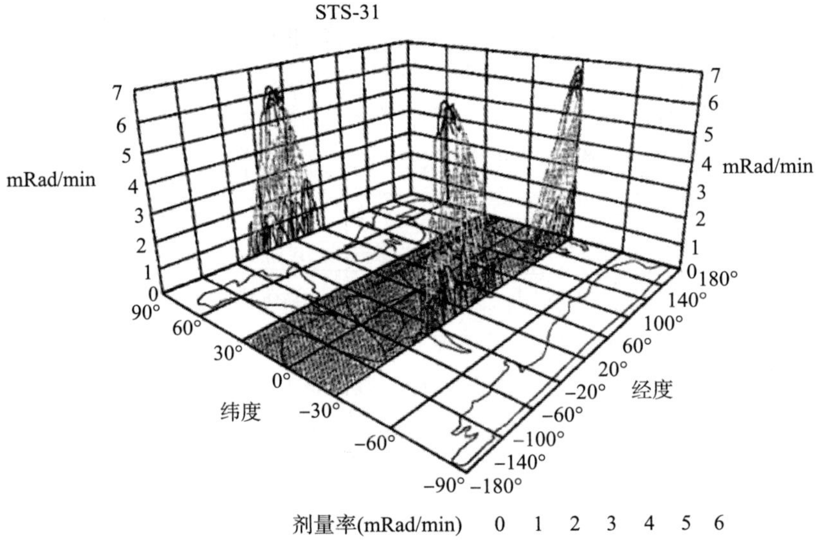

图 23 - 6　三维图形表明航天飞机飞行（STS - 31）时吸收的辐射剂量。穿越南大西洋异常区带来的影响清晰可见

23.2.1.2　银河宇宙射线

在 1912 年，赫斯第一个发现银河宇宙射线（GCR）。宇宙射线表现为空间各向同性，并提供一个连续的、低通量的空间辐射环境。尽管有着共同命名，但银河宇宙射线却不是射线本身，而是高能量带电粒子，移动时其动能接近光速。银河宇宙射线离子包含元素周期表中的所有元素，其中重子占 97%～98%，电子占 2%～3%。重子由 83%质子、13% α 粒子（^{4}He 离子）以及 1%重粒子组成，后者能量相当于几 GeV（10^{20} eV）的能量[18,16]。图 23 - 7 所示为几个重要的高能重粒子（HZE）核能量的丰度及分布。银河宇宙射线来源于太阳系以外太空时，最有可能来源于超新星残余和星系核活动，其由带电粒子组成，每个核子能量从 10 MeV 到 10 GeV 不等。

银河宇宙射线大部分来自于氢、氦、碳、氮、氧、硅、铁等元素，通常铁为产生生物学效应最重要的重离子，这是因为它含量丰富和 LET 高。铁离子数量相当于质子的千分之一，但由于对 Z^2 依赖，它们具有相同剂量贡献。高能重粒子（HZE）能量高并且电荷多，足以穿透几厘米厚的组织或其他材料，导致严重生物效应或电子损坏。高能重粒子特点是在其轨道周围或沿其轨道上具有显著空间和时间的能量沉积，从而使“平均吸收剂量”术语不足以描述其生物学效应[19]。

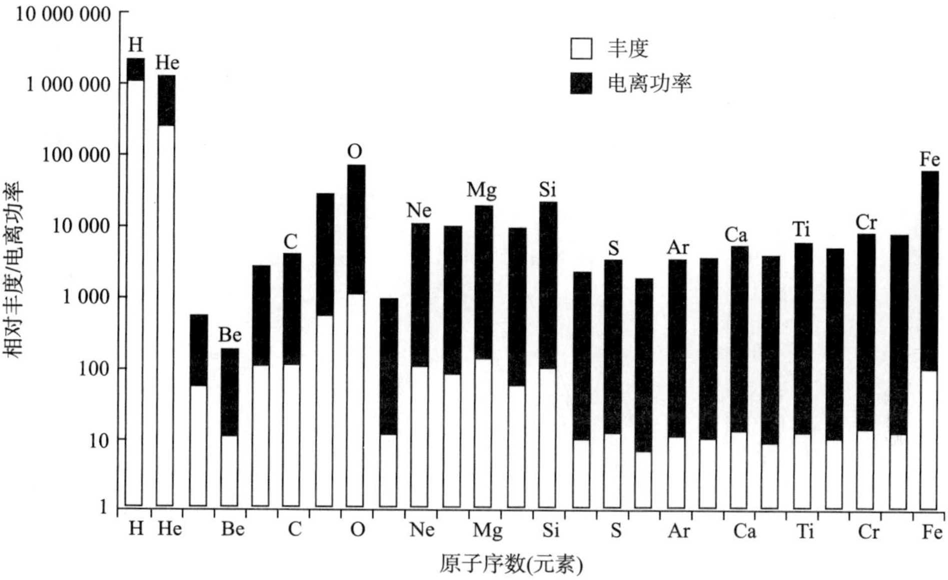

图 23－7　银河宇宙辐射中一些生物学上更重要的 HZE 核的相对丰度和电离功率。可以看到，随着原子序数的增加，与氢和氦相比，铁相对丰度显著降低。然而，电离功率增加了几个数量级，使铁元素综合生物效应接近高丰度的氢

来自太阳系的银河宇宙射线受到太阳磁场调节，并随太阳活动周期而变化。行星际（太阳）磁场强度随着太阳系活动增强而增加，通常从太阳向外延伸的距离超过 1.05×10^{10} km 或地球与太阳之间平均距离的 70 倍。进入太阳系的银河宇宙射线受到更为剧烈行星际磁场的影响而发生偏转，这种效应降低了日光内层中银河宇宙射线的强度，包括地球和火星轨道的行星，最大影响发生在最低能量的离子。太阳最小和最大影响水平的极端差异约为 2～10 倍，这取决于离子能量。例如，能量小于 100 meV/核子的离子强度，其变化可以达到 10 倍，但那些能量大于10 GeV/核子的离子强度一般变化不到 20%。在日光内层中，GCR 通量在太阳最低时达到其峰值水平，而在太阳活动极大期为最低。现在大多数人认为银河宇宙射线调节周期为 22 年，而不是以前认为的 11 年[18]。太阳能循环驱动改变太阳的偶极运动，从而每10～11 年发生逆转。太阳偶极子的方向变化周期为 22 年，但结果表现为双峰调节的银河宇宙射线（每 11 年）。

银河宇宙射线也被地球磁场偏转，可以降低银河宇宙射线的磁层强度。地球上接收银河宇宙辐射随着太阳功能活动水平及地球表面位置而变化，在地球两极和高海拔地区，地球磁层提供的保护更少。图 23－8 所示为在太阳极大和极小期，达到 36 750 m（120 000 ft）之前不同海拔高度的银河宇宙射线。这一数据说明了太阳磁场对银河宇宙射线（GCR）的调节效果。两条曲线是基于没有防护的人类大约在北纬 40°预计遭受辐射剂量。深空探测也显示出类似测量强度，这表明银河宇宙射线的成分类似于其他行星，比如火星。

在磁层内每个位点刚性阈值，在低于其值时宇宙射线不能穿透，则称为地磁界限值。该值在高倾斜（高纬度）轨道比低倾角（低纬度）轨道更低，这意味着航天员在低倾角轨

道更容易受到地球磁场的保护[16]。

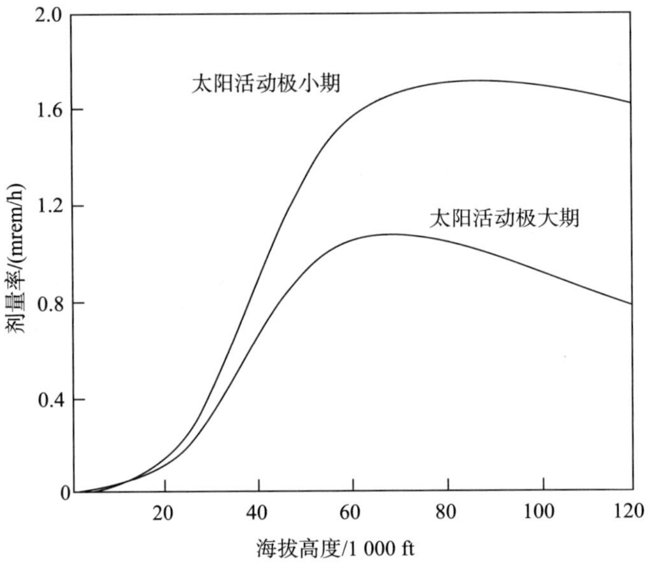

图 23-8　太阳活动极大期和极小期，不同纬度测量和计算的辐射剂量率

23.2.1.3　太阳耀斑和太阳粒子事件

太阳耀斑是太空辐射的一个主要来源，可能是在地球磁层以外太空飞行中遇到的最大辐射危害。如上文所述，太阳释放遵循约 11 年的周期变化（太阳周期），作为太阳磁活动 22 年活动周期整体的一部分。经过过去 40 年对太阳周期的研究，最近确定了太阳周期为 9～13 年（平均为 11.5 年）。确定太阳周期的目的在于建模，以确定航天器任务的空间环境。太阳周期分为 7 年最高水平活动和 4 年相对安静最低水平活动。带电粒子环境在近地区域由太阳活动主导，太阳既是光源又是调节器。当太阳活动接近最大值时，太阳层表面发生剧烈的扰动。

太阳耀斑实际上是太阳磁暴。这些风暴几个小时形成，可以持续几天。最具戏剧化和充满活力的太阳粒子事件（SPE）称为日冕物质喷射（CME），发生在光球外面的太阳层，称为色球层。日冕物质喷射释放大量的等离子体进入行星际空间。日冕物质喷射能大幅提高风暴速度。等离子体释放冲击波与粒子加速和地球上磁风暴有关。日冕物质喷射与耀斑不相关，但在日冕物质喷射非常大时，日冕物质喷射和太阳耀斑同时出现[20]。

虽然无法预测太阳耀斑，但物理证据证明对于即将到来的耀斑，可以在太阳能盘观察到。随着耀斑的出现，首先可见光增加，伴随着地球电离层受到干扰，这可能是因为太阳 X 射线所致。虽然高能量粒子（主要是质子）产生的耀斑，可能会产生太阳粒子事件。这些质子能量范围为 10～500 MeV/每粒子，磁通可能相当高，这对未受保护的近地轨道外太空工作人员是一个潜在致命辐射剂量。太阳粒子事件大小可以分为许多数量级。相对于地球或空间飞行器的位置，太阳上 SPE 耀斑位置是影响暴露剂量的一个因素。另一方面是与太阳粒子事件和日冕物质喷射的关联，将影响到粒子的分布区域，从而影响与空间飞行器轨道的相互作用。在 1971—1987 年六次最大太阳粒子事件中，其粒子能量上升到≥10 MeV 平均时间为 40 h，最短上升时间是 10.5 h。在 1972 年 8 月 4 日检测到最大太阳粒子事件（SPE），其时间积分强度为 $5\times10^{9}/cm^{2}$ 的粒子能量强度≥能量 30 MeV，时间积分强度为 $1.1\times10^{10}/cm^{2}$ 的粒子能量强度≥10 MeV。

太阳粒子事件能影响在轨卫星，包括电信、导航、军事应用，以及在近地轨道航天员操作时通信网络。在极端情况下可以预期卫星服务中断以及硬件故障。

太阳粒子事件能量反应谱也有很大不同。除了质子和 α 粒子（氦原子核），在太阳粒子事件中观察到具有较高原子序数离子，它们的光谱比较软且强度明显较低。一些太阳粒子事件有足够高能量质子渗透到地面，可以测量这些离子（或它们的次级）。有史以来地面测量到太阳粒子事件发生在 1956 年 2 月 23 日，其水平超出地面背景3 600%以上[21]。在 1972 年 8 月异常大太阳耀斑爆发时，面对阿波罗 16 号和 17 号最初发射窗口。经过计算表明，航天员暴露在飞行过程中可能会遭受深度剂量约 50 rem（0.5 Sv）的太阳耀斑，该暴露剂量非常接近临床急性放射暴露的阈值，应引起关注。

1989 年 10 月 19 日，在 STS-34 航天飞机任务结束时发生太阳粒子事件。航天飞机上监测设备证实存在增强辐射环境，受到地球磁层影响形成了一个二次辐射带。按照模型中剂量计算，在时间上这些旧计算工具表现出固有缺点，正在努力进行改善，以提高模型推算剂量的精度。从这些事件推算估计人体器官辐射剂量，得出这样结论：太阳粒子事件（SPE）可能威胁到航天员在行星际空间飞行期间的生命（即在保护地磁场外）[22]。在过去三个太阳周期中，发生了四次异常大事件，在行星际空间可能产生致命风险。在最坏情况下，在几天内遭受高达 10 Gy 剂量辐射，这会导致在短时间内死亡[16]。

这些事件强调，需要仔细监测空间辐射环境中各方面活动，包括在近地轨道和近地轨道以外行动，并证明太阳活动对任务规划的影响。实施探索类任务，例如火星任务，将要求航天器有监视仪器，可以确定来自太阳的异常活动与地面不同的辐射暴露风险，因为来自太阳的粒子将沿太阳磁场螺旋轨道运行，可能影响航天器，对地球没有影响，反之亦然。在航天器上应配置足够强大检测和预警系统，为乘员提供足够警告，注意自身保护和安全，使其置身于一个辐射风暴庇护所中。

23.2.2　近地轨道外辐射环境

载人飞船飞行到月球、火星、地-月空间以及地球-太阳拉格朗日点，都超出了地球保护磁层，航天员面临的主要辐射暴露为高破坏性的银河宇宙射线。在太阳粒子事件期间，超过正常环境的辐射剂量对远离近地轨道的航天器构成更大威胁。在美国第一次载人航天飞行任务中，执行任务的航天员在单次任务中辐射暴露值接近于既定职业限定值。

在探索任务中，评价其他行星表面辐射暴露时应考虑的因素包括行星质量、大气和磁层以及入射辐射与行星风化层的相互作用。至于木星和土星的卫星，由行星本身产生的被捕获粒子辐射场甚至比卫星磁层更重要。

23.2.2.1 次级辐射

为航天器上乘员开发有效辐射防护的主要问题之一涉及次级辐射。当粒子撞击航天器防护表面和结构材料时，产生次级辐射。入射电子与正电子被航天器壁阻挡，随后放射出二次伽马射线（韧致辐射）。质子和重离子可能会击中目标航天器舱壁或舱内物质，也可能会穿透这些结构。无论击中哪个目标，这些粒子产生二次粒子的特征性簇射。当能量大于或等于 300 meV 粒子命中目标时，产生种类繁多二次粒子和电磁辐射。在次级辐射中，最重要的是中子，直接击中人体组织。由于其产生显著的生物效应，品质因子在 2～20 之间，次级辐射产生相互作用可能贡献更大的总辐射剂量。

23.2.2.2 中子

中子本质上是不稳定的实体，其半衰期大致为 11 min，局部产生于带电粒子与航天器或地球大气层物质相互作用。载人航天飞行关注高能银河宇宙射线与航天器结构元件相互作用产生次级中子。如上文所述，中子不带电荷，通过直接碰撞影响核，具有重要生物医学意义。中子能深入穿透物质，包括生物组织。快（高能量）中子主要通过碰撞失去能量，而慢（低能量）中子主要通过捕获释放能量。

在早期人类太空飞行计划中，并不认为中子是构成乘员整体辐射剂量的重要组成部分。在早期载人飞行任务中，辐射指示器对高能量中子相对不敏感，只提供线性能量传递（LET）的带电粒子数据。通过最近计算以及偶尔在航天飞机与和平号空间站上测量表明：可能存在显著次级中子危害，在评估航天员遭受辐射风险时应该包括中子。巴德沃与其他人[23-26]在几次航天飞机与和平号空间站任务中使用金属箔、核乳胶、热装置、邦纳球及气泡检测器检测到中子。

赖茨和其他人推测在航天飞机与和平号空间站[27-29]中存在快中子辐射，日本和欧洲研究人员使用不同仪器的检测结果证实其推测，一致认为中子贡献了相当于带电粒子 15%～40%的辐射剂量。因为标准热释光检测器对于检测高能中子效率很低，多达一半剂量可能无法被测量到，使真正中子贡献值达到 30%～85%。采用组织等效比例能有效测量低能量中子。高能（>1 meV）中子占 H 大部分，50%来自于 10 MeV 中子。当屏蔽从 20 g/cm^2 增加到 40 g/cm^2 铝当量时，中子 H 增加了 2 倍。值得一提的是，在 20 世纪 90 年代末，当处于最后一个太阳极大期和平号空间站最薄弱屏蔽区时，1～14 MeV 中子占单电粒子的比例为 5%～8%，而在太阳极小期时，其比例在 14%～60%之间。这些研究结果再次反映了与太阳极小期相关增加的 GCR 对整体辐射剂量的影响[30]。

关于次级中子对航天员等效剂量率相对贡献的新证据，促使研发新探测器和辐射剂量测定方法，以支持国际空间站任务。正向乘员提供辐射剂量测量仪，其对能量在 0.1～200 MeV 次级中子敏感，目前 CR－39 塑料径迹核探测器是承担此项任务的最佳选择。正在开发和验证用于估算航天器中次级中子暴露剂量的辐射转换模型。

23.2.2.3 非电离辐射

在近地轨道遇到目标对象时，整个电磁波谱从太阳发出并经过最少过滤。在近地轨道上航天器飞行周期为 90 min，至少有 45 min 紫外线、其他低能量可见光及红外线撞击航天器和乘员。红外线热量要求航天器本身和出舱活动服必须配有冷却系统。在出舱活动期间，乘员可以通过头盔遮阳板组件或从太阳光线穿透玻璃窗，暴露于紫外光线下。一项 1997 年研究中[31]，一名和平号空间站乘员应用剂量计检测暴露紫外光线的剂量，结果显示该暴露剂量对乘员微不足道——除了在经过一扇窗户时，位于石英窗口之后剂量计测到了显著的紫外线剂量，主要为紫外线和可见光。

23.3　空间辐射中人工辐射源

低水平电离辐射可能来源于医学、研究和特殊作业。作为日常健康监测的一部分，航天员需要接受一定影像学检查（例如：钼靶 X 线检查，牙咬翼片 X 射线等）以排除潜在疾病。乘员可能在训练过程中因医学事件也接受放射学检查评估。应跟踪与这些检查程序相关的辐射剂量，并作为乘员医疗记录的一部分。

航天员还参加可能接触到放射性药物的科学试验。严格的航天飞行规则要求主管人员在一定程度上做好防护，尽量减小可能出现的风险。虽然一些飞行动物和植物生理学的研究可能使用放射性示踪剂，但人体生理学研究大多使用稳定性同位素（无放射性）。

一些车载仪器可能含少量放射性材料，如烟雾探测器（61.2 μCi ^{241}Am）、肼监视器（^{63}Ni 10 mCi）等。联盟号返回舱采用 γ 射线计算在最后着陆阶段着陆高度，以及触发 8 μCi ^{137}铯制动发动机。暴露人员承受最小剂量为：在放射源处为 0.001 Gy（0.1 rad）/天，在离放射源 1 m 时为 0.000 5 Gy（0.05 rad）/天，在离放射源 2 m 时为＜0.000 1 Gy（0.01 rad）/天。联盟号乘员在航天器内接受约 0.000 5 Gy（0.05 rad）/天的辐射暴露。尽管这个暴露剂量较低，当国际空间站与联盟号飞船对接时，建议乘员在联盟号飞船正常操作时不要睡在其中。最后，由于航天员在参加训练时，积极参与高性能飞机飞行任务，应追踪其停留在 7 620 m（25 000 ft）以上的时间。

目前还没有载人航天飞船使用核能进行推进或发电。然而未来探索类任务可能需要一个核能源提供推进力，或用于行星表面发电。需要细致关注航天器核动能防护，向乘员提供防护剂量测定，考虑任务规划，正如核电站一样保持和运行一个完整系统。虽然在轨道上进行核武器爆炸在冷战后时代是不可能的，但这种可能性已经推动了高利用率辐射剂量计配置在航天器上，这从早年载人航天飞行开始的。

人工非电离辐射源如无线电波、微波，也是当前关注的一个问题。航天飞行器在电磁波通信、航天飞行器导航、侦察及科学试验中使用电磁辐射波。在航天飞机和国际空间站任务中，航天器之间或出舱活动乘员与航天器之间通信中使用超高频率电磁波。这种系统主要工作频率大约为 400 MHz，其最大输出功率为 6.76 W，无线仪表系统传输频率为 915 MHz，其峰值输出功率为 0.316 W（25 dBm）。在航天飞机和国际空间站上使用 S 波段和 Ku 波段天线的通信手段，并跟踪数据和中继卫星网络。S 波段天线通常在 2 200～2 300 MHz 范围内进行发射和接收，峰值输出功率为 40 W，输出功率密度为 10 mW/cm^2；

Ku 波段传输和接收范围为 15.25～17.25 GHz，输出功率为 20 W，输出功率密度为 10 mW/cm² （240 V/m）。由于缺少高质量剂量测定计，以及隔离与确定环境因素的复杂性，目前尚不清楚暴露于这些非电离辐射中可能产生的后果。

航天器上可能存在人工紫外线辐射源包括灭菌灯和可用于补偿维生素 D3 不足的辐照治疗仪。首先关注的是确保紫外线辐照安全，包括选择辐照频谱、能量，最大限度地提高治疗效果，同时最大限度地降低副作用。最后，激光光源仪在空间飞行器上作为科学仪器组件和测距设备。这些辐照源相对危险性为激光光源功率、能量密度以及激光波长和频率的函数，因为不同人体组织吸收不同波长的程度不同。在空间飞行器上使用低水平激光器的主要辐照危害目标可能是眼睛。

23.4 空间天气

空间天气描述空间辐射环境的形成过程、影响和结果，在很大程度上主要受太阳活动的影响。太空天气和大气一样不断变化，范围广、能量大、够猛烈。了解太阳内在活动以及它对银河宇宙射线与地球辐射的影响，对研发有用空间天气预报和预测方法至关重要。对于载人航天飞行以及无人航天器内敏感的电子元件，这样做很有必要。

NASA 飞行规则将地磁风暴定义为地球表面正常水平磁场水平分量发生变化，由在科罗拉多博尔德地区使用磁力计测定后确定。在载人航天飞行期间，空间天气监测人员进驻在任务控制中心，如果发现太阳 X 射线耀斑、太阳粒子事件或地磁风暴的辐射超过确定阈值，通知航天医生和飞行控制主任。随后开启辐射警报，并立即采取行动或应急措施，包括终止或重新规划出舱活动，改变航天器飞行方向或平台，或者当面临重大辐射事件时，指挥航天员启用最强大防护结构以庇护。当 3 个连续读数呈下降趋势时，该警报解除[18]。

23.5 电离辐射生物学效应

依据目前认识，导致人体生物学效应的电离辐射来自四个方面——工业和研究环境中职业暴露、核武器爆炸暴露、放射治疗暴露以及动物模型研究。俄罗斯和美国太空计划都对乘员进行长期评估，为确定空间辐射的随机性和确定性效应提供了证据，但获得相对较少研究结果，并且所获得的数据远远不够。采用流行病学研究方法，以这些来源的前三个作为起点，评估与长期空间飞行有关辐射暴露风险。

23.5.1 职业暴露

标准职业暴露和灾祸导致了多种剂量和剂量率的辐射暴露。在 20 世纪初，镭度盘工作者每周把刷子置于舌头，摄入 0.5 rem （0.005 Sv）^{226}Ra，结果显示骨癌发生率增加。铀矿工经过慢性吸入氡和氡子体纤维化分子后，证明其肺肿瘤死亡率增加[32]。在美国和英国核工人暴露 1 Sv 后，白血病平均相对危险度为 1.7（95％置信区间，0.5～9），在原子弹爆炸后男性幸存者中，超过 20 岁的白血病平均相对危险度为 6.2（95%置信区间，2.7～13.8）[33]。例如，1999 年 9 月发生在日本东海村 JCO 核电站与 1986 年发生在乌克兰切尔诺贝利核电站的事故，致使大量人群遭受辐射暴露，暴露人群正在被仔细跟踪观察。一项研究得出的结论是：切尔诺贝利核电站发生放射性碘事故导致邻近白俄罗斯儿童患甲状腺癌的概率增加[34]。对大量暴露于各种辐射源人群进行主要流行病学研究，提供的数据可能外推到空间飞行环境。然而，在通常情况下，这种风险包括单一类型辐射源和能量谱；而航天飞行环境涉及多种类型辐射源和广阔能量谱。

23.5.2　核武器

虽然使用原子弹武器造成了残酷战争事件，但是应将可用信息用于那些从事放射工作者或者在无意中接触到放射性物质的人。辐射效应研究基金会（以前的原子弹受害者委员会）是一个跨国组织，用于评估辐射对人类影响和受辐射影响后所得疾病的医学影响。日本广岛和长崎是专门研究原子爆炸后急性与慢性影响的两座城市。通过对幸存者进行流行病学追踪，可以研究辐射剂量与白血病和实体瘤发生之间的关系。国际放射防护委员会（ICRP）和国家辐射防护与测量委员会（NCRP）等组织推荐急性、年度与职业辐射暴露限值就是基于这一急性暴露人群的研究成果。与核武器相关暴露风险代表大的单点事件，因此与更持久航天飞行辐射暴露不直接相关。然而可以应用缩放因子和其他纠正方法对有关航天飞行辐射风险做出有意义推论。

急性放射损伤后症状特征谱主要通过访问超过 100 000 名原子弹爆炸幸存者来确定。幸存者回忆具有高度主观性，可能对记录早期效应数据有偏见。然而在出现急性辐射症状的幸存者中，脱毛（脱发）是最可靠症状，还有其他症状如呕吐、牙龈出血、腹泻、紫癜等。在一般情况下，急性放射症状不会出现在低剂量辐射照射中，需要给予一个阈值剂量（即确定性效应）。也就是说，低于一定辐射剂量时，可能没有急性症状发生。这与剂量-反应线性关系相反，在辐射暴露后发生恶性疾病得到了验证，恶性疾病属于辐射暴露后最容易确定的晚期效应之一。

在原子弹爆炸后，通过检查家庭成员发病情况，据估计，处于同一居室个体，其骨髓遭受 2.7～3.1 Gy（270～310 rad）剂量辐射暴露后，2 个月内死亡人数占 50%。联合国科学委员会从原子弹爆炸幸存者、辐射暴露病例及放射治疗数据推算出 $LD_{50/60}$ 值（即暴露人群中 50%在 60 天之内死亡），当人体骨髓遭受辐射暴露 $LD_{50/60}$ 为 2.5～3.2 Gy（250～320 rad）时，不给予医疗援助，当达到 5 Gy（500 rad）时，应提供广泛医疗护理。动物研究表明，应用不同生长因子刺激存活骨髓造血干细胞，可以促进辐射损伤更快恢复。在遭受高达约 10 Gy（1 000 rad）剂量全身辐射暴露后，应对 100%暴露人群给予救治。

子宫暴露于辐射后会导致胎儿发育障碍。除了婴儿头部发育迟缓、身高及体重下降之外，辐射引起剂量依赖性智商下降至少 5 分；如果胎儿在 8 周和 15 周之间遭受辐射暴露，会导致严重后果。大竹和斯卡尔[35]报道：在此期间胎儿遭受辐射暴露后，出生后婴儿智力发育迟缓率为 40%～50%/Gy（100 rad），虽然不能排除 0.1～0.2 Gy（10～20 rad）阈值范围。国际放射防护委员会认为，在特别敏感时期接受辐射暴露，婴儿智力降低30分/Gy（100 rad）[36]。

根据原子弹幸存者后续研究结果，可以估计出载人航天飞行中辐射暴露诱发癌症的风险[37]。预计总辐射风险中低LET地磁捕获质子辐射风险比例，根据日本数据推算风险比较合适，这是因为日本积累的数据或经验主要包括低LET辐射。1945年8月，在广岛、长崎投下原子弹后，幸存者中患白血病的人较多，这是辐射暴露最早产生的延迟效应之一。现在，即在此后50年，可见更多白血病病例发生，这是最明显长期辐射效应。在幸存者纵向寿命研究中，50 113名遭受严重辐射暴露（>0.005 Gy [0.5 rad]）的幸存者中，176名死于白血病，其中90人因辐射暴露所致，这尤其明显，因为大部分在遭受辐射暴露后10～15年内死亡。与其他类型癌症剂量-反应曲线不同，白血病剂量-反应曲线似乎是非线性的，与采用简单剂量线性反应预测相比，低剂量辐射不太有效。关于其他类型癌症，在此项研究中，直到1990年，4 687名死于非白血病类型癌症，与之相对应，在死亡的4 306名非辐射暴露人群中，只有381人死于癌症[38]。在幸存者纵向寿命研究中，根据辐射剂量统计了1950—1990年间死亡人数，如表23-5所示，按癌症部位分类的死亡人数如表23-6所示。

表23-5 在幸存者纵向寿命研究中依据辐射剂量统计1950—1990年间癌症死亡人数

	0.005～0.2 Sv	0.2～0.5 Sv	0.5～1 Sv	>1 Sv
死于白血病的人数	70	27	23	56
非正常死亡的统计值	10	13	17	47
归因于辐射的百分比	14%	48%	74%	84%
死于其他癌症的人数	3 391	646	342	308
非正常死亡的统计值	63	76	79	121
归因于辐射的百分比	2%	12%	23%	39%

来源：皮尔斯等[38]。

表23-6 在幸存者纵向寿命研究中依据癌症部位统计1950—1990年间癌症死亡人数

癌症部位	统计值		
	死亡总数	过早死亡人数	效应证据因子
胃	2 529	65	强
肺	939	67	强
肝脏	753	30	强
子宫	476	9	中等
结肠	347	23	强
直肠	298	7	弱
胰腺	297	3	弱
食道	234	14	强

续表

癌症部位	统计值		
	死亡总数	过早死亡人数	效应证据因子
胆囊	228	12	中等
乳腺(女性)	211	37	强
卵巢	120	10	强
膀胱	118	10	强
前列腺	80	2	弱
骨骼	32	3	中等
其他实体瘤	948	47	强
淋巴瘤	162	1	弱
骨髓瘤	51	5	强

来源:皮尔斯等[38]。

23.5.3 医学暴露

多年来，在临床上，放射技术已经用于诊断和治疗，大多数采用^{60}Co、线性加速器以及注射或口服放射性同位素的方式。其中部分治疗方法的副作用超过治疗效果。例如，强直性脊柱炎患者在实施外源性 X 射线治疗后 8～20 年里，其患肺癌或其他肿瘤风险轻度增加（相对风险为 1.5～1.8），但是此后相对风险下降。患功能性子宫出血女性在实施治疗后，其患膀胱癌风险大大上升（相对风险为 3.02），但是在治疗后 20 年，没有对这些癌症中大多数人进行观察[39]。最近针对恶性肿瘤放射治疗追求风险与效益平衡，但是，在生存时间较长患者中，辐射诱发恶性肿瘤风险仍在增加。

23.5.4 动物模型研究

不同对象对辐射反应不一样，细胞也如此。用于研究辐射生物学效应的动物包括：兔子、小鼠、大鼠、其他哺乳类及非哺乳类动物等，包括在俄罗斯生物卫星上的狗和猴子。大多数辐射生物学效应具有共性，然而少部分对特定细胞或生物具有特异性效应。

从 1963 年到 1969 年，美国空军和 NASA 联合进行了研究，旨在观察空间辐射暴露对恒河猴及小鼠产生各种相对生物学效应（RBE）[40]。结果发现：高能量质子（>138 MeV）产生 1.0～1.1 的 RBE，类似于 2 MeV X 射线与 γ 射线。在 1.25 Gy（125 rad）水平上，这些动物经过 55 MeV 质子暴露后，经过长时间跟踪随访（20～24 年）绝大多数出现了晶状体浑浊，但是这些发现与其他低 LET 辐射研究一致。同样这也适用于实体瘤和白血病诱导，其生存时间缩短与低 LET 辐射相类似；生存时间缩短和诱发癌症程度取决于辐射剂量，而非质子能量水平。其他动物研究显示，长时间暴露于穿透性低 LET 辐射，其发生癌症风险小于急性暴露。目前已经使用动物模型研究以确定不同重离子的 RBE，进而确定各种影响，例如，脏器、睾丸及骨髓中细胞杀伤等。在 LET 辐射峰值达到 100～

200 keV/核子时，杀死细胞效应值为 2～3。在 LET 辐射峰值达到 100 keV/核子时，诱导小鼠产生哈德氏腺肿瘤效应值为 30，但是在辐射峰值低于 100 keV/核子时，该效应值没有下降。重离子诱发白鼠产生白内障的 RBE 高于杀死细胞的效应值，可以达到 40～50[41-43]。将动物研究结果推演到人类，其准确性尚不确定。

23.5.5 电离辐射导致的急性细胞与分子效应

辐射诱导分子发生广泛反应包括结构及生物化学变化，细胞质辐射反应包括肿胀（自由水增加）、空泡形成、线粒体及内质网分解等。细胞核变化包括肿胀、核膜变形及核染色质分解等。影响细胞对外源性辐射反应因素包括细胞环境、辐射敏化剂或保护剂存在与否以及细胞自身防护系统。

细胞对辐射反应受到其自身分化阶段、成熟状态以及暴露于辐射的细胞成分的影响。针对细胞生长循环阶段，在其 M 阶段（有丝分裂时）遭受辐射时，大多数细胞非常敏感，导致再生性死亡；在其 G_2 阶段遭受辐射时，导致染色体损伤以及分裂延迟；在其 G_1 阶段早期遭受辐射时，导致 DNA 合成异常。抵抗辐射能力最强阶段是在 S 期与 G_0 期。当细胞以正常速率分裂时，其遭受辐射时间影响到细胞整个分化进程。例如，在细胞 G_1 阶段，低剂量辐射阻止细胞缓慢分裂，但不是快速分化。在细胞成熟阶段，试管内细胞比体内细胞对辐射更敏感[2]。通过扩增特定肿瘤基因、辐射敏感基因及耐受辐射基因的表达，可以推断出该基因对辐射抵抗力[44]。针对细胞成分而言，细胞核遭受低 LET 及高 LET 辐射比细胞质更敏感。细胞内线粒体越多显示其对辐射耐受力越强。例如，人体淋巴细胞内线粒体越少，其对辐射越敏感。在细胞遭受辐射时，另一种影响细胞死亡或失活因素为细胞环境中氧张力，与低氧环境相比，在正常氧气条件下许多细胞对辐射更为敏感[32]。

23.5.5.1 电离辐射损伤机制

电离辐射诱发主要分子效应与特定电离辐射有关，会导致分子改变。与特定地面辐射相对应，太空辐射环境中拥有更大比例微粒辐射。最为关注的是 HZE、高 LET 辐射粒子，其能形成稠密电离轨道。细胞暴露于辐射后会发生以下四种结果：1）完全恢复到辐射前状态；2）修复损伤后部分恢复，但功能减弱；3）不完全修复或错误修复后导致突变；4）细胞死亡。

遇到辐射事故时，直接或间接损伤细胞，在低 LET 导致生物学损伤中，大约三分之一由直接电离辐射所致，其余来自于间接损伤。在高 LET 导致生物学损伤中，绝大部分由直接电离辐射所致[2]。下面小节将阐述直接或间接辐射诱导基因（如：细胞 DNA 的损伤等）损伤的机制，并简要分析表观遗传损伤机制。

23.5.5.2 直接 DNA 损伤

电离辐射能穿透细胞质，并与细胞核相互作用，后者由 DNA、组蛋白及核基质包绕。电离辐射损伤程度取决于辐射带、横切面积以及线性能量传递（LET）粒子量。当电离辐射或粒子辐射直接击中 DNA 和其他大分子时，分子损伤主要表现为离子化，也可能分解。

在分子结构中，H 键（包括 H—H、S—H）最为薄弱，因此最容易遭受电离辐射损伤，导致其中断。这些 H 键中断诱发蛋白质与酶发生次级、三级连锁反应，进而导致其功能活性降低或丧失。细胞蛋白黏性、传导性及其他物理特性发生改变。氨基酸侧链是对辐射最敏感蛋白，具有重复单元大分子在暴露辐射后显示出同样链接中断，这预示着分子吸收辐射能量能传递到最薄弱分子链。组蛋白与 DNA 会失去关联，在这些成对链接中随着 H 键中断，导致 DNA 发生次级、三级改变，这种双重影响导致转录和翻译异常。

在 DNA 分子中，分子分裂表现为链断裂（单或双）、脱变或脱氨反应。假如链接末端没有受到活性氧诱发过氧化，尽管这些会重新结合，但是在核糖与磷酸盐之间链接仍然中断。低于 30～40 eV 能量辐射能导致两条 DNA 链中一条断裂（单链断裂［SSB］），当细胞暴露于 0.01 Sv（1 rem）环境中时，能产生 10～20 条 SSB。当并列 2 条单链断裂或者面临强离子辐射（HZE>500 eV），在大约 20 Å 跨度内形成电离辐射群时，出现双链断裂（DSB）。在既定能量内，高 LET 辐射相对于低 LET 辐射更容易导致非重联性链断裂，非重联性链断裂后更容易导致细胞死亡。DNA 损伤另一机制为在临近分子或同一分子内与化学活性位点发生不可逆交联。电离辐射后发生典型交联反应——碱基二聚化，很容易诱发次级突变反应。

核苷酸核糖和磷酸盐单元遭受辐射诱发单链断裂时，很容易进行高保真修复，这是由于其模板仍然保存完好。有时，假如单链断裂发生在临近姊妹染色体区域，刻痕 DNA 片段进行系列姊妹染色体交换。然而，当辐射导致 DNA 双链断裂（DSB）时，模板丧失，修复更容易出错，诱发一个点或片段产生突变。假如严重 DNA 损伤导致一个或几个关键蛋白功能丧失或者不可能修复，未断裂染色体丢失，这种损伤或突变是致命的。有时候，断裂双链能被清除，这个过程与姊妹染色体交换一样，其能保存断裂染色体，但是这种修复在不同控制机制（如基因重组）下替换基因，导致分子活动和表型发生变化。

当染色体遭受到单点袭击时，更容易通过正常分子机制修复，但是在染色体同样区域遭受多点袭击时，需要启动更为复杂的修复机制，或者根本不可能修复。依据辐射粒子袭击路径，可以确认在临近损伤的另一点容易发生多个损伤。假如损伤部位间距小于 20 Å，则辐射对细胞造成致命性损伤，然而，当损伤部位间距超过 80 Å 时，通常会存活，但是可能导致突变。

暴露于高能重粒子（HZE）区域相对于低 LET 辐射，倾向于产生更为复杂的细胞核生物化学反应，辐射暴露的复杂反应能导致“不准确”的或非重联性链的中断以及复合损伤（如碱基损伤、单链断裂、双链断裂）。在对淋巴细胞进行遗传学分析时发现：辐射暴露后特异性染色体异常包括转位、双丝包绕、碎裂、环绕及易位（如图 23－9 所示）。

假如细胞在经过辐射暴露后存活下来，则会发生几个序贯反应。假如在 DNA 编码区域出现双链断裂，导致转录错误，产生突变或删节蛋白，则功能异常或丧失功能，进而诱发表型改变。在细胞进行有丝分裂时，突变也可以导致复制错误。假如复制错误出现在基因组敏感区域，通过重新排列组合进一步导致下一代细胞发生突变。这种错误可能是导致这些细胞发生癌变反应的根基。

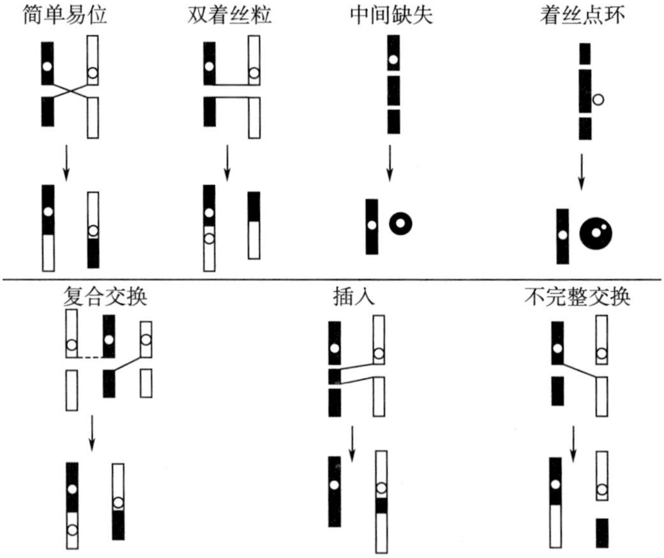

图 23-9　辐射对 DNA 损伤导致染色体畸变。该变化可反映应用辐射剂量测定法评估淋巴细胞基因异常

辐射暴露除了导致明显损伤外，偶尔辐射暴露能诱导基因组不稳定。在乳腺和其他组织细胞中，暴露于低至 0.20～0.30 Gy（20～30 rem）的高 LET 辐射时出现过这种情况[44,45]。在试验中，将经过 ^{56}Fe 0.3 Gy（<1 粒子/细胞）辐射暴露的支气管上皮细胞移植到 7 种动物中，6 个月后采用 1 Gy X 射线照射，其中 3 种动物出现了肿瘤；在细胞移植之前，对其进行 0.3 Gy ^{56}Fe 或者 1 Gy X 射线照射，则没有肿瘤形成[46]。这些结果预示着：细胞经过长达几个月单一高能重粒子暴露后，其基因更敏感或不稳定，激发后续反应风险更高。高 LET 辐射暴露诱发基因不稳定机制尚不清楚，但是基因不稳定可以解释这种辐射产生癌变副作用。然而，从表型特征上看，不能区分高 LET 与低 LET 辐射诱变的细胞。

23.5.5.3　间接 DNA 损伤

电离辐射暴露除了损伤细胞核外，也对细胞其他部分发生作用。细胞中细胞核与细胞质比值范围从 1∶5 到低于 1∶1，这取决于细胞族系。就大多数细胞而言，辐射对细胞器和分子结构影响程度显著高于细胞核。电离辐射不仅对细胞质或细胞核造成直接损伤，也可以由激发反应所致。细胞遭受辐射暴露时，致使能量释放进入细胞物质中，激活电子或次级电离反应。除了产生离子外，辐射能导致电子从原子或分子中释放，产生不稳定的、高活性单体，这种单体为自由基。这些电中性自由基外层不成对电子能自身与另一电子或稳定分子发生快速反应。因为人体中水分占 70%，辐射主要诱发水相产物，尤其是高活性羟基（OH^*）和过氧基（HO_2^*）。

活性组分如氧化基 OH^* 及 HO_2^*，与细胞中产生的 H^* 能散布和传播，并与细胞的其他成分发生反应，如细胞质蛋白、其他大分子、细胞膜组分（如脂质）、细胞核成分，后者包括 DNA（如图 23 - 10 所示）。细胞基质结构尤其容易遭受到氢氧基的直接损伤，嘧啶碱基对辐射的敏感性几乎为嘌呤的两倍。在大分子中，自由基能导致氢键断裂，分子降解或断裂以及分子内分子间交联[8]。γ -辐射产生的氢氧基能诱导 DNA -蛋白交联，这大多数发生在主动转录的基因组中[47]。将这些链接的组分称之为 DNA 加合物，可以作为定量 DNA 遭受化学或辐射暴露的一个指标。

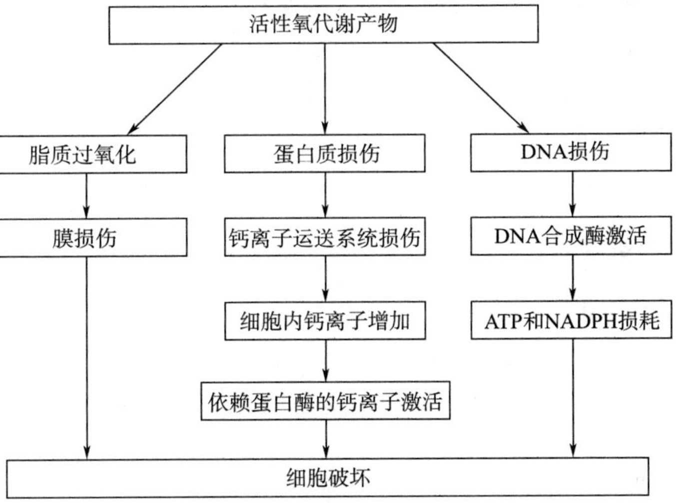

图 23 - 10　氧化物产生的有关分子病理学

23.5.5.4　表观遗传效应

正如上文所述，反活性物质能在细胞的任何部位产生，能够散布和传播，最终与染色体组分发生反应，包括 DNA 本身。这种反应能产生 DNA 修饰物，诱发甲基化（过高或过低）反应，后者不会改变 DNA 结构，但是会改变受影响基因的表达模式。通过以下三种机制中一种诱发表观遗传效应：1）通过修改非基因核蛋白，影响其转录或翻译，或者延长蛋白激酶活性；2）通过将癌变物质与 tRNA 绑定，改变氨基酸编码，或者在致癌物质与 RNA 聚合酶中，增加了酶蛋白表达；3）通过致癌物质作用，如激素转录因子等。

23.5.5.5　细胞膜损伤

辐射对细胞另一种损伤体现在细胞膜上，主要通过脂质过氧化反应发生作用。活性氧和其他自由基可以攻击羧基、酯、酰胺、膜磷脂的末端，产生脂质过氧化物及其副产物。过氧化反应可以诱导脂质-脂质、脂质-蛋白质及蛋白质-膜蛋白交联[8]。最终，这些分子水平变化可影响膜透性；如果损害严重，细胞膜功能和完整性丧失。过氧化反应还可以激活磷脂酶 A2，导致细胞膜释放花生四烯酸，通过环化酶和脂氧合酶产生前列腺素、白三烯及血栓素[48]。

脂质过氧化可能不会导致显著细胞损伤，但毫无疑问可以扰动细胞膜功能，影响细胞生理和繁殖。研究表明，脂质过氧化最终通过产生亚乙烯-、丙烷-及丙二醛- DNA 修饰物而损伤DNA[49]。试验结果表明导致细胞膜生物性损伤的重要机制包括以下几个方面：与膜相关的酶不能直接由电离辐射灭活，而是通过脂质过氧化作用间接灭活；DNA功能与细胞膜连通性密切相关，氧化反应能强化细胞膜辐射损伤；甚至亚致死剂量辐射也可引起膜结构和功能变化。

关于这些效应发生时间，在辐射暴露几秒后可以观察到辐射引起生化变化。根据细胞有丝分裂及代谢率判断，细胞分裂在辐射暴露几小时内受到影响。在数小时至数天内可以观察到组织特异性反应，这取决于暴露剂量、暴露速率以及其相对耐受辐射能力。在数天到数周内观察到器官纤维化反应，如肺发生功能障碍等。在辐射暴露数年后，观察到其他组织病理性反应，如肿瘤和白内障，以及由于性腺细胞基因损伤导致的任何先天缺陷。

23.5.6 DNA修复机理

在原核和真核细胞中，广泛研究了DNA修复过程，并且已经从低等生物研究中推断出哺乳动物细胞DNA修复许多过程。一种人类综合征-共济失调毛细血管扩张症特征在于对辐射诱导突变及细胞凋亡敏感性增强，这是因为细胞周期调控中缺陷以及损伤诱导DNA修复激活缺陷，也提供了大量关于修复过程的重要信息。在真核生物修复过程中，根据损伤机理（氧化与非氧化性）和损伤程度（SSB与DSB），针对性激活特异性酶。这个修复时间对细胞后续工作至关重要。如果在细胞进入S期之前启动修复，在此期间合成DNA为细胞分裂做准备，相对于DNA合成或染色体分离后启动修复，其点突变或错误翻录机会将大大减少。

在发生单链脱氧核糖核酸断裂时（SSB），存在简单碱基和糖基损伤，DNA通过两种主要机制实施修复。在碱基切除修复中，受损碱基被DNA糖基化酶识别和切除。之后，核酸内切酶切除毫无意义糖基，DNA聚合酶填充间隙，由DNA连接酶封闭。在核苷酸切除修复过程中，切除核酸酶在损伤核苷酸附近切除DNA磷酸二酯主干（除非辐射已经中断磷酸二酯主干），接着第二核酸内切酶和外切酶切除损伤基质材料，由此产生的间隙由DNA聚合酶和DNA连接酶填充和封闭。

更复杂损伤如DSB与DNA交联，由其他机制修复，包括整体性修复、转录修复、偶联修复、重组修复以及复制后修复等。这些修复过程涉及许多由蛋白质参与的分子转录或维持性活动如细胞周期调控。在基因组区域主动激活转录翻译程序，受损DNA识别特异性蛋白，然后募集修复酶进行识别与修复似乎更有效[50]。

启动和完成DNA修复所需时间取决于细胞类型、细胞周期相位、暴露辐射类型及剂量以及重复暴露时间。如果细胞要存活的话，在两次暴露之间必须有足够时间来完成修复。根据辐射量和上述暴露因子，辐射暴露可分为亚致死、潜在致死和超致死。一些证据驳斥了原来假设——高LET辐射损伤无法修复，但其所需修复时间和修复机制可能与低LET辐射损伤修复不同[2]。

23.5.7　全身辐射暴露导致组织器官急性特异性效应

当航天员在近地轨道飞行时，遭受严重急性辐射暴露，产生急性放射症状的可能性非常低。遇到这样的辐射暴露，需要大气层外核武器爆炸（自 1964 年以来未发生过）或航天器处于高轨道时发生非常大太阳粒子事件（SPE）或伴随出现严重扭曲地磁屏蔽层的地磁风暴。航天员在星际空间飞行时，身处于最低限度屏蔽的航天器内，此时遭受急性高剂量辐射暴露的可能性较高。正如前文所提及，最近已记录到在地磁保护层外（例如：火星探索等）发生足够强大太阳粒子事件超出了临床辐射阈值。用于推力或发电的核动力系统发生事故时，也可能遇到这样的事件。本节先探讨电离辐射对特定组织的影响，接着讨论全身暴露及其临床表现。

组织对辐射敏感性取决于组织细胞、细胞外基质及基质成分。干细胞数量、干细胞对组织依赖性、分化转移、转移池和静态细胞群也影响组织对抗辐射损伤的能力。一般来说，具有大量活性干细胞组织，例如，骨髓和肠腺，对辐射高度敏感，另外一些组织具有主要终末分化、静态细胞（如神经元）或大量支持基质和各种非细胞物质（如软骨和结缔组织），相对而言它们能耐受辐射。

23.5.7.1　心血管影响

一般而言，心血管组织耐受辐射损伤，部分原因是心脏肌肉中含有大量线粒体。高剂量电离辐射暴露后主要影响包括内膜纤维化、内皮细胞肿胀、血管硬化、心包炎及心包积液。暴露于 50 Gy 剂量辐射后（5 000 rad）不到两个月出现主动脉破裂。小动脉和毛细血管大多对辐射比较敏感，并产生了许多其他组织中所见反应。

辐射剂量大于 50 Gy（5 000 rad）可以直接损伤心肌细胞，表现为横纹损失、膜同质化、内膜增厚及核溶解。

23.5.7.2　呼吸系统影响

人体呼吸组织对混合电离辐射敏感。肺脏、胸膜及软骨耐受辐射，但小血管和淋巴管丰富网络对辐射敏感。在经过剂量为 20 Gy（2 000 rad）辐射暴露后，呼吸道透明膜早期变化明显。在经过 30～40 Gy（3 000～4 000 rad）剂量辐射暴露后，人体出现放射性肺炎，它是一种急性炎症反应，主要表现为肺泡内纤维性渗出、间隔增厚、白细胞浸润与细胞增殖。经过剂量小于 50 Gy 辐射暴露后，有可能恢复，但高剂量辐射暴露后间质纤维化，恢复需要几个月时间。

23.5.7.3　胃肠道影响

剂量低至 1 Gy（100 rad）辐射暴露会减少胃运动（延迟胃排空），有时会引起括约肌失能。胃动力时间变化取决于辐射剂量。可能延迟胃酸分泌及抑制神经体液因子释放。通常高转换肠黏膜细胞使肠道内壁非常容易受到损伤，分化黏膜细胞极易受到伤害。辐射暴露小于 10 Gy（1 000 rad）后，非分裂细胞可以存活，可以恢复有丝分裂。辐射暴露后在几分钟内胃肠道释放组胺，导致腹泻。在暴露辐射 12 h 内，机体对钠和水吸收受到损伤，导致液体和电解质流失。可能是因为损坏了上皮细胞顶端连接部位，导致随后胃肠道中水和电解质吸收障碍。在经过 5 Gy（500 rad）剂量辐射暴露后 4 天，整个上皮层腐蚀脱落。胃肠道微生物通透性增加在胃肠道综合征死亡病例中发挥关键作用[8]。

23.5.7.4 肝脏影响

肝脏除了肝再生细胞外相对耐受辐射，再生细胞对辐射非常敏感。高达 30 Gy（3 000 rad）剂量辐射暴露不损伤成熟肝组织，但超过 40 Gy（4 000 rad）剂量造成 75% 个体损伤。放射性肝炎特征为肝窦淤血、充血、中央静脉扩张及中叶肝细胞萎缩。

23.5.7.5 皮肤影响

皮肤对直接电离辐射敏感性随解剖位置及辐射类型而变化。辐射敏感性大致与角化水平相关，颈前面皮肤比手掌和足底更为敏感，黏膜尤其敏感。软组织结构包括毛囊、大汗腺，也相当敏感。即使在近地轨道飞行，也容易导致皮肤损伤。在近地轨道飞行期间，如果在发生大的太阳粒子事件（SPE）或地磁风暴期间，航天员驾驶航天器执行出舱活动，也会导致皮肤损伤。虽然有航天器结构的防护，质子或电子穿透航天器能力比较低，但是可以穿透相对较薄舱外航天服，尤其袭击人体皮肤，使得航天员更容易受到损伤。

在经过 7～20 Gy（700～2 000 rad）剂量急性辐射暴露后，出现皮肤红斑、短暂脱毛现象。在遭受剂量为 30 Gy（3 000 rad）辐射暴露后，皮肤出现干燥脱屑，但直到遭受剂量为 40 Gy（4 000 rad）急性辐射暴露，湿性表皮出现脱屑[2]。在啮齿类动物中，损害伤口所需治疗剂量约为 5 Gy（500 rad），但是伤口张力下降、愈合时间延长以及感染增加所导致的损伤，效果仍然不确定[51]。因为其他因素可能会影响伤口愈合（例如：应激、微重力等）。除了辐射暴露，在治疗因辐射导致的皮肤损伤时，积极治疗有保证。

黏膜对辐射暴露反应与皮肤相似，只是黏膜损伤出现得更快，也更容易愈合（或加重）。在经过剂量为 20～24 Gy 辐射暴露后，两周后，口腔黏膜急性效应表现为片状黏膜受损、咀嚼及吞咽困难以及味觉减弱。在遭受剂量为 30～36 Gy（3 000～3 6000 rad）辐射暴露三周后，出现舌头和咽喉水肿、融合黏膜炎以及唾液变稠。在经过 40～48 Gy 剂量辐射暴露后，出现延伸到颊黏膜的黏膜炎，持续到第四周。在经过 50～60 Gy 剂量辐射暴露后，表现出伴随着假膜或浅表溃疡的严重黏膜炎，最后到第五周末出现舌头损伤，六周后开始再生。

头和颈部区域黏膜放射敏感性因其位置而变化。软腭对辐射最敏感，其后依次为后咽、扁桃体、口腔底、前颊黏膜、牙槽黏膜、舌根、会厌以及声带。

23.5.7.6 眼睛影响

眼球晶状体对辐射相当敏感。形成白内障的辐射阈值为单剂量 2～5 Gy（200～500 rad），或者随时间推移分级剂量为 5～10 Gy（500～1 000 rad）。平均潜伏期为 2～3 年，但可以为 10 个月～35 年不等。眼睛角膜和结膜尤其敏感，但视神经和巩膜耐受辐射。血-房水屏障非常耐受辐射，辐射剂量达到 20 Gy（2 000 rad）才出现异常。眼睛辐射影响除了晶状体外，还包括微血管。晶状体没有血管，它依靠水滋润，以获得营养和代谢支持。胚胎上皮的增殖细胞对辐射增敏。辐射暴露后初始产生有丝分裂，接着生产碎片核和退化细胞。由于入射辐射 LET 增加，异常有丝分裂、微核及无序经行轨迹数量增加。因此，导致白内障的高 LET 辐射阈值剂量低于低 LET 辐射[43]。

最初，阿波罗 11 号探月舱航天员埃德温·奥尔德林报告了一个有趣现象，后续阿波罗任务也同样报告，即空间飞行过程中感到瞬态光闪烁，很显然除非眼睛处于暗适应或者观察者注意力受到其他视觉刺激而分心，否则航天员不会注意到光闪烁。光闪烁的确切机制尚未阐明，但一些理论认为是粒子与视网膜或其他部位光路相互作用。提出一种假设：即视网膜或神经细胞与相对粒子或次级辐射直接相互作用。无论哪种方式，均认为粒子穿过细胞时电离能损失产生了闪光。受影响细胞是否存活，尚不明确。在天空实验室 4 号观察到闪烁现象，认为其来自银河宇宙射线（GCR）以及捕获辐射离子的范艾伦带。航天员登上天空实验室时，报告在穿越南大西洋异常区域（SAA）过程中感到闪烁频率增加（如图 23－11 所示）[52]，提出了一个问题即重粒子（$Z>2$）在捕获辐射离子内带是否高于最初假定的 0.1%[52]。在国际空间站上，航天员在水保护袋及高密度聚乙烯塑料袋后面睡眠时，未报道存在任何闪光。

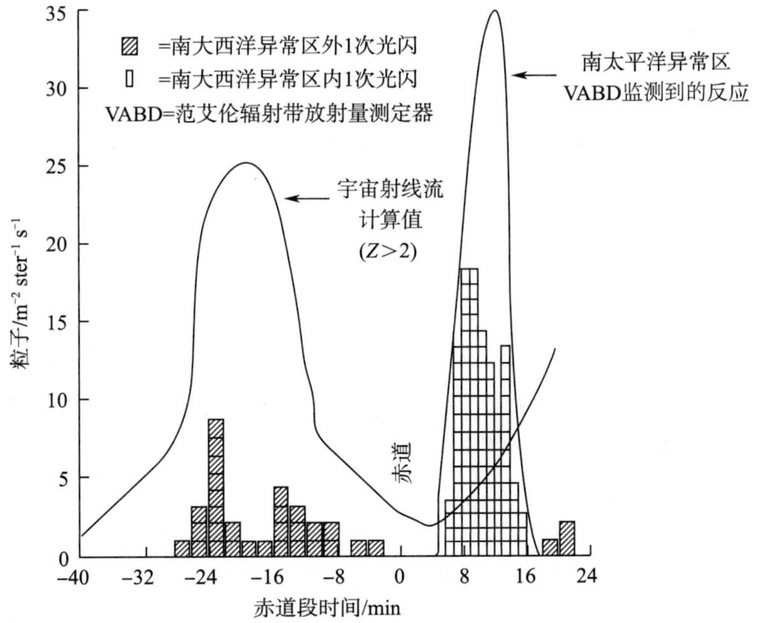

图 23－11　与轨道位置和南太平洋异常区飞行轨道有关闪光分布情况。在南大西洋异常区观察到显著升高（由客观放射量测定校正）

23.5.7.7　内分泌/外分泌影响

内分泌腺对辐射有较强抵抗力。中等辐射剂量会产生炎症反应，高剂量引起腺功能障碍。以唾液腺为例，25 Gy（2 500 rad）剂量辐射暴露后腺泡肿胀、分泌物减少。胰腺中胰岛细胞对辐射最敏感，阈值剂量为 25～50 Gy。胰腺 α 细胞半数致死剂量（LD_{50}）为

50 Gy，胰腺β细胞半数致死剂量（LD_{50}）为 20 Gy。

在经过 35 Gy（3 500 rad）剂量辐射照射后，发现肾上腺类固醇生成功能可保持正常。在甲状腺中，中等剂量辐射暴露数年后可能出现功能减退，但据估计，500 Gy（50 000 rad）完全可以破坏所有甲状腺组织[2]。

23.5.7.8 免疫系统和骨髓影响

骨髓干细胞分化活跃，对辐射非常敏感。成熟外周白细胞相对更耐受辐射。辐射诱导免疫功能障碍可以通过几种机制实现。自然屏障机制破坏导致感染，细胞防御受损，呼吸道纤毛细胞功能下降导致感染，微生物增加肠道通透性，血清杀菌特性下降，这些变化导致人体自然耐受辐射能力丧失。

低至 3 Gy（300 rad）剂量辐射暴露削弱了机体抗体产生能力，从而抑制了正常抗体反应。骨髓多功能干细胞对辐射高度敏感，可以诱发突变和细胞死亡，骨髓干细胞耗竭可导致全血细胞减少，如果不给予有力的医疗支持，可能是致命的。事实上，骨髓辐射损伤可能是人体全身辐射暴露后产生的最重要急性生物效应，影响到个体生存。

23.5.7.9 肌肉和骨骼影响

从形态上看，肌肉耐受辐射能力非常强大，在经过 45 Gy（4 500 rad）剂量辐射暴露后，肌肉组织只有轻微变化。成熟骨及软骨也能耐受辐射，而生长骨和软骨对辐射更敏感。给予低能量光子照射，同质量骨吸收能量是软组织 5～6 倍；给予中等能量光子照射，骨和软组织吸收能量相同；给予高能量光子照射，骨骼吸收能量为软组织的两倍。辐射剂量超过 50 Gy（5 000 rad）可能会产生骨及软骨延迟性坏死，推测可能损伤了其中小血管。

23.5.7.10 泌尿生殖系统影响

肾脏对辐射中度敏感，主要临床表现为肾炎，当肾脏遭受辐射时，大部分辐射损伤肾脏血管。首先表现出症状为充血、通透性增加及间质性水肿；随后由于血管内皮细胞肿胀、纤维化和血栓形成，可能出现慢性血管闭塞。在经过 6 个月辐射暴露后，肾脏皮质和肾小管缺血，导致慢性肾炎。

其他变化包括上皮细胞变性或脱皮，对结缔组织尤其是弹性纤维造成损伤。大剂量可引起坏死，导致输尿管梗阻，形成输尿管瘘。感染增加发生输尿管瘘的可能性。膀胱和输尿管更耐受辐射，但辐射损伤膀胱黏膜，产生辐射性膀胱炎，导致出血、纤维化、形成瘘口。放射性膀胱炎特点为膀胱刺激症状（尿频、尿急、尿痛），在经过急性辐射暴露 3～4 周后，膀胱黏膜出现原发性和继发性水肿。

23.5.7.11 生殖系统影响

在男性中，睾丸对辐射非常敏感，而前列腺、精囊、阴茎及尿道等辅助生殖器官都耐受辐射。据报道，单剂量 0.15 Gy（15 rad）辐射暴露可减少部分健康男性精子数量。当男性经过 0.5～4 Gy（50～400 rad）剂量辐射后，出现短暂不育，但一般至少达到 2 Gy

(200 rad) 剂量才能产生持续一年不育 (如表 23－7 所示)。在经过慢性低剂量辐射后，因为这些干细胞具有减数分裂循环特性，精原细胞对辐射敏感性可能会增强，人类睾丸精原干细胞数量有限。高于阈值剂量辐射会损害和破坏干细胞有丝分裂和减数分裂，对干细胞造成致命性损伤，出现暂时或永久性少精子症或无精子症，以及精子功能障碍。亚致死剂量辐射能诱导精原细胞休眠 7～8 年，精子数量和功能可能得到改善。在辐射暴露开始前几周，通过给予促性腺素释放激素 (GnRH)，可以减轻辐射对睾丸干的细胞影响[53]。男性辐射损伤不累积，因为配子发育可以持续到晚年，可以清除损坏细胞。

表 23－7　辐射对生殖系统功能影响

性别		辐射剂量/Gy(rad)	影响
男性		2.5 (250)	暂时性不育，大约持续 12 个月
		5～6 (500～600)	永久不育
女性	所有年龄	1.7 (170)	暂时性不孕，持续 1～3 年
		1.25～1.5 (125～150)	50%闭经
		3.2～6.25 (320～625)	永久不育
	年龄 15～40	1.5～2.5 (150～250)	暂时性闭经
		2.5～5 (250～500)	40%～100%排卵受阻(60%永久性排卵受阻)
		5～8 (500～800)	40%～100%永久性排卵受阻
		>8 (>800)	100%永久性排卵受阻

在女性中，卵巢对辐射极其敏感。辐射诱导激素分泌停止 (过早绝经) 可导致暂时性或永久性不孕。阴道类似于其他黏膜，对辐射敏感，但外阴、阴唇、阴蒂对辐射更敏感，子宫耐受辐射。虽然大多数报告暂时不孕辐射阈剂量为 1.7 Gy (170 rad)，但是 1.25 Gy (125 rad) 低剂量辐射可以导致短暂性不孕[2]。导致女性永久性不孕所需辐射剂量范围为 3.5～20 Gy (350～2 000 rad)，如表 23－7 所示[54]。辐射对女性性腺存在累积性损伤，因为配子基本上在出生时停止发育。

23.5.7.12　中枢神经系统影响

成熟神经元对辐射高度耐受，神经胶质细胞和支持细胞也耐受辐射，而星形胶质细胞对辐射有些敏感。发育中神经细胞对辐射很敏感，辐射暴露对发育胎儿或婴儿大脑学习能力有显著负面影响。大脑白质比灰质对辐射更敏感，大概是因为少突细胞损伤及随后脱髓鞘。对猴子大脑给予 40 Gy (4 000 rad) 剂量照射 18 周后，产生脱髓鞘反应。周围神经比中枢 (CNS) 神经元更能耐受辐射。

如果遭受高剂量辐射，急性期 (即在暴露后 6 个月内) 症状和体征包括头痛、嗜睡、恶心、呕吐及视乳头水肿，并逐渐发展到抽搐和昏迷。脑血管系统急性反应包括内皮细胞损伤、毛细血管循环障碍、通透性增加、间质水肿、白细胞浸润、血管周围星形胶质细胞松散与血脑屏障功能减弱、点状出血、脉管炎、脑膜炎及神经丛炎等。除了在 12 周时出现一些细胞排列延迟紊乱、核固缩及树状突减少外，神经元无急性形态学反应。伴随急性炎症反应，少突神经胶质细胞出现水肿。在亚急性期 (6～12 个月)，可以完全恢复，或局部发作或大发作、共济失调，或缓慢神经退变性损伤及血管病变甚至坏死，导致运动协调损伤[2]。

小于 5 Gy（500 rad）剂量辐射促进神经递质释放，如乙酰胆碱和 5 -羟色胺神经递质，而辐射剂量大于 5 Gy（500 rad）趋于减少神经递质水平[2]。几种啮齿类动物研究显示：在经过来自 0.6 GeV ^{56}Fe 粒子只有 0.5 Gy（50 rad）剂量辐射后，其多巴胺控制运动功能受损，中枢神经系统性能也受到损伤，持续最少 6 个月。具体而言，大鼠暴露在 0.6 GeV 的^{56}Fe 粒子而非暴露于 1.5～4 Gy（150～400 rad）0.25 GeV 质子中，其纹状体多巴胺消耗殆尽[55]。由于细胞膜受体和 G 蛋白信号分子失去偶联，神经信号转导也受到影响[56]。患癌症成人接受放射治疗后，其高级精神功能、运动协调或力量方面未有明显障碍，但对儿童可能不是如此。然而对这些动物给予 3～6 Gy（300～600 rad）剂量暴露后，导致成年大鼠大脑执行复杂任务能力降低，绩效和行为能力同样降低[57]。大鼠暴露于1.5 Gy（150 rad）的 0.6 Gev ^{56}Fe，但不超过 4 Gy（400 rad）250 MeV 质子后，其空间学习能力和记忆力受损[58]。

23.5.8 电离辐射慢性和长期影响

23.5.8.1 癌症

暴露于电离辐射后出现肿瘤类型包括暴露 7～15 年后出现白血病（主要是急性淋巴细胞白血病、粒细胞及慢性粒细胞白血病），以及辐射暴露几十年后出现于乳腺、肺、胃肠道、淋巴系统及各种肉瘤等的实体瘤。鉴于这些肿瘤发生具有长期潜伏性特点，考虑到这种漫长潜伏期，诸如上述恶性肿瘤不会在任何载人航天飞行任务中出现。然而从形态上看，暴露于电离辐射后产生癌症与和辐射无关癌症很难区分。众所周知，限制个体暴露辐射剂量将减少其在未来生活中发生肿瘤的机会。试图将延迟性生物效应维持在可接受程度，只能通过设置和规定严格的职业辐射暴露限值。

目前，在某种程度上，人类对致癌过程认识还是有限，这个过程依据不同类型癌症而不同。然而，对细胞内诱发肿瘤的几个步骤似乎很清楚。细胞与组织培养模型研究已经获得了放射性损伤机制的有用信息，但这些模型在预测人类发生肿瘤方面帮助有限。动物研究提供了有关高能重粒子（HZE）对生物组织产生生物效应的大量知识，已允许测试辐射与协同致癌物质和肿瘤促进剂的复杂相互作用。然而这些研究花费较高，耗时较长，遭到许多组织反对。提出了一些问题：辐射敏感性在生物物种之间存在不同，从啮齿类动物癌症风险及其他随机效应推演到人类，其合理性如何？

正如上文所述，人类辐射数据主要来源于意外事故和治疗性辐射暴露。虽然放射诊断剂量可在乳腺、甲状腺、骨髓中引起肿瘤形成，但是其他器官需要治疗水平辐射剂量才能诱发肿瘤。表 23 - 8 列出了暴露于既定单一剂量辐射后发生癌症的风险；表 23 - 9 列出了在 1 年期间暴露于 0.1 Sv（10 rem）癌症死亡率、发病率的统计值[59]。

表 23－8　暴露于单一阈值剂量辐射后发生白血病、乳腺癌、甲状腺癌症的相对风险

癌症类型	阈值剂量/Gy(rad)	相对风险(病例/百万/年/rad)
白血病	0.2 (20)	3.1
乳腺癌	＜0.01 (＜1)	6.6～8.7
甲状腺癌	0.06～0.07 (6～7)	1.9～9.3

表 23－9　在 1 年内持续暴露于 0.1 Sv 后癌症死亡率、发病率的统计值（以百分比计）

	死亡率/%			发病率/%		
	实体肿瘤	白血病	所有癌症	实体瘤	白血病	所有癌症
在 35 岁暴露辐射						
男性	0.19	0.666	0.26	0.39	0.044	0.44
女性	0.34	0.023	0.36	0.71	0.031	0.74
在 45 岁暴露辐射						
男性	0.13	0.039	0.17	0.21	0.049	0.26
女性	0.24	0.032	0.27	0.60	0.061	0.66
在 55 岁暴露辐射						
男性	0.10	0.028	0.13	0.16	0.041	0.20
女性	0.16	0.021	0.18	0.38	0.03	0.41

注：女性风险高在于女性乳腺癌、卵巢癌、肺癌发病率高。来源：国际放射性防护委员会，1997。

许多致癌物、免疫系统调节剂以及抗肿瘤药物都能引起人体肿瘤的发生、发展。目前致癌假设理论认为，癌症只有达到一定程度积累后才会出现细胞癌基因异常表达（扩增）或肿瘤抑制基因异常变化（删除或突变）。正常细胞有多个生长控制点，必须规避允许一个细胞成为永生，在细胞变得具有攻击性、随后具有转移性之前，需要基因表达额外变化。即使是低剂量辐射也可以诱导细胞后代出现遗传不稳定性，并且这种不稳定可以持续长达 50 代。突变率在后代中升高，产生越来越多转化性后代。持续性辐射施加于细胞质中，会增加后续突变风险；“旁观者效应”的存在甚至可以导致附近细胞发生基因突变，这可能产生了可溶性辐射副产物分子[60]。

23.5.8.2　皮肤辐射性损伤

辐射性皮肤损伤晚期效应包括真皮萎缩和毛细血管扩张，最快在辐射暴露 6～12 个月后出现[61]。在高剂量暴露 1～5 年期间，皮肤可能会出现萎缩、溃疡和深部纤维化等症状。重复暴露可能导致表皮增生和角化过度。萎缩性皮肤较薄、柔软、粗糙，更容易受到伤害。如果在这个阶段发生溃疡，愈合欠佳，因为存在不充分的血管供应。长期来看，可能造成慢性皮炎，伴随着肿瘤发病率增加，尤其是鳞状细胞癌[2]。

23.5.8.3　白内障

众所周知，人和动物遭受辐射暴露后，容易形成白内障。然而白内障是临床上一种常见与衰老有关疾病，在跟踪辐射作为一种危险致病因素方面，白内障非常重要。眼睛遭受辐射暴露后，导致部分晶状体不透明。症状通常在辐射暴露几个月后才观察到，潜伏期平均为 2～3 年。与普通老年性白内障不同，辐射白内障几乎没有进一步恶化，视力障碍不常见。辐射白内障可能与和辐射相关癌症不同，其可能存在一个“阈值”，低于该阈值时，不会产生影响。

辐射诱发白内障通常发生在后囊区[61]，可以进展到全层，甚至核浑浊。来自 GCR、γ 射线或中子能量沉积与晶状体成分发生电离反应，主要是水，反过来又产生游离羟基和其他自由基。这一过程可能是由于与年龄相关抗氧化剂浓度降低而进一步增加氧化损伤。典型晶状体浑浊表现为多个空泡、羽毛状、网络条纹。后囊白内障最常见的一种并发症为眩光[62]。

空间辐射造成白内障风险很难从动物试验推演到人类，部分原因是物种对辐射暴露敏感性不同。在人类中，急性单剂量辐射暴露比长时间多剂量暴露更容易导致白内障。人类遭受光子辐射单剂量阈值为 2 Gy（200 rad），如果给予剂量 4 Gy（400 rad）则超过 3 个月，如果给予剂量 5.5 Gy（550 rad）则超过 3 年[63]。来自几个研究人员的报道：尽管给予高能重粒子（HZE）暴露，但是晶状体上皮细胞活动最终恢复正常。在高能重粒子（HZE）暴露导致白内障时，其阈值剂量差异为定量，而非定性。在辐射暴露诱发白内障方面，质子能量范围似乎不比光子更广。然而，混合 γ 射线和中子辐射阈值可能低于 1 Gy（100 rad）。采用相对生物学效能（RBE）计算出原子弹爆炸中中子暴露值为 32，甚至可能比较低剂量还要高[64]。重离子相对生物学效能大多数与中子类似，但可能高达 200。

在实际应用时，采用客观分类方法，评估临床白内障现状及发展，目前几项课题正在进行这项研究。将 LOCS－Ⅱ、Ⅲ主观分类系统与客观技术进行比较，包括“边姆夫鲁格”数码相机图像分析法及图像后方映光图像分析[65,66]。几项研究已经证明了这种方法在后囊下白内障的应用价值[67]。目前这些方法用于评估航天员白内障发病率和特点，作为约翰逊航天中心航天员健康纵向研究内容的一部分。初步研究结果表明：当航天员飞出地磁层（到月球）或在高空飞行时，暴露于高能重粒子（HZE）辐射时，其白内障发病率较高（如图 23－12 所示）[68]。

2.5.8.4 神经系统

柯蒂斯等人[69]推测，在星际空间飞行中，人体中枢神经系统中每一个核（面积预估 100 μm^2/核）将每三天遭受一次质子袭击、每月一次 α 粒子袭击与一年一次更高能量粒子袭击。美国国家科学院关注不可再生细胞系统损伤，特别是中枢神经系统，尤其是其遭受高能重粒子（HZE）辐射时。辐射对神经元长期影响存在相当大不确定性，但莱特及其同事对兔视网膜辐射研究表明：其初始辐射诱导 DNA 损伤可以修复，但 DNA 变性会随着年龄增长而累积，这是因为 DNA 修复过程中辐射的长期影响[63]。辐射导致的这种变性，最严重会引起早发性痴呆和小脑功能障碍。在动物模型中，随着年龄增长，可观察到神经元迟发性退行性损伤和行为改变。

在 1～5 年中间期，随着血管性疾病发展，CNS 放射性坏死仍可发生，可以在暴露后持续长达 15 年。在辐射暴露 7 年后，可观察到癫痫发作。随着血管变化发展，认知能力

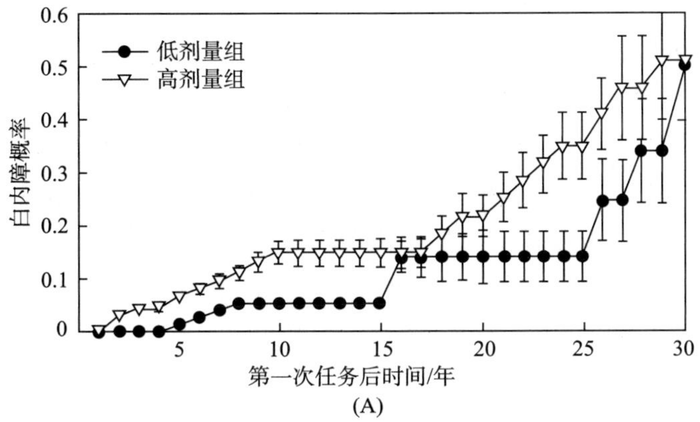

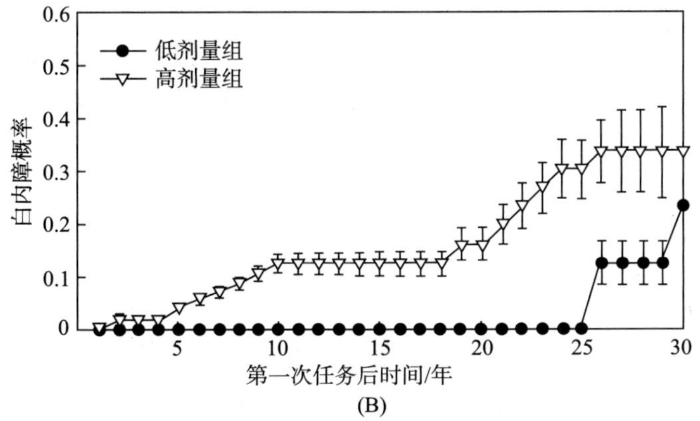

图 23-12 NASA 航天员第一次太空任务后低剂量组（低于 8 mSv，平均 4.7）和高剂量组（高于 8 mSv，平均 45）白内障的发生概率和标准误差。A 为所有白内障数据；B 为无症状白内障数据。白内障症状定义为小点浑浊化，视敏度没有明显降低

和运动性能下降。暴露于 45～60 Gy（4 500～6 000 rad）剂量辐射 11～20 个月后，已观察到脑干和脊髓放射性炎症，辐射暴露 5 年或更长时间则观察到了恶性颅内肿瘤。

23.5.9 电离辐射与其他飞行健康因素相互作用

23.5.9.1 细胞及免疫功能

在太空长期驻留期间，人体免疫功能评估表明微重力对细胞和体液免疫功能造成影响（参见第 15 章）。与外界隔离、应激增加和睡眠减少都可能导致这些功能下降[70]。然而微重力环境本身似乎诱发了一种独特的细胞基因表达模式，至少在体外条件下评估如此。在航天飞机任务中开展相关研究，人肾细胞在微重力环境中生长了 6 天，然后在飞行过程中予以固定，带回后分析其基因表达变化。结果表明：暴露于微重力后，基因表达模式已经发生改变，包括热休克蛋白和切应力反应基因。还注意到特异性转录因子表达增加，例如，Wilms 瘤基因锌指蛋白和维生素 D 受体[71]。试验结果与双子星 11 号飞行中获得的结果对比，得出结论为在轨飞行[72]和太空实验室飞行中，微重力和辐射没有协同效应；在航天飞行中培养 Wistar-38 人胚肺细胞生长曲线没有表现出显著差异。在天空实验室试

验任务中，采用分析技术包括显微分光光度术、相差镜检术、扫描及透射电镜技术以及航天飞行实验组与地面对照顾组之间染色体 C -或 G -带绑定技术[73]。

在解释微重力引起分子、细胞、组织或器官层次功能变化时，已经假设了几个机制。在微重力和电离辐射之间存在协同作用方面，基因表达变化特别是在 DNA 修复、激素与细胞因子产生时，被认为尤为重要[74-76]。欧洲空间局研究人员发现暴露于在轨电离辐射的昆虫胎儿组织比在轨未遭受暴露的对照组出现更多异常。从这些试验中得出结论为微重力与 GCR 之间有协同效应[77]。20 世纪 70 年代末，格里戈里耶夫及其同事[78,79]报道过辐射和微重力之间协同效应，其致使莴苣种子和卤虫幼虫（卤虫属）染色体出现异常。在生物卫星Ⅱ试验任务中，研究表明：空间辐射对甲虫、黄蜂和苍蝇（果蝇）蛹和幼虫发育存在时间效应[80]。

如果在这些航天飞行研究中注意到基因表达差异合理有效，那么暴露于电离辐射可以显著影响细胞反应和修复机制。这一推断与早期载人航天飞行存在辐射敏感性观点相反，其认为微重力不会发挥显著作用[81]。

23.5.9.2　有毒的航天器推进剂

与航天飞行有关许多化学物质都具有潜在有害影响。例如，肼、四氧化二氮及其燃烧副产物对人体组织产生毒性危害，也有致癌作用；其与电离辐射结合，可能产生叠加效应。从航天器内结构部件中挥发的化合物进入密闭环境中（详见第 21 章），已经建立这些物质控制水平，以防止其产生毒性效应直接危害航天员健康。然而其中部分物质可以通过增加氧化应激反应或降低细胞对氧化应激的自然防御机制而产生细胞损伤。因此，同步电离辐射与吸入或吸收空气中化学物质产生协同作用，导致靶器官产生细胞损伤。

23.5.9.3　加速度与振动

在航天器发射和返回过程中，航天员暴露于加速度作用力的时间通常很短暂，大约持续几分钟，因此不是改变放射性诱导生物效应的一个主要因素。目前关于加速度作用力与辐射的共同作用，只进行了有限研究。本德及其同事主要集中观察动物细胞层面反应；安蒂波夫及其同事关注整体生物效应。根据暴露时间和强度，可观察到适度协同与拮抗作用。在加速过程中辐射耐受能力略有提高，这是由于加速度引起缺氧导致氧化应激降低[82]。

在飞行过程中暴露于振动时间也很短，主要是在发射和着陆时，并不认为其能改变辐射生物效应。前期有限研究表明：振动协同作用或拮抗作用，取决于暴露时间和强度[82]。

23.5.9.4　行星表面的尘埃

在月球和火星任务中，航天员可能会暴露于行星表面尘埃粒子中。设想在行星表面驻留时，有空气净化系统以清除尘埃粒子，这个系统将借助行星引力运行。然而这里重力场低于地球的重力场，在粒子沉淀之前，其长时间处于悬浮状态，从而增加了吸入机会。研究发现，月壤具有化学惰性，其主要由二氧化硅组成，但它的角形和硬度使其具有耐磨性，特别是对于航天服组件。长时间吸入这些尘埃粒子可产生肺泡炎性病变。远程测量和分析表明，火星表面风化层存在化学反应[83]。吸入肺部系统尘埃粒子发生氧化或还原反应时，造成肺损伤风险，但随着诱导发生慢性炎症反应，局部反应可能与暴露于肺部电离辐射发生协同作用。

23.6　急性电离暴露临床表现

23.6.1　辐射暴露临床表现

虽然在工业上最常见急性辐射事件仅仅涉及局部皮肤暴露，但在航天飞行环境中面临急性辐射事件时，最有可能的是整个身体暴露于太阳粒子事件中。对于在地球低倾角近地轨道上航天器，即使是显著太阳粒子事件辐射也几乎无法检测到。然而，航天器在地磁场外与地球同步的行星外空间飞行时，面临高度暴露，航天员遭受辐射剂量完全取决于屏蔽防护。例如，1972 年 8 月 4 日发生了一次 SPE 事件，其中涉及有史以来记录到最大粒子通量，皮肤暴露值迅速超过每年和职业暴露限制数值。在峰值强度期间，在2 g/cm^2 当量铝防护下，平均辐射剂量当量为 1.5 Sv/h (150 rem/h)[84]。在此期间航天员进行出舱活动，其遭受辐射剂量肯定会超过确定的临床效应阈值。

暴露于几个希韦特（几百雷姆）辐射可能会被忽视。暴露个体可能完全没有意识到，并且在数小时后也没有症状出现。在暴露早期，辐射暴露诊断依据剂量学测定指标。根据辐射总剂量和时间，确定电离辐射剂量特异性反应特点，并受个体差异、治疗水平及其他因素的影响。已存在的疾病、应激、免疫缺陷、感染及膳食缺乏都与个体存活负相关。伴随着重大损伤时，如重大创伤，急性辐射综合征可能特别严重。免疫和成纤维细胞反应性放射损伤会明显延迟伤口愈合。

23.6.1.1　急性辐射综合征

急性辐射暴露引起的主要症状可预测，这取决于所遭受辐射剂量：1～5 Gy（100～500 rad）剂量辐射暴露会产生所谓造血综合征；5～20 Gy（500～2 000 rad）剂量辐射暴露会产生胃肠道综合征；超过 20 Gy（2 000 rad）剂量辐射暴露会导致中枢神经系统综合征。依据三种综合征各自潜在病理生理机制，表 23 - 10 总结了其典型体征和症状。

表 23 - 10　全身暴露后急性辐射综合症的特点

死亡的主要原因（潜伏期）	致死剂量范围/Gy	细胞潜在变化	前驱期症状及体征特点	主要症状及体征	死亡时间（暴露后）
造血异常（2～3 周）	2.5～10	骨髓细胞坏死	厌食、恶心、呕吐	瘀斑、紫癜、黏膜出血、感染	2～3 周
胃肠异常（3～7 天）	10～50	黏膜干细胞坏死、有丝分裂停止	厌食、恶心、呕吐	发热、血性腹泻、体液及电解质流失	5～12 天
急性能力丧失（15 min～3 h）	>50	尚不清楚；直接损伤内皮细胞，极高剂量时神经元坏死、脉管炎	厌食、恶心、呕吐、神志错乱、共济失调、焦虑	冷漠、昏睡、困倦、震颤、抽搐、昏迷	10～36 h

来源：法哈尔多，等[61]。

23.6.1.2　全身辐射暴露急性反应的时间序列

在经过低到中等剂量急性电离辐射后，出现短暂前驱期症状，一般持续 48～72 h，当辐射剂量大于 10 Gy（1 000 rad）时，几乎不存在前驱期症状。在此阶段，骨髓细胞、淋巴组织及胃肠道中受损细胞可能释放化学介质，这些化学介质释放在 8～12 h 达到高峰，它们通常在暴露 48 h 后被巨噬细胞清除。当辐射剂量小于 10 Gy（1 000 rad）时通常会出现疲劳、乏力、精神萎靡、冷漠和虚弱症状。神经肌肉症状包括头痛、失眠、注意力不集中、偶尔头晕或眩晕。心理学症状包括抑郁、消沉甚至绝望。胃肠道症状可能包括异常味道和气味，辐射暴露后 2 h 内出现胃部不适，辐射暴露后 5～8 h 出现厌食、恶心、呕吐，通常在 12 h 后消退。腮腺出现典型疼痛水肿。在辐射暴露后 3～7 天内出现腹泻、肠痉挛、脱水及体重减轻。当遭受剂量为 7.5～10 Gy（750～1 000 rad）辐射暴露时，常常会出现血压下降、脉搏率增加，这是由血液循环低血容量所致。这些影响可以导致冠状动脉疾病患者过早死亡。在辐射暴露后 3～4 天里出现口腔溃疡，这通常与真菌过度生长有关。在辐射暴露后 1～3 天里皮肤出现红斑。超过 24 h 辐射暴露后，根据剂量总结了预期急性效应（如表 23－11 所示）。

表 23－11　既定剂量辐射暴露 24 h 后预期急性辐射效应

症状	有效辐射剂量/rad(Gy)[a]		
	ED_{10}	ED_{50}	ED_{90}
厌食	40 (0.4)	100 (1)	240 (2.4)
恶心	50 (0.5)	170 (1.7)	320 (3.2)
呕吐	60 (0.6)	215 (2.15)	380 (3.8)
腹泻	90 (0.9)	240 (2.4)	390 (3.9)
红斑	400 (4)	575 (5.75)	750 (7.5)
脱皮	1 400 (14)	2 000 (20)	2 600 (26)

注：[a]有效剂量为导致多少百分比暴露者产生辐射反应的特定剂量；ED_{10} 为导致 10％暴露者出现反应的辐射剂量。

潜伏期相对无症状，这段时间为从细胞损伤开始到受损细胞出现修复和再生的临床表现时间，通常持续 3～20 天。在辐射暴露后 7～10 天，有丝分裂活动下降导致不完全性、暂时性脱发。存活干细胞数量取决于并发症持续时间和强度，如全血细胞减少、感染性疾病，由于这些细胞在有丝分裂活跃组织中是再生细胞（损伤修复）的唯一来源。

恢复期特点为干细胞更新骨髓和胃肠道黏膜中死亡和受损的细胞。恢复水平取决于辐射剂量和可用医疗资源（如表 23－12 所示）。在最低程度上，治疗应包括补充液体及电解质，给予姑息治疗。造血综合征需要更多有力医疗支持，包括补充血液制品，感染隔离并针对性应用抗生素治疗。胃肠综合征可能需要给予口服或肠外营养支持。高级治疗可能包括给予相容骨髓移植或免疫粒细胞-巨噬细胞刺激因子。如果辐射探测设备运行正常，对遭受急性全身辐射暴露乘员予以鉴别诊断不成问题。然而，如果在急性辐射暴露期间（例如在 SPE 期间进行出舱活动），此时实时辐射剂量测定设备并没有在乘员身边。依据临床症状可以做出粗略暴露指标估计。暴露后 3 h 内呕吐表明遭受高剂量辐射暴露。突发剧烈血性腹泻意味着遭受了致命剂量辐射暴露。早期淋巴细胞计数下降表明造血器官遭受了辐射损伤，但辐射暴露后血小板和多形核白细胞（PMN）是制定治疗指南的最重要依据。由于骨髓炎性反应，导致多形核白细胞（PMN）释放增加；多形核白细胞（PMN）与干细胞不同，不容易受到伤害。在遭受亚致死剂量辐射暴露 3～4 周后，由于粒细胞储备耗尽，导致中性粒细胞减少。暴露 24 h 后淋巴细胞计数是粗略估计整体剂量和预期临床后遗症的指标（如表 23－13 所示）。目前在研发航天飞行过程中淋巴细胞计数的方法。

表 23－12　给予半致死剂量辐射暴露时治疗和不治疗的反应

健康成人的预期反应	辐射剂量
血液细胞计数变化	50
呕吐的有效阈值	100
死亡的有效阈值	2Gy (200 rad)[a]
半致死剂量辐射暴露时给予最低治疗	3.5 Gy(350 rad)
半致死剂量辐射暴露时给予支持性治疗	5 Gy(500 rad；范围为 4.8～5.4 Gy)
半致死剂量辐射暴露时给予先进的治疗	10 Gy(1 000 rad)

注：[a](ED_{10}＝2 Gy；ED_{50}＝2.85 Gy；ED_{90}＝3.5 Gy)。来源：维克多帮德，国际放射性防护委员会—SC75 报告。

表 23－13　急性辐射暴露后 24 h 淋巴细胞计数与辐射剂量及预期临床效应的关系

淋巴细胞计数	辐射剂量及预期临床影响
＞1 500/mm^3	辐射轻微，不需要治疗
1 000～1 500/mm^3	低剂量辐射，在辐射暴露 3～4 周后，对轻度抑制多形核白细胞和血小板有治疗必要
500～1 000/mm^3	中剂量辐射，对于中到重度损伤给予治疗，在辐射暴露 2～3 周后出现出血或感染
＜500/mm^3	高剂量辐射，对于重度损伤给予治疗，可能致死，在辐射暴露 2 周时，全血细胞减少
检测不到	极高剂量辐射，需要时给予姑息治疗，存活不可能超过 2 周

鉴于失重环境引起人体广泛生理变化，包括红细胞数量减少、免疫功能下降，在长时间航天飞行中，辐射暴露后出现症状阈值及剂量-反应关系与在陆地上是否一样还有待观察。航天飞行生理效应看起来似乎并不有利，但是，尚需要进一步调研。

23.6.2　临床病例处置

对一个遭受全身辐射受害者给予适当治疗，需要强大医疗资源和消耗品如抗生素、血液制品等，这在任何偏远区域医疗资源将迅速耗尽。对急性辐射综合征治疗方式和辅助支持的选择，包括任何可预见航天器补给、储存以及有保质期限值的用品。在设计空间飞行器医疗设备配置计划时，必须考虑全身辐射暴露后急性综合征的需求，包括现场救治和将患者转运回地球的需求，以及从运营角度来看可接受的风险水平。在轨航天员医疗主管训练水平是一个至关重要的因素。在航天飞行中，面临轻微急性辐射暴露后，期待非职业医生乘员提供医疗支持不合理。按照辐射暴露剂量进行损伤分类，可以做出有用决定。在这种分类方法中，辐射暴露达到 2 Sv（200 rem）被视为轻度，有生存可能；辐射暴露达到 2～7 Sv（200～700 rem）被视为中度，有可能生存；辐射暴露超过 7 Sv（＞700 rem）被视为重度，不可能生存。

人体遭受持续性严重辐射暴露时，其生存主要决定因素为应对全血细胞减少导致后遗症的能力，包括随之而来的抗体生成能力降低和吞噬作用减弱。临床问题包括皮肤或黏膜损伤后发生易感性感染及脓毒症，胃肠道上皮细胞紧密连接完整性丧失以及出血性血小板减少症。辐射暴露后生存到 5～6 周表明骨髓恢复正在进行。

23.6.2.1 初始治疗

在骨髓恢复之前，最初关注治疗问题为感染。主要内生细菌菌群为大肠杆菌、肺炎克雷伯菌、铜绿假单胞菌、金黄色葡萄球菌以及白色念珠菌等。当粒细胞减少导致发热持续约 2 周或直到白细胞计数超过 5 000/μL 时，应用协同抗生素治疗，例如，具有克拉维酸晚生代 β-内酰胺或具有氨基糖苷单环内酰胺类药物；当患者在血培养试验中显示真菌阳性或其发热对抗菌剂治疗没有反应时，应给予抗真菌剂如氟康唑或两性霉素。脓毒症休克支持治疗也需要注射类固醇，例如，甲基强的松龙。

当患者血小板计数低于 50 000/μL 时，伴随活动性出血，如果有可用血小板，应输注血小板；当患者血小板计数低于 20 000/μL 时，应预防性补充血小板，同时应补充红细胞和血浆。

发生恶心时应该予以对症治疗，给予止吐药如丙氯拉嗪、异丙嗪。治疗胃肠道异常可能需要血液制品及静脉补液，通过外周或中央静脉补充营养。辐射暴露引起的皮肤损伤视为烧伤，按照其灼伤程度和表面积处理。使用乳酸林格氏液、外用抗菌霜以及凡士林纱布对皮肤损伤区域进行初步处理。因为在行星外空间飞行的航天器没有空间储存足量静脉输液，在这种情况下，通过从现场饮用水制造无菌液体来实施肠外支持。

23.6.2.2 高级的及确定性的治疗处理

这里描述先进治疗方法是目前为止超出了任何已经运行过航天器上医疗设施所及范围。当患者遭受辐射暴露超过 4 Gy（400 rad）时，骨髓移植可能是唯一拯救生命的机会，应该在辐射暴露后 1～2 周实施。自体骨髓优于异源骨髓，它可以避免诱导移植物产生抗宿主反应。在准备外太空飞行任务时，飞行前采集所有乘员自体骨髓，并将骨髓储存在防辐射冰箱中进行冷藏。可以使用骨髓刺激剂，例如，刺激红细胞前体的重组促红细胞生成素、粒细胞和粒细胞-巨噬细胞刺激因子刺激白细胞前体。可以使用免疫调节剂，例如，白细胞介素-2、白细胞介素-3，以激发粒细胞生成和免疫功能。

23.6.2.3 目前航天器的医疗保障能力

目前运行航天器仅仅限于近地轨道，遭受急性临床辐射综合征可能性极小，因为这只有在发生大的太阳粒子事件时进行出舱活动才有可能发生。然而面对这样的事件，应对程序必须准备到位。当遭受急性辐射损伤时，航天飞机上回廊和急救医疗包能为乘员和医疗主管提供基本医疗保障支持（参见第 5 章）。这些组包内容包括有限的静脉输液用品、静脉止吐药物、呕吐物容器及口服止泻剂。还包括皮肤损伤急救用品，如应用于红斑的药膏和绷带，以防止损伤表皮破裂。实际上脱屑性溃疡按照烧伤处理，给予局部抗生素及敷料。用于感染治疗的口服及外用抗生素的选择将受到限制。国际空间站医疗包覆盖了航天飞机上所有药品，且数量更多，以及扩展先进生命保障系统具有呼吸支持、心电监测、除颤及起搏的能力。国际空间站在轨医药保障能力可维持急性重病病情的稳定，但不能支持超过 48 h。

近地轨道医疗决策包括将生病乘员撤离到地球医疗机构救治。在对遭受严重辐射暴露乘员实施救治时，将其返回地面救治是可行的，这取决于航天器的“安全”要求（例如，如果需要的话，该站转运工具在自动模式下继续操作）和着陆地点的机会。在大多数情况下，预计在 24 h 内可以从近地轨道返回到地球三级医疗机构。这对于深空探索性任务而言，情况并非如此。月球基地可能需要更广泛安全防护，需要对乘员实施局部处理，才能使其耐受 2～3 天安全返回地球。乘员远离地球进行火星探索，不可能为了积极治疗辐射综合征，而中止任何任务及时返回地球进行救治。针对这些探索任务，配置的医疗能力应比近地轨道任务更强大。

23.7　辐射致敏和防护因子

辐射增敏剂（与辐射产生协同作用的因子）包括化学物质（例如，多环芳香烃、芳香胺、肼/偶氮化合物、金属、丁酸）、药物（例如，补骨脂素、嘌呤和嘧啶类似物、紫杉醇、放线菌素 D、羟基脲、米索硝唑）、内源性因子（例如，激素、表皮生长因子、感染的存在、内毒素或高热）或与航天飞行相关因子，例如，振动、噪声、非电离辐射及可能的加速度作用力[76]。

另一方面，当面临辐射暴露时，辐射防护剂可能会减少来自辐射源的电离辐射所致伤害，例如，细胞死亡和突变的诱导。辐射防护剂已在军事医学（核战争）和临床医学（射线肿瘤学）应用。在有效性方面，理想辐射防护剂必须在辐射暴露时使用，靠近遭受辐射暴露的目标（并保持在那里，直到破坏性行为停止），保护个体免受来自多方面的伤害[85-88]。在实际中，理想辐射防护剂可以通过口服或肠外道给药，能有效维持数天到数周（或可以反复使用）；它对绩效产生的影响很小，不会产生毒性累积反应，且副作用很小；并能与其他药物兼容；其必须有较长保质期（2～5 年）。虽然对数百种辐射防护剂进行了研究，但是到目前为止，理想辐射防护剂尚未确定。

许多抗癌化合物来自于天然原料（如表 23 - 14 所示）。事实上，从天然物质中获得这些药物，既适合于人体应用，又能维持其生物活性。然而对于整个飞行任务团体（特别是长期任务）而言，不可能总是提供新鲜食物和蔬菜，因此必须研制保障这些营养物质的方法，特别要考虑其化学性保护作用。

表 23 - 14　植物中化学性辐射防护剂天然来源

化合物	来源
N -乙酰半胱氨酸、烯丙基硫醚	洋葱、大蒜、香葱、青葱
二硫酚硫酮、吲哚- 3 -甲醇	十字花科蔬菜

续表

化合物	来源
异黄酮、植物雌激素	大豆
松烯物质、抗坏血酸	柑橘类水果
姜黄素	姜黄
类胡萝卜素、抗氧化剂	黄色蔬菜、水果
多酚物质、黄酮	绿色或红茶、水果、葡萄酒
鞣花酸、阿魏酸	全谷物、蕃茄、胡萝卜、柑橘类水果

许多潜在化疗药物在临床前和临床中试验时经历了广泛抗癌或防癌特性测试。大多数辐射防护剂的临床经验来自射线肿瘤学[89,48]。化学物质氨磷汀（WR－2721）已经在这个背景下进行了对比研究[48,90-93]，还有米索前列醇[48,94]也进行了同样研究。抗氧化剂，例如，维生素C、维生素E、β－胡萝卜素、硒、N－乙酰胱氨酸和α－硫辛酸，被推荐作为外太空任务辐射防护剂。因为辐射导致损伤发生在多层次、多方面上，一种组合辐射防护剂代表主要类别预防分子可以添加到日常预防方案中。这种方案可能包括以下一种或多种物质：视黄醇乙酸酯、烯丙基硫醚、鞣花酸、茶多酚、萜烯、异黄酮、异硫氰酸酯、吲哚类、黄酮类、植物雌激素、抗炎药以及蛋白酶抑制剂。此外，对其他几种辐射防护剂及其相关效应也进行了研究[66,95,96]。经过测试，辐射防护剂对高能重粒子（HZE）防护作用有限，几项研究都集中在减少细胞突变发生率[97]或减少暴露动物诱发癌症数目上[98-100]。

23.8 非电离辐射生物学效应

高等生物对于紫外线辐射已经有了有效防护机制，例如，角质层和黑色素表皮层，以保护其DNA免受较短波长紫外线辐射生物学效应。生物遭受辐射损伤风险与特定光谱范围和暴露组织的有效辐射有关[101]。短波长紫外线辐射不会渗透到细胞核中，但对细胞膜造成损伤。长波长（240～400 nm）紫外线辐射穿透细胞，导致蛋白质光化裂和核酸二聚反应[102]。紫外线杀伤效果主要在于核酸改变，而不是蛋白质失活。在复制和转录过程中产生主要光产物——环丁烷嘧啶二聚体，具有高度破坏性。紫外线在相同DNA碱基内或DNA分子间有产生交联的特定倾向[8]。采用300～600 nm光波可以修复环丁烷嘧啶二聚体，该修复细胞不需要能量，且无差错；或进行切除修复，需要细胞能量，可能不准确。

23.8.1 眼睛效应

与皮肤不同，眼角膜外层由活细胞构成。三种类型紫外线辐射可能会损坏角膜。这是航天飞行中面临的一个重要问题，值得关注。紫外线辐射可以在90 min内导致光性角膜炎和感光性结膜炎，又名“雪盲症”，通常发生在暴露时眼睛未保护，暴露后4～12 h为无症状期。发生角膜炎后，眼睛对波长为270 nm光波最敏感，角膜反应光谱阈值为4～

14 mJ/cm^2。症状包括感觉"眼睛里有沙子"、畏光、视力模糊、眼睑水肿、流泪、眼睑痉挛。在角膜荧光染色上可以看见水平染色带，显微镜下可以看到急性角膜溃疡，急性症状持续 24 h，不适症状在暴露 36～48 h 后消失。

光性角膜炎治疗包括检查和去除任何眼内异物，如隐形眼镜。可给予局部麻醉来缓解疼痛，但应限制重复使用。如果睫状肌痉挛严重，应该滴入睫状肌麻痹散瞳剂。应使用抗生素药膏，其次是给予眼睛敷料和采取防护措施，在 12 h 后去除敷料，重新检查，再应用抗生素。如果疼痛严重，在上述措施无法控制时，应使用口服止痛药。一般不宜使用外用类固醇激素，它可能会干扰表皮细胞再生。除了全层损伤外，在几天到一周内，角膜上皮会愈合和再生；全层损伤会产生疤痕。

UV－A 照射（350～380 nm）可产生晶状体荧光，这不至于产生伤害，但在没有视觉光源的视网膜上，可以产生一种不寻常薄雾感。长时间或非常高剂量暴露可导致晶状体浑浊，特别是在晶状体后囊区域[95,103-105]。实验啮齿动物暴露于 295～320 nm 波长光波，其辐射阈值（依据波长）为 0.15～12.6 J/cm^2，产生白内障。

眼睛对入射光有两种聚焦（折射）机制，即角膜凸面和晶状体双凸面。眼介质将光线传递到视网膜，在遭受辐射暴露时，视网膜色素上皮细胞暴露水平大大提高。当过度暴露于电离辐射时，上皮层非再生特性增加了潜在后果。视网膜色素上皮细胞是眼底损害时检测到的首要组织。高水平辐射暴露还可损伤脉络膜和神经视网膜，可造成永久性视野缺损。如果涉及中央凹和黄斑，将特别严重。

23.8.1.1　估计与观察活动相关的风险

通过航天器窗口向舱外观看，无论是观测地球，还是观察轨道航天器，均是乘员最喜欢的一项活动。太阳光谱没有因受到地球大气阻挡而衰减，因此，太阳直接辐射暴露危害大于地面暴露，后者受到地球大气保护。需要对窗口透光率和乘员护目镜的保护性进行仔细分析，以避免乘员暴露于电磁辐射危害水平。

人类暴露于非电离辐射最佳信息来源可参照美国政府工业卫生学会（ACGIH）制定的阈值限值和生物暴露指数，其依据四种途径阐述了评估辐射暴露效应的方法：暴露于可见光源（感兴趣区域为 400～1 400 nm）的视网膜热损伤，慢性暴露于蓝光（感兴趣区域为 400～700 nm）的视网膜光化学损伤，未受保护皮肤或眼睛暴露于紫外线辐射（感兴趣区域为 180～400 nm）的损伤，暴露于红外光源（感兴趣区域为 770～3 000 nm）的角膜或晶状体损伤。ACGIH 方法包括评估已知光谱分布方法，并提供一种计算暴露于光源时间的方法，或直接计算皮肤暴露于紫外线照射的总时间，然后测量分子产生的效应。这个"眼睛暴露光线时间"可以用于指导乘员确定合适暴露时间。图 23－13 依据入射光对视网膜造成光危害的波长和光谱，显示了损伤可能性峰值[106]。

评估一个既定暴露需要考虑几点。首先，ACGIH 值不能作为安全和不安全条件之间的界线。相反，应该作为一个指南，并记住与实际数据有关误差足够大，有必要进行个案分析。其次，由于现有数据库统计数据不足，因此，在极限情况下会考虑误差范围。对视网膜热（可见光）危害来说，在计算时，"安全"因子 10 与暴露源有关；当暴

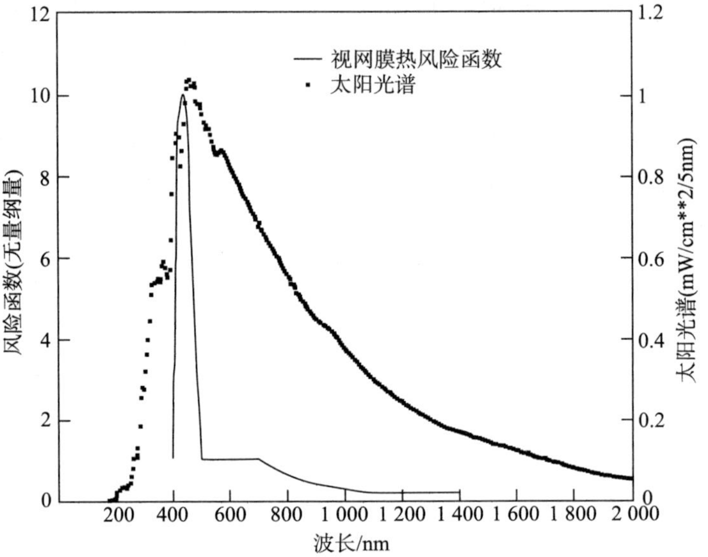

图 23-13　太阳光波谱造成潜在视网膜热损伤可能性，基于美国政府工业卫生学会（ACGIH）蓝光风险函数[106]

露于蓝光时，安全因子为允许暴露限值。对于暴露于红外光线，至少处于这个安全范围边缘，提示存在危险。针对暴露于皮肤或眼睛的紫外线，没有安全边界，既定限值基于分子重组剂量。再次，应该指出的是，允许限值基于分子损伤剂量，并且这些限值通常远低于导致临床可察损伤的剂量。最后，计算时间应与身体自然对抗反应时间相权衡。例如，如果暴露于太阳下，依据视网膜热损伤途径，时间计算为 5 s，然后评估直接观看太阳暴露时间为 5 s。在这种情况下，观看太阳导致的疼痛，致使一个人在达到限定值之前转头避开太阳，即使这个时间非常短暂。在评估经过每种途径风险时，应考虑这些因素。

在评估特定观看条件时，评估观看可见光视网膜热损伤应依据这些因素：观看可见光时间、窗口透射比、日照角、太阳分光照度。当暴露时间超过 1 000 s（约16 min）时，人类暴露应限制在 10 mW/cm^2。通过计算，暴露太阳光谱能量限值是 5.9 mW/cm^2；该值大约为长时间暴露限值的一半，因此可以接受。分析了国际空间站窗口透射比，结果表明：如果在舱内乘员未对眼睛给予保护，只在窗口暴露几秒钟，存在损伤眼睛视网膜和其他部位的风险。窗口材料（氟化镁和硼硅酸盐）可以防护部分紫外线和红外线光，但对其他波长光谱没有防护作用。各种类型太阳镜已经进行了测试，检测其阻挡或过滤光线的能力，其中最关注其波长。在这些提供足够保护和已批准应用的眼镜中，小于 400 nm 短波光线透光率小于 2%，400～700 nm 范围光线透光率小于 10%，波长超过 700 nm 光线透光率小于 30%。乘员戴着这些太阳镜时允许通过窗口的“观看时间”从几秒延长至数分钟或数小时，直到取下眼镜（如表 23-15 所示）。

表 23－15　国际空间站上避免眼睛损伤的窗口观察允许时间

光波及损伤途径	光的波长/nm	损伤时间(不戴太阳镜)	损伤时间(戴太阳镜)
紫外光	180～400	36 min	>8 h
蓝光(直接持续暴露)	400～700	4.41 s	30.35 s
视网膜热源	400～1 400	1.71 s	>1 h
红外线	770～3 000	27 min	>8 h

23.8.1.2　在轨视觉研究

在航天飞行中，对在轨视觉研究（VIPOR）项目进行了辐射危害分析，旨在针对性解决通过窗口观察非电离辐射危害。根据这项研究，在航天飞机上，乘员未戴防护眼镜时通过侧面窗口观看外太空时间（或出舱活动乘员，通过调整头盔遮阳板观看）应限制在 2 s 以内，这是因为来自几种波长光线会导致潜在性伤害。暴露时间限值：暴露于蓝光（L_{blue}）时间限值为 1.23 s，暴露于紫外线（200～315 nm）时间限值为 3.36 s。基于相应瞳孔尺寸分别为 5 mm、6 mm、7 mm，则暴露于红外线（红外光）时间限值分别为 11.7 s、2.6 s、0.4 s。因为人眨眼反射时间为 0.15～0.2 s，因此，一般认为，光热导致视网膜损伤风险较低。然而鉴于所有非电离辐射波长整体性风险，航天飞机上乘员应佩戴强化性保护眼镜（阻挡蓝色偏光太阳镜），此时窗口保护罩从侧面移除，其直接面临阳光照射。

23.8.2　皮肤影响

暴露于 UV－B 和 UV－C 波长产生光化效应，取决于波长和暴露持续时间，以及存在的黑色素或光敏剂。皮肤对紫外线照射敏感的药物包括：抗菌剂如外用杀菌剂、六氯酚、口服磺胺类药物、四环素、氯丙嗪、水杨酸、口服避孕药等。黑色素可以使最小红斑剂量（通常为 6～30 mJ/cm^2）增加一个等级。观察结果与地面晒伤相似，包括红斑（有 4～8 h 潜伏期）、起泡（暴露后 8～48 h）和脱屑（暴露后 48 h 以上）。暴露于 UV－A 和 UV－B 组合时会加剧红斑反应。皮肤对 295 nm 波长光线最为敏感，波长较长紫外线（295～315 nm）会产生更严重和更持久红斑反应。持续暴露于紫外线辐射后，皮肤会变得粗糙、皱纹、暗黑（“农民皮肤”或“水手皮肤”），特点为表皮增厚、光化性变化，例如日光性和脂溢性角化病。

在早期阶段，暴露于紫外线辐射，尤其是 UV－B 辐射时，皮肤易患基底细胞癌、鳞状细胞癌和黑色素瘤[107]。存在 DNA 修复缺陷患者（例如着色性干皮病）特别容易患皮肤癌，这是因为紫外线辐射诱导交联修复效率低下。流行病学研究证实：生活在低纬度或高海拔地区人群以及皮肤黑色素含量低人群（例如北欧人），其皮肤癌发病率较高。

红外辐射主要生物效应是热，红外辐射诱导组织高水平激发时，组织温度升高。一般轻微的、短暂的温度升高，个体耐受良好，并迅速随循环系统消散。但是，长时间持续暴露于红外线或其他非电离辐射中，可以摧垮散热机制，使细胞温度升高，这反过来，可以导致热休克蛋白释放和诱导细胞凋亡。

皮肤暴露于非电离辐射时，控制辐射对策为使用外用防晒霜（防晒因子等级为 30）。当通过实施舱、日本实验舱或 Cupola 舱舷舱暴露裸露皮肤在 24 h 内超过45 min 时，乘员必须使用这种护肤霜。

23.8.3 电磁辐射导致的全身效应

当人体暴露于高频电磁辐射时，部分辐射被吸收，另一部分穿过组织，这取决于频率。组织类型和辐射频率会影响能量穿透深度和吸收程度。当电磁频率低于 150 MHz 时，身体就像一个圆柱形天线。对于一个身高 1.7 m 普通人，在地面上共振频率为 44 MHz，在自由空间中共振频率为 88 MHz。这意味着人类在 88 MHz 电磁辐射路径中，可以产生显著加热和组织效应。

关于电磁辐射致癌可能性存在争议，尽管有非常耸人听闻轶事报道：使用手机的人患脑肿瘤，或使用雷达监测驾驶速度的警察患睾丸癌，没有明确证据显示有任何风险增加，或任何可能存在诱导机制。1997 年对 70 项研究进行了荟萃分析，以检验电磁辐射与癌症发病率之间相关性[108]，作者结论是，在工作场所暴露于电磁辐射时，癌症风险增加可能性非常小（患脑肿瘤相对风险为 1.10、患白血病相对风险为 1.18）。然而，偏差可能会影响研究结果与荟萃分析结果，可能会影响得出结论。

23.9 空间辐射监测与剂量测定

正如任何职业辐射暴露一样，在飞行过程中必须精心测量和跟踪辐射剂量，以确保不超过已确定的健康辐射限值。空间辐射剂量测定不同于其他辐射物理学分支，测量辐射能量可以超出许多数量级，辐射源包括许多不同种类粒子，因此，规定了几种类型变量的测量。已经开发了各种技术和仪器以测量辐射吸收剂量、剂量当量、粒子通量、能量密度以及线性能量转移光谱、粒子电荷、质量及能量分布。大多数这些变量随着时间及空间变化而变化。用于天基辐射剂量的探测器包括热释光剂量计（TLD）、核径迹探测器、组织等效正比计数器（TEPC）以及带电粒子定向光谱仪。在每一次航天飞行任务后，会有一份综合报告详细介绍每个乘员遭受的辐射剂量，并成为乘员医疗记录的一部分。

太空辐射剂量测定可以通过主动或被动测量系统实现。使用主动测量系统的辐射剂量测定计时，在飞行中数据可以读取，无论是在航天飞行器上还是经过地面遥测读取，给予近似实时处理。相反，被动系统的辐射剂量测定计是在着陆后读取和分析。太空中使用的辐射剂量测定计有两种，为热释光剂量计（TLD）和核径迹探测器。在没有主动监测和遥测读取数据时，乘员和飞行控制团队必须依靠从轨道卫星收集暴露数据，应用模型计算在此高度工作人员遭受辐射暴露剂量，其与探测卫星获取数据不同；其中一颗卫星，TIROS，在距离地球 830～850 km 高度的轨道上运行；与之对比，国际空间站的轨道距离地球大约 400 km。

23.9.1　辐射剂量被动式测量计

使用几类辐射剂量被动测量计跟踪乘员和空间飞行器遭受辐射暴露情况。乘员个人辐射剂量测量计体积小（5.5 cm×3 cm×0.5 cm），含有 TLD 芯片，可以随时佩戴。该仪器跟踪乘员在整个任务中辐射累积剂量。在航天器发射、再入以及出舱活动（EVA）中，要求乘员佩戴辐射剂量测量计，需要将该测量计从着装上转移到舱外航天服中。辐射剂量测量计随乘员返回地面，着陆后进行数据处理。另一种被动式剂量测量计为区域辐射监测器，其整合了 TLD 芯片，安置在航天飞机和国际空间站上以测量在整个任务过程中累积遭受的辐射剂量。国际空间站上该测量计在每组乘员轮换时取下交换。被动式剂量测量计检测的辐射剂量根据其在航天器上位置（与防护构件有关）和航天器姿态不同而变化。因此，应有策略部署，以便监测驻留舱辐射环境，并与个人辐射剂量测量计数据相关联。在爆发大辐射事件时，乘员遭受高剂量辐射暴露，例如大规模太阳粒子事件（SPE）或太空中核武器爆炸引起辐射暴露。这些个人辐射剂量测量计由小型的、易于可视化电子单元模块组成，可以粗略测量估计 0～6 Gy（600 rad）之间辐射剂量。

23.9.2　辐射剂量主动式测量计

在航天飞行中，实时测量空间辐射暴露有效剂量需要使用辐射剂量主动式测量计。目前国际空间站上已经安装了一套该剂量测量计，其余正在研发，该测量计的应用使乘员可以实时监测辐射剂量，并促使其立即采取行动。目前有两种辐射剂量主动式测量计，包括微型辐射剂量主动式测量计和专注测量粒子及光谱辐射剂量的主动式测量计，描述如下。

23.9.2.1　微型辐射剂量主动式测量计：组织等效正比计数器

微型辐射剂量主动测量计基于计算模拟组织中微小体积（1 μm^3）能量而实施测量。为了测量带电粒子丢失能量，可以使用低气压气体替代 0.3 μm^3 至几微立方米的组织体积。粒子轨道电离空间分布不同构成不同类型辐射的相对生物学效应的（RBE）物理基础。测量物理参数，并与相关生物参数关联。放射专家推荐以线性能量传递为基础的品质因子表示，可以直接使用微型辐射剂量主动式测量计进行测量。

组织等效正比计数器（TEPC）是目前美国太空飞行计划中一款微型辐射剂量主动式测量计。已经在航天飞机、和平号空间站上使用过，目前正应用于国际空间站，将国际空间站辐射剂量数据不断地通过遥测链路向地面输送。

组织等效正比计数器小，近似球形，其内充满低压丙烷等气体。在舱内应用一条 600～800 V 电缆连接该装置，已证明可以稳定一年以上，使用粒子加速器的离子束进行校准测试，验证了这种仪器能准确测量线性能量传递粒子的分布。为了绘制空间站各个部位的辐射剂量图，周期性重新布置组织等效正比计数器（TEPC）。

23.9.2.2　LET 光谱测量计：粒子光谱计

微型剂量测量仪器如组织等效正比计数器，不能分辨粒子类型，也不能提供粒子来源方向信息。监测银河宇宙射线（GCR）方向不重要，因为其积分通量为各向异性。地磁带捕获质子具有高度方向性和能量依赖性。放射学研究[9]表明：失活或改变细胞横截面的能量不代表线性能量传递粒子功能，而由核电荷 Z 和速度粒子 β 代表，其中，$\beta=v/C$（速度 v 以光速度单位表示）。限制能量损失模型预测这些截面能量由 Z^2/β^2 确定。已知粒子电荷和速度，从而提供了一种计算任何介质中相关能量损失的方法。当一个电荷 Z、速度 β 非相对论性粒子抵达探测器集合时，在其厚度为 Δx 的最薄层，沉积能量为 $\Delta E \sim (Z^2/\beta^2)\Delta x$。在粒子光谱计中，探测器可以叠加起来，鉴别广泛范围内能量。如果质量为 m 粒子停留在检测器底部，其残余动能为 $E=m\beta^2/2$，也可以为 $E\Delta E \sim mZ^2$。每个同位素可以由一个独特双曲线表示，其与粒子质量和核电荷平方成比例。因此，ΔE 和 E 的测量代表了测量每核子/每粒子电荷、每同位素质量的动能。在限制光谱仪接收角度时，必须小心谨慎使用该套检测器系统，以使粒子轨迹路径长度最小化。一种选择是使用对位置敏感的探测器，可以探测到粒子来源方向，进而避免粒子轨迹路径长度变化。随着粒子能量增加，增加总 E 探测器的深度不切实际，这是因为粒子可能在探测器材料中存在相互作用，无法计算这些高能粒子电荷、质量或能量。然而不同排列，可以用切伦科夫探测器替换总 E 探测器。可以用光电倍增管测量光输出 L，表示为 $L=KZ^2(1-\beta_0^2/\beta^2)$，其中 K 是常数，β_0 是临界速度，低于该值时不会产生切伦科夫光，β_0 与实际折射率 n 有关，即 $\beta_0=1/n$。紫外线通透的切伦科夫材料能为固体提供低至 160 MeV /核子、为气体提供高达几十 GeV/核子的临界能量。通过测量 ΔE 和 L，可以确定粒子电荷和速度，测量 $E\Delta E$ 和 $L\Delta E$ 技术在广泛范围内损耗能量及核电荷。国际空间站配置了一个单轴的、能识别带电粒子方向的光谱仪，大约每两个星期重新调整位置，以描绘整个舱内辐射水平地图。装有三个定向望远镜的一台三轴光谱仪通过支架安装在驻留舱外。航天器舱内外光谱仪读数之间差异可以用来计算进入舱内的带电粒子。

23.9.2.3　俄罗斯主动监测仪

由莫斯科国立大学核物理研究所研制的 R－16 主动监测系统，可以测量宇宙辐射剂量和深度剂量。该辐射探测器由两个独立集成脉冲电离室组成。一个电离室只充满空气，并提供物理剂量。另一个电离室在舱口有一片玻璃，模拟等价组织。通过 16 位二进制遥测码提供实时数据。R－16 系统预期寿命为 8 年（使用 20 000 h)，类似仪器已经在和平号空间站上应用了。此外，还有两台俄罗斯设备，一台为大显示器屏幕的 DB－8，安装在国际空间站上，用于测量沉积到硅中的辐射能量，另一台为 lyulin，它是一种较小便携式硅探测器。

23.9.3　个人主动剂量测量计

目前国际空间站上仪器仪表组件中不包括个人主动剂量测量计，该测量计可用于测量舱内或舱外局部环境辐射剂量。然而已经研制出一个模型，能实时显示瞬时吸收剂量率、累积剂量、剂量当量率及累积剂量当量。当出现高剂量辐射时，向乘员报警。目前，紧凑型原型机质量不超过 100 g。在航天飞行中，一旦遇到太阳粒子事件（SPE）或地磁风暴，与地面通信中断时，通过阅读数据，乘员立刻知道其遭受辐射正在增加，也让乘员知道在航天器舱内驻留区域提供足够保护，能将辐射剂量降低到可接受安全水平。

23.9.4　器官剂量模型

已经设计了新一代器官剂量模型及其检测器组件，以更好地复制人体暴露在来源于空间辐射源的辐射。由凯斯采用人体测量和解剖数据开发一款男性解剖计算模型，可以依据器官、体重和不同组织类型更好地定量检测遭受的辐射效应。在包含大约 2 500 个密闭空间的笛卡儿坐标系中，该模型可以构建 1 500 个二次曲面。该模型可以转换成三维探测器阵列以更好地模拟人体辐射暴露。这款与在轨乘员相匹配带有解剖校准的探测器阵列，可以更准确地估计全身辐射剂量当量或有效剂量。已经在航天飞机和国际空间站上进行模拟躯干测试。俄罗斯科研人员已经在和平号空间站搭载了一个装满水的模拟模型，报道其遭受辐射暴露为 29 μSv/h，伴随 3 μSv/h 的中子辐射。模拟躯干测试有助于计算出在航天飞行中特定器官遭受的辐射剂量。

23.9.5　生物剂量测量计

从生物剂量测量计的使用可以更好地认识物理剂量测量计如何测量辐射，以及如何影响航天乘员。由于在很大程度上对空间辐射相对生物学效应（RBE）尚不清楚，因此，生物剂量测量计通过检测实际辐射损伤终点值提供了一种测量生物相关吸附剂量的手段。通过分析生物相关剂量，获得生物相关辐射剂量，相对于物理测量，与实际健康风险关联更好。目前生物剂量测量计广泛用于定量检测外周血淋巴细胞的染色体畸变。在其标准应用程序中，分析中期染色体损伤的物理和化学证据。然而这种技术需要一定程度的细胞周期同步化，由于受到微重力以及高 LET 粒子辐射诱发细胞周期延迟反应的影响，细胞周期变得复杂。因此，一种测量间期方法用于空间辐射生物剂量测量。测量分析间期而非中期的细胞能大幅度增加可用于分析的细胞数量。通过荧光原位杂交（FISH）技术，使用早熟染色体缩合方法有助于克服中期细胞遗传学问题，并降低剂量检测阈值[109]。

染色体易位特别有利于生物剂量测量，因为采用 FISH 染色体涂染技术容易识别染色体，其通常在人体中多年保持稳定。当其基因组不稳定时，可以作为癌症风险标记物。为了制定校准曲线，必须采用飞行前测试方法控制转录本底水平。一组长时间飞行乘员染色体易位曲线如图 23－14 所示[110]。

在和平号空间站、欧洲和平号任务（在 1994—1996 年期间飞行）中，乘员飞行后对其中期染色体畸变进行分析，结果显示出染色体畸变数目增多，但不是在染色单体，这表明所检测到的损伤由辐射所致。当乘员遭受 LET＞2.0 GeV/cm HZE 粒子辐射后，与飞行前相比，双着丝粒染色体数量加倍。飞行后双着丝粒染色体累积频率为飞行前的 3～5 倍。估计 LET＞2.0 GeV/cm HZE 粒子辐射通量为 $510/cm^2$。鉴于淋巴细胞几何截面积为 16 μm^2，计算细胞核的比例为 8.2×10^{-5}。据报道经历高能重粒子（HZE）辐射暴露后，异常细胞在同一核内出现多处畸变[19]。用来定量检测辐射对人体影响的生物方法正在研究中。

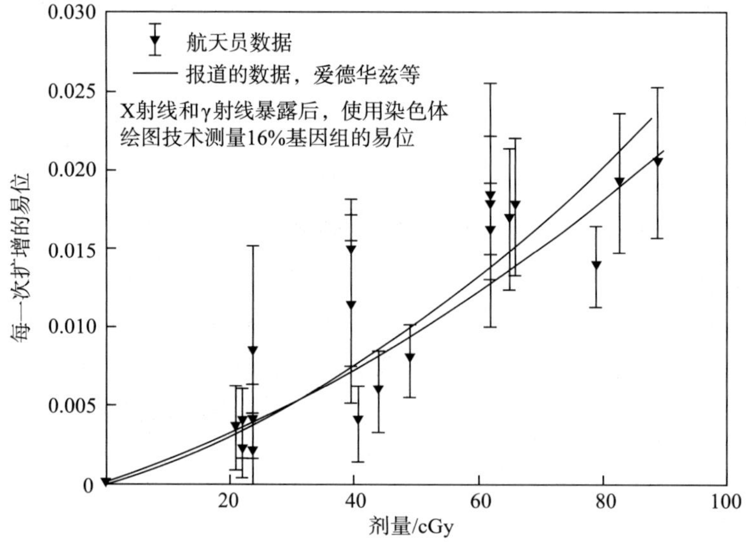

图 23-14　在外周血淋巴细胞中测量染色体易位作为一组长期航天飞行（飞行时间为 4～6 个月）乘员的辐射暴露参数。显示校正曲线和实际航天员数据[109]

23.9.6　载人航天器上辐射测量

美国已经在不同高度和倾角的地球轨道与月球上实施多次载人航天飞行任务。

23.9.6.1　水星/双子星号任务

水星飞行任务短暂，而且其轨道高度低，所以辐射暴露对乘员无关紧要。双子星 4 号飞行任务数据（飞行时间为 4.05 天、轨道倾角为 32.5°）显示整个任务辐射剂量为 0.46 mGy，而双子星 6 号（飞行时间为 1.05 天、轨道倾角为 28.9°）整个任务辐射剂量为 0.25 mGy。

23.9.6.2　阿波罗号任务

在阿波罗号飞行任务中，阿波罗 14 号任务遭受辐射剂量最高，为 11.40 mGy。乘员遭受大多数辐射发生在阿波罗 4 号到阿波罗 17 号飞行任务期间，这是由于其刚好处于范艾伦辐射带内。阿波罗 14 号飞行轨迹特别是离开轨道时，靠近捕获辐射带中心。因为任务在太阳极小期时进行，宇宙射线通量高于前期飞行任务。最高辐射值为每天0.13 Gy [0.127 rad] 辐射剂量（超过 216 h 飞行任务期间，辐射总剂量为 1.14 Gy [1.14 rad]），直到高轨道航天飞机任务时才突破。

阿波罗飞行任务也代表在保护性地磁之外第一次载人飞行。1989 年 10 月爆发了一次大的辐射事件，在给予 5～10 g/cm² 等效铝保护下，乘员在 2 天内其造血系统遭受几个到几十雷姆辐射剂量袭击。一个未防护的乘员在这样辐射爆发期间，其遭受辐射剂量可达几西韦特（或几百雷姆）[111]。在这种情况下，乘员进行长时间出舱活动面临最糟糕辐射暴露；面对如此剂量，即使穿着有防护性能的舱外航天服，暴露 1～3 天将对大部分乘员造成致命损伤。

23.9.6.3　天空实验室任务

在天空实验室任务中，飞行 28 天的天空实验室 2 号任务的辐射剂量为15.96 mGy，飞行 84 天的天空实验室 4 号任务的辐射剂量为 77.40 mGy。

23.9.6.4　航天飞机飞行任务

目前航天飞机任务乘员遭受辐射剂量相对较低，因为其飞行时间有限（通常为 1～3 周）。飞行任务高度影响航天飞机乘员的辐射暴露。在航天飞机飞行任务中，最低剂量辐射暴露是在 STS－38 任务中，其飞行高度较低（高度为 110 海里）、倾角为 28.5°，乘员每天遭受约 0.000 2 Sv（0.02 rem）的辐射，总辐射剂量为 0.001 Sv（0.1 rem）。在 STS－31 任务中，其倾角为 28.5°，提升高度产生显著增强效应（在任务中安装哈勃望远镜）。在约 300 km 高度轨道上，总剂量当量约为 0.01 Sv（1.1 rem），等同于每天遭受0.016 Gy（1.642 rad）剂量的辐射。在航天飞机飞行任务中，遭受最大辐射剂量为 0.043 Gy（4.3 rad），最小剂量为 0.000 06 Gy（0.006 rad）（平均每次任务为 0.002 35 Gy [0.235 rad]，每次任务辐射剂量中位数为 0.001 2 Gy [0.122 rad]），航天飞机飞行在最高轨道上，其遭受辐射剂量为 3.211 mGy/d。

23.9.6.5　航天飞机/和平号空间站联合任务

在和平号空间站飞行中，其轨道倾角为 51°，对其辐射暴露数据进行收集和分析，对于太空辐射监测、建模及剂量测定有应用价值。在和平号空间站任务期间，欧洲空间局和 NASA 科学家已经搭载了辐射监测设备，并与俄罗斯 R16 电离舱一起采集了与辐射相关数据，从这些设备获得结果有助于预测乘员在国际空间站上遭受的辐射风险。表 23－16 列出了从 1986 年到 1997 年，和平号空间站上乘员遭受的辐射吸收剂量和剂量率[23]。因为飞行任务时间不同，最好对比参数可能为剂量率，其从 182 μGy/d 到 397 μGy/d 不等。

表 23－16　在和平号空间站上航天员平均辐射吸收剂量和剂量率

任务代号	发射日期	飞行时间/d	轨道高度/km	吸收剂量/cGy	剂量率/(μGy/d)
Mir－01	3－13－86	123	—	4.53	368
Mir－02	2－06－87	217	—	3.95	182
Mir－03	12－26－87	366	—	8.18	223
Mir－04	11－26－88	152	—	3.70	243
Mir－5	9－06－89	225	403.8	4.73	210
Mir－06	2－11－90	179	396.7	3.74	209
Mir－07	8－01－90	131	397.7	2.89	220
Mir－08	12－02－90	176	390.2	4.63	263
Mir－09	5－18－90	145	398.0	—	—
Mir－010	10－02－91	175	402.2	—	—

续表

任务代号	发射日期	飞行时间/d	轨道高度/km	吸收剂量/cGy	剂量率/(μGy/d)
Mir - 011	3 - 17 - 92	146	405.8	3.71	254
Mir - 012	7 - 27 - 92	190	414.5	4.96	261
Mir - 013	1 - 26 - 93	180	405.0	4.61	256
Mir - 014	7 - 01 - 93	197	403.7	4.38	222
Mir - 015	1 - 08 - 94	183	405.6	4.81	263
Mir - 016	7 - 01 - 94	126	410.0	2.90	230
Mir - 017	10 - 04 - 94	169	406.6	4.11	243
Mir - 018	3 - 15 - 95	115	393.7	3.32	288
Mir - 019	6 - 27 - 95	76	394.9	2.43	320
Mir - 020	9 - 03 - 95	179	393.3	7.10	397
Mir - 021	2 - 21 - 96	195	389.8	6.62	339
Mir - 022	8 - 17 - 96	198	382.3	7.50	379
Mir - 023	2 - 10 - 97	187	386.8	6.15	329

来源：巴德瓦尔[23]。

在航天飞机/和平号空间站联合任务中，在太阳极小期时测评品质因子，发现遭受银河宇宙射线辐射品质因子为 3.18，服务舱遭受地磁捕获离子辐射品质因子为 1.88，遭受银河宇宙射线辐射品质因子为 3.38，克利丝特舱遭受银河宇宙射线辐射品质因子为 1.66（共计 2.14）[23]。认为这些差异是由防护措施和东西向不对称所致。假设辐射平均品质因子为 2.5，则航天员承受辐射剂量为 0.457～0.996 Sv/d 不等。由于检测器对高 LET 粒子检测效率不足，以及高能量中子作用（检测器检测不到），真正辐射剂量可能比测量值高 25%以上。

23.9.6.6 国际空间站

国际空间站轨道倾角为 51°，其外部辐射环境与和平号空间站很相似。其轨道高度随着推进阶段而变化，范围约为 320～385 km（200～240 海里）。与其他近地轨道航天器一样，构成国际空间站总辐射剂量的主要辐射因素为来自 SAA 和 GCR 捕获质子。在国际空间站一个特定位点上遭受辐射强度主要取决于袭击航天器组件的外在辐射类型、辐射总量以及构成航天器结构材质的成分（例如：航天器舱壁、设备、装载物、电子器件）。航天器结构材料可以减少辐射，也可以作为一个复杂的次级辐射源。由于多种因素相互作用，国际空间站面临辐射环境比单纯事件的辐射环境更为复杂，通常随时间而变化，因为结构材料方向与外在辐射场不断变化。在制定任何空间辐射防护方案时，这种复杂多要素辐射场提出了一个独特测量难题。

估算国际空间站上乘员遭受辐射剂量时，依据前期和平号空间站飞行任务辐射数据，并参考当前国际空间站组件材质、采取的防护措施、航天器姿态以及轨道高度（如图 23 - 15 所示）[112]。

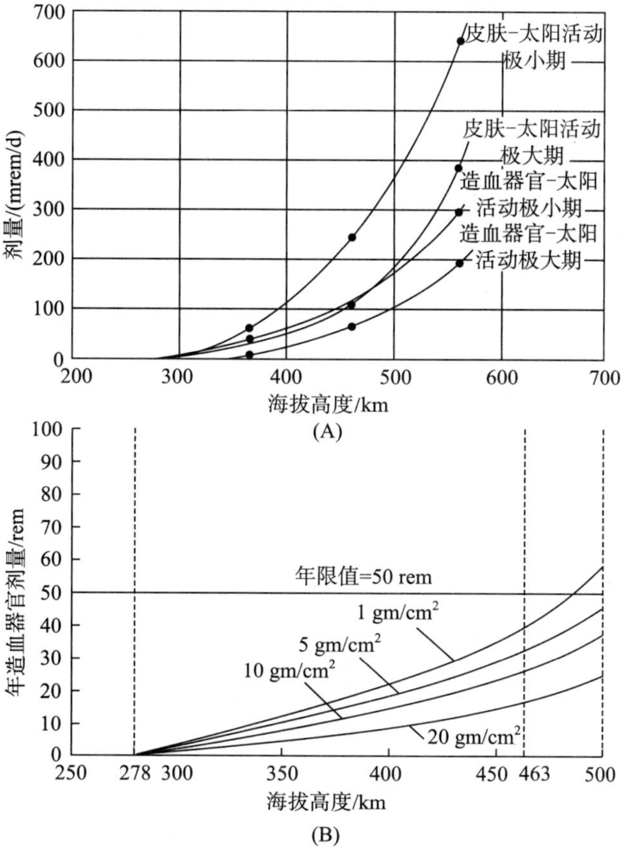

图 23－15　国际空间站航天员随纬度变化而预估的辐射剂量率

图 A 表示预估皮肤和造血器官在不同海拔高度的剂量率，作为太阳活动周期的极限值[112]。

图 B 表示不同防护水平下，造血器官辐射剂量年限值和海拔的关系

23.9.7　出舱活动辐射剂量监测

在每次飞行任务前后，空间辐射分析组对在特定出舱活动期间遭受辐射暴露剂量进行估计和分析，该组还提出相对轨道高度的出舱活动时间，以使在出舱活动的乘员遭受最少辐射剂量暴露。在启动出舱活动时，应计算预定出舱活动开始之前遭受的辐射剂量和超出预定终止时间的辐射剂量暴露。在出舱活动期间，根据飞行高度、倾角以及地磁层状态，在次优及超长出舱时机，乘员仍遭受相当大辐射暴露剂量。在设计出舱活动时间时，还应考虑其他因素，包括避免在南大西洋异常区（SAA）和电子聚集区域出舱。在发生电子带增强的太阳粒子事件时，必须实施紧急出舱活动，此时应给予评估，避免乘员遭受峰值流量辐射。可以调整航天飞机姿态，以便最大限度保护舱外乘员。在近地轨道实施出舱活动时，主要辐射来自于捕获粒子辐射。辐射分析组依据出舱活动时空间天气和出舱活动期间辐射剂量率预计值，向航天医生和飞行主管提供建议——提前终止或延迟出舱活动。针对每一位乘员，预测辐射器官剂量及累积剂量也应考虑在内。

23.10 辐射暴露限值及特种医学规定

航天飞行不可避免地使乘员暴露于来自天然辐射源的电离辐射，增加任何辐射暴露必然会增加癌症或基因突变风险。因为规避风险相当于避免辐射暴露，还因为在航天飞行中不可能完全避免辐射暴露，必须建立可接受的辐射暴露水平。经过过去几十年研究，向上修订每剂量当量导致癌症风险，某些类型空间辐射的相对致癌率可能高于前期确定水平。针对国际空间站乘员，目前美国及国际伙伴制定的每年限值，即一名航天员每年遭受不超过 0.5 Sv（50 rem）剂量当量的辐射。计算表明：航天员在国际空间站上驻留 180 天，在最坏情况下其可能遭受深度剂量约 0.3 Sv（30 rem）的辐射。在为期 180 天航天任务中，乘员辐射防护远远强于处于不同高度恒定大气密度轨道上国际空间站（例如，其防护为 20 g/cm^2），其遭受的剂量当量约为 0.1 Sv（10 rem），这相当于地面面临辐射工作人员每年允许辐射剂量当量 0.05 Sv（5 rem）的两倍。航天员在此年度限值下执行航天飞行任务，辐射暴露值是地面面临辐射工作人员允许限值的 10 倍。因此在执行长期飞行任务时，乘员常常遭受更大绝对剂量的辐射，其允许限值中更高比例部分值超出地面同伴。

许多不确定性变量影响辐射剂量，包括初始带电粒子谱、辐射传输计算、低 LET 辐射风险系数（其中大部分在剂量和有效剂量率因子中代表不确定性）以及暴露于高 LET 辐射的横截面风险因子。按照目前认识水平，在辐射诱发癌症风险因子中，估计处于银河宇宙射线环境中乘员，其总体不确定性为 4～15 之间[69]。国际空间站计划应用模拟躯体以及在轨仪器进行附加试验，可以提高特定器官质量因子和风险模型的暴露剂量估计水平[113]。在此期间，正在制定严格职业健康方法，并予以执行。虽然基于电磁辐射频谱和磁场强度，确定了航天飞行的非电离辐射限值，但本节其余部分侧重于描述电离辐射和累积辐射暴露。

23.10.1 职业卫生方面

在美国，航天员已被归类为辐射工作人员，因此美国联邦政府法规规定必须采取合适的保护措施，使其免受过多辐射。保护措施及法规由劳工部职业安全与卫生管理局（OSHA）负责。1971 年，劳工部职业安全与卫生管理局确定了辐射工作人员的辐射暴露限值和公众电离辐射限值。总统行政命令-12196（1980 年 2 月 26 日）要求所有联邦机构，包括 NASA，应遵守劳工部职业安全与卫生管理局制定的有关电离辐射法规。虽然要求 NASA 遵守劳工部职业安全与卫生管理局的法规，但是对于航天飞行，劳工部职业安全与卫生管理局没有标准可执行。在联邦法规（29 CFR 1910.96）中地面辐射暴露指南对航天飞行活动限制太严格，因此已经证实不适合。因此，NASA 按照联邦法规（29 CFR 1960.18）的“联邦雇员职业健康及相关事项的基本程序要素”，建立辐射增补标准，将航天员遭受的辐射控制在合理水平内。本条例由总统文件“职业暴露辐射防护指南：经总统批准的建议”更新（1987 年 1 月 52 卷）。以 NASA 要求为实施增补标准的基础：本条文仅用于限定人员（即航天员）；航天员保存详细辐射暴露记录；每一次任务之前对危险进行评估；预计暴露风险低至合理可接受水平；遵守操作程序和飞行规则，将过度暴露机会降至最低水平；在轨任何人工辐射源应遵守 29 CFR 1910.96 规定，除了不能达到 NASA 任务目标外。

NASA 已采纳 NCRP 在报告中提出的建议，内容见报告 98——太空活动辐射指南[114]，以此为基础补充了载人航天辐射暴露标准。确定了最大（职业）、1 年及每月辐射暴露限值。而每月和每年辐射暴露限值主要预防辐射暴露的短期生理效应，职业暴露辐射风险限值为辐射使癌症死亡率增加最高值为 3%。确定增加 3%癌症死亡率来源于同职业伤害的比较。在随后报告（报告 132）中[112]，NCRP 推荐了一个新的辐射测量单位——等效戈瑞，可以用于计算短期辐射暴露限值。等效戈瑞基于 RBE 而非 Q_f，Q_f 用于估计晚期效应及计算职业限值。已经建立了三个组织特异性部位短期辐射限值：眼睛、皮肤及造血器官。NCRP 的建议报告 98[114]和 132[115]适用于近地轨道活动，例如，航天飞机或空间站上航天飞行活动。

最近通过对原子弹爆炸幸存者数据和其他来源信息重新评估，针对辐射风险评估，除了修订辐射单位外，还促进进一步检验航天员可接受辐射暴露限值。依据对新数据的评价，NCRP 建议保证航天员遭受更低职业辐射限值暴露，而 NCRP 132 引证的低剂量与 3%癌症死亡率职业限值相关。根据 NCRP 132 报告的新建议，航天飞行辐射暴露限值如表 23－17 所示。NASA 考虑采纳本章所述这些新建议。

表 23－17　近地轨道乘员遭受电离辐射时推荐的器官剂量等效辐射限值

（单位：Sv）

限值	皮肤	眼睛	造血器官
30 天	1.5	1.0	0.25
1 年[a]	3.0	2.0	0.50
职业	6.0	4.0	1.0～4.0[b]

注：[a] 1 年限值不是每年限值；

[b] 造血器官限值根据年龄及性别而不同。

来源：国际放射性防护委员会报告—98 和 132。

NASA 正在制定飞行规则以说明行动水平（即相当于急性及每年剂量限值的三分之一水平），有助于 ALARA 原则的实施性操作。如上文所述，个体遭受一定保守剂量辐射暴露，在预测其患癌症风险时，存在诸多不确定性。针对辐射剂量，目前工作方法是在 95%置信区间内研究与超过 3%癌症死亡率相关的辐射剂量。这一剂量水平随辐射类型、乘员年龄及性别而变化；对于高风险个体，即年轻女乘员，剂量水平可能接近值与超过 1%死亡率有关。对于突破 95%置信区间范围的剂量水平，需要进一步进行风险/效益分析，并执行知情同意程序。根据航天员年龄和性别，在这个新职业暴露限值下，航天员可以执行 2 次或 3 次 180 天国际空间站长期飞行任务。

在 NASA，辐射卫生官负责完成每个航天员职业辐射暴露总结报告，包括地面和航天飞行辐射暴露。这些报告包括：通过个人被动式监测器获取的物理吸收航天飞行辐射剂量；全身有效剂量预计值，它是依据 TEPC 或类似设备测量的平均品质因数；个体器官暴露的模型估计；依据医疗实践和实验数据确定每个乘员暴露水平；计算辐射暴露及其年龄和性别，估计乘员患致命性癌症的风险；乘组航天医生每年在飞行任务前审查每名乘员的这些报告。

23.11 探索任务及地外驻留任务辐射暴露

23.11.1 月球和火星任务辐射评估

在评估地球轨道之外飞行有关辐射时，必须考虑许多因素；本节主要阐述探索火星和月球时的辐射，在这些任务中，航天器穿越范艾伦辐射带及其俘获辐射带，离开地磁防护层，直接暴露于各向同性的 GCR 中；按照目前推进技术，在飞向火星征途中，航天器长时间处于深空环境中。航天器进入深空越来越遥远，在发生急性辐射暴露综合征时，根本不可能返回地球救治。因此，必须精心策划将辐射暴露风险降到最低，这种辐射暴露风险可能接近于产生确定效应的阈值。

在精心策划探索任务时，首先分析天体力学，以尽量减少转运时间，并与太阳周期保持同步。值得注意的是，在太阳极小期 4 年后开始为期 36 个月飞行任务，其遭受总辐射剂量比在太阳极小期开始的任务低 45%[116]。此外，可接受随机辐射风险可能不同于当前 NASA 限值，后者为常规近地轨道飞行而非探索任务设置。

23.11.2 躲避风暴

为了最大限度地保护乘员免遭最危险太阳粒子辐射，在航天器内设置辐射避风港概念已经提出。这个辐射避风港提供“抗辐照”空间，在遇到不可预测短暂辐射事件时，可以保护航天器内所有乘员。在为期 500 天探索火星任务中，在航天器内设计了抗辐射强度为 20 g/cm^2 的铝制避风港，将睡眠区改进成一个辐射庇护所，乘员可以每天在此驻留 8 h[117]。在 500 天探索火星任务中，假设暴露于 2 种类型辐射环境（GCR 和太阳耀斑），依据剖析模型估计累积遭受的辐射剂量当量，在人体组织器官中皮肤为 0.662 1 Sv (66.21 rem)，眼睛为 0.669 5 Sv (66.95 rem)，造血器官为 0.489 2 Sv (48.92 rem)。在此计算中，所有预测剂量当量均低于目前已确定近地轨道飞行活动年辐射暴露限值。设置辐射避风港理念适用于月球和火星转运途中及表面活动，下文分别介绍。

23.11.2.1 登月任务

在历时 12 个月登月任务中，月球表面遭受整体辐射剂量估计如下，每天分为三个 8 h 周期，其中，在第一个周期内从事科学研究和地表探测活动。在此期间，乘员穿上航天飞机型的舱外航天服，其防护辐射暴露强度相当于 0.3 g/cm^2 的铝（即缺少坚硬的上半身躯干支架和便携式生命保障系统）；在第二个 8 h 周期内，乘员处在一个驻留加压舱内，当面临最糟糕情况时，其抗辐射强度相当于 5 g/ cm^2 的铝。由几米厚月尘覆盖，将辐射暴露剂量降低到最小；在第三个 8 h 周期内，乘员在辐射避风港睡眠站休息，其抗辐射强度相当于 10 g/cm^2 的铝，以减少辐射暴露。在此期间，乘员还实施每周三次出舱活动。

乘员驾驶一个抗辐射强度为 2 g/cm^2 的铝制防护航天器，实施为期 3 天往返月球活动，其遭受辐射剂量为 0.05 Sv（5 rem）[118]。考虑到 1977 GCR，计算在整个任务中人体组织器官遭受整体辐射暴露剂量，结果表明：皮肤为 0.42 Sv（42 rem），眼睛为0.41 Sv（41 rem），造血器官为 0.32 Sv（32 rem）[85]。在这一年任务中，还遇到一件 1972 级太阳粒子爆发事件，此时乘员处于抗辐射强度为 10 g/cm^2 的铝制防辐射避风港中，其遭受辐射暴露剂量分别为：皮肤和眼睛 0.11 Sv（110 rem），造血器官 0.24 Sv（24.3 rem）[85]。因此，在一年登月任务加 6 天往返征途期间，遇到一件 1972 级太阳粒子爆发事件，乘员遭受辐射暴露总剂量分别为：皮肤和眼睛 1.57 Sv（157 rem），造血器官 0.71 Sv（71 rem）。

23.11.2.2 火星任务

依据类似计算，探索火星任务（使用常规化学火箭推进系统）包括两个 6 个月往返时间。参照 1977 GCR 级暴露标准，可以将日暴露总剂量当量分为两部分计算：乘员 16 h 驻留在抗辐射强度为 5 g/cm^2 的铝制防辐射航天器舱内，乘员 8 h 驻留于抗辐射强度为 10 g/cm^2 的铝制防辐射睡眠避风港中。在为期 1 年任务中，乘员遭受相应辐射暴露总剂量：皮肤为 0.82 Sv（82 rem），眼睛为 0.81 Sv（81 rem），造血器官为 0.63 Sv（63 rem）[119,120]。值得注意的是，这个剂量当量是同样时间在月球表面暴露剂量的两倍。在长时间飞行任务中，乘员受到 16 g/cm^2 二氧化碳（CO_2）气体防护，估计在太阳极小期时来自银河宇宙射线的年度辐射暴露剂量当量：皮肤为 0.12 Sv（12 rem），造血器官为 0.11 Sv（11 rem）[121]。遇到一个规模为 1989 级太阳粒子爆发（SPE）10 倍的大事件，乘员驻留于抗辐射强度为 10 g/cm^2 的铝制防辐射睡眠避风港中，致使皮肤及眼睛增加辐射暴露剂量当量为 0.33 Sv（33 rem），造血器官增加辐射暴露剂量当量为 0.25 Sv（25 rem）[122]。因此，在两年火星任务中，面临一次银河宇宙射线和两次太阳粒子爆发事件辐射暴露，火星表面遭遇一个 10 倍于 1989 级事件辐射强度的暴露，同时在转运途中遭遇一个等于 1972 级辐射事件暴露，乘员遭受总辐射剂量当量：皮肤为 2.4 Sv（237 rem），造血器官为 1.2 Sv（120 rem）。

按照一个参考点，在没有遇到太阳粒子爆发情况下，当乘员驻留在抗辐射强度为 4 g/cm^2 的铝制防辐射航天器舱中时，莱托[16]计算了其在太阳极大期间每年遭受辐射暴露剂量当量为 0.18 Sv（18 rem），在太阳极小期间为 0.45 Sv（45 rem）。

23.11.3 行星表面辐射防护

23.11.3.1 火星大气层

火星与月球相反，基本上没有大气层，其稀薄空气主要由二氧化碳（95.3%）、氮气（2.7%）及氩气（1.6%）组成。虽然其表面压力小于地球大气压力的 1%，但是火星大气中二氧化碳具有很强空间辐射防护作用，据一些研究估计，在火星表面，二氧化碳抗辐射能力相当于 22 g/cm^2 铝制抗辐射水平[122]。因此，每单位二氧化碳防护效能大大高于铝材或火星风化层[123]。在火星表面水平，假设空气为 100%二氧化碳气体，人体在太阳极小期间 1 年暴露于银河宇宙射线中，造血器官遭受原子序数在 10～38 之间元素的 HZE 粒子辐射，其遭受辐射剂量下降到 50%。然而，假设空气仍为 100%二氧化碳气体，次级辐射会使中子贡献增加 3 倍，质子贡献增加 1.5 倍[124]。

23.11.3.2 火星和月球的风化层

火星和月球风化层主要由硅酸盐和铁组成。月球风化层屏蔽特性与铝材相似，因为其所有成分平均分子量等同于铝原子量[123]。月尘防护强度为 30 g/cm^2，在添加一层月尘保护的驻留舱中停留 1 年期间，遭受剂量高于 10 的原子粒子辐射暴露（在太阳极小期 GCR 中）时，其造血器官遭受辐射减少 2 倍。然而，由于次级相互作用，质子剂量暴露将增加 2 倍，核子将增加 4 倍[125]。换句话讲，月球风化层防护强度为 30 g/cm^2 时，70%的辐射剂量来自核子（主要来自质子和中子次级辐射）。然而由于月球风化层能有效屏蔽初级辐射，即使遇到一次或两次太阳粒子爆发事件（剂量当量约为 0.3 Sv），人体造血器官遭受辐射剂量也低于 NASA 年度限值[114]，造血器官遭受一次最大太阳粒子爆发时（SPE）辐射剂量估计不超过 0.12 Sv（12 rem）[126]。另一方面，火星风化层密度低于铝材，因此，对于来自太阳粒子爆发及银河宇宙射线的辐射，其不能提供有效防护作用。然而相对于月球风化层，其能使次级辐射粒子更少[127]。

乘员在驻留舱内位置也会影响其遭受辐射量。鉴于月球表面相对光滑，月球居住舱将提供至少 2π 球面弧度保护的容积空间，这由行星质量决定。对于在火星上驻留，可以利用火星表面特征以减少辐射暴露，比如在悬崖侧面位置安放驻留舱。这样辐射暴露剂量降低直接与驻留舱上面地形有关；将一个驻留舱置于火星表面一个 10 m 高悬崖下，在火星表面停留一年期间，人体造血器官遭受银河宇宙射线和一次太阳耀斑爆发的辐射每年减少 0.045 Sv（4.5 rem）[127]。

23.12 结论

根据目前科学技术，在进行月球和火星探索或驻留任务时，辐射剂量可能远远超过目前近地轨道飞行任务辐射暴露限值。在评估星际和远离行星探索任务所采用辐射防护时，需要考虑几个关键技术，比如应将整体结构性辐射防护纳入航天器设计中。当然，在考虑航天器轨道时，任务计划应考虑太阳活动周期。在进行航天器设计时，可以考虑将推进剂和水的存储箱作为防护辐射组件，最大限度保护乘员免遭辐射暴露。同时，研制先进航天器推进系统以缩短所需转运时间，使用太阳轨道卫星预警系统预报太阳粒子爆发事件。在星球表面驻留地的辐射防护策略应包括考虑利用当地材质（例如风化层）减少主要辐射暴露，而不会引起严重的二次辐射。可以利用自然地貌地理学差异，以加强驻留地辐射防护。研制和使用个性化辐射剂量测量计尤为值得重视，选择研制出舱活动服的材质也是一样。

在考虑适用于人类空间飞行和探索任务所有内容时，还应关注的重要领域如下：

1）改进辐射防护和辐射避风港，使其容易执行防护策略；

2）应用活性剂量测量计，具备实时监测/预警能力；

3）提高对太阳粒子爆发事件的预测能力；

4）监测高能中子；

5）研究高能重粒子导致基因组不稳定和致癌的特定机理；

5）研究高能重粒子对中枢神经系统、生育能力、精子发生、畸形发生、遗传病变的影响；

7）研究在任务期间监测辐射生物效应的方法，包括生物标志物和细胞遗传学；

8）进一步研究防护辐射的分子和化学预防物。

对于远距离太空探索任务，实施多方面辐射暴露管理时，必须实行自主操作。目前，地球上实验室有许多技术可对细胞遗传学、遗传多态性、点突变、细胞凋亡进行分析，以及经过改良后在长期飞行中应用的类似技术。在着手星外空间飞行任务之前，这类技术最好在国际空间站上进行过测试，并证实其确实有效。国际空间站上研究还应包括努力减少与风险评估相关随机事件的不确定性。通过开发以下能力，可以大大提高对给予既定剂量空间辐射后产生生物效应的认识能力：对荧光原位杂交技术（FISH）采用标准化评分系统以检测畸变和校准曲线，并以此为标准，评估相对风险；分析确定基因组特别容易损伤或交联中的“热点”部位，即容易癌变或致癌基因容易激活的部位；分析评估导致癌变的表观遗传机制，而不只是关注辐射事件后稳定事件。

采用动物模型验证化学性预防药物，即动物遭受高 LET 和低 LET 辐射暴露后，从其细胞培养到器官系统辐射效应研究中获取新发现，将获取研究结果转移应用于人类，针对辐射诱导的生物效应[128]，将大大改善对抗措施和研制治疗方法的能力。另一种有用工具是无毒、使用方便的高生物利用率辐射防护剂，其可以单独或联合应用，以缓解或预防辐射损害。这些防护剂药代动力学和药效学都需要在地基条件和在微重力条件下进行彻底研究。未来基因工程可能使航天员具有更强耐受辐射能力。干细胞经过基因工程干预后具有耐辐射性；分子水平防护高能重粒子辐射的关键基因应植入细胞，然后被引入胃肠道和骨髓干细胞。

当人类在 20 世纪中期离开地球进行太空探索时，辐射暴露是航天飞行环境中面临的首要危险因素之一，至今仍是人类太空驻留时间和危及健康最重要限制因素。GCR 使空间辐射无处不在，同时不可预测的太阳耀斑可能会导致急性临床综合征。在实施载人航天计划和实践中，辐射仍然是一个重要关注因素，因为其推动了航天器设计和任务体系架构形成。也许某天，技术飞跃发展使用强大功率电能产生足够强大人造磁场，迫使来自太阳系带电粒子偏离航天器乘员舱，先进材料可能提供更好防护功能。现在，在地面和地球近地轨道实验室里继续进行着深入研究，以更好地阐释辐射生物效应和辐射监测技术。

参 考 文 献

[1] National Council on Radiation Protection and Measurements. Limitation of Exposure to Ionizing Radiation. NCRP Report No. 116. Bethesda, MD: National Council on Radiation Protection and Measurements; 1993.

[2] Prasad KN. Handbook of Radiobiology. 2nd edn. Boca Raton, FL: CRC Press; 1995.

[3] Andrews GA, Cloutier RJ. "Accidental acute radiation injury: The need for recognition." Arch Environ Health 1965; 10: 498 - 507.

[4] Report on Carcinogens, Tenth Edition; U. S. Department of Health and Human Services, Public Health Service, National Toxicology Program, December 2002.

[5] International Commission on Radiological Protection. Basic Aspects of High Energy Particle Interaction and Radiation Dosimetry. ICRP Report 28; 1978.

[6] Calbick CJ, Linnenbom V. Physics of Thin Films Series. 1964; 2: 63 - 145. NRL Report 588.

[7] Evans RD. X ray and γ - ray Interactions. In: Attix FH, Roesh WC (eds.), Radiation Dosimetry. New York, NY: Academic Press; 1968: I: 93.

[8] Conklin JJ, Walker RI. Military Radiobiology. Orlando, Florida: Academic Press; 1987.

[9] Cucinotta FA, Wilson JW, Shavers MR, Katz R. Effects of track structure and cell inactivation on the calculation of heavy ion mutation rates in mammalian cells. Int J Radiat Biol 1995; 69: 593 - 600.

[10] Profolio AE. Radiation Shielding and Dosimetry. New York, NY: Wiley; 1979.

[11] Last JM. Public Health and Human Ecology. 2nd edn. Stamford, CT: Appleton and Lange; 1998: 181 - 182.

[12] National Academy of Sciences Committee on Life Sciences. Health Effects of Exposure to Low Levels of Ionizing Radiation: BEIR V. Washington, DC: National Academy Press; 1990.

[13] LDEF particle flux difference: McDonnell JAM, Sullivan K, Stevenson TJ, et al. Particulate detection in the near - Earth space environment aboard the Long Duration Exposure Facility (LDEF): Cosmic or Terrestrial? In: Levasseur - Regourd AC, Hasegawa H (eds.), Origin and Evolution of Interplanetary Dust. Proceedings of IAU Colloquium No. 126. Kyoto, Japan: Kluwer Academic, 1991.

[14] DeHart R. Fundamentals of Aerospace Medicine. 2nd edn. Baltimore, MD: Williams & Wilkins; 1996.

[15] Badhwar GD, Atwell W, Reitz G, Beaujean R, Heinrich W. Radiation measurements on the Mir Orbital Station. Radiat Meas 2002; 35: 393 - 422. (statement about drift appears in abstract).

[16] Reitz G, Facius R, Sandler H. Radiation protection in space. Acta Astronautica 1995; 35: 313 - 338.

[17] Hoel DG. Ionizing radiation and cancer prevention. Environ Health Perspect 1995; 103: 241 - 243.

[18] Barth J. Applying computer simulation tools to radiation effects problems, Presented at the 1997 IEEE Nuclear and Space Radiation Effects Conference, Snowmass Village, CO, July 21 - 25, 1997.

[19] Obe G，Johannes I，Johannes C，et al. Chromosomal aberrations in blood lymphocytes of astronauts after long－term space flights. Int J Radiat Biol 1997；72：727－734.

[20] Reames DV. Solar energetic particles：A paradigm shift. Rev. Geophys 1995；33（Suppl）：585.

[21] Foelsche T. Current Estimates of Radiation Doses. NASA TN D－1267；1962.

[22] Townsend LW，Shinn JL，Wilson JW. Interplanetary crew exposure estimates for the August 1972 and October 1989 solar particle events. Radiat Res 1991；126：108－110.

[23] Badhwar GD. Radiation measurements in low Earth orbit：US and Russian results. Health Phys 2000；79：507－514.

[24] Badhwar GD，Keith JE，Cleghorn TF. Neutron measurements onboard the space shuttle. Radiat Meas 2001；33：235－241.

[25] Singleterry RC Jr，Badavi FF，Shinn JL，et al. Estimation of neutron and other radiation exposure components in low earth orbit. Radiat Meas 2001；33：355－360.

[26] Luszik－Bhadra M，Matzke M，Otto T，Reitz G，Schuhmacher H. Personal neutron dosimetry in the space station MIR and the Space Shuttle. Radiat Meas 1999；31：425－430.

[27] Reitz G. European dosimetry activities for the ISS. Phys Med 2001；17 Suppl 1：283－286.

[28] Reitz G，Beaujean R，Heilmann C，et al. Results of dosimetric measurements in space missions. Adv Space Res 1998；22：495－500.

[29] Reitz G. Neutron dosimetric measurements in shuttle and MIR. Radiat Meas 2001；33：341－346.

[30] Benton ER，Benton EV. Space radiation dosimetry in low－Earth orbit and beyond. Nucl Instrum Methods Phys Res B 2001 Sep；184（1－2）：255－294.

[31] Rettberg P，Horneck G，Zittermann A，Heer M. Biological dosimetry to determine the UV radiation climate inside the MIR station and its role in vitamin D biosynthesis. Adv Space Res 1998；22：1643－1652.

[32] Turner JE. Chemical and biological effects of radiation. In：Atoms，Radiation，and Radiation Protection. 2nd edn. New York，NY：Pergamon Press；1995：Chapter 11.

[33] Weiss HA，Darby SC，Fearn T，et al. Leukemia mortality after X－ray treatment for ankylosing spondylitis. Radiat Res 1995；142：1－11.

[34] Williams D. Chernobyl，eight years on. Nature 1994；371：556.

[35] Otake M，Schull WJ. Radiation－related brain damage and growth retardation among the prenatally exposed atomic bomb survivors. Int J Radiat Biol 1998；74：159－171.

[36] International Commission on Radiological Protection. 1990 Recommendations of the International Commission on Radiological Protection. ICRP Publication 60，Annals of the ICRP 21. New York，NY：Elsevier Science；1991.

[37] Peterson LE，Abrahamson S.（eds.），Effects of Ionizing Radiation：Atomic Bomb Survivors and Their Children. Washington，DC：Joseph Henry（National Academy）Press；1998.

[38] Pierce DA，Shimizu Y，Preston DL，Vaeth M，Mabuchi K. Studies of the mortality of atomic bomb survivors. Report 12，Part I. Cancer mortality 1950－1990（RERF Report No. 11－95）. Radiat Res 1996；146：1－27.

[39] Darby SC，Inskip PD. Ionizing radiation：Future etiologic research and prevention strategies. Environ Health Perspect 1995；103：245－249.

[40] Dalrymple GV, Lindsay IR, Mitchell JC, et al. A review of USAF/NASA proton bioeffects project: Rationale and acute effects. Radiat Res 1991; 126: 117 - 119.

[41] Merriam GR Jr, Worgul BV, Medvedovsky C, et al. Accelerated heavy particles and the lens. I. Cataractogenic potential. Radiat Res 1984; 98: 129 - 140.

[42] Brenner DJ, Medvedovsky C, Huang Y, et al. Accelerated heavy particles and the lens. VI. RBE studies at low doses. Radiat Res 1991; 128: 73 - 81.

[43] Radiation Disorders 517 [43.]Worgul BV, Medvedovsky C, Huang Y, et al. Quantitative assessment of the cataractogenic potential of very low doses of neutrons. Radiat Res 1996; 145: 343 - 349.

[44] Hall EJ, Piao C - Q, Hei TK. High - energy ions and genomic instability. Presented at the Bioastronautics Investigators Workshop, Galveston, TX, 17 - 19 January 2001: 314, 324 - 325.

[45] Fry RJ, Powers - Risius P, Alpen EL, et al. High - LET radiation carcinogenesis. Adv Space Res 1983; 3: 241 - 248.

[46] Hei TK, Piao CQ, Wu LJ, et al. Genomic instability and tumorigenic induction in immortalized human bronchial epithelial cells by heavy ions. Adv Space Res 1998; 22: 1699 - 1707.

[47] Xue LY, Friedman LR, Oleinick NL, et al. Induction of DNA damage in gamma - irradiated nuclei stripped of nuclear protein classes: Differential modulation of double - strand break and DNA - protein crosslink formation. Int J Radiat Biol 1994; 66: 11 - 21.

[48] Bump EA, Malaker K. (eds.), Radioprotectors: Chemical, Biological and Clinical Perspectives. Boca Raton, FL: CRC Press; 1998.

[49] Bartsch H, Barbin A, Marion MJ, et al. Formation, detection and role in carcionogenesis of ethenobases in DNA. Drug Metab Rev 1994; 26: 349 - 371.

[50] Lloyd RS, Van Hooten B. DNA damage recognition. In: Vos JMH (ed.), DNA Repair Mechanisms: Impact on Human Diseases and Cancer. Austin, TX: R. G. Landes Co.; 1995: 25 - 66.

[51] Nordback I, Kulmala R, Jarvinen M. Effect of ultraviolet therapy on rat skin wound healing. J Surg Res 1990; 48: 68 - 71.

[52] Hoffman RA, Pinsky LS, Osborne WZ, et al. Visual light flash observations on Skylab 4. In: Johnston RS, Dietlein LF (eds.), Biomedical Results from Skylab. Washington, DC: US Government Printing Office; 1977: 127 - 130. NASA SP - 377.

[53] Meistrich ML. Hormone intervention therapy to prevent treatment - induced sterility. OncoLog 2000; 45: 6 - 7.

[54] Ogilvy - Stuart AL, Shalet SM. Effect of radiation on the human reproductive system. Environ Health Perspect 1993; 101 (Suppl 2): 109 - 116.

[55] Rabin BM, Hunt WA, Joseph JA. An assessment of behavioral toxicity of high energy particles compared to other qualities of radiation. Radiat Res 1989; 119: 113 - 122.

[56] Joseph JA, Hunt WA, Philpott DE, et al. Correlative motor behavioral and striatal dopaminergic alterations induced by 56Fe radiation. In McCormack PD, Swenberg CE, Bücker H (eds.), Terrestrial Space Radiation and Its Biological Effects. NATO ASI Series, Series A: Life Sciences, Vol. 154, New York, NY: Plenum Press; 1988.

[57] Mele PC, Franz CG, Harrison JR. Effects of ionizing radiation on fixed - ratio escape performance in rats. Neurotoxicol Teratol 1990; 12: 367 - 373.

[58]　Shukitt－Hale B，Casadesus G，McEwen JJ，et al. Spatial learning and memory deficits induced by exposure to iron－56－particle radiation. Radiat Res 2000；154：28－33.

[59]　National Council on Radiation Protection and Measurements. Uncertainties in Fatal Cancer Risk Estimates Used in Radiation Protection，NCRP Rep No 126，Bethesda MD National Council on Radiation Protection and Measurements；1997.

[60]　Rosen EM，Fan S，Goldberg ID，et al. Biological basis of radiation sensitivity. Part 2：Cellular and molecular determinants of radiosensitivity. Oncology 2000；14：741－757.

[61]　Fajardo LF，Berthrong M，Anderson RE.（eds.），Radiation Pathology. New York，NY：Oxford Press；2001.

[62]　Tasman W，Jaeger EA.（eds.），Duane's Clinical Ophthalmology. Philadelphia，PA：Lippencott－Raven；1996：Chapter 73.

[63]　Lett JT，Cox AB，Lee AC. Selected examples of degenerative late effects caused by particulate radiations in normal tissues. In：McCormack PD，Swenberg CE，Bücker H（eds.），Terrestrial Space Radiation and Its Biological Effects. NATO ASI Series，Series A：Life Sciences，Vol. 154，New York，NY：Plenum Press；1988：p 393－413.

[64]　Otake M，Schull WJ. Radiation－related posterior lenticular opacities in Hiroshima and Nagasaki atomic bomb survivors based on DS86 dosimetry system. Radiat Res 1990；121：3－13.

[65]　Datiles MB，Magno BV，Freidlin V. Study of nuclear cataract progression using the National Eye Institute Scheimpflug system. Br J Ophthalmol 1995；70：527－534.

[66]　Chylack LT Jr，Wolfe JK，Friend J，et al. Validation of methods for the assessment of cataract progression in the Roche European－American Anticataract Trial（REACT）. Ophthalmic Epidemiol 1995；2：59－74.

[67]　Lopez ML，Freidlin V，Datiles MB 3rd. Longitudinal study of posterior subcapsular opacities using the National Eye Institute compute planimetry system. Br J Ophthalmol 1995；79：535－540.

[68]　Cucinotta FA，Manuel FK，Jones JA，et al. Space radiation and cataracts in astronauts. Radiat Res 2001；156：460－466.

[69]　Curtis SB，Nealy JE，Wilson JW. Risk cross sections and their application to risk estimation in the galactic cosmic ray environment. Radiat Res 1995；141：57－65.

[70]　Todd P，Pecaut M，Fleshner M. Combined effects of spaceflight factors and radiation on humans. Mutat Res 1999；430：211－219.

[71]　Hammond TG，Lewis FC，Goodwin TJ，et al. Gene expression in space. Nat Med 1999；5：359.

[72]　Horneck G. Impact of spaceflight environment on radiation response. In：McCormack PD，Swenberg CE，Bücker H（eds.），Terrestrial Space Radiation and Its Biological Effects. NATO ASI Series，Series A：Life Sciences，Vol. 154，New York，NY：Plenum Press；1988.

[73]　Montgomery PO Jr，Cook JE，Reynolds RC，et al. The response of single human cells to zero－gravity. In：Johnston RS，Dietlein LF（eds.），Biomedical Results from Skylab. Washington，DC：US Government Printing Office；1977：221－234. NASA SP－377.

[74]　Morrison DR. Cellular changes in microgravity and the design of space radiation experiments. Adv Space Res 1994；14：1005－1019.

[75]　Kiefer J，Pross HD. Space radiation effects and microgravity. Mutat Res 1999；430：299－305.

[76] Horneck G. Impact of microgravity on radiobiological processes and efficiency of DNA repair. Mutat Res 1999；430：221－228.

[77] Bucker H，Facius R，Horneck G，et al. Embryogenesis and organogenesis of Carausis morosus under spaceflight conditions. Adv Space Res 1986；6：115－124.

[78] Grigoriev YG，Miller AT，Nevzgodina LV，et al. Effect of weightlessness and of artificial gravity on irradiated lettuce seeds. Life Sci Space Res 1977；15：285－289.

[79] Grigoriev YG，Planel H，Delpoux M，et al. Radiobiological investigations in Cosmos 782 space flight（Biobloc SF1 experiment）. Life Sci Space Res 1978；16：137－142.

[80] Buckhold B. Biosatellite II－physiological and somatic effects on insects. Life Sci Space Res 1969；7：77－83.

[81] Hagen U. Radiation biology in space：A critical review. Adv Space Res 1989；9：3－8.

[82] Horneck G. Radiobiological experiments in space：A review. Nucl Tracks Radiat Meas 1992；20：185－205.

[83] Benner SA，Derihe KG，Matreeva LN，Powell OH. The missing organic molecules on Mars. Proc National Academic Science USA 2000 March 14；97（6）：2425－2430.

[84] Wilson JW. Overview of Radiation Environments and Human Exposures. Presented at the 34th Annual Meeting of the National Council on Radiation Protection and Measurements：Cosmic Radiation Exposure of Airline Crews，Passengers and Astronauts，Washington，DC，April 1－2，1998. Health Phys 2000；79：470－494.

[85] Sharma S，Stutzman JD，Kelloff GJ，et al. Screening of potential chemoprevention agents using biological markers of carcinogenesis. Cancer Res 1994；54：5848－5855.

[86] Kelloff G，Hawk E，Crowell JA，et al. Strategies for identification and clinical evaluation of promising chemopreventive agents. Oncology 1996；10：1471－1488.

[87] Kelloff GJ，Boone CW，Steele VE，et al. Mechanistic considerations in chemopreventive drug development. J Cell Biochem Suppl 1994；20：1－24.

[88] Giuliano A. Review of cancer chemoprevention. Oncology 1998；12：1659－1660.

[89] Capizzi RL. Clinical status and optimal use of amifostine. Oncology 1999；13：47－59.

[90] Liu T，Liu Y，He S，et al. Use of radiation with or without WR－2721 in advanced rectal cancer. Cancer 1992；69：2820－2825.

[91] Brizel DM. Future directions in toxicity prevention. Semin Radiat Oncol 1998；8：17－20.

[92] Brizel DM. Radiotherapy and concurrent chemotherapy for the treatment of locally advanced head and neck squamous cell carcinoma. Semin Radiat Oncol 1998；8：237－246.

[93] Senzer NN. Clinical results of a phase III study of ethyol（amifostine）. Managed Care and Cancer 1990；2（1）.

[94] Hanson WR，Marks JE，Reddy SP，et al. Protection from radiation－induced oral mucositis by a mouth rinse containing the prostaglandin E1 analog，misoprostol：A placebo controlled double blind clinical trial. Adv Exp Med Biol 1997；400B：811－818.

[95] Taylor A. Role of nutrients in delaying cataracts. Ann NY Acad Sci 1992；669：111－123.

[96] Robertson JM，Donner AP，Trivithick JR. Vitamin E intake and the risk of cataracts in humans. Ann NY Acad Sci 1989；570：372－382.

[97] Waldren CA, Ueno A, Zhang Y, et al. Using non - toxic chemicals to reduce the mutagenicity of the kinds of radiation encountered in space travel. Presented at the Bioastronautics Investigators Workshop, Galveston, TX, 17 - 19 January 2001. Jan 2001.

[98] Dicello JF, Cucinotta F, Gridley D, et al. NSBRI Radiationeffects core project: In - vivo studies. Presented at the Bioastronautics Investigators Workshop, Galveston, TX, 17 - 19 January 2001: 325.

[99] Huso DL, Mann J, Ricart - Albona, R, et al. Chemoprevention of radiation - induced neoplasms. Presented at the Bioastronautics Investigators Workshop, Galveston, TX, 17 - 19 January 2001: 326.

[100] Burns F. Alteration of the risk of skin tumors from single and multiple doses of 56Fe by dietary retinoid. Presented at the Bioastronautics Investigators Workshop, Galveston, TX, 17 - 19 January 2001: 331.

[101] Frank AL, Slesin L. Nonionizing Radiation. In: Public Health and Preventive Medicine; John M. Last and Robert B. Wallace (eds.), Appleton and Lange, 1992: pp. 513 - 522.

[102] Oleinick N, Chiu S, Friedman LR, et al. DNA - protein crosslinks: New insights into their formation and repair in irradiated mammalian cells. In In: Simic MG, Grossman L, Uptn AC (eds.), Mechanisms of DNA Damage and Repair. New York, NY: Plenum Press; 1986: 181 - 192.

[103] Taylor HR, West SK, Rosenthal FS, et al. Effect of ultraviolet radiation on cataract formation. N Engl J Med 1988; 319: 1429 - 1433.

[104] Taylor HR, West SK, Rosenthal FS, et al. The long - term effects of visible light on the eye. Arch Ophthalmol 1992; 110: 99 - 104.

[105] Bochow TW, West SK, Azar A, et al. Ultraviolet exposure and risk of posterior subcapsular cataracts. Arch Ophthalmol 1989; 107: 369 - 372.

[106] Zapp N. Hazard report: IVA Crewmember Non - Ionizing Radiation Exposure through the USL Window. The Boeing Company Information, Space, and Defense Systems International Space Station, ISS - C&T - 95 - 5A. 15 December 2000.

[107] Weichselbaum RK, Hines HH. Review of Rosen, E. M. Biological Basis of Radiation Sensitivity, Part 2 Cellular and Molecular Determinants of Radiosensitivity. Oncology, May 2000; 14 (5): 758; Weinstock MA. Overview of ultraviolet radiation and cancer: What is the link? How are we doing? Environ Health Perspect 1995; 103: 251 - 254.

[108] Kheifets LI, Afifi AA, Buffler PA, et al. Occupational electrical and magnetic field exposure and leukemia. A meta - analysis. J Occup Environ Med 1997; 39: 1074 - 1091.

[109] Durante M, Kawata T, Nakano T, et al. Biodosimetry of heavy ions by interphase chromosome painting. Adv Space Res 1998; 22: 1653 - 1662.

[110] Edwards AA, Finnon P, Moguet JE, et al. The effectiveness of high energy neon ions in producing chromosonal aberrations in human lymphocytes. Radiat Prot Dosim 1994; 52: 299 - 303.

[111] Nicogossian AE, Robbins DE. Characteristics of the space environment. In: Nicogossian AE, Huntoon CL, Pool SL (eds.), Space Physiology and Medicine. 3rd edn. Philadelphia, PA: lea & Febiger; 1994: 50 - 62.

[112] McCormack PD. Radiation dose and shielding for the Space Station. Acta Astronaut 1988; 17 (2): 231 - 41.

[113] Badhwar GD. Radiation measurements on the International Space Station. Physica Medica 2001；17：1－5.

[114] National Council on Radiation Protection. Guidance on Radiation Received in Space Activities. NCRP Report No，98. Bethesda，MD：National Council on Radiation Protection and Measurements；1989.

[115] National Council on Radiation Protection. Radiation Protection Guidance for Activities in Low－Earth Orbit. NCRP Report No 132. Bethesda MD：National Council on Radiation Protection and Measurements；2000.

[116] Nealy JE，Simonsen LC，Townsend LW，et al. Deep space radiation exposure analysis for solar cycle XXI（1975－1986）. Paper presented at the 20th Intersociety Conference on Environmental Systems；July 9－12，1990；Williamsburg，VA. SAE Technical Paper Series No. 901347.

[117] Nealy JE，Simonsen LC，Qualls GD. Radiation shielding design issues. In：Wilson JW，Miller J，Konradi A，Cucinotta FA（eds.），Shielding Strategies for Human Space Exploration. NASA CP－3360. Hampton，VA：NASA Langley Research Center；1997：29－42.

[118] Eckart P. The Lunar Base Handbook. New York，NY：McGraw－Hill；2000.

[119] Wilson JW，Cucinotta FA，Thai H，et al.（eds.），Galactic and Solar Cosmic Ray Shielding in Deep Space. NASA TP－3682. Hampton，VA：NASA Langley Research Center；1997.

[120] Wilson JW，Cucinotta FA，Thibeault SA，et al. Radiation shielding design issues. In：Wilson JW，Miller J，Konradi A，Cucinotta FA（eds.），Shielding Strategies for Human Space Exploration. NASA CP－3360. Hampton，VA：NASA Langley Research Center；1997：109－149.

[121] Simonsen LC，Nealy JE. Mars Surface Exposure for Solar Maximun Conditions and 1989 Solar Proton Events. NASA TP－3300. NASA TP－3668. Hampton，VA：NASA Langley Research Center；1993.

[122] Simonsen LC. Analysis of lunar and Mars habitation modules for the space exploration initiative. In：Wilson JW，Miller J，Konradi A，Cucinotta FA（eds.），Shielding Strategies for Human Space Exploration. NASA CP－3360. Hampton，VA：NASA Langley Research Center；1997：43－77.

[123] Simonsen LC，Nealy JE. Radiation Protection for Human Mission to the Moon and Mars. NASA TP－3079. Hampton，VA：NASA Scientific and Technical Information Division；1991.

[124] Simonsen LC，Nealy JE，Townsend LW，Wilson JW. Radiation Exposure for Manned Mars Surface Missions. NASA TP 2979. Hampton，VA：NASA Scientific and Technical Information Division；1990.

[125] Nealy JE，Wilson JW，Townsend LW. Preliminary analysis of space radiation protection for lunar base surface systems. Paper presented at the 19th Intersociety Conference on Environmental Systems，San Diego，CA，July 1989. SAE Technical Paper Series No. 891487.

[126] Nealy JE，Wilson JW，Townsend LW. Solar flare shielding with regolith at a lunar－base site. NASA TP－2869. Hampton，VA：NASA Scientific and Technical Information Division；1988.

[127] Simonsen LC，Nealy JE，Townsend LW，et al. Space radiation shielding for a space habitat. Paper presented at the 20th Intersociety Conference on Environmental Systems；July 9－12，1990；Williamsburg，VA. SAE Technical Paper Series No. 901346.

[128] Williams J，Zhang Y，Zhou H，et al. Predicting cancer rates in astronauts from animal carcinogenesis studies and cellular markers. Mutat Res 1999；430：255－269.

第 24 章　噪声问题

乔纳森·B. 克拉克（Jonathan B. Clark）
克里斯托弗·S. 艾伦（Christopher S. Allen）

在航天飞行中航天员所处的声环境背景噪声及操作产生的噪声无处不在。为了维持航天员在密闭狭小的航天器中生活，任何平台或航天器需要保持舱内空气循环流动，以带走代谢及其他有害污染物质，补充消耗氧气。热控系统的水和冷却介质也需要不断循环流动，这需要电动风扇和泵来实现。舰艇、潜艇、飞机以及航天器上温控系统产生噪声，此外动力推进系统和其他操作设备也会产生噪声。因此，在近地轨道上的航天器，其内在噪声是危及乘员健康的一种重要环境因素。本章阐述了在轨航天器上背景噪声的来源和特点以及该噪声导致的发病率和病理生理，同时还描述了如何防护噪声。

24.1　听觉机理

听觉通过将声波（机械能）转换成神经脉冲，传导到中枢神经系统解读。该系统任何位点异常均可导致听力下降。声音强度由声压级（SPL）来定量计算，即由变换空气压力或稀薄空气时压力变化幅度来决定，以 20 μPa 作为基准声压，单位为分贝（dB），作为 18 岁男性青年的听觉阈值。纯音以声音频率来定量，即以每秒声压峰值的数量来决定，通常以每秒循环次数或赫兹（Hz）表示，声音频率以对数频率标度呈现，它被分为标准倍频程或 1/3 倍频程[1]。

为了将声压级与人体生理学联系起来，有必要考虑人耳听觉反应。为此采用最常用的方法是采用 A 计权网络，模拟人耳听觉应对高噪声的反应。在应用 A 计权网络时，调整每个频段的 SPL，以 20 μPa 为参照，将 SPL 单位转换为 dBA。虽然单个频段的 A 计权声压级很少用到，但 A 计权的总声压级经常使用，被称为噪声级，单位为 dBA。该噪声级是在人耳听觉范围内（63～20 000 Hz）的 A 计权 SPL 波段的综合。下文将专门叙述 A 计权模型。

噪声标准（NC）曲线也应考虑人体对噪声的反应，给予针对性应用时，通过设定特殊倍频带曲线作为需满足的限值，例如 NC－50，进而设计工作或生活空间的噪声曲线，噪声标准曲线是声压级（SPL）在 63～8 000 Hz 倍频带的函数[1]。噪声标准曲线与 A 计权模型之间的关系如表 24－1 所示，将 A 计权模型应用到特定的噪声标准曲线，可以计算出曲线中相应的噪声级。

表 24-1　噪声标准曲线与 A 计权总声压级之间的对应关系

NC 曲线	声压级/dBA
70	78
65	71
60	66
55	61
50	56
45	52
40	47
35	42
30	38
25	34
20	30
15	25

噪声是指令人厌倦、不愉快、烦恼的声音，常常对工作或任务造成干扰，对人体健康产生危害[2,3]。尽管处于高水平的噪声环境中，单次急性暴露的能量非常低，相当于 1 瓦特的 1/10 000，但这等同于 120 dB SPL，该能量可以导致永久性耳聋。此外，尽管在非常低水平噪声环境中，长时间持续暴露会对人体健康产生慢性不利影响，包括生理和心理危害。噪声生理危害包括暂时或永久性听力下降、心血管系统紊乱、消化系统变化及免疫系统抑制等[2]。听觉阈值偏移是指暴露于噪声环境时听觉灵敏度的变化（以 dB 或 μdB 表示），它作为声压级和暴露持续时间的函数出现，并且可能在暴露于急性高强度噪声环境或长时间暴露于低强度噪声环境后发生。克雷夫斯报道：受试志愿者持续 4 天暴露于 60 dBA 连续噪声环境和暴露于 77～89 dBA 间断噪声环境后，其平均听觉阈值偏移大于 10 dB。持续 30 天暴露于超过 75 dBA 噪声环境中会导致听力阈值位移，在停止该噪声暴露后 50 h 才恢复。职业噪声暴露后个体需要在低水平噪声环境中休息一段时间才能恢复，应该纳入行业管理制度。个体长时间暴露于低至 58 dBA 噪声环境，同时使用耳毒性药物（例如新霉素和链霉素），已证实会导致永久性听力丧失。

在工业和航空领域也存在类似噪声环境；然而，航天环境需要考虑一个重要因素，这是因为噪声暴露检测不仅在工作时间或飞行中。航天飞行乘员持续暴露于航天器舱内噪声中；尽管在轨飞行乘员期望某些区域噪声低或者无噪声，但是从文献报道来看，航天器内没有完全安静区域可以让耳朵静静。

高分贝噪声暴露能使人产生头痛、恼怒、疲倦、睡眠紊乱、耳鸣等不适反应。它还会影响航天器舱内通信，有时在远处无法听到警报声。舱内乘员之间语言交流受到干扰，特别在舱内噪杂环境中采用非母语交流时更为显著，这是国际航天团体或机构关注的一个因素。在航天飞行中乘员之间不能保持直立姿势时，他们的言语接受能力进一步受到破坏；其解译非声音表现的能力受到限制，例如讲话者面部表情、唇动等[4]。在舱内噪声环境中，乘员高声通话后常常报告咽喉痛。学术机构对高水平噪声环境危害进行研究后，认为个体暴露于高水平噪声环境后出现精神性症状（抑郁、焦虑），但是不会使其心理功能受到损害[5]。

NASA 特别关注国际空间站上噪声对乘员健康的影响。声学专家受命为国际空间站上噪声控制提供指导，使其控制在安全允许范围之内，研发措施以评估和降低噪声对乘员绩效的影响，整合各种方法研究国际空间站上噪声对乘员健康产生的急性、慢性及延迟性影响。针对声能生物学效应，应向航天飞行乘员和管理者提供医学支持指导，才能优化乘员工作绩效，减少或消除不利健康的影响。特定目标包括使用在轨噪声测量仪监测驻留舱内噪声环境，通过在轨听力评估追踪乘员在航天飞行中听力水平，为国际空间站上乘员暴露噪声达到安全允许范围提供医学指导，确认在轨产生噪声的系统和载荷，予以改进以达到减轻噪声污染的作用。实际操作方法为依据已知的乘员听力危害及特点，设计观察项目，获得支持数据，分析证据的权重，提出推荐意见。采用这种方法，已经建立了四种水平的听力危害及特点。其中，影响飞行安全是最高等级的危害；其次，影响飞行任务完成是较高的危害等级；第三，影响执行飞行任务的绩效属于中等程度的危害；最后，纵向健康的影响属于最低等级的危害。所有关注焦点都是从乘员健康角度出发的。

24.2　噪声导致人体听觉损伤的病理生理

噪声对耳蜗损伤取决于噪声类型、频率、强度及暴露时间，以及其他可能导致听觉损伤的因素。噪声类型特点是连续性（发动机噪声）、脉冲性（枪击声/锤击声）或者混合性（脉冲噪声叠加连续性噪声）。对于给定强度噪声，混合性噪声对人体危害最严重，其次为脉冲性噪声，而连续性噪声损伤最轻[6,7]。声能以几种方式损伤人体听觉组织，高强度噪声可导致人体耳蜗的毛细胞结构遭受破坏[8]。当声能增强代谢活动导致了耳蜗缺血，引起糖元耗竭时，就会发生代谢衰竭，这是最常见机制[9]。过量噪声刺激摧毁人体听觉系统，产生活性氧原子和自由基，进而激化蛋白质氧化反应，破坏细胞膜磷脂的完整性和听觉毛细胞静纤毛的肌动蛋白丝[10]。细胞膜氧化反应释放毒素，如4 -羟基 2,3 -壬烯醛（HNE），进而破坏细胞生理活动过程，例如，钠/钾泵、葡萄糖与兴奋性神经递质（谷氨酸）转运、离子稳态，以及可进一步加速细胞死亡过程（细胞凋亡）。轻微损伤可以修复，最初表现为暂时性听阈偏移（TTS），而更为严重听觉损伤能导致永久性感觉神经性听力丧失或者永久性听阈偏移（PTS）。

特定抗氧化剂包括维生素 C、维生素 E 及还原型谷胱甘肽（GSH），通过增加抗氧化酶的活性、增加内耳 GSH 或者添加外源性抗氧化剂提高内耳抗氧化剂，可以减少永久性噪声导致的听力损失（NIHL）[10]。在噪声暴露后几天或几周，会出现永久性听觉毛细胞损伤；这一关键间歇期存在潜在治疗窗，即从噪声暴露后开始到细胞死亡之前这段时间[6]。在这个过程中，早期产生活性氧原子，接着产生脂质过氧化物，最后导致细胞线粒体损伤，激活细胞死亡程序。

个体出现暂时性听阈偏移时，起初无不适症状，意味着在经过既定声级和时间的噪声暴露后，达到最大听阈偏移，无论后续暴露多久，这种变化持续存在。此时需要关注的是重复暂时性听阈偏移会导致噪声性听力损伤。在进行动物试验后得出结论：足以导致其听觉出现可逆性阈值偏移的噪声会对外层毛细胞造成组织学损伤。已经得到证实：动物听觉毛细胞内代谢耗竭、听觉神经末梢肿胀、耳蜗动脉血管收缩导致毛细胞缺血[11]。暴露于1 000 Hz下70 dB SPL中，可以诱导外周血管收缩、心率轻微变化以及脑血流量增加。芬克尔曼证实，在噪声环境中进行体能活动时，人体心率增加[12]。持续暴露于噪声环境可以导致骨骼肌肉张力、呼吸深度及皮肤电反应发生变化，同时胃肠运动下降。福尔克研究了噪声对肾上腺髓质的影响，观察到血液及尿液中皮质醇的变化[11]。暴露于1 000 Hz下68～70 dB噪声中，会刺激人体垂体-肾上腺轴释放肾上腺皮质激素、肾上腺素及去甲肾上腺素，只要持续暴露于噪声环境，人体不会表现出适应反应，上述反应也持续存在[13]。福尔克证实，噪声应激降低了人体对疾病抵抗力，可能是由于人体免疫系统受到抑制[11]。应用耳毒性药物如水杨酸盐类、利尿剂及抗生素（硫酸链霉素、新霉素），同时暴露于50～60 dBA噪声中，会导致永久性听力损失[13]。

应强调同一噪声强度下纯音和宽频带噪声的影响差异尚不能确定，一直认为单频噪声导致更为严重损伤，这是由于声音总能量聚集在单一频率。然而，这种效应依赖于高频率，并与个体感应器官大小有关。

Vorobiov和Skrebnev研究了持续噪声暴露对居住在机场附近的喷气式飞机维修工人的影响，并报道69%的维修工程师有听力问题，20%听力问题严重，尤其是在1～8 kHz范围内[14,15]。1990年美国国家卫生研究院（NIH）共识发展会议指出，低于75 dBA水平的噪声不太可能导致噪声性听力损失（NIHL），超过85 dBA水平的噪声持续8小时以上，随着时间的推移可导致听力损失[16]。美国测试与材料学会（ASTM 1166）和国防部军事标准（MIL－STD－1472）为人类室内环境提供了类似的可接受的噪声上限[17,18]。1971年，美国环境保护局建议将70 dBA作为可接受的24小时户外暴露限值，白天45 dBA、夜间35 dBA作为室内暴露限值。北约航空航天研究与发展咨询小组（AGARD）在1975年建议避免暴露于超过90 dBA水平的噪声，并指出80～90 dBA之间的噪声暴露具有潜在危险，大于40 dB的渐进性暂时性阈移（TTS）可能导致永久性听力损失[19]。美国海岸警卫队（USCG）指出，“任何噪声计划的最低目标均是确保噪声暴露阈值不会大到导致任何暂时性阈移在其后的休息期间无法恢复的情况。”USCG对现有船舶间歇性噪声的限值为82 dBA，新船舶为77 dBA[20]。

24.3 噪声与绩效

国际空间站舱内噪声环境对人的心理产生不利影响，而且飞行乘组高负荷工作量、睡眠减少以及家庭隔离与其他驻留环境因素所致的应激反应，加重了不利影响。如果在舱内驻留期间，舱内噪声不会导致乘员永久性听力损失，且对通信和乘员绩效没有影响，那么从实施方面来讲，这种噪声环境可以接受。预计在执行国际空间站长期飞行任务中（超过 6 个月），飞行乘员虽然持续暴露于此噪声环境，但不会导致 PTS。然而，在长期空间站飞行任务中，乘员连续噪声暴露可能会出现心理负面效应，导致乘员在关键任务中和应急情况下操作绩效下降。

乘员绩效降低程度取决于噪声强度、变异性、暴露时间、间隙时间以及噪声周期，同时也与乘员承担任务类型有关。噪声产生的烦恼取决于噪声来源、噪声类型、侵扰程度以及控制噪声的能力[13]。德里斯科尔等报道：长时间暴露于噪声环境导致注意力下降、搜索行为绩效降低、对外在刺激反应时间延长、警觉性及兴奋性降低、解决问题能力降低、行为刻板以及选择能力降低。噪声暴露导致团队合作效能、互助行为、团队绩效及注意力降低，产生负面情感影响，操作失误增加三倍，完成手动任务时间增加两倍[2]。在需要快速工作步调时，连续噪声暴露产生更加明显负面影响，个体差异可能是个体人格的表现[21]。对于重复性任务，环境背景噪声导致绩效下降[22]。在噪声环境中，完成多个信息来源的任务，需要信息处理及保持警觉时，这些工作绩效均下降，而简单重复性或实施性任务、提供清晰警告或给予视觉刺激的任务，则不受噪声影响[22]。

NASA 研发了一组标准绩效测试方法以评估噪声的应激反应[23]。在一个开放办公室区域，外周环境噪声水平为 53～62 dBA，处于其中人群中有 50％认为噪声“令人非常厌烦”或者“不能忍受”[24]。连续噪声（50.0～86.6 dBA，平均 56.3 dBA）暴露 24 h 导致快速眼动（REM）睡眠减少，睡眠效率降低（睡眠时间/床上时间）以及睡眠剥夺[25]。卡瓦达报道暴露于 45 dBA 噪声中 REM 睡眠下降，个人主观睡眠质量下降，存在觉醒状态[26]。

24.4　听力临床评估

针对所有航天员，每年航天飞行前及飞行后进行标准听力测试为纯音听阈测试。该测试在独立声学实验室进行，测试时通过听筒向耳朵传送一系列低强度、频率为 500～8 000 Hz 的纯音。听力阈值定义为给予被测者最低强度声音时均能听到的纯音，每侧耳朵按照每一音频测试确定。在 NASA 航天飞行医学诊所，自主进行纯音听力阈值测试，航天员用手触压开关按钮调节纯音强度变化。开始时给予正常纯音，测试者触压按钮向下调节纯音强度，直到不能听到为止。此时释放按钮，增加纯音强度，直到航天员再次触压开关按钮，持续进行几个循环测试，接着改变信号频率。在这个测试过程，对双耳持续进行所有纯音频率测试。

自主听力阈值测试优点在于可以同时实施多人测试，缺点为在一个测试循环模式中触压按钮时自主听力阈值测试容易受到影响。然而，新型测试机以随机非节律呈现纯音，测试者对每一频率纯音触压、释放按钮。测听计输出设置应遵照美国国家标准学会（ANSI）1969 标准，以便对比听力测试数据和纵向跟踪观察，每年对纯音听力计进行校准。

标准的阈移（STS）是指任一耳在 2 000、3 000 和 4 000 Hz 的平均听阈，在基线听力图上的变化为 10 dBA 或以上。如果在年度检查中发现 STS，机组成员将被安排在 30 天内进行复测。第二次检查之前，至少处于相对无噪声的环境中（＜72 dBA）14 小时。如果 STS 在第一次或第二次重查听力图上得到解决，则应建议机组成员注意过强噪声的影响；讨论了听力保护和听力保护装置（HPD）的方法。如果 STS 持续存在，则在病历中记录永久性阈移（PTS）。大于 25 dBA 的 PTS 被视为职业安全与保健法（OSHA）可报告的听力损失。转诊到耳鼻咽喉科医生的情况有：听力图的显著变化与噪声性听力损失（如 STS）一致，并伴有其他耳科病理学的临床体征或症状，或导致听敏度低于维持飞行状态标准的显著变化。如果病历中记录了持续性 STS，其（听力）基线将重置为听力图中的数值，从而增加 STS 的特异度。如果年度听力图中的数据显示听敏度优于基线听力图，则基线将向上调整，以增加检测显著阈偏的灵敏度。

在进行听力测试时，在 500、1 000 及 2 000 Hz 裸耳单侧耳听力损失低于 25 dB，3 000 Hz 低于 35 dB，4 000 及 6 000 Hz 低于 45 dB 时，一段时间内可以认为正常。在任一耳 500、1 000 及 2 000 Hz 时平均裸耳听力损失大于 30 dB 和/或单个值在 500、1 000 及 2 000 Hz 时超过 35 dB，在 3 000 及 4 000 Hz 超过 45 dB 时，需要进行听觉及耳朵、鼻子及咽喉（ENT）的检查评估。不对称听力损失也应进行检查评估（双耳听力差异大于 15 dB）。在检查阶段，不需要限制飞行；在这种情况下，对长时间听力损失个体进行首次航天飞行体检时，应给予评估鉴定。在高于 500、1 000 及 2 000 Hz 时裸耳平均听力损失大于或等于35 dB 时，为了继续从事航天飞行，需要予以 ENT 检查评估；为了继续服役，需要进行听觉能力评估；在这期间，取消飞行资格是恰当的。不管纯音听力损失水平多少，且在使用听力器情况下，个体听力下降妨碍工作安全和履行职责的绩效时，针对这样的个体，需要航空航天卫生局干预。

24.5 长期噪声暴露

使用动物模型进行试验，将动物放置于中等声级噪声环境中暴露 9 天，当噪声幅度达到 85 dBA SPL 或以上时，动物发生 PTS[27]。但是在对人体进行研究后，暴露于 72～74 dBA 噪声环境 72 h，导致听力阈值增加 15～20 dB，在 2～3 h 内恢复到正常[28]。在第二组试验中，尤加洛夫等报道志愿者经过 10 天和 30 天噪声暴露（采用同样强度的噪声），分别导致听力阈值变化为 20～25 dB、25～30 dB，在暴露后分别经过 8～18 h、48～50 h 恢复正常。这些阈值变化和恢复时间总结在表 24 - 2 中。这些研究显著特点为在试验中一致抱怨“噪声导致烦恼和疲倦”。沃德研究表明，在 150 天 82 dBA SPL 噪声暴露后，毛丝鼠会导致永久性听力损失，并可以计量出内耳中毛细胞损失。给予间歇性休息可以预防噪声导致的永久性听力下降和耳蜗损伤[29]。在预防听力损失方面，超过 18 h 休息并不比 18 h 好多少[30-33]。尽管执行了 144 天暴露/休息循环，即暴露 45 min、休息 15 min 的循环，但是休息低于 8 h 的恢复效果，尚无数据支持。

表 24－2　持续暴露于高频率噪声（<3 kHz）后阈值变化和恢复时间

持续时间/天	噪声级/dBA	阈值变化/dB	恢复时间/h
3	72～74	15～20	2～3
10	72～74	20～25	8～18
30	72～74	25～30	48～50

来源：尤加诺夫，等[28]。

24.6　航天飞机经验

美国针对航天飞机飞行任务特定运输系统制定了噪声 NC－50 标准曲线，其中航天飞机舱内噪声为 56 dBA。在 1986 年，由于航天飞机上设备硬件限制，需要将该噪声值提高到 68 dBA。航天飞机飞行制度规定：当航天飞行舱内噪声达到或高于 74 dBA 时，要求航天飞机上乘员在睡眠时戴耳罩防护设备，调整工作时间及仪器使用，以减少噪声暴露。航天飞机上噪声暴露限值要求为 76～80 dBA 允许 5 min，81～85 dBA 允许 1 min，不允许噪声大于等于 86 dBA。舱内噪声剂量计可以测量噪声暴露值，在航天飞机（STS－40）任务中，测量舱内环境噪声为 73 dBA，在使用测力计时，舱内最大噪声为 80～85 dBA，对舱内乘员工作绩效和正常通信产生严重影响[34]。对于短期航天飞机任务，在飞行前后进行听力测试，以观察其听力变化。在美国航天飞机任务中，没有观察到暂时性或永久性听阈偏移。

在 9 天航天飞机任务（STS－40）中，7 名乘员中有 6 名报告：舱内噪声影响其注意力和放松状态，6 名戴了耳塞的乘员仍然存在睡眠紊乱[35]。经过噪声测试，在实验舱内噪声平均值为 70 dBA、中间舱噪声级为 64 dBA、飞行指令舱内为 62 dBA。STS－40 航天飞机任务乘员报告：舱内语言清晰度受到噪声干扰，当舱内噪声达到 NC－50 曲线标准值时，交流语言中只有 80％词语能够听懂。如果交流者之间在飞行指令舱、中间舱、实验舱的距离分别超过 2、1.6、0.65 ft 时，必须提高交流语音水平才能与对方交流，会导致乘员疲劳，不会产生临床上严重听力损失，但是飞行后听力阈值增加 4 dB，从 9 dB 上升到 13 dB，具有统计学意义（如图 24－1 所示）。全体乘员一致认为在该次任务中经历的噪声水平在长期航天飞行中不能被接受。在为期 13 天航天飞机任务（STS－50）中，67％乘员（4 名航天员）报告：在实验舱内噪声级为 61 dBA、中间舱为 60 dBA、飞行指令舱内为 64 dBA 环境中，他们的注意力难以集中或者处于放松状态[36]。同样报告也证实：在执行过航天飞机任务 33 名航天员中，有 60％报告其在轨飞行中睡眠紊乱、易怒或者不能放松，语音交流困难。在为期 6 个月航天飞机任务（STS－57）中，一半航天员认为飞行中噪声不可忍受[37]。执行航天飞机任务的噪声数据缺失也是影响分析的一个因素。在和平号空间站——航天飞机任务（STS－74）中，为了估计或评估飞行任务中的噪声环境，以 1 h 50 min 的噪声测量数据推演到 24 h，不是一种可靠的方法[38]。在地基模拟研究中，以月球-火星居住舱为实验舱，参试者报告：舱内噪声暴露致使“通信困难，听觉损伤；使人易怒或者压抑，工作绩效下降”[39]。

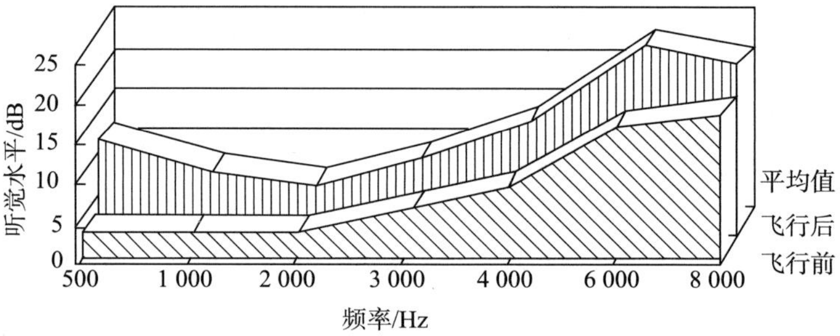

图 24-1 航天飞机（STS-40）任务飞行前后航天员听力检测结果（在所有频率听力阈值均增加）

24.7 苏联航天飞行经验

在苏联长期航天飞行任务中，已经证实：执行过飞行任务的航天员存在暂时性或永久性听力损失[40]。来自礼炮 6 号飞行任务航天员报告：飞行后听阈偏移最高频率值为 4～6 kHz。对礼炮 6 号、礼炮 7 号及和平号空间站任务噪声观察总结，结果为在 6 天到1 年飞行后，航天员在高频段（2 kHz 或更高）听力发生变化。在一项研究中，报道观察的航天员中 100%均存在 TTS，33 名航天员中有 27 名发生了 PTS。在 30 年苏联长期航天飞行中，33 名航天员（排除飞行员）参加了礼炮 6 号、礼炮 7 号及和平号空间站航天飞行任务，他们在执行任务前听力正常；航天飞行后 5 名航天员听力不合格，因为其存在 NIHL（在 4～6 kHz 时听力损失 50 dB），此外 12 名航天员听力损失 30 dB。在和平号空间站 26 和 27 考察组中，测量航天员工作期间声压级为 71～77 dBA，1 名航天员在经过 365 天航天飞行后 71 天内仍有听阈偏移[40]。

在航天飞行中，航天员听力损失尤其发生在高频率范围（1～6 kHz）[41]。在 1990 年，涅弗多瓦总结后认为“尽管航天员个体之间存在差异，但是在经过 7 天到 1 年航天飞行后，航天员发生了高频段（2 kHz 或以上）听觉敏锐性变化”[42]。表 24-3 总结了礼炮 6 号、礼炮 7 号及和平号空间站航天飞行任务后航天员听力评估研究结果；尚未观察的内容包括背景噪声级、听觉防护类型以及顺应性如何等。这些研究数据表明：航天员除了骨骼及肌肉丢失、累积辐射外，其听力损伤也是与长期航天飞行相关的一个显著医学问题。

表 24-3 对比了飞行后航天员使用与不用听力保护器的听阈偏移

飞行时间	0.5 kHz	1 kHz	2 kHz	3 kHz	4 kHz	6 kHz	听力保护器
7	6	19	8	1	0	−6	没有
7	19	4	4	−11	−5	11	没有
25	0	0	15～20				没有
150	0	0	0	0	0	10～20	使用
150	0	0	0	0	0	0	使用
241	0	0	0	0	0	0	使用

续表

飞行时间	0.5 kHz	1 kHz	2 kHz	3 kHz	4 kHz	6 kHz	听力保护器
365	0	0	20～40				没有
365	20～45				0	20～45	没有

24.8　美国长期航天飞行经验

美国天空实验室系列长期航天飞行任务包括 28 天天空实验室 2 号任务、59 天天空实验室 3 号任务以及 84 天天空实验室 4 号任务，每次任务由 3 名航天员参加；在经过 28 天、59 天及 84 天天空实验室任务后，航天员纯音听阈没有改变。美国天空实验室和苏联航天飞行经验的差异在于天空实验室驻留舱容积较大，航天员距离产生噪声的仪器较远，同时维持在轨舱内空气气压低于海平面气压，这可能导致声学效应，例如，声音辐射效应降低，也可能会引起航天员听觉发生变化。在美国天空实验室飞行任务中，航天员没有使用听力保护器。随着航天员年龄的增加，对其听力进行长期跟踪，结果表明：航天员在高频段听力功能下降。在飞行后 20 年跟踪检查时，执行美国天空实验室飞行任务的航天员在 6～8 kHz 频率段听阈损失 40～70 dB，3～4 kHz 频率段听阈损失 30～50 dB。在一项航天员健康纵向研究中，将执行过天空实验室飞行任务的航天员与同龄航天员进行了对比观察，执行过天空实验室飞行任务的航天员在 55 岁后在 2～4 kHz 频率段听阈损失 5～10 dB，这与同年龄非天空实验室航天员的听力下降一致（如图 24－2、图 24－3 所示）；这些变化与喷气式飞机噪声暴露有关，与航天飞行没有必然联系。

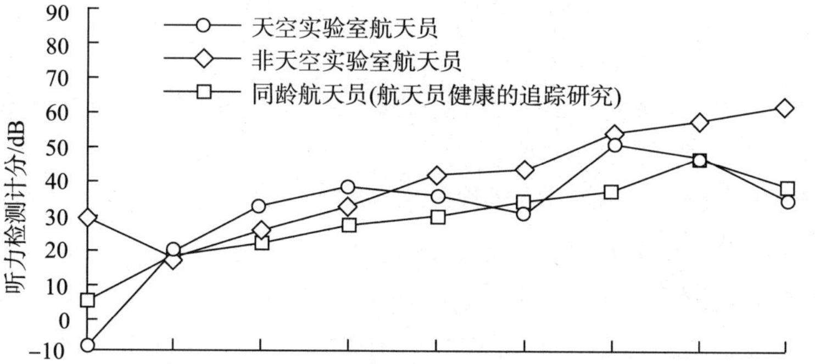

图 24－2　天空实验室航天员左耳在 4 kHz 频率的听觉敏锐度与非天空实验室和同龄航天员（追踪研究对象）的比较

在执行 NASA 与和平号空间站联合长期飞行任务中，7 名航天员中有 1 名在长期航天飞行中没有佩戴听力保护器，飞行后出现了 TTS，随后好转（没有发生 PTS）。在和平号空间站上，测量噪声的最大值为 73 dBA，1 名航天员报告在长期航天飞行中经历噪声暴露。航天员在驻留空间站期间，睡眠区域为自然舱，靠近一个巨大风扇，依靠这个组件增

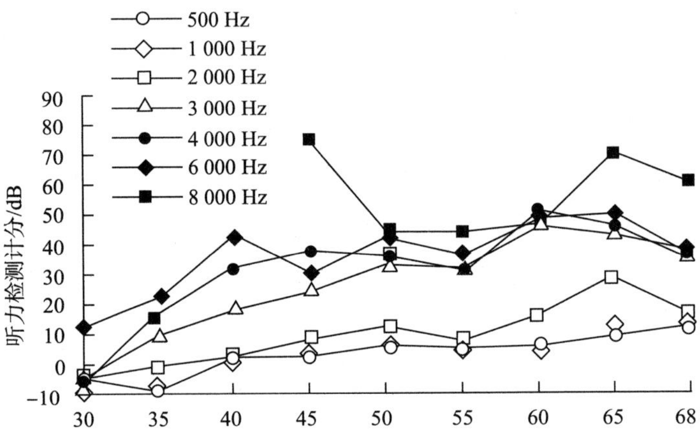

图 24-3 天空实验室航天员与同龄航天员左耳平均听力值，
9 名航天员经历三次飞行任务（即 28 天、59 天、84 天）

加辐射防护作用，该区域噪声级为 58 dBA，其个人噪声剂量计读数平均为 62～68 dBA，耳罩式耳机在戴 30 min 后感到十分不舒服；然而，使用慢回弹耳塞可以防护高频噪声，在其 8 h 睡眠期间，佩戴主动降噪耳机可以减少低频噪声。佩戴主动降噪耳机可以防护连续性噪声，并不妨碍听觉。高频率噪声妨碍乘员之间通信，此时该航天员必须将该耳机向双侧耳朵按压才能听清语音。68～ 70 dBA 噪声会导致乘员出现头痛，高频率噪声实际影响为乘员不能听到 20 ft 外的警报。在空间站上跑台运动产生噪声非常大，且连续噪声危害高于间歇噪声。

24.9 国际空间站经验

国际空间站（ISS）主要由美国和俄罗斯建造的组件组成，它们与其他国际合作伙伴共同制定了居住规范。俄罗斯航天局（RSA）规定航天器上连续噪声限值为 60 dBA，此外，当乘员处于清醒状态时，每个倍频程的声压级（SPL）要求为 60 dBA，当乘员处于睡眠状态时，相应的 SPL 要求为 50 dBA。美国空间站计划（SSP）规定当乘员处于清醒状态时国际空间站模块中连续噪声限值为噪声标准曲线 NC-50，乘员处于睡眠状态时则为噪声标准曲线 NC-40（见图 24-4）。在具有有效载荷（科学实验）的美国模块中，有效载荷的补充也允许与 NC－48 相同的分配，因此总模块加上有效载荷要求为 NC-48＋NC-50，这大致相当于 NC-52 噪声标准曲线。

除了连续噪声要求外，还有间歇噪声要求，这取决于噪声持续时间。俄罗斯和美国模块舱单元执行不同的间隙噪声要求。规定 140 dB 脉冲噪声持续时间不超过 1 s，危害限值为 85 dBA，预警和警报发出声音频率为 0.5 kHz、2 kHz，强度高于周围环境声音 20 dB。古德曼等详细讨论分析了噪声，并描述了对抗措施的应用[43,44]。

为了保证乘员生活在安全舒适的声环境中，定期对 ISS 模块舱噪声级进行监测。在国际空间站服务舱内，即乘员主要驻留区域，地面监测到噪声级为 69 dBA，而在轨监测为

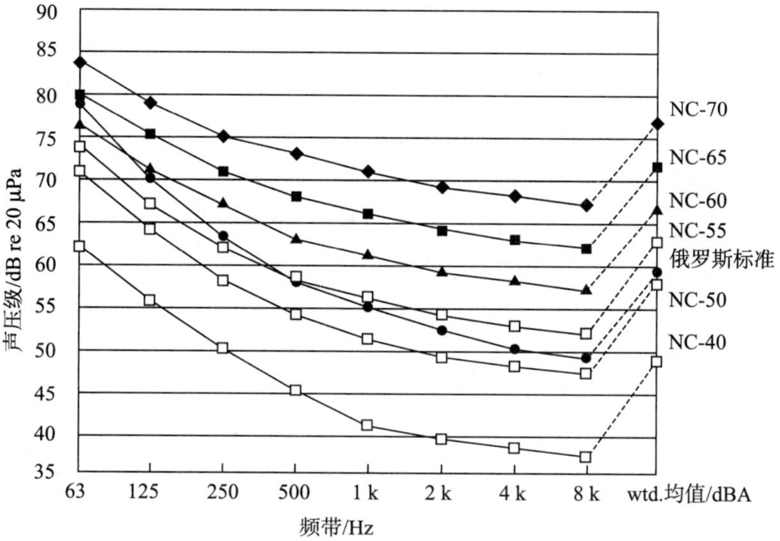

图 24-4 美国航天器噪声标准曲线与俄罗斯航天器噪声标准（限定值以倍频带表示）

67～72 dBA；其实，国际空间站上服务舱噪声值超过了规定数值，目前正在开展工作以降低噪声强度。

美国实验舱噪声水平为 60～64 dBA，这取决于舱内位置。此外，监测节点舱 1 噪声级为 50～57 dBA，功能货舱（俄罗斯管理）产生噪声级为 58～66 dBA。据监测国际空间站上乘员 24 h 暴露的噪声级从 65 dBA 到 71 dBA 不等，乘员暴露噪声水平取决于乘员大多数时间在何处停留、从事何种工作以及在何处睡眠。

在国际空间站上主要噪声源为生命保障系统的通风风扇。在国际空间站上服务舱内最显著噪声来源包括“Vozdukh”二氧化碳处理系统（＋70 dBA）、电冰箱（70 dBA）、空调及通风风扇（69～52 dBA）、温控系统泵（57 dBA）。美国提供带有隔振系统的跑台（TVIS）会产生间歇噪声，地面测试噪声为 77 dBA（如图 24-5 所示）。

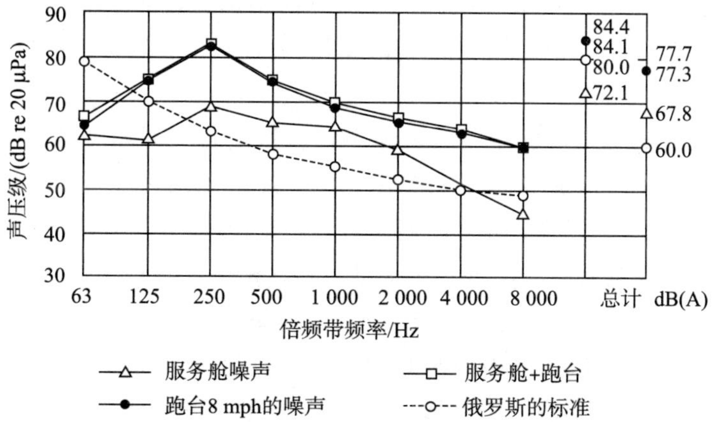

图 24-5 国际空间站服务舱声压级以频率为基准的数值

（在一定区域启用跑台或不启用跑台情况，并与俄罗斯标准对比）

国际空间站安全分析专家组（SRP）回顾分析了飞行中危险因素报告，将其分为批准、修改后批准或者不批准。例如，功能货舱（俄罗斯管理）及服务舱出现故障达到俄罗斯噪声规定标准，则必须向俄罗斯方面提交一份不符合报告（NCR），详细列出阶段性风险规避方案。SRP 有条件接受了这份 NCR，并提供控制性手段，并在国际空间站上持续执行 24 h。国际空间站俄罗斯制定噪声标准时，将功能货舱（俄罗斯管理）工作时环境噪声从 60 dBA 提高到 73 dBA。在首次航天飞机访问国际空间站飞行任务（STS－88）期间，监测到功能货舱（俄罗斯管理）最大噪声级为 74 dBA。在 1999 年 6 月航天飞机任务（STS－96）中，为控制功能货舱（俄罗斯管理）噪声水平，采用噪声控制手段，包括使用空气通风窗、风管消音器及隔离风扇器材等，这些方法降低了功能货舱噪声 0.5～5 dBA，但是不能将噪声降低到要求水平，并且导致 STS－96 飞行任务乘员呼吸了舱内质量欠佳的空气[45]。

针对功能货舱及服务舱的噪声危害，乘员有条件使用听力保护器以及改进噪声缓解器材，SRP 批准了 NCR。执行计划分为优先采取的措施、在探索 1 号任务服务舱驻留期间执行的措施、后勤措施以及操作性调整乘员工作制度。优先采取的措施包括：为二氧化碳处理系统安装噪声防护罩、为循环系统风扇安装吸附噪声材料、更换电冰箱组件、加强密封性以及在空间站服务舱内添加降噪材料。乘员在空间站服务舱驻留后，采取的补救措施包括：重新设计风扇及热控制泵组件。改进的措施包括：评估噪声水平、乘员佩戴主动性降噪耳机。调整乘员工作制度包括：确定可以间断性操作仪器或者给予序列操作，将累积噪声最小化。最终提出了为控制产生噪声的设备及乘员佩戴听力保护器要求的飞行规则。

国际空间站为所有乘员提供听力保护装置，乘员对能听得见的声音保持谨慎及警惕。在确定和选择听力保护器时，应考虑舒适性、适配性及容易清洗。主动降噪（ANR）耳机的适用范围指南包括：无源设备分频段衰减以及有源设备和单因素的系统整体噪声衰减。一般而言，主动降噪耳机对 125～2 000 Hz 噪声有效果，尤其对高于 800 Hz 效果最显著，而其他被动性听力保护器（泡沫耳塞、塑料耳塞及模制塑料耳塞）对所有频率噪声均有效，尤其对高于 2 000 Hz 的噪声，可以同时使用主动性和被动性听力保护器。一项研究观察了主动降噪耳机在直升机飞行中的应用，证实其可以减少大量低频噪声，但是通信系统却产生了噪声，并在中频段增加[46]。

在国际空间站上使用在轨仪器对舱内噪声声压级进行实时监测评估[47]。在轨有两个设备可用，即国际空间站声级计和噪声剂量计。国际空间站声级计可以测量从 50 Hz 到 10 kHz 每 1/3 倍频带的声压级，检测时间短，正常 15 s 即可。可以在国际空间站许多位置实施检测，作为监测观察的一部分，只是对持续性操作设备检测，从 1/3 倍频带的声压级计算出整个频带的声压级，并与国际空间站连续噪声要求对比。国际空间站噪声剂量计对 A 计权总声压级进行测量，平均检测时间较长，长达 24 h，除了连续噪声外，这种测量方法可以检测间隙噪声，包括来自讲话的发声，测量时可以由乘员佩戴在身上，也可以放在特定位置。这两种测量方法几乎每 2 个月进行 1 次，也可以由乘员自行确定时间来实施测量。

24.10　航天飞行听力评估

进行常规纯音听力检测要求佩戴测听耳机和在隔声间进行，这在航天飞行中不切实际。在航天飞机飞行任务（STS－6～8）中，航天员在桑顿博士指导下进行了听力测试试验，桑顿博士设计和研制了一种听力计，通过耳机向其传送声音。尽管在此次试验中操作程序运行良好，但是结果却引起质疑，这是由于在每次任务中背景噪声强度的不同，导致听阈值移动，听力阈值发生了明显变化。在俄罗斯-德国联合航天医学研究项目中，常规纯音听力测试也作为合作内容的一部分。听力计 Elbe 2 在礼炮 6 号交会对接任务中投入应用，随后也在和平号空间站上使用，7 天航天飞行任务中采集的听力完整数据信息已经发表[48]。在轨飞行数据表明：航天员存在明显听阈偏移，尤其在低频率段明显，在着陆后不存在这种现象。这些数据表明空间站上舱内噪声干扰了听力测试，但是在公开报告中，并没有详细提供如何进行听力测试的信息。在轨进行听力测试，能监测标准听力保护措施的效果，并具备调整听力保护措施的能力，即针对每一位航天员，量身定制听力保护措施。

针对航天飞行任务中标准纯音听力测试，耳声发射（OAE）测试方法是一种有前景的替代措施。耳声发射信号来自于耳蜗外毛细胞（OHC）振动发出的生理信号[49]，其机械能从耳蜗外毛细胞通过中耳听小骨、鼓膜传导，可以通过耳道内传声器检测到相关信息。耳蜗外毛细胞代谢非常活跃，常常因耳毒性药物、血管疾病、暴露于低氧环境以及高能量噪声导致损伤。耳声发射信号测试已被广泛用于筛查新生儿听力、评估婴儿和儿童的耳蜗功能[50]。

耳声发射信号可以自发产生，也可以在给予各种刺激后被激发。有两种激发耳声发射信号的方法：诱发耳声发射（TEOAE）和畸变耳声发射（DPOAE）。采用小扬声器刺激鼓膜产生力学响应诱发 OAEs，使用麦克风探测耳蜗外毛细胞对声音刺激的反应[51]。获取 OAE 信号的方法包括：1）保持刺激强度恒定时，不断变换频率；2）保持刺激频率恒定时，不断变换刺激强度。瞬态诱发耳声发射信号可通过短声刺激诱发，听阈在 30 dB 或以上人群中可以探测到[52]。在经过两种接近音频（f_1 和 f_2，其中 $f_1=1.2-f_2$）和强度（其中 $L_1=55$ dB，$L_2=65$ dB）的刺激后，产生 DPOAEs。耳蜗产生这些纯音的变音，其中最显著变音频率为 $2f_1-f_2$，诱变 DPOAE 频率更具有针对性，在听阈 50 dB 或以上人群中可以探测到[53]。

目前耳声发射测试正在进入临床应用，以监测噪声导致的听力损失[51]。在纯音听力阈值变化之前以及确定噪声易感人群时，耳声发射测试可以发现潜在损伤[54]。强噪声能降低发射幅度，缩小频率范围。在使用 DPOAE 测试噪声诱发的听力损失时，表现为在 4 kHz 上下出现特征性凹陷征象[55]。在经过短时（几小时）和长时间（几年）噪声暴露后，发现 DPOAE 振幅降低[56]。中耳异常，例如，耳硬化症或耳垢阻塞外耳道，能妨碍产生 OAE 信号，尽管尚不清楚这种异常如何影响 OAE 信号传送[57]。尽管对听力正常人群进行 DPOAE 测试，能高精准预测出听力正常或者听力感觉损伤，但是对听阈估计尚在探索之中[58]。

在航天飞行中应用耳声发射测试方法具有几个优势。没有掌握熟练测试技术的个体能快速开展，并不需要受试者给予主观或有意识反应，并且可以在噪声环境中进行。个体佩戴标准的被动听力保护耳机，其安装在耳声探头上，在高噪声环境中可记录到 DPOAE 信号，但是在噪声环境中没有使用听力保护器时，常常不能探测到该信号，噪声环境中背景噪声的增加可以降低信噪比（如图 24－6 所示）。在 2000 年 5 月对国际空间站服务舱内噪声进行了测试记录，这是在 2000 年 7 月 12 日发射之前实施的地面测试，此次测试结果是服务舱噪声强度为 70 dBA。使用 Etymotic EroScan ER－34 测试仪对 6 名志愿者进行 DPOAE 测试，其中 6 名志愿者佩戴耳机或不戴耳机，其处于安静环境或暴露于空间站噪声环境。结果为被动听力保护耳机对高于 200 Hz 以上噪声能降低幅度达 20 dB 以上，这足以屏蔽周围环境噪声，产生可靠的耳声发射信噪比，详见图 24－6。在噪声环境中如果不使用听力保护耳机，DPOAE 测试效果欠佳，但是在噪声环境中使用听力保护耳机，则其测试结果良好。使用 Grason Stradler GSI 70 耳声发射筛查仪器在同样条件下进行相似试验，也产生了类似结果。

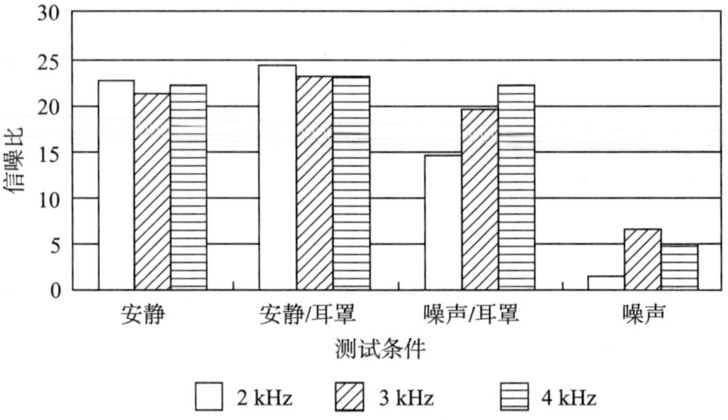

图 24－6　在安静与噪杂环境中佩戴与不佩戴保护耳机时畸变耳声发射测试值。
（测试噪声代表了国际空间站背景噪声）

在临床上应用耳声发射在于筛查、监测及定量检测听力损失，帮助鉴别诊断。在进行在轨评价听力方面具有实践应用价值，这是由于在背景噪声环境中，耳声发射测试结果客观（非主观反应），可以进行自校准。DPOAEs 可以在超过 65 dBA 噪声环境中开展，为了检验听力计测试结果之间的差异，DPOAEs 具有一致性、可重复性。采用耳声发射测试时，3 dB 听力变化具有临床意义，6 dB 听力变化具有显著意义，而使用常规听力计测试时，5 dB 听力变化才具有意义。耳声发射测试方法的缺点包括：记录中耳的病理存在困难（通过中耳传送刺激及 OAE 反应能量），耳蜗听力损失（30 dBA－TEOAE）、50 dBA－DPOAE）导致信号受限、不能评估耳蜗的功能。此外，耳声发射代表了一种新技术，没有制定 ANSI 标准，因此，不同厂家设备之间存在差异。

伴随着航天飞行中微重力环境，人体听觉系统生理变化可能影响到激发性刺激的传播和耳声发射检测。微重力环境导致的整体生理变化可以改变 OAEs，尤其是体液头向转移。相对于地面上人体坐位和站立体位姿势，微重力下人体颅内压增加[59]。尽管一些研究报道人体体位姿势、脑脊液压力变化[60]对耳声发射没有影响[61]，但另一些研究报道有影响。期望将来飞行试验能评估耳声发射在航天环境中的应用，并将这种方法作为在轨有用的临床检测工具。

目前存在一种微型听觉测试仪（EarQ Software™），其商用软件经过改进，音乐艺人和专业人士也使用该仪器，已证实可用于在轨听力评估。该软件使用便携式计算机声卡传递不同频率的纯音，通过高保真定制塑形耳麦校准强度，塑形耳麦属于声学对抗硬件系统的一部分。在轨医用计算机是国际空间站在轨乘员健康保障系统的一部分，配置医学计算机的主要目的在于为在轨乘员健康保障系统的用户提供信息。医学计算机（MEC）是一款商用、经过飞行验证的便携式电脑，它能显示在轨人体生理数据、保存医学记录及评估乘员健康，以及通过接受指令与国际空间站的数据处理系统实现双路数据交换。使用医学计算机键盘，微型听觉测试仪的容量水平能以 1 dB 递增。受试者增加测试容量水平直到每侧耳朵在每一频率（0.25、0.5、1、2、4、6、8、10 kHz）获得听阈。在医学计算机下传数据期间，在轨测试数据下传到地面，由地面医学专家团队评估。该软件较小（约 500 kB)，用户界面非常直观，涉及有限程序及培训内容，测试过程在 10 min 内完成。每一阶段显示有关频率强度，并与基础数据或其他先前数据对比，向航天员提供及时反馈。对每一阶段数据保存，下传回地面以做进一步解读。依据微型听觉测试仪测试结果，航天医生要求在轨航天员特别注意，如佩戴耳塞每天应保持一定总量时间，或者使靠近噪声产生系统的时间最小化，有助于保护在轨航天员听力。其他监测听力的方法包括查看乘员在轨医学轶事记录中主观报告，以及使用定量测试工具以监测在轨噪声的实际水平（声压计和噪声剂量计）。

24.11　航天环境的相互作用

在长期航天飞行中，尚不清楚各种环境因素（振动、温度、连续噪声及物理要素）的综合作用效应。许多耳毒性物质，例如一氧化碳、溶剂等，与噪声协同作用导致听力损失[62]。同时暴露噪声和振动环境相对于暴露于单一噪声更容易导致暂时或永久性听阈偏移，毛细胞损耗更多[63,64]。一项人体研究检验了噪声（两种类型：无噪声和 90 dBA 的稳定宽频计权噪声）、全身振动（三种类型：无振动、5 Hz 正弦曲线全身振动、2.8～11.2 Hz 频带随机全身振动）以及动态肌肉负荷（三种水平：2 W、4 W、8 W）的联合效应。噪声是导致 TTS 最严重的单一因素。由于噪声加振动和噪声加肌肉负荷的联合作用，进一步增加了 TTS。这三种因素联合作用产生暂时性听阈偏移值最大，此时振动为随机启动，动态肌肉负荷为轻度（2 W）。增加工作负荷时，检测到 TTS 减弱。轻度肌肉负荷和心血管活动能促使噪声与振动相互作用，而紧张的肌肉负荷和心血管活动在某种程度上降低噪声和振动的负面效应[65]。热负荷也似乎起到一定作用，当志愿者暴露于噪声和振动环境中时，其周围温度增加 10 ℃ ，则导致其 TTS 增加 5～10 dB[66]。

在航天飞行任务中，微重力环境、动态工作负荷、应激刺激、每日持续 24 h 中等强度噪声暴露、电磁辐射以及潜在有害物暴露导致耳蜗毛细胞损伤，听力损失程度大于单一噪声危害。通过热膨胀、电致伸缩活动（带电离子导致人体蛋白液容积收缩）以及辐射表面压力作用，电磁辐射能量可以转换为声能，诸如通信辐射天线的微波能量可产生能听见的滴答声，令人烦恼[67]；尽管航天员驻留区域避开了辐射区域，同时在出舱活动期间也避开了外面的天线发射区域，但是在国际空间站上存在这类的发射天线。在航天飞行火灾事故中，燃烧后副产物一氧化碳能增加噪声导致的高频段听力损失[68]。高强度低频噪声来自于生命保障系统通风风扇。在航天飞行中采用计权模型评估飞行器内噪声等级，可能低估了低频噪声强度，其实其能量最大[32]。采用 A 计权声压级方法，低频率噪声级在 800 Hz 时减少 0.8 dB、在 63 Hz 时减少 26 dB、在 31.5 Hz 时减少 39 dB。伯迪克研究证实：动物暴露低频率噪声（低于 500 Hz）导致在特征频率以上 3～7 倍频程范围内发生最强的听阈偏移和毛细胞损伤，当动物暴露于超过 500 Hz 时，在噪声中心频率带以上 0.5～1 倍频程范围内，产生最大效应[69]。伯迪克进一步证实：人体暴露于 2～22 Hz、强度为 119～144 dB 声压级噪声后，在 3 000～8 000 Hz 范围能导致听阈偏移；人体暴露于 63 Hz、110～120 dB 声压级噪声后，在 1 000～3 000 Hz 范围能导致最高听阈偏移。

24.12 对抗措施

针对航天器内噪声的对抗措施包括予以工程与设计控制、使用隔音材质及听力保护装置。工程与设计控制的主要目的在于采用听力保护方案，但是这不可能在所有情况下都能实现。可以使用静音风扇，但是可能需要降低其重量、增加功耗以及提高循环效率，所有这些是舱内环境控制的关键要素。可以应用能减少低频噪声的先进复合材料，或者航天员使用护听器。保护听力的措施包括：慢回弹耳塞、被动性耳机以及主动降噪耳机。乘员如果 24 h 持续暴露于超过 65 dBA 或者其暴露于高强度噪声环境如在跑台上运动时，推荐使用护听器。然而，乘员长时间使用听力防护器具不是最佳应对方法，这是由于在使用时乘员感到不适、增加耳朵感染风险以及存在通信困难，通信时频繁取出护听器，降低了通信效率。在轨航天员也意识到佩戴头戴式耳机听音乐或者通话试图屏蔽噪声，只会增加听力损失风险。

110 dBA 噪声必然导致听觉系统发生力学损伤，尽管在航天飞行中航天员在低于此水平噪声环境中驻留，但是连续性噪声暴露可导致内耳耳蜗组织存在长期代谢耗竭，需要安静地休息一段时间以恢复听觉疲劳[70]。尽管在地面上大多数人睡眠时处于相对长时间安静休息状态，但是这在和平号空间站上不可能，由于存在尚不清楚的骨传导水平，听力保护器也只能轻微降低低频噪声暴露。标准职业噪声环境暴露要求为暴露 8 h，休息 16 h。人体经过高水平噪声暴露后，应在相对安静环境中休息一段时间（噪声低于70 dB），以允许听觉系统毛细胞进行自我修复[71]。TTS 后恢复时间即生物修复过程，大体上与噪声暴露时间及强度成正比，似乎也取决于噪声频率[72]。经过 8～24 h 噪声暴露后，需要修复损伤时间长达 24～48 h。在尤加诺夫完成的研究中，人体经过 75 dBA 噪声暴露后需要 50 h 恢复时间，但是动物试验研究结果为经过 48 h、80 dBA 噪声暴露后，恢复其 TTS 需要 5 天；在经过 90 天噪声暴露后，经测试在暴露后 150 天时，其听力尚未完全恢复[28,73]。导致发生 TTS 的噪声级与噪声强度及暴露时间成正比，也与噪声频率有关。4 min 暴露后 TTS 恢复时间的常规计算公式为

$$\mathrm{TTS}_{4\ \mathrm{min}}=1.7(\mathrm{SPL}-A)$$

其中，$A=47$ dB，对于频率 4 kHz 的噪声倍频带噪声，A＝65 dB，针对频率 0.5 kHz 的噪声倍频带噪声[73,74]。该公式预示着高频率噪声暴露应在低于 47 dB、低频率噪声暴露应在低于 65 dB 的倍频带环境中休息恢复。通过工程方法设立“休息恢复时间”，比如：设置有效安静睡眠单元，或者给予药物预防，或者增加修复时间，这些均是有效对抗措施。

在许多病理学条件下，损伤、衰老、炎症、缺血及再灌注损伤，以及活性氧原子产生的过度产物，可能导致细胞损伤。积累证据表明：各种毒素和噪声激发氧原子产生的活性产物在内耳损伤中发挥了巨大作用。连续噪声暴露伴随着耳蜗产生超氧阴离子和氢氧自由基，二者均能导致耳蜗损伤和功能丧失。噪声能调节内耳中谷胱甘肽（GSH）和各种关键抗氧化物酶的水平和活性。内耳中谷胱甘肽过度消耗或减少能加重或强化噪声诱导永久性听阈偏移；试验表明：采用各种策略提高耳蜗抗氧化作用能降低噪声诱导的听力损失。近期毛丝鼠模型试验已经证实：联合应用抗氧化剂 L－N－乙酰半胱氨酸和低剂量水杨酸盐能有效减轻永久性听力损伤和毛细胞丢失，使用药物预防噪声诱导永久性听阈偏移效果确切、令人振奋[10]。将来研究工作应认识氧化应激在诱导永久性听力损失中的作用，研发一种有效药物以降低航天环境中连续性中等程度噪声暴露导致的耳蜗损伤。

24.13　结论

NASA 关注航天环境中噪声对航天员绩效的影响，正在研发措施以评估和降低噪声暴露的急性、慢性及延迟性影响。高噪声水平能使航天员出现头痛、烦躁易怒、疲劳、睡眠紊乱及耳鸣等不适表现，这些不适均能影响绩效；同时高噪声致使航天员不能听清警报，在航天噪声环境中，航天员进行非母语交流时，噪声影响到语言交流效果。对抗措施包括佩戴护听器和工程上的噪声控制可以使用缓解低频噪声效果极佳的先进材料以研制屏蔽噪声的仪器，或者航天员个体佩戴护听器。听力保护器材包括慢回弹耳塞、被动性耳罩式耳机及主动降噪耳机。尽管长时间佩戴护听器也存在难度，但是航天飞行中微重力、振动、有毒物质、空气质量及成分、应激、不适温度、体能活动或者这些因素的联合作用，均可以导致严重听力损失。在轨航天员应意识到佩戴耳机听音乐以屏蔽噪声会增加听力损失的风险。未来工作包括确定何种水平噪声会导致预期生物性声学效应以及何种水平噪声暴露、暴露多长时间需要安静休息。

在航天飞行中，非常期望在航天器内噪声环境中能进行乘员听力评估，但是尚存在其他还未解决的问题。如果在航天飞行中，乘员发生了听阈偏移，使用何种治疗合适？采用哪些方法可以预防或治疗噪声导致的听力损失？一个值得关注的问题是航天飞行中各种因素相互作用导致噪声导致的听力损失，这些因素包括噪声、振动、工作负荷以及各种致病因素如辐射、有毒物质及微重力影响（体液胸向转移）、衰老等。需要进行纵向研究以确定这些因素中哪些重要因素共同作用导致听力损失。在研发针对噪声导致听力损失的防护、救治及康复措施时，必须认识其基本科学原理。据证实药物是对抗细胞损伤的有用方法，航天医学专业从业人员应主动制定和执行航天飞行中噪声标准，包括硬件设计与研制、任务设计和活动策划。诸如耳声发射等新技术在航天飞行中对噪声监测和纵向基本筛查非常有用。

参考文献

[1] Beranek LL, Ver IL. Noise and Vibration Control Engineering. New York: John Wiley & Sons, Inc; 1992; 14: 626-629.

[2] Driskell JE, Salas E. Stress and Human Performance. Mahwah, NJ: Lawrence Erlbaum Associates; 1996.

[3] Dimberg U. Perceived unpleasantness and facial reactions to auditory stimuli. Scand J Psychol 1990; 31: 70-75.

[4] Cohen MM. Perception of facial features and face-to-face communications in space. Aviat Space Environ Med 2000; 71: A51-57.

[5] Stansfeld SA, Haines MM, Burr M, et al. A review of environmental noise and mental health. Noise Health 2000; 8: 1-8.

[6] Hamernik RP, Henderson D. Impulse noise trauma. A study of histological susceptibility. Arch Otolaryngol 1974; 99: 118-121.

[7] Henderson D, Hamernik RP. Impulse noise: Critical review. J Acoust Soc Am 1986; 80: 569-584.

[8] Henderson D, Hamernik RP. Biologic bases of noise-induced hearing loss. Occup Med 1995; 10: 513-534.

[9] Slepecky N. Overview of mechanical damage to the inner ear: Noise as a tool to probe cochlear function. Hear Res 1986; 22: 307-321.

[10] Kopke R, Allen KA, Henderson D, et al. A radical demise: Toxins and trauma share common pathways in hair cell death. Ann NY Acad Sci 1999; 884: 171-191.

[11] Falk SA, Woods NF. Hospital noise levels and potential health hazards. N Engl J Med 1973; 289: 774-781.

[12] Finkelman JM, Zeitlin LR, Romoff RA, et al. Conjoint effect of physical stress and noise stress on information processing performance and cardiac response. Hum Factors 1979; 21: 1-6.

[13] Baker C. Sensory overload and noise in the ICU: Sources of environmental stress. Critical Care Quarterly 1984; 6: 66-80.

[14] Vorob'ev OA, Krylov IuV, Zaritskii VV, et al. Current aspects of the noise problem in aviation medicine. Voen Med Zh 1996; 317: 56-60, 79.

[15] Skrebnev SV, Krylov IV, Vorob'ev OA, et al. Problems of hearing loss in aviation engineers (professional and ecological aspects). Vestn Otorinolaringol 1997; 2: 9-12.

[16] National Institutes of Health. Consensus Development Conference Statement: Noise and Hearing Loss. NIH Consensus Statement 1990 Jan 22-24; 8 (1): 1-24.

[17] Department of Defense Military Specifications for Human Engineering. American Society for Testing and Materials F1166-95a, "Standard Practice for Human Engineering Design for Marine Systems, Equipment and Facilities."

[18] Department of Defense Design Criteria Standard. MIL-STD-1472E, "Human Engineering" 1994.

[19] NATO Advisory Group for Aerospace Research and Development (AGARD): Conference Proceedings No. 171. Effects of Long Duration Noise Exposure on Hearing and Health. 1975.

[20] Department of Transportation United States Coast Guard, Navigation and Vessel Inspection Circular No. 12 - 82. Recommendations on Control of Excessive Noise. 1982.

[21] Cohen HH, et al. Effects of Noise Upon Human Information Processing. NASA CR - 132469, 1974.

[22] Shoenberger RW, Harris CS. Human Performance as a Function of Changes in Acoustic Noise Levels. Journal of Engineering Psychology: AMRL - TR - 65 - 165, 1974.

[23] Theologus GC, et al. Development of a Standardized Battery of Performance Tests for the Assessment of Noise Stress Effects, NASA CR - 2149, 1973.

[24] Mital, A, et al. Noise in multiple - workstation open - plan computer rooms: Measurements and annoyance. J Human Ergol 1992; 21: 69 - 82.

[25] Topf M, Davis JE. Critical care unit noise and rapid eye movement sleep. Heart Lung 1993; 22: 252 - 258.

[26] Kawada T, Suzuki S. Change in rapid eye movement (REM) sleep in response to exposure to all - night noise and transient noise. Arch Environ Health 1999 Sep - Oct; 54 (5): 336 - 40.

[27] Mills JH. Temporary and permanent threshold shifts produced by nine - day exposures to noise. J Speech Hearing Res 1973; 16: 426 - 438.

[28] Yuganov YM, Krylov YV, Kusnetsov KS. Standards for noise levels in cabins of spacecraft during long - duration flights. Presented at the XVIth International Astronautical Congress, Athens, Greece, 1965: 296 - 303.

[29] Ward WD, Duvall AJ, Santi PA, et al. Total energy and critical intensity concepts in noise damage. Ann Otol 1981; 90: 584 - 589.

[30] Mills JH, Gilbert RM, Adkins WY. Temporary threshold shift in humans exposed to octave bands of noise for 16 to 24 hours. J Acoust Soc Am 1979; 65: 1238 - 1248.

[31] Clark WW, Bohne BA, Boettcher FA. Effect of periodic rest on hearing loss and cochlear damage following exposure to noise. J Acoust Soc Am 1987; 82: 1253 - 1264.

[32] Bohne BA, Yohman L, Gruner MM. Cochlear damage following interrupted exposure to high frequency noise. Hear Res 1987; 29: 251 - 264.

[33] Bohne BA, Zahn SJ, Bozzay DG. Damage to the cochlea following interrupted exposure to low frequency noise. Ann Otol Rhinol Laryngol 1985; 94: 123 - 128.

[34] Dalton BP, Hines ML. Acoustics and microgravity flight. Presented at the 25th International Conference on Environmental Systems, July 1995, San Diego, CA. Society of Automotive Engineers (SAE) Technical Paper Series 951644.

[35] NASA. Human Factors Assessment of STS - 40/SLS - 1. Houston, TX: NASA - Johnson Space Center; JSC - 28514, 1998.

[36] NASA Technical Memorandum 104775: An Evaluation of Noise and its Effects on Shuttle Crewmembers during STS - 50/USML - 1, 1993.

[37] NASA Technical Memorandum 104802: Human Factors Assessment of the STS - 57 Spacehab - 1 Mission, 1994.

[38] Beierle J. MIR Acoustic Environment. Houston, TX: NASA - Johnson Space Center. JSC 961609, 1996.

[39] Foley T. Everyday noise, all day. Houston, TX: NASA - Johnson Space Center; JSC 981787, 1998.

[40] Prohl W, Nefedova MV, Birke J. Temporary results of the examination of the audition of cosmonauts during a long - term flight in the space station MIR with the audiometer ELBE 2 (Experiment AUDIO 2). IAF/IAA Paper 90 - 519. Paris, France. International Astronautical Federation; 1990.

[41] Yakovleva IYa, Nefedova MF. Sensory systems: Hearing. In: Gurovskiy NN (ed.), Results of Medical Research Performed on the "Salyut - 6 - Soyuz" Space Station Complex. Moscow: Nauka Press; 1986: 165 - 168.

[42] Nefedova MV. The effect of space flight factors on the auditory function of cosmonauts. Space Biology and Aerospace Medicine: 9th All - Union Conference, Kaluga, June 19 - 21, 1990. Moscow: Nauka; 1990. in Russian.

[43] Goodman JR. International Space Station Acoustics, The 2003 National Conference on Noise Controll Engineering, Paper # NC03 - 125, 2003.

[44] Allen CS, Goodman JR. Preparing for Flight—The Process of Assessing the ISS Acoustic Environment. The 2003 National Conference on Noise Control Engineering, Paper # NC03 - 006, 2003.

[45] Alibaruho K, Gentry G, Sang A. Flight 2A. 1/STS - 96 ISS Air Quality Issue Assessment and Recommendations for Flight 2A. 2/STS - 101, October 23, 1999, ISS Independent Assessment Report.

[46] Wagstaff AS, Woxen OJ, Andersen HT. Effects of active noise reduction on noise levels at the tympanic membrane. Aviat Space Environ Med 1998; 69: 539 - 544.

[47] Pilkington GD. ISS Acoustics Mission Support, The 2003 National Conference on Noise Controll Engineering, Paper # NC03 - 021, 2003.

[48] Prohl W, Mocker R, Yakovleva IYa, et al. Initial audiometric investigations in an orbital station. Zeitschr Militaermed 1981; 2: 60 - 62.

[49] Brownell WE. Outer hair cell electromotility and otoacoustic emissions. Ear Hear 1990; 11: 82 - 92.

[50] Kemp DT, Ryan S. Otoacoustic emission tests in neonatal screening programmes. Acta Otolaryngol Suppl 1991; 482: 73 - 84.

[51] Lonsbury - Martin BL, Martin GK, Telischi FF. Otoacoustic emissions in clinical practice. In: FE Musiek, WF Rintelmann (eds.), Contemporary Perspectives in Hearing Assessment. Boston, MA: Allyn and Bacon; 1999: 167 - 195.

[52] Probst R, Lonsbury - Martin BL, Martin GK, et al. Otoacoustic emissions in ears with hearing loss. Am J Otolaryngol 1987; 8: 73 - 81.

[53] Lonsbury - Martin BL, Martin GK. The clinical utility of distortionproduct otoacoustic emissions. Ear Hear 1990; 11: 144 - 154.

[54] Prasher D, Sulkowski W. The role of otoacoustic emissions in screening and evaluation of noise damage. Int J Occup Med Environ Health 1999; 12: 183 - 192.

[55] Sliwinska - Kowalska M, Kotylo P. The role of evoked and distortion product otoacoustic emissions in the diagnosis of occupational noise - induced hearing loss. J Audiol Med 1998; 7: 29 - 45.

[56] Namyslowski G, Morawaki K, Trybalska G, et al. Comparison of DPOAE in musicians, noise exposed workers and elderly with presbycusis. Med Sci Monit 1998; 4: 314 - 320.

[57] Hall JW, Baer JE, Chase PA, et al. Clinical application of otoacoustic emissions: What do we

know about factors influencing measurement and analysis? Otolaryngol Head Neck Surg 1994; 110: 22 - 38.

[58] Kimberley BP. Applications of distortion - product emissions to an otological practice. Laryngoscope 1999; 109: 1908 - 1918.

[59] Draeger J, Schwartz R, Groenhoff S, et al. Self - tonometry under microgravity conditions. Aviat Space Environ Med 1995; 66: 568 - 570.

[60] Froehlich P, Ferber C, Remond J, et al. Lack of association between transiently evoked otoacoustic emission amplitude and experimentation linked - factors (repeated acoustic stimulation, cerebrospinal fluid pressure, supine and sitting positions, alertness level) . Hear Res 1994; 75: 184 - 190.

[61] Buki B, Chomicki A, Dordain M, et al. Middle - ear influence on otoacoustic emissions. II: contributions of posture and intracranial pressure. Hear Res 2000; 140: 202 - 211.

[62] Boettcher FA, Henderson D, Gratton MA, et al. Synergistic interactions of noise and other ototraumatic agents. Ear Hear 1987; 8192 - 212.

[63] Pekkarinen J. Noise, impulse noise and other physical factors: Combined effects on hearing. Occup Med 1995; 10: 545 - 559.

[64] Hamernik RP, Henderson D, Coling D, et al. Influence of vibration on asymptotic threshold shift produced by impulse noise. Audiology 1981; 20: 259 - 269.

[65] Manninen O. Bioresponses in men after repeated exposures to single and simultaneous sinusoidal or stochastic whole body vibrations of varying bandwidths and noise. Int Arch Occup Environ Health 1986; 57: 267 - 295.

[66] Manninen O. Cardiovascular changes and hearing threshold shifts in men under complex exposures to noise, whole body vibrations, temperatures and competition - type psychic load. Int Arch Occup Environ Health 1980; 56: 251 - 274.

[67] Lin JC. The microwave auditory phenomenon. Proc IEEE 1980; 68: 67 - 73.

[68] Young JS, Upchurch MB, Kaufman MJ, et al. Carbon monoxide exposure potentiates high - frequency hearing auditory threshold shifts induced by noise. Hear Res 1987; 26: 37 - 43.

[69] Burdick CK. Hearing loss from low - frequency noise. In: Hamernik RP, Henderson D, Salvi R, (eds.), New Perspectives in Noise - Induced Hearing Loss. New York: Raven Press; 1982: 321 - 329.

[70] Lataye R, Campo P. Applicability of the Leq as a damage risk criterion: An animal experiment. J Acoust Soc Am 1996; 99: 1621 - 1632.

[71] Flottorp G. Treatment of noise induced hearing loss. Scand Audiol Suppl 1991; 34: 123 - 130.

[72] Mills JH, Osguthorpe JD, Burdick CK, et al. Temporary threshold shifts produced by exposure to low - frequency noises. J Acoustic Soc Am 1983; 73: 918 - 923.

[73] Mills JH, Gengel RW, Watson CS, et al. Temporary changes of the auditory system due to exposure to noise for one or two days. J Acoustic Soc Am 1970; 48: 524 - 530.

[74] Mills JH, Talo SA. Temporary threshold shifts produced by exposure to high - frequency noise. J Speech Hearing Res 1972; 15: 624 - 631.

第 25 章　眼睛问题

F. 基恩·曼纽尔（F. Keith Manuel）
托马斯·H. 马德（Thomas H. Mader）

本章回顾了与航天飞行有关的眼睛问题，讨论了目前航天员视力选拔标准、航天飞行乘组成员视力校正方法及视力人类学特征，随后讨论了影响航天员执行航天飞行任务的临床眼睛疾患和发生在航天飞行中的眼睛急症。目前医学选拔和定选标准能确保飞行乘组总体上健康，无严重慢性眼睛疾病和长期服药病史。本章主要关注在微重力下健康个体眼睛问题。

25.1　视力标准和选拔测试

从 1959 年开始，已经选拔了超过 300 名男性与女性（健康成年人）作为航天员、任务专家和载荷专家参与美国航天任务。在 NASA 早期阶段，所有航天员是军队飞行员，为此要求其满足军队飞行员严格的视力标准。由于较好明白了航天飞行对人体视力的影响，以及在后阿波罗时代需要更多航天员参与任务，所以视力标准放松了。

目前 NASA 启动选拔程序时，从几千名志愿者中开展初步筛查。由来自联邦航空局（服务于民航志愿者）检查人员或军队航空医师（服务于军队志愿者）提供这些志愿者的身体健康信息。从这些人群中选出 120 到 140 人作为候选者，接着由 NASA 航天医师逐一进行检查，以进一步评估他们的医学健康状态。因为视力对于航天员机体功能和生存至关重要，因此，以 NASA 的指南为依据，按照标准，使用特定眼科仪器，对候选者眼睛进行详细和系统的评估[1-3]。

使用 Landolt C 视力表检测个体裸眼远视力及最佳矫正远视力，该检测系统将字母“C”以不同大小置于不同的方向。检测时随机记录单组字母呈现时间，开始时视力水平为 20/300，结束时为 20/20，在每一视力水平出现 10 个字母。呈现在标准视频监视器上目标为明显对照字母“C”，出现时间为不足 1 s，停止 1.5 s 后下一轮才出现。在控制灯光和 6 m 距离状态下，分别对每一只眼睛进行检测。航天员裸眼远视力选拔和定选标准为不得超过 20/100，任务专家标准为 20/200；而航天员和任务专家选拔和定选标准要求矫正后每一只眼能达到 20/20。对于载荷专家尚未建立裸眼远视力的标准，但是这些人群较好眼矫正后视力能达到 20/30。对于任何志愿者人群，尚未建立裸眼近视力的标准，但是每一只眼矫正后近视力必须达到 20/20。

通过眼睛观察、改变遮挡物试验、隐斜测量、棱镜及红透镜测试，评估眼外肌功能和眼睛运动幅度。结果必须能够表明没有视物变小、变大、抑制或复视。任何斜视都不合格。检测时超过 10 个棱镜屈光度侧向隐斜视或者 1.5 个棱镜屈光度垂直隐斜视不合格。

在一定距离使用电子双筒望远镜评估眼睛立体视觉。6 组（每组 3 排 5 个圆圈）3D 圆圈从不同立体视觉灵敏水平下降到 15 弧秒呈现。立体视觉不能达到 25 弧秒者为不合格，不允许进行替代试验。

在推荐光源条件下，采用 14 个感光板德氏假等色测试评估眼睛色觉，合格标准为在每一感光板不超过 5 s 扫视后，能正确识别 14 个感光板中 10 个。不能完成假等色测试的志愿者可采用法恩思沃斯辨色力检查方法重测，该方法由红色、绿色或白色光源组成 9 对色彩组合，正确识别所有 9 对色彩组合为合格。

在伴随和不伴随睫状肌麻痹情况下，以标准 6 m 距离进行显性折射测试。将每一只眼睛达到最小矫正值 20/20 设置为终点，尤其是选拔期间候选者折射最大值不能达到 20/15 或者更好时。屈光不正超过 ±5.5D，子午线方向散光大于 3.0D，或两眼屈光差别大于 2.0D，均为不合格。

采用戈德曼扁平张力测定法测量眼压，每一眼不超过 24 mmHg。双眼差异达到 4 mmHg 为不合格。使用裂隙灯检测角膜、前房、虹膜、晶状体；使用一种视频图片软件绘制角膜地形图，在瞳孔放大时应用双目间接检眼镜检查眼底，同时也可以进行瞳孔成像；应用计算机技术评估中心和外周视野。列出所有不合格项目超出了本章的范围，然而，一般而言，任何眼组织可能导致视力下降的发现均为不合格；但是，作为备份，可以将许多不合格发现纳入保留范围。

25.2 视力矫正

在航天飞行中以及为执行这些任务的训练中，航天飞行乘组必须应对各种严苛的视觉环境。在航天飞行中，这些环境包括：每 45 min 日出与日落循环期间光源迅速变化、振动、航天服头盔限制头部运动以及与微重力暴露有关的视力变化。在训练中面临的困难包括位置固定以及在 T-38 飞行器上和水下训练活动时需要穿戴特定头盔；诸如此类环境，尤其是远视或其他情况下个体需要视力矫正，必须给予包含许多矫正方式的视觉支持系统。经验证实不仅仅只需要标准设计的双光眼镜、三焦距透镜、双倍双焦眼镜和多焦镜，也需要许多其他特殊透镜和镜架。目前美国在役航天员群体中，下文简要回顾了航天员视力情况，并描述了航天员特定视力矫正系统，此矫正系统为航天员在训练中和航天飞行活动中的应用而设计。

25.2.1 视力图示

在美国航天员群体中，在役航天员和任务专家屈光不正分布和程度如图 25-1 所示，屈光不正幅度反映了以前的严格视力标准，数据分布正常。视力正常个体（如没有屈光不正者）明显缺少反映了该人群年龄段。根据约翰逊航天中心正在进行航天员健康纵向研究，目前 59%航天员和 77%任务专家需要采用视力矫正的一些方式（如图 25-2 所示）。

在这些需要进行视力矫正人群中，15%航天员和 33%任务专家选择戴隐形眼镜；在这些屈光不正（近视、远视、散光）人群中，50%航天员和 53%任务专家需要多焦点矫正（如图 25-3 所示）。有趣的是，在多焦点矫正组中，42%航天员和 49%任务专家倾向于渐进多焦点眼镜。

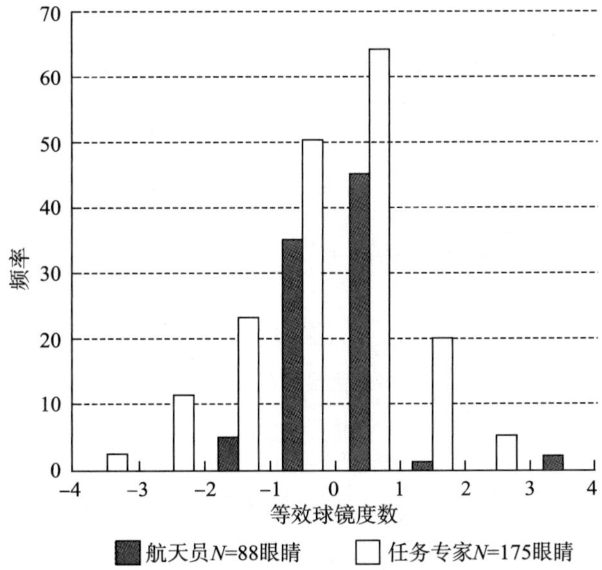

图 25-1　美国 44 名航天员和 88 名任务专家平均等效球镜度数

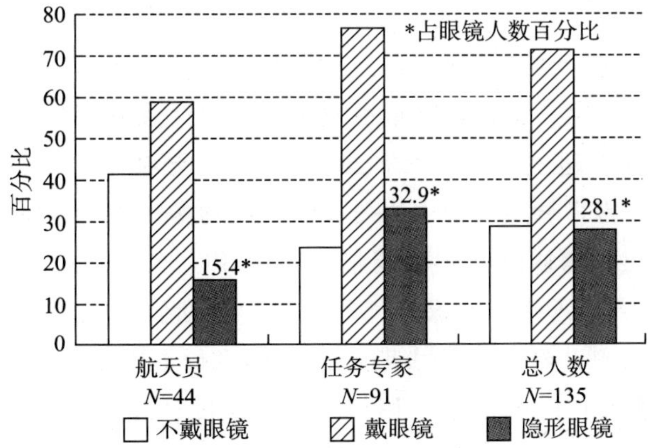

图 25-2　美国 135 名航天员和任务专家所用视力矫正方法

25.2.2　眼镜

在保障航天飞行以及执行航天飞行活动的过程中，为了满足航天员特定训练需求，需要进行许多调整以研制标准眼镜。一种调整为在原来观察眼镜上安装垂直双焦距透镜，因此当航天员戴上出舱活动头盔时，这些透镜能帮助其观看位于身体下侧面的目标。许多有远视航天员发现在狭窄环境下这种透镜非常有用。

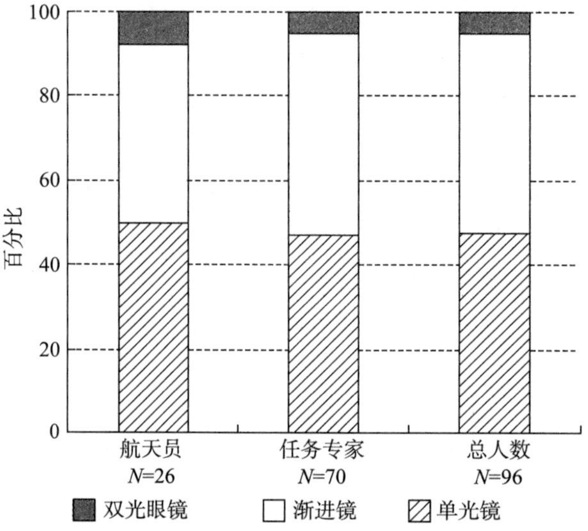

图 25-3 美国 96 名航天员和任务专家使用的眼镜种类

另一种在航天飞行中有用的视觉系统为 FD 三焦距透镜，它是一种执行式三焦距透镜，一条横线穿过透镜，平顶的 28 mm 双焦透镜插入。双焦透镜与三焦距透镜垂直分离距离为 11 mm，而不是 7 mm。在航天飞行环境中，这些宽大内在透镜能提供非常大的侧面视野。

另一种能多焦距矫正的透镜系统，即能渐进性调节的透镜系统，用来满足近距离工作需要。透镜可扫视区域位于＋0.75 或＋1.25D 的 10 mm 过渡区域（这取决于制定的需求）和舱外航天服上节段部分。该透镜系统已经在出舱活动水下训练中成功应用，在实际应用中水与头盔界面之间能产生－2.75D 的近视效应。因为许多航天员视力为远视，其胸前重要控制面板离眼睛距离不超过 10 in（25 cm），常常需要补偿性眼镜来满足适应性需求。这种添加＋2.50D 到正常可调式透镜中的设计已经成功实现了这个目的。

对传统双焦或三焦对焦线进行轻微调整，这在 T-38 任务中有用。在该航天器飞行中，要求 NASA 飞行员和任务专家保持飞行绩效，包括倾斜座椅，这样不得不使双焦或三焦对焦线低于标准水平。经验已经表明：在标准飞行员眼镜架中，高于下眼眶 10 mm 节段线是成功的。按照 20 in（51 cm）稍长双焦距长度计算，早期远视人员能很好工作，同时有助于年长远视人员避免使用三焦距透镜。

与在轨飞行有关其他眼睛问题包括来自太阳强光照射以及可能暴露于长波、中波、短波紫外线的电磁辐射。阿迪达斯 A125 全方位太阳镜能起到有效防护作用。该产品戴着舒适，可 100%阻挡低于 400 nm 波长电磁辐射，将可见蓝光限制到 5%，所有可见光限制到 7%，并且对红外线起到阻挡作用，使其低于 31%。全方位太阳镜表面反射层对外周视力具有非常好的保护作用。如有必要，可以很容易地在有色载体透镜后面安装特定眼镜。

在 T-38 飞行任务中需要长时间佩戴头盔以及航天飞行任务需要穿戴通信设备时，由研制眼镜公司生产的特定镜架——悬挂镜架证明有用。长时间穿戴这种头戴物常常导致“热效应”，标准眼镜护框受到乘员头部前面的挤压。在独特悬挂镜架设计中，镜框每一基底部分由两根单丝尼龙线取代，从眼镜镜片孔洞中引出，当镜片合适时，将尼龙线系于耳朵上，这样才能逐渐适应。单丝尼龙线能防止任何压迫的“热效应”。

在悬挂镜架停止使用后，已经使用钛合金镜架代替。西卢埃特眼镜公司生产的镜架轻薄，十分耐用。镜框线圈较薄，足以避免镜框产生热效应，而较轻质量有助于在微重力下进行头部运动时稳定镜框。在这种防护眼镜设计中，没有使用螺丝钉，降低了因眼镜异常危及乘员的风险。如果特定防护眼镜中一颗螺钉逸出，眼镜镜片也相应脱落，可能构成风险，尤其在出舱活动中。自由漂浮镜片在航天员身体和航天服坚硬区域之间停留，可能会刺破内在气囊，导致航天服泄压。自由漂浮镜片能被吸入到航天服冷却叶轮中，导致机械故障，或者可能被航天员吸入以及碎片进入眼睛，成为事故。正是由于这些原因，建议选择戴眼镜的航天飞行乘员在航天飞行中使用钛合金镜框。

25.2.3　隐形眼镜

在航天飞行中接近三分之一戴眼镜航天员喜欢戴隐形眼镜，NASA 已经在抛物线飞行中评估了隐形眼镜软硬度。在这些研究中，交替暴露于超重或模拟失重状态并不对隐形眼镜外周或软性曲面产生影响。然而，刚性透气镜片有向上移位倾向，正是由于这样的评估结果，几乎所有类型隐形眼镜允许在轨应用；但是不推荐使用节段式或渐进性驱动的刚性透气多焦距隐形眼镜，因为这些眼镜在角膜上存在移位倾向。从 1990 年开始，我们的临床经验已经证实了这些发现，至今在航天飞行中由于戴上了隐形眼镜，尚无视力受到不良影响或角膜受损的报告。

然而，在航天飞行中，由于在轨诊断和治疗能力的限制，一旦航天员出现眼部并发症，处理上比较困难，所以航天员在使用隐形眼镜时应小心谨慎。在航天微重力条件下，流体动力学变化以及有限手动清洗能力，要求对微重力下清洗和处理隐形眼镜的程序进行变革，最好使用手指进行蒸汽清洗。然而，避免使用带酒精的用品，因为如果残存酒精从手指转移到镜片上，可能会导致眼睛过敏。批准在航天飞行中使用的眼镜清洁替代品是以苯扎氯铵为基础的产品。由于存在眼睛感染风险，这使得隐形眼镜需要进行每日替换，一次性使用。当需要重复使用隐形眼镜时，在微重力下，使用 AMCON 公司的压力控制清洗仪进行清洗和冲洗，证明有用，且有利于增加液体储存量。也可以使用非水源防污染系统，需要对镜片进行通风处理，其功能取决于容器内液体余量和通过容器内液体的通气量。因为在微重力下液体不固定，该依赖重力的防污系统在航天飞行中并不是最理想选择。

25.3　眼睛的治疗：微重力下处置

在微重力下眼科用药有多种形式，包括药膏和药水等。微重力对流体动力学影响致使部分给予方式相对于其他方式更具有优势。在微重力下使用药膏更为有效。然而，微重力下向下移动物体需要最小作用力促使下降预示着：使用时必须小心谨慎，以避免药水瓶口造成结膜或角膜擦伤。在美国航天飞行中眼药水是最常用给药方式。然而，因为微重力下水滴不能“滴落”进入眼内，应用时存在几个难题，地面正常给予药水方式必须调整。如果缓慢挤压药水瓶，则在药水瓶嘴口出现药水珠，当眼睛往外观看时，这种药水珠轻轻附着于结膜内下凹陷或两侧眼角，药水珠通过表面张力作用很快被吸附到眼睛表面上；然而，使用药水给药技术存在药物剂量控制问题，以前航天飞行经验表明：每次给药包含3～6 滴的药量，这样按照药水滴给予药物会导致剂量过量，浪费了有限医疗资源。给予药物不应在睑裂中心区域实施，因为存在角膜或结膜擦伤风险。眼睛用药不应在飞行乘员之间共享，因为存在交叉感染的可能性。鉴于在轨航天器上有限冷藏资源，应避免使用需要冷藏的药物，如有可能，对需要冷藏的药物进行替换。

25.4 飞行前手术矫正眼睛折射误差：微重力下医学问题

在过去几十年中，许多手术可以矫正近视。随之出现大量具有误导性商业活动推广这些手术。该领域技术迅速变化使得对这些系列手术进行客观分析面临诸多困难。本节简要回顾了目前用于矫正近视的手术概况，以及这些手术在航天员飞行前训练和在轨飞行环境中可能产生的影响。

25.4.1 放射状角膜切开术

在年轻近视个体中，已经实施了数以百万计放射状角膜切开术，通常手术时在角膜圆周投影作 4 到 8 个深达 90%的放射状切口。这些切口采用金刚石刀片实施，保证不伤及角膜视轴。这些切口可能不能完全愈合，甚至手术后几年会变差。已有文献报道过，在海平面进行放射状角膜切开术后个体视力存在变化[4]。几篇文献报告在超过 9 000 ft（2 743 m）的海拔位置，进行该手术后视力也有变化[5-9]。任何暴露于缺氧环境中的角膜都会变厚[10]。然而，研究表明：进行放射状角膜切开术后，个体正常角膜结构将变差，在含氧量低环境下，角膜倾向于向外周呈圆形扩张，促使中心区域角膜变平，向远视状态变化转移[8,10]。这种变化需要在夜间暴露于低氧环境下才会显现出来[11,12]。相反，暴露于高氧状态时会导致其向近视变化转移[8,12]。航天飞行训练、水下训练、出舱活动及航天飞行环境均使航天员眼睛角膜暴露于不同浓度氧气中。因为这些变化可以影响到角膜曲面，导致视力变化，所以航天员不适合做放射状角膜切开术。

25.4.2 屈光性角膜切削术

另一种用来矫正近视的手术为屈光性角膜切削术（PRK），对角膜进行激光消融从而重塑角膜表面。该手术可以消融角膜中心区域 6 mm，或者消融角膜深度大约为 100 μm。尽管已经应用 PRK 纠正高度近视，但是对于轻到中等程度近视而言（6.0D），纠正效果最好。如果整个角膜表面不是均匀地消融，则手术后会出现轻微视觉像差[13]。在进行 PRK

后，出现角膜表面不规则时，所形成的视觉图像缺乏边缘清晰度和对比度[14-17]。许多研究已经报道在进行 PRK 后会产生眩光和伪像，随着瞳孔尺寸增大越加显著[18-22]。这种影响尤其在早期 PRK 中多见，其只消融角膜中心区域 4～5.5 mm。感光区域直径至少与入射瞳孔等大，才能防止在中央凹出现眩光，或者大于入射瞳孔以防止在中央凹周围出现眩光[23]。更加现代化的激光技术能消融感光区域达到 6 mm，大大降低了这些并发症的发生率。进行 PRK 后会在角膜感光区域产生短暂浑浊，当对更加严重近视进行深度消融时，这种效应更为明显[24-29]。从积极方面来看，在进行 RPK 后，大多数患者视力得到很好恢复，且在折射方面没有产生昼夜变化。在一项研究中，进行 PRK 后志愿者暴露于 14 000 ft（4 267 m）的模拟高原停留 72 h，结果证实其折射误差没有发生显著变化[8]。因此，这些进行 PRK 的近视志愿者似乎不容易产生与海拔有关的折射变化。目前，RPK 术后航天员不合格。将来，因为其可能存在视觉像差，PRK 不适合航天员，但可能适合任务工程师或载荷专家。

25.4.3　激光原位角膜磨镶术

一种新型纠正近视手术为激光原位角膜磨镶术（LASIK）。它使用微型角膜刀切磨前基质，形成一种角膜皮瓣。接着在角膜前基质层应用准分子激光进行折射性烧蚀。LASIK 能保护中心角膜的中心上皮、基底膜及鲍氏膜，通常应用它来纠正达到 12D 的近视。尽管长期研究尚未开展，但是早期报告认为 LASIK 能产生可预测性及稳定的视力[30,31]。然而，经历 LASIK 后患者在进行了高原试验后，结果存在争议。一个个案报道：一位以前进行过 LASIK 的 29 岁登山者到达 16 000 ft（4 877 m）高原后，其视觉折射和适应反应处于稳定状态[32]。然而，在该海拔高度，没有进行睫状肌麻痹折射试验[33]。其余三个则报道：暴露于高海拔后存在不同程度近视变化[34-36]。在一项海平面海拔高度试验中，10 名健康志愿者暴露于总体低氧环境中 2 h，在视觉折射方面，其中进行过 LASIK 志愿者出现了统计学上显著近视变化[37]。对于飞行员来讲，这种近视变化的临床意义尚不清楚。目前，对于 LASIK 尚未进行长期效果研究，将其应用于航天员有一定前景，但是总体上需谨慎。

25.4.4　植入角膜基质环

另一种新型纠正近视手术为植入角膜基质环。这种基质环由透明聚合物制成，在角膜外周基质中心感光区域之外，通过单一放射状小切口方式手术植入[38]。这种角膜内植入物机械式磨平中心区域角膜，能纠正－1.0～－3.5D 范围内近视。与其他近视纠正手术不同在于：角膜内植入基质环技术并不损坏视觉区域，也不需要进行多次切开手术，或者不需要取出较多角膜组织。必要时允许根据手术结果进行调整，调换植入环大小。此外，从理论上讲，在取出植入环后，折射影响能逆转。但对进行过该手术的患者，尚未进行长期效果或高海拔试验观察。

25.4.5　植入人工晶体

也许世界上最常见眼部手术是取出白内障晶状体用人工晶体取代。这也是一种屈光手术。在手术之前，医师必须通过测量角膜曲度和眼睛轴距来计算所需要人工晶体度数，根据这个信息，医师选择合适光焦度，其能纠正存在折射误差。例如，对于一位患有严重近视或远视患者通过植入合适度数的人工晶体达到正常视力（即看远处目标时不再需要眼镜）。现代人工晶体植入手术已经成功经受住了时间考验。大多数具有紫外线防护功能的各种人工晶体能通过小于 2.5 mm 的切口植入。有报道称飞行员已经成功实施过这种手术[39-42]，该手术得到了美国所有三个军种和联邦航空局的认可。一位 64 岁 NASA 航天员在航天飞行前进行了双侧人工晶体植入手术，在为期两周航天飞行中证实视力稳定[43]。这与任何手术一样，人工晶体植入手术可能伴随手术中和手术后并发症，例如，感染、晶体移位或者黄斑水肿。然而，由于在该手术后不可能出现适应性反应，因此，焦距长度被固定了。而且，该手术非常成功，毫无疑问将在航天员视力恢复方面继续发挥主要作用。未来，随着航天员年龄增加以及太空辐射可能对人体眼睛晶状体的影响，将增加该手术需求[44]。

25.5　影响航天员执行任务的临床眼科疾患

25.5.1　眼内压增高

在抛物线飞行和微重力环境中，已经观察到航天员眼内压（IOP）增加[45-48]。本小节将简要讨论在微重力下眼内压升高的特殊证据以及该升高变化对航天员产生的潜在意义。同时也将描述在航天飞行中眼内压升高临床表现和治疗方法。

在微重力下几个信息可表明眼内压升高。德雷格及其同事报道：在抛物线飞行自由落体阶段，使用手持压平式眼压计测量受试者 IOP，IOP 平均增加 5 mm[45,46]。随后在抛物线飞行中进行了一项研究，采用 TonoPen 眼压计测量，结果显示 IOP 升高了 58%[47]。德雷格研究结果表明，在航天飞机飞行任务中，使用手持压平式眼压计测量航天员眼内压[45,46]，在进入轨道后 44 min，航天员眼内压开始增加 20%，随后增加 25%。几年以后，同样的研究小组报道在航天员进入微重力环境的和平号空间站上 16 min 之内，航天员眼压增加 92%。这些研究预示着健康个体在进入微重力环境后眼内压开始增加，在几小时后眼内压下降到大致正常水平。在长期飞行中，尚未测试过航天员眼内压。

针对微重力下航天员 IOP 升高情况，其机理值得探究。由于在微重力下 1 G 维持的流体静压力梯度不存在，血管内和血管外体液向头部转移，微重力状态影响到眼睛生理[49]。这种体液转移影响已经得到以下证据支持：腿围变化、面部水肿以及头胀、鼻塞等不适表现[49-51]。这些变化出现在进入微重力环境后 20 s 之内。人体头低位研究表明：体液头向转移导致血管脉络扩大会使眼内压突然升高[52]。因为当眼球容积增加时，固定的巩膜不能扩大，则眼内压上升。以前试验研究表明：眼睛脉络增加 20 μL 容积导致眼内压上升 20 mm[53]。因此，即使眼睛脉络容积增加非常小，但眼内压也出现迅速明显升高。其余研究人员已经提出了假设：眼内压变化主要由颅内血压增加所致[45,46,48]，这是由于睫状体弥散增加与眼房水生成增加所致。此外，静脉系统阻塞以及随之而出现巩膜外血管压力上升，增加了眼房水流出阻碍，进一步导致眼内压升高。

微重力下眼内压升高临床意义尚不清楚，但是值得探讨[54]。在航天飞行中，航天员眼内压长期升高会将其置于受到损伤风险中。在微重力下生存几个月到几年的航天员，其处于类似青光眼性视神经损伤风险之中。临床上青光眼表现为缓慢的、无痛的视力下降。正如在相对短的航天飞机飞行中，航天员眼内压出现中度升高，将不会出现可检测到的视神经损伤。

在长期航天飞行中，眼内压升高或患有明显青光眼的航天员处于发病风险之中，因为其适应眼内压升高的能力受到了损伤。在过去，严格筛查项目排除眼睛异常个体从事航天飞行。在卧床试验、抛物线飞行、航天飞机飞行及和平号空间站任务的大多数志愿者和乘员中，按照以前方式监测眼内压，部分个体眼内压低于 1 G 状态下正常基值。而眼内压高于 1 G 状态下正常基值个体在微重力状态下容易出现眼内压升高现象。对于这一高风险人群，应该在航天飞行前后监测视野，获取立体视神经成像，同时在航天飞行中检测眼内压。对于已经在口服药物的乘员，应持续给予降低眼内压药物，在其他情况遇到眼内压升高时，能及时给予治疗药物。

从理论上讲，在部分易感乘员中，可能发生急性闭角型青光眼。在微重力下，产生闭角型青光眼的机制有两方面，首先，如果在微重力下眼内脉络扩张，这会导致玻璃体、晶状体及睫状体出现轻微移位。向前推挤晶状体-虹膜使前房角变窄或闭合，反过来阻碍了从眼睛排泄房水，则在几个小时内导致眼内压升高。其次，同样原理，微重力下体液头向转移导致睫状体肿胀，可能使睫状体和虹膜底部扭转形成角度，加重了前房角关闭。前房角正常个体不会受到这种体液转移的影响。然而，前房角狭小个体容易出现闭角现象。无论如何，这种体液转移对前房深度的实际影响尚不清楚，因为在微重力下未检测过前房深度。急性眼内压升高治疗包括口服乙酰唑胺及促进前房角重新开启的局部药物如毛果芸香碱等。

如果在微重力下眼内压升高显著，那么该采取什么控制措施？如果是由于眼内脉络容积增加而导致眼内压升高，则目前尚无直接控制药物，这是因为眼内脉络血流不能自动调节控制[55]。一种更为实用的方法是控制房水生成。此外，如果巩膜浅层静脉压上升或脉络渗透性增加导致眼内压升高，那么使用降低房水生成药物有效。几种全身性及许多局部抗青光眼的药物能降低房水生成量，进而降低眼内压。局部给予 β-受体阻滞剂应是首要选择，因为其能有效降低房水生成量，且容易获取，几乎没有副作用，在短暂暴露于模拟失重状态中已经证实了这些药物的有效性[56]。遗憾的是，在微重力下降压药物长期效应尚不明了。同时大多数抗青光眼药物为局部用药，在微重力下实施治疗难度较大。正如本章前面所述，在微重力下给予眼药水时，需要将药水滴入结膜的内角，通过毛细管作用吸入药液，这种与眼睛直接接触能污染药水。因此，给予单剂量抗青光眼药物，在 24 h 内使用，然后丢弃，这可能是一种可实施的替代方法。

总之，来自抛物线飞行、卧床试验及在轨飞行数据资料表明：在暴露于微重力之后，人体眼内压会立即显著升高，这是由于体液头向转移导致眼内脉络容积或睫状体灌注增加所致。眼内压低于正常水平的航天员似乎经历持续数小时的眼内压降低适应阶段。我们认为患有眼内高压或临床青光眼者其眼内压会长期处于升高状态。眼内压长期处于升高状态个体会出现青光眼性视神经损伤。如果眼内压长期升高，给予局部降压药物可能是最佳控制方法。尽管不可能，但是一旦暴露于微重力环境下，小部分个体就有可能发生急性青光眼。在长期飞行中，必须有监测眼内压的方法可用，当出现预示性征象时，能监测处于高风险个体，并且作出诊断。尽管在微重力下应用了几种监测眼内压的仪器，但是在长期飞行中尚无最佳眼内压监测仪器[45-48,57]。

25.6 眼科急症

在微重力状态下，尽管可能会出现多种眼睛急症，但是下文讨论仅仅限于预测能发生的最常见急症。我们的目的是关注在目前微重力状态下能实现对眼科急症的满意诊断和治疗。

25.6.1 细菌性角膜溃疡

在航天飞行特殊环境中发生眼睛角膜溃疡时，对其诊断和治疗存在挑战。由于潜在性角膜基质细菌感染破坏了角膜上皮，进而出现角膜溃疡（细菌性溃疡性角膜炎）。出现角膜溃疡时非常疼痛，可能会对视力造成永久性损伤。这发生在航天飞行中可能是灾难性的，医师必须熟悉该疾病的诊断和治疗。

防护发生溃疡性角膜炎的第一道防线为完整角膜上皮层，角膜擦伤、外来物体浸入或者其他导致角膜损伤的任何疾患都能促发细菌性角膜炎；尤其需要强调的是在微重力下外来物体侵入导致眼睛损伤的风险，因为在 1G 重力下能正常沉淀的颗粒在航天器舱内自由飘逸，伴随着舱内气流而飘动。即使是非常微小损伤也会导致角膜上皮出现微小擦伤，促使细菌附着于角膜上皮，细菌微生物随之进入角膜。因此，应迅速给予局部抗生素，治疗任何破坏角膜上皮完整性的眼睛损伤，并适当进行跟踪观察。

在航天飞行中，使用隐形眼镜是促发角膜溃疡的风险因素。正如前文所述，近视航天员尤其是任务专家和载荷专家通常戴隐形眼镜；该眼镜为近视个体提供了非常好的视力，可以替代外戴眼镜。然而，使用任何类型的隐形眼镜包括硬性透气隐形眼镜，以及一次性或常用软性隐形眼镜，都可能使佩戴者发生角膜溃疡[58-60]。此外，过夜佩戴一次性或常用软性隐形眼镜罹患溃疡性角膜炎的风险至少是日间佩戴硬性透气隐形眼镜的 10 倍[58-60]。在航天飞行中佩戴隐形眼镜者出现眼痛时，应想到可能发生了细菌性溃疡性角膜炎，除非另外证实不是细菌性溃疡性角膜炎。

角膜溃疡最常见症状表现为疼痛、畏光、撕裂感、眼睑痉挛。体征包括结膜充血、眼睑水肿与流泪。视力受到影响程度根据溃疡程度和部位而不同。为了成功进行治疗，必须快速作出临床识别判断，对于任何眼痛患者，应高度怀疑患角膜溃疡的可能。

通常应用显微镜检查能显示出显著的感染临床征象，细菌性溃疡性角膜炎鉴别诊断包括上皮溃疡和潜在化脓性基质炎症。眼前房炎症反应为轻微细胞变化到明显眼前房积脓。对角膜受累程度和视力进行客观定量评价至关重要。如果可能，在开始治疗后，乘组医务人员应记录患者角膜成像或临床描述，作为跟踪角膜变化的一种方法。每日与任务乘组医生进行私人医疗会诊，并实时下传采集的角膜影像。

尽管许多病原性细菌可以引起细菌性溃疡性角膜炎，但是尚无明显临床体征能确定一种特异性细菌病原体。因此，如果能实现，提取角膜上物质，将其染色后进行显微镜检查。在培养基上植入角膜提取物培养，以明确病原性细菌。在正常情况下，在一家医学中心诊所，应首先依据革兰氏染色选择抗生素。如果出现革兰氏阳性球菌，则采用标准治疗方法即予以局部浓缩头孢菌素；如果为革兰氏阴性杆菌，则适合予以局部浓缩的庆大霉素或妥布霉素。随后根据培养结果调整最初给予的抗生素。然而，由于在目前航天飞行中这些诊断和治疗药物不能像地面一样正常配备，选择替代药物时应谨慎。

近期证据表明，局部给予氟喹诺酮类药物杀灭细菌性病原体效果非常显著，对于细菌性角膜炎，可以进行单剂量给药治疗[61]。氟喹诺酮类药物对抗大多数葡萄球菌和铜绿假单胞菌有效，后者是隐形眼镜导致角膜溃疡最常见病原菌。氟喹诺酮类药物既不需要冷冻，也不需要特定混合，并且耐受性非常好。尽管氟喹诺酮类药物对杀灭所有细菌性病原体不是均有效，但是在航天飞行中对于角膜溃疡，其为最有效经验性治疗药物。因此，如果一旦确定角膜溃疡诊断，则应用氟喹诺酮类药物，其中常用 0.3%环丙沙星治疗；特别是开始治疗时，给予剂量为每 15 min 滴入 1～2 滴，持续 2 h，接着每 2 h 滴入 1 滴，坚持 1 天或以上，后续剂量根据临床反应进行调整。

25.6.2 角膜擦伤

角膜擦伤是指角膜上皮组织缺损，最直接来源于创伤。幸运的是，由于角膜上神经分布丰富，即使非常轻微角膜损伤也将被感知。由于几乎所有角膜擦伤伴随着光敏感，所以在光线暗淡区域进行检查通常有意义。给予 0.5%丙美卡因（一种局部眼睛麻醉药物）后能进行更为全面检查。在遇到眼睑痉挛患者时，检查者轻微下拉下眼睑，令患者向上看，暴露出结膜下角，这时滴入一滴丙美卡因。这一滴药物将快速麻醉整个角膜和结膜，之后才能进行更为舒适检查。使用荧光素进行生物显微镜检查能直接发现角膜上皮缺损。最佳技术为滴入丙美卡因染湿荧光素带顶端，接着在眼睛向上看时将其接触结膜下内角。荧光素带不可直接应用于角膜，因为其可能刮擦角膜上皮，混淆诊断。

根据擦伤程度，角膜擦伤治疗和随访存在不同，大多数表面擦伤可以滴入抗生素眼药水，每日 4 次。也可以局部给予睫状肌麻痹剂，例如，赛克罗奇，每日 2 次，从而减轻睫状肌痉挛，进而缓解不适。正常状态下不必使用眼罩，并且应避免使用。将眼睛遮盖住会产生一种天然培养基，容易导致角膜出现细菌性感染。偶尔，大的角膜擦伤需要抗生素时，为了舒适可以给予敷料。无论损伤程度如何，患者应每日进行检查，向地面专家报告，直到角膜上皮愈合。

25.6.3　角膜异物

眼睛内长时间有异物感和强烈不适时，预示着角膜上存在异物。尽管裂隙灯或其他放大仪器是观察首选器具，但是通过笔形电筒从外周向内照射可以发现角膜存在异物。该技术来回照亮角膜，在明亮虹膜背景下，角膜异物呈现出一个黑点。当怀疑存在角膜异物时，任何时候应检查上下眼睑结膜部位。在乘员医疗主管进行飞行前培训时，对角膜异物诊断检查和治疗培训非常重要。

大多数角膜表面异物采用25～27号无菌针取出，通常在取出时需要裂隙灯辅助，但是在必要时，可采用放大镜甚至肉眼完成移除。无菌针顶端置于角膜异物之下，从角膜上轻微抬起异物。尽管无菌针靠近眼睛让人有些恐惧，但是该技术实际上非常精确，很少对坚韧角膜造成医源性损伤。最好避免使用棉签擦拭，因为棉签几乎不能移除异物，还可能损伤角膜周围上皮组织，通过冲洗可以清除多种角膜表面异物。在美国航天飞机和国际空间站上提供双侧和单侧冲洗或密闭系统以清除角膜异物，防止污水进入舱内。正如任何上皮缺损一样，强制性治疗包括：给予抗生素滴眼液，例如，环丙沙星滴眼液，每日4次；每日进行眼睛检查，直到角膜上皮愈合。

参考文献

[1] NASA. Astronaut Medical Selection Manual. Houston, TX: NASA Johnson Space Center; June 1999. JSC 23086.

[2] NASA. Astronaut Medical Evaluation Requirements Document, Revision A. Houston, TX: NASA Johnson Space Center; June 1998. JSC 24834.

[3] NASA. Astronaut Medical Standards, Selection and Annual Medical Certification, Payload Specialist—Class III. Houston, TX: NASA Johnson Space Center; June 1997. JSC 25396.

[4] Schanzlin DJ, Santos VR, Waring GO III, et al. Diurnal change in refraction, corneal curvature, visual acuity, and intraocular pressure after radial keratotomy in the PERK study. Ophthalmology 1986; 93: 167 - 175.

[5] Snyder RP, Klein P, Solomon J. The possible effect of barometric pressure on the corneas of an RK patient: A case report. Intern Cont Lens Clinics 1988; 15: 130 - 132.

[6] White LJ, Mader TH. Refractive changes with increasing altitude after radial keratotomy. Am J Ophthalmol 1993; 115: 821 - 823.

[7] Mader TH, White LJ. Refractive changes at extreme altitude after radial keratotomy. Am J Ophthalmol 1995; 119: 733 - 737.

[8] Mader TH, Blanton CL, Gilbert BN, et al. Refractive changes during 72 - hour exposure to high altitude after refractive surgery. Ophthalmology 1996; 103: 1188 - 1195.

[9] Simsek S, Demirok A, Cinal A, Yasar T, Yilmaz O. The effect of altitude on radial keratotomy. Japan J Ophthalmol 1998; 42: 119 - 123.

[10] Winkle RK, Mader TH, Parmley VC, et al. The etiology of refractive changes at high altitude following radial keratotomy: Hypoxia versus hypobaria. Ophthalmology 1998; 105: 282 - 286.

[11] Ng J, White LJ, Parmley VC, et al. Effects of simulated high altitude on patients who have had radial keratotomy. Ophthalmology 1996; 103: 452 - 457.

[12] White LJ, Mader TH. Effects of hypoxia and high altitude following refractive surgery. Ophthalmic Practice 1997; 15174 - 15178.

[13] Maguire L. Keratorefractive surgery, success, and the public health. Am J Ophthalmol 1994; 117: 394 - 398.

[14] Baron WS, Munnerlyn C. Predicting visual performance following excimer photorefractive keratectomy. J Refract Corneal Surg 1992; 8: 355 - 362.

[15] Maguire LJ, Zabel RW, Parker P, et al. Topography and raytracing analysis of patients with excellent visual acuity 3 months after excimer laser photorefractive keratectomy for myopia. J Refract Corneal Surg 1991; 7: 122 - 128.

[16] Camp JJ, Maguire LJ, Cameron BM, et al. A computer model for the evaluation of the effect of corneal topography on optical performance. Am J Ophthalmol 1990; 109: 379 - 386.

[17] Gartry DS, Kerr - Muir MG, Marshall J. Excimer laser photorefractive keratectomy. 18 month follow - up. Ophthalmology 1990; 99: 1209.

[18] Kim JH, Sah WJ, Kim MS, et al. Three year results of photorefractive keratectomy for myopia. J Refract Surg 1995; 11: S248 - S252.

[19] O'Brart DP, Lohmann CP, Fitzke FW, et al. Discrimination between the origins and functional implications of haze and halo at night after photorefractive keratectomy. J Refract Corneal Surg 1994; 10: S281.

[20] Schallhorn SC, Blanton CL, Kaupp SE, et al. Preliminary results of photorefractive keratectomy in active - duty United States Navy personnel. Ophthalmology 1996; 103: 5 - 22.

[21] Heitzmann J, Binder PS, Kassar BS, Nordan LT. The correction of high myopia using the excimer laser. Ophthalmology 1993; 111: 1627 - 1634.

[22] Roberts CW, Koester CJ. Optical zone diameters for photorefractive corneal surgery. Invest Ophthalmol Vis Sci 1993; 34: 2275 - 2281.

[23] Snibson GR, Carson CA, Aldred GF, et al. One - year evaluation of excimer laser photorefractive keratectomy for myopia and myopic astigmatism. Arch Ophthalmol 1995; 113: 994 - 1000.

[24] Caubet E. Cause of subepithelial corneal haze over 18 months after keratectomy for myopia. J Refract Corneal Surg 1993; 9: S65 - S70.

[25] Orssaud C, Ganem S, Binaghi M, et al. Photorefractive keratectomy in 176 eyes: 1 - year follow - up. J Refract Corneal Surg 1994; 10: S199 - S205.

[26] Wilson SE, Klyce SD, McDonald MB, et al. Changes in corneal topography after excimer laser photorefractive keratectomy for myopia. Ophthalmology 1991; 98: 1338 - 1347.

[27] Tengroth B, Epstein D, Fagerholm P, et al. Excimer laser photorefractive keratectomy for myopia. Ophthalmology 1993; 100: 739 - 745.

[28] Maguen E, Salz JJ, Nesburn AB, et al. Results of excimer laser photorefractive keratectomy for the correction of myopia. Ophthalmology 1994; 101: 1548 - 1557.

[29] Mader TH. Bilateral photorefractive keratectomy with intentional unilateral undercorrection performed on an aircraft pilot (guest editorial) . J Cataract Refract Surg 1997; 23: 145 - 147.

[30] Maldonado - Bas A, Onnis R. Results of laser in situ keratomileusis in different degrees of myopia. Ophthalmology 1998; 105: 606 - 611.

[31] El - Maghraby A, Salah T, Waring GO, et al. Randomized bilateral comparison of excimer laser in situ keratomileusis and photorefractive keratectomy for 2. 5 - 8 diopters of myopia. Ophthalmology 1999; 106: 447 - 457.

[32] Davidorf JM. LASIK at 16, 000 feet (letter to the editor) . Ophthalmology 1997; 104: 565 - 566.

[33] Mader TH, Parmley VC, White LJ. Authors' reply to LASIK at 16, 000 feet (letter). Ophthalmology 1997; 104: 566.

[34] White LJ, Mader TH. Refractive changes at high altitude after LASIK (letter) . Ophthalmology 2000; 107: 2118.

[35] Boes DA, Omura A, Hennessy MJ. The effective of high altitude exposure on myopic laser in situ keratomileusis. J Caratact Refract Surg 2001; 27: 1937 - 1941.

[36] Dimmig JW, Tabin G. The ascent of Mount Everest following laser in situ keratomileusis. J Refract

Surg 2003；19：48－51.

[37] Nelson ML，Brady S，Mader TH，et al. Refractive changes caused by hypoxia after laser in situ keratomileusis surgery. Ophthalmology 2001；108：542－544.

[38] Krueger RR，Burris TE. Intrastromal corneal ring technology. Int Ophthalmol Clin 1996；36：89－106.

[39] Mader TH，Carey WG，Friedl KE，et al. Intraocular lenses in aviators：A review of the US Army experience. Aviat Space Environ Med 1987；58：690－694.

[40] Liddy BS，Boyd K，Takahashi GY. Cataracts，intraocular lens implants，and a flying career. Aviat Space Environ Med 1990；61：660－661.

[41] Moorman DL，Green RP Jr. Cataract surgery and intraocular lenses in military aviators. Aviat Space Environ Med 1992；63：302－307.

[42] Loewenstein A，Geyer O，Biger Y，et al. Intraocular lens in a fighter aircraft pilot. Brit J Ophthalmol 1991；75：752.

[43] Mader TH，Koch D，Manuel K，et al. Stability of vision in an astronaut with bilateral intraocular lenses during space flight. Am J Ophthalmol 1999；127：342－343.

[44] Cucinotta FA，Manuel FK，Jones J，et al. Space radiation and cataracts in astronauts. Radiat Res 2001；156：460－466.

[45] Draeger J，Wirt H，Schwartz R. Tonometry under microgravity conditions. In：Sahm PR，Jansen R，Keller MH（eds.），Proceedings of the Norderney Symposium on Scientific Results of the German Spacelab Mission D－1. 27－29 August 1986；Norderney，Germany. Koln：Wissenschaftliche Projektfuhrung D1；1987：503－509.

[46] Draeger J，Wirt H，Schwartz R. TOMEX. Messung des Augeninnendrucks unter micro－G Bedingungen［"TOMEX" monitoring of intraocular pressure under microG conditions］. Naturwissenschaften 1986；73：450－452.

[47] Mader TH，Gibson CR，Caputo M，et al. Intraocular pressure and retinal vascular changes during transient exposure to microgravity. Am J Ophthal 1993；115：347－350.

[48] Draeger J，Schwartz R，Groenhoff S，et al. Self－tonometry under microgravity conditions. Clin Investig 1993；71：700－703.

[49] Nicogossian AE，Parker JF，Jr. Space Physiology and Medicine. Washington，DC：US Government Printing Office；1982：165－166. NASA SP－447.

[50] Hoffler GW，Bergman SA，Nicogossian AE. In flight lower limb volume measurements. In：Nicogossian AE（ed.），The Apollo－Soyuz Test Project Medical Report. Washington，DC：US Government Printing Office；1977：63－68. NASA SP－411.

[51] Thornton WE，Hoffler GW，Rummel JA. Anthropometric changes and fluid shifts. In：Johnston RS，Dietlein LF（eds.），Biomedical Results from Skylab. Washington，DC：US Government Printing Office；l977：886－890. NASA SP－377.

[52] Mader TH，Taylor G，Hunter N，et al. Intraocular pressure，retinal vascular，and visual acuity changes during 48 hours of ten－degree head－down tilt. Aviat Space Environ Med 1990；61：810－813.

[53] Smith TJ，Lewis J. Effective inverted body position on intraocular pressure. Am J Ophthalmol 1985；99：618－619.

[54] Mader TH. Intraocular pressure in microgravity. J Clin Pharmacol 1991； 31： 947 - 950.

[55] Moses RA， Hart WM （eds.）， Adler's Physiology of the Eye. St. Louis： C. V. Mosby； 1987： 229 - 238.

[56] Pattinson TJ， Gibson CR， Manuel FK， et al. The effects of betaxolol hydrochloride ophthalmic solution on intraocular pressures during transient microgravity. Aviat Space Environ Med 1999； 70： 1012 - 1017.

[57] Draeger J， Michelson G， Rumberger E. Continuous assessment of intraocular pressure - telematic transmission， even under flight or space mission conditions. Eur J Med Res 2000； 5： 2 - 4.

[58] Schein OD， Glynn RJ， Poggio EC， et al. The relative risk of ulcerative keratitis among users of daily wear and extended wear soft contact lenses. N Engl J Med 1989； 321： 773 - 778.

[59] Matthews TD， Frazer DG， Minassian DC， et al. The risks of keratitis and patterns of use with disposable contact lenses. Arch Ophthal 1992； 110： 1559 - 1562.

[60] Buehler PO， Schein OD， Stamler JF， Verdier DD， Katz J. The increased risk of ulcerative keratitis among disposable soft contact lens users. Arch Ophthalmol 1992； 110： 1555 - 1558.

[61] Hyndiuk RK， Eiferman RA， Caldwell DR， et al. Comparison of ciprofloxacin ophthalmic solution 0.3% to fortified tobramycincefazolin in treating bacterial corneal ulcers. Ophthalmology 1996； 103： 1854 - 1862.

第 26 章　口腔问题

迈克尔 · H. 霍达普（Michael H. Hodapp）

在航天飞行任务中，口腔急症几乎很少出现；航天员在日常训练中，进行全面飞行前检查和采取措施，预防航天员发生口腔急症。由于飞行时间延长，以及飞往月球、火星及其他地方的星际探索飞行任务正在计划中，在航天飞行任务中，出现口腔急症的可能性会增加。尽管航天员生活和工作在微重力环境下，但是来自物体的作用力和移动目标的速度能产生撞击力，导致牙折，甚至对颌面部造成严重损伤。在长期飞行任务中，也可能出现牙隐裂、牙髓炎症或感染、颞下颌关节紊乱、牙周脓肿、龋齿等。

本章主要为航天医生和乘组医疗官提供口腔问题简要回顾，包含处置可能紧急情况的基本信息。乘组医疗官在长期航天飞行中对乘组航天员口腔急症进行诊断和治疗，表 26-1 总结了口腔疾患的基本鉴别诊断方法。尽管部分程序低于口腔专业护理所倡导的护理标准，但这些程序最大限度降低医源性损伤的可能性，使口腔不适乘组航天员恢复稳定状态，舒适地履行自身职责。

在长期航天飞行任务中，出现口腔问题时看牙科医生是不可能的。在太空中拍摄牙齿 X 线片、根管治疗及定点口腔保健是奢侈方法，因为在太空中不具备条件。携带进入太空的仪器和保健补给受到重量和存储空间的约束，此外，还要考虑其能否在微重力下正常工作；目前提供与口腔保健有关的仪器受到限制。然而这种限制只能通过开发新技术和拓展目前技术予以消除。随着国际空间站等太空长期居住环境的建设，以及星际探索任务计划的日趋成熟，在不久将来，在航天飞行中为乘组航天员提供全面的口腔治疗，不仅有可能，而且也可行。

26.1　预防策略、标准和筛查

临床航天牙医的主要任务在于将患有口腔疾患的航天员尽快恢复到良好机能状态，因此，本章重点在于预防。NASA 为航天员选拔、鉴定及飞行前口腔检查建立了严格标准。目前，所有美国航天员每年均进行洁牙，并检查确认牙齿是否存在潜在的隐患。

对于已经确定执行特定航天任务的航天员，应予以严格的临床保健实施计划。在发射前 6 个月时，乘组航天员进行一次检查。如果认为必须给予口腔治疗，那么所有治疗应在发射前 3 个月完成，以将飞行中出现问题的可能性降到最小。乘组医疗主管参加飞行前简要医学介绍会，使其做好准备以处理在飞行中出现的口腔疾患。从我们的角度来看，最后，也是最重要的是，无论作为乘组航天员还是备选乘员，希望所有航天员保持良好体能和口腔健康，保持好的口腔卫生习惯。

表 26-1　口腔疾患的基本鉴别诊断方法

诊断	自发痛	热/冷刺激			咬合压力(负荷)		牙不舒服		叩击试验		探及牙根		高渗透刺激(盐、糖)		体征		
		痛但不持久	持续性疼痛	缓解疼痛	钝痛	剧痛	近期修复	没有近期治疗	不舒服	舒服	不舒服	舒服	瞬间痛	延迟痛	牙龈菌斑或脓肿	牙龈炎	牙裂或修复缺损
牙隐裂	—	—	—	—	—	+	—	—	—	+	—	+	—	—	—	—	—
咬合早熟	—	+	—	—	+	*	+	*	+	—	—	+	—	—	—	—	—
牙间隙修复	—	+	—	—	+	*	+	*	—	+	—	+	+	+	—	—	*
龋齿	*	+	*	*	—	—	—	—	—	+	—	+	*	*	—	*	*
过敏(暴露的牙本质)	—	+	—	—	—	—	—	—	—	+	—	+	*	*	—	—	+
可逆性牙髓炎	*	+	—	—	—	—	+	—	*	*	—	+	—	—	—	—	*
不可逆性牙髓炎	+	—	+	*	*	—	*	—	*	*	—	+	—	—	—	—	*
牙坏死	+	—	—	—	*	*	*	*	*	*	*	*	—	—	*	—	*
部分牙坏死(多根牙)	+	*	*	*	*	—	*	*	*	*	*	*	—	—	*	—	*
根尖牙周炎	+	—	—	—	+	*	*	*	+	—	*	*	—	—	*	—	—
牙周脓肿	+	—	—	—	+	—	—	—	—	+	—	+	—	—	—	+	*
颚下颌关节紊乱	+(通常头隐痛)	—	—	—	*	*	—	—	—	+	—	+	—	—	—	—	—

注:+,很可能发生;*,可能发生;—,不常发生。

26.2　龋齿

26.2.1　临床表现和诊断

按照严格标准选拔航天员，虽然航天员不可能患有龋牙，但是龋齿仍是牙痛最常见原因。实际上，尽管定期进行检查和放射性成像检查，龋齿常常隐匿于早先修复材料下方，或者存在于牙齿的点隙和裂沟里。因此，龋齿被视为是导致牙齿疼痛最可能的病因之一。在大多数情况下，患者能确定牙痛发生在某一特定牙齿，但是在其他病例中，疼痛无特异性，以致患者不能确定病痛来源。

龋齿最容易被查见，以其发病部位频率降序排列，常见于牙齿的点隙/窝沟，或邻接面、光滑面。使用口镜及探针直接检查，或咬翼片照射以及光纤投照能发现龋齿；了解龋齿的发生、发展过程有助于发现龋齿，发生于牙齿点隙/窝沟的龋齿常常成圆锥形，其顶端朝向牙齿外层釉质面，基底部位于釉牙本质界结合部。龋齿进展至牙本质层，依然呈现为圆锥形，这时其基底部位于釉牙本质界，其顶端朝向牙髓发展；包括邻面在内的平滑面龋齿也呈圆锥形，但是其基底为牙齿外层表面，其顶端朝向釉牙本质界，随着龋齿向牙本质发展，在釉牙本质界形成基底，其顶端向牙髓方向发展。

使用口镜及探针直接检查，参考近期拍摄的咬翼片，能作出龋齿诊断。口镜能使检查者查看暴露的牙齿表面，探针可用于探查龋齿并帮助作出诊断，咬翼片能发现邻牙间龋齿。因为在太空飞行中尚无 X 线检查可用，且龋齿不总是能通过视觉发现，因此作出诊断具有一定难度。实际上，颜色深暗的龋齿通常表明其形成缓慢，并长时间保持该色（有些颜色较深点隙/窝沟仅仅是色素沉积，并不是龋齿）。较活跃细菌通常诱发龋齿，其与牙体组织颜色相近，通过探针检查通常可以发现龋齿位置，这就是为什么在检查时探针应用至关重要。

龋齿表面是软的，探针能刺入牙本质或牙釉质层。而正常牙本质及牙釉质均坚硬，探针无法探入，也不会有卡针感。

26.2.2　治疗和处理

在航天飞行中龋齿治疗取决于其损伤程度以及患者表现出的症状。无论何种疾病，给予科学合理治疗的关键在于作出正确诊断，作出诊断有时简单，有时非常困难，这取决于患者表现出的体征和症状。对于有症状的龋齿，首要目的为依据患者表现出的体征和症状作出诊断。一旦作出了诊断，即可给予相应治疗（在本章关于诊断测试小节中，能找到更多诊断信息）。

龋齿以许多形式表现，产生多种症状表现，本节后续部分将对三种不同程度龋齿：轻度龋齿、中度龋齿、重度龋齿进行简要介绍，并给出相应治疗建议和医疗处理方法。

26.2.3　轻度龋齿

轻度龋齿无明显临床症状，龋齿仅破坏患牙部分釉质层或其下方部分牙本质层，有时会造成釉质层薄弱而发生断裂。治疗包括局部麻醉、清除腐坏物质以及充填止痛物。诊断与治疗一一对应。

在轻度龋齿中，龋坏物质软或呈皮革样，使用挖勺或类似牙科器具可将其清除直至下方坚硬的牙体组织。随后使用Cavit材料充填窝洞，即一种由氧化锌与丁香酚混合而成的暂封材料，或者使用其他类似材料充填窝洞。填充物就位后，为了优化咬合面形态，在材质定型之前，告诉患者向下咬合。如果填充太高，应在填充材质硬化之前进行调整。

对无症状患牙行充填处理是较好的医学应对方法，治疗后患者可以继续执行任务。

26.2.4　中度龋齿

中度龋齿破坏范围到达牙本质中层，破坏了牙本质中间部分，尚未与牙髓腔贯通。患牙可无症状，或者表现出可逆的牙髓炎症状。症状大多出现在患者饮食过程中。在大多数情况下，治疗包括局部麻醉、应用牙科挖勺或类似牙科器具清除腐质以及充填止痛物。

在中度龋齿中，龋坏物质软或呈皮革样，需将其清除直至下方坚硬的牙体组织（去腐过程中应小心谨慎，以防髓腔暴露）。口镜及探针可用来检查确保去除腐质后窝洞底部坚硬且无穿髓孔。在确认牙髓腔没有暴露之后，使用Cavit或类似暂封材料充填窝洞。一旦填充物就位后，为了优化咬合面形态，在材质定型之前，告诉患者向下咬合。如果填充太高，应在填充材质硬化之前进行调整。

对于无症状或者有可逆牙髓炎症状的患者，行充填治疗是较好的医学应对方法，经过治疗后，患者能继续执行任务。

26.2.5　重度龋齿

重度龋齿破坏了大部分牙本质结构，影响到牙髓腔，并出现自发症状。根据不同症状表现可称之为不可逆性牙髓炎或牙髓坏死。多根牙可同时表现出不可逆性牙髓炎或牙髓坏死症状。当患牙出现不可逆性牙髓炎或牙髓坏死症状时，应根据症状严重程度进行相应治疗。

重度龋齿的治疗首先在局部麻醉下去除所有腐质；接下来使用口镜及探针检查窝洞底部，确认髓腔是否暴露。如果牙髓腔已经暴露（无论牙髓出血与否），最好策略是使用浸湿药物的棉球覆盖，药物为丁香酚和丁香油组成的混合物。需要注意的是棉球应放置在恰当位置，既能保持髓腔开放，同时又能阻挡食物残渣进入髓腔。使用暂封材料严密充填已经暴露的活髓，已经发生坏死的髓腔会导致感染发生，引起严重的面部肿胀和疼痛。若治疗区域再次发生敏感反应，按上述操作换药即可，后续操作一般不需要局部麻醉。

重度龋齿病例的处理应小心谨慎，每天检查患牙状况以防肿胀发生。遇到感染情况时（其表现出肿胀），患者必须立即进行抗生素治疗。根据患者在任务中的余下时间，下一步可能需要拔出患牙。值得注意的是：给予一个疗程抗生素不能消除存在于感染牙齿中的细菌，抗生素只能将细菌暂时控制在牙齿下方牙槽区域，直至进一步治疗患牙。

26.3　创伤性口腔急症

创伤性牙损伤在航天飞行中会发生；尽管航天员生活在微重力环境下，但舱内移动性物体的作用力和速度能使其颌面部受到严重损伤。例如，直接撞击面部的作用力能导致骨折、半脱位、前牙脱位、单侧或双侧下颌骨髁突骨折、或者其他严重损伤。直接垂直作用于下颌骨的作用力能使前磨牙或磨牙牙折，这是由于一颗牙齿的尖端楔入对应牙窝。

无论骨折如何发生，一旦发生牙齿骨折，牙齿碎片脱落，正确方法是触摸伤者嘴唇和舌头以确定是否存在牙齿碎片，所有滞留在组织的牙齿碎片应立即清除以防止发生感染[1]。

26.3.1　前牙牙折

按照牙折类型处理前牙牙折，采用传统前牙牙折分类方法，即 Ellis 分类法，分为Ⅰ、Ⅱ、Ⅲ类（如图 26-1 所示）。

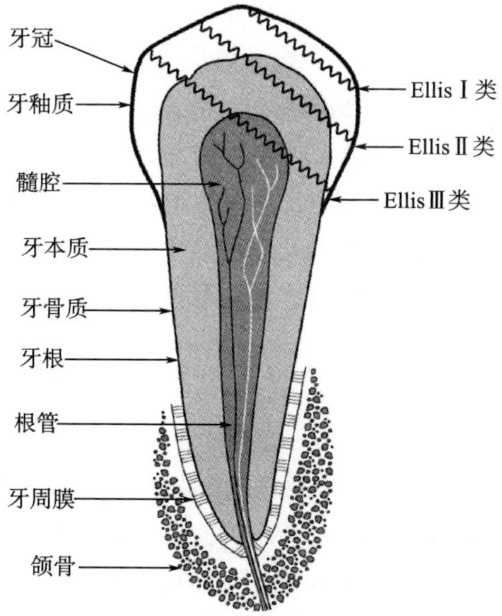

Ellis Ⅰ类：通常只是牙釉质需要平滑处理
Ellis Ⅱ类：涉及到牙釉质和牙本质，通常是牙本质需要覆盖处理
Ellis Ⅲ类：涉及到髓腔，为危急状态。牙通常会死亡并发生感染

图 26-1　牙体解剖和 Ellis 骨折分类

最简单和最常见牙折类型为 Ellis Ⅰ类，它只涉及到牙齿釉质部分，对这类骨折的处理常常采用刚砂板抛光牙折粗糙边缘，使其光滑。Ellis Ⅰ类牙齿牙折预后良好，治疗后能继续执行任务。

Ellis Ⅱ类牙折涉及到牙釉质和牙本质，但是并未暴露牙髓组织。当暴露牙本质部分时，牙齿釉质部分呈白垩色，牙本质部分呈现出象牙黄色。Ellis Ⅱ类牙折处理通常需要进行局部麻醉，使用暂时充填材料覆盖暴露的牙本质；Ellis Ⅱ类牙折预后良好，治疗后患者能继续执行任务。

Ellis Ⅲ类牙折涉及到牙釉质、牙本质和牙髓组织。该种类型牙折常伴随冠折及根折的发生[2,3]。这是最严重一种牙折类型，不只是因为需要立即进行紧急处理，还因为该类型牙折后会造成牙髓坏死及感染。Ellis Ⅲ类牙折处理包括局麻下尽可能清除所有牙髓组织。其后，将浸湿药液的棉球放置在暴露区域，并保留在该位置。在该暴露区域无需暂封，以免因区域封闭导致的面部肿胀和疼痛。在棉球上覆盖一薄层防止食物残渣粘附。在进行 Ellis Ⅲ类牙齿骨折的医学处理时，需要小心谨慎，密切监测患者情况。如果由于感染导致面部肿胀，抗生素应用是第一道防线。根据任务余下时间，第二道防线为拔牙以防止感染，防止其发展为威胁生命的败血症。

26.3.2 牙隐裂

牙隐裂以多种形式出现，发生牙隐裂时大体上无症状，或者在咀嚼时感到疼痛。后牙隐裂典型症状为在咬合开始时或刚张口瞬间出现尖锐刺痛。当在咀嚼食物，应力垂直或侧向（如进食肌肉）作用时，通常出现这些症状，导致牙尖分离。牙隐裂最常见于上颌骨前磨牙，这是由于其咬合面呈 V 形和下颌牙牙尖楔入效应所致。

依据牙隐裂表现的体征、症状以及任务余下时间，对其进行处理。在大多数情况下，在返回地面之前航天员必须避免使用隐裂牙。如果牙齿沿自身发育沟完全裂开，唯一的治疗方法是拔牙。这种情况出现牙齿从中间分裂，本质上分离两半。当牙齿以一定角度分裂时，只有牙尖部分分裂，建议治疗时进行镇痛处理，如果牙髓没有暴露，则放置临时填充材料；如果牙髓暴露，推荐将浸湿药液的棉球放置在暴露区域，在牙齿上覆盖一薄层以防止食物残渣粘附于暴露区域。

26.3.3 牙齿半脱位

在口腔医学中，使用术语“半脱位（移位）”来描述由于创伤性损伤导致的牙齿松动。由于牙齿半脱位与下颌骨或牙齿的骨折有关，因此，应仔细检查患者，防止漏诊。如果创伤性损伤只是导致牙齿轻微松动，限制进软食一周可很快恢复。如果创伤性损伤引起牙齿移位，导致与对合牙形成咬合创伤，治疗时应在局麻下复位患牙至合适咬合位置。复位患牙后，饮食需限制在软食。

26.3.4 牙脱位

牙脱位是指牙齿完全脱离牙槽窝，属于真正牙科急症。当创伤导致牙齿脱位，首先需要找到脱位的牙齿。个体遭受面部创伤性损伤后，必须考虑到脱位牙齿吸入气道或嵌入软组织的可能性[1]。尤其在微重力状态下，脱位牙齿会自由飘入咽喉部或其他地方。一旦发现了脱位牙齿，应保存起来以备返回地面后检查。尽管脱位牙再植后还可能存活，但在航天飞行过程中该项操作风险过高，因为再植牙会不可避免地发生牙髓感染。

26.4　牙髓坏死

26.4.1　临床表现和诊断

牙髓坏死包括部分或全部牙髓坏死。牙髓坏死可有多种表现形式，牙齿可表现出症状或无症状。在多根牙中，牙髓可能部分或全部坏死。

26.4.2　部分坏死

多根管牙髓（如磨牙或前磨牙）坏死的检测真正考验医师的诊断技术，因为部分活髓存在会干扰检查结果。例如，具有 3 根根管的上颌磨牙，可能有一根根管发生牙髓坏死，另一根保持活髓，而第 3 根可因坏死根管中细菌活跃情况表现出不同的炎症反应状态。牙髓在正常和坏死组织之间没有天然的分界。多根管牙每天表现出不同症状，应考虑到部分牙髓坏死。然而，如果症状不是很多，最好待乘员返回地球后再行治疗。

26.4.3　全部坏死

全部坏死可以无症状表现，除非其影响到牙齿周围组织。全部坏死牙齿对温度测试不会产生反应。事实上，除非感染已经波及到根周组织，否则叩诊时患牙反应基本与正常邻牙一样。然而，一旦感染波及到根周组织，咬合压力将产生疼痛。有时患牙会有“长高感”，这是由于感染通过根尖扩散至其下方根尖周组织，将患牙抬高。

全部坏死威胁身体健康，应拔除患牙；与身体其他部位不一样，已经感染的牙髓没有血液供应，不能将抗生素运送到感染区域。因此，牙髓腔作为保护性腔隙，细菌在内自由繁殖，感染持续存在，除非进行根管治疗或者拔除患牙。抗生素只能暂时减轻根尖区炎症，即患者能感到疼痛的区域。在停用抗生素之后，如果不进行确定治疗，感染可能会扩散，这种炎症扩散常常产生感染区域的耐药细菌。

26.4.4　急性根尖牙周炎

急性根尖牙周炎是发生在牙齿根尖周围局部疼痛性炎性反应，可能伴随着牙髓部分坏死或者完全坏死。通常由创伤、近期不良修复体咬合过高、夜间磨牙症或者感染所致。鉴于可能病因较多，治疗前对患牙进行一系列牙髓检查非常重要。

对于牙髓坏死乘员，给予抗生素是首要治疗方法。根据任务持续时间确定下一步治疗选择。如果航天员在不到一个月时间内返回地面，则返回后立即进行根管治疗。如果任务时间长于一个月，最好还是拔除患牙。如果检查后发现牙齿还能存活，治疗包括消除引起损伤的原因，例如：微小咬合调整。

26.4.5　急性根尖脓肿

急性根尖脓肿表现为牙齿根尖周围疼痛和脓性渗出物，由严重急性根尖牙周炎所致，而急性根尖牙周炎则是由牙髓坏死和广泛性化脓性炎症所致。急性根尖脓肿是一种严重疾患，能很快导致患者丧失工作能力；其症状表现为开始时较轻微，然后会迅速发展为严重肿胀及疼痛。患者出现叩痛、咬合痛以及触痛，还可能出现牙齿松动。重症患者还可能出现发热情况。

一旦确诊为急性根尖脓肿，应立即进行抗生素治疗。根据任务持续时间确定下一步治疗选择。如果航天员在不到一个月时间内返回地面，则予以抗生素控制，返回后立即予以根管治疗。但是，如果任务时间长于一个月，最好拔除患牙。

26.5 诊断性检测

牙痛病因判断可能相对简单，当涉及多根牙或颞下颌关节紊乱时，疼痛病因诊断相对较为复杂。通过全面地询问牙痛病史，结合检查和测试能揭示疼痛原因。大多数牙痛病例为不可逆牙髓炎，伴随或不伴随部分坏死[4]。鉴于牙痛表述方式较多，因此，准确描述疼痛类型及特点对于牙痛病因的诊断至关重要。

用来描述牙源性疼痛的一些常用术语有：锐痛、钝痛、间歇性痛、自发性痛、持续性痛以及轻度、中度、重度疼痛。由于牙齿神经只有传导痛觉的传入神经，因此，局限于牙髓组织的炎症产生疼痛，对患者来说很难定位。一旦炎症发展超出根尖孔，波及含有本体感觉纤维的牙周韧带，疼痛来源逐渐清晰，患者通常能准确定位患牙位置。

无论疼痛能否定位，应系统实施诊断程序，医师应注意患者表现出的体征和症状，分析检查结果。通常，系统检测后，就可直接作出诊断。

当患者主诉牙痛时，应仔细询问病史，同时检查患者颌面部是否不对称或者局部肿胀。由此推断面颊部肿胀是系统性还是牙源性，接下来还应检查患者口腔内部情况。

口内检查常从检查软组织开始，主要检查软组织颜色及形态，检查颊黏膜及腭黏膜是否存在小脓疱或者窦道。这种病变意味着牙根坏死或者临近病变的牙齿坏死。一旦发现软组织及牙齿上存在异常，需进一步检查，例如：触诊、叩诊、咬诊、牙周探诊、牙髓温度检查以及透照等。

26.5.1 触诊

当牙髓坏死发展为根尖牙周炎时，炎症反应可能穿透皮质骨，影响黏膜/骨膜。在开始出现明显肿胀之前，触诊可探查到病变部位。

触诊是用手指轻放在患牙根尖部的颊（唇）侧及舌（腭）侧。根尖区有压痛时应怀疑牙髓坏死可能。确定口腔来源感染的另一个触诊区为下颌下淋巴结，其位于两侧颈部，即下颌骨与颈部淋巴结下缘之间区域[5]。如触及该区域肿大淋巴结应首先考虑口腔内感染。

26.5.2 叩诊

叩诊是轻敲牙齿咬合面而发现根尖异常的一种检查方法。用手指叩诊可发现重度炎症及疼痛剧烈的患牙，使用口镜可进一步确定患牙情况。

叩诊检查意义在于确定患牙根尖周围是否存在炎症。该测试不能提示患牙牙髓状态是正常还是坏死。以上两种牙髓状态都可能会发生根尖周组织炎症，应视具体情况而定。在活髓牙病例中，近期粘固的修复体咬合过高或者夜磨牙（牙齿磨耗）均可能导致牙周组织创伤，而出现患牙咬合疼痛；若牙髓已坏死，牙齿内坏死组织繁殖并通过根尖孔挤入牙齿下方骨组织中，引起患牙咬合疼痛。一旦出现牙齿叩痛，需进一步检查患牙情况。

26.5.3　咬诊

叩诊有助于确定牙齿根尖周组织是否存在炎症；而咬合试验则检查牙齿硬组织是否存在裂缝。

咬诊时将棉棒头或者木棒头放置在可疑牙齿不同位置或变换不同角度测试患牙咬合是否疼痛，有裂缝牙齿在咬合初期或咬合松开瞬间会出现尖锐刺痛。

26.5.4　牙周探诊

牙周探诊对于鉴别牙源性疼痛及牙周源性疼痛具有重要意义。探诊时将探针插入牙龈与牙齿之间，用轻微力量探查并沿牙面缓慢移动，探查牙周袋深度及其形态。健康牙周组织在探诊时一般无痛，探诊深度范围为 1～3 mm，且无探诊出血。

当探诊力量较大或牙周组织存在炎症时，探诊时会出现轻微疼痛。如果探诊时出现剧烈疼痛，意味着探诊区域可能存在因爆米花壳（在航天飞行中可能）或类似物滞留导致的牙周脓肿、或者由隐裂牙引起的牙髓炎症，亦或根管治疗失败以及牙髓坏死，或其他类型的牙周疾病。

26.5.5　温度测试

热刺激或冷刺激痛是牙髓炎最常见的症状之一。因此，温度测试对于确定患牙牙髓活力状况具有重要诊断价值，能分辨出牙髓正常、牙髓炎症或牙髓坏死。冷检诊、热检诊或者两者并用方法检查同一象限牙齿，可确定患牙情况。

26.5.6　冷测法

在进行冷刺激试验之前，应告知患者冷测法原理及可能发生的情况。牙齿中神经只能感觉疼痛。冷测法正确操作方法为用 2 in×2 in 大小纱布先干燥象限内牙齿的牙面。然后由后向前逐一检查患牙。冷测法常用材料有小冰棒、氯乙烷、“固态二氧化碳”（干冰）、1,1,1,2 -四氟乙烷或者氟利昂[6]。在以上五种公认检查材料中，氯乙烷和四氟乙烷均可在地面上使用。考虑到有些材料可能造成航天器舱内空气污染，在航天飞行中一般使用浸湿后冷冻棉签头行冷测法检查。

冷测法首先应检查患牙牙弓对侧的正常牙齿。检查前告知患者一旦感觉到冷刺激立刻举手示意。一旦患者作出反应，应将棉签头从牙面上移除，并同时记录反应开始至反应减弱时长（先前接受过根管治疗或烤瓷冠修复的患牙可能对冷刺激无反应）。一旦患者正常牙齿接受过冷刺激并能准确作出反应，便可以用同样方法检查患牙。若一个象限内出现可疑患牙，应对该象限内所有牙齿进行检查。

26.5.7 热测法

尽管热测法有助于诊断牙齿疾患，但在航天飞行微重力下却很难实施，尤其是没有经验检查人员操作时。因为牙髓神经只能感知疼痛，患者对冷和热两种刺激反应本质上一样，所以在航天环境下热测法意义甚微。

26.5.8 对温度测试结果的评估

牙髓对温度测试通常有四种反应方式：无反应；轻微短暂反应；刺激后疼痛，去除刺激后疼痛感随即消失；刺激后疼痛，刺激去除后仍持续。

轻微短暂反应在一般情况下视为正常反应，其他反应意味着牙髓存在某些类型异常情况。如果牙髓根本没有反应，则表明牙髓坏死或者显示为假阴性。假阴性原因可能为牙髓过度钙化、牙齿根管治疗后、隔热修复体（烤瓷冠或大面积充填体）、根尖尚未完全形成、患牙近期受外伤或者检查前使用过止痛药或麻醉药。刺激移除后疼痛很快消失表明可疑患牙为可逆性牙髓炎。刺激移除后出现疼痛持续表明患牙为不可逆性牙髓炎。在这种情况下通常需要治疗以缓解症状。

26.5.9 透照试验

强光透照法是一种极为有效口腔辅助检查方法。对前牙进行透照试验有助于发现邻面龋齿并能确定患牙牙髓状况。正常前牙在透照时呈透亮浅粉色。坏死牙齿与周围牙齿相比呈不透明暗色，这是由于髓腔血液供应中断，血液成分分解所致。

透照试验对于后牙隐裂诊断具有指导意义。在正常情况下，在牙齿外侧放置明亮光源能穿过整个牙齿，照亮牙齿。如果光源放置在一颗牙齿侧面，光线通过牙齿隐裂面后未穿透，且患者表现出牙隐裂症状，可以确认患牙发生牙隐裂。如果光线能穿过整个牙齿，即使在牙齿表面出现裂纹，该裂纹也只是存在于牙齿釉质层，并不是发生了隐裂。透照法对冠修复后患牙无效，因为光线无法穿透修复体。

26.5.10 麻醉试验

当患者牙痛弥散，起源不定，其他测试结果不能得出结论时，可以选用局部麻醉试验。在患者出现牙髓性疼痛、甚至牵涉疼痛，并且大多数为单侧疼痛时，可以进行局部麻醉试验。局部麻醉试验有三种，根据情况选择任何一种，第一种为阻滞麻醉，第二种为浸润麻醉，第三种为牙周韧带麻醉。

例如，如果患者一侧面部出现弥散性疼痛，所有牙髓检查方法均已使用，但仍不能确定疼痛来源，提示应对下颌牙使用阻滞麻醉。由于下颌骨密度高，浸润麻醉效果差，因此下颌常使用阻滞麻醉。如果在下颌阻滞麻醉 3～5 min 后疼痛缓解，则可断定患牙位于下颌。

然而，若对下颌牙进行阻滞麻醉后患者仍感到疼痛，应对上颌牙齿逐一进行浸润麻醉直到疼痛缓解。浸润麻醉要点在于每次注射后等待 3～5 min 直到药物产生效果，从而准确定位患牙。

如果证实下颌牙异常，在患牙治疗过程中若阻滞麻醉作用消散，可进行牙周韧带麻醉（实施牙周韧带麻醉时，用短头 30 号针以 30°角垂直插入牙周间隙，针斜面背向牙齿，加压注射约 0.2 mL 的麻药）。牙周韧带麻醉可瞬间起效[7]。

在偶尔情况下，尽管进行正确麻醉后，患者疼痛依然没有消失；如果能确定所有试验均正确实施，仍不能明确诊断，应考虑鉴别诊断，包括颞下颌关节紊乱综合征以及部分非牙源性器质性病变。

26.6　牙齿疾病的分类

26.6.1　正常

牙齿无不适症状时应视为正常。在进行牙髓检查、叩诊或触诊时，其周围组织不会引起疼痛反应；另一方面，冷热刺激试验或电刺激能产生轻微到中等程度短暂反应。牙齿 X 线片检查没有发现根管钙化或根管充填影像；硬骨板（围绕牙齿表面的骨性轮廓）完整，在牙根表面与硬骨板之间可见一薄层低密度线条状影像，即为牙周韧带，健康牙周韧带为连续的或没有增宽。

26.6.2　可逆牙髓炎

可逆牙髓炎牙髓并没有发生病变只是存在症状。当患牙受到热刺激时，刺激部位牙髓组织发炎产生剧烈过敏性反应，刺激去除后反应可立即消失。

从本质上讲，任何能影响牙髓组织的因素均是引起可逆牙髓炎的可能原因。这些因素包括：龋齿、咬合损伤（楔状缺损）导致牙龈萎缩、近期粘固有咬合高点的修复体、粘结不良充填体、夜磨牙症。一旦去除刺激后，症状通常会消失。

可逆牙髓炎治疗措施为清除不良刺激。如果刺激因素为夜磨牙症，唯一治疗方法即改变夜磨牙不良习惯。如果是由龋齿导致的可逆牙髓炎，治疗方法应彻底去除龋齿坏死物质，放置充填材料（例如 Cavit）。有时咬合性损伤也可以使用材料充填。

26.6.3　不可逆牙髓炎

不可复逆性牙髓炎可以分为急性、亚急性及慢性三种。有时能通过 X 线检查出根管钙化以及内吸收。病变牙髓可以部分或整体发生炎症。不可逆牙髓炎对冷、热刺激表现出持续性敏感，或者表现为热刺激或冷刺激缓解。

牙齿牙髓状态总是动态变化，牙髓炎从静态慢性状态到急性发作可能需要几年时间或者只需要数小时。当牙髓炎处于急性发作症状阶段时，需要进行治疗（例如根管治疗或拔牙），尤其当患者表现出不可逆牙髓炎时，这在下文将进行阐述。

有症状不可逆牙髓炎特点为自发的间歇性或持续性发作、中度到重度疼痛，这取决于炎症程度。疼痛表现为锐痛或钝痛，可以是局部或牵涉痛。例如，上颌的磨牙疼痛通常牵涉到同侧耳颞区。这是由于肌肉神经系统保护性反应，导致肌肉紧张和痉挛。遗憾的是，在航天飞行中，对不可逆牙髓炎进行根管治疗不可能。因此，如果在飞行过程中通过麻醉镇痛不能控制疼痛，唯一治疗方法只能是拔除患牙（在航天飞行过程中拔牙技术将在本章后文详细阐述）。

当不可逆牙髓炎症导致的炎性渗出物能迅速排出时可表现为无症状。有时可由急性不可逆牙髓炎发展为慢性状态。在慢性发病过程中患者通常无症状，牙齿功能也正常。然而，如果患牙得不到及时治疗将会发生牙髓坏死。根据任务时间长短、任务期内航天员在哪个节点出现症状以及患者表现出的症状，采取相应治疗。在大多数病例中，不必立即采取治疗，但是一旦返回地面后应立即进行处理。然而，在航天飞行过程中一旦牙髓坏死导致患者疼痛和面部肿胀时，必须及时处理患牙。

26.7 其他口腔急症

26.7.1 颞下颌关节紊乱综合征

颞下颌关节紊乱综合征十分常见，可通过许多形式表现出来。尤其是，大多数颞下颌关节紊乱综合征不能确诊，也不予以治疗，因为该病症不属于急症。在异常应急情况下，无症状病症能变为急性。在正常状态下，该病症在 30～50 岁多发，最常见于女性。因为颞下颌关节紊乱综合征常常具有多方面特点，对其进行诊断较为复杂。重要的是当患者出现牙痛但不能定位时，应考虑颞下颌关节紊乱综合征可能性。下面将讨论该病症有关的几种病症。

26.7.2 肌筋膜疼痛

肌筋膜疼痛也称为扳机点肌痛，是颞下颌关节紊乱综合征常见类型。在一项研究中[8]，据一所大学疼痛研究中心报道，就诊于该中心的患者中超过 50％为肌筋膜疼痛。尽管肌筋膜疼痛病因尚未明确，但是目前认为其与创伤、应激、或颞下颌关节与牙齿咬合不匹配有关。

肌筋膜疼痛可由刺激肌肉某一局部高敏区域导致，该区域被称之为扳机点。这些扳机点存在于肌肉内或者在肌肉纤维附着部，在该区域触诊时能触及紧张条带或结节。然而，由于只选择一组运动单位被激活，在痉挛肌肉中不是所有收缩肌肉都能被观察到。可以确定的是，刺激扳机点能产生深层、持续性疼痛，因此触及扳机点能产生中枢激活效应。

扳机点疼痛常常被描述为头疼，在大多数情况下患者认为它只是一种牵涉痛，因为没能找到扳机点。当医生试图对牙痛进行鉴别诊断时，感到迷惑，因为已知扳机点疼痛为口腔区域牵涉痛。有案例报道，开始时认为患者牙痛起源于牙齿，随后确认属于肌筋膜疼痛或者部分为颞下颌关节紊乱综合征。这就是为什么在任何牙科治疗之前对患者进行牙髓检查和问诊至关重要。

在处置肌筋膜疼痛时，对扳机点区域进行热敷或冷敷以中断扳机链，且能增加该区域肌肉组织循环。因为扳机点通常不在牵涉痛区域，只能通过触诊面部和颈部区域来查找[9]。其治疗相对简单，休息、进软性食物、非甾体类抗炎药（例如阿司匹林、布洛芬等）等途径有助于缓解不适症状。肌筋膜疼痛医学处置直接与其疼痛程度有关。在大多数情况下，治疗后患者应能实施自我承担的任务职责。

26.7.3　三叉神经痛

三叉神经痛表现为阵发性神经源性疼痛。幸运的是，这种疾患并不常见。当三叉神经痛发作时，患者表现出极度不适、锐痛与刺痛。患者在刷牙、咀嚼甚至谈话时会加重疼痛[10]。触及面部特定区域可能会诱发疼痛，即使是轻微触及扳机点也能诱发强烈阵痛。这些扳机区域与肌筋膜疼痛常见疼痛诱发位点存在不同：三叉神经痛扳机区域皮肤外层只需要轻微触动就能引起疼痛，而肌筋膜疼痛扳机点需要施加压力才能诱发肌肉疼痛反应。

在三叉神经进出颅内时，基底部位血管通常由于受到压迫而导致疼痛。三叉神经痛与肌筋膜疼痛不同在于：张力障碍性突然发作、表情痛苦、面部抽搐、痉挛[11]。在治疗时给予抗惊厥药物如卡马西平，该病医学处置取决于症状严重程度。在大多数情况下，只要不触动或扰动三叉神经扳机区域，患者能承担自身职责。

26.7.4　关节痛

包括颞下颌关节在内的关节疼痛统称为关节痛。可由牙齿咬合与关节位置异常、类风湿性关节炎、炎症性疾病或创伤导致。通常患者主诉活动下颌骨时，在关节部位出现剧烈、突然的疼痛。给予关节休息后，疼痛很快缓解。关节痛患者尤其容易患肌筋膜疼痛，可以通过给予非甾体类消炎药、热敷和冷敷等进行疼痛控制。

26.7.5　颞下颌关节脱位

创伤能导致颞下颌关节脱位，但其最常见原因为张口过度所致，如打哈欠。当下颌骨髁状突前伸超过了颞骨关节结节时，颞下颌关节出现前脱位，随之升颌肌群痉挛。出现牙关紧闭，下颌骨髁状突不能回到其正常位置。下颌骨脱位时患者出现恐惧和疼痛反应。然而，在大多数情况下，不使用镇静剂时，通过手法复位能将下颌骨推回到原来位置。有时，需要镇静剂，例如：安定，放松紧张肌肉。

复位时操作者从口内抓握住下颌骨，双手拇指放置在靠近磨牙边缘，其余手指包绕下颌骨下缘（如图 26-2 所示）。在下颌骨骨性边缘施加向下压力，同时对口腔前部区域施加向上作用力。目的是将下颌骨髁状突从关节结节前方解放出来，回到正确位置。操作时需注意保护拇指，复位瞬间应将拇指滑出咬合面，因为下颌骨复位后，升颌肌群会产生强大收缩力，无论如何都应将下颌骨推回原处或闭合口腔。

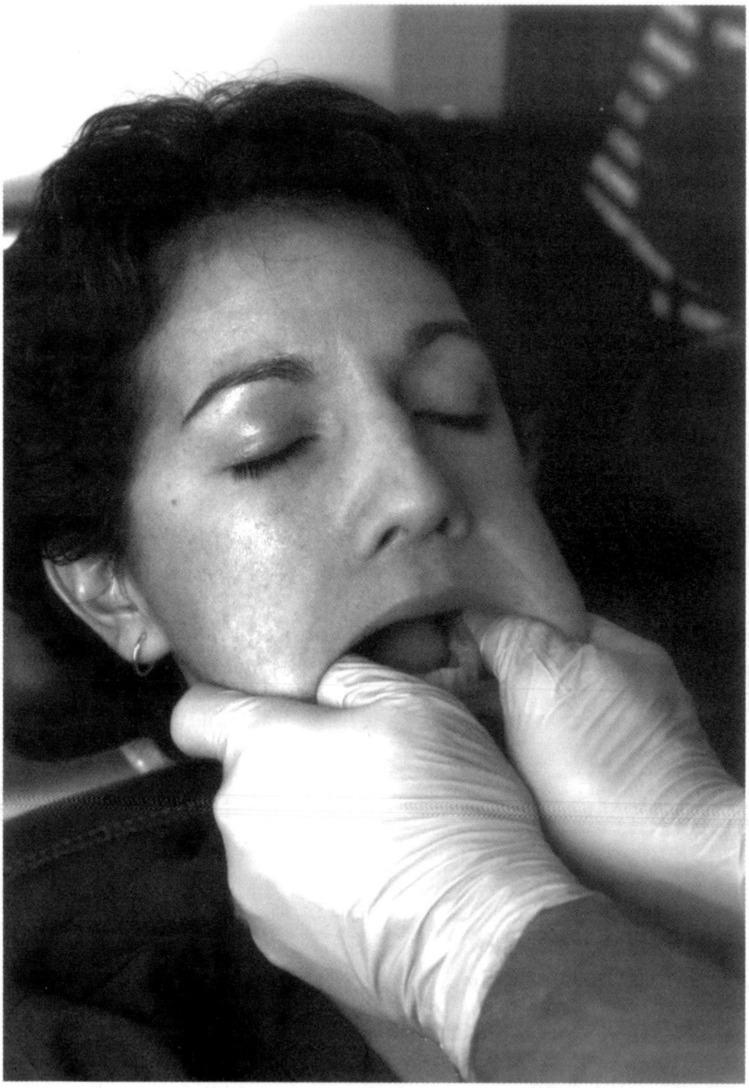

图 26 - 2　脱位颞下颌关节复位

26.8　航天飞行口腔医疗技术

26.8.1　口腔麻醉术

大多数针对上颌牙齿的治疗需要麻醉时，通常会在邻近病牙区域注射小剂量麻醉剂；如果涉及牙齿拔除，则同时需要麻醉腭侧组织。

对患牙区域实施麻醉时，注射针应指向高于附着龈的牙槽黏膜区域，插入针尖，抵达牙根尖所对应牙槽骨表面，实施麻醉。一旦针尖抵达组织，应轻轻回抽针柄，确定针尖是否插入血管。如果回抽无血，则在注入三分之一剂量药液后退出注射器；患者应在 3～5 min 内缓解疼痛，如果在 5 min 后仍不缓解，则需要再次注射。

由于下颌骨密度较高，因此，下颌牙齿需要局部阻滞麻醉，即对整段下颌神经和舌神经进行麻醉。成功的下颌神经和舌神经阻滞麻醉为患者半个舌头和下嘴唇会产生麻木感觉。为了获得广泛麻醉效果，在使用该技术时应小心谨慎。在麻醉下颌牙时，应选用针冒为黄色的长针注射器。接下来，医生非优势手拇指应放置在下颌骨冠状凹陷最深部位，使用拇指中间部分指示针尖插入高度（如图 26 - 3 所示）。

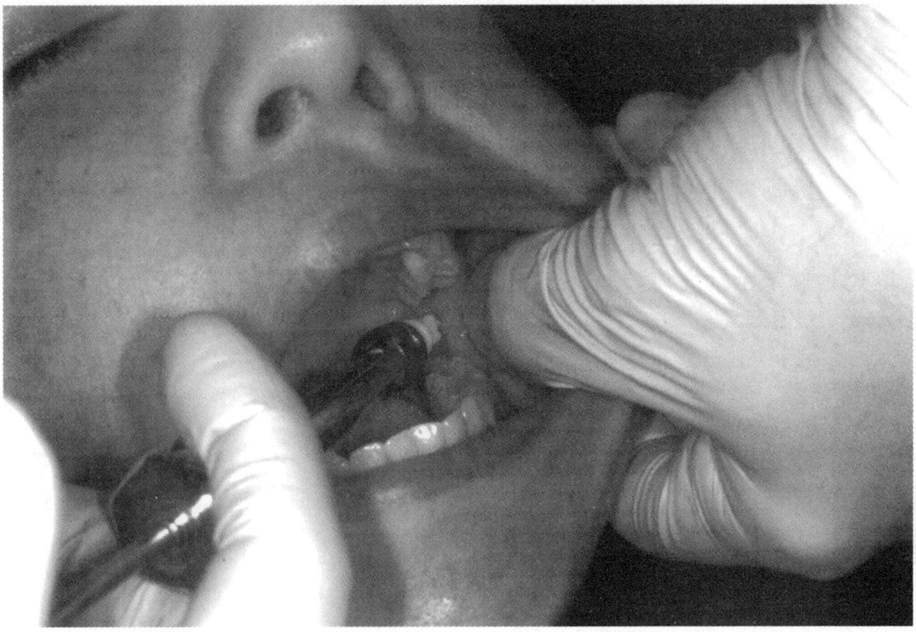

图 26 - 3　对下颌骨与舌神经实施阻滞麻醉

在患者保持大张口，操作者用利手握持注射器针筒，从对侧下颌牙尖牙和第一前磨牙（远离中线第三颗和第四颗牙齿之间）之间插入针尖。以该角度进针，从面颊与咽喉之间皱襞（翼突下颌缝）朝向下颌骨，直到针尖触及下颌骨。

在触及下颌骨时，针只允许在组织外留下 5～10 mm。如果患者下颌骨角度比较特殊，针尖刺入软组织、未触及骨面时，则需调整进针角度。将针退出一半，在第二前磨牙（从中线向后计算在第四和第五牙齿之间）位置重新进针。另一方面，在针尖达到恰当深度（留 5～10 mm 的针在组织外）之前已经触及骨骼，则将针退出一半，调整针尖向前，位于切牙和尖牙之间（从中线数第二和第三牙齿之间）重新插入。

当针尖达到正常深度，同时触及患者下颌骨时，轻轻回抽以检查是否吸出血液。如果没有血液吸出，则在 1～2 min 之内缓慢将全部药液注入；在全部药液注入后，退出针筒。在 3～5 min 之内能达到广泛麻醉，如果没有起效，则需要重新注射。

26. 8. 2　暂时填充

暂时填充是一种覆盖暴露敏感牙本质的一种方法。龋齿、创伤或者磨损均会导致牙本质暴露。对暴露后敏感牙本质表面进行覆盖能保证患牙恢复正常功能。在放置暂时性填充材料前，需要使用钥匙刮勺或者类似器具将龋齿牙体组织和食物残渣清除干净。同时，在考虑暂时填充之前，必须充分确定牙髓腔是否暴露，即使牙髓已经没有活力。确认牙髓腔是否暴露的一种简易方法是应用良好光源、口镜和探查器具探测洞底。如果洞底渗血，则说明活髓牙的牙髓已经暴露。如果没有发现血液，下一步沿着牙齿底部用探测器具探查是否存在针孔一样的开口；如果发现开口，推测牙髓腔已经暴露，对该区域按牙髓暴露进行处理（当存在怀疑时，最好方法是假设牙髓腔已经暴露）。

如果牙本质表面完整（牙齿已经麻醉，牙本质表面干净，牙髓腔没有暴露），则按照下面方法进行暂时修复。首先，将少量充填材料 Cavit 或者类似填充材料挤压到一个小操作面上，例如，木制压舌板，随后将材料滚动为球状；接着，在钥匙刮勺辅助下，将填充材料放入暴露的窝洞，在牙本质表面压实。一旦材料入位，使用 2 in×2 in 纱布垫擦除多余填充材料。为了确定咬合是否正确，要求患者闭合口腔。如果填充材料太高，应立即进行调整（填充稍低于正常高度较好）。在置入填充材料大约 20 min 之后，才能允许患者进食。

26.8.3 暴露牙髓

当患者牙髓腔暴露时，无论是存在还未完全去除龋齿牙体组织的出血，还是牙齿坏死已经有通道进入牙髓腔，最好方法是将该区域打开，并保持清洁。对活髓牙牙髓暴露或坏死牙髓腔直接密封，会导致感染发生，进而面部出现严重肿胀和疼痛。

当患者牙髓出现龋齿性暴露时，在尽可能充分清除牙髓组织前，应先去除所有龋齿牙体组织。然后，使用浸湿棉球。因为在这类药物中丁香油酚会刺激眼睛，推荐使用管式注射器直接将药物浸入棉球。接着将浸湿药物的棉球在 2 in×2 in 纱布上挤压以去除多余药物。最后，将棉球放置在牙髓暴露部位，并留在那里。

如果该区域重新变得敏感，需要按照上述步骤重复操作。特别强调的是，添加药物不需要局部麻醉剂。该暴露区域不能覆盖暂时性填充材料，因为这样做将导致面部肿胀和疼痛。暴露该区域填充棉球，同时清除任何进入暴露区域的食物残渣很重要。在对牙髓暴露个体进行医学处理时应小心谨慎，需每日密切观察肿胀情况。如果出现肿胀，应立即按照既定程序给予抗生素治疗，并根据执行任务剩余时间，如需要，下一步可能会拔除患牙。正如本章开始所述，抗生素治疗不能消除感染牙齿内细菌，但是在获得恰当治疗前，给予抗生素是控制感染进入牙齿下骨组织的一种方法。

26.8.4 重新粘合人工牙冠

在航天飞行中，航天员人工牙冠脱落后，如果牙齿没有不适，推荐措施是将牙冠保存在安全位置，返回地面后再进行治疗。这是由于脱落牙冠的不当安置可能会导致明显不适以及牙冠再脱落误吸风险太大。然而，如果人工牙冠脱落后牙齿变得较为敏感，妨碍航天员操作时，应当使用暂时性胶合剂重新粘合牙冠。当暂时粘合一个人工牙冠时，必须清除人工牙冠与相邻牙齿间所有粘合剂，并将牙冠置入或取出后检查咬合情况；如果在放置牙冠后咬合发生了变化，较好办法为保存牙冠，而不是在原来位置粘合牙冠。

如果咬合没有发生变化，则按下述步骤进行牙冠粘结。首先，使用牙科雕刻刀或刮勺清除牙冠内表面和牙齿周围所有残存粘合剂。下一步将牙冠安放在牙齿上，仔细检查牙冠适合性，要求患者向下咬合牙齿，同时一个手指放置在牙冠侧面，防止其移位。当患者咬合对位正确后（在牙冠置入或取出后，牙齿咬合一样），询问其感觉如何，是否有咬合不适。如果戴入牙冠后患者咬合感觉不一样，应取出牙冠，重新清洁牙冠和牙齿，因为这种不适感可能由残存粘合剂所致。当牙冠无论置入还是取出后，患者感觉一样，则将牙齿干燥，使用纱布或棉卷隔离使其保持清洁。接着在压舌板上混合胶泥粘合剂，并涂到牙冠内面，然后使用正压力将牙冠安放在牙齿上。

在人工牙冠复位后，告诉患者向下咬合以检查牙冠是否完全复位。如果牙冠没有完全复位，使用牙科刮勺在牙冠边缘不同位置撬动，直到牙冠松动，小心取出牙冠；在牙冠取出后，再重新开始执行原来操作。当牙冠完全复位后，在牙冠上放置棉签，要求患者轻轻向下咬合 3～5 min；然后使用牙科雕刻刀或牙科钥匙刮勺、牙线清除牙龈组织周围多余粘合剂。在牙齿之间使用牙线剔出粘合剂时，在 18 in（46 cm）长牙线中点打一个结节，在牙冠与临近牙齿之间来回拉动牙线。

26.8.5　拔除牙齿

在航天飞行中，拔牙应该作为牙科处理的最后措施，因为可能会导致并发症，例如，根尖断裂、牙髓腔暴露、颌骨骨折、干槽症或者感染等。只有在其他治疗方法使用无效后，才实施拔牙手术。

了解牙齿拔除相关的生理知识对于拔牙来说非常重要。最重要一点是在实施手术之前确定是不是将拔牙器械放在了不需要拔除的牙齿上。牙根具有天然圆锥形，使牙齿有生长自然趋势。牙周纤维韧带是固定牙齿的唯一组织。换言之，牙齿具有自然脱出倾向，但通过联结组织将其固定住。重要一点记住：牙齿和周围支撑骨骼均为易碎组织。

这里有一个问题：如何才能将两种被纤维组织联结在一起的易碎裂组织安全分开？答案是使用较为轻柔的拔除力量。如果长时间对韧带施加轻到中等的拔除力，韧带将受到牵拉，按照其生理特性，牙齿将被牵拉出来。拔出牙齿关键在于使用轻到中等的作用力和时间。使用暴力拔牙，牙齿可能被折断。

在拔牙过程中不需要对手术钳施加垂直牵拉力。为了使手术钳发挥最大作用，使用手术钳夹住牙冠并尽可能靠近牙龈组织，使牙齿按顺时针方向转动，达到最大位置，使尽可能多的纤维同时受到牵拉。当牙齿处于该位置时，随后炎性反应也促使韧带纤维松弛。在该位置停留至少 2 min，随后按逆时针方向转动牙齿，并在该位置停留至少 2 min。在牙齿松动、拔出之前，该操作程序需要重复进行几次。操作过程中需要耐心和动作轻柔。说起来容易，做起来难。

推荐拔牙流程如下：应用正确牙科麻醉技术，对需要拔除的牙齿实施麻醉。如果需要拔出上牙，则临近牙齿的腭侧组织也需要麻醉；如果需要拔出下牙，则牙齿同侧面颊部也需要麻醉。下一步，使用探针从牙冠基底部将附着于牙齿的软组织分离，拔牙钳放在待拔牙齿上。操作者将另一只手握住待拔牙齿两侧的牙龈组织（如果拔除上牙）或者固定下颌骨（如果拔除下牙）；手术钳夹住牙冠并尽可能靠近牙龈组织，使牙齿按顺时针方向转动，在该位置停留至少 2 min，随后缓慢向按逆时针方向转动牙齿，并在该位置停留至少 2 min；在牙齿松动后拔出之前，该操作需重复进行几次。如果按此法几分钟后，牙齿松动程度没有增加，则使用牙挺，下面进行描述。

26.8.6 拔牙挺的使用

从牙齿颊侧进入，一个小拔牙挺（＃301）放置在待拔出牙齿与临近牙齿之间，拔牙挺下边缘接触待拔除牙齿。对拔牙挺施加中度作用力（相当于拧螺丝的用力），能在待拔牙齿上产生一种杠杆力，保持该位置 60 s。随后在牙齿前后均施加该作用力。当牙齿轻微抬升，口腔内空间允许时，使用较大拔牙挺（＃34S）重复该操作。最后，使用上述拔牙钳拔出牙齿。

26.9 结论

在将来，人类将参与到深空探索中。执行这些探索任务的航天员必须掌握多项知识和技能；必须接受所有医学及口腔疾患处理的培训。在航天飞行过程中，口腔疾患亦属于医学急症范畴。由于面部静脉没有瓣膜，不能阻止感染物质逆流进入大脑多孔窦腔区域，导致发生在口腔颌面部的感染可能出现较严重并发症。持之以恒地开展航天口腔医学研究将为航天员提供最有效和最简单的口腔保健方法，保障他们在太空中得以生存。

参考文献

[1] Houck JR, Klingensmith MR. The tooth as a foreign body in soft tissue after head and neck trauma. Head Neck 1989; 11: 545-549.

[2] Laskin DM, Steinberg B. Diagnosis and treatment of common dental emergencies. Alpha Omegan 1984; 77: 41-52.

[3] Amsterdam JT, Hendler BH, Rose LF. Emergency dental procedures. In: Roberts JR, Hedges J (eds.), Clinical Procedures in Emergency Medicine. Philadelphia, PA: WB Saunders; 1985: 2391-2392.

[4] Seltzer S, Bender IB. The Dental Pulp: Biologic Considerations in Dental Procedures. 3rd edn. Philadelphia, PA: JB Lippincott Company; 1984.

[5] Rose LF, Kaye D. Internal Medicine for Dentistry. St Louis, MO: CV Mosby Co.; 1983.

[6] Trowbridge HO. Changing concepts in endodontic therapy. J Am Dent Assoc 1985; 110: 470-480.

[7] Littner MM, Tamse A, Kaffe I. A new technique of selective anesthesia for diagnosing acute pulpitis in the mandible. J Endod 1983; 9: 116-119.

[8] Travell JG, Rinzter SH. The myofascial genesis of pain. Postgrad Med 1952; 11: 425.

[9] Travell JG, Simons DG. The upper extremities. In: Myofascial Pain and Dysfunction: The Trigger Point Manual. Vol 1. Baltimore, MD: Williams & Wilkins; 1982: 59-63.

[10] Gilroy J, Meyer JS. Medical Neurology. London: Macmillan; 1969: 80-81, 280-288, 547-549, 612-615.

[11] Travell J. Identification of myofascial trigger point syndromes: A case of atypical facial neuralgia. Arch Phys Med Rehabil 1981; 62: 100-106.

第 27 章　航天飞行人体代谢及营养支持

斯科特·M·史密斯（Scott M. Smith）
海伦·W·莱恩（Helen W. Lane）

在长期航天飞行和飞行后恢复中，为了维护航天员健康，航天员必须维持良好营养状况，这一点至关重要。在轨飞行期间航天员营养与下列因素有关：摄入必要营养素、微重力生理适应、极端环境心理适应以及缓解航天飞行负面影响的对抗措施。我们能确定航天飞行期间航天员营养需求，保证足够供给，确保乘员能摄入这些营养物质，这对航天员健康和任务成功非常重要。

在长期航天飞行中——超过 30 天的航天飞行任务，必须考虑航天员特定营养需求。在 1～3 周航天飞机飞行任务中，给予足够营养十分重要，但是在该飞行时间内，给予航天员高于或低于特定营养需求的营养，认为不值得关注。因此，在航天飞机飞行任务时拟定菜单总是使用成年男性或女性公认的营养需求标准[1,2]。本章将长期飞行任务的营养需求分为两类，即在轨长期航天飞行任务营养需求，例如，国际空间站，以及星际探索飞行任务营养需求。

27.1　航天飞行对人体营养和生理的影响

即使营养对人体生理不会产生直接影响，但是营养与航天飞行时人体生理变化密切相关。这些特定变化包括：肌肉及脂肪组织质量丢失、骨骼丢失、血液变化以及肾结石风险增大等。在航天飞行中与营养有关问题包括：饮食摄取、特殊营养物质不足或过量、应激、环境因素以及运动和其他对抗措施的影响[3-12]。本章重点讨论航天飞行中营养相关问题。

27.1.1　饮食摄入

尽管航天员大部分热量来自飞行中消化吸收的蛋白质、碳水化合物及脂肪（如图 27－1 所示），但是总体上航天员在飞行中摄入食物及能量低于飞行前摄入水平（如图 27－2 所示）[5,13-19]——虽然数据显示飞行中和飞行前能量需求一样[14]。世界卫生组织推荐中等活动量能量需求[2]，可以代表当前在轨航天员的能量需求，这是拟定航天飞行航天员菜单的参照标准（如表 27－1 所示）。然而，从前期阿波罗任务飞行实践来看，飞行乘员只消耗了预计饮食营养需求的 70%（如图 27－2 所示）。与这种饮食摄入减少对应的显而易见风险为航天员体重下降和脱水。

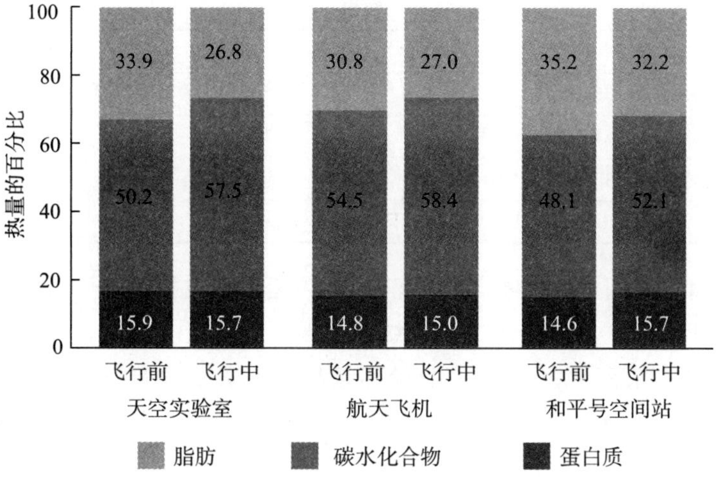

图 27 - 1　天空实验室和航天飞机任务飞行前和飞行中饮食构成

注：数据表示热量的百分比

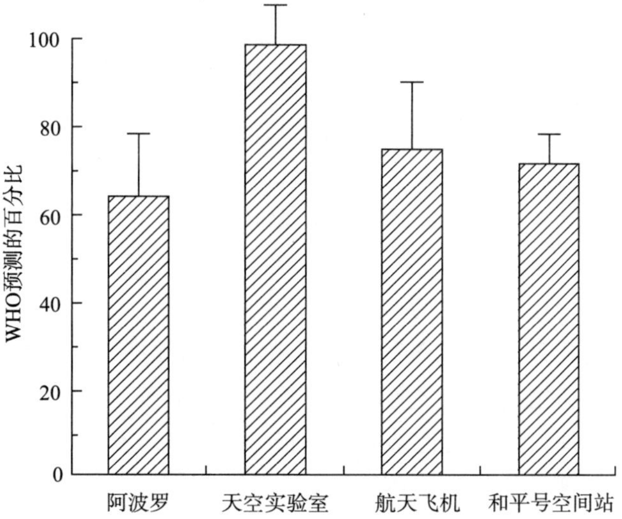

图 27 - 2　4 次航天飞行任务期间的能量摄入

注：摄入量表达为世界卫生组织为每一位乘员推荐量的百分比

表 27 - 1　在长达 30 天到 1 年飞行任务中推荐乘员摄入营养水平

营养	推荐量
能量	世界卫生组织标准(1985)： 男性(18～30 岁)：1.7×(15.3 *W* +679)＝kcal/d 需求量 男性(30～60 岁)：1.7×(11.6 *W* +879)＝kcal/d 需求量 女性(18～30 岁)：1.6×(14.7 *W* +496)＝kcal/d 需求量 女性(30～60 岁)：1.6×(8.7 *W* +829)＝kcal/d 需求量 *W* 代表每千克的体重，这些数据适合中等水平活动；在出舱活动或者任务结束时需要增加 500 kcal/d
蛋白质	占能量的 12%～15%

续表

营养	推荐量
碳水化合物	占能量的 50%～55%
纤维	10～25 g/d
脂肪	占能量的 30%～35%
流体	1.5 mL/kcal(＞2 L/d)

能量摄入与消耗之间的差距被与体能活动有关运动对抗措施进一步扩大。在美国天空实验室任务中，开展了航天员代谢试验，结果表明：航天员只摄入既定处方热量不能维持其体重（如图 27－2 所示）[20-22]。摄入能量不足导致航天员体重下降。前期初步数据也表明：在航天飞行中较低能量摄入会导致航天员蛋白质合成减少[23]。不仅从航天员健康角度看，而且从医学观察和实验研究看，这个结果具有十分重要意义，此结果不可能从营养不良志愿者的其他生理数据作出清晰解释。

在航天飞行中，航天员饮食摄入减少原因尚不清楚，尽管航天员记录轶事信息提供了可能解释[5,17,24]。食物适口性欠佳可作为在轨饮食摄入减少的原因。航天员记录轶事信息表明：在航天飞行中，食物口味和气味变化以及尤其在进入轨道飞行前几天与微重力有关体液转移和鼻腔阻塞，会影响到航天员的味觉与嗅觉。然而，在轨航天飞行研究结果没有证实航天员味觉或嗅觉变化[25,26]，地基实验研究结果也模棱两可。在 30 天头低位卧床试验前、中、后阶段检测了志愿者舌头味觉感知能力，结果表明：在卧床试验前期阶段，志愿者食欲变差、味觉缺乏，但是到试验第 13 天时，志愿者所有味觉（甜、咸、酸及苦）敏感性阈值均上升[27,28]。与之形成对比的是，近期更多研究发现，在卧床试验 14 天后，志愿者味觉或嗅觉没有变化[29]，这意味着该过程涉及多种因素。

在航天飞行任务前几天[16]，航天员饮食摄入量减少常见原因为空间运动病[30]。然而，空间运动病在航天飞行特定前几天之后，其影响力减弱，而航天员饮食摄入量减少通常远远超过这个时间[5]。此外，航天员记录的轶事报告表明航天员食欲显著变化，正如在俄罗斯（苏联）报道中，和平号空间站上乘员中有 40%报告食欲下降，40%食欲无变化，20%食欲增加[31]。当然还可能存在与航天飞行有关的消化道功能变化。体液转移随着液体摄入量减少会降低胃肠动力。尽管在航天飞行中没有观察过航天员胃肠道转运时间，但是在为期 10 天－6°卧床试验中，受试者与自由行走对照组志愿者相比，受试者从口到盲肠的转运时间明显延长[9]。关于航天飞行胃肠道功能的更多数据资料，可以从俄罗斯（苏联）航天飞行及模拟航天飞行的人体和动物实验研究中获取[32]。

在早期航天飞行任务中，已经证实航天食品研制存在巨大挑战[33-35]，但是其设计标准没有变化[36]。在航天飞机与和平号空间站上食品完全是贮存稳定的方便食品，主要由脱水或者耐高温食品组成[37]。尽管这些食品与新鲜或者冷冻食品相比，口味较差，但是地基研究表明航天飞机的食品系统足以支撑航天员营养需求（如图 27－3 所示）[38]。天空实验室任务是美国唯一在运营期间航天员使用冷冻食品的空间站。天空实验室上航天员食用了达到 100%预设[2]能量需求的食品（如图 27－2 所示）[5]。尽管天空实验室上航天员参与了航天飞行中代谢研究[22,39]，要求航天员完全食用既定菜单食品，但是该结果表明，在需要时，航天员在航天飞行中能食用完推荐的食品量。因此，由饱腹感或其他因素导致航天飞行中航天员不能食用完推荐食品量的假设不可能完全解释航天飞行中航天员食物摄取量的下降。

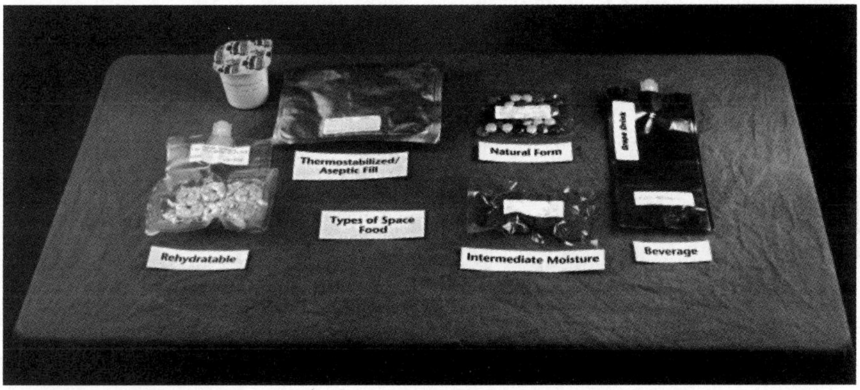

图 27-3　航天飞机飞行期间乘员食物（供图：NASA）

尽管我们不可能确定美国天空实验室上食物消耗与航天员需求有关，还是与食物口味有关，但是很难反驳适口性好处。显而易见，为了保障长期飞行任务中航天员在轨食物消耗，必须提供足够食品。

一套可靠食品给予系统包括各种口味的食品以及备餐方法——再水合、加热及冷藏。另外，备餐、就餐及清洁时间也有限，其常常妨碍航天员摄入食品。在国际空间站组装阶段配置计划应包括用于储存食品的冰柜及冰箱。这些设备能提供富有口味的食品（如图 27-4 所示），可能增加航天员食物摄入量，同时能为航天员提供更多心理支持。

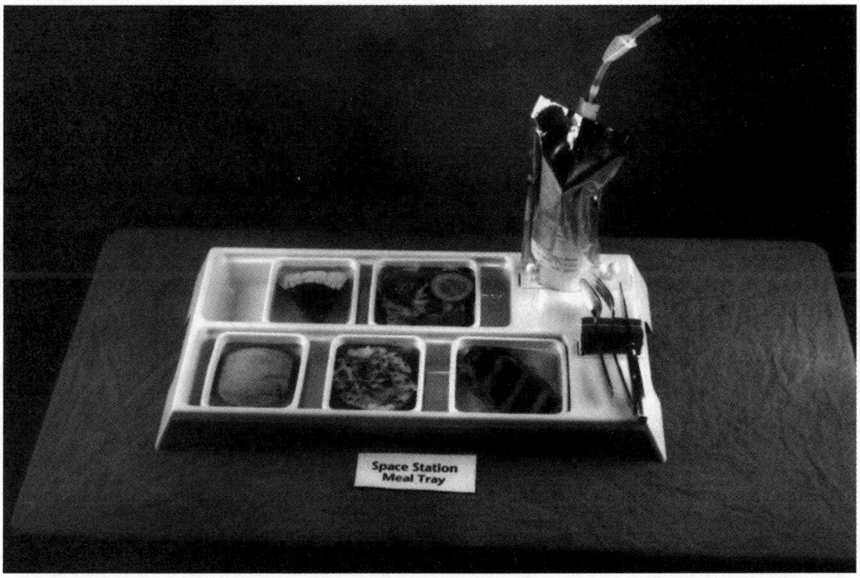

图 27-4　国际空间站上食物（供图：NASA）

在航天飞行中食品冷冻不可行，这是由于食品冷冻需要产生大量排水、占据在轨资源以及消耗航天器电能。而且，在补给冷冻食品时，额外增加发射重量，也增加了航天器动能消耗，且冷冻食品占据内在空间，影响配载其他货物。在食品摄入及心理支持中，难以预料的增加与能确定的花费及功耗之间，通常很难达到平衡；尤其是飞行任务花费和功耗分配受到限制，假如不总是这样就能达到。

27.1.2 体重与身体组成

在航天飞行实践中，一致发现航天员体重比飞行前下降 1%～5%（如图 27－5 所示），这种下降在美国和俄罗斯（苏联）短期及长期航天飞行任务中得到了证实[17,18,35,40,41]。其实，参加过双子星、阿波罗、天空实验室及阿波罗-联盟号试验任务的航天员体重均下降[20,21,22,42-44]。在一项 13 名男性航天员参与的航天飞机任务试验观察中，其体重下降 0～3.9 kg[14]。在和平号空间站长期飞行任务中，与飞行前相比，航天员体重下降 10%～15%[45]。尽管航天员体重下降 1%可以解释为机体水分丢失[13]，但是体重下降大部分来自于肌肉及脂肪组织的丢失[5,17]。

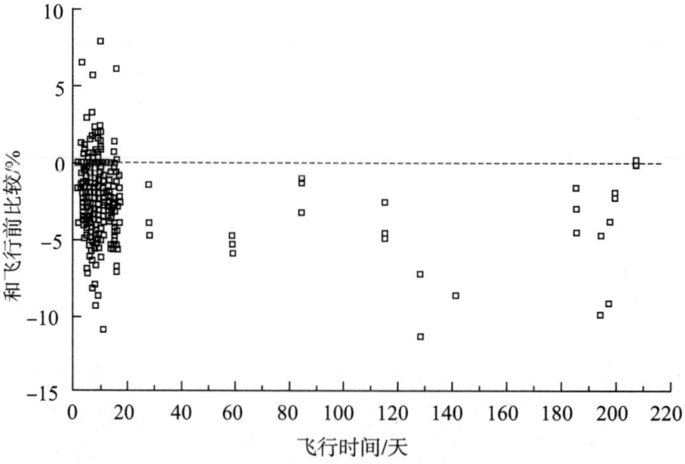

图 27－5 航天飞行后乘员体重降低情况

注：数据表示每个人飞行后变化百分比。数据采自参加过几次航天飞机、和平号空间站飞行任务以及 3 次天空实验室任务的乘员。

在航天飞行中，将航天员能量消耗变化作为其体重下降的解释。根据早期假设，在航天飞行中航天员能量消耗低于地面水平，这是由航天员运动功能减退所致[24]。在月球表面进行出舱活动与地面重力环境下进行同样活动相比，其能量消耗较低[46]。然而，在轨飞行期间，航天员舱内能量消耗研究表明：与飞行前水平相比，航天员在轨能量消耗无变化[14]。近期较多研究表明：航天飞行中相对于飞行前，航天员能量消耗增加，很有可能是由于增加了运动锻炼项目[47]。这些研究在航天飞机任务航天员中开展，采用双标水（$^{2}H_2{}^{18}O$）技术，确定飞行前、飞行中航天员总体能量消耗[48]。该无创技术能检测人体几天所有活动能量消耗。遗憾的是，不能提供总体能量消耗的组成信息，包括休息、睡眠和运动等。

尽管在航天飞行中，我们有把握推定在航天器舱内移动身体消耗能量较低，但是其他代谢活动能量需求——包括静息代谢率及应激——可能会增加，导致总体能量消耗不会变化。卧床试验研究表明：人体总体能量消耗下降，而静息能量消耗无变化[49]。由于在航天飞行中航天员总体能量消耗不变[14]或者增加[47]，因此，卧床试验模型不适用于研究航天飞行中航天员的能量代谢，可能是因为在卧床中缺少应激或增加代谢的活动。洛夫乔伊等研究人员建议：为了观察航天飞行对能量代谢的影响，额外增加代谢促进剂（例如，三碘甲状腺原氨酸），与单纯卧床相比，是较好的地基人体代谢试验模型[50]。

27.1.3　体液及电解质稳态

在航天飞行中，人体体液及电解质稳态变化显著[51-57]。最初提出的假设认为，人体一旦进入失重状态，体液会发生头向转移，随之出现排尿和脱水。在航天飞行中进行了一系列试验以评价人体体液及电解质稳态。在 20 世纪 90 年代早期，进行了两次最全面空间生命科学试验飞行任务，观察了飞行中人体体液及电解质稳态变化[13]。

在经历失重的几个小时内，采集最早可用数据显示：航天员血浆和细胞外体液减少[13]，体液重新分布，尤其观察到航天飞行早期航天员面部肿胀[58]。开始时，人体血浆下降程度（−17%）[13]超过了细胞外体液下降程度（−10%）[13]。这意味着占细胞间液80%的细胞外液保留比例超过了血浆保留比例。细胞间液的保留得到了血液循环系统总蛋白（特别是白蛋白）迅速下降的支持[13]。这种蛋白转移伴随着从血管内到血管外胶体渗透压上升促进了血浆容量变化[53]。

在开始适应微重力环境之后，航天员细胞外液从开始低于飞行前水平的 10%上升到15%（即飞行第 1 天到飞行第 8～12 天）[13]。在这期间血浆容量部分恢复，从开始低于飞行前水平的 17%下降到 11%[13]，在长期飞行任务中，仍然低于飞行前水平 10%～15%[59]。

亨通等提出假设：这种血管外蛋白及体液转移是适应微重力的反应，在几天后，部分血管外白蛋白代谢消耗后，胶体渗透压下降，进而降低了细胞外液容量，增加了血浆容量[53]。这种血管内外细胞外蛋白的丢失可能对飞行后立位不良的发生起到一定作用，部分与着陆时血浆容量减少有关[60]。而且，在航天员着陆之前为了对抗 1*G* 重力影响，对航天员使用流体负荷技术，即飞行乘员摄入大量液体，仍不能恢复循环系统容量，蛋白丢失对此可以作出解释[61,62]，为了保持了液体容量，因此，没有添加溶质负荷。

在航天飞行中，为了估计航天员脱水程度，需要评估航天飞行对人体总体水分的影响。在航天飞行中，航天飞机及天空实验室任务中航天员总体水分下降大约 1%[13,63,64]，水分占身体重量百分比没有变化，因此，通常认为失重诱发脱水在航天员中并不存在。

在航天飞行中没有观察到航天员多尿[17,51,52,65-68]。尽管航天员操作上受到限制影响，在进入微重力环境首日很难准确计量尿液，但是在天空实验室任务中，航天员尿量在飞行前 3 日显著减少，在整个任务中低于飞行前水平[13]。在一周的和平号空间站任务中航天员尿量也低于飞行前水平[67]。在 59 天及 84 天天空实验室任务中[39]，飞行第一周航天员尿量减少，此后执行余下任务时与飞行前水平一样无变化。航天员尿量减少，伴随着人体总体水分无变化，最有可能是由于摄入液体减少所致。在卧床试验研究中，受试者表现出多尿[69]，再次表明模拟研究与真实航天飞行的差异。

正如本章前文所述，在航天飞行中，人体总体水分占身体重量百分比相对没有变化[13]。然而，以容量为基础，细胞外体液容量变化超过人体总体水分变化，或者人体总体水分无变化。因此，依据这种差异，在航天飞行中人体细胞内体液量增加[13]。这是前期在地基试验研究中提出的假设[70]，在执行了阿波罗任务后的航天员中得到了验证[17]。在航天飞行中能诱发人体细胞内液增加，其机理尚不清楚。可能是体内燃料利用转换改变了糖原储存，促使细胞内水分增加。

总之，有用资料信息表明：在微重力状态下航天员体液转移表现为细胞外液向细胞内液转移，或者从血管内向血管外转移。显而易见，人体出现体液头向转移时，不会出现当初假设现象：多尿和脱水。尚不清楚细胞外-细胞内或者细胞内-细胞外体液转移意义，但是这种转移可以解释许多与航天飞行有关的生理现象。

27.1.4 血液学

在短期及长期航天飞行后，一致发现航天员血液红细胞数量下降（如图 27－6 所示）[59,71-74]。这称之为“航天贫血病”，早在 20 世纪 60 年代双子星任务中已经出现过[75]。尽管这种血液红细胞数量下降非常明显（即在 10 到 14 天的航天飞行任务中，其可以达到低于飞行前水平 10%～15%），但是这似乎是对航天飞行的适应，功能性变化结果还没有报道过。在过去几年，针对这种现象的产生提出了几种理论，部分已经被淘汰，其他还在研究。

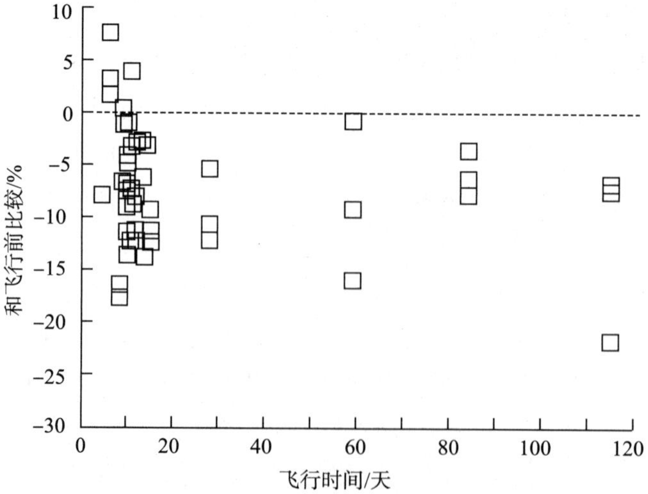

图 27－6　航天飞行后乘员红细胞数量下降情况

注：数据表示每一个体飞行后变化百分比。数据采自参加航天飞机飞行任务、和平号空间站飞行任务以及天空实验室任务乘员。

在天空实验室之前的美国航天飞行任务中，一个混淆因素是舱内 O_2 分压增加[74]，这样存在高氧诱发红细胞膜过氧化可能[59]。在天空实验室[59,76]和航天飞机任务[72,73]中，其 O_2 分压与地面空气中氧分压相似，红细胞生成同样发生了变化，排除了这种可能[5,67]。

释放进入循环系统的成熟红细胞数量下降与循环系统中促红细胞生成素浓度下降有关。对于血液中红细胞数量减少的原因，早期一种假设为相对于地面合成，刺激红细胞合成能力偏低[74]。然而，在航天飞行中，由于铁转换无变化[72,73]，这意味着血红蛋白和红细胞也无变化。

在航天飞行的前几日，航天员血细胞压积无变化或略微升高[71-73]。当升高时，相对于血容量下降，这种升高不如预期那么大[13]。开始时红细胞数量以稍微大于每天 1%速率下降，最终损失 10%～15%[71-73,78]。尽管在航天飞行中，从血液系统中清除成熟红细胞能力无变化[72,79,80]，但是一旦进入失重状态，则停止释放新红细胞[72,73,78]。此外，新释放的红细胞体积大于成熟红细胞，选择性从血液循环中清除和破坏[78]。

在轨飞行中人体体液量和红细胞数量变化似乎是适应的，在飞行几周后达到新平衡状态，正如长期航天飞行显示[15,20,81,82]。这些变化激发机制尚不清楚，在某种程度上，在人体进入太空后身体感觉到对血液需求下降，因而适应这种变化。在航天飞行中，这种适应与体液动力学变化以及重力对循环系统应力下降有关。

红细胞数量下降的一种结果为红细胞遭到破坏后释放铁元素经过处理后储存起来，因此在短期和长期航天飞行中，血清铁蛋白增加。在航天飞行中及飞行后，血清铁浓度也正常升高[72,73]。在长期飞行中机体保存过量铁的意义尚不清楚。目前，航天食品能提供过量膳食铁（约 20 mg/d）[5]，这在长期航天飞行中会产生有害反应。在长期航天飞行中，膳食铁吸收状况没有进行过研究，但是该研究能缓解人体对铁过度负荷的担心。直到完成了该类研究之后，一组专家推荐在航天飞行中男、女性航天员铁摄入量应小于 10 mg/d[5,83]。进一步研究使我们能估计食物中铁吸收水平，进而了解铁吸收的性质和程度。

乘员返回地面后出现另一种血液系统变化为血容量和红细胞数量减少。此时，常常发生稀释性“贫血”[77]，在红细胞增多之前，伴随着血浆量不成比例恢复。例如，在短期或长期航天飞行之后，常常出现血细胞压积在 R+0 和 R+3 之间下降 3%～5%[77]。

已经证实卧床试验不是研究航天飞行中血液学变化的合适模型。在卧床试验中，红细胞数量减少，但是红细胞生成素无变化，红细胞压积增加[84]。这种差异表明在航天飞行中和模拟研究中存在不同机制。如果在航天飞行中红细胞数量减少是由于循环系统遭受重力负荷下降所致，那么有理由推定卧床没有消除这些因素，只是重调而已。

尽管红细胞补给可能持续几周，但是，在着陆后，铁代谢及红细胞生成指数能在几日内恢复到正常水平。航天飞行后有效恢复表明航天飞行中贫血属于对微重力的适应，可能由于释放进入组织中 O_2 不受到重力影响，或者是在航天飞行的前几日由血浆量降低、红细胞浓度增加所致。

27.1.5　蛋白质和肌肉

在长期[20,21]或短期[85]航天飞行中，航天员暴露于微重力中，人体肌肉质量、体积及功能会下降，尤其是下肢肌肉。肌肉活检研究表明在飞行后肌肉Ⅱ型肌纤维横截面积减小，该肌纤维只对抗阻力运动锻炼有反应[86]。

在天空实验室任务中，钾和氮逐渐出现负平衡，尽管乘员下肢体积变小[20,88]，但是尿肌酐无变化[39,87]。在航天飞行中乘员肌肉废用性萎缩与整体蛋白质周转有关。地基试验[89]证实在两周卧床试验中整体蛋白质合成大约减少了13%，腿部肌肉占其中减少的50%。该卧床试验中志愿者没有参加运动锻炼，但是在卧床期间保持体重不变。在该试验中，志愿者的4-吡哆酸（维生素B6的代谢物）排泄量增加[90]，表明代谢活跃的肌肉组织正在丢失。

在短期航天飞行中，稳定性同位素转换研究表明：随着蛋白质合成增加，蛋白质降解能力增强，整体蛋白质转换增加[91,92]。斯泰因及其他研究人员提出假设：整体蛋白质合成增加与生理应激有关，这在航天飞行中表现出航天员尿皮质醇增加[13,93]。这些异常与分解代谢所见相似。在航天飞行中，前列腺素分泌减少与肌肉组织丢失有关，这是因为在微重力状态下，肌肉组织承受的机械应力降低[93]。另一方面，在和平号空间站任务长期飞行中，研究人员观察到蛋白质合成率下降[23]。由于蛋白质合成与能量摄入直接相关，因此，蛋白质合成减少可能与能量摄入不足有关[23]。

尽管血浆和尿液氨基酸检测评估对肌肉代谢不能提供确切的指标，但是在航天员着陆后，可观察到其血浆氨基酸增加[94]。有限的航天飞机飞行任务资料表明：与飞行前相比，航天飞行期间血浆中支链氨基酸存在增加趋势[95]，而尿液中氨基酸变化很少或无变化[16]。在天空实验室中观察到氨基酸三种代谢产物（肌酸酐、肌氨酸、3-甲基组氨酸[96]）排泄增加，该结果表明在微重力下骨骼肌肉中收缩蛋白质降解。

除了模拟研究存在潜在不足之外，航天飞行与地基研究结果存在差异。航天飞行与地基研究的食物摄入存在很大差异。在航天生命科学研究任务中，航天飞行中蛋白质和能量消耗比飞行前大约低20%，导致飞行乘组航天员体重下降1%～1.5%[92]。地基研究制定及控制饮食摄入量，或者为了保持体重而设计饮食摄入量。在航天飞行和地基研究中，波动应激水平可以解释部分结果可变性。航天飞行伴随着应激增加，尽管地基研究也可能增加应激水平，但是二者结果不完全一致。正如在能量代谢研究中所示，给予外源性甲状腺激素能诱发代谢性应激，能形成研究航天飞行中蛋白质代谢更为相似的地基模型[50]。

在维持航天飞行中乘员肌肉质量及力量或骨骼质量方面，目前在轨使用的运动锻炼方案尚不成功。实际上，在和平号空间站任务中，尽管航天飞行乘员在轨运动频率、强度之间存在差异（由于任务要求和个人习惯等因素），但是在飞行着陆后立即采用核磁共振成像检测表明：所有乘员下肢体积均减少20%[97]。通过对比卧床试验，给予外源性睾酮的志愿者能维持肌肉质量及蛋白质平衡，但是肌肉力量保持不变[98]。推荐的抗阻运动方案有助于维持航天飞行中乘员肌肉及骨骼状态。在短期卧床试验中证实这些方案有效，在长期维持骨骼状态方面，还不是完全有效。

27.1.6 钙质与骨骼

在长期空间站及星际探索任务中，对抗失重导致的骨质疏松对乘员健康及安全至关重要[100-104]。由于骨骼去负荷[105-112]，在航天飞行中乘员骨矿物丢失，进而排泄到尿液中钙质增加[87,108,110]。在航天飞行中及飞行后，乘员骨质丢失以及产生结石的高风险[113,114]严重危急乘员健康和安全。在轨飞行及地基模拟试验研究表明：在同一个体内，不同部位骨质丢失也不同，同时在乘员之间骨丢失特点和程度也存在差异[105,115,116]。在骨骼恢复方面尚缺少长期跟踪随访资料，但是航天员从国际空间站返回后，可以获取这方面数据资料。

在天空实验室[39,87,108,110,112,117]及和平号空间站[45]任务中，观察到航天员存在钙质负平衡，丢失的钙质使尿液及粪便中钙质排泄量增加[34,45,87,108,110,114,118]。在天空实验室-4 任务中，钙质丢失大体上与骨矿物丢失[119]、羟脯氨酸排泄增加相关[96]。

如果在整个航天飞行任务中，骨钙质丢失速率保持不变，可以依据胶原交叉链排泄数据[45,120]形成合理假设估计：每日丢失骨钙质为 250 mg[45,87,121]。如果飞行后假设骨代谢速率保持不变（这是依据地基[115]及航天飞行资料[45]形成的合理假设），则每日增加骨钙质大约为 100 mg[45]。依据这些估计，在长达 6 个月航天飞行后，为了恢复丢失的骨骼钙质量，需要恢复时间长于 2～3 倍航天飞行时间。对于更长时间航天飞行任务，这些假设的合理性值得怀疑，因为尚缺少有用航天飞行资料。尽管如此，需要资料证实该假设的合理性，随着任务时间的延长，其具有重要意义。对于星际探索任务，有可能存在部分陆地重力（例如，火星重力为 0.38 *G*），这样会减少骨丢失，甚至着陆后骨骼会开始恢复，目前尚不清楚。尽管缺少部分重力对人体反应的有用资料，但是，部分研究人员认为在重力低于 0.5 *G* 时，对恢复骨丢失毫无价值。

在维持骨骼形成与吸收平衡时，骨丢失是一种功能性变化。以血清中骨特异性碱性磷酸酶及骨钙素为指标，观察到在一次和平号空间站任务中乘员骨形成没有改变，但是在着陆后 2～3 个月增加[45]。在部分和平号空间站任务研究[122,123]中，观察到乘员骨形成标志物明显减少。采用钙示踪剂技术研究 3 名和平号空间站任务乘员骨形成，其结果模棱两可[45]（报道一名乘员骨形成降低，另外两位则无变化）。

在航天飞行中骨吸收增加，经历 84 天航天飞行后，乘员尿羟脯氨酸水平超过飞行前 33%[87,96]。另一种骨吸收标志物——尿液中胶原交叉链水平升高，超过飞行前 100%[45,120]。钙示踪剂动力学数据资料表明：在航天飞行中骨吸收增加了大约 50%[45]。

地基模拟研究（卧床试验）已经显示：卧床对骨骼及钙质稳态的定性影响与航天飞行相类似，但是定性影响较轻。这些影响包括骨质丢失[115,124]、钙质吸收减少[125]、钙质排泄量增加[110,125-130]、肾结石形成风险增大、血清中甲状旁腺激素[120]及 1,25 -二羟维生素 D[125,126,131]浓度降低。

根据骨骼活检标本组织化学分析，在卧床试验中骨形成下降[115,120,121]，但是生物化学标志物检测显示没有变化[124,125]。这种差异可能反映了特定部位活检标本与作为骨骼形成指标的整体生物化学标志物之间不同。卧床试验之后行走可以促进骨骼形成[124,125]。关于骨骼吸收问题，在卧床试验中检测骨代谢组织学[132,133]和生物化学指标均显示增加[120,125,134]。在卧床试验中羟脯氨酸排泄量增加[125]，胶原交叉链排泄[120,125]高出对照组大约 50%；这在航天飞行中增加超出 100%水平[45,120]，这些数据表明卧床试验不能产生与航天飞行一样的骨骼变化。

伊莱亚斯等对[135]瘫痪人群骨丢失及钙质代谢变化进行了回顾总结，结果表明：这类人群产生了与航天飞行相类似的几个变化。在这两种人群中，血钙相对于正常行走者水平无变化[136]或者升高[137]。由于脊髓损伤，瘫痪者不能移动，其血清中甲状旁腺激素及 1，25 -二羟维生素 D 的浓度降低，使粪便中钙质排泄量增加[136]，肠道对钙质吸收能力减弱。尿液中钙质和羟脯氨酸也升高[136,138,139]。尽管在脊髓损伤后 25 周左右，瘫痪者骨丢失似乎倾向于稳定状态[140]。不能确定与航天飞行中骨丢失一样，这是因为在长达 25 周飞行任务中不可能进行骨代谢研究，至今有限飞行后骨评价资料不能计算骨丢失速率。

循环系统中 25 -羟基维生素 D 水平能反映体内维生素 D 储存量。正如在 84 天天空实验室[39]及 115 天和平号空间站飞行任务[45]中，航天员在航天飞行中缺少紫外线照射，加上维生素 D 消耗下降，进而减少了维生素 D 储存量。然而，尽管通过饮食每日补充 500 个国际单位维生素 D，但是在天空实验室任务中其还是轻微下降[39]，在和平号空间站任务中维生素 D 活化型—1,25 -二羟维生素 D 浓度水平降低[45]，但是这种下降出现在维生素 D 储存量发生严重变化之前。1,25 -二羟维生素 D 浓度降低与其形成有关，这继发于甲状旁腺激素浓度降低，而非其排泄量增加。尽管在飞行前表现出显著变化，但是在天空实验室 2 号任务中观察了循环系统中维生素 D 的代谢情况，结果表明没有变化[141]。

观察到与骨骼代谢有关的内分泌调节发生了变化，这反映了对微重力的适应。钙吸收减少以及血浆中甲状旁腺激素与 1,25 -二羟维生素 D 降低是骨吸收增加的预期生理反应，即当身体适应骨骼不承重环境时出现的反应。在早期饮食对抗骨丢失研究中没有改善这种反应，意味着补充营养（例如，钙质及维生素 D）不会解决骨丢失。然而，在目前得到证实和执行的成功对抗措施中，予以足够营养是必要条件。

已知几种营养素影响骨骼与钙质平衡状态，包括钙质、维生素 D、维生素 K、蛋白质、钠、磷。显而易见，其中钙质和维生素 D 较为重要，这在本章进行了阐述。维生素 K 参与骨钙素的羧化反应，其在航天飞行中的重要性一直是前期报告主题[142]，但是还需要进一步研究。

在航天飞行中，钠也是一个值得关注的问题，因为航天食品中钠含量相对较高，钠消耗量增加通常与高尿钙有关[11,143,144]。饮食中钠似乎会加重身体去负荷时高尿钙反应。在一项卧床试验研究中，志愿者低钠（100 mg/d）饮食不会导致尿钙变化，但是进行高钠饮食（190 mg/d）后表现出高尿钙反应。为了较好理解食品中钠与微重力下骨丢失之间的关系，需要对这种现象进行深入研究。

在维持航天飞行中骨骼健康时，认识这些营养素及其他营养素的作用，凸显了理解和维持足量饮食摄入的重要性，这一点尤其关键，这是因为目前最值得期待的对抗骨丢失措施不是营养素，而是运动防护和药物。

27.2　营养需求

几个专家组已经提出了航天飞行中乘员营养需求，并进行了回顾[5,83]。航天营养师为航天飞行中乘员制定了一套营养需求，用于和平号空间站和国际空间站为期 30～60 天飞行任务，为期 30 天到长达持续 1 年飞行任务的营养需求如表 27－1～表 27－3 所示。

表 27－2　为期 30 天到 1 年飞行任务推荐的维生素摄入量

营养素	推荐量
维生素 A	1 000 μg 等效视黄醇
维生素 D	10 μg
维生素 E	20 mg 等效 α-生育酚
维生素 K	男性 80 μg，女性 65 μg
维生素 C	100 mg
维生素 B12	2.0 μg
维生素 B6	2.0 mg
硫胺	1.5 mg
核黄素	2.0 mg
叶酸	400 μg
烟酸	20 mg
生物素	100 μg
泛酸(维生素 B5)	5.0 mg

表 27－3　为期 30 天到 1 年飞行任务推荐的矿物质摄入量

矿物质	推荐量
钙质	1 000～2 000 mg/d
磷	1 000～2 000 mg/d
镁	男性 350 mg/d，女性 280 mg/d
钠	<3 500 mg
钾	3 500 mg
铁	10 mg
铜	1.5～3.0 mg
锰	2.0～5.0 mg

续表

矿物质	推荐量
氟	4.0 mg
锌	15 mg
硒	70 μg
碘	150 μg
铬	100～200 μg

一致认为航天飞行乘员应从标准饮食中获取营养素，而不是使用补充品来获取[4,5,77,83]。这一点至关重要，因为天然食物能提供非营养性物质，例如，食物纤维、类胡萝卜素等，其能产生味觉和心理上满足感，在长期航天飞行中十分重要。在几十年前早期航天飞行任务[24]中，已经关注饥饿及饮食心理/生理的信息，我们需要此方面更广泛资料，但是目前还在进行详细的研究。从执行过和平号空间站飞行任务的航天员经验来看，当人们处在远离家乡孤立环境中时，食物成为其心理支持的一个要素，这一点相当明确。

尽管常常提出给予航天员膳食补充剂问题，但是目前 NASA 从几个方面考虑在航天飞行中并不推荐补充营养物。航天飞行实践经验表明：航天员没有消耗完推荐能量的食品，因此其摄入营养物也存在不足。遗憾的是，补充维生素或矿物质来解决这个问题不可行，因为主要问题——食物消耗不足不能通过给予补充剂来解决。此外，如果航天员认为摄入补充物减少其消耗足量食物的需求，则导致摄入食物减少，这种情况会进一步加重。而且，通过口服给予的许多营养物与来自食物的营养物代谢不同。营养物生物利用度及代谢改变增加了营养不良的风险。只有当正常饮食系统营养物不能满足既定需求，或者当确切证据表明单一或多种营养物补充剂有效时，则可以给予营养物补充剂，如：钙质、矿物质添加物。

随着国际空间站任务的发展，需要对航天员在轨飞行营养需求进行评估。目前需求大体上通过地基试验及有限的航天飞行实践推演获得。由于从航天飞行中获取了更多数据，应定期进行回顾总结，以验证其确切需求剂量的可信度。而且，由于制定及实施了针对航天飞行负面影响的对抗措施，需要确保对抗措施不能对营养需求产生继发影响。一个简单例子为航天员执行运动方案时，会改变其能量需求；更为复杂例子，如为了维护心血管系统或骨骼代谢给予的药物。

当需要确定星际探索中航天员营养需求时，根据航天员需求在储存食物系统、再生食物系统中很难找到平衡，则要求给予补充剂取代食品[47]。近期召开了多个会议[148]，并达成初步认识：无论是100％再生食物，还是100％补充食物均不成功，开始尝试将园艺种植和营养素整合在一起；尽管存在难度，但是将两个系统融合应用至关重要。对于长期航天飞行航天员，给予新鲜食物以满足或补充其营养需求具有几个优点，包括改善口味，供给足量钾、膳食纤维及抗氧化剂。

27.3　营养评估及营养不良的意义

在长期航天飞行任务中，为了保持航天员获得足够营养，要求医疗保健专业人员定期评估其营养状态，以确定需要关注的问题。评估内容能提供航天员在飞行前、中、后三个阶段的健康及营养状态信息。评估目的在于估计每一航天员在飞行前生理营养素储存状况、在航天飞行中健康及营养状态、以及飞行返回着陆后其营养恢复到正常水平情况等。如果这些评估结果有效，必须及时纠正其饮食。这些评估结果也能阐释微重力下生理变化，有助于确定及评估对抗措施，开发新的食品系统。

在航天飞机-和平号空间站任务中评估营养状态的参数包括：人体测量学参数、生物化学、临床参数、食物要素等（如表 27 - 4 所示）[149]。生物化学指标包括蛋白质、骨骼、矿物质、维生素及抗氧化剂等，每一要素构成了个体整体营养状态的组分。可以从个体饮食摄入特定模式评估其饮食摄入不足。在个体存在营养不足时生物化学或临床参数未出现变化之前，可通过饮食评估这种方式，发现可能存在的饮食问题。每一次发现允许进行合适的饮食调整，在个体出现功能损伤或丧失之前，早期发现，及时合适调整以弥补饮食营养不足。

表 27 - 4　营养状况评估要素

体重与身体组成
体重 身体组成 骨密度
蛋白质
总蛋白(血清) 视黄醇结合蛋白、转甲状腺蛋白、白蛋白(血清) α - 1 球蛋白、α - 2 球蛋白、β -球蛋白、γ -球蛋白(血清) 3 -甲基组氨酸(尿液)
钙质/骨骼
25 -维生素 D、1，25 -二羟维生素 D（血清） 甲状旁腺激素、骨钙素（血清、总数和亚羧酸） 钙质（血清总体含量、离子化、尿液） 碱性磷酸酶（血清、总体及骨特异性） 胶原交叉链（尿液氨基末端肽、吡啶啉、脱氧吡啶诺啉）
抗氧化剂
总体抗氧化剂（血清） 超氧化物歧化酶（血清） 谷胱甘肽过氧化物酶（血清） 丙二醛（尿液） 4 -羟基烯醛（尿液） 4 -羟基-脱氧鸟苷（尿液）

续表

铁
血红蛋白、血细胞压积（全血） 平均红细胞容积（全血） 铁转蛋白、铁转蛋白受体（血清） 铁蛋白、离子铁蛋白（血清）
矿物质
血清：铁、锌、硒、碘 尿液：铁、锌、硒、碘、磷、镁 血浆铜蓝蛋白（血清）
脂溶性维生素
维生素 A（血清；视黄醇，棕榈酰视黄酯，β-胡萝卜素，α-胡萝卜素） 维生素 K（血清；叶绿醌，尿 γ-羧基谷氨酸） 维生素 E（血清；α-生育酚，γ-生育酚，生育酚：血脂比例）
水溶性维生素
转酮醇酶激活剂（红血球） 谷胱甘肽还原酶活性（红血球） 烟酰胺腺嘌呤二核苷酸（红血球） N-甲基烟酰胺（尿液） 2-吡啶酮（尿液） 转氨酶活性（红血球） 4-吡哆酸（尿液） 叶酸（红血球） 维生素 C（血清）
普通化学物质
天冬氨酸转氨酶（血清） 丙氨酸转氨酶（血清） 钠、钾、氯（血清） 胆固醇、甘油三酯（血清） 肌酸酐（血清及尿液）

值得一提的是，在航天飞行中收集了研究样本，储存以待返回后进一步分析；因为样本存在稳定性和储存问题，这种限制不只使一些研究分析不可能，更为重要的是延迟了对问题的发现及确定，在大多数情况下，直到飞行任务结束尚不能发现问题。在航天飞行中，采用改进后床旁便携式血液分析仪或尿液试纸分析技术，可以进行有限的生物化学/营养评估[150]。便携式临床血液分析仪已经在航天飞行中成功进行了一组临床参数的检测[77]。研发更方便的现场检测技术或方法将有助于飞行任务中临床评估。显而易见，这类技术在星际探索任务中更加重要[150]。

体重减轻可以作为唯一显示摄入不足及健康欠佳的指标。尽管事实上所有航天员在飞行中体重下降[20-22,42-44]，需要对这种体重减轻认真检测评估，确保不下降过量。航天员体重减轻达到飞行前体重 10%时具有临床意义，在航天员体重降低到这个节点之前，应努力控制这种情况。在航天飞行中，通过设计一种方法来检测人体成分，能区分机体组织丢失类型，以更好地认识人体对微重力环境的适应性。

评价在轨饮食（情况）摄入至关重要，尽可能简便易行。评估方法可靠性取决于采用技术及检测工具。针对航天飞行中营养研究，目前应用条形码或者相关工具进行详细记录[5,13,45]。这种方法十分精确，但是也非常耗时。另一方面，临床营养评估不要求这样详细，但是其可靠性十分重要。作为一种兼顾二者的方法，我们和其他人员开发了食物调查问卷，其容易实施，且能保持合理精确地监测在轨饮食摄入[151]。食物调查问卷可以估计 6 种主要营养物（水、能量、蛋白质、铁、钙质、钠）的消耗情况，在地基密闭系统试验研究[151]中已经证实评估这 6 种营养物质的合理性。航天员每周用 10～15 min 完成食物调查问卷，接着远程传递这些数据信息到地面，地面医学支持小组提供分析结果，必要时及时作出改变饮食摄入的建议。

营养不足导致机体过度消耗身体组成成分，主要是脂肪和肌肉，才能为必需的代谢过程提供能量。饮食摄入不足会对足量营养素和微量营养素状态产生影响。开始时动员脂肪组织满足机体大部分能量需求，但是它不能代谢成葡萄糖以满足大脑需求。相反，动员脏器及肌肉蛋白质供给葡萄糖，以维持大脑重要功能。由于机体没有可消耗蛋白质储存，消耗骨骼肌及重要脏器蛋白质具有重要的意义[152]。机体蛋白质消耗产生的后果包括机体功能损伤、感染风险增大及抑郁等[153]。监测蛋白质状态包括监测血清蛋白质水平和进行尿液分析，以观察脏器及骨骼肌蛋白质情况。已经证实狭窄环境中个体存在营养消耗欠佳现象，这些环境包括医院、军事野外作业、疗养院[154-157]。正如本章前文讨论，在航天飞行中尽管航天员补充了足量的蛋白质和热量，但是其体重仍然在下降[20,40]。已经观察到航天飞行中人体免疫系统功能方面的不足[158,159]，也会受到蛋白质变化而加重。然而，这种免疫不足的临床表现尚未得到证实。

本章前文阐述了骨丢失，骨质流失增加航天员在飞行中及飞行后形成肾结石的风险[113,114,160]。监测尿液中胶原交叉链水平可以较容易监测骨吸收情况，可以采用无创和费用较高技术，如骨骼活组织检查、示踪剂动力学测试等。在采用光学质谱测定变化之前，检测胶原交叉链排泄情况也能提供骨骼代谢情况。此外，检测胶原交叉链相对于其他骨骼标志物（例如，羟脯氨酸、钙质等）具有几个优点，这是由于吡啶交叉链只存在于成熟胶原中，其排泄反映了细胞外基质的降解。因此，将胶原交叉链作为标志物，与摄入食物产生的胶原性物质不混淆[161]。诸如此类的标志物可以作为有用评价工具，针对减少骨丢失的治疗方法，能评价其有效性[162,163]。

在航天飞行中，航天员遭受较高辐射暴露，其影响剂量可能达到 0.3 Sv[5]，超过人体在地面受到辐射的剂量[64]。人体在遭受辐射之后，容易引起细胞死亡、基因突变，导致哺乳动物发生肿瘤，这些反应通过与 DNA 直接相互作用，或者自由基产生间接作用[165]。自由基产生于人体正常代谢过程以及暴露于药物干预、紫外线照射、吸烟、环境污染等。其具有很高氧化反应性，能破坏细胞膜、DNA 及酶。当空气中氧气浓度增加时，也容易形成自由基。在航天员进行出舱活动之前排出 N_2 准备活动（预吸入氧气）中，容易产生自由基。如果抗氧化剂没有转化这些自由基，其将与最近分子（细胞膜脂质、蛋白质、碳水化合物或者 DNA）发生反应，进而改变分子结构和功能[166]。

抗氧化剂包括β-胡萝卜素、维生素A、C、E以及抗氧化酶系统（例如，超氧化物歧化酶、谷胱甘肽过氧化酶、过氧化氢酶），共同作用帮助机体对抗自由基引起的损伤[167]。最有效抗氧化剂对细胞具有特异性作用，能诱发氧化应激反应。在氧化剂损害细胞膜时，维生素E与过氧化氢及羟基自由基发生反应，类胡萝卜素与单个氧原子发生反应。维生素C或谷胱甘肽能减少维生素E自由基，同时谷胱甘肽能减少维生素C自由基[168]。氧化应激导致细胞损伤及该损伤的防护机制涉及到许多饮食组分。向心血管疾病高危人群推荐食用富含抗氧化剂的食物（即维生素A、C、E及β-胡萝卜素）[169]。越来越多证据支持在降低与氧化应激有关疾病（例如，心血管疾病和恶性肿瘤等[170]）残疾率及病死率方面发挥营养作用。

体内脂溶性维生素（维生素A、D、E及K）具有许多功用，包括作为抗氧化剂、辅酶。维生素D参与食物中钙质吸收以及整体骨代谢；维生素A及其前体、β-胡萝卜素、维生素E发挥抗氧化功用；血液凝固及骨代谢需要维生素K参与。机体以脂质转运类似方式吸收和转运这些维生素，储存于肝脏及脂肪组织。尽管人体每日消耗脂溶性维生素并不如其他营养素消耗那么重要，但是在长期航天飞行中摄入这些维生素是值得关注的问题，过量摄入会导致中毒。在航天飞行中应监测航天员脂溶性维生素水平，并考虑航天员维生素代谢状况。例如，微重力环境阻碍体内产生维生素D，这是由于航天器屏蔽了紫外线照射，在轨飞行中通过人体胃肠道能否产生维生素K，目前尚缺少这方面证据资料，但是在轨利用该维生素比在地面重力环境下更为重要[5,146,147]。

水溶性维生素（维生素B_1、维生素B_2、烟酸、叶酸、维生素B_6、维生素B_{12}、维生素B_5、维生素C）在体内许多代谢通路中发挥辅酶作用。尽管这些维生素在功能上差异很大，但是将其归成一类是由于这些维生素均为水溶性维生素，并且在体液中参与反应。这些维生素通过血液转运、尿液排出。总之，这些维生素在体内不能储存，摄入不足会很快导致体内缺乏，为了保持人体健康，必须每日摄入这些维生素。在航天飞行中尚不清楚这些维生素的需求剂量，因此，在长期航天飞行中必须监测水溶性维生素水平[5,11]。

航天飞行中食品支持系统为半封闭系统，食品供给有限，其中大多数食品经过处理以延长保存期。由于水溶性维生素及矿物质通常会降解、破坏或者在食物处理过程中被去掉，因此，许多航天食品的维生素含量与选用食材原料中维生素含量明显不同。然而，在食物处理程序中，对冷冻干燥食物中叶酸进行了与处理程序相关的降解评估，没有发现严重降解[171]。

在航天员飞行前、中、后阶段，对其体内铁进行评估，这一点至关重要，这是由于体内铁不足和过量均能导致临床问题。体内铁不足不仅能降低工作能力，而且也能损伤人体温度调节、行为绩效、智力水平以及免疫系统功能[172-174]。体内过量铁与抗坏血酸不足有关，体内抗坏血酸、维生素A、硒的下降会加重铁诱导的过氧化反应[175]。已经证实铁过量可以诱发特发性疾病，包括班图铁沉积、特发性血色素沉积病、先天性无铁转换蛋白血症、地中海贫血[176,177]。这些病理改变导致严重的组织损伤，常常会导致个体死亡。

在几种人类疾病的亚临床表现中，已经阐述了铁在其中发挥的作用。据报道铁可能参与了有毒自由基的形成[177-180]。同时怀疑航天飞行中电离辐射和炎性免疫损伤[177]与铁有关的自由基以及与航天飞行环境因素有关。体内自由基诱发铁贮备增多，这与心血管疾病及肿瘤的发生有关。在近期几个研究[181-185]中，已经描述了心血管疾病与体内铁贮备的关联。尽管证据存在矛盾[186,187]，但是已经观察到体内铁贮备增多（测量血清铁蛋白）与心肌梗塞发病率之间存在关联[183,185]。在芬兰一项研究中，报道所有类型肿瘤风险增加，尤其是结肠/直肠癌风险，均与个体高铁贮备有关[188]。通过静脉切开放血减少体内铁贮备，与随后氧化耐受力增加之间的关系，已经得到证实[189]。这些发现表明：在微重力下红细胞生成和铁动力学发生了变化，对监测航天员健康具有重大意义。

在美国和苏联航天飞行任务中，采用运动锻炼对抗骨骼及肌肉丢失，维持航天员心血管健康状态。在训练和未训练个体中，运动与贫血发病有关[190,191]。血清中铁、铁蛋白水平与体能活动之间关系与个体适应持续性应激相关[192-196]。然而，航天飞行对铁代谢和应激的影响尚未完全明了，航天飞行对诱发铁代谢变化的影响或应激对其他生理系统的影响也尚未完全知晓。此外，这些影响可能会因运动变得混淆或恶化。

矿物质在人体几种生理过程中发挥重要作用，可以作为辅酶、抗氧化剂，参与激素和 O_2 转运系统的组成。在长期航天飞行中，我们必须监测航天员体内矿物质状态；尤其密切关注在航天飞行中进入循环系统的矿物质应与骨中矿物质脱失（主要为钙质）相一致。尽管已经知晓脱钙状况，但是其他矿物质，例如，锌、铅，从相对静止状态释放进入循环系统，可能危及人体健康。

为了防止密闭或半密闭食品系统以及人体对微重力生理适应产生病理性影响，前面已经讨论了监测航天员营养状态的重要性。到目前为止，为了保持长期航天飞行，NASA 正在确定与食品和营养有关的潜在问题[197]。该项目包括确定与飞行任务特性有关的风险（例如，隔离、密闭或半密闭食品系统、任务时间长短）、航天飞行环境影响（包括辐射、微重力）、不使用对抗措施的后果以及已知实施对抗措施的干预节点，以避免产生不良后果，例如，营养不良、不安全食品导致的不良反应等，也要确定影响个体营养需求的生理变化。无论是由于技术限制、营养物质短缺还是航天员饮食摄入不足，食品系统供给不足会产生严重的后果[197]。微生物及化学食物污染或者心理抑郁，也会导致食物摄入量减少。最后，更为严重灾难性事件值得关注，如在单元舱失压后无法获取食物或者在星际飞行中作物培养失败。本节主要目的在于明确需要重点关注的问题，确定需要研究领域以消除或降低这些风险，进而使探索任务能顺利实施。

27.4　对抗措施

在对抗航天飞行对人体生理的负面影响中，给予充足营养被认为是一种方便措施。给予充足钙质预防骨质丢失，或者补充蛋白质防止肌肉萎缩，这些方法已经推荐作为防护措施。然而，这些方法大体上证实不成功。显而易见，在制定有效对抗措施时，为了保障足够营养供给，需要提供生物化学设计模块。依据对抗措施效应，对营养需求进行评估，以保证在解决一个问题之后不会产生另外一个问题。

为了对抗航天飞行诱导的骨质丢失，对许多对抗措施进行了验证。然而，至今已经验证的措施包括：运动锻炼、增加钙或磷摄入、给予维生素D添加剂、照射紫外线，以及给予第一代二磷酸盐等，其有效性在航天飞行或者卧床试验中没有得到证实[198-202]。在预防骨丢失方面，近期进行了几项对抗措施研究，包括抗阻运动锻炼、新型抗骨吸收疗法[203-205]以及其他针对骨骼调节蛋白质的治疗，这些研究显示出一定应用前景。在航天飞行中必须保证足量食物摄入，在某些情况下，保证给予足量钙质、维生素D及其他与骨骼代谢有关营养物质。然而，这种措施解决骨丢失似乎并不十分有效。影响钙质丢失程度的其他因素还有年龄、性别、体能、遗传基因及饮食习惯等。

在预防肌肉萎缩方面，已经评估了给予营养物质的方法。口服支链氨基酸对下肢肌肉蛋白质没有影响，而给予卧床志愿者足量能量和过量蛋白质能逆转 N_2 丢失[207]。然而，在航天飞行中，给予天空实验室任务航天员等同于卧床试验当量的能量和蛋白质，并没有阻止 N_2 负平衡及下肢肌肉力量下降[21,87,88]。尚不清楚给予航天员超出其消耗量的能量和蛋白质是否有益于减轻肌肉萎缩。运动对抗措施对能量需求也需要考虑，以便在保障乘员健康中，其能量平衡不遭到破坏。

因为保证足量摄入所有营养素及其他非营养素（例如，纤维）非常重要，不鼓励使用膳食补充剂，除非必须使用时。在这种情况下，维生素D是补充剂候选者，因为尚不清楚国际空间站是否能提供足量维生素D。在航天飞行中，添加抗氧化剂能缓解辐射对人体的影响，但是没有确切证据支持。然而，已经阐述了关注的问题，即添加多种维生素补充剂补充一种营养物质的不足，同时会产生另一营养物质的过量（例如，铁）。

在苏联航天飞行任务中，给予航天员多种维生素补充剂，但是关于其使用频次尚无资料信息可用。美国航天员能选择性给予食物补给，但是不要求其服用任何添加剂。在特殊情况下，推荐予以食物补给。例如，在冬季，建议苏联航天飞行任务航天员及工程师服用维生素D补充剂以弥补紫外线有限照射的不足。

27.5 未来任务中的营养问题

未来航天飞行中营养作用取决于任务时间和可用食品资源。从营养角度考虑，研发食品系统的主要目的在于供给所有需要的可口食物营养成分。航天食品系统也必须满足航天器设计标准或居住环境。当使用再生式食物生产系统时，必须进行认真研究，以确保航天员在可控任务风险范围内享用可口、富含营养的食物。

目前的航天食品系统在星际空间飞行和星球表面居住任务中应用会存在严重问题。其需要特定食品类型，要求3～5年保质期，这样明显限制了食品选择。随着时间的延长，许多营养素，特别是维生素降解和脂质氧化，需要加以考虑。如何保持含水食物与脱水食物之间平衡也是一个值得关注的问题，需要认真应对，因为已知脱水食物口感不如新鲜食物好。尽管运送配制食品的预设比例也在讨论，但是其可行性、食物口感以及任务风险可能影响最终决策。资源要求和营养需求之间必须保持平衡，在轨生产的食品可能是储存食品的补充，但是不能取而代之。

在乘员就餐期间，乘员之间的互动很难定量统计。但是，乘员就餐时间是其放松和交流情感的重要时机。这些机会在长期航天飞行任务中至关重要，因为密闭环境和工作负荷较重可能会增加航天员心理应激反应，在飞行中航天员需要寻找各种美味食品。航天员就餐时间必须包括准备食品时间、用餐时间及餐后清洁时间。在星际探索任务中，将需要大量时间处理食品。

在国际空间站时代，可能产生多种文化交融的问题。在食物系统中应包含不同文化的食品，使所有乘员具有归属感，同时对不喜欢食物也应予以考虑。在航天飞行之前，航天员应熟悉食品系统，这将有助于规避部分风险，但是仅仅限于所提供的食品系统。

在航天飞行之前，需要全面理解对抗措施对营养需求的影响，以保证空间站食品系统能保障航天员的需要。对抗措施分为几类，包括：运动锻炼、药物干预以及饮食调整。这些会影响航天员对能量的需求，也影响到乘员对营养的需求。

为了保证顺利执行任务，在长期航天飞行中需要对乘员进行营养评估。在轨监测航天员食物摄入和营养状况至关重要，可以及时解决存在的问题。

27.6　结论

在航天飞行中，营养物质发挥着多方面作用。尽管乘员通过享用需要的营养物质，发挥其最显著的功用——维持乘员整体健康状态。尤其重要的是给予合理营养能维持内分泌及免疫系统功能，保持骨骼及肌肉整体性以及航天飞行乘员水化状态。此外，在就餐时间，乘员之间互动能建立团队意识，提高工作效率。为了保证乘员摄入足量营养物，必须提供高质量、美味可口食品；为了监测食品系统的正常或异常，以及确保乘员健康，需要认真进行营养评估。我们认为在保障成功进行长期飞行任务中，认识到营养全面功用至关重要。

参考文献

[1] National Research Council Recommended Dietary Allowances. 10th edn. Subcommittee on the Tenth Edition of the RDAs，Food and Nutrition Board，Committee on Life Sciences. Washington，DC：National Academy Press；1989.

[2] World Health Organization. Energy and Protein Requirements. Report of a Joint FAO/WHO/UNU expert consultation. Geneva，Switzerland：World Health Organization；1985. Technical Report Series 724.

[3] Smith SM，Lane HW. Gravity and space flight：Effects on nutritional status. Curr Opin Clin Nutr Metab Care 1999；2：335 - 338.

[4] Smith SM，Lane HW. Nutritional biochemistry of space flight. Life Support Biosph Sci 1999；6：5 - 8.

[5] Lane HW，Smith SM. Nutrition in space. In：Shils ME，Olson JA，Shike M，Ross AC（eds.），Modern Nutrition in Health and Disease. 9th edn. Baltimore，MD：Williams & Wilkins；1998：783 - 788.

[6] Lane HW，Smith SM. Nutrition. In：Nicogossian AE，Pool SL，Huntoon CL（eds.），Space Physiology and Medicine. 4th edn. Baltimore，MD：Lippincott，Williams & Wilkins，2003.

[7] Smith SM，Davis - Street JE，Rice BL，Lane HW. Nutrition in space. Nutrition Today 1997；32：6 - 12.

[8] Lane HW，Smith SM，Rice BL，Bourland CT. Nutrition in space：Lessons from the past applied to the future. Am J Clin Nutr 1994；60：801S - 805S.

[9] Lane HW，LeBlanc AD，Putcha L，Whitson PA. Nutrition and human physiological adaptations to space flight. Am J Clin Nutr 1993；58：583 - 588.

[10] Lane HW，Schulz LO. Nutritional questions relevant to space flight. Annu Rev Nutr 1992；12：257 - 278.

[11] Heer M，Zitterman A，Hoetzel D. Role of nutrition during longterm spaceflight. Acta Astronautica 1995；35：297 - 311.

[12] Hinghofer - Szalkay HG，König EM. Human nutrition under extraterrestrial conditions. In：Bonting SL（edn.），Advances In Space Research. Greenwich，CT：JAI Press；1992；2：131 - 179.

[13] Leach CS，Alfrey C，Suki WN，et al. Regulation of body fluid compartments during short - term space flight. J Appl Physiol 1996；81：105 - 116.

[14] Lane HW，Gretebeck RJ，Schoeller DA，et al. Comparison of ground - based and space flight energy expenditure and water turnover in middle - aged healthy male U. S. astronauts. Am J Clin Nutr 1997；65：4 - 12.

[15] Altman PL，Talbot JM. Nutrition and metabolism in spaceflight. J Nutr 1987；117：421 - 427.

[16] Stein TP，Schluter MD. Excretion of amino acids by humans during space flight. Acta Astronautica 1998；42：205 - 214.

[17] Johnson PC，Leach CS，Rambaut PC. Estimates of fluid and energy balances of Apollo 17. Aerospace Med 1973；44：1227 - 1230.

[18] Rambaut PC，Smith MC，Wheeler HO. Nutritional studies. In：Johnston RS，Dietlein LF，Berry

CA (eds.), Biomedical Results of Apollo. Washington, DC: NASA; 1975: 277 - 302. NASA SP - 368.

[19] Rambaut PC, Leach CS, Johnson PC. Calcium and phosphorus change of the Apollo 17 crewmembers. Nutr Metab 1975; 18: 62 - 69.

[20] Rambaut PC, Leach CS, Leonard JI. Observations in energy balance in man during space flight. Am J Physiol 1977; 233: R208 - R212.

[21] Michel EL, Rummel JA, Sawin CF, et al. Results of Skylab medical experiment M171—metabolic activity. In: Johnston RS, Dietlein LF (eds.), Biomedical Results of Skylab. Washington, DC: NASA; 1977: 372 - 387. NASA SP - 377.

[22] Rambaut PC, Leach CS, Whedon GD. A study of metabolic balance in crewmembers of Skylab IV. Acta Astronautica 1979; 6: 1313 - 1322.

[23] Stein TP, Leskiw MJ, Schluter MD, et al. Protein kinetics during and after long duration space flight on Mir 1999; Am J Physiol 276: E1014 - E102124.

[24] Smith MC, Berry CA. Dinner on the moon. Nutrition Today 1969; 4: 37 - 42.

[25] Heidelbaugh ND, Wescott E, Kare MR, et al. Taste and aroma testing. In: Skylab 4 Preliminary Biomedical Report. Houston, 572 S. M. Smith and H. W. Lane TX: National Aeronautics and Space Administration Johnson Space Center; 1975. JSC - 08818.

[26] Watt DG, Money KE, Bondar RL, et al. Canadian medical experiments on Shuttle flight 41 - G. Canadian Aeronautics and Space Journal 1985; 31: 215 - 226.

[27] Budylina SM, Khvatova VA, Volozhin AI. Effect of orthostatic and antiorthostatic hypokinesia on taste sensitivity in men. Kosm Biol Aviakosm Med 1976; 10: 27 - 30.

[28] Kurliandskii V, Khvatova VA, Budylina SM. Funktsional'naia mobil'nost' viusovykh retseptorov iazyka v usloviiakh dlitel'noi gipodianamii. [Functional mobility of taste receptors of the tongue under conditions of prolonged hypodynamia. Stomatologiia (Mosk) 1974; 53 (6): 13 - 15.

[29] Rice BL, Vickers ZM, Rose MS, Lane HW. Fluid shifts during head - down bed rest do not influence flavor sensitivity [abstract] . Presented at the 67th Annual Scientific Meeting of the Aerospace Medical Association, Atlanta, GA, 5 - 9 May 1996. Abstract 242.

[30] Reschke MF, Harm DL, Parker DE, et al. Neurophysiological aspects: Space motion sickness. In: Nicogossian AE, Huntoon CL, Pool SL (eds.), Space Physiology and Medicine. 3rd edn. Philadelphia, PA: Lea and Febiger; 1994: 228 - 260.

[31] Agureev AN, Kalandarov S, Segal DE. Optimization of cosmonaut nutrition during acute adaptation and at the final stage of flight. Aviakosm Ekolog Med 1997; 31: 47 - 51.

[32] Smirnov KV, Ugolev AM. Digestion and absorption. In: Leach Huntoon CL, Antipov VV, Grigoriev AI (eds.), Space Biology and Medicine, Vol 3. Humans in Spaceflight. Reston, VA: American Institute for Aeronautics and Astronautics, 1996: 211 - 230.

[33] Klicka MV. Development of space foods. J Am Diet Assoc 1964; 44: 358.

[34] Klicka MV, Hollender HA, LaChance PA. Foods for astronauts. J Am Diet Assoc 1967; 51: 238 - 245.

[35] LaChance PA, Berry CA. Luncheon in space. Nutrition Today 1967; June: 2 - 11.

[36] Heidelbaugh ND, Smith MC, Rambaut PC, et al. Clinical nutrition applications of space food technology. J Am Diet Assoc 1973; 62: 383 - 389.

[37] Bourland CT. Advances in food systems for space flight. Life Support Biosph Sci 1998; 5: 71 - 77.

[38] Gretebeck RJ，Siconolfi SF，Rice BL，et al. Physical performance is maintained in women consuming only foods used on the U. S. Space Shuttle. Aviat Space Environ Med 1994；65：1036 - 1040.

[39] Leach CS，Rambaut PC. Biochemical responses of the Skylab crewmen：An overview. In：Johnson RS，Dietlein LF (eds.)，Biomedical Results of Skylab. Washington，DC：NASA；1977：204 - 216. NASA SP - 377.

[40] Leonard JI，Leach CS，Rambaut PC. Quantitation of tissue loss during prolonged space flight. Am J Clin Nutr 1983；38：667 - 679.

[41] Lane HW. Energy requirements for space flight. J Nutr 1992；122：13 - 18.

[42] Leach CS，Altchuler SI，Cintrón - Trevino NM. The endocrine and metabolic responses to space flight. Med Sci Sports Exerc 1983；15：432 - 440.

[43] Leach CS，Alexander WC，Johnson PC. Endocrine，electrolyte，and fluid volume changes associated with Apollo missions. In：Johnston RS，Dietlein LF，Berry CA (eds.)，Biomedical Results of Apollo. Washington，DC：NASA；1975：163 - 184. NASA SP - 368.

[44] Leach CS. Biochemistry and endocrinology results. In：Nicogossian AE (edn.)，The Apollo - Soyuz Test Project Medical Report. Washington，DC：U. S. Government Printing Office；1977：87 - 100. NASA SP - 411.

[45] Smith SM，Wastney ME，Morukov BV，et al. Calcium metabolism before，during，and after a 3 - month space flight：Kinetic and biochemical changes. Am J Physiol 1999；277：R1 - R10.

[46] Waligora JM，Horrigan DJ. Metabolism and heat production during Apollo EVA periods. In：Johnston RS，Dietlein LF，Berry CA (eds.)，Biomedical Results of Apollo. Washington，DC：NASA，1975；115 - 128. NASA SP - 368.

[47] Stein TP，Leskiw MJ，Schluter MD，et al. Energy expenditure and balance during space flight on the space shuttle. Am J Physiol 1999；276：R1739 - R1748.

[48] Schoeller DA，Ravussin E，Shutz Y，et al. Energy expenditure by doubly labeled water：validation in humans and proposed calculation. Am J Physiol 1986；250：R823 - R830.

[49] Gretebeck RJ，Schoeller DA，Gibson EK，Lane HW. Energy expenditure during antiorthostatic bed rest (simulated microgravity) . J Appl Physiol 1995；78：2207 - 2211.

[50] Lovejoy JC，Smith SR，Zachwieja JJ，et al. Low - dose T3 improves the bed rest model of simulated weightlessness in men and women. Am J Physiol 1999；277：E370 - E379.

[51] Leach Huntoon CS，Grigoriev AI，Natochin YuV. (eds.)，Fluid and Electrolyte Regulation in Spaceflight. Volume 94：Science and Technology Series，A Supplement to Advances in the Astronautical Sciences. San Diego，CA：Univelt，Inc；1998.

[52] Smith SM，Krauhs JM，Leach CS. Regulation of body fluid volume and electrolyte concentrations in spaceflight. In：Bonting SL (edn.)，Advances in Space Biology and Medicine，Vol 6. Greenwich，CT：JAI Press Inc；1997：123 - 165.

[53] Huntoon CL，Cintrón NM，Whitson，PA，Smith SM. Endocrine and metabolic functions. In：Nicogossian AE，Pool SL，Huntoon CL (eds.)，Space Physiology and Medicine. 4th edn. Baltimore，MD：Lippincott，Williams & Wilkins，2003.

[54] Leach CS. A review of the consequences of fluid and electrolyte shifts in weightlessness. Acta Astronautica 1979；6：1123 - 1135.

[55] Leach CS. An overview of the endocrine and metabolic changes in manned space flight. Acta Astronautica 1981; 8: 977 - 986.

[56] Leach CS, Johnson PC Jr. Fluid and electrolyte control in simulated and actual spaceflight. Physiologist 1985; 28: S34 - S37.

[57] Leach CS. Fluid control mechanisms in weightlessness. Aviat Space Environ Med 1987; 58: A74 - A79.

[58] Nicogossian AE, Sawin CF, Leach - Huntoon CS. Overall physiologic response to space flight. In: Nicogossian AE, Huntoon CL, Pool SL (eds.), Space Physiology and Medicine. 3rd edn. Philadelphia, PA: Lea & Febiger, 1994; 213 - 227.

[59] Johnson PC, Driscoll TB, LeBlanc AD. Blood volume changes. In: Johnson RS, Dietlein LF (eds.), Biomedical Results of Skylab. Washington, DC: NASA; 1977; 235 - 241. NASA SP - 377.

[60] Bungo MW, Johnson PC Jr. Cardiovascular examinations and observations of deconditioning during the Space Shuttle orbital flight test program. Aviat Space Environ Med 1983; 54: 1001 - 1004.

[61] Hyatt KH, West DA. Reversal of bed rest - induced orthostatic intolerance by lower body negative pressure and saline. Aviat Space Environ Med 1977; 48: 120 - 124.

[62] Vernikos J, Convertino VA. Advantages and disadvantages of fludrocortisone or saline loading in preventing post - spaceflight orthostatic hypotension. Acta Astronautica 1994; 33: 259 - 266.

[63] Leach CS, Inners LD, Charles JB. Changes in total body water during space flight. J Clin Pharmacol 1991; 31: 1001 - 1006.

[64] Thornton WE, Ord J. Physiological mass measurements in Skylab. In: Johnston RS, Dietlein LF (eds.), Biomedical Results from Skylab. Washington, DC: NASA; 1977: 175 - 182. NASA SP - 377.

[65] Drummer C, Heer M, Dressendörfer RA, Strasburger CJ, Gerzer R. Reduced natriuresis during weightlessness. Clin Investig 1993; 71: 678 - 686.

[66] Balakhovskiy IS, Natochin YuV. Metabolism under the extreme conditions of space flight and during its simulation. In: Problems of Space Biology, Vol. 22. Moscow: Nauka; 1973.

[67] Gerzer R, Drummer C, Heer M. Antinatriuretic kidney response to weightlessness. Acta Astronautica 1994; 33: 97 - 100.

[68] Gerzer R, Heer M, Drummer C. Body fluid metabolism at actual and simulated microgravity. Med Sci Sports Exerc 1996; 28: S32 - S35.

[69] Vernikos J. Metabolic and endocrine changes. In: Sandler H, Vernikos J (eds.), Inactivity: Physiological Effects. Orlando, FL: Academic Press, Inc; 1986; 99 - 121.

[70] Greenleaf JE. Mechanisms for negative water balance during weightlessness: Immersion or bed rest? Physiologist 1985; 28: S38 - S39.

[71] Leach CS, Johnson PC. Influenceof space flight on erythrokinetics in man. Science 1984; 225: 216 - 218.

[72] Alfrey CP, Udden MM, Leach - Huntoon C, et al. Control of red blood cell mass in spaceflight. Am J Physiol 1996; 81: 98 - 104.

[73] Udden MM, Driscoll TB, Pickett MH, et al. Decreased production of red blood cells in human subjects exposed to microgravity. J Lab Clin Med 1995; 125: 442 - 449.

[74] Johnson PC. The erythropoietic effects of weightlessness. In: Dunn CDR (edn.), Current Concepts in Erythropoiesis. New York, NY: John Wiley & Sons Ltd; 1983: 279 - 300.

[75] Fischer CL, Johnson PC, Berry CA. Red blood cell mass and plasma volume changes in manned

space flight. JAMA 1967; 200: 579 - 583.

[76] Mengel CE. Red cell metabolism studies on Skylab. In: Johnston RS, Dietlein LF (eds.), Biomedical Results of Skylab. Washington, DC: NASA; 1977: 242 - 248. NASA SP - 377.

[77] Smith SM, Davis - Street JE, Fontenot TB, et al. Assessment of a portable clinical blood analyzer during space flight. Clin Chem 1997; 43: 1056 - 1065.

[78] Alfrey CP, Udden MM, Leach - Huntoon C, et al. Destruction of newly released red blood cells in space flight. Med Sci Sports Exerc 1996; 28: S42 - S44.

[79] Kimzey SL. Hematology and immunology studies. In: Johnson RS, Dietlein LF, Berry CA (eds.), Biomedical Results of Apollo. Washington, DC: NASA, 1975; 197 - 226. NASA SP - 368.

[80] Kimzey SL. Hematology and immunology studies. In: Johnson RS, Dietlein LF (eds.), Biomedical Results of Skylab. Washington, DC: NASA; 1977: 249 - 282. NASA SP - 377.

[81] Leach CS, Rambaut PC. Biochemical observations of long duration manned orbital spaceflight. Journal of the American Women's Association 1975; 30: 153 - 172.

[82] Lane HW, Morukov BV, Larina IM, et al. Plasma volume, extracellular fluid and regulatory hormones during long term space flight [abstract] . FASEB J 1997; 11: A593. Abstract 3427.

[83] NASA Johnson Space Center. Nutritional Requirements for Space Station Freedom Crews. Houston, TX; 1991. NASA CP - 3146.

[84] Dunn CDR, Lange RD, Kimzey SL, et al. Serum erythropoietin titers during prolonged bedrest; relevance to the "anemia" of space flight. Eur J Appl Physiol 1984; 52: 178 - 182.

[85] LeBlanc AD, Rowe R, Schneider VS, et al. Regional muscle loss after short duration space flight. Aviat Space Environ Med 1995; 66: 1151 - 1154.

[86] Day MK, Allen DL, Mohajerani L, et al. Adaptations of human skeletal muscle fibers to spaceflight. Journal of Gravitational Physiology 1995; 2: 47 - 50.

[87] Whedon GD, Lutwak L, Rambaut PC, et al. Mineral and nitrogen metabolic studies—experiment M071. In: Johnson RS, Dietlein LF (eds.), Biomedical Results from Skylab. Washington, DC: NASA; 1977; 164 - 174. NASA SP - 377.

[88] Thornton WE, Rummel JA. Muscular deconditioning and its prevention in space flight. In: Johnston RS, Dietlein LF (eds.), Biomedical Results from Skylab. Washington, DC: NASA; 1977: 191 - 197. NASA SP - 377.

[89] Ferrando AA, Lane HW, Stuart CA, et al. Prolonged bed rest decreases skeletal muscle and whole - body protein synthesis. Am J Physiol 1996; 270: E627 - E633.

[90] Coburn SP, Thampy KG, Lane HW, et al. Pyridoxic acid excretion during low vitamin B6 intake, total fasting, and bed rest. Am J Clin Nutr 1995; 62: 979 - 983.

[91] Stein TP, Leskiw MJ, Schluter MD. Effect of space flight on human protein metabolism. Am J Physiol 1993; 264: E824 - E828.

[92] Stein TP, Leskiw MJ, Schluter MD. Diet and nitrogen metabolism during space flight on the shuttle. J Appl Physiol 1996; 81: 82 - 97.

[93] Stein TP, Schluter MD, Moldawer LL. Endocrine relationships during human spaceflight. Am J Physiol 1999; 276: E155 - E162.

[94] Ushakov AS, Vlasova TF. Free amino acids in human blood plasma during space flights. Aviat Space

Environ Med 1976; 47: 1061 - 1064.

[95] Stein TP, Schluter MD. Plasma amino acids during human space flight. Aviat Space Environ Med 1999; 70: 250 - 255.

[96] Leach CS, Rambaut PC. Amino aciduria in weightlessness. Acta Astronautica 1979; 6: 1323 - 1333.

[97] LeBlanc A, Lin C, Rowe R, et al. Muscle loss after longduration space flight on Mir 18/STS - 71 [abstract] . AIAA Life Sciences and Space Medicine Conference; 1996. Abstract 96 - LS - 71.

[98] Zachwieja JJ, Smith SR, Lovejoy JC, et al. Testosterone administration preserves protein balance but not muscle strength during 28 days of bed rest. J Clin Endocrinol Metab 1999; 84: 207 - 212.

[99] Ferrando AA, Tipton KD, Bamman MM, et al. Resistance exercise maintains skeletal muscle protein synthesis during bed rest. J Appl Physiol 1997; 82: 807 - 810.

[100] Heer M, Kamps N, Biener C, et al. Calcium metabolism in microgravity. Eur J Med Res 1999; 4: 357 - 360.

[101] Morey - Holton ER, Whalen RT, Arnaud SB, et al. The skeleton and its adaptation to gravity. In: Fregly MJ, Blatteis CM (eds.), American Physiological Society Handbook on Physiology—Environmental Physiology, Vol. I. New York, NY: Oxford University Press; 1996: 691 - 719.

[102] Arnaud SB, Schneider VS, Morey - Holton E. Effects of inactivity on bone and calcium metabolism. In: Vernikos J, Sandler H (eds.), Inactivity: Physiological Effects. San Diego, CA: Academic Press, Inc; 1986; 49 - 75.

[103] Schneider VS, McDonald J. Skeletal calcium homeostasis and countermeasures to prevent disuse osteoporosis. Calcif Tissue Int 1984; 36: S151 - S154.

[104] Rambaut PC, Johnson PC. Prolonged weightlessness and calcium loss in man. Acta Astronautica 1979; 6: 1113 - 1122.

[105] LeBlanc A, Schneider V, Shackelford L, et al. Bone mineral and lean tissue loss after long duration space flight. J Bone Miner Res 1996; S11: S323.

[106] Oganov VS, Rakhmanov AS, Novikov VE, et al. The state of human bone tissue during space flight. Acta Astronautica 1991; 23: 129 - 133.

[107] Oganov VS, Grigoriev A, Voronin L, et al. Bone mineral density in cosmonauts after flights lasting 4. 5 - 6 months on the Mir orbital station. Aviakosm Ekolog Med 1992; 26: 20 - 24.

[108] Smith MC, Rambaut PC, Vogel JM, et al. Bone mineral measurement (Experiment M078) . In: Johnston RS, Dietlein LF (eds.), Biomedical Results of Skylab. Washington, DC: NASA; 1977: 183 - 190. NASA SP - 377.

[109] Stupakov GP, Kaseykin VS, Kolovskiy AP, et al. Evaluation of changes in human axial skeletal bone structure during long - term space flights. Kosm Biol Aviakosm Med 1984; 18: 33 - 37.

[110] Whedon GD. Disuse osteoporosis: Physiological aspects. Calcif Tissue Int 1984; 36: S146 - S150.

[111] Rambaut PC, Goode AW. Skeletal changes during space flight. Lancet 1985; 2 (8463): 1050 - 1052.

[112] Whedon GD, Lutwak L, Rambaut P, et al. Effect of weightlessness on mineral metabolism; metabolic studies on Skylab orbital flights. Calcif Tissue Int 1976; 21: 423 - 430.

[113] Whitson PA, Pietrzyk RA, Pak CYC, et al. Alterations in renal stone risk factors after space flight. J Urol 1993; 150: 803 - 807.

[114] Whitson PA, Pietrzyk RA, Pak CYC. Renal stone risk assessment during space shuttle flights. J

Urol 1997；158：2305－2310.

[115] LeBlanc A，Schneider V，Evans H，et al. Bone mineral loss and recovery after 17 weeks of bed rest. J Bone Miner Res 1990；5：843－850.

[116] Tilton FE，DeGioanni JJC，Schneider VS. Long－term followup of Skylab bone demineralization. Aviat Space Environ Med 1980；51：1209－1213.

[117] Whedon GD，Lutwak L，Reid J，et al. Mineral and nitrogen metabolic studies on Skylab orbital space flights. Trans Assoc Am Physicians 1974；87：95－110.

[118] Whedon GD，Lutwak L，Rambaut PC，et al. Mineral and nitrogen balance study observations：The second manned Skylab mission. Aviat Space Environ Med 1976；47：391－396.

[119] Whedon GD，Heaney RP. Effects of physical inactivity，paralysis and weightlessness on bone growth. In：Hall BK (ed.)，Bone，Vol 7. Boca Raton，FL：CRC Press；1993：57－77.

[120] Smith SM，Nillen JL，LeBlanc A，et al. Collagen crosslink excretion during space flight and bed rest. J Clin Endocrinol Metab 1998；83：3584－3591.

[121] Grigoriev AI，Oganov VS，Bakulin AV，et al. Clinical and physiological evaluation of bone changes among astronauts after longterm space flights. Aviakosm Ekolog Med 1998；32：21－25.

[122] Caillot－Augusseau A，Lafage－Proust M－H，Soler C，et al. Bone formation and resorption biological markers in cosmonauts during and after 180－day space flight (Euromir 95) . Clin Chem 1998；44：578－585.

[123] Collet P，Uebelhart D，Vico L，et al. Effects of 1－and 6－month spaceflight on bone mass and biochemistry in two humans. Bone 1997；20：547－551.

[124] Zerwekh JE，Ruml LA，Gottschalk F，et al. The effects of twelve weeks of bed rest on bone histology，biochemical markers of bone turnover，and calcium homeostasis in eleven normal subjects. J Bone Miner Res 1998；13：1594－1601.

[125] LeBlanc A，Schneider V，Spector E，et al. Calcium absorption，endogenous excretion，and endocrine changes during and after long－term bed rest. Bone 1995；16：301S－304S.

[126] Arnaud SB，Sherrard DJ，Maloney N，et al. Effects of 1－week head－down tilt bed rest on bone formation and the calcium endocrine system. Aviat Space Env Med 1992；63：14－20.

[127] LeBlanc A，Schneider VS，Krebs JM，et al. Spinal bone mineral after 5 weeks of bed rest. Calcif Tissue Int 1987；41：259－261.

[128] Deitrick JE，Whedon GD，Shorr E. Effects of immobilization upon various metabolic and physiologic functions of normal men. Am J Med 1948；4：3－36.

[129] Hwang TIS，Hill K，Schneider VS，Pak CYC. Effect of prolonged bedrest on the propensity for renal stone formation. J Clin Endocrinol Metab 1988；66：109－112.

[130] Donaldson CL，Hulley SB，Vogel JM，et al. Effect of prolonged bed rest on bone mineral. Metabolism 1970；19：1071－1084.

[131] Arnaud SB，Fung P，Harris B，et al. Effects of a human bed rest model for space flight on serum 1，25－vitamin D. In：Norman AW，Boullion R，Thomasset M (eds.)，Vitamin D Gene Regulation：Structure Function Analysis and Clinical Application. Berlin：Walter de Gruyter；1991：915－916.

[132] Vico L，Chappard D，Alexandre C. Effects of a 120 day period of bed－rest on bone mass and bone

cell activities in man: Attempts at countermeasure. Bone Miner 1987; 2: 38 - 294.

[133] Jowsey J. Bone at the cellular level: The effects of inactivity. In: Murray RH, McCally M (eds.), Hypogravic and Hypodynamic Environments. Washington, DC: NASA; 1971: 111 - 119. NASA SP - 269.

[134] Lueken SA, Arnaud SB, Taylor AK, et al. Changes in markers of bone formation and resorption in a bed rest model of weightlessness. J Bone Miner Res 1993; 8: 1433 - 1438.

[135] Elias AN, Gwinup G. Immobilization osteoporosis in paraplegia. J Am Paraplegia Soc 1992; 15: 163 - 170.

[136] Stewart AF, Adler M, Byers CM, et al. Calcium homeostasis in immobilization: An example of resorptive hypercalciuria. N Engl J Med 1982; 306: 1136 - 1140.

[137] Meythaler JM, Tuel SM, Cross LL. Successful treatment of immobilization hypercalcemia using calcitonin and etidronate. Arch Phys Med Rehab 1993; 74: 316 - 319.

[138] Klein L, van der Noort S, DeJak JJ. Sequential studies of urinary hydroxyproline and serum alkaline phosphatase in acute paraplegia. Med Services J Canada 1966; July - August: 524 - 533.

[139] Naftchi NE, Viau AT, Sell GH, et al. Mineral metabolism in spinal cord injury. Arch Phys Med Rehab 1980; 61: 139 - 142.

[140] Minaire P, Meunier P, Edouard C, et al. Quantitative histological data on disuse osteoporosis: Comparison with biological data. Calcif Tissue Int 1974; 17: 57 - 73.

[141] Morey - Holton ER, Schnoes HK, DeLuca HF, et al. Vitamin D metabolites and bioactive parathyroid hormone levels during Spacelab 2. Aviat Space Environ Med 1988; 59: 1038 - 1041.

[142] Vermeer C, Wolf J, Knapen MH. Microgravity - induced changes of bone markers: Effects of vitamin K - supplementation [abstract] . Bone 1997; 20: 16S.

[143] Nordin BEC, Need AG, Morris HA, et al. The nature and significance of the relationship between urinary sodium and urinary calcium in women. J Nutr 1993; 123: 1615 - 1622.

[144] Massey LK, Whiting SJ. Dietary salt, urinary calcium, and bone loss. J Bone Miner Res 1996; 11: 731 - 736.

[145] Arnaud SB, Wolinsky I, Fung P, et al. Dietary salt and urinary calcium excretion in a human bed rest space flight model. Aviat Space Environ Med 2000; 71: 1115 - 1159.

[146] NASA Johnson Space Center. Nutritional Requirements for Extended Duration Orbiter Missions (30 to 90d) and Space Station Freedom (30 - to 120 - d) . Houston, TX; 1993. JSC - 32283.

[147] NASA Johnson Space Center. Nutritional Requirements for International Space Station Missions up to 360 Days. Houston, TX; 1996. JSC - 28038.

[148] Sherman AR, Vodovotz Y. Nutrition and food concerns of longterm space travel: Recommendations for research. Life Support Biosph Sci 1999; 6: 1 - 3.

[149] NASA Johnson Space Center. Nutritional Status Assessment for Extended Duration Space Flight. Houston, TX; 1999. JSC - 28566.

[150] Smith SM, Feeback DL. Point - of - care testing in space and at high altitude. In: Kost GJ (ed.), Principles and Practice of Point - of - Care Testing. Baltimore: Williams & Wilkins; 2002. pp. 413 - 4.

[151] Smith SM, Block G, Rice BL, et al. A food frequency questionnaire for use during space flight: A ground - based evaluation [abstract. FASEB J 1998; 12: A526. Abstract 3057.

[152] Curtas S, Chapman G, Meguid MM. Evaluation of nutritional status. Nurs Clin North Am 1989; 24: 301 - 313.

[153] Core indicators of nutritional state for difficult - to - sample populations (Life Sciences Research Office report) . J Nutr 1990; 12: 1559 - 1600.

[154] King N, Frindlund KE, Askew EW. Nutritional issues of military women. J Am Coll Nutr 1993; 12: 344 - 348.

[155] King N, Mutter SH, Roberts DE, et al. Cold weather field evaluation of the 18 - man arctic tray pack ration module, the meal, ready - to - eat, and the long life ration packet. Mil Med 1993; 158: 458 - 465.

[156] Nightingale JM, Walsh N, Bullock ME, et al. Three simple methods of detecting malnutrition on medical wards. J R Soc Med 1996; 89: 144 - 148.

[157] Lichton IJ, Miyamura JB, McNutt SW. Nutritional evaluation of soldiers subsisting on meal, ready - to - eat operational rations for an extended period: Body measurements, hydration, and blood nutrients. Am J Clin Nutr 1989; 48: 30 - 37.

[158] Huntoon CL, Whitson PA, Sams CF. Hematologic and immune functions. In: Nicogossian AE, Pool SL, Huntoon CL (eds.), Space Physiology and Medicine. 4th edn. Baltimore, MD: Lippincott, Williams & Wilkins, 2003.

[159] Schmitt DA, Schaffar L. Confinement and immune function. In: Bonting SL (ed.), Advances in Space Biology and Medicine, Vol 3. Greenwich, CT: JAI Press Inc.; 1993: 229 - 235.

[160] Pietrzyk RA, Feiveson AH, Whitson PA. Mathematical model to estimate risk of calcium - containing renal stones. Miner Electrolyte Metab 1999; 25: 199 - 203.

[161] Colwell A, Eastell R, Assiri AMA, et al. Effect of diet on deoxypyridinoline excretion. In: Christianson C, Overgaard K (eds.), Proceedings of the 3rd International Symposium on Osteoporosis, Vol 1. Copenhagen, Denmark: Osteopress; 1990: 590 - 591.

[162] Garnero P, Shih WJ, Gineyts E, et al. Comparison of new biochemical markers of bone turnover in late postmenopausal osteoporotic women in response to alendronate treatment. J Clin Endocrinol Metab 1994; 79: 1693 - 1700.

[163] Pedrazzoni M, Alfano FS, Gatti C, et al. Acute effects of bisphosphonates on new and traditional markers of bone resorption. Calcif Tissue Int 1995; 57: 25 - 29.

[164] Robbins DE, Yang TC. Radiation and radiobiology. In: Nicogossian AE, Huntoon CL, Pool SL (eds.), Space Physiology and Medicine. 3rd edn. Philadelphia, PA: Lea and Febiger; 1994: 167 - 193.

[165] Hall EJ. Radiobiology for the Radiologist. Hagerstown, MD: Harper & Row Publishers; 1973: 8 - 12.

[166] Rock CL, Jacob RA, Bowen PE. Update on the biological characteristics of the antioxidant micronutrients: Vitamin C, vitamin E, and the carotenoids. J Am Diet Assoc 1996; 96: 693 - 702.

[167] Brewster MA. Vitamins. In: Kaplan LA, Pesce AJ (eds.), Clinical Chemistry: Theory, Analysis, Correlation. St. Louis, MO: Mosby - Year Books, Inc; 1996: 760 - 792.

[168] Thomas JA. Oxidative stress and oxidant defense. In: Shils ME, Olson JA, Shike M, Ross AC (eds.), Modern Nutrition in Health and Disease. 9th edn. Baltimore, MD: Williams & Wilkins; 1998: 751 - 760.

[169] Singh RB, Ghosh S, Niaz MA, et al. Dietary intake, plasma levels of antioxidant vitamins, and

oxidative stress in relation to coronary artery disease in elderly subjects. Am J Cardiol 1995；76：1233－1238.

[170] Halliwell B. Antioxidants. In：Ziegler EE，Filer LJ Jr（eds.），Present Knowledge in Nutrition. 7th edn. Washington，DC：ILSI；1996：596－603.

[171] Lane HW，Nillen JL，Kloeris VL. Folic acid content in thermostabilized and freeze－dried Space Shuttle foods. J Food Sci 1995；62：538－540.

[172] Dallman PR. Manifestations of iron deficiency. Semin Hematol 1982；19：19－30.

[173] Beard JL，Borel MJ，Derr J. Impaired thermoregulation and thyroid function in iron－deficiency anemia. Am J Clin Nutr 1990；52：813－819.

[174] Beard JL. Neuroendocrine alterations in iron deficiency. Prog Food Nutr Sci 1990；14：45－82.

[175] Schreiber WE. Iron，porphyrin，and bilirubin metabolism. In：Kaplan LA，Pesce AJ（eds.），Clinical Chemistry：Theory，Analysis，Correlation. St. Louis，MO：Mosby－Year Books，Inc；1996：696－715.

[176] Fairbanks VF，Beutler E. Iron. In：Shils ME，Young VR（eds.），Modern Nutrition in Health and Disease. Philadelphia，PA：Lea and Febiger；1988：193－226.

[177] Fontecave M，Pierre JL. Iron：Metabolism，toxicity and therapy. Biochimie 1993；75：767－773.

[178] Fontecave M，Jaouen M，Mansuy D，et al. Microsomal lipid peroxidation and oxy－radicals formation are induced by insoluble iron－containing minerals. Biochem Biophys Res Commun 1990；173：912－918.

[179] Gutteridge JMC，Halliwell B. Radical－promoting loosely bound iron in biological fluids and the bleomycin assay. Life Chem Rep 1987；4：113－142.

[180] Miller DM，Buettner GR，Aust SD. Transition metals as catalysts of “autooxidation” reactions. Free Radic Biol Med 1990；8：95－108.

[181] Bottiger LE，Carlson LA. Risk factors for ischaemic vascular death in men in the Stockholm Prospective Study. Atherosclerosis 1980；36：389－408.

[182] Lauffer RB. Iron stores and the international variation in mortality from coronary artery disease. Med Hypotheses 1991；35：2：96－102.

[183] Sullivan JL. The iron paradigm of ischemic heart disease. Am Heart J 1989；117：1177－1188.

[184] Sullivan JL. Stored iron and ischemic heart disease：Empirical support for a new paradigm [editorial]. Circulation 1992；86：1036－1037.

[185] Salonen JT，Nyyssonen K，Korpela H，et al. High stored iron levels are associated with excess risk of myocardial infarction in eastern Finnish men. Circulation 1992；86：803－811.

[186] Sempos CT，Looker AC，Gillum RF，et al. Body iron stores and the risk of coronary heart disease. N Engl J Med 194；330：1119－1124.

[187] Ascherio A，Willett WC. Are body iron stores related to the risk of coronary heart disease?（editorial）. N Engl J Med 1994；330：1152－1154.

[188] Knekt P，Reunanen A，Takkunen H，et al. Body iron stores and risk of cancer. Int J Cancer 1994；56：379－382.

[189] Salonen JT，Korpela H，Nyyssonen K，et al. Lowering of body iron stores by blood letting and oxidation resistance of serum lipoproteins：A randomized cross－over trial in male smokers. J Intern

Med 1995；237：161－168.

[190] Weaver CM，Rajaram S. Exercise and iron status. J Nutr 1992；122：782－787.

[191] Rajaram S，Weaver CM，Lyle RM，et al. Effects of long－term moderate exercise on iron status in young women. Med Sci Sports Exerc 1995；27：1105－1110.

[192] Moore RJ，Friedl KE，Tulley RT，et al. Maintenance of iron status in healthy men during an extended period of stress and physical activity. Am J Clin Nutr 1993；58：923－927.

[193] Weight L，Alexander D，Jacobs P. Strenuous exercise：Analogous to the acute－phase response? Clin Sci 1991；81：677－683.

[194] Vidnes A，Opstad PK. Serum ferritin in young men during prolonged heavy physical exercise. Scand J Haematol 1981；27：195－170.

[195] Singh A，Smoak BL，Patterson KY，et al. Biochemical indices of selected trace minerals in men：Effect of stress. Am J Clin Nutr 1991；53：126－131.

[196] Lindemann R，Ekanger R，Opstad PK，et al. Hematological changes in normal men during prolonged severe exercise. Am Correct Ther J 1978；32：107－111.

[197] Vodovotz Y，Bourland C，Kloeris V，et al. Critical path plan for food and nutrition research required for planetary exploration missions. Presented at：International Congress on Environmental Systems；July 1999；Denver，CO.

[198] Baldwin KM，White TP，Arnaud SB，et al. Musculoskeletal adaptations to weightlessness and development of effective countermeasures. Med Sci Sports Exerc 1996；28：1247－1253.

[199] LeBlanc AD，Schneider VS. Countermeasures against space flight related bone loss. Acta Astronautica 1992；27：89－92.

[200] LeBlanc A，Shackelford L，Schneider V. Future human bone research in space. Bone 1998；22：113S－116S.

[201] Lockwood DR，Vogel JM，Schneider VS，et al. Effect of the diphosphonate EHDP on bone mineral metabolism during prolonged bed rest. J Clin Endocrinol Metab 1975；41：533－541.

[202] Hulley SB，Vogel JM，Donaldson CL，et al. The effect of supplemental oral phosphate on the bone mineral changes during prolonged bed rest. J Clin Invest 1971；50：2506－2518.

[203] LeBlanc AD，Driscoll TB，Shackelford LC，et al. Alendronate as an effective countermeasure to disuse－induced bone loss. J Musculoskel Neuronal Interact 2002；335－343.

[204] Shackelford LC，LeBlanc AD，Feiveson A，et el. Exercise countermeasure to disuse osteoporosis [abstract. J Bone Miner Res 2001；16（suppl 1）：S485. Abstract M209.

[205] Smith SM，Nillen JL，Davis－Street JE，et al. Alendronate and resistive exercise countermeasures against bed rest － induced bone loss：Biochemical markers of bone and calcium metabolism [abstract]. FASEB J 2001；15：A1096. Abstract 841. 8.

[206] Ferrando AA，Williams BD，Stuart CA，et al. Oral branchedchain amino acids decrease whole－body proteolysis. JPEN J Parenter Enteral Nutr 1995；19：47－54.

[207] Stuart CA，Shangraw RE，Peters EJ，et al. Effect of dietary protein on bed－rest－related changes in whole－body－protein synthesis. Am J Clin Nutr 1990；52：509－514.